Chirurgische
Operationslehre
Band 10 / Teil 2

Chirurgische Operationslehre

Spezielle Anatomie, Indikationen, Technik, Komplikationen

In 10 Bänden

Herausgegeben von

K. Kremer, W. Lierse, W. Platzer, H. W. Schreiber, S. Weller

Georg Thieme Verlag Stuttgart · New York

Schädel, Haltungs- und Bewegungsapparat:

Herausgegeben von S. Weller, G. Hierholzer, W. Platzer, O. Trentz

10 Teil 2 Arthroskopie – obere und untere Extremität

Herausgegeben von

G. Hierholzer, W. Platzer, S. Weller

Bearbeitet von F. Anderhuber, H. Anetzberger, O. Gaber, H. Hempfling, G. Hörster, H. Maurer, R. Putz, H. Resch, H.-M. Schmidt

373 meist farbige Zeichnungen in 548 Einzeldarstellungen von P. Haller, R. Henkel, K. Holmehave, L. Kellner

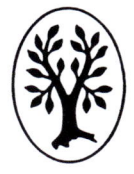

Georg Thieme Verlag Stuttgart · New York 1998

Die Deutsche Bibliothek – CIP-Einheitsaufnahme

Chirurgische Operationslehre : spezielle Anatomie,
Indikationen, Technik, Komplikationen ; in 10 Bänden / hrsg.
von K. Kremer... – Stuttgart ; New York : Thieme

10. Schädel, Haltungs- und Bewegungsapparat
    T. 2. Arthroskopie: obere und untere Extremität / hrsg. von
  G. Hierholzer...
    bearb. von F. Anderhuber... Zeichn. von P. Haller... – 1997

Umschlaggestaltung: Renate Stockinger

Wichtiger Hinweis:

Wie jede Wissenschaft ist die Medizin ständigen Entwicklungen unterworfen. Forschung und klinische Erfahrung erweitern unsere Erkenntnisse, insbesondere was Behandlung und medikamentöse Therapie anbelangt. Soweit in diesem Werk eine Dosierung oder eine Applikation erwähnt wird, darf der Leser zwar darauf vertrauen, daß Autoren, Herausgeber und Verlag große Sorgfalt darauf verwandt haben, daß diese Angabe **dem Wissensstand bei Fertigstellung des Werkes** entspricht.

Für Angaben über Dosierungsanweisungen und Applikationsformen kann vom Verlag jedoch keine Gewähr übernommen werden. **Jeder Benutzer ist angehalten,** durch sorgfältige Prüfung der Beipackzettel der verwendeten Präparate und gegebenenfalls nach Konsultation eines Spezialisten festzustellen, ob die dort gegebene Empfehlung für Dosierungen oder die Beachtung von Kontraindikationen gegenüber der Angabe in diesem Buch abweicht. Eine solche Prüfung ist besonders wichtig bei selten verwendeten Präparaten oder solchen, die neu auf den Markt gebracht worden sind. **Jede Dosierung oder Applikation erfolgt auf eigene Gefahr des Benutzers.** Autoren und Verlag appellieren an jeden Benutzer, ihm etwa auffallende Ungenauigkeiten dem Verlag mitzuteilen.

Geschützte Warennamen (Warenzeichen) werden **nicht** besonders kenntlich gemacht. Aus dem Fehlen eines solchen Hinweises kann also nicht geschlossen werden, daß es sich um einen freien Warennamen handele.

Das Werk, einschließlich aller seiner Teile, ist urheberrechtlich geschützt. Jede Verwertung außerhalb der engen Grenzen des Urheberrechtsgesetzes ist ohne Zustimmung des Verlages unzulässig und strafbar. Das gilt insbesondere für Vervielfältigungen, Übersetzungen, Mikroverfilmungen und die Einspeicherung und Verarbeitung in elektronischen Systemen.

© 1998 Georg Thieme Verlag, Rüdigerstraße 14, D-70469 Stuttgart
Printed in Germany
Satz und Reproduktion: Hofacker Digitale Druckvorbereitung,
D-73614 Schorndorf-Haubersbronn (Berthold Color-System)
Druck: Karl Grammlich, D-72124 Pliezhausen

ISBN 3-13-106991-0   1 2 3 4 5 6

Vorwort

*"Bewegung ist Leben,
Leben ist Bewegung".*

Die traumatologischen Bände der Chirurgischen Operationslehre folgen im Grundsatz und im Detail der vorgegebenen Gliederung und Zielsetzung aller übrigen Bände. Die Gestaltung der Abbildungen für spezielle chirurgische Zugänge und Operationstechniken in den einzelnen Körperregionen sowie die Anleitung und schrittweise Durchführung von Wiederherstellungsverfahren wurden in enger Zusammenarbeit zwischen Anatomen und Chirurgen erarbeitet. Sie demonstrieren und berücksichtigen die jeweils wichtigen anatomischen Strukturen und ihre topographische Zuordnung. Knappe, teilweise stichwortartige Erläuterungen ergänzen in streng eingehaltener Gliederung die bildliche Darstellung.

Die Bände sind nicht als Anleitung für hochqualifizierte Spezialisten, sondern zur Orientierung und als Nachschlagewerk für Chirurgen aller Ausbildungsgrade konzipiert. Dies bedeutet, daß für die einzelnen Verletzungen bzw. Krankheitsbilder nur solche Operationstechniken und Behandlungsmöglichkeiten ausgewählt wurden, die sich auf der Basis guter Erfahrungen etabliert haben und allgemein anerkannt sind. Es gibt zweifellos zahlreiche konkurrierende Verfahren, mit denen vergleichbar gute Ergebnisse erzielt werden und die in gleicher Weise empfohlen werden können. Diese alternativen Operationstechniken sind teilweise im Text erwähnt, wobei deren Auflistung aus Kapazitätsgründen verständlicherweise keinen Anspruch auf Vollständigkeit erheben kann.

Operationstechniken und ihre Indikationsstellung in der Unfallchirurgie sind einem ständigen Wandel unterworfen. Während manche Verfahren über lange Zeit zum Standard zählen, werden andere nach kurzer Zeit durch neuentwickelte Techniken abgelöst. So kann die eine oder andere hier dargestellte Methode theoretisch in wenigen Jahren überholt sein. Dementsprechend sind die drei traumatologischen Bände als aktueller Stand „state of art" zu werten. Die Schwierigkeit einer räumlichen Bildgestaltung zwingt im Verein mit didaktischen Anforderungen zu gewissen Vereinfachungen, die möglicherweise zu Mißverständnissen im operationstaktischen Vorgehen führen könnten. Es sei darum der ausdrückliche Hinweis erlaubt, daß eine sorgfältige operative Vorgehensweise mit bestmöglicher Schonung der Weichteile und Erhaltung der Vaskularität des Knochens oberstes Gebot unfallchirurgischer Tätigkeit darstellt. Dies gilt für die einzelnen Zugangswege, die verschiedenen Repositionstechniken, wie auch für die Verwendung von Implantaten. In diesem Zusammenhang seien beispielhaft sog. „biologische Osteosynthesen", d. h. im Gefolge indirekter Repositionstechniken überbrückend und ohne wesentliche Kompromittierung der Weichteile und des Knochens fixierte Implantate zu nennen.

Endoskopische Operationstechniken haben im Rahmen der wachsenden Bedeutung minimal-invasiver Verfahren in jüngster Zeit zunehmendes Interesse und verbreitet Anwendung gefunden. Selbst wenn gerade auf diesem Gebiet in Zukunft weitere Entwicklungen und Innovationen zu erwarten sind, so gehören die Grundlagen arthroskopischer Verfahren mit ihren wesentlichen Einzelschritten des technischen Vorgehens zum Rüstzeug des traumatologisch tätigen Chirurgen. Sie werden nicht zuletzt aus didaktischen Gründen in einem gesonderten Band 10/2 für die obere und untere Extremität abgehandelt.

Auf orthopädisch orientierte Operationsverfahren wurde infolge Vorliegens einer speziellen Operationslehre für dieses Fachgebiet verzichtet. Grundsätzliche Ausführungen über Techniken der septischen Chirurgie sowie die unverzichtbaren Methoden der Weichteil- und der knöchernen Rekonstruktion sind in separaten Kapiteln der gesamten Operationslehre abgehandelt.

Die traumatologischen Bände der Chirurgischen Operationslehre sind als Leitfaden für eine rasche Orientierung über anerkannte Möglichkeiten der Versorgung häufiger Verletzungen am Haltungs- und Bewegungsapparat gedacht. Die Erfüllung dieses Anspruches wurde durch eine einheitliche Gliederung und großzügige Bildgestaltung angestrebt. Daß dies gelingen konnte, ist der fruchtbaren Zusammenarbeit zwischen den chirurgischen und anatomischen Autoren und den Grafikerinnen und Grafikern P. Haller, R. Henkel, K. Holmehave und L. Kellner zu verdanken. Eine wertvolle Hilfe für die Autoren und ihre Zeichner bot die Möglichkeit einer exakten anatomischen Orientierung am Präparat unter fachkundiger Anleitung von Prof. Platzer, Innsbruck.

Durch diese interdisziplinäre Kooperation aller an der Gestaltung der Skelettbände Beteiligter war es möglich, das angestrebte Ziel einer übersichtlichen und für den täglichen Gebrauch praktikablen Darstellung unfallchirurgischer Operationstechniken zu erreichen.

Besonderer Dank gebührt Herrn Dr. med. h. c. G. Hauff und den Mitarbeitern des Georg Thieme Verlags, besonders Herrn A. Menge, Frau S. Buhl und Herrn W. Tannert für die gute Zusammenarbeit und die großzügige Ausstattung auch der traumatologischen Bände.

November 1994
S. Weller, Tübingen
G. Hierholzer, Duisburg
W. Platzer, Innsbruck
O. Trentz, Zürich

Anschriften

Herausgeber

Hierholzer, G., Prof. Dr. med.
Ärztlicher Direktor der Chirurgischen Klinik
der Berufsgenossenschaftlichen
Krankenanstalten
Großenbaumer Allee 250, 47249 Duisburg-Buchholz

Kremer, K., Prof. Dr. med.
em. Direktor der Chirurgischen
Universitätsklinik
Moorenstr. 5, 40225 Düsseldorf

Lierse, W., Prof. Dr. med. †
ehem. Direktor der Abteilung für Neuroanatomie –
Anatomisches Institut der Universität
Martinistr. 52, 20246 Hamburg

Platzer, W., Univ.-Prof. Dr. med. univ., Dr. sci. h.c.
Vorstand des Instituts für Anatomie
der Universität
Müllerstr. 59, A-6010 Innsbruck

Schreiber, H. W., Prof. Dr. med., Dr. med. h.c.
em. Direktor der Abteilung für Allgemeinchirurgie
Chirurgische Universitätsklinik
Martinistr. 52, 20246 Hamburg

Trentz, O., Prof. Dr. med.
Direktor der Klinik für Unfallchirurgie
Universitätsspital
Rämistr. 100, CH-8091 Zürich

Weller, S., Prof. Dr. med., Dr. med. h.c. (mult.)
em. Ärztlicher Direktor der Berufsgenossenschaftlichen Unfallklinik und der Unfallchirurgie
am Universitätsklinikum
Schnarrenbergstr. 95, 72076 Tübingen

Autoren

Anderhuber, F., Univ.-Prof. Dr. med.
Anatomisches Institut der
Karl-Franzens-Universität
Harrachgasse 21, A-8010 Graz

Hüftgelenk – Spezielle Anatomie, S. 142–147

Anetzberger, H., Dr. med.
Anatomische Anstalt der Universität
Abteilung Anatomie I
Pettenkoferstr. 11, 80336 München

Sprunggelenk – Spezielle Anatomie, S. 274–288
Zugangswege, S. 294–298

Gaber, O., Ass.-Prof. Dr. med. univ.
Institut für Anatomie der Universität
Müllerstr. 59, A-6010 Innsbruck

Kniegelenk – Spezielle Anatomie, S. 164–174

Anschriften

Hempfling, H., Prof. Dr. med.
Berufsgenossenschaftliche Unfallklinik
Professor-Küntscher-Str. 8, 82418 Murnau/Staffelsee

Arthroskopie, allgemein, S. 2–13
Handgelenk, S. 104 u. 105, S. 111–120, S. 123–137
Hüftgelenk, S. 140 u. 141, S. 148–160
Sprunggelenk, S. 272 u. 273, S. 289–293, S. 299–315

Hörster, G., Prof. Dr. med.
Städtische Krankenanstalten
Unfallchirurgische Klinik
Teutoburger Str. 50, 33604 Bielefeld

Kniegelenk, S. 162 u. 163, S. 175–269

Maurer, H., Ass.-Prof. Dr. med. univ.
Institut für Anatomie der Universität
Müllerstr. 59, A-6010 Innsbruck

Schultergelenk – Spezielle Anatomie, S. 18–26
Ellbogengelenk – Spezielle Anatomie, S. 84–90

Putz, R., Prof. Dr. med.
Anatomische Anstalt der Universität
Lehrstuhl Anatomie I
Pettenkoferstr. 11, 80336 München

Sprunggelenk – Spezielle Anatomie, S. 274–288
Zugangswege, S. 294–298

Resch, H., Prof. Dr. med. univ.
Landeskrankenanstalten
Abteilung Unfallchirurgie
Müllner Hauptstr. 48, A-5020 Salzburg

Schultergelenk, S. 16 u. 17, S. 27–80
Ellbogengelenk, S. 82 u. 83, S. 91–101

Schmidt, H.-M., Prof. Dr. med.
Anatomisches Institut der Universität Bonn
Nußallee 10, 53115 Bonn

Handgelenk – Spezielle Anatomie, S. 106–110
Zugangswege, S. 121 u. 122

Inhaltsverzeichnis

Arthroskopie, allgemein

Voraussetzungen zur Arthroskopie 2
    Voruntersuchungen 2
Arthroskopische Technik 3
    Lagerungsformen zur Arthroskopie 3
    Anästhesiearten 5
    Instrumentelle Ausrüstung 6
    Dokumentation 13

Schultergelenk

Allgemeines 16

    Instrumentarium 16
    Maßnahmen zur Verhinderung der Blutungsneigung 16

Operative Strategie 17

Spezielle Anatomie 18

Oberflächenanatomie 18
    Tastbare Knochenanteile 20
        Clavicula 20
        Scapula 20
Schultergelenk 20
    Gelenkflächen 20
    Gelenkkapsel 20
    Bänder 21
    Fornix humeri 21
    Cavitas articularis 23
    Bursae 23
    Arterielle Versorgung 23
Muskulatur 24
    Muskeln der Sehnenkappe (sog. Rotatorenmanschette) 24
        M. subscapularis 24
        M. supraspinatus 24
        M. infraspinatus 24
        M. teres minor 24
Spezielle Topographie 24
    Trigonum clavipectorale 26
    Fossa axillaris 26

Pathomorphologisches Substrat 27

Topographie der Zugangswege 29

    Zugangswege zum Schultergelenk 30
        Dorsaler Zugang (Optikzugang) 30
        Ventrale Zugänge 31
        Obere Zugänge 32
    Zugänge zum Subakromialraum 33
        Dorsaler Zugang (Optikzugang) 33
        Lateraler Zugang 33
    Zugänge zum AC-Gelenk 33

Verletzungen, spezielle Erkrankungen und Behandlungsmethoden 35

Verletzungen 36

Kapsel-Band-Läsionen, Luxationen, Knorpelverletzungen, Sehnenverletzungen 36

Luxationen 36
    Traumatische vordere Luxation 36
    Arthroskopische extraartikuläre Bankart-Operation (Resch) 37
    Nahttechnik nach Caspari 42
    Transglenoidale Drei-Punkt-Naht (Maki, Morgan) 45
    Fastag-Technik (Habermeyer) 47
    Ankernahttechnik (Wolf) 48
    Refixation einer Slap-Läsion 50
    Refixation einer Andrews-Läsion 54
    Arthroskopische Refixation einer posterioren Labrumablösung 54
    Arthroskopische Refixation eines vorderen Pfannenrandfragmentes 57
    Arthroskopische Behandlung einer Schultersteife 59
Sehnenruptur, chronische Sehnendefekte, Sehnenverkalkungen, Veränderungen des AC-Gelenkes 60
    Bursektomie 61
    Arthroskopische Behandlung der Tendinosis calcarea 62
    Arthroskopische subakromiale Dekompression 64
    Arthroskopische Rotatorenmanschettennaht 66
    Ankernahttechnik nach Snyder 66
    Corkscrew Rotatorenmanschettennaht (Habermeyer) 68
    Transossäre Nahttechnik nach Resch 70
    Mini-Open-Repair 75
    Arthroskopisches subakromiales Débridement 76

Arthroskopische Resektion der Extremitas acromialis claviculae 77

Entzündungen 80

Ellbogengelenk

Allgemeines 82

Operative Strategie 83

Spezielle Anatomie 84

Oberflächenanatomie 84
    Tastbare Knochenanteile 85
        Epicondyli humeri 85
        Ulna und Radius 85
Ellbogengelenk 85
    Gelenkflächen 85
    Gelenkkapsel 87
    Plicae synoviales 88
    Bänder 88
    Gelenkraum 88
    Arterielle Versorgung 88
Spezielle Topographie 88
    Regio cubitalis anterior, Fossa cubitalis 88
    Regio cubitalis posterior 90

Topographie der Zugangswege 91

    Lagerung 91
    Zugangswege 93
        Anterolateraler Zugang 93
        Anteromedialer Zugang (Andrews and McKenzie) 94
        Superomedialer Zugang (Lindenfield) 94
        Posterolateraler Zugang 95
        Zentraler posteriorer Zugang 95
        Dorsoradialer Zugang (Hempfling) 95

Verletzungen 96

Kapsel-Band-Läsionen, Luxationen, Knorpelverletzungen, Schleimhautveränderungen 96

    Entfernung eines freien Gelenkkörpers 96
    Arthrolyse 98
    Partielle Synovektomie 100
Osteochondrosis dissecans (OD) 100

Handgelenk

Allgemeines 104

Operative Strategie 105

Spezielle Anatomie 106

Distales Radioulnargelenk (Articulatio radioulnaris distalis) 106
Proximales Handgelenk (Articulatio radiocarpalis) 107
Ulnocarpales Kompartiment 108
Radiocarpales Kompartiment 108
Distales Handgelenk (Articulatio mediocarpalis) 108
Interkarpale Gelenke (Articulationes intercarpales) 109
Karpale Bandsysteme 109

Intraartikuläre Anatomie 111

Pathomorphologisches Substrat 117

Topographie der Zugangswege 120

    Lagerung 120
    Zugangswege 121
    Technik 122

Verletzungen, spezielle Erkrankungen und Behandlungsmethoden 123

Verletzungen 124

Frakturen 124

Distale intraartikuläre Radiusfraktur 124
    Versorgung einer distalen intraartikulären Radiusfraktur 126
    Versorgung einer Abrißfraktur des Processus styloideus ulnae 128

Kapsel-Band-Verletzungen 131

    Ulnare Diskusrefixation (outside – inside) 132

Verletzungsfolgen 135

    Handgelenkdébridement mit Diskusteilresektion 135

Hüftgelenk

Allgemeines 140

Operative Strategie 141

Spezielle Anatomie 142

    Facies lunata 144
    Fossa acetabuli 145
    Labrum acetabulare 145
    Ligamentum transversum acetabuli 146
    Ligamentum capitis femoris 146
    Caput femoris 146

Intraartikuläre Anatomie 148

Pathomorphologisches Substrat 151

Topographie der Zugangswege 152
- Lagerung 152
- Zugangswege 153
- Technik 154

Verletzungen, spezielle Erkrankungen und Behandlungsmethoden 155

Verletzungen 156

Spezielle Erkrankungen 157

Synoviale Chondromatose 157
- Entfernung freier Hüftgelenkkörper 157

Osteochondrosis dissecans 158
- Subchondrale Bohrung bei der Osteochondrosis dissecans des Hüftkopfes 158

Kniegelenk

Allgemeines 162

Operative Strategie 163

Spezielle Anatomie 164

Gelenkkörper 164
Gelenkkapsel 165
Kniegelenkstabilisierende Faktoren 166
- Statische Stabilisatoren 166
  - Ligg. cruciata 166
  - Ligg. meniscofemoralia 168
  - Ligg. collateralia 168
  - Dorsale Kapsel-Band-Strukturen 170
  - Menisci 170
- Dynamische Stabilisatoren des Kniegelenkes 171
  - Quadrizeps-Streckapparat 171
  - Ischiokrurale Muskeln 172
  - Muskeln mit Ansatz als Pes anserinus superficialis 172
  - M. gastrocnemius, M. plantaris 173
  - M. popliteus 172
  - Tractus iliotibialis 173
Regionen des Kniegelenkes 173
- Abgrenzung 173
- Regio genus anterior 173
  - Oberflächliche Gebilde und Faszie 173
- Regio genus posterior, Fossa poplitea 173
  - Epifasziale Gebilde 173

Intraartikuläre Anatomie (Normbefunde und Pathomorphologie) 175

Topographie der Zugangswege 179

- Lagerung 179
- Zugangswege Optik 180
- Zugangswege Instrumente 182

Verletzungen, spezielle Erkrankungen und Behandlungsmethoden 185

Meniskusschäden 186

Resektive Operationsverfahren 190
- Dorsale Teilresektion des medialen Meniskus 190
- Ventrale Teilresektion des medialen Meniskus 193
- Korbhenkelresektion am medialen Meniskus 195
- Teilresektion des lateralen Meniskus 196

Rekonstruktive Operationsverfahren 200
- Innenmeniskusnaht 201

Gelenkkapselschäden 204

Operationsverfahren bei anlagemäßigen Kapselveränderungen 204
- Plica mediopatellaris 204
- Plica suprapatellaris 204
- Hypertrophe Hoffa-Zotten 205
- Weichteiltumoren 205
- Baker-Zyste 205
- Resektion der Plica mediopatellaris 205
- Resektion der Plica suprapatellaris 208
- Teilresektion des Hoffa-Gelenkkörpers 210
- Tumorresektion 212
- Verschluß eines Baker-Zystenzuganges 213

Operationsverfahren bei reaktiven Kapselveränderungen (Synovektomie) 214
- Synovitis infolge degenerativer Substanzveränderungen an Knorpel- bzw. Meniskusgewebe 214
- Synovitis infolge von Allgemeininfektionen bzw. Stoffwechselerkrankungen 214
- Synovitis bei bakterieller Infektion 214
- Arthrofibrose 215

Synovektomie bei Gelenkbinnenschäden und systemischen Allgemeininfektionen 215
Adhäsiolyse 219
- Begleit- und Nachbehandlung 223

Gelenkkörperschäden 224

Operationsverfahren bei anlagemäßig bedingten Gelenkkörperschäden 224
- Knorpelschäden des Stadiums I – III 225
- Osteochondrosis dissecans 226
- Freie Gelenkkörper 226

Knochen-Knorpel-Sanierung bei Chondropathie der Stadien I – III 226
Knochen-Knorpel-Sanierung bei Osteochondrosis dissecans 233
Resektion freier Gelenkkörper 237

Operationsverfahren bei traumatisch bedingten Gelenkkörperschäden 238
- Sanierung von Verletzungen im Bereich des Patellagleitlagers und der Oberschenkelkondylen 238
- Schienbeinkopfosteosynthese 243
- Begleit- und Nachbehandlung 247

Bandschäden 248

Operationsverfahren am vorderen Kreuzband 251
  Lig.-patellae-Plastik 251
  Semitendinosussehnenplastik 257
  Naht und Augmentation 260
Operationsverfahren am hinteren Kreuzband 268
  Lig.-patellae-Plastik 268

Sprunggelenk

Allgemeines 272

Operative Strategie 273

Spezielle Anatomie 274

  Gelenkkörper 274
  Gelenkfunktion 277
  Bandapparat 277
    Tibiofibulare Verbindung 277
    Mediale Bänder 278
    Laterale Bänder 279
    Faszien 279
    Funktion der Bänder 280
  Gelenkkapseln 280
  Intraartikuläre Anatomie (allgemein) 281
    Gelenkspalte und Recessus 281
      Innenrelief der Gelenkkapseln 282
  Aktiver Bewegungsapparat 285
    Muskeln 285
    Sehnenscheiden 285
  Schnittanatomie 287

Intraartikuläre Anatomie (arthroskopisch) 289

Pathomorphologisches Substrat 291

Topographie der Zugangswege 293

  Lagerung 293
  Zugangswege 294
    Arterielle Versorgung 294
    Venöse Entsorgung 294
    Ventromedialer Zugang 294
    Ventraler Zugang 296
    Lateraler Zugang 297
  Technik 299

Verletzungen, spezielle Erkrankungen und Behandlungsmethoden 301

Verletzungen 302

Kapsel-Band-Verletzungen 302
  Arthroskopisch kontrollierte Naht des Lig. talofibulare 302

Verletzungsfolgen 305

Weichteile 305

  Bewegungseinschränkung, Einsteifung 305
    Adhäsiolyse und Weichteilimpingement-Resektion 305

Knorpel 307

  Gelenkdestruktionen 307
    Gelenkdébridement 308
    Arthroskopisch kontrollierte Arthrodese des oberen Sprunggelenkes 308

Spezielle Erkrankungen 312

  Osteochondrosis dissecans 312
    Subchondrale Bohrung bei der Osteochondrosis dissecans tali 312

Literatur 316

Sachverzeichnis 321

Bereits erschienen:

Band 1: Hals, Gefäße

Band 2: Thorax

Band 3: Ösophagus, Magen, Duodenum

Band 4: Gallenblase, Gallenwege, Pankreas

Band 5: Peritoneum, Staging-Laparotomie, Leber, Pfortader, Milz

Band 6: Darm

Band 7/Teil 1: Bauchwand, Hernien, Relaparotomie, Retroperitoneum, Urologische Notfälle, Gynäkologische Notfälle

Band 7/Teil 2: Minimal-invasive Chirurgie

Band 8–10: Schädel, Haltungs- und Bewegungsapparat

Band 8: Posttraumatische Defekt- und Infektsanierung, Schädel, Wirbelsäule, Becken

Band 9: Schultergürtel, obere Extremität

Band 10/Teil 1: Untere Extremität

Arthroskopie, allgemein

Von H. Hempfling

Das Zeitalter der Arthroskopie begann mit der Publikation von Eugen Birchen 1921. Nach anfänglicher Zurückhaltung setzte geradezu ein „Arthroskopie-Boom" ein. Bis zu 1,4 Millionen Arthroskopien wurden im Jahre 1990 in den Vereinigten Staaten durchgeführt. Mittlerweile hat sich die Arthroskopie, diagnostisch und operativ, zu einem Standardverfahren in der Chirurgie entwickelt.
Die technische Entwicklung ist in einem ständigen Wandel, daher können die Darstellungen in diesem Kapitel nur exemplarisch sein.

Voraussetzungen zur Arthroskopie

Jede Arthroskopie ist, wie die Gelenkpunktion, ein invasives Verfahren und bedarf daher besonderer Voraussetzungen in personeller, technischer und instrumenteller Hinsicht. Sie ist ein operativer Eingriff und muß demzufolge in einem Operationssaal durchgeführt werden, d. h. sterile Kautelen sind unverzichtbar!

Voruntersuchungen

Vor jeder Arthroskopie eines Gelenkes muß eine gründliche Anamnese erhoben werden. Es bedarf der klinischen Untersuchung, einschließlich spezieller Tests, und es muß ein aussagekräftiges Röntgenbild – meist in mehreren Ebenen – gefordert werden. Ob die Sonographie, die Computertomographie, die Kernspintomographie als nichtinvasive Verfahren notwendig sind, ist von Fall zu Fall zu entscheiden. Sollte die Arthroskopie ausschließlich als diagnostischer Eingriff eingesetzt werden, dann sind nichtinvasive Verfahren, falls deren Aussagekraft ausreicht, zu bevorzugen, d. h. die Arthroskopie steht in der diagnostischen Kette an letzter Stelle. Zu erwägen ist allenfalls, ob dem invasiven Manöver der Arthrographie eine Arthroskopie vorausgeschickt werden muß oder darf. In Zweifelsfällen sollte man, wenn es um die Beurteilung des Gelenkbinnenraumes geht, der Arthroskopie den Vorzug geben, da dieses direkte Verfahren in aller Regel in bezug auf Spezifität und Genauigkeit anderen indirekten Verfahren überlegen zu sein scheint. Anders ist dies bei Fragestellungen zur Beurteilung paraartikulärer Strukturen. Hier ist die Arthroskopie eine indirekte Untersuchungsmethode. Der Vorteil der Gelenkendoskopie ist aber die zusätzliche Möglichkeit, operativ, d. h. therapeutisch, tätig zu werden; dies unterscheidet die Arthroskopie von anderen diagnostischen Methoden.

Indikation

Die Indikation zu einer Arthroskopie besteht zum einen in der Diagnosestellung, zum anderen in der arthroskopischen Operation bei vorgegebener Diagnose.
Die Zahl diagnostischer Arthroskopien nimmt derzeit ab; in Ausnahmefällen und bei Versagen nichtinvasiver Verfahren ist aber auch heute die diagnostische Arthroskopie angezeigt, wenn es um die Beurteilung des Gelenkbinnenraumes bei unklaren Fällen geht. Dies ist zum Beispiel der Fall beim isolierten, posttraumatischen Hämarthros, bei stabilen Gelenken ohne Nachweis einer knöchernen Verletzung an den sechs großen Gelenken des menschlichen Körpers. Der blutauswaschende Effekt ist dabei nicht zu vernachlässigen. Allgemein besteht die Indikation zur Arthroskopie, wenn eine therapeutische Konsequenz folgt. Diese kann als arthroskopische Operation, als herkömmlicher offener Eingriff, aber auch in einer konservativen Behandlung gesehen werden.
Die Entscheidung, welche Therapie erforderlich wird, kann in vielen Fällen erst durch die diagnostische Arthroskopie, die jeder arthroskopischen Operation vorausgehen muß, getroffen werden (Tab. 1). Entsprechend dem Entwicklungsstand technischer Voraussetzungen zur Arthroskopie und auch allgemeinchirurgischer Möglichkeiten resultiert der Einsatz zur arthroskopischen Operation am Knie bei fast 70 % der Eingriffe, wogegen an Hand und Hüfte heute lediglich in etwa der Hälfte der Fälle eine arthroskopische Operation möglich ist.
Kann durch Voruntersuchungen die Diagnose gestellt werden, so bietet sich die Arthroskopie als Operation dann an, wenn sie dem herkömmlichen offenen Verfahren in bezug auf Morbidität und Endergebnis überlegen ist. Eine arthroskopische Operation nur um der Arthroskopie willen ist, wegen der doch bestehenden Komplikationsmöglichkeiten,

Tabelle 1 Therapeutische Konsequenzen nach diagnostischen Arthroskopien in % 1976 – 1994 (n = 12002) – Stand 31.08.94, BG-Unfallklinik Murnau.

	Schulter	Ellbogen	Hand	Hüfte	Knie	OSG/USG
AS-OP	57,9	49,6	50,6	50,0	68,9	63,6
Chirurgisch	38,5	33,0	27,4	5,9	25,2	30,6
Konservativ*	3,6	17,4	22,0	44,1	5,9	5,8

* einschl. arthroskopischer Lavage

nicht vertretbar! Zu den guten Indikationen für die operative Arthroskopie zählen: die Entfernung freier Gelenkkörper, die Behandlung des Gelenkempyems (stadienabhängig!), Synovektomien (partiell und subtotal) sowie Arthrolysen.

Allgemein unterscheidet man bei arthroskopischen Eingriffen zwischen resezierenden und rekonstruktiven Operationen. Spezielle Indikationsstellungen sind in den folgenden Kapiteln wiedergegeben.

Kontraindikation

Eine Kontraindikation zum endoskopischen Gelenkeingriff besteht dann, wenn er in der dafür notwendigen Anästhesie nicht durchgeführt werden kann. Sie besteht auch dann, wenn die geforderte therapeutische Konsequenz fehlt und aufgrund der herkömmlichen Vordiagnostik der arthroskopische Eingriff einem anderen, eventuell auch offenen, Verfahren an Qualität unterlegen ist. Von einer Arthroskopie muß auch dann abgeraten werden, wenn die örtlichen Hautverhältnisse einen Eingriff nicht zulassen.

Operationsrisiko und Aufklärungsgespräch

Die Aufklärung des Patienten verfolgt den Zweck, diesem Einsicht in die Tragweite seiner Entschlüsse zu verschaffen; nur wer die Konsequenzen seiner Entscheidung kennt oder einzuschätzen vermag, kann sein Selbstbestimmungsrecht so ausüben, wie es das Gesetz versteht und erlaubt. Ob die Entscheidung des Patienten aus der Sicht des Arztes sinnvoll erscheint, ist nicht maßgeblich. Die Verweigerung der Einwilligung in eine medizinisch indizierte Maßnahme durch den willensfähigen Patienten ist zu respektieren. Dies gilt auch für vital indizierte, dringende Eingriffe. Auch für die Arthroskopie gilt, daß die Aufklärung so frühzeitig erfolgen muß, daß dem Patienten Zeit zu ruhiger Überlegung bleibt und er in seiner Entscheidungsfähigkeit und -freiheit nicht beeinträchtigt wird. Diese Entscheidungsfähigkeit fehlt dem Patienten, wenn er erst auf dem Operationstisch aufgeklärt wird und vorher bereits eine Prämedikation erhalten hat.

Eine schriftliche Erklärung alleine ist unzureichend. Nur im Aufklärungsgespräch kann der Arzt auf die individuellen Umstände des konkreten Falles eingehen und Fragen des Patienten beantworten. Es bedarf der Aufklärung über den diagnostischen Teil der Arthroskopie und auch über alternative Verfahren, wie eine eventuell notwendige Operation. Insbesondere ist daher über Risiken und nachteilige Folgen des Eingriffes zu sprechen. Merkblätter sind kein Ersatz für eine Aufklärung, sie vermitteln sachliche Informationen und schaffen die Voraussetzung für das notwendige ärztliche Gespräch, das dann auf einem Merkblatt entsprechend dokumentiert werden muß.

Qualitätssicherung

Der Begriff der Qualitätssicherung beinhaltet zugleich die Qualitätskontrolle. Auf der einen Seite ist, wie der Begriff deutlich macht, sicherzustellen, daß eine qualitativ hohe Anforderung an den behandelnden Arzt gestellt wird, andererseits bedarf diese auch der Kontrolle. Beide Begriffe sind derzeit im Wandel, beinhalten aber Voraussetzungen wie Indikationsüberprüfung, das Einholen von Zweitmeinungen, Komplikationsbesprechungen wie z. B. Infektstatistiken usw. Wie das Röntgenbild ein Dokument darstellt, so sollte auch das arthroskopische Bild als Beweismittel in der diagnostischen Kette qualitativ hochwertig dokumentiert und statistisch erfaßt werden. Bezüglich der arthroskopischen Operation gelten die gleichen Forderungen für eine Qualitätssicherung, wie sie für die offenen Verfahren heute gefordert werden, d. h., arthroskopische Operationen müssen hinsichtlich ihrer Ergebnisse mit vergleichbaren Verfahren konkurrenzfähig dokumentiert sein, so daß abschließend eine objektive Beurteilung und Abwägung der Leistungsfähigkeit der einzelnen Verfahren möglich ist. Als Vergleichsparameter zwischen arthroskopischen und sog. offenen Verfahren in der Gelenkchirurgie gelten u. a. die Hospitalisationszeit, Arbeitsunfähigkeitszeit usw.

Arthroskopische Technik

Jeder arthroskopische Eingriff setzt räumliche und instrumentell-technische Anforderungen voraus. Dies betrifft die OP-Saal-Ausstattung mit Röntgenbildwandler, Arthroskopieeinheit und die Möglichkeit, eine Arthroskopie in offener Weise fortzusetzen. Alle Instrumente müssen bereitstehen, um einen geplanten arthroskopischen Eingriff erweitern und diesen unter Umständen als „große Operation" abschließen zu können. Die technischen Voraussetzungen für jede Art der Anästhesie müssen erfüllt sein.

Lagerungsformen zur Arthroskopie

Für den endoskopischen Eingriff ist eine stabile Lagerungsform, narkoseangepaßt für den Patienten und für das betroffene Gelenk, Voraussetzung. Die Lagerung variiert entsprechend den Wünschen und Erfahrungen des Arthroskopeurs. Sie ist abhängig vom geplanten Eingriff, insbesondere aber von den anatomischen Gegebenheiten. Diese entscheiden auch, ob eine Distraktion eines Gelenkes erforderlich ist (z. B. Hüfte, Handgelenk, evtl. oberes Sprunggelenk). Für die Lagerung zur Vermeidung von Komplikationen ist der Chirurg ebenfalls verantwortlich. Eine schonende Polsterung kritischer Körperregionen ist z. B. ebenso Voraussetzung wie das für jeden operativen Eingriff notwendige sterile Abdecken. Die technischen Voraussetzungen zur Lagerung sind teilweise aufwendig (Hüftgelenk, Handgelenk). Vor jeder Arthroskopie muß die Positionierung exakt überprüft werden (Abb. 1).

4 Arthroskopie, allgemein

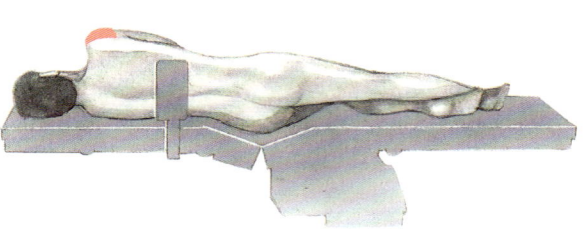

a Seitenlage für die Schulterarthroskopie.

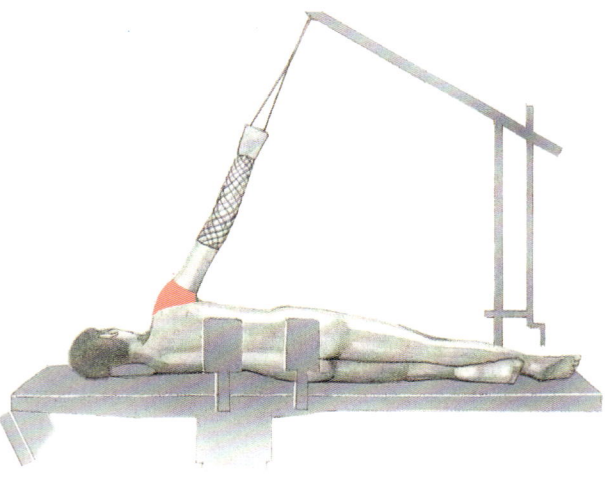

b Extensionsbedingung für die Schulterarthroskopie.

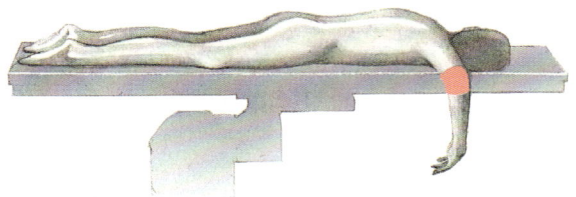

c Bauchlage für die Ellbogenarthroskopie.

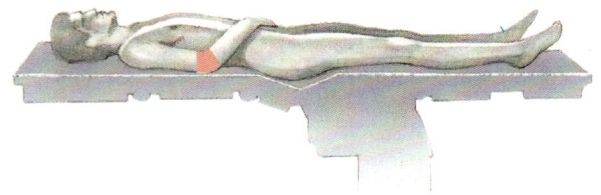

d Rückenlage für die Ellbogenarthroskopie.

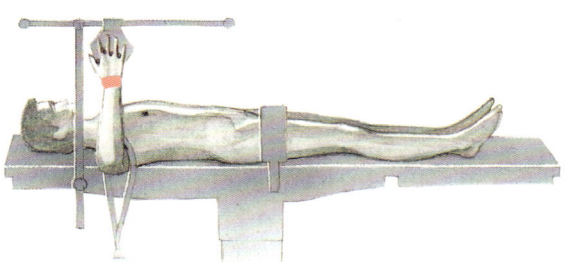

e Extensionsbedingung für die Handarthroskopie.

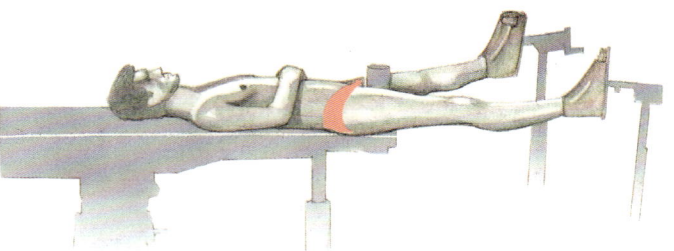

f Extensionsbedingung für die Hüftarthroskopie.

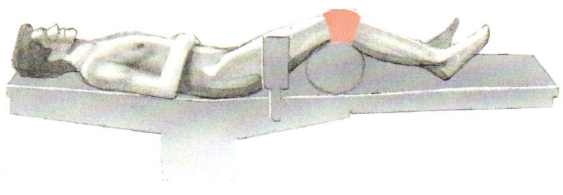

g Lagerung zur Kniearthroskopie auf einem Kniebänkchen.

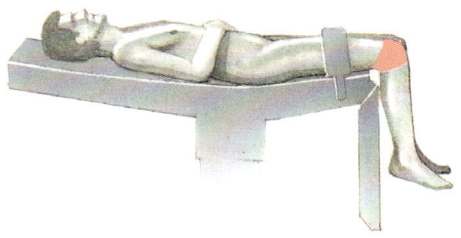

h Lagerung zur Kniearthroskopie bei hängendem Unterschenkel.

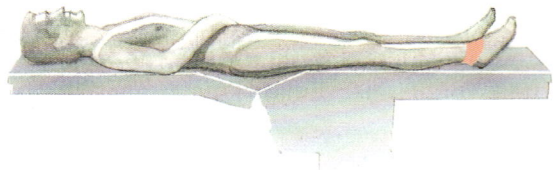

i Lagerung zur Arthroskopie am oberen Sprunggelenk.

Abb. **1a–i** Lagerungsmöglichkeiten zur Arthroskopie an allen Gelenken.

Anästhesiearten

Bei der Auswahl des Anästhesieverfahrens für eine Arthroskopie bedarf es der engen Zusammenarbeit zwischen Anästhesisten und Chirurgen. Bietet sich eine Lokalanästhesie an, so wird diese in der Regel vom Arthroskopeur selbst durchgeführt. Die Überwachung des Patienten (Kreislauf usw.) übernimmt der Anästhesist.

Mehrere Faktoren beeinflussen die Wahl des Anästhesieverfahrens (Tab. 2). Im Vordergrund der Indikation steht der Patient bzw. die anatomischen Gegebenheiten des zu arthroskopierenden Gelenkes. Auch die psychische und die physische Konstitution des Patienten sind zu berücksichtigen. Wichtig ist ferner, ob die Arthroskopie diagnostisch oder operativ/therapeutisch ablaufen soll. Bei ausschließlich diagnostischen Eingriffen, z. B. am Ellbogen-, Knie- oder am Sprunggelenk, bietet sich die Lokalanästhesie an, nicht aber beim operativen Eingriff. Eher ungünstige Lagerungspositionen (Hüftgelenk) erfordern eine Allgemeinanästhesie. Von Bedeutung ist auch die Frage, ob eine Blutsperre zur Anwendung kommt und – nicht zuletzt – die gesamte Erfahrung des Arthroskopeurs. Der „Erfahrene" kann eher auf die Lokalanästhesie oder eine Form der Leitungsanästhesie zurückgreifen als der weniger Erfahrene (z.B. Operationszeit). Bei wachem Patienten kann diesem der Eingriff auf dem Bildschirm demonstriert und entsprechend kommentiert werden. Der Patient wird dadurch seine Krankheit und die sich daraus ergebenden notwendigen Behandlungsmaßnahmen besser verstehen (Tab. 3).

Tabelle 2   Auswahlkriterien – Narkoseform.

	ITN	Maske	Regional	Blockaden	i.v. regional	lokal
Ungestörtes Arbeiten	+	+	–	–	–	?
Alle Lagerungsformen	+	–	+	+	+	–
Unbegrenzte Operationszeit	+	–	–	–	–	–
Blutsperre	+	+	+	+	+	–
Ambulant	+	+	+	+	+	+
„Psychischer" Problempatient	+	+	–	–	(+)	–
„Physischer" Problempatient	–	–	+	+	+	+
Kurze Nachsorge (h)	4–6	4–6	4–6	4–6	4–6	mind. 2
Patienteninformation	–	–	+	+	+	+

Jede Anästhesie/Narkose bedarf einer Vorbereitung, Überwachung und Nachsorge. Die Nachsorgezeit hängt von der Art des Anästhesieverfahrens ab (Abb. 2). Sie erfordert beispielsweise nach einer Allgemeinnarkose bis zu 6 Stunden, bei der Regionalanästhesie bis zu 24 Stunden. Erst mit der völligen Wiederherstellung der Funktion der betroffenen Extremität endet die Überwachung.

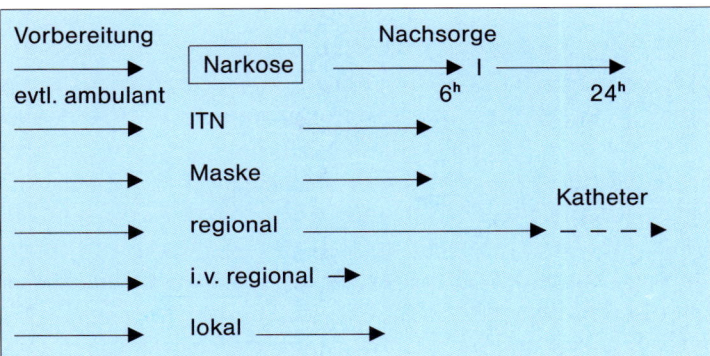

Abb. 2   Nachsorge bei verschiedenen Narkoseverfahren.

Tabelle 3   Die Auswahl des Anästhesieverfahrens bestimmende Faktoren.

Ambulant oder stationär?	
der Patient	das Gelenk
Arthroskopie diagnostisch oder operativ?	
Blutsperre ja / nein?	
Lagerung?	
Erfahrung des Arthroskopeurs!	
Personalfrage – OP-Operationswechselzeit	

Die i.v. Regionalanästhesie eignet sich für die Arthroskopie am Hand- (Biersche i.v. Regionalanästhesie) und auch am Ellbogengelenk. Für eine Lokalanästhesie sollte im allgemeinen die Nachbeobachtung von 2 Stunden ausreichend sein.

Ein wesentlicher Faktor für die Auswahl des Anästhesieverfahrens ist die zu erwartende Operationszeit (Tab. 4). Sie darf die Anästhesiezeit verständlicherweise nicht überschreiten. Ebenso hat die Lokalisation des zu arthroskopierenden Gelenkes einen Einfluß auf das Anästhesieauswahlverfahren (obere und untere Extremität, Tab. 5 u. 6). Voll- und Teilnarkosen haben jeweils ihre Vor- und Nachteile (Tab. 7).

Tabelle 4 Operationszeit in Abhängigkeit vom Anästhesieverfahren.

	ITN	Maske	Regional ohne Katheter	Regional i.v (Bier)	Blockaden	Lokal
Operationszeit (min)	00	30–45	120–240	max. 120	120–360	bis 45

Tabelle 5 Anästhesieverfahren an der oberen Extremität.

	ITN	Maske	Plexus evtl. Katheter	Nervenblockaden	„Bier"	Lokal
Schulter	+	+	+	–	–	(+)
Ellbogen	+	(+)	+	(+)	+	(+)
Hand	+	+	+	(+)	+	+

Tabelle 6 Anästhesieverfahren an der unteren Extremität.

	ITN	Maske	Spinal Peridural evtl. Katheter	Nervenblockaden	i.v regional	Lokal
Hüfte	+	+	(+)	–	–	–
Knie	+	+	+	+	(+)	+
OSG	+	+	+	+	(+)	+

Tabelle 7 Vor- und Nachteile von Voll- und Teilnarkosen.

	Vollnarkose	Teilnarkose
Vorteile	Patient schläft Keine Atmungsprobleme Alle Lagerungen Schnelle Wechsel	Wacher Patient Keine Aufwachphase Auch bei „Risikopatienten"
Nachteile	Allgemeine Narkoserisiken Aufwachphase	Überwachungszeit? Ängstlicher Patient Unsicherer Operateur

Instrumentelle Ausrüstung

Man unterscheidet den Geräteteil im unsterilen Bereich von den sterilen Instrumenten für den Eingriff auf dem Tisch.

Die unsterile Arthroskopieeinheit (Abb. 3) enthält alle Gerätschaften, die für das Betreiben der arthroskopischen Instrumente („Sicht-, Dokumentations-, Betreibergeräte"), abgesehen von den Handinstrumenten, notwendig sind, d.h. die Lichtquelle, ein Arthropneugerät zur Kohlendioxidfüllung des Gelenks, Rollerpumpen für die kontinuierliche Flüssigkeitsfüllung, Monitor und Kameraeinheit für die Videokette einschließlich Dokumentationsgeräten, Videorecorder, Videoprinter u.a., unter Umständen auch den Betreibersatz für ein Shaversystem oder für die Elektroresektion. Der Einsatz des Lasers in der Arthroskopie ist selten.

Das Kernstück des arthroskopischen Systems ist die Optik, eingebracht im Arthroskopschaft. Die Arthroskopoptik enthält an der Spitze ein kleines Objektiv und an der gegenüberliegenden Seite ein Okular, dazwischengeschaltet ist ein optisches Bildübertragungssystem, das zusätzlich eingebaute Glasfasern zur Lichtübertragung enthält. Man unterscheidet den Öffnungswinkel vom Blickwinkel und die Richtung des Zentralstrahles. Das Gesichtsfeld entsteht durch Rotation der Optik um 360° (Abb. 4). Der Zentralstrahl gibt die Blickrichtung wieder. Die herkömmlichen Optiken haben zur Erweiterung des Gesichtsfeldes einen Zentralstrahl, der um 30° von der Geradeaus-Achse abweicht. In Ausnahmefällen kommen sog. 70°-Optiken zum Einsatz, mit denen man gleichsam um die Ecke blicken kann (Abb. 5). Die Beleuchtung erfolgt durch eine Kaltlichtquelle meist über ein Fiberglaslichtleitkabel, manchmal über ein Flüssigkeitslichtkabel (Abb. 6). Das Lichtleitkabel wird steril an die Arthroskopoptik angeschlossen. In Abhängigkeit von der Art des Lichtleitkabels erscheinen die Gelenkbinnenstrukturen in unterschiedlichen Lichtqualitäten (Abb. 6).

Arthroskopische Technik

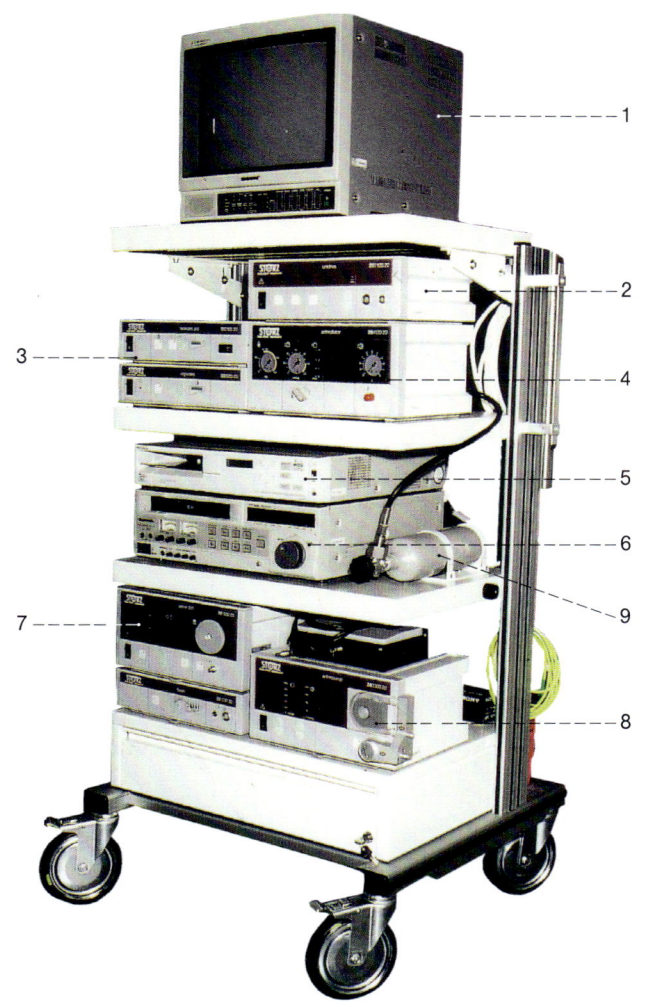

Abb. 3 Arthroskopieeinheit

1 Monitor
2 Kamerabediensystem
3 Digi-Video und Videobegleitsystem
4 Arthropneugerät
5 Videoprinter
6 Videorecorder
7 Lichtgerät
8 Rollerpumpe
9 Kohlendioxidreservoire

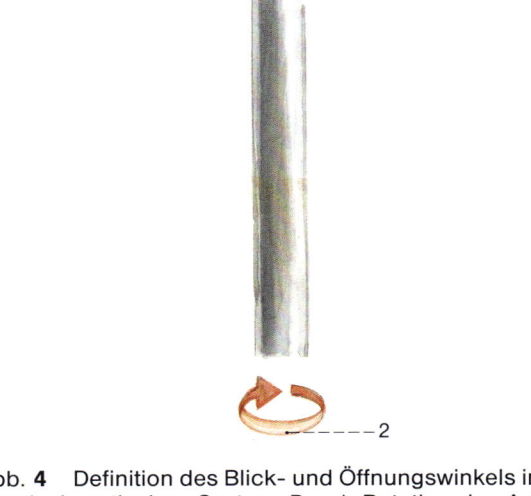

Abb. 4 Definition des Blick- und Öffnungswinkels in einem arthroskopisch-optischen System. Durch Rotation des Arthroskopes um 360° entsteht das sog. Gesichtsfeld.

α Öffnungswinkel
β Blickwinkel
1 Zentralstrahl
2 Achse des Arthroskopschaftes, Rotation um 360° = Gesichtsfeld

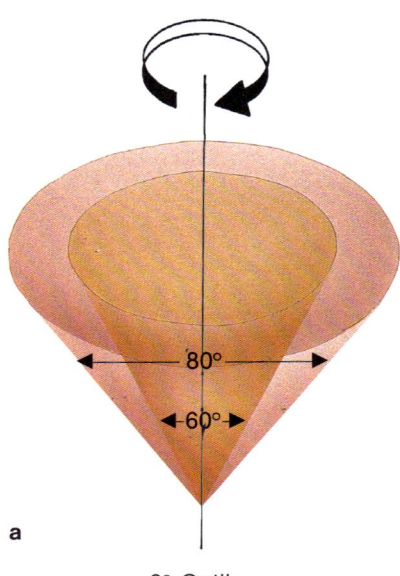
a 0°-Optik

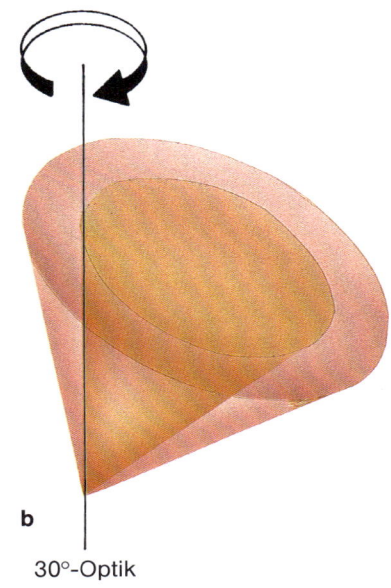
b 30°-Optik

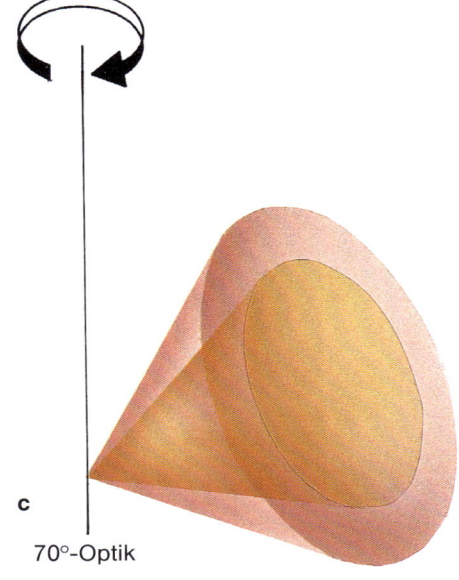
c 70°-Optik

Abb. 5a–c Bei Rotation eines arthroskopischen Systems um die eigene Achse (Achse des Arthroskopschaftes) entsteht das Gesichtsfeld. Wie aus der Abbildung ersichtlich, kann durch Rotation einer Null-Grad-Optik um 360° keine Vergrößerung des Gesichtsfeldes erzielt werden (a). Rotiert man dagegen eine 30°-Optik, so vergrößert sich im Vergleich zur Null-Grad-Optik das Gesichtsfeld erheblich, die Führungsachse des Arthroskopes befindet sich im Sichtfeld (b). Anders bei der 70°-Optik. Durch Rotation entsteht ein relativ großes Gesichtsfeld, jedoch mit einem dunklen Fleck im Zentrum. Die Führungsachse des Arthroskops befindet sich in diesem dunklen Fleck, so daß das Vorschieben des Arthroskops nicht unter Sicht durchgeführt werden kann und Verletzungsmöglichkeiten bestehen (c).

8 Arthroskopie, allgemein

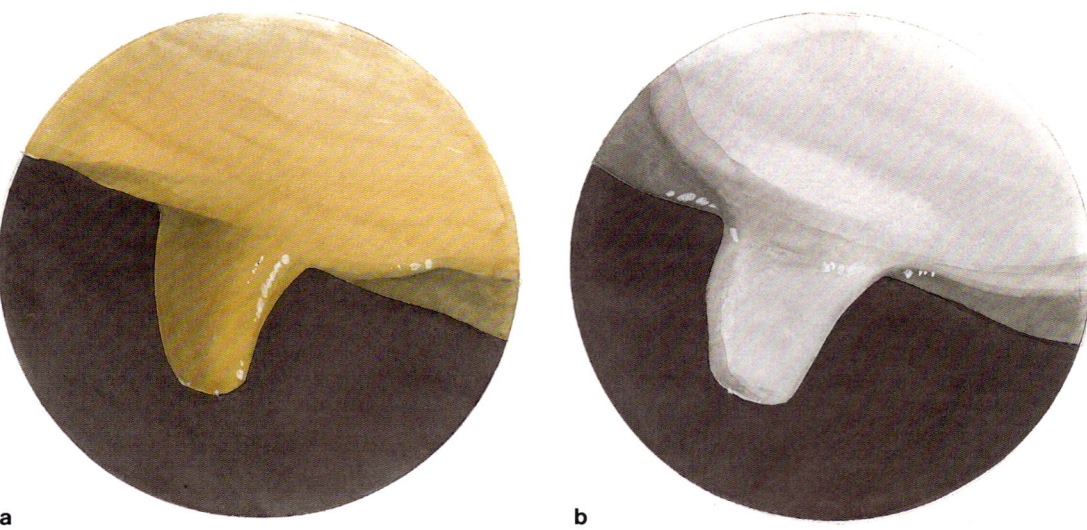

Abb. **6a** u. **b** Farbliche Unterschiede bei der Beurteilung von Gelenkbinnenstrukturen. Links ist die Kniescheibenrückseite mit einem Fiberglas-Lichtleitkabel, rechts ist die gleiche Kniescheibe mit Flüssigkeits-Lichtkabel beleuchtet.

Die Punktion des Gelenkes erfolgt mit dem Arthroskopschaft, der zunächst mit einem spitzen und dann mit einem stumpfen Obturator ins Gelenk eingebracht werden muß. Zur Spülung des Gelenkes und zur Absaugung sind Anschlüsse vorgesehen, die entweder seitlich einander gegenüberliegend am Schaft angebracht (Abb. 7) oder mit dem Lichtkabel zusammen in einer Ebene am Arthroskopschaft befestigt sind (Abb. 8).

Somit resultieren zwei verschiedene arthroskopische Systeme: Das stabile arthroskopische System mit Anordnung wichtiger Anschlüsse in zwei Ebenen (Abb. 7) und das arthroskopische System, bei dem alle Anschlüsse (Lichtkabel, Absaugung, Gas-, und/oder Flüssigkeitszufuhr) nahe beieinander am Arthroskop gleichsam in einer Ebene montiert sind. Der Vorteil des arthroskopischen Systems mit den Anschlußmöglichkeiten in einer Ebene liegt darin, daß parallel zum Arthroskop Instrumente zur Operation eingebracht werden können und dennoch eine weitgehend freie Rotation des Arthroskops um die eigene Achse möglich bleibt (Abb. 8).

Auf die Arthroskopoptik muß, um den Eingriff per Video durchführen zu können, eine Videokamera steril aufgesetzt werden (Abb. 9). Dies geschieht in der Weise, daß die Kamera entweder direkt unter sterilen Kautelen der Optik aufgesetzt wird. Falls ein Wechsel zwischen einer 30°- und 70°-Optik erforderlich ist, muß ein sog. Adapter (Abb. 9) dazwischengeschaltet sein, der steril mit der Kamera verbunden ist. Der Optikwechsel kann zwischen Adapter und Optik erfolgen.

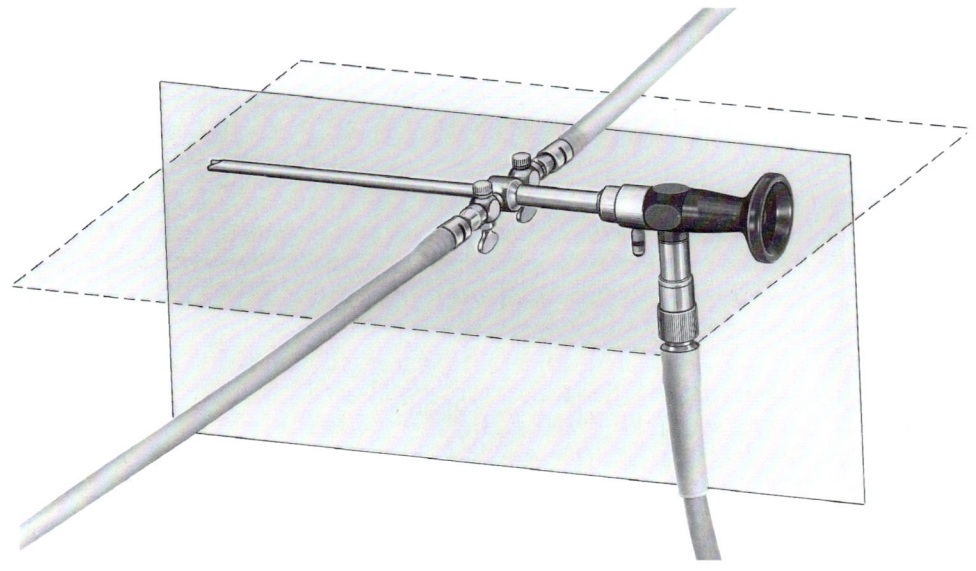

Abb. **7** Stabiles arthroskopisches System mit Anordnung der wichtigen Anschlüsse in 2 Ebenen.

Arthroskopische Technik

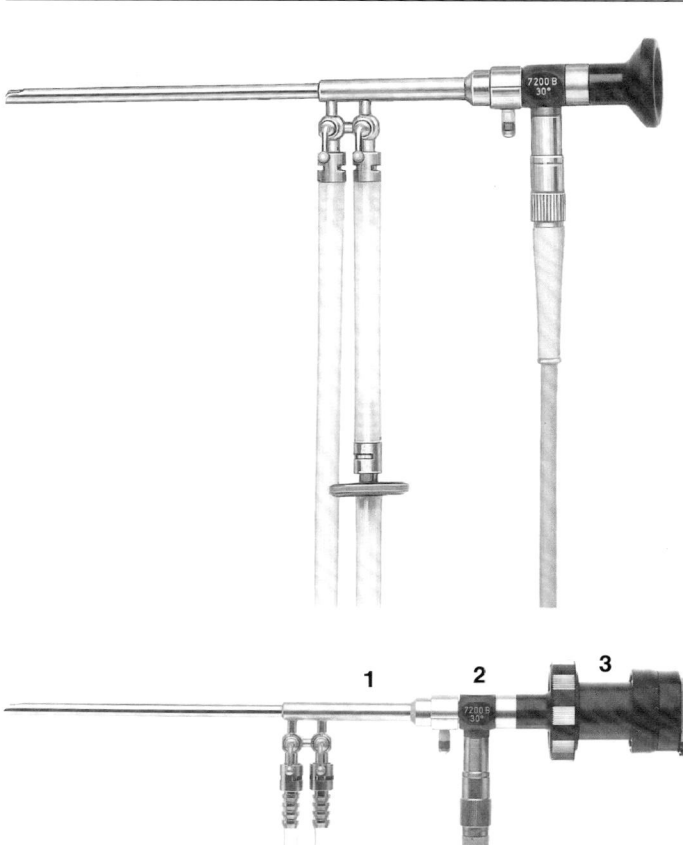

Abb. **8** Arthroskopisches System, bei dem alle Anschlüsse (Lichtkabel, Absaugung, Gas- und/oder Flüssigkeitszufuhr) nahe beieinander am Arthroskop montiert sind. In der durch diese Anschlüsse mit der Arthroskopschaftachse gebildeten Ebene befindet sich auch der Zentralstrahl des Öffnungswinkels.

Abb. **9** Aufbau eines arthroskopischen Systems.

1 Arthroskopschaft
2 Optik
3 Adapter für die Verbindung zur Videokamera
4 Videokamera
5 Gaszufuhrschlauch
6 Absaugschlauch
7 Gasfilter
8 Lichtleitkabel

Wählt man die Kohlendioxidfüllung des Gelenkes, so ist ein Bakterienfilter notwendig. An Optiken verwendet man an allen Gelenken die 30°- und die 70°-Optik.

Die 30°-Optik wird von der Industrie in der 4-mm- aber auch 2,8-mm-Dicke geliefert, letztere für das Nadelarthroskop zur Punktion kleiner Gelenke (Handgelenk, Ellbogengelenk dorsoradial). Die 70°-Optik liegt nur in der dicken Version (4 mm) vor und bietet die Möglichkeit, an kritischen Stellen (Schultergelenk, Hüftgelenk, Kniegelenk dorsomedial) sozusagen um die Ecke blicken zu können (Abb. **10**).

Ist ein Wechsel des Arthroskopschaftes vom Nadel- zu einem herkömmlichen 5,5-mm-Arthroskop notwendig oder gewünscht (Ellbogengelenk), so liegt ein geeignetes Dilatationsset vor (Abb. **11**).

Zu der Inspektion des Gelenkes kann sowohl Kohlendioxidgas wie auch Ringerlösung verwendet werden. Die Kohlendioxidgasfüllung hat den Vorteil der einfacheren Handhabung, der besseren Sicht sowie des natürlicheren Aussehens der Gelenkstrukturen, und es liegen keine „schwimmenden", störenden Synovialzotten vor. Die Nachteile bestehen in der Gefahr der Emphysembildung und der Embolie, so daß Kohlendioxid als Medium zur Gelenkaufweitung bei frischen Verletzungen nicht verwendet werden sollte. Darüber hinaus besteht der Nachteil der ungenügenden Beurteilung der Membrana synovialis, da die Synovialzotten durch den Gasdruck an die Wand gedrückt und somit nicht in Form, Größe und Ausdehnung beurteilt werden können (Abb. **12**). Auch sind arthroskopische Operationen mit Kohlendioxidgasfüllung wegen des Gasverlustes durch zusätzliche Inzisionen erschwert.

Flüssigkeitsfüllung (Ringerlösung) hat den Vorteil, daß keine Ephysembildungen entstehen und eine gute Beurteilung der Synovialis mit einfacher Handhabung bei arthroskopischen Operationen gelingt.

Die Nachteile bestehen in einer aufwendigen Handhabung, einer leichten Trübung des Sichtfeldes bei frischen Verletzungen und bei Verwendung druckgesteuerter Rollerpumpen in der Gefahr der Entstehung eines Kompartmentsyndroms.

Die Sicht ist gelegentlich durch „schwimmende Synovialiszotten" erschwert. Daraus resultiert für eine exakte Beurteilung des Gelenkbinnenraumes günstigerweise eine Kombination beider Füllmedien, um einen kompletten Untersuchungsgang vornehmen zu können (Abb. **13**).

10 Arthroskopie, allgemein

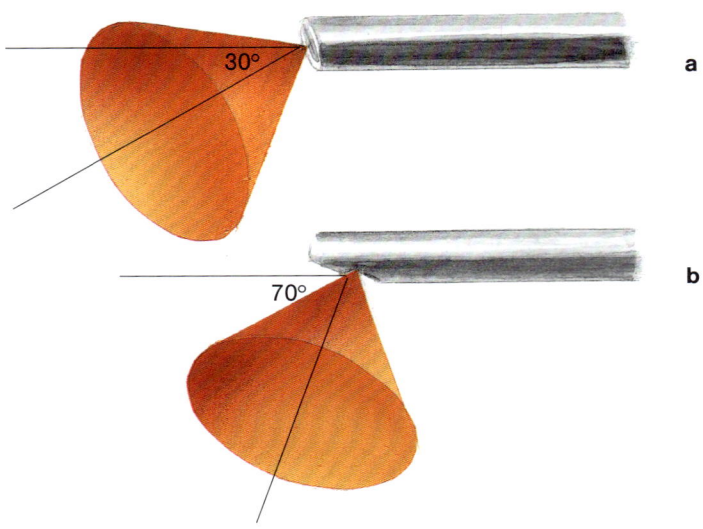

Abb. **10a** u. **b** Öffnungswinkel gebräuchlicher Optiken (30°-Optik, 70°-Optik).

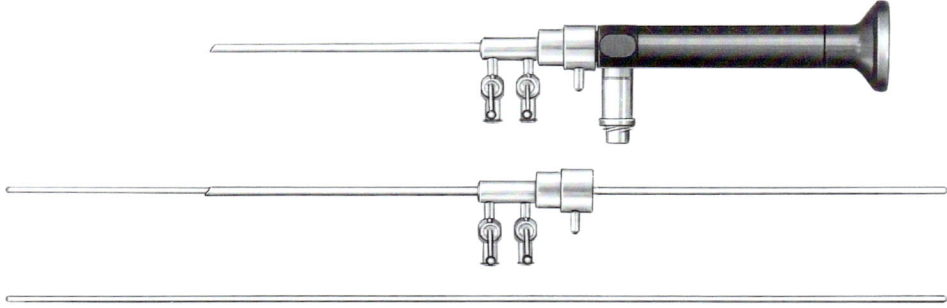

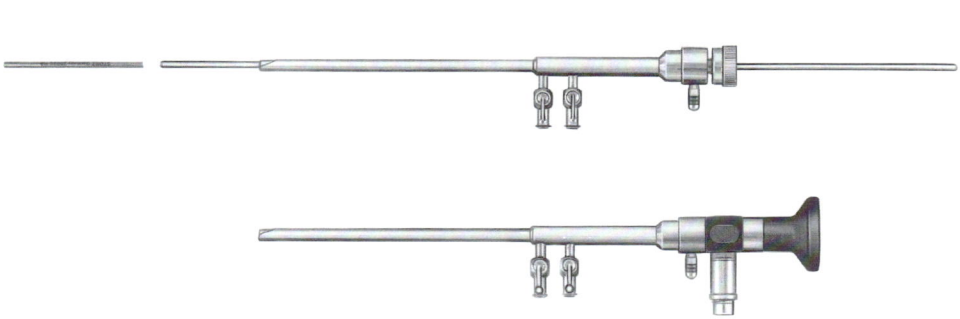

Abb. **11** Dilatationsset (Dorn/Hülse) für den atraumatischen Wechsel vom 3-mm-Arthroskop zum 5,5-mm-Arthroskop, besonders geeignet am Sprunggelenk und am Ellbogengelenk.

Arthroskopische Technik

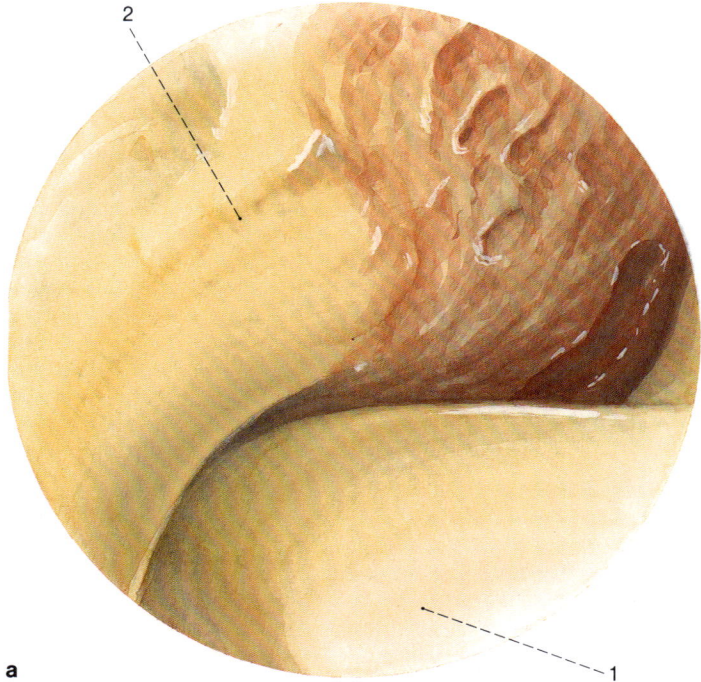
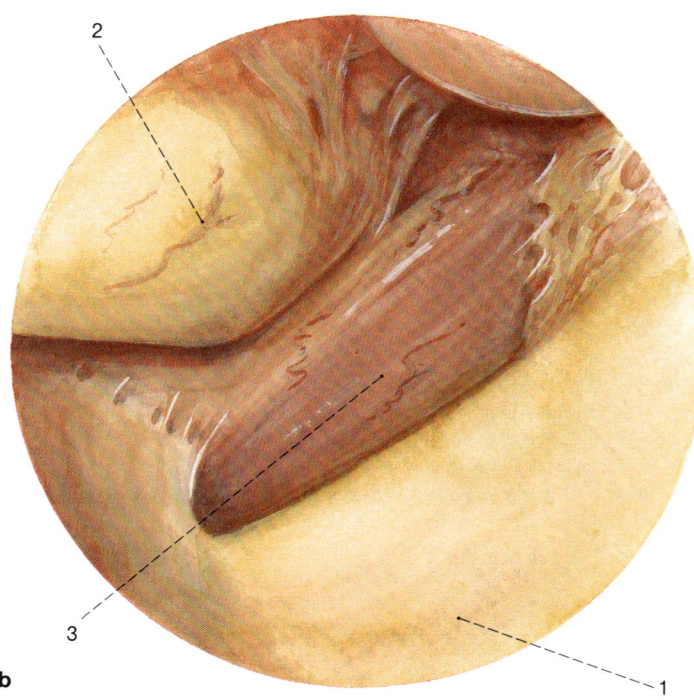

Abb. 12a u. b Vergleich eines Hiatus popliteus im Kniegelenk mit Gas- und Wasserfüllung.
a Klare Sicht mit an die Gelenkwand gedrückter Schleimhaut bei Gasfüllung.

b Flüssigkeitsfüllung mit sich in das Gelenk vorwölbender Bursa poplitea.
1 Poplitussehne
2 lateraler Femurkondylus
3 Bursa poplitea

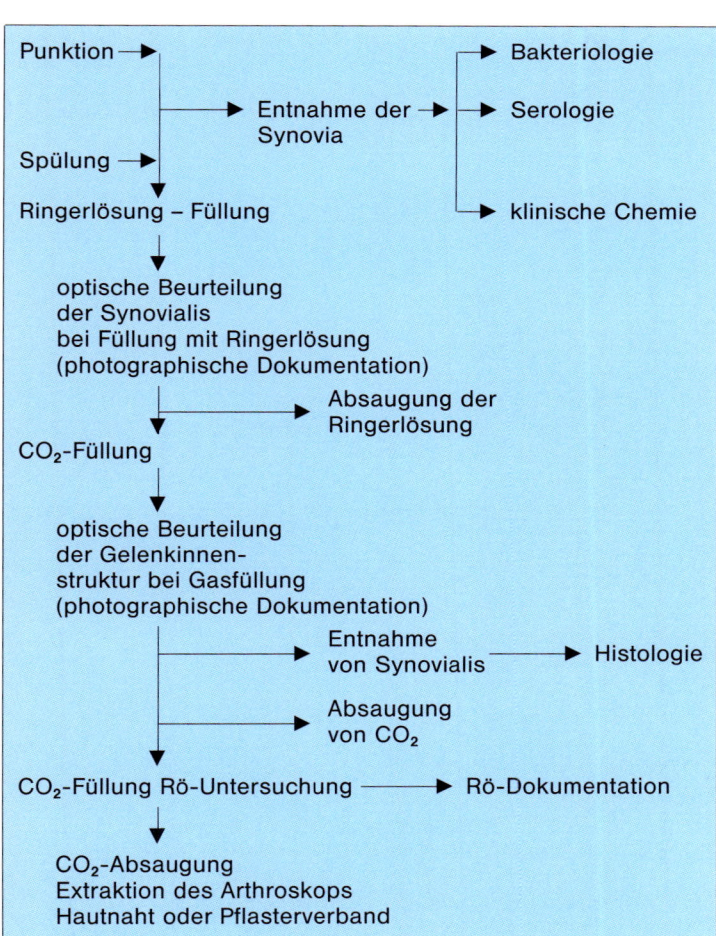

Abb. 13 Schema der arthroskopischen Untersuchung.

Speziell für die Synovialisdiagnostik gibt es in letzter Zeit das neue Verfahren der Mikroarthroendoskopie (Abb. 14). Unter Anfärbung der Gelenkinnenhaut mit Methylenblau (der Patient muß darüber extra aufgeklärt werden!) und durch Einsatz einer Mikroskopoptik (Vergrößerung bis 250-fach) gelingt die Darstellung von Zellen und Gefäßen; daraus resultiert eine genauere Beurteilung der Synovialis und deren Entzündungsformen.

Für die Vorbereitung durch die Operationsschwester beim Einsatz der Arthroskopie an den großen Gelenken liegt für die Instrumentation ein einfaches Arthroskopieset vor (Basis-Set), das, zumindest für den diagnostischen Eingriff und für einfache Operationen, alle notwendigen Instrumente enthält. Eine gelenkspezifische Vorbereitung ist somit nicht notwendig (Abb. 15). Über die Einsatzmöglichkeiten des Nadelarthroskops (3 mm) und des herkömmlichen Arthroskops (5,5 mm) sowie über die verschiedenen Blickwinkel der Optiken und die Notwendigkeit des Arthroskopwechsels einschließlich des sterilen Optikwechsels mittels Adapter gibt Tab. 8 Auskunft.

Arthroskopie, allgemein

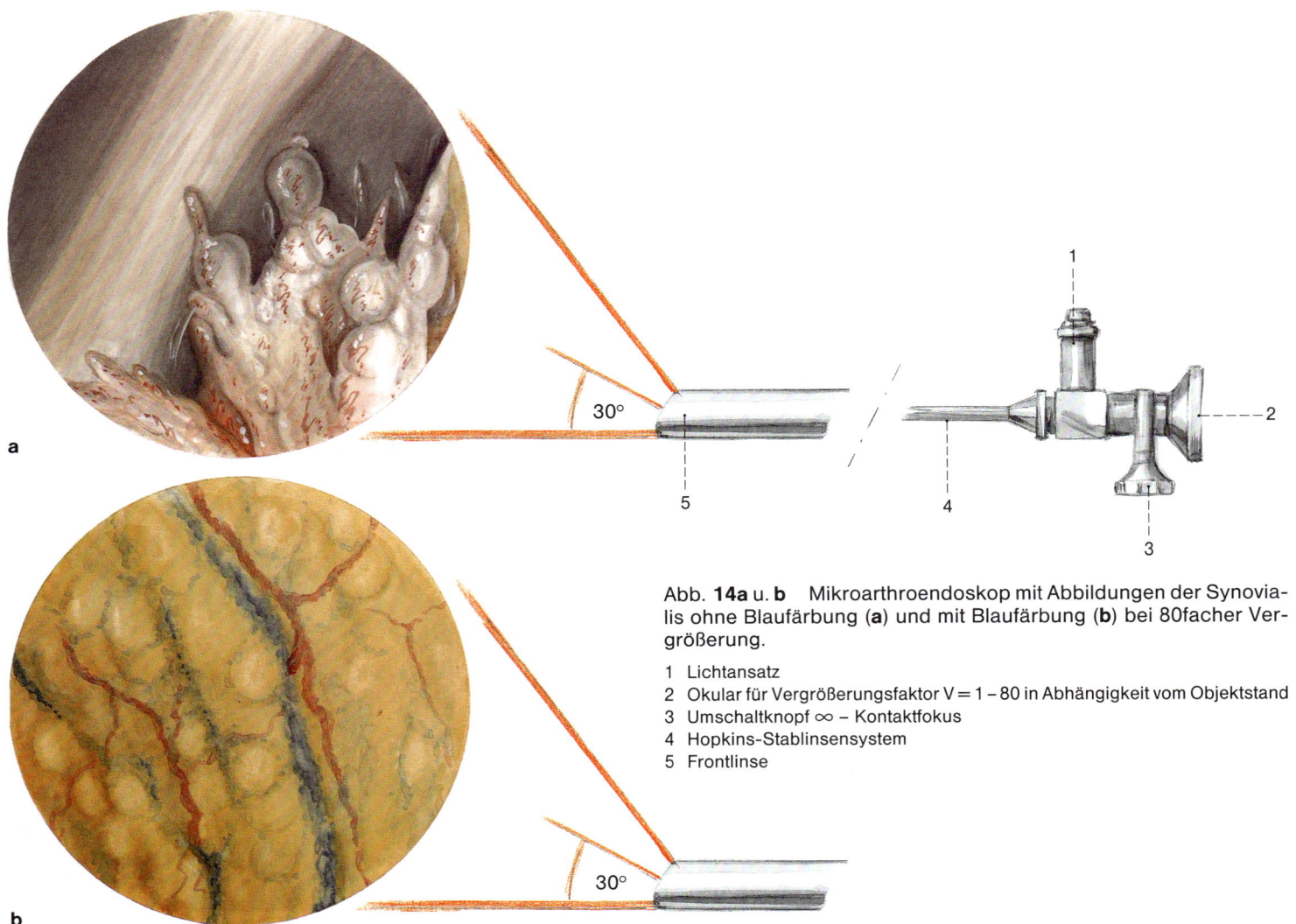

Abb. **14a** u. **b** Mikroarthroendoskop mit Abbildungen der Synovialis ohne Blaufärbung (**a**) und mit Blaufärbung (**b**) bei 80facher Vergrößerung.

1 Lichtansatz
2 Okular für Vergrößerungsfaktor V = 1 – 80 in Abhängigkeit vom Objektstand
3 Umschaltknopf ∞ – Kontaktfokus
4 Hopkins-Stablinsensystem
5 Frontlinse

Tabelle **8** Übersicht über den Einsatz der Arthroskope und Optiken sowie des Adapters.

		Schulter-gelenk	Ellbogen-gelenk	Hand-gelenk	Hüft-gelenk	Knie-gelenk	Sprung-gelenk
Arthroskop:	3 mm		+	+		(+)[1]	(+)
	5,5 mm	+	+		+	+	+
Optiken: (Blickwinkel)	30 Grad	+	+	+	+	+	+
	70 Grad	+	+		+	+	+
Arthroskopwechsel:	sinnvoll						+
	notwendig		+				
Steriler Optikwechsel: (Adapter)	sinnvoll	+[2]		+[3]		+[4]	
	notwendig		+		+		+

(+)[1] Das Nadelarthroskop am Kniegelenk wird lediglich bei Kleinkindern verwendet.
+[2] Am Schultergelenk ist ein steriler Optikwechsel sinnvoll, die 30°-Optik und die 70°- Optik sollten verwendet werden.
+[3] Der sterile Optikwechsel am Handgelenk ist nur dann sinnvoll, wenn die 0°-Optik und die 30°-Optik verwendet werden, einen besseren Überblick bietet die 30°-Optik.
+[4] Ein steriler Optikwechsel am Kniegelenk ist sinnvoll, im dorsomedialen Rezessus bietet die 70°-Optik einen besseren Überblick als die 30°-Optik.

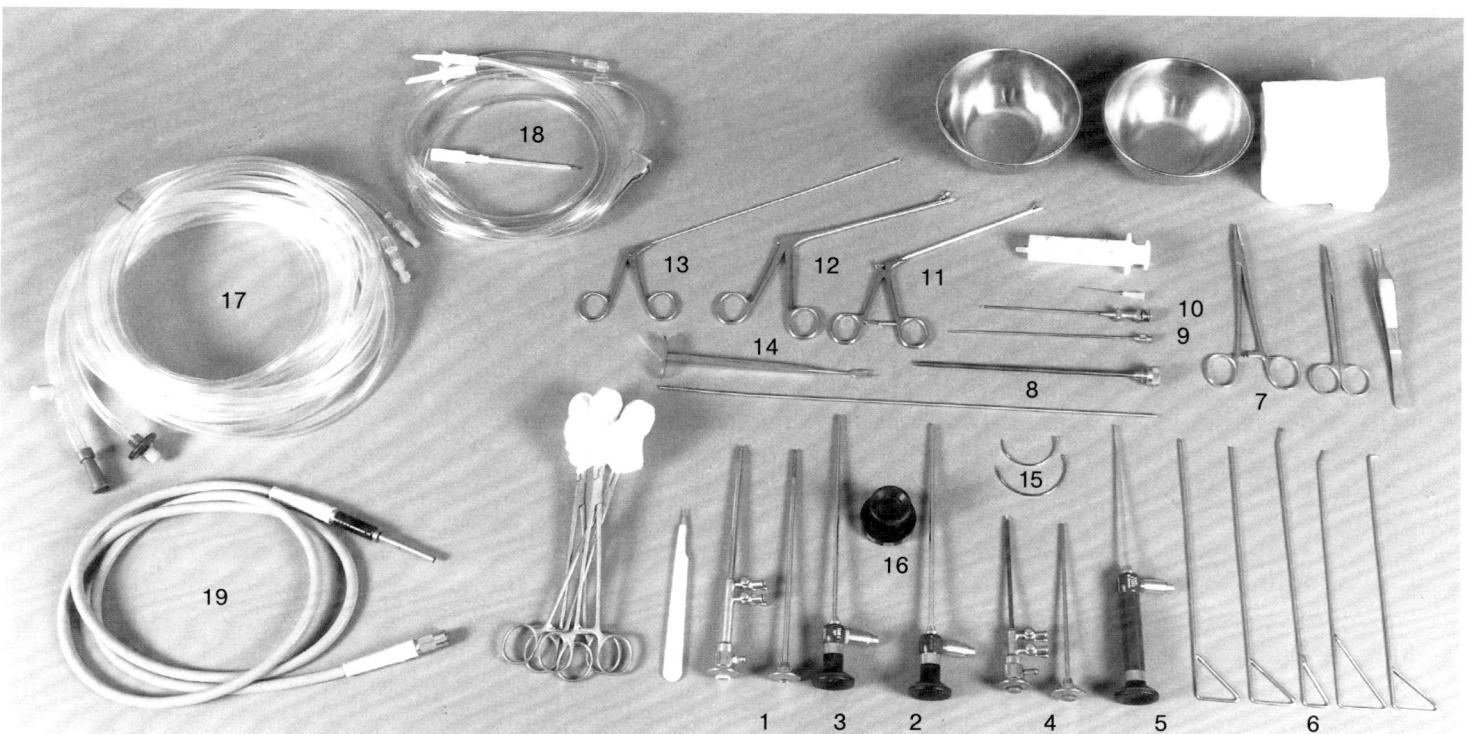

Abb. 15 Instrumententisch für die Arthroskopie an allen Gelenken.

1 5,5-mm-Arthroskopschaft mit Obturatoren
2 30°-Optik
3 70°-Optik
4 Nadelarthroskop mit Obturatoren
5 Optik für das Nadelarthroskop
6 verschiedene Taststäbe
7 Nadelhalter
8 Dorn für die Dilatation mit Dilatationshülse
9 2-mm-Nadel für die Punktion am Schultergelenk
10 Lumbalkanüle für die Hüftarthroskopie
11 Faßzange
12 Rongeur für resezierende Maßnahmen
13 dünne Biopsiezange
14 Meniskotom
15 große Rundnadeln für gedeckte Bandnähte
16 Adapter für die Verbindung zwischen Optik und steriler Kamera, geeignet für den Optikwechsel
17 Schlauchsystem für Gasfüllung und Absaugung
18 Schlauchsystem mit Inflow-Kanüle für die Flüssigkeitsfüllung
19 Lichtkabel

Dokumentation

Im Zentrum jeder Arthroskopiedokumentation steht der Arthroskopie-Befundbericht. Ihn ersetzt kein elektronisches oder optisches Verfahren; letztere sind lediglich ergänzender Natur. Der Arthroskopiebericht soll den intraartikulären Raum verständlich und komplett beschreiben. Den Inhalt muß auch ein Nichtchirurg verstehen! Es wird vorausgesetzt, daß der Arthroskopiebericht leserlich ist; er soll knapp, aber dennoch vollständig sein. Werden bei der diagnostischen Arthroskopie gelegentlich bestimmte Gelenkräume nicht eingesehen, so bedarf dies der Erwähnung. Computerauswertbare Protokolle können hilfreich sein, sollten aber den herkömmlichen Arthroskopiebericht nicht ersetzen. Ergänzen können den Bericht Videoprints, Diapositive oder auch Zeichnungen. Eine entsprechende technische Ausstattung hierfür liefert die Industrie.

Schultergelenk

Von H. Maurer und H. Resch

Allgemeines

Jede chirurgische Eröffnung eines Gelenkes führt im Kapselbereich zur Zerstörung von Propriozeptoren und zur Narbenbildung mit Bewegungseinschränkung. In Abhängigkeit von der Größe der Eröffnung zieht diese eine aufwendige postoperative Rehabilitation nach sich. Mit der Arthroskopie vermeidet man weitgehend diese Nachteile, indem der Weichteilmantel nur minimal eröffnet wird. Das arthroskopisch-chirurgische Operieren erfordert jedoch im Vergleich zur offenen Chirurgie ein vollkommen neues Verständnis sowohl hinsichtlich der Anatomie als auch hinsichtlich der manuellen Tätigkeit. Die Anatomie stellt sich in einer Betrachtungsweise dar, wie wir sie bisher nicht gekannt haben. Auch ist das optische Bild von der chirurgischen Tätigkeit lokal getrennt.

Instrumentarium

Die instrumentelle Standardausrüstung deckt sich vollkommen mit jener, wie sie für andere große Gelenke verwendet wird und reicht für eine diagnostische Arthroskopie und für einfache arthroskopische Operationen in jedem Fall aus. Ein motorgetriebenes, rotierendes Instrument (Shaver) ist unbedingt erforderlich und wird zur Grundausstattung gerechnet. Zusatzinstrumente für einzelne Operationen werden bei den jeweiligen Operationen besprochen werden.

Maßnahmen zur Verhinderung der Blutungsneigung

Im Unterschied zu den meisten anderen großen Gelenken ist das Anlegen einer Blutsperre an der Schulter nicht möglich. Eine gute optische Sicht ist aber Grundvoraussetzung für das arthroskopisch-chirurgische Operieren. Verschiedene Maßnahmen zur Verhinderung der Blutungsneigung können angewendet werden, wobei die Hauptmaßnahme auf dem physikalischen Prinzip der Kompensation des Blutdruckes durch den Flüssigkeitsdruck im Gelenk beruht. Dies erreicht man entweder durch Absenken des arteriellen Druckes oder durch Anheben des Flüssigkeitsdruckes im Gelenk. Die Druckregulation der Spülflüssigkeit erfolgt entweder mit einer Pumpe oder durch unterschiedliches Hochhängen des Flüssigkeitsbehälters. Voraussetzung zur Aufrechterhaltung eines konstanten Flüssigkeitsdruckes im Gelenk ist wiederum ein dichtes System, d. h., es darf nirgendwo Flüssigkeit ungehindert austreten können. Man muß sich jedoch bewußt sein, daß je höher der Flüssigkeitsdruck im Gelenk ist, um so schneller die Weichteile der Umgebung anschwellen. Dies stellt zwar für den Patienten keine Gefahr dar, führt aber zu einer mechanischen Behinderung der Instrumentenführung. Somit spielt die Operationszeit eine bedeutende Rolle.

Weitere Maßnahmen zur Verhinderung der Blutungsneigung sind das Injizieren von verdünnten vasokonstringierenden Medikamenten (z. B. Suprarenin) entweder in das Operationsgebiet oder als Zusatz zur Spülflüssigkeit. Einzelne Autoren empfehlen das präoperative Abkühlen der Spülflüssigkeit auf Temperaturen nahe dem Gefrierpunkt. Nicht unerwähnt soll die Blutstillung mit einem Elektrokauter bleiben.

Operative Strategie

Das Ziel der arthroskopisch-chirurgischen Eingriffe ist, das chirurgische Trauma am Weichteilmantel klein zu halten. Die für den Erfolg entscheidenden Schritte müssen dabei aber die gleiche Wertigkeit haben wie bei der offenen Operation. Kompromisse dürfen vordergründigen Argumenten wie Kosmetik oder kürzerer Krankenhausaufenthaltszeit zuliebe nicht eingegangen werden. Einzelne arthroskopische Operationen sind heute, obwohl publiziert, auf Grund der fehlenden Standardisierung noch nicht für die Öffentlichkeit geeignet. Einzelerfolge in schulterchirurgischen Zentren bedürfen der vorherigen Prüfung durch die breite Praxis. Immer sollte dabei auf eine Rückzugsmöglichkeit zur offenen Operation in gleicher Sitzung Bedacht genommen werden.

Spezielle Anatomie

Oberflächenanatomie

(Abb. 1a–d)

Das Relief der Schulter wird durch die Clavicula, die Spina scapulae mit dem Acromion und durch einen kräftigen Muskelmantel modelliert. Der M. deltoideus bildet als oberflächliche, kräftige Muskelkappe die charakteristische Schulterwölbung.

Ventral liegen die Clavicula, der vordere Anteil des Acromion mit der Articulatio acromioclavicularis, der Ansatz der Pars descendens m. trapezii und die Pars acromialis und Pars clavicularis m. deltoidei. Letztere begrenzt gemeinsam mit der Pars clavicularis m. pectoralis majoris und dem Corpus claviculae das Trigonum clavipectorale. Die Basis dieses Dreieckes wird durch das Schlüsselbein gebildet, die Spitze läuft in den Sulcus deltoideopectoralis aus.

Dorsal sind die Spina scapulae und das Acromion, außerdem der M. trapezius und die Pars spinalis und acromialis m. deltoidei zu finden sowie die Mm. infraspinatus, teres minor, teres major und latissimus dorsi.

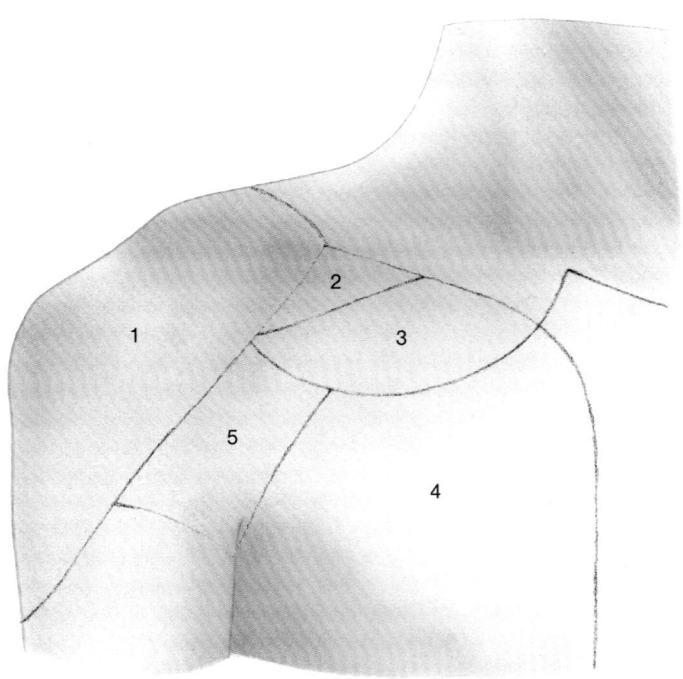

Abb. 1a Regionen der rechten Schulter von ventral.
1 Regio deltoidea
2 Trigonum clavipectorale
3 Regio infraclavicularis
4 Regio mammaria
5 Regio axillaris

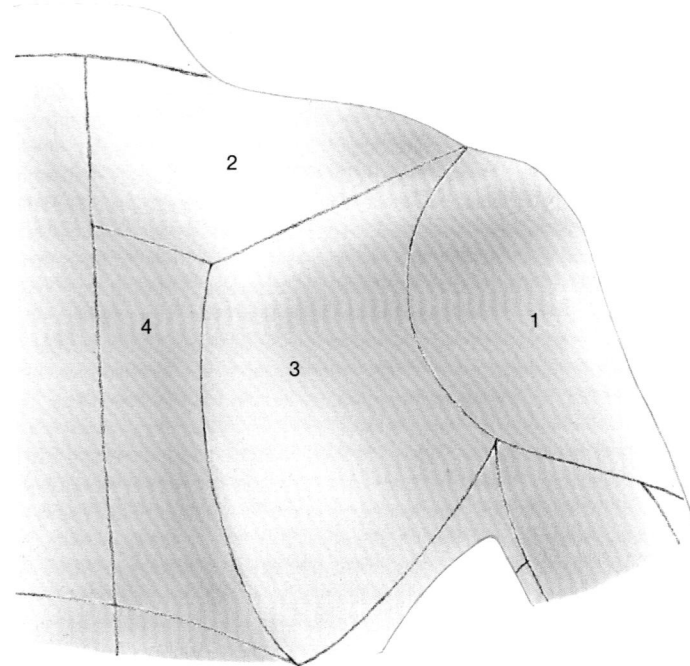

Abb. 1b Regionen der rechten Schulter von dorsal.
1 Regio deltoidea
2 Regio suprascapularis
3 Regio scapularis
4 Regio interscapularis dextra

Spezielle Anatomie 19

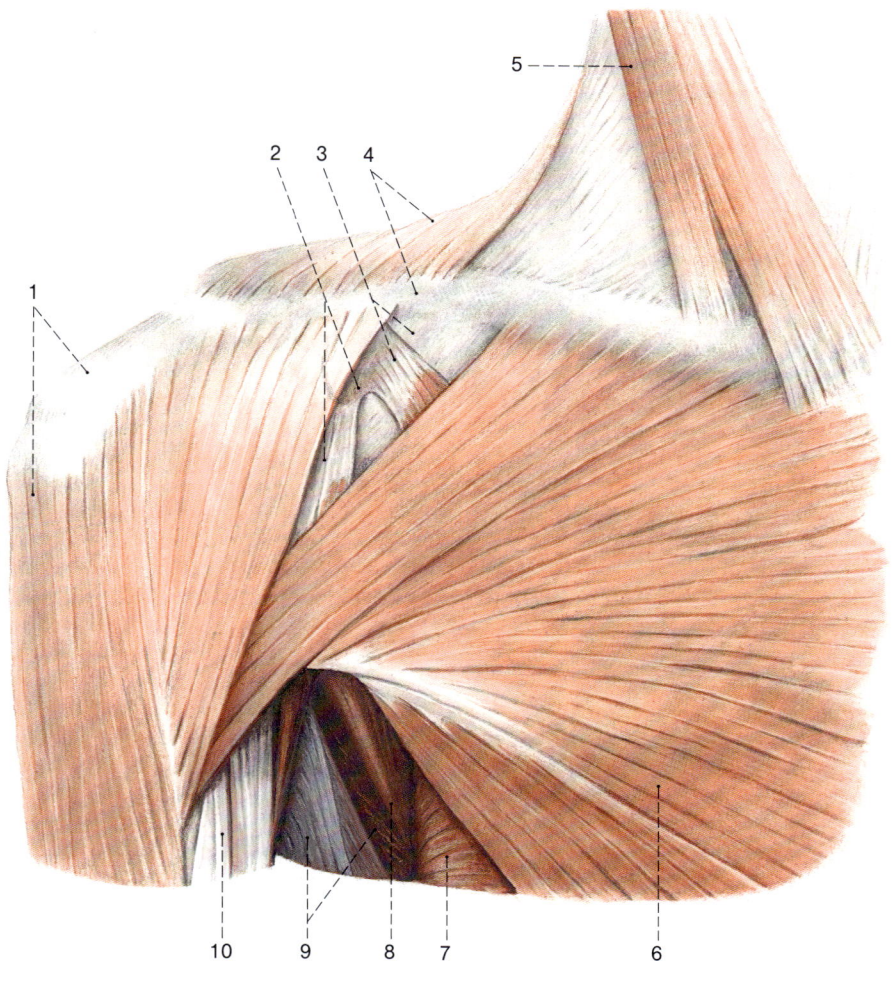

Abb. 1c Oberflächenrelief und Muskulatur von ventral.

1 M. deltoideus, Acromion
2 Processus coracoideus, Ursprung der Mm. coracobrachialis et Caput breve m. bicipitis brachii
3 M. pectoralis minor, Fascia clavipectoralis
4 Clavicula, M. trapezius
5 M. sternocleidomastoideus
6 M. pectoralis major
7 M. serratus anterior
8 M. subscapularis
9 M. latissimus dorsi, M. teres major
10 M. biceps brachii

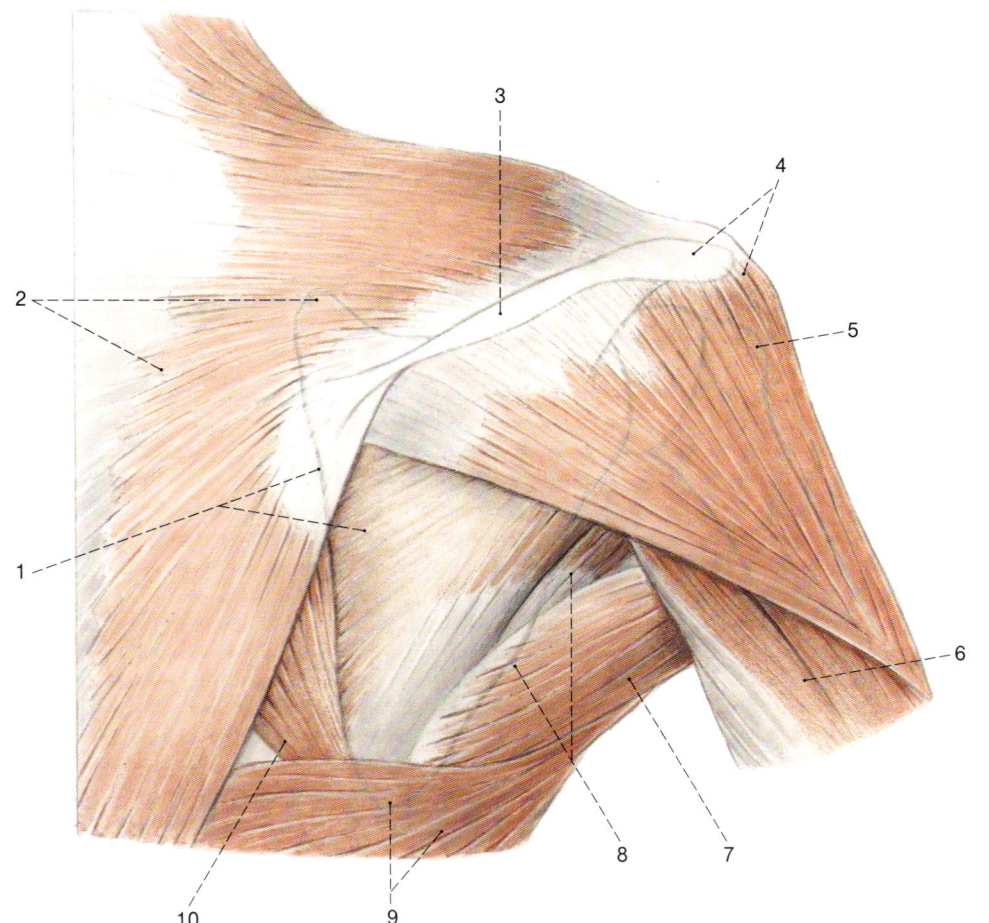

Abb. 1d Oberflächenrelief und Muskulatur von dorsal.

1 Margo medialis scapulae, M. infraspinatus
2 Angulus superior scapulae, M. trapezius
3 Spina scapulae
4 Acromion, M. deltoideus
5 Tuberculum majus humeri
6 M. triceps brachii
7 M. teres major
8 Margo lateralis scapulae, M. teres minor
9 Angulus inferior scapulae, M. latissimus dorsi
10 M. rhomboideus major

Tastbare Knochenanteile

Clavicula

Die für arthroskopische Zugänge wichtige Extremitas acromialis claviculae ist meist gut tastbar. Allerdings kann die Untersuchung bei übermäßig ausgebildetem subkutanem Fettlager oder besonders kräftiger Muskulatur erschwert sein.

Scapula

Nur von dünnen Muskelplatten überdeckt und daher gut tastbar sind die Spina scapulae mit dem Trigonum spinae, das Acromion, der Margo medialis und der Angulus inferior. Bei herabhängendem Arm wird der Processus coracoideus von der Pars clavicularis m. deltoidei und dem Schlüsselbein verdeckt und ist nur im Bereich seiner Spitze fühlbar. Durch leichte Abduktion läßt sich das Coracoid im Trigonum clavipectorale besser abtasten und die genaue Lage feststellen. Diese ist für ventrale arthroskopische Zugänge wichtig.

Schultergelenk

Gelenkflächen

(Abb. 2a–c)

Als typisches Kugelgelenk besitzt das Schultergelenk einen Kopf, das Caput humeri, und eine Pfanne, die Cavitas glenoidalis. Die Oberfläche des Caput humeri besitzt in den drei Hauptebenen unterschiedliche Krümmungsradien und ist 3- bis 4mal größer als die Pfanne.

Die Pfanne ist kranial schmäler und zeigt ventral eine Einziehung, die Incisura glenoidalis, in deren Bereich der Eingang in die Bursa (Recessus) subtendinea m. subscapularis liegt. Am knöchernen Pfannenrand, dem „Limbus glenoidalis" (klinische Bezeichnung), ist zur Vergrößerung der Gelenkfläche das faserknorpelige Labrum glenoidale befestigt. Das Labrum glenoidale ist am Schnitt dreieckig, etwa 4 mm hoch und an der Basis etwa 4–6 mm breit. Es besteht aus ringförmig angeordneten kollagenen Faserbündeln, in die an der dem Gelenk zugewandten Fläche und an der Basis Faserknorpel eingelagert ist.

Gelenkkapsel

(Abb. 2a–c)

Die Gelenkkapsel ist schlaff und besitzt Reservefalten, durch welche Buchten (Recessus) entstehen, die bei bestimmten Bewegungen verstreichen. Skapulaseitig entspringt die Membrana synovialis am freien Rand des Labrum glenoidale. Lediglich an der Stelle, wo ventral die Cavitas glenoidalis mit der Bursa subtendinea m. subscapularis in Verbindung steht, weicht der Kapselansatz auf die Basis des Labrum glenoidale und das Collum scapulae zurück. Die Membrana fibrosa ist mit der Außenfläche des Labrum glenoidale verwachsen und strahlt an dessen Basis in den Knochen ein. Der Ursprung des Caput longum m. bicipitis am Tuberculum supraglenoidale wird von der fibrösen Kapsel eingeschlossen. Am Humerus ist die Kapsel am Collum anatomicum befestigt. Lediglich die Vagina synovialis intertubercularis reicht als Gleitraum für die Sehne des langen Bizepskopfes in den Sulcus intertubercularis hinein.

Bei herabhängendem Arm bildet die schlaffe Kapsel den Recessus axillaris, der bei Abduktion verstreicht.

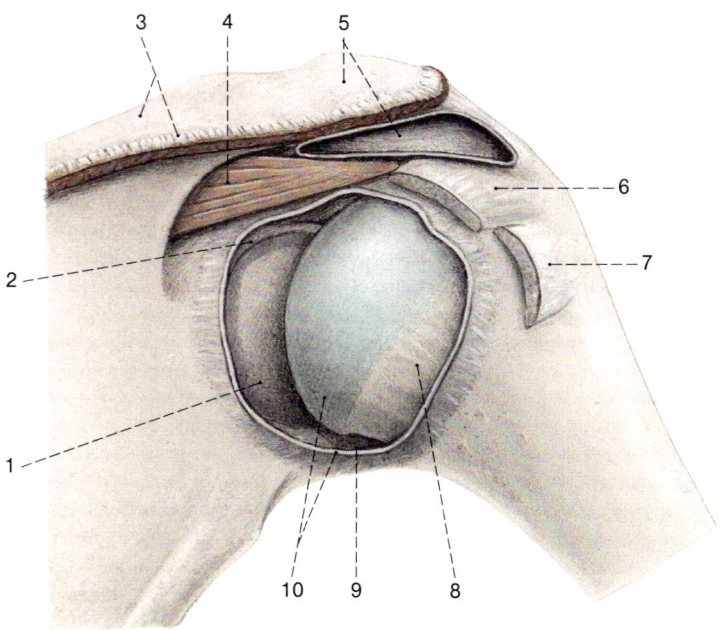

Abb. 2a Schultergelenk von dorsal, Gelenkkapsel eröffnet.

1 Cavitas glenoidalis
2 Labrum glenoidale
3 Spina scapulae, Schnittrand des M. deltoideus
4 M. supraspinatus
5 Acromion, Bursa subacromialis
6 Ansatzsehne des M. infraspinatus
7 Ansatzsehne des M. teres minor
8 Umschlag der Membrana synovialis am Collum anatomicum humeri
9 Recessus axillaris
10 Caput humeri, Schnittrand der Gelenkkapsel

Spezielle Anatomie 21

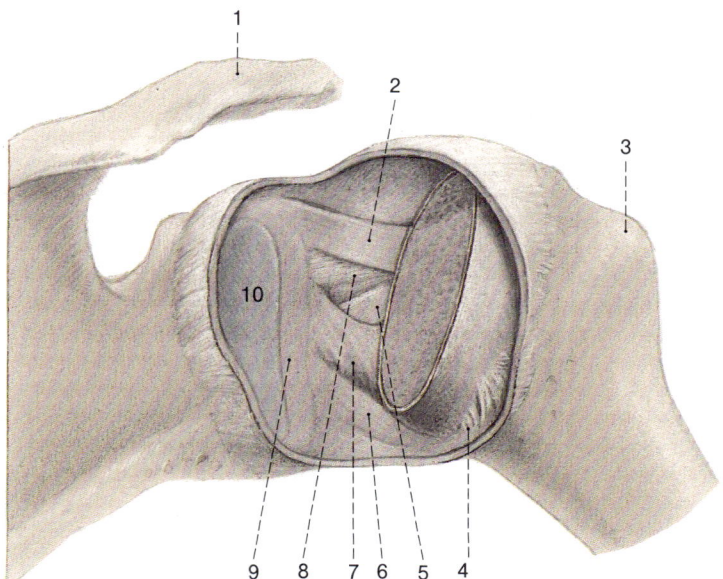
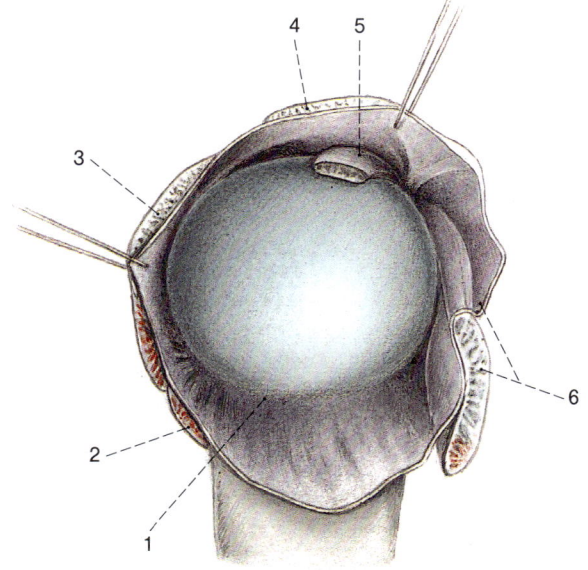

Abb. 2b Schultergelenk von dorsal, Gelenkkapsel eröffnet; Caput humeri reseziert.

1 Acromion
2 Caput longum m. bicipitis brachii
3 Tuberculum majus
4 Collum anatomicum mit Kapselansatz
5 Tendo m. subscapularis
6 Lig. glenohumerale inferius
7 Lig. glenohumerale medium
8 Lig. glenohumerale superius
9 Labrum glenoidale
10 Cavitas glenoidalis

Abb. 2c Kapselansatz am Humerus, Gelenkkapsel am Labrum glenoidale abgeschnitten.

1 Collum anatomicum mit Kapselansatz
2 Ansatzsehne des M. teres minor
3 Ansatzsehne des M. infraspinatus
4 Ansatzsehne des M. supraspinatus
5 Tendo capitis longi m. bicipitis brachii, Eingang in die Vagina tendinis intertubercularis
6 Ansatzsehne des M. subscapularis, Bursa subtendinea m. subscapularis

Bänder

(Abb. 2b)

In die Membrana fibrosa capsulae articularis sind die vor allem beim älteren Menschen sehr schwach ausgeprägten Ligg. glenohumeralia und das Lig. coracohumerale eingewoben. Ventral liegen die Ligg. glenohumerale superius, medium und inferius. Diese Bänder sind von innen her besonders gut sichtbar. Das von der Basis des Processus coracoideus kommende und in die Kapsel einstrahlende Lig. coracohumerale ist arthroskopisch nicht sichtbar.

Fornix humeri

(Abb. 3a u. b, 4 u. 5)

Das Schulterdach verhindert eine Luxation des Humeruskopfes nach kranial und besteht aus dem Acromion, dem Processus coracoideus sowie dem sich zwischen beiden ausspannenden Lig. coracoacromiale. Dieses Band entspringt an der Unterfläche des Acromion, seine vorderen, stärkeren Fasern ziehen zur Spitze des Processus coracoideus und die hinteren, etwas schwächeren Faserzüge zur Basis des Rabenschnabelfortsatzes. Das Lig. coracoacromiale liegt im Dach des subakromialen Gleitraumes und kann bei der Bursoskopie beurteilt werden.

Schultergelenk

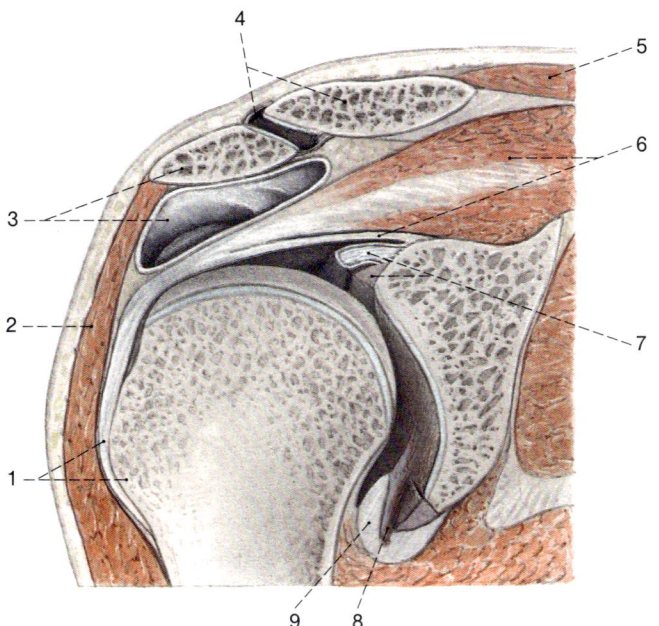

Abb. 3a Frontalschnitt entlang des M. supraspinatus.

1 Ansatzsehne des M. supraspinatus, Tuberculum majus
2 M. deltoideus
3 Bursa subacromialis, Acromion
4 Extremitas acromialis claviculae, Articulatio acromioclavicularis (distrahiert)
5 M. trapezius
6 M. supraspinatus, Schnittrand der Gelenkkapsel
7 Labrum glenoidale, Caput longum m. bicipitis brachii
8 Recessus axillaris
9 Plica synovialis

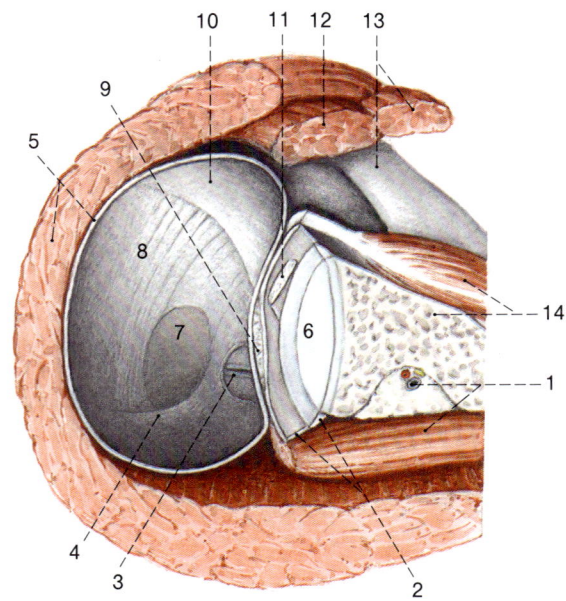

Abb. 3b Dach des Subakromialraumes, Transversalschnitt durch das Schultergelenk, Humerus entfernt.

1 M. infraspinatus, A., V., N. suprascapularis am Collum scapulae
2 Schnittrand des Labrum glenoidale und der Gelenkkapsel
3 Articulatio acromioclavicularis (freipräpariert)
4 Plica synovialis
5 M. deltoideus, Wand der Bursa subacromialis (Schnittrand)
6 Cavitas glenoidalis
7 Acromion (Unterfläche)
8 Lig. coracoacromiale
9 Tendo m. supraspinati
10 Plica synovialis
11 Tendo capitis longi m. bicipitis brachii
12 Caput breve m. bicipitis brachii
13 M. coracobrachialis, Processus coracoideus
14 Scapula, M. subscapularis

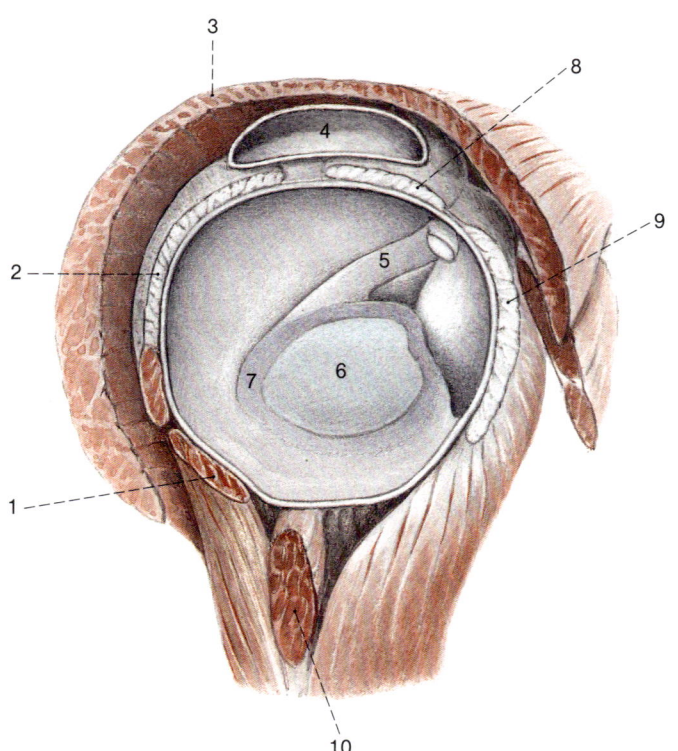

Abb. 4 Muskel – Sehnenmantel und Cavitas glenoidalis, Caput humeri entfernt.

1 M. teres minor
2 Sehne des M. infraspinatus
3 M. deltoideus
4 Bursa subacromialis
5 Tendo capitis longi m. bicipitis brachii
6 Cavitas glenoidalis
7 Labrum glenoidale
8 Sehne des M. supraspinatus
9 Sehne des M. subscapularis
10 Caput longum m. tricipitis brachii

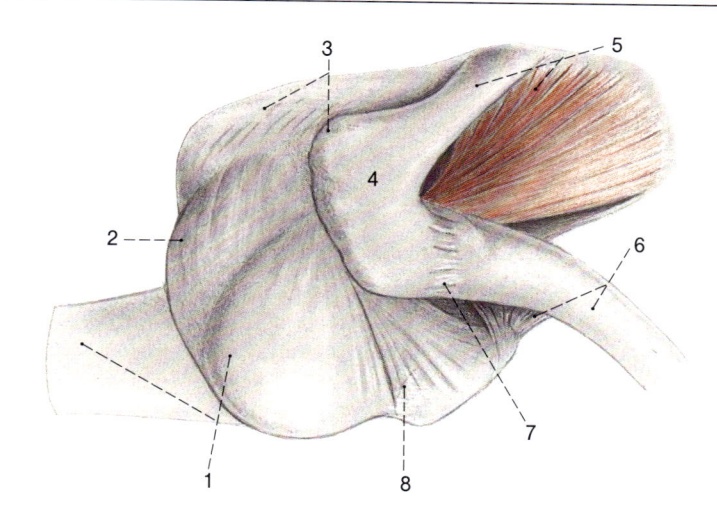

Abb. 5 Schultergelenk und Bursa subacromialis von kranial, Bursa injiziert.

1 Bursa subacromialis, Humerus
2 Sehne des M. infraspinatus
3 Angulus acromialis, Fascia infraspinata
4 Acromion
5 Spina scapulae, M. supraspinatus
6 Clavicula, Lig. coracoclaviculare
7 Articulatio acromioclavicularis
8 Lig. coracoacromiale

Cavitas articularis

(Abb. 2a–c, 3a)

Der Gelenkraum ist sehr geräumig und läßt sich gut aufdehnen. Durch die lockere Gelenkkapsel entstehen Buchten, wobei die größte Bucht ventral durch die Verbindung mit der Bursa subtendinea m. subscapularis entsteht. Diese kommuniziert häufig mit der Bursa subcoracoidea, wodurch es zu einer weiteren Vergrößerung des Gelenkraumes kommt. Innerhalb dieses Raumes verläuft umhüllt von der Membrana synovialis die Sehne des langen Bizepskopfes. Sie entspringt am Tuberculum supraglenoidale sowie am oberen Teil des Labrum glenoidale, zieht über dem Caput humeri in die Vagina synovialis intertubercularis und ist eine wichtige Orientierungshilfe für die Arthroskopie. Im Dreieck zwischen dem Oberrand der Subskapularissehne, dem Labrum glenoidale und dem Caput longum m. bicipitis brachii befindet sich die Eintrittspforte für Instrumente bei ventralen arthroskopischen Zugängen.

Für die arthroskopische Untersuchung ist auch der kaudal gelegene Recessus axillaris wichtig.

Bursae

(Abb. 2b, c, 3a, b, 4 u. 5)

In der Nähe der Gelenkkapsel befindet sich eine Reihe von zum Teil mit dem Gelenkspalt in Verbindung stehenden Gleitbeuteln, von denen die Bursae subtendinea m. subscapularis, subcoracoidea, subdeltoidea und subacromialis neben der Vagina synovialis intertubercularis die für die Arthroskopie und Bursoskopie wesentlich sind.
Die regelmäßig mit der Gelenkhöhle kommunizierende Bursa subtendinea m. subscapularis liegt zwischen der Subskapularissehne und dem Collum scapulae, reicht über den Oberrand dieser Sehne an deren ventralen Seite und steht sehr oft mit der Bursa subcoracoidea in Verbindung. Ihre Größe ist unterschiedlich.
Besonders wichtig ist der subakromiale Gleitraum mit den Bursae subdeltoidea und subacromialis. Beide stehen immer in Verbindung und schützen vor allem die Sehne des M. supraspinatus und den oberen Anteil der Ansatzsehnen des M. infraspinatus und des M. subscapularis. Das Dach des Subakromialraumes bildet die Articulatio acromioclavicularis und das Lig. coracoacromiale. Am Boden finden sich die Sehne des M. supraspinatus sowie die oberen Anteile der Sehnen der Mm. infraspinatus und subscapularis.

Arterielle Versorgung

Das Rete articulare wird von der A. suprascapularis, A. circumflexa scapulae, A. circumflexa humeri anterior und der A. circumflexa humeri posterior gespeist, wobei Verbindungen mit dem Rete scapulare und Rete acromiale bestehen.

Muskulatur

(Abb. 1b, d u. 4)

Für die Arthroskopie sind die Muskeln der Sehnenkappe (sog. Rotatorenmanschette) und die schon erwähnte Sehne des langen Bizepskopfes von Bedeutung.

Muskeln der Sehnenkappe (sog. Rotatorenmanschette)

Auf Grund des schwachen Bandapparates muß die Sicherung durch eine nur dem Schultergelenk eigene Beziehung von Muskeln, Sehnen und Gelenkkapsel gewährleistet werden.
Diese aktive, jedoch ermüdbare und empfindliche Sicherung erfolgt vor allem durch eine Sehnenkappe, die sog. Rotatorenmanschette. Die Sehnen dieser Muskeln umschließen den Humeruskopf ventral, kranial und dorsal, bedecken $3/4$ der Gelenkkapsel, mit welcher sie fest verwachsen sind und dadurch auch eine Faltenbildung und ein Einklemmen der Kapsel verhindern.
Für die Sehnenkappe spielen die Bursa subacromialis und Bursa subdeltoidea eine große Rolle. Besonders gefährdet ist die Supraspinatussehne, da diese am Austritt aus dem osteofibrösen Raum der Fossa supraspinata zwischen dem Fornix humeri und dem proximalen Humerusende eine Engstelle („Subakromialraum") durchläuft.

M. subscapularis

Aus der Fossa subscapularis kommend, erreicht dieser Muskel das Tuberculum minus und den proximalen Bereich der Crista tuberculi minoris und überbrückt mit Sehnenfasern den Sulcus intertubercularis. Die Subskapularissehne ist mit der Vorderfläche der Gelenkkapsel verwachsen und verstärkt sie. Zwischen Subskapularissehne und dem Collum scapulae liegt die mit dem Gelenkraum und meist auch mit der Bursa subcoracoidea kommunizierende Bursa subtendinea m. subscapularis. Die Subskapularissehne und die Verbindung der Bursa mit dem Gelenkraum sind bei der Arthroskopie gut sichtbar. Der M. subscapularis ist ein kräftiger Innenrotator, und seine kranialen Fasern unterstützen die Abduktion. Er wird vom N. subscapularis innerviert.

M. supraspinatus

Sein Ursprung ist in der Fossa supraspinata sowie an der Faszie und liegt unter dem M. trapezius, seine Sehne zieht unter dem Fornix humeri und unter dem M. deltoideus kranial der Schultergelenkkapsel zur oberen Facette des Tuberculum majus humeri. Er ist ein Abduktor, Kapselspanner und ein wichtiger Muskel für die Führung im Schultergelenk, wobei er eine Verlagerung des Humeruskopfes nach unten verhindert. Er ist **kein** Rotator.
Drehbewegungen des Humerus, vor allem in Abduktionsstellung, führen zu einer Verlagerung der Sehne, die bei Außenrotation unter das Acromion und bei Innenrotation unter das Lig. coracoacromiale zu liegen kommt. Schädigungen der Sehne bewirken Schmerzen bei einer Abduktion über 60 Grad, da dann der Ansatz am Tuberculum majus mit diesem unter den Fornix humeri hineingleitet. Die Innervation des M. supraspinatus erfolgt durch den N. suprascapularis.

M. infraspinatus

Sein Ursprung ist in der Fossa infraspinata und an der Faszie, wobei er den Bereich des Collum scapulae als Gefäß-Nerven-Straße für den N. suprascapularis und die Vasa suprascapularia frei läßt. Überlagert von der teilweise an der Fascia infraspinata entspringenden Pars spinalis m. deltoidei erreicht die Infraspinatussehne, dorsal mit der Gelenkkapsel verwachsen, die mittlere Facette des Tuberculum majus. Der obere Rand der Sehne liegt noch im subakromialen Gleitraum und kann hier geschädigt werden. Der M. infraspinatus ist ein kräftiger Außenrotator. Er wird vom N. suprascapularis innerviert.

M. teres minor

Er entspringt am Margo lateralis scapulae kranial vom Ursprung des M. teres major und zieht, die Foramina axillaria kranial begrenzend, zur unteren Facette des Tuberculum majus und strahlt mit seiner Sehne in die Gelenkkapsel ein. Er unterstützt die Außenrotation und wird vom N. axillaris innerviert.

Spezielle Topographie

(Abb. 6a u. b)

Nerven und Gefäße sind besonders bei vorderen arthroskopischen Zugängen zum Schultergelenk gefährdet. Durch entsprechende Technik („Slalomzugang") können Läsionen vor allem der Nn. musculocutaneus und axillaris vermieden werden.

Spezielle Anatomie

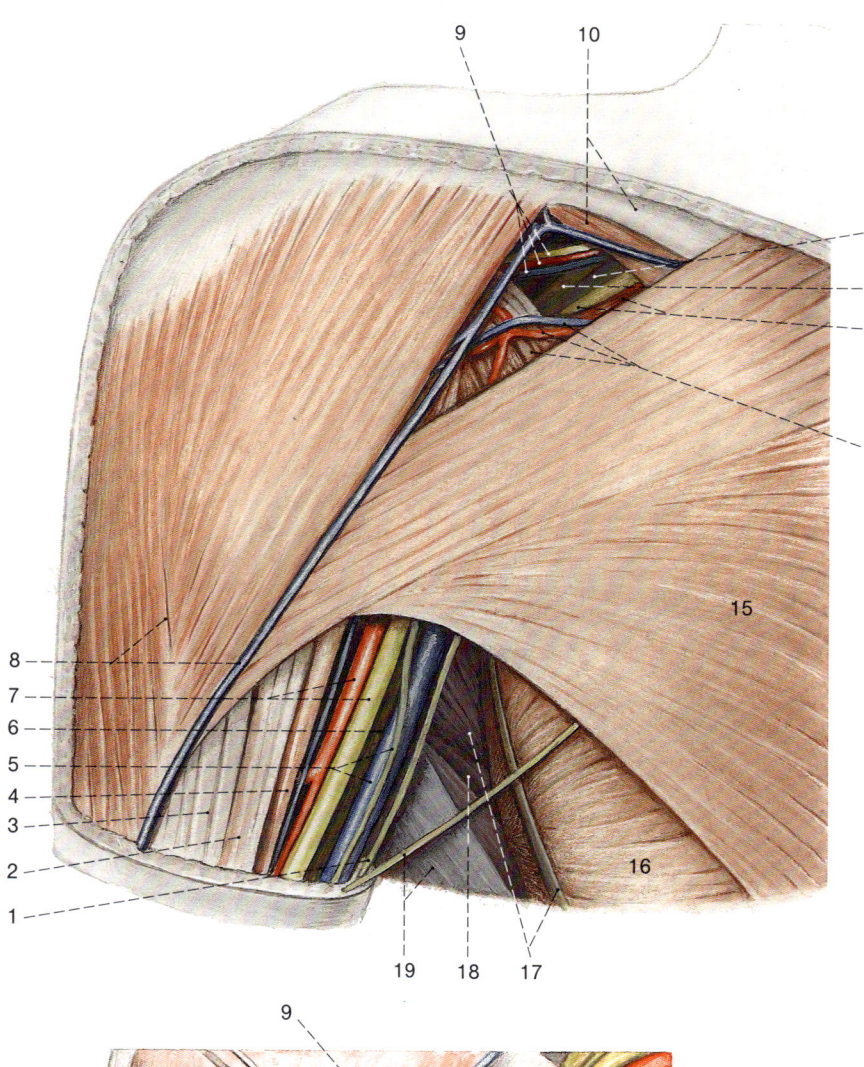

Abb. 6a Topographie von ventral 1.

1 N. cutaneus brachii medialis
2 Caput breve m. bicipitis brachii
3 Caput longum m. bicipitis brachii
4 M. coracobrachialis
5 V. brachialis, N. cutaneus antebrachii medialis
6 N. ulnaris
7 N. medianus, A. brachialis
8 V. cephalica, M. deltoideus
9 A., V., N. suprascapularis
10 Clavicula, M. subclavius
11 Fasciculus medialis
12 Fasciculus posterior
13 Fasciculus lateralis, A. axillaris
14 A., V. thoracoacromialis, M. pectoralis minor
15 M. pectoralis major
16 M. serratus anterior
17 M. subscapularis, N. thoracicus longus
18 M. teres major
19 M. latissimus dorsi, N. intercostobrachialis

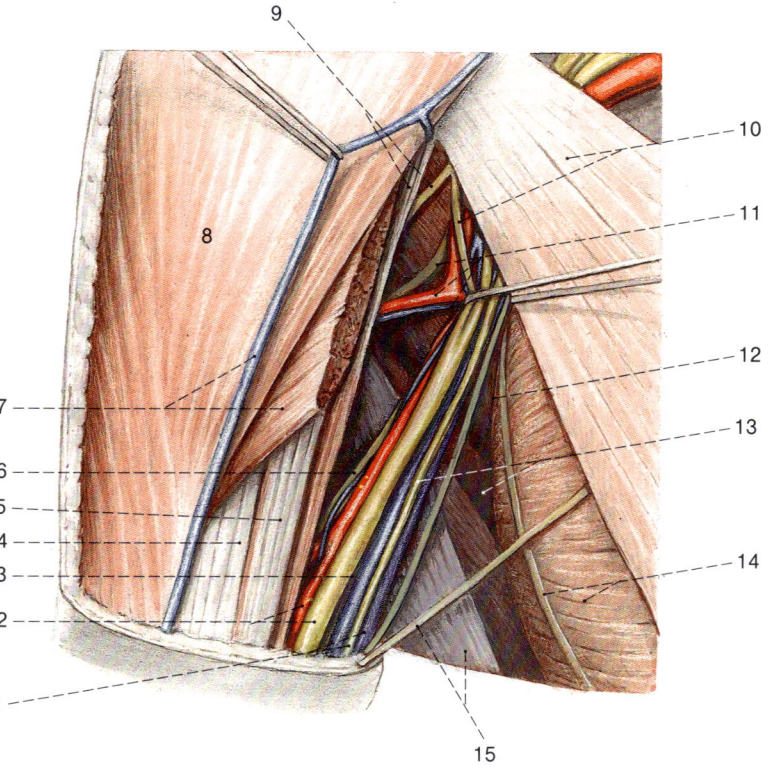

Abb. 6b Topographie von ventral 2 (M. pectoralis major am Ansatz abgeschnitten).

1 V. brachialis, N. cutaneus antebrachii medialis
2 N. medianus, A. brachialis
3 N. ulnaris
4 Caput longum m. bicipitis brachii
5 Caput breve m. bicipitis brachii
6 N. radialis
7 V. cephalica, M. pectoralis major (abgeschnitten)
8 M. deltoideus
9 N. musculocutaneus, M. coracobrachialis
10 Radix lateralis n. mediani, M. pectoralis minor
11 N. axillaris, A., V. circumflexa humeri posterior
12 M. subscapularis
13 M. teres major, N. cutaneus brachii medialis
14 M. serratus anterior, N. thoracicus longus
15 M. latissimus dorsi, N. intercostobrachialis

Trigonum clavipectorale

Die Gebilde in dieser Region können bei Zugängen in der Nähe des Processus coracoideus verletzt werden.

Im Sulcus deltoideopectoralis zieht die V. cephalica, die aus der Umgebung oberflächliche Venen aufnimmt. Sie durchbricht üblicherweise im Bereich des Trigonum clavipectorale die Faszie. Ventral der am Processus coracoideus befestigten Muskeln verläuft, von Venen begleitet, die A. thoracoacromialis und gibt hier die Rr. acromialis, deltoideus, clavicularis und pectorales ab.

In der Tiefe zieht die A. axillaris, begleitet von den drei Faszikeln des Plexus brachialis und der V. axillaris. Kranial und lateral werden der N. suprascapularis und die Vasa suprascapularia sichtbar.

Fossa axillaris

In der ventral von den Mm. pectoralis major et minor, dorsal vom M. latissimus dorsi, medial vom M. serratus anterior und lateral vom Humerus mit dem Caput breve m. bicipitis brachii und M. coracobrachialis begrenzten Axilla verläuft der Gefäß-Nerven-Strang des Armes. Am weitesten lateral und nahe dem Schultergelenk liegen der den M. coracobrachialis durchbohrende N. musculocutaneus und der durch das Foramen axillare laterale ziehende N. axillaris mit der A. et V. circumflexa humeri posterior. Die übrigen Gebilde des Gefäß-Nerven-Stranges sind soweit vom Schultergelenk entfernt, daß bei den arthroskopischen Standardzugängen kaum eine Schädigung zu erwarten ist.

Pathomorphologisches Substrat

(Abb. 7–10)

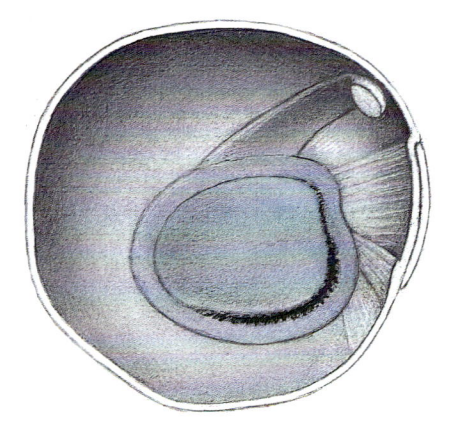

Abb. 7 Bankart-Läsion: Das Labrum glenoidale ist samt anhängender Kapsel vom vorderen Pfannenrand mehr oder weniger abgelöst. Das Zentrum der Läsion liegt bei 5.00 bzw. 7.00 Uhr. Der randständige Knorpel ist in diesem Bereich meist aufgefasert. Das Aussehen der Bankart-Läsion ist unterschiedlich und reicht von oberflächlicher Auffaserung des Labrums bis zur schweren Zerstörung des Pfannenrandes mit Einbeziehung des randständigen Knochens (knöcherne Bankart-Läsion).

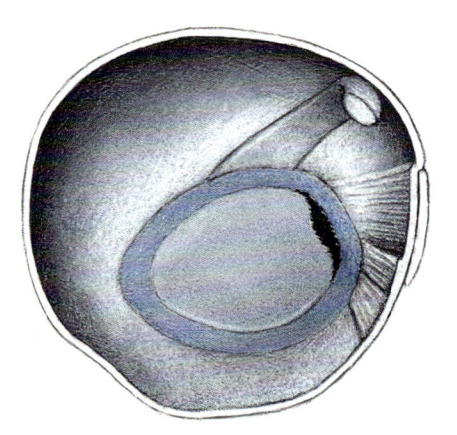

Abb. 8 Andrews-Läsion: Das Labrum glenoidale ist im vorderen oberen Pfannenbereich, d.h. im Bereich des Ursprunges des mittleren Glenohumeralbandes, vollständig vom Pfannenrand abgelöst. Bei Außenrotation des Armes zieht das mittlere Glenohumeralband das Labrum vom Pfannenrand weg. Das Labrum ist in diesem Bereich häufig auch aufgefasert.

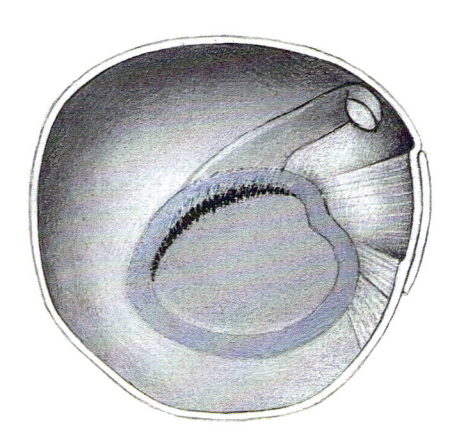

Abb. 9 Walch-Läsion: Durch extreme Abduktions-Außenrotationsbewegung kommt es zum Anschlagen des Tuberculum majus am hinteren oberen Pfannenrand (hinteres Impingementsyndrom). Das Labrum glenoidale ist in diesem Bereich vom Pfannenrand abgelöst und aufgefasert. Korrespondierend dazu besteht im hinteren Ansatzbereich der Supraspinatussehne am Tuberculum majus eine synovialseitige inkomplette Läsion der Supraspinatussehne sowie häufig chondrale Veränderungen.

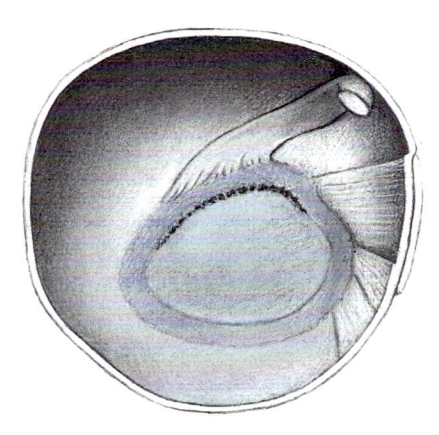

Abb. 10a Slap-Läsion Typ I (Snyder): Im oberen Polbereich ist der Rand des Labrum glenoidale degenerativ verändert und weist eine unscharfe, aufgefaserte Strukturierung des freien Randes auf.

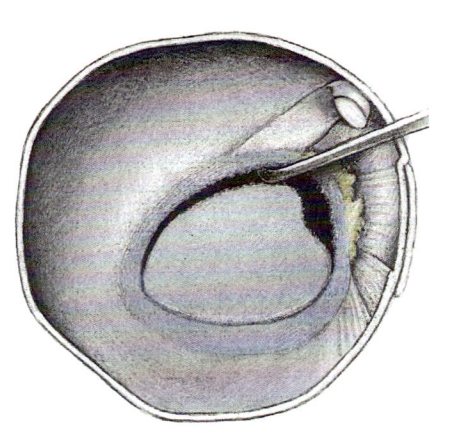

Abb. 10b Slap-Läsion Typ II (Snyder): Das Labrum glenoidale ist im oberen Polbereich von vorn oben bis hinten oben samt Bizepsanker vollständig abgelöst.

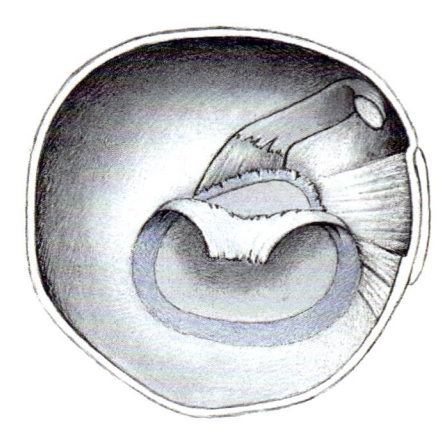

Abb. 10c Slap-Läsion Typ III (Snyder): Das Labrum glenoidale ist ebenso wie der Ursprung der langen Bizepssehne am oberen Pfannenpol wie bei Slap-Läsion Typ IV längsgespalten, jedoch ist auch die Verbindung zwischen Bizepssehne und gespaltenem Labrum glenoidale unterbrochen. Der abgerissene Labrumanteil hängt in das Gelenk hinein. Der Bizepssehnenanker ist nicht abgelöst.

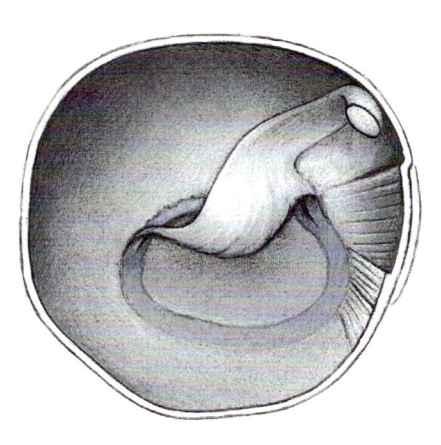

Abb. 10d Slap-Läsion Typ IV (Snyder): Das Labrum glenoidale ist im oberen Polbereich ebenso wie der Bizepssehnenanker in Faserrichtung gespalten. Der nichtgespaltene Anteil der Bizepssehne ist mit dem oberen Pol in fester Verbindung, so daß der Bizepssehnenanker nicht gelöst ist.

Topographie der Zugangswege

Lagerung: Seiten- oder Rückenlagerung (Abb. 11 u. 12).

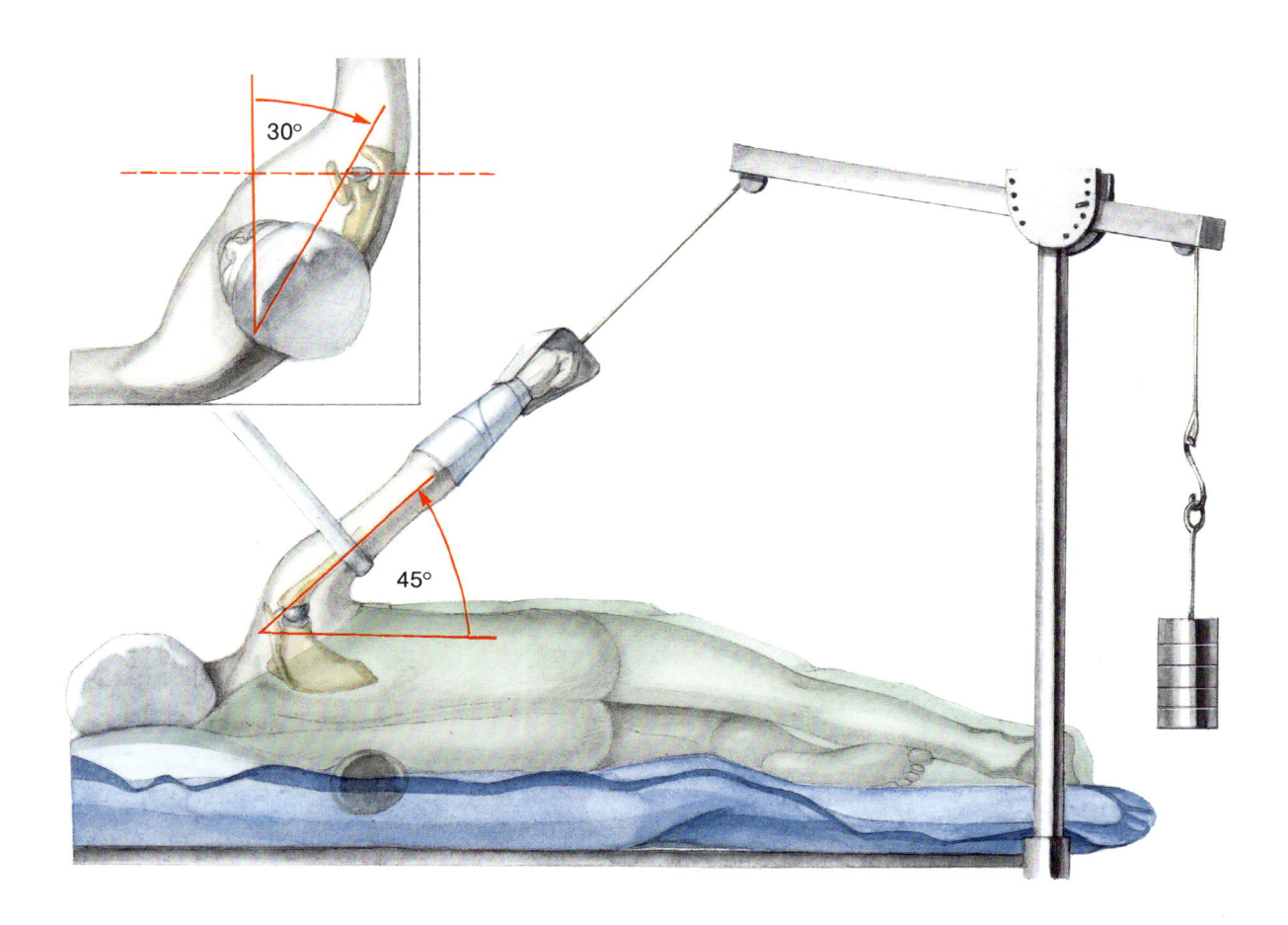

Abb. 11 Seitenlagerung: Der Patient liegt auf der Seite, wobei der Oberkörper etwa 30° nach hinten geneigt ist. Die Pfannenebene ist dadurch horizontal eingestellt. Am Arm hängt ein Zuggewicht von 5–8 kg, dessen Leine über ein am Tischende befindliches Rollensystem geleitet wird. Für die Erweiterung des Gelenkspaltes nach lateral sorgt ein seitlicher Armzug von 2–3 kg, der am Oberarm ansetzt und ebenfalls über ein Rollensystem geleitet wird.

Schultergelenk

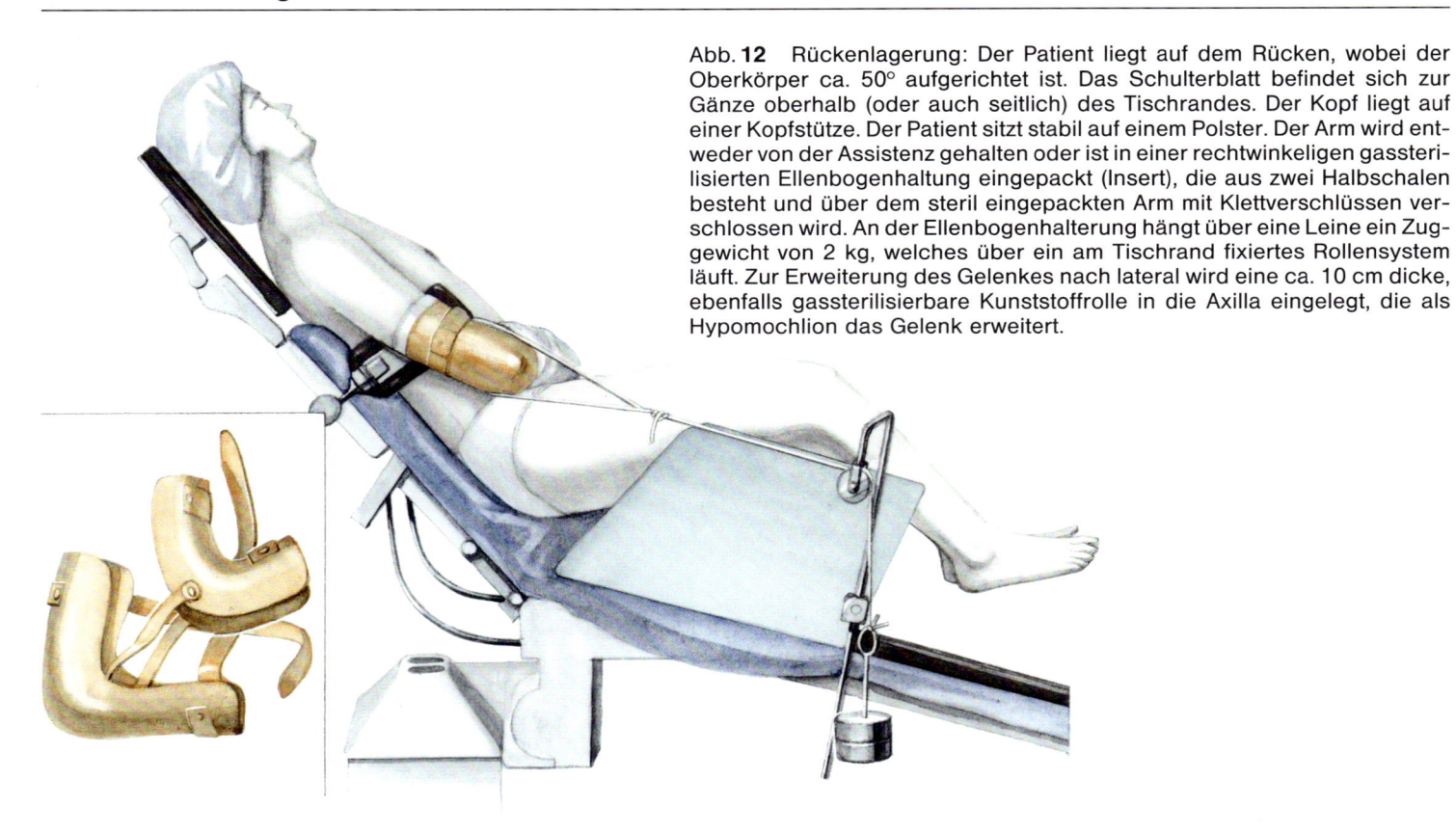

Abb. 12 **Rückenlagerung:** Der Patient liegt auf dem Rücken, wobei der Oberkörper ca. 50° aufgerichtet ist. Das Schulterblatt befindet sich zur Gänze oberhalb (oder auch seitlich) des Tischrandes. Der Kopf liegt auf einer Kopfstütze. Der Patient sitzt stabil auf einem Polster. Der Arm wird entweder von der Assistenz gehalten oder ist in einer rechtwinkeligen gassterilisierten Ellenbogenhaltung eingepackt (Insert), die aus zwei Halbschalen besteht und über dem steril eingepackten Arm mit Klettverschlüssen verschlossen wird. An der Ellenbogenhalterung hängt über eine Leine ein Zuggewicht von 2 kg, welches über ein am Tischrand fixiertes Rollensystem läuft. Zur Erweiterung des Gelenkes nach lateral wird eine ca. 10 cm dicke, ebenfalls gassterilisierbare Kunststoffrolle in die Axilla eingelegt, die als Hypomochlion das Gelenk erweitert.

Vorteile der Seitenlagerung:
Keine Gefahr von Kreislaufproblemen.

Vorteile der Rückenlagerung:
1. Weniger technischer Aufwand.
2. Wechsel zu offenen Operationen jederzeit möglich.
3. Einfache Orientierung durch gleiche Lagerung wie bei offener Operation.
4. Gleiche Lagerung für alle Schulteroperationen (auch offen) mit Ausnahme der dorsalen Zugänge.
5. Bei Stabilisierungsoperation exakte Einstellung der Armrotation möglich (wichtig für Kapselkürzung).

Zugangswege zum Schultergelenk

Dorsaler Zugang (Optikzugang)

Der Standardzugang für die Einführung der Optik ist von dorsal. Er liegt immer unterhalb des Angulus acromialis, unabhängig in welchem Bereich der Schulter arthroskopiert werden soll (**Abb. 13**).

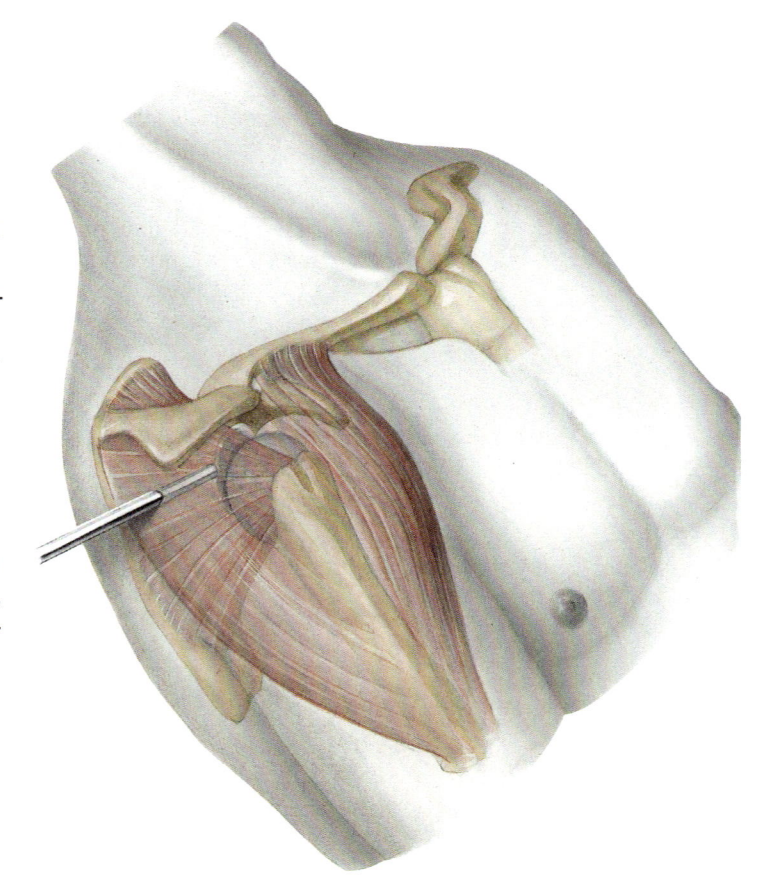

Abb. 13 Die Inzision liegt unmittelbar unterhalb der Spina scapulae etwa 1–1,5 cm medial des Angulus acromialis. Mit dem stumpfen Trokar wird durch den M. deltoideus und den M. infraspinatus durchgegangen und die Kapsel perforiert.

Ventrale Zugänge

Mehrere vordere Zugänge werden in der Literatur beschrieben, deren Nomenklatur zur Verwirrung geführt hat. Grundsätzlich kann unterschieden werden:

1. Korakoidale Zugänge: Diese Zugänge befinden sich in unmittelbarer Nähe des Processus coracoideus, wobei der Eintritt in das Gelenk oberhalb der Subskapularissehne erfolgt (Abb. 14).
   a) Anteriorer Standardzugang: Die Hautinzision liegt unmittelbar lateral des Processus coracoideus und ist der klassische vordere Zugangsweg zum Gelenk.
   b) Anterior-superiorer Zugang: Die Hautinzision liegt knapp oberhalb (bis 1 cm) des Processus coracoideus. Der Eintritt in das Gelenk ist unmittelbar ventral der langen Bizepssehne (Anwendung: zur Abstandsvergrößerung zu anderen gleichzeitig verwendeten Zugängen; Operationen an der Rotatorenmanschette).
   c) Anterior-inferiorer Zugang: Der Schnitt liegt unmittelbar unterhalb des Processus coracoideus. Der Eintritt ins Gelenk ist am Oberrand der Subskapularissehne, wobei diese etwas nach unten abgedrängt wird (Anwendung bei ventralen Stabilisierungsoperationen).

2. Transsubskapulärer Zugang (Resch): Dieser Zugang durch den M. subscapularis hindurch wird nur bei Anwendung der sog. arthroskopischen extraartikulären Bankart-Operation (AEBO) gebraucht und dient der Einführung der Kapselrefixationskanüle (Abb. 15–17).

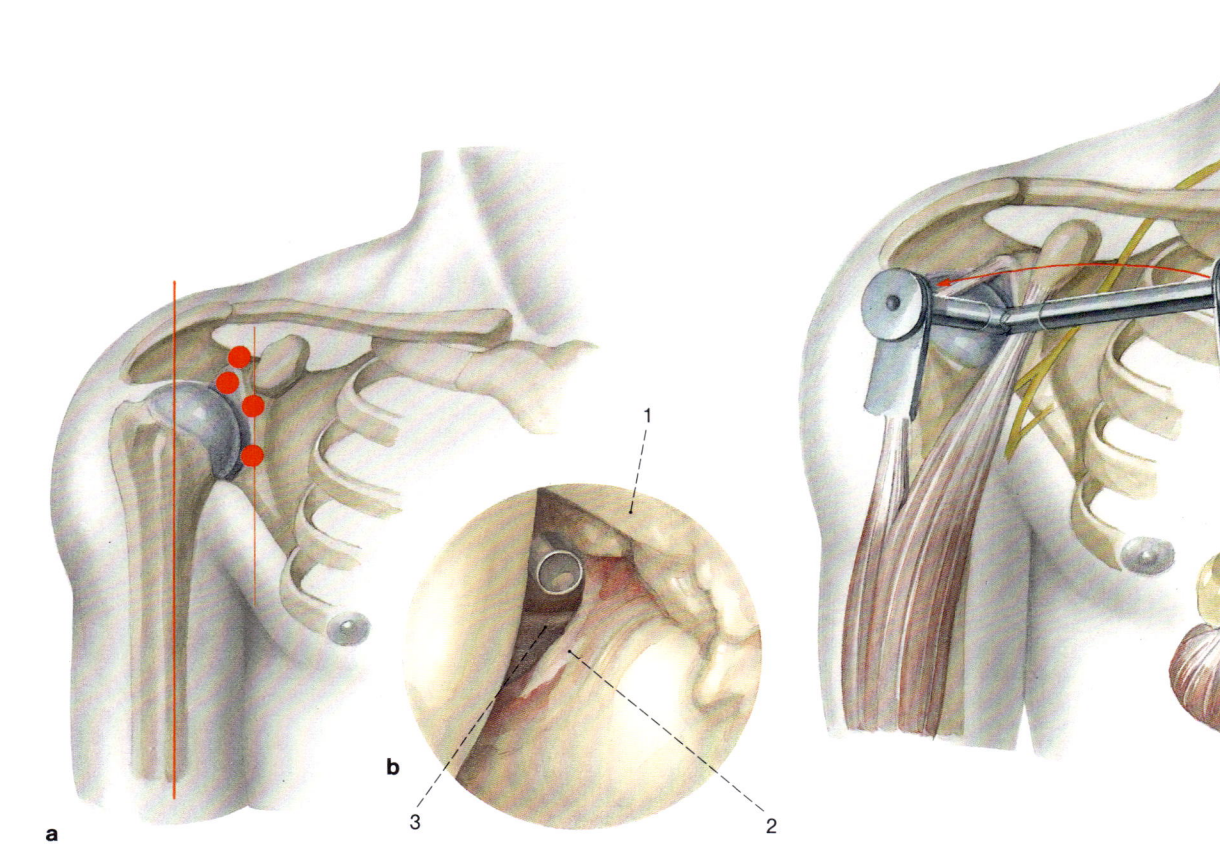

Abb. 14a u. b Alle 3 korakoidalen Zugänge liegen unmittelbar um den Processus coracoideus herum. Der anterior-superiore Zugang liegt unmittelbar oberhalb des Processus coracoideus, der anteriore Standardzugang unmittelbar lateral des Processus coracoideus und der anterior-inferiore Zugang unmittelbar unterhalb des Processus coracoideus (a). Der Eintritt in das Gelenk liegt immer im Dreieck zwischen vorderem Pfannenrand, langer Bizepssehne und Subskapularissehne (b). Je nach Hautinzision liegt er entweder näher bei der langen Bizepssehne oder näher bei der Subskapularissehne. Der transsubskapuläre Zugang liegt 1,5 cm unterhalb des tastbaren Processus coracoideus auf einer Linie, die vom Processus coracoideus ausgehend parallel zum Oberarmschaft nach distal verläuft. Er darf nur unter Anwendung der sog. Slalomtechnik (s. arthroskopische extraartikuläre Bankart-Operation = AEBO, S. 37 ff) verwendet werden!

1 lange Bizepssehne
2 vorderes oberes Labrum
3 Subskapularissehne

Abb. 15 Transsubskapulärer Zugang (Resch): Bei Benützung des transsubskapulären Zuganges wird zum Schutz der benachbarten Nerven die Metallkanüle mit stumpfem Trokar nach Durchtritt durch die Subkutis zuerst in dorsolateraler Richtung bis zum Auftreffen auf den Humeruskopf (fester Widerstand) vorgeschoben und anschließend auf dem Humeruskopf bzw. der Subskapularissehne gleitend nach dorsomedial geschwenkt (Pfeile, Insert) und bis zum Gelenkspalt vorgeschoben (Slalomzugang). Das Ende des stumpfen Trokars wird dabei ständig an den Humeruskopf angedrückt. Beim Vorschieben in dorsomedialer Richtung durchstößt der Trokar zuerst die Fascia clavipectoralis (leichter Widerstand!) und wandert anschließend mühelos durch den M. subscapularis. Bei Anwendung der AEBO ist der Arm 20° außenrotiert, so daß die Sehne des M. subscapularis sich lateral des vorderen Pfannenrandes befindet und somit kein Zugangshindernis darstellt.

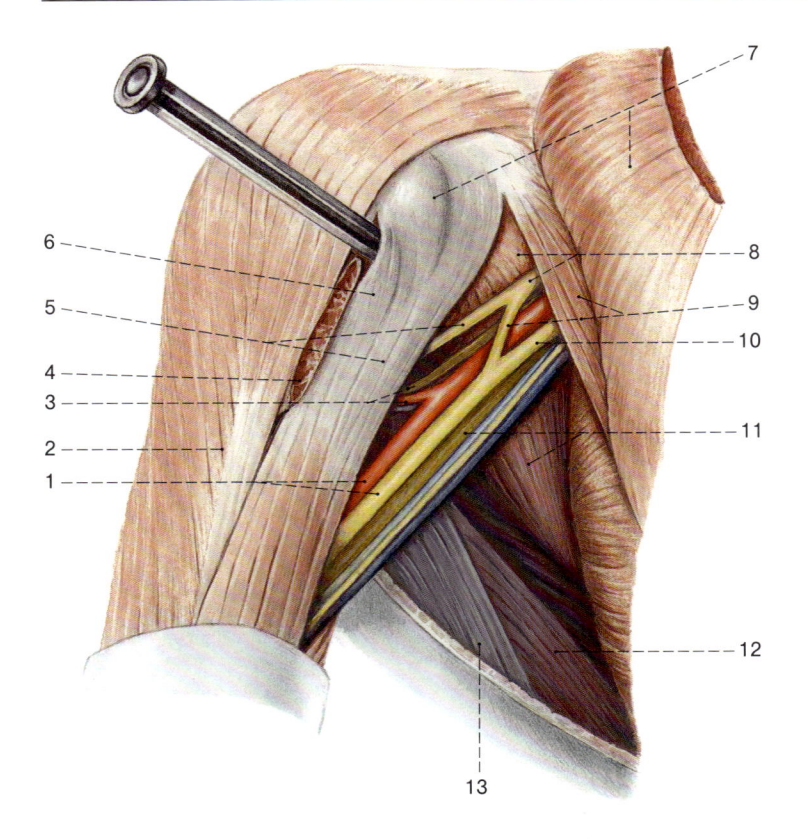

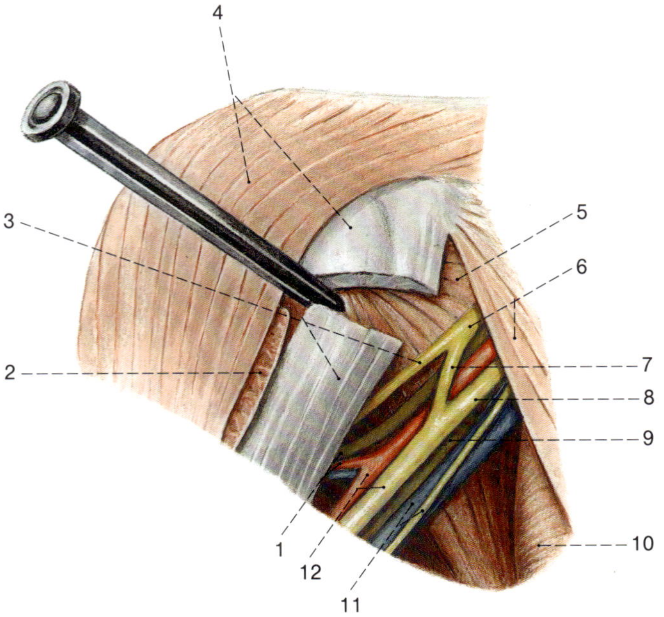

Schultergelenk

Abb. 16 Transsubskapulärer Zugang: Lageverhältnisse zwischen Kanüle und benachbarten Nerven bei Anwendung des transsubskapulären Zuganges unter Benützung der Slalomzugangstechnik: Durch die Richtungsänderung wird die gemeinsame Sehne lateral umgangen und bleibt dadurch fernab vom N. musculocutaneus. Die Abstände zum N. musculocutaneus und N. axillaris sind relativ groß und können als sicher angesehen werden.

1. N. medianus, A. brachialis
2. M. deltoideus
3. N. axillaris, A., V. circumflexa humeri posterior
4. M. pectoralis major (abgeschnitten)
5. M. coracobrachialis, N. musculocutaneus
6. Caput breve m. bicipitis brachii
7. Processus coracoideus, M. pectoralis major (zurückgeschlagen)
8. M. subscapularis, Fasciculus lateralis
9. Radix lateralis n. mediani, M. pectoralis minor
10. Radix medialis n. mediani
11. N. ulnaris, M. sucscapularis
12. M. teres major
13. M. latissimus dorsi

Abb. 17 Transsubskapulärer Zugang: Die Resektion eines Teiles der Sehne zeigt, daß der stumpfe Trokar nicht durch die Sehne, sondern durch den M. subscapularis durchtritt, da bei Außenrotation des Armes jenseits der Neutralstellung sich die Sehne lateral des vorderen Pfannenrandes befindet.

1. N. axillaris, A., V. circumflexa humeri posterior
2. M. pectoralis major (abgeschnitten)
3. Caput commune capitis brevis m. bicipitis brachii et m. coracobrachialis (abgeschnitten), N. musculocutaneus
4. M. deltoideus, Processus coracoideus
5. M. subscapularis
6. Fasciculus lateralis, M. pectoralis minor
7. Radix lateralis n. mediani
8. Radix medialis n. mediani
9. N. ulnaris
10. M. serratus anterior
11. V. brachialis, N. cutaneus antebrachii medialis
12. N. medianus, A. brachialis

Obere Zugänge

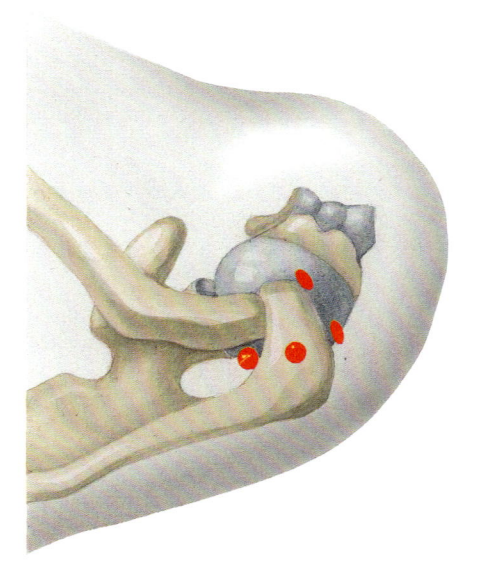

Abb. 18 Diese liegen im unmittelbaren Randbereich des ventralen Akromionanteiles und dienen der Refixation eines abgelösten Labrum glenoidale vom oberen Pfannenpol (SLAP-Läsion nach Snyder).
Da das Akromion in seiner Größe und lateralen Ausladung individuell unterschiedlich ist, kann die exakte Position des Zuganges nicht von vornherein angegeben werden. Sie wird durch Probepunktion mittels Lumbalnadel ausfindig gemacht. Dabei ist es das Ziel, das abgelöste Labrum nicht nur vor, sondern auch hinter dem Bizepsanker zu refixieren. Die Nadel muß zur Pfannenebene einen spitzen Winkel von ca. 30° aufweisen und darf nicht tangential zu ihr verlaufen. Rund um das Akromion wird systematisch punktiert, wobei am medialen Rand (hinter dem AC-Gelenk) begonnen wird. Die Punktion wird über ventral bis nach lateral fortgesetzt. Erst wenn gar keine Möglichkeit der Umgehung des Akromions besteht, wird durch dieses durchgegangen (transakromialer Zugang; s. Refixation einer Slap-Läsion, S. 50 ff.).

Zugänge zum Subakromialraum

Dorsaler Zugang (Optikzugang)

(s. S. 30 u. Abb. 13)

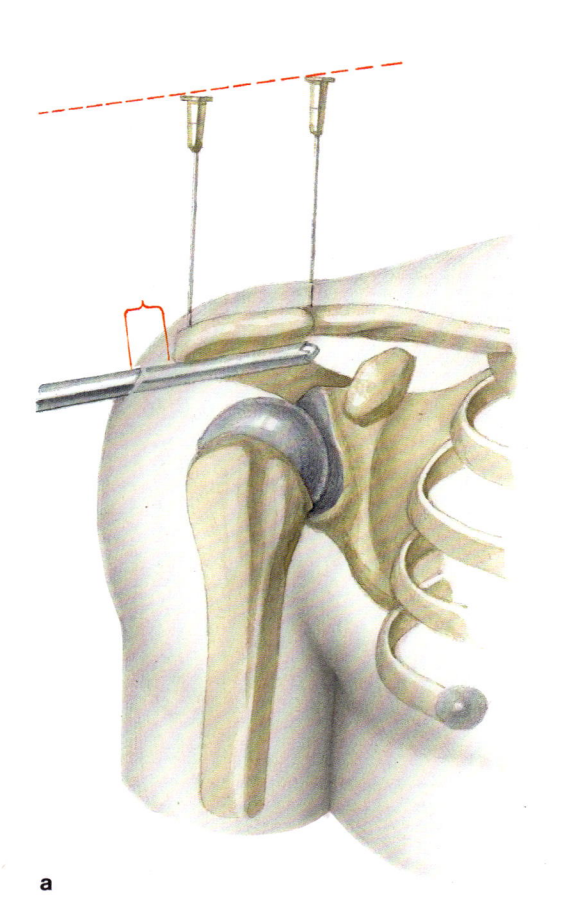

Lateraler Zugang

Instrumentenzugang für den Subakromialraum. Seine exakte Entfernung vom Akromionende hängt von der Neigung des Akromions zur Frontalebene ab (Abb. 19).

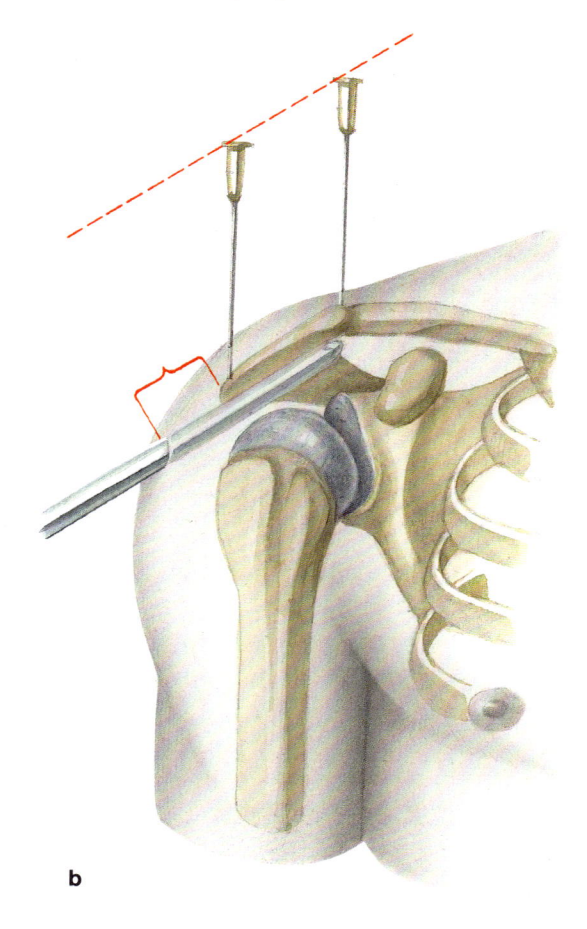

Abb. **19a** u. **b** Der laterale Zugang zum Subakromialraum liegt ungefähr 2 cm lateral des Akromionendes. Das über diesen Zugang eingeführte Arbeitsinstrument sollte parallel zur Unterfläche des Akromions zu liegen kommen. Die genaue Entfernung vom Akromion hängt daher von dessen Neigung ab. Ist diese wenig stark nach außen abfallend, muß der Abstand kleiner (**a**), bei stark abfallendem Akromion größer sein (**b**). Die Neigung des Akromions wird durch das röntgenologische a.-p. Bild und durch Palpation, bei dicker Subkutis mit Nadeln, eruiert bzw. geschätzt.

a

b

Zugänge zum AC-Gelenk

Wird eine AC-Gelenksresektion im Anschluß an eine arthroskopische Akromioplastik durchgeführt, ist nur ein zusätzlicher Zugang erforderlich. In diesem Fall verbleibt die Optik im dorsalen Standardzugang. Wird nur eine isolierte AC-Gelenksresektion durchgeführt, wird die Optik unmittelbar hinter dem AC-Gelenk eingeführt, d.h. ein weiterer Zugang ist erforderlich (Abb. 20).

Abb. 20 Anteriorer und posteriorer Zugang zum AC-Gelenk: Genau in der Verlängerung des AC-Gelenkes, etwa 1 cm ventral, liegt der vordere AC-Gelenk-Zugang. Es ist der Arbeitszugang für die Resektion der lateralen Klavikula und dient dem Einführen des rotierenden Instrumentes. Ebenfalls in der Verlängerung des AC-Gelenkes und ebenfalls etwa 1 cm hinter diesem befindet sich der sog. Optikzugang für das AC-Gelenk.

Grundsätzlich gilt, daß mit Ausnahme der Optikzugänge alle Instrumentenzugänge in das Schultergelenk, aber auch in den Subakromialraum unter Sicht von innen, d.h. erst nach Probepunktion mit einer Punktionsnadel festgelegt werden sollen. Damit liegen die Zugänge immer an richtiger Stelle und erleichtern auch das Ausrichten der Arbeitskanüle in der gewünschten Richtung, womit ein ständiges Ankämpfen gegen den Widerstand der Weichteile vermieden wird.

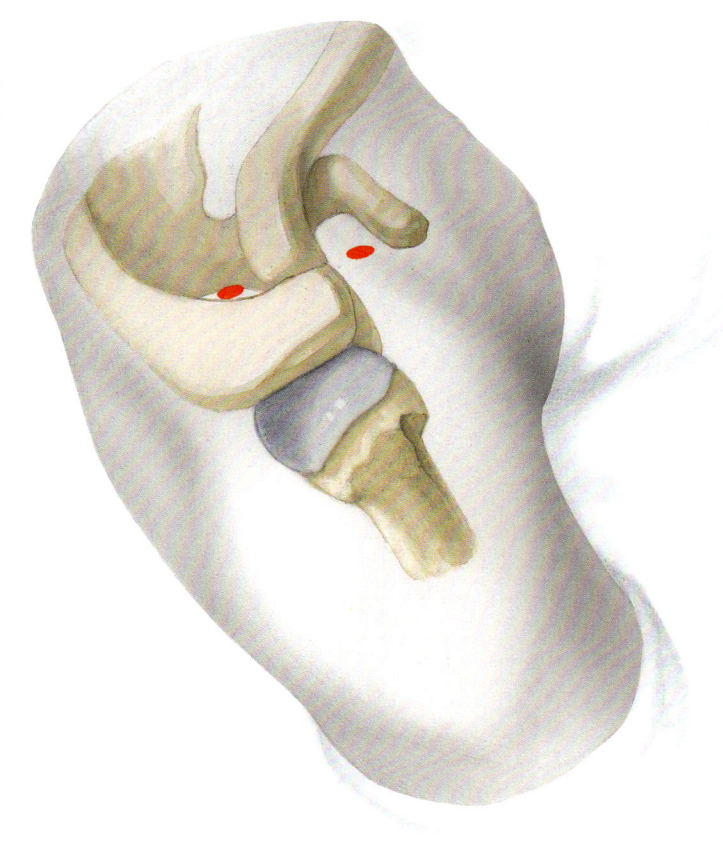

Verletzungen, spezielle Erkrankungen und Behandlungsmethoden

Verletzungen

Kapsel-Band-Läsionen, Luxationen, Knorpelverletzungen, Sehnenverletzungen

Luxationen

Traumatische vordere Luxation

Ziele und Methoden

Das Ziel einer arthroskopischen Stabilisierungsoperation ist wie bei der offenen Operation die Stabilisierung des Schultergelenkes bei freier Funktion, jedoch ohne breite Eröffnung des Weichteilmantels. Entscheidend ist die Sanierung der Bankart-Läsion. Zwei Kriterien sind wesentlich:
1. Die stabile Refixation des abgelösten Labrum-Kapselkomplexes an den Pfannenrand.
2. Die Kürzung (Shiftung) der überdehnten Gelenkkapsel auf die ursprüngliche Länge.

Der zweite Schritt hat sich in den letzten Jahren als ebenso wichtig wie der erste herausgestellt. Sind arthroskopische Operationsmethoden dazu nicht in der Lage, scheiden sie aus mangelnder Konkurrenzfähigkeit zu offenen Operationsverfahren aus. Arthroskopische Verfahren müssen mit offenen Methoden hinsichtlich Stabilität und Funktion verglichen werden können, da Argumente wie Kosmetik oder ambulante Durchführbarkeit erst bei Erfüllung der Grundkriterien angeführt werden dürfen.

Grundsätzlich kann bei den arthroskopischen Operationsmethoden zwischen Nahttechniken und Implantattechniken unterschieden werden. Eine Zwischenform stellt die Ankernahttechnik dar, bei der es sich um Nähte, die an einem Implantat befestigt sind, handelt. Bei den Implantattechniken ist wiederum zwischen den metallischen und den nichtmetallischen (resorbierbaren) Implantaten zu unterscheiden. Die metallischen Implantate, sofern es sich dabei nicht um Fadenanker handelt, sind wegen implantatbedingter Komplikationen weitgehend verlassen worden.

Im folgenden werden stellvertretend für alle publizierten und in der Praxis angewendeten Methoden die wichtigsten, d.h. die am häufigsten geübten Techniken angeführt.

Indikationen

Absolute Indikationen
- Rezidivierende vordere Luxation und Subluxation.
- Erstluxation.

Relative Indikationen
- Erstluxation bei wenig sportlichen Patienten.

Kontraindikationen
- Großes knöchernes Bankart-Fragment (mehr als Kortikalisdicke).
- Hyperlaxe Schulter.
- Schlechte Kapselqualität.

Operationsrisiko und Aufklärungshinweise

Der Patient ist darauf hinzuweisen, daß die arthroskopischen Operationstechniken hinsichtlich der Stabilität auch in den Händen des Erfahrenen ein geringgradig höheres Rezidivrisiko aufweisen als die offenen Methoden. Hinsichtlich der Wiederherstellung der Funktion (Rückkehr zum Sport) sind die arthroskopischen Methoden jedoch über die offenen Techniken zu stellen. Gefahren von Nervenschäden (N. musculocutaneus, N. axillaris, N. suprascapularis) sind denkbar, wenn auch sehr selten. Sollte eine Wiederholungsoperation wegen eines postoperativen Rezidivs nach arthroskopischer Stabilisierung notwendig werden, sind bei der Revision aufgrund des geringen vorangegangenen chirurgischen Traumas alle gängigen offenen Operationsmethoden anwendbar.

Spezielle Vorbereitungen

Keine.

Luxationen 37

Arthroskopische extraartikuläre Bankart-Operation (Resch)

Diese Operationstechnik versucht in jeder Hinsicht die offene Operation nach Bankart nachzuahmen. Zwei wesentliche Merkmale sind für diese Technik kennzeichnend:
1. der transsubskapuläre Zugang durch den M. subscapularis zur Refixation der Kapsel im Bereich des vorderen unteren Pfannendrittels und
2. die extrakapsuläre (extraartikuläre) Implantatlage, die einen uneingeschränkten Kapselshift in kraniomedialer Richtung erlaubt.

Die Refixation des Labrum-Kapsel-Komplexes erfolgt mit dem eigens für die Technik geschaffenen IXL-Instrumentarium.

Narkose: Vollnarkose oder Teilnarkose (interskalenäre Plexusblockade nach Winnie).

Lagerung: Rückenlagerung (Beach-Chair-Position).

Zugangswege: Neben dem dorsalen Optikzugang sind der anterior-superiore und der transsubskapuläre Zugang erforderlich.

Arbeitsschritte
1. Pfannenrandpräparation.
2. Einstellung der Außenrotationsposition des Armes.
3. Einführen der Refixationskanüle über den transsubskapulären Zugang.
4. Vorwölben der Kapsel mit stumpfem Trokar.
5. Probeweises Auffädeln der Kapsel mit Kirschner-Draht.
6. Feststellen der korrekten Kapsellänge.
7. Entfernen des Trokars mit Kirschner-Draht.
8. Auffädeln der Kapsel mit Führungsdraht-Bohrer-Kombination.
9. Einbohren der Führungsdraht-Bohrer-Kombination bis Anschlag.
10. Lockern der Arretierung, Nachschlagen des Führungsdrahtes und Entfernen des Bohrers.
11. Einschlagen eines resorbierbaren Dübels über Führungsdraht.
12. Besetzen der weiteren Mulden mit Dübeln.

Spezielle Technik

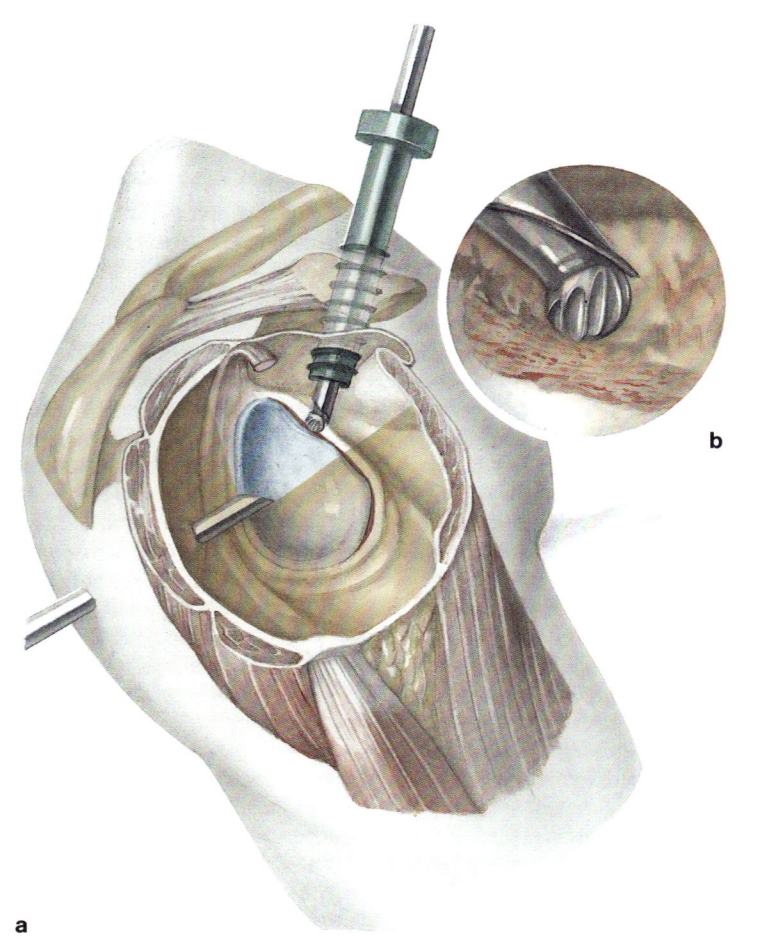

Abb. **21a** u. **b** Präparation des Pfannenrandes.
a Über den vorderen oberen Zugang wird mit einem Elevatorium eingegangen und das schadhafte Labrum samt Kapsel vom knöchernen Pfannenrand abgelöst. Mit einer 4,5 mm dicken Kugelfräse wird der Pfannenrand angefrischt und eine seichte Längsfurche gezogen. Anschließend werden, in Abhängigkeit von der Ausdehnung der Bankart-Läsion, zwei bis drei seichte Mulden bei 5 Uhr, bei 3 Uhr 30 und evtl. auch bei 2 Uhr (rechte Schulter) gefräst. Die Mulden müssen gerade so tief sein, daß der gesamte Pfannenrand bis zur Kortikalis mit einer 30°-Optik übersehen werden kann.
b Das arthroskopische Bild zeigt eine Mulde, die eine Überschaubarkeit des gesamten Pfannenrandes bis zur Kortikalis erlaubt.

38 Schultergelenk

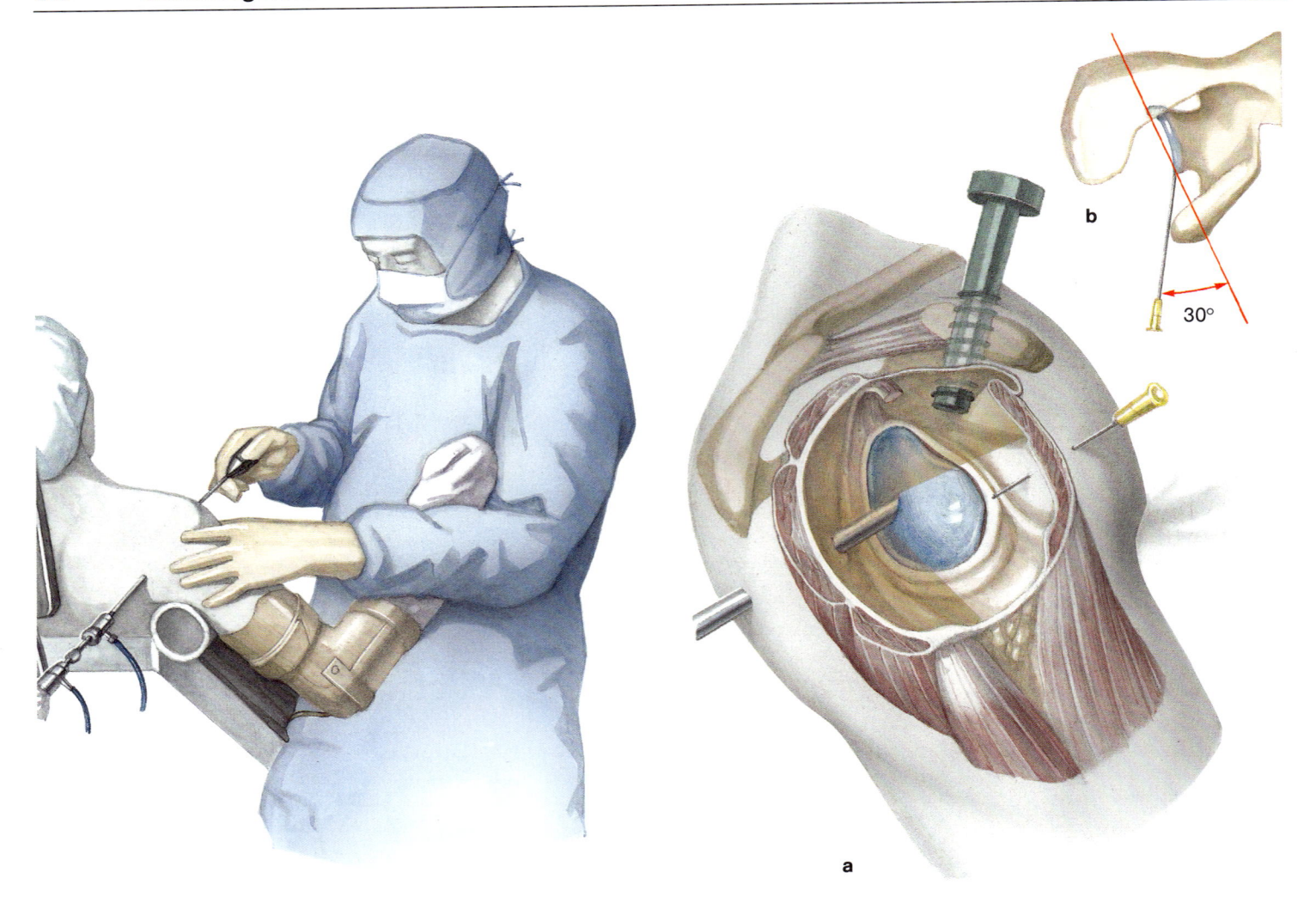

Abb. 22 Position des Chirurgen zum Patienten: Für den Refixationsvorgang übernimmt der Assistent die Führung der Optik, während der Operateur sich vor die Schulter des Patienten stellt. Der durch die Ellenbogenhalterung rechtwinkelig gebeugte Arm wird 20° außenrotiert. Der Unterarm des Patienten ruht auf der Brust des Operateurs in der Weise, daß die Hand des Patienten nahe der vom Patienten abgewandten Axilla des Operateurs zu liegen kommt (entspricht der Außenrotationsposition von 20°). In der Axilla des Patienten ist eine ca. 10 cm dicke Kunststoffrolle, welche als Hypomochlion das Gelenk erweitert. Das Abrutschen der Rolle nach distal wird durch eine ca. 10 – 15 cm unterhalb der Axilla, seitlich am OP-Tisch fixierte Stütze verhindert. Die Leine für das Zuggewicht umläuft die dem Patienten zugewandte Hüfte des Operateurs und hält den Arm des Patienten in der beschriebenen Position, so daß beide Arme des Operateurs frei für die Operation sind.

Abb. 23a u. b Probepunktion: Der etwa 1,5 cm unterhalb des Processus coracoideus gelegene transsubskapuläre Zugang wird durch Probepunktion mit einer dünnen Lumbalnadel unter Sichtkontrolle von innen festgelegt. Sowohl die untere als auch die mittlere Mulde müssen über diesen Zugang gut erreichbar sein (a). Die Eingangsrichtung zur Pfannenebene sollte einen Winkel von ca. 30° betragen (b).

Luxationen 39

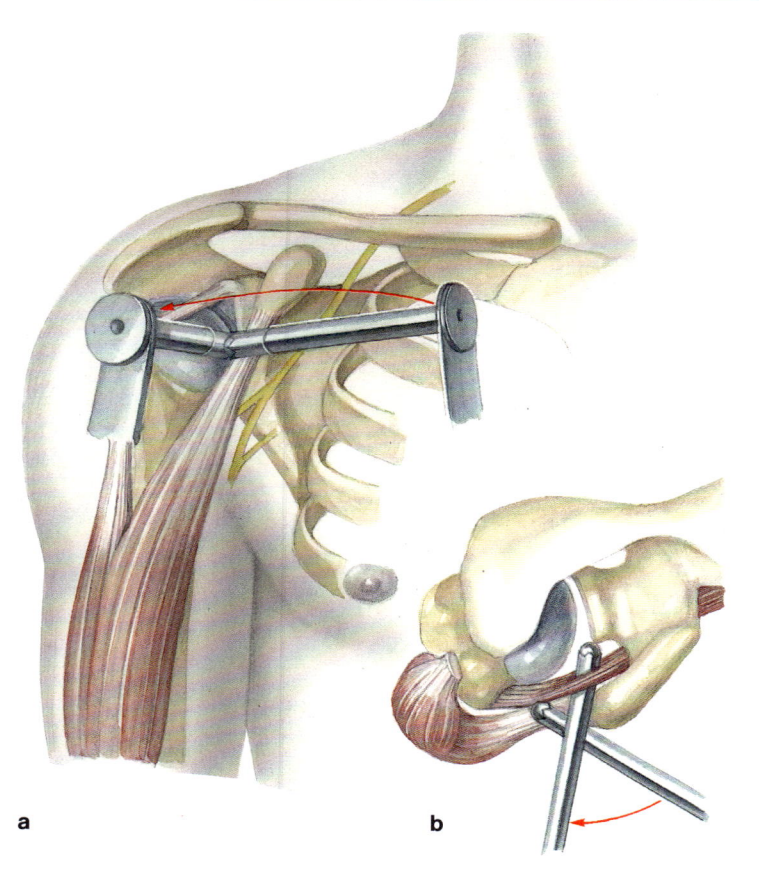

Abb. 24a u. b Transsubskapulärer Zugang mit Slalomtechnik: Die metallische Refixationskanüle mit stumpfem Trokar wird nach Durchtritt durch die Subkutis zuerst in dorso-lateraler Richtung (a) auf den Humeruskopf zugeführt, bis fester Widerstand auftritt. Die Kanüle wird nun auf dem Humeruskopf bzw. der Sehne des M. subscapularis (b) gleitend nach dorso-medial geschwenkt und in Richtung Gelenkspalt vorgeschoben, bis der stumpfe Trokar die Gelenkkapsel in das Gelenk vorwölbt. Der Kontakt zum Humeruskopf darf dabei nie verlassen werden. Auf dem Weg zum Gelenkspalt tritt der Trokar zuerst durch die Fascia clavipectoralis (leichter Widerstand!) und anschließend mühelos durch das Muskelgewebe des M. subscapularis. Die Sehne des M. subscapularis befindet sich durch die Außenrotation des Armes lateral des vorderen Pfannenrandes (s. oben).

Achtung:
1. Niemals darf während des Eingehens mit dem Trokar der Kontakt zum Humeruskopf verlorengehen!
2. Die Kanüle muß immer im rechten Winkel zur Frontalebene des Körpers geführt werden!

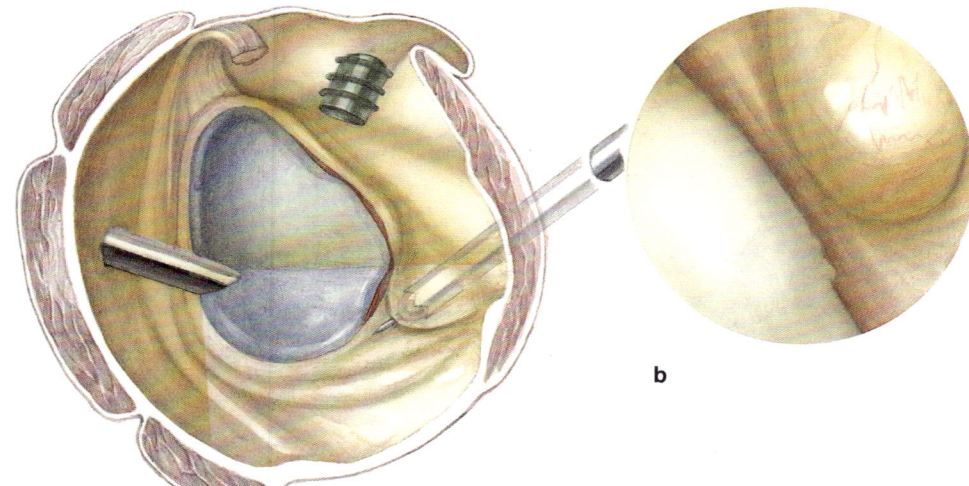

Abb. 25a u. b Vorwölben der Kapsel und Perforation mit Kirschner-Draht: Durch Auf- und Abbewegen des stumpfen Trokarendes an der vorgewölbten Kapsel wird diese von Muskelfasern etwas befreit, was das Vorgehen erleichtert. Durch die zentrale Kanülierung des stumpfen Trokars wird ein 1 mm dicker Kirschner-Draht eingeführt und die Kapsel an gewünschter Stelle, d. h. etwas lateral und unterhalb der untersten Mulde, perforiert (a). Auf dem arthroskopischen Bild zeigt sich die Vorwölbung des stumpfen Trokarendes (b).

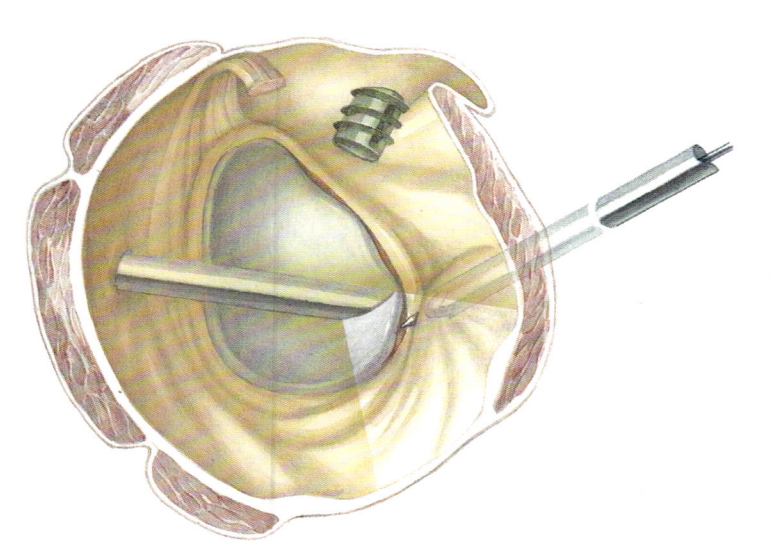

Abb. 26 Probeweises Anspannen der Kapsel: Die Spitze des Führungsdrahtes wird samt der aufgefädelten Kapsel (Lig. glenohumerale inferius) zur unteren Mulde geführt und anschließend der Spannungszustand der Kapsel beurteilt. Die Kapsel sollte bei der vorgegebenen Außenrotationsposition von 20° gut in kraniomedialer Richtung angespannt sein. Ist die Kapsel zu wenig oder zu viel gespannt, wird sie an anderer Stelle neu perforiert. Achtung: Hat man zum Zeitpunkt der Perforation das Gefühl, daß die Kapsel sehr dünn und schwach ist oder kommt es gar zum Durchschimmern des Endes des stumpfen Trokars durch die Kapsel, sollte das Verfahren abgebrochen und offen weiteroperiert werden (offener Kapsel-T-Shift).

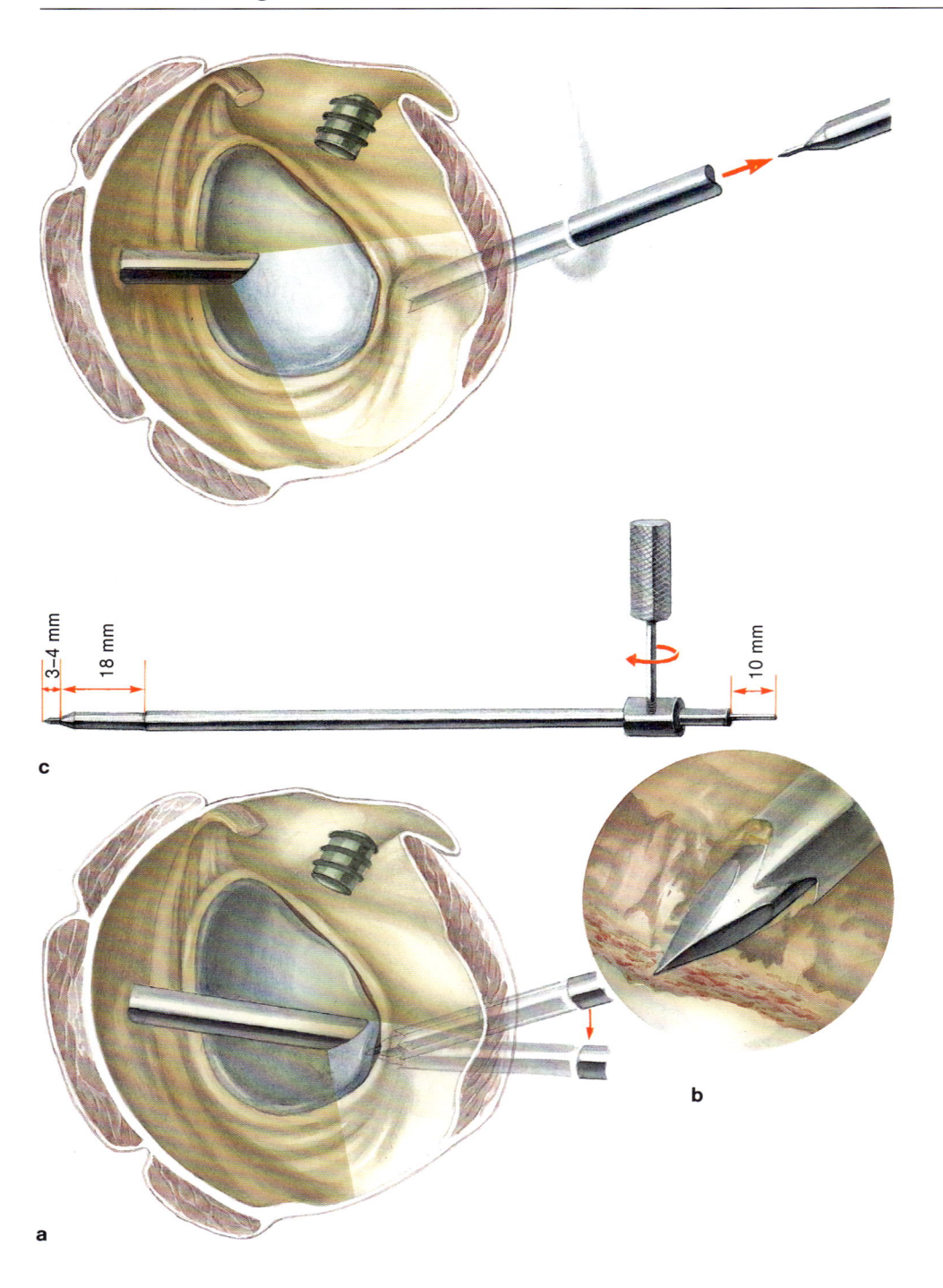

Abb. 27 Hat man die richtige Perforationsstelle gefunden, wird die Kanüle wieder zum Gelenkspalt geführt, die Trokarhülse so weit als möglich vorgeschoben und der stumpfe Trokar samt Kirschner-Draht entfernt. Das kronenförmige Ende der Trokarhülse verhindert ein Verrutschen der Kapsel. Die Führungsdraht-Bohrer-Kombination wird eingeführt und die Kapsel an gleicher Stelle perforiert, wobei nicht nur mit dem Stift, sondern auch mit dem Bohrerende durch die Kapsel durchgegangen wird.

Abb. 28a – c Plazieren der Führungsdraht-Bohrer-Kombination.
a Die Führungsdraht-Bohrer-Kombination wird samt aufgeladener Kapsel (Lig. glenohumerale inferius) zur unteren Mulde geführt und die Führungsdrahtspitze im Zentrum der Mulde unter optischer Sichtkontrolle plaziert, die Kanüle leicht nach unten gedrückt, um im rechten Winkel zur Mulde zu sein und maschinell eingebohrt.
b Plazierung des Führungsdrahtes im Zentrum der Mulde unter optischer Sichtkontrolle.
c Führungsdraht-Bohrer-Kombination.

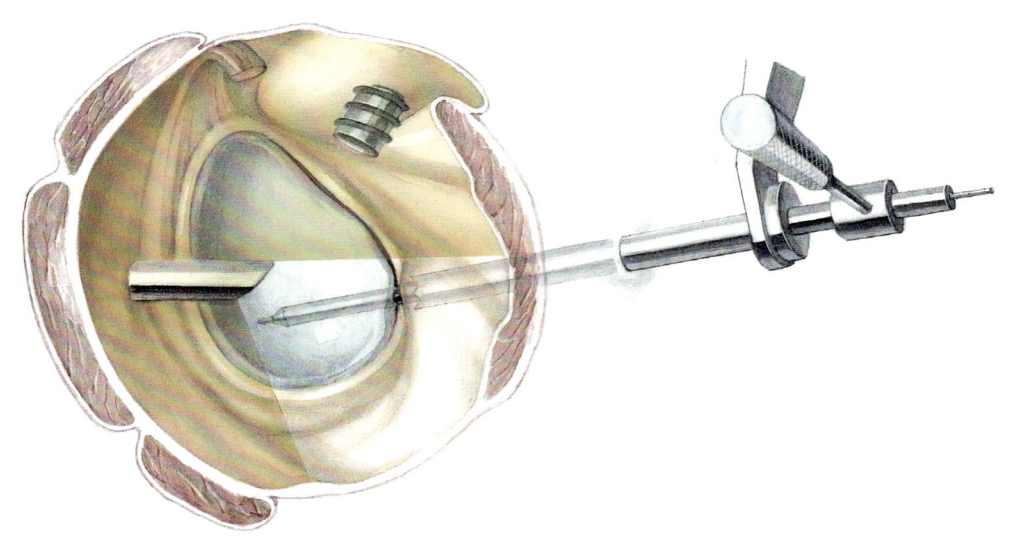

Abb. 29 Die Führungsdraht-Bohrer-Kombination wird bis zum Tiefenanschlag, der 18 mm vom Bohrer entfernt ist, eingebohrt.

Luxationen 41

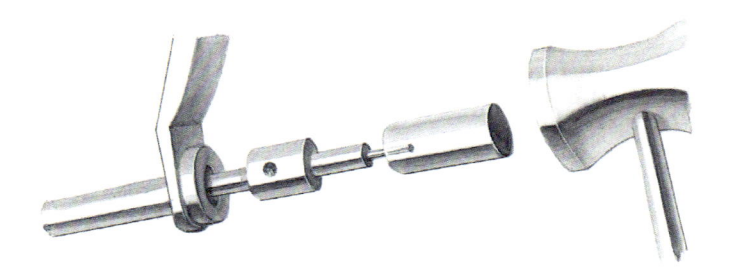

Abb. 30 Der Arretiermechanismus am hinteren Ende des Bohrers wird geöffnet und der Führungsdraht mittels eines aufgesetzten Nachschlagstückes nachgeschlagen, damit dieser einen besseren Halt im Knochen findet.

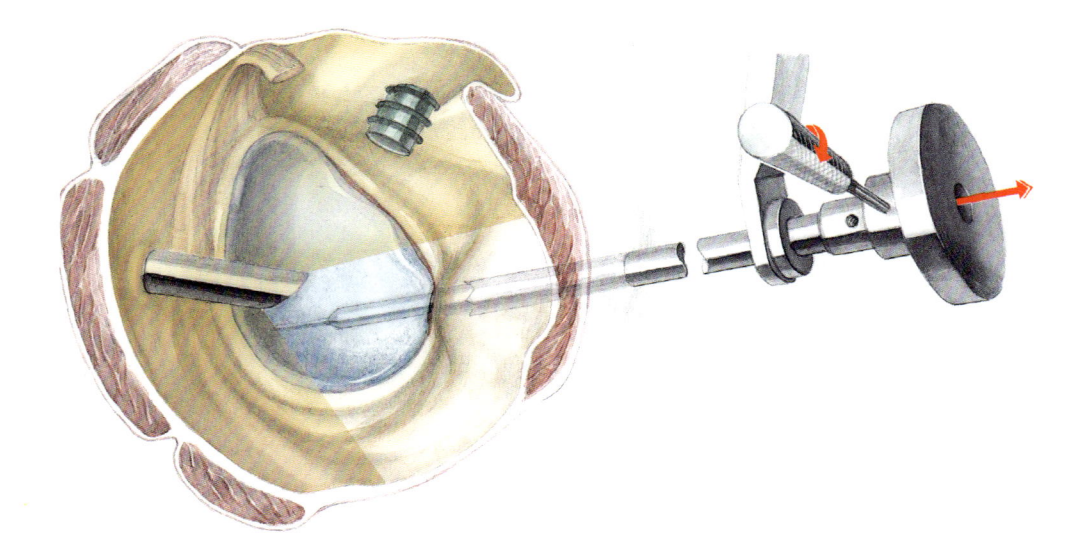

Abb. 31 Das Handstück wird auf das Bohrerende aufgesetzt, die Arretierschraube angezogen und der Bohrer von Hand ausgedreht. Über das am hinteren Ende vorstehende Ende des Führungsdrahtes wird das Zurückbleiben des Drahtes kontrolliert.
Achtung: Bei kleinem Pfannenquerdurchmesser kann der Bohrer auch die hintere Kortikalis perforiert haben, so daß der Führungsdraht keinen Halt im Knochen mehr findet. In diesem Fall muß mit einem zweiten Draht der Führungsdraht über die Bohrerkanülierung zurückgehalten werden.

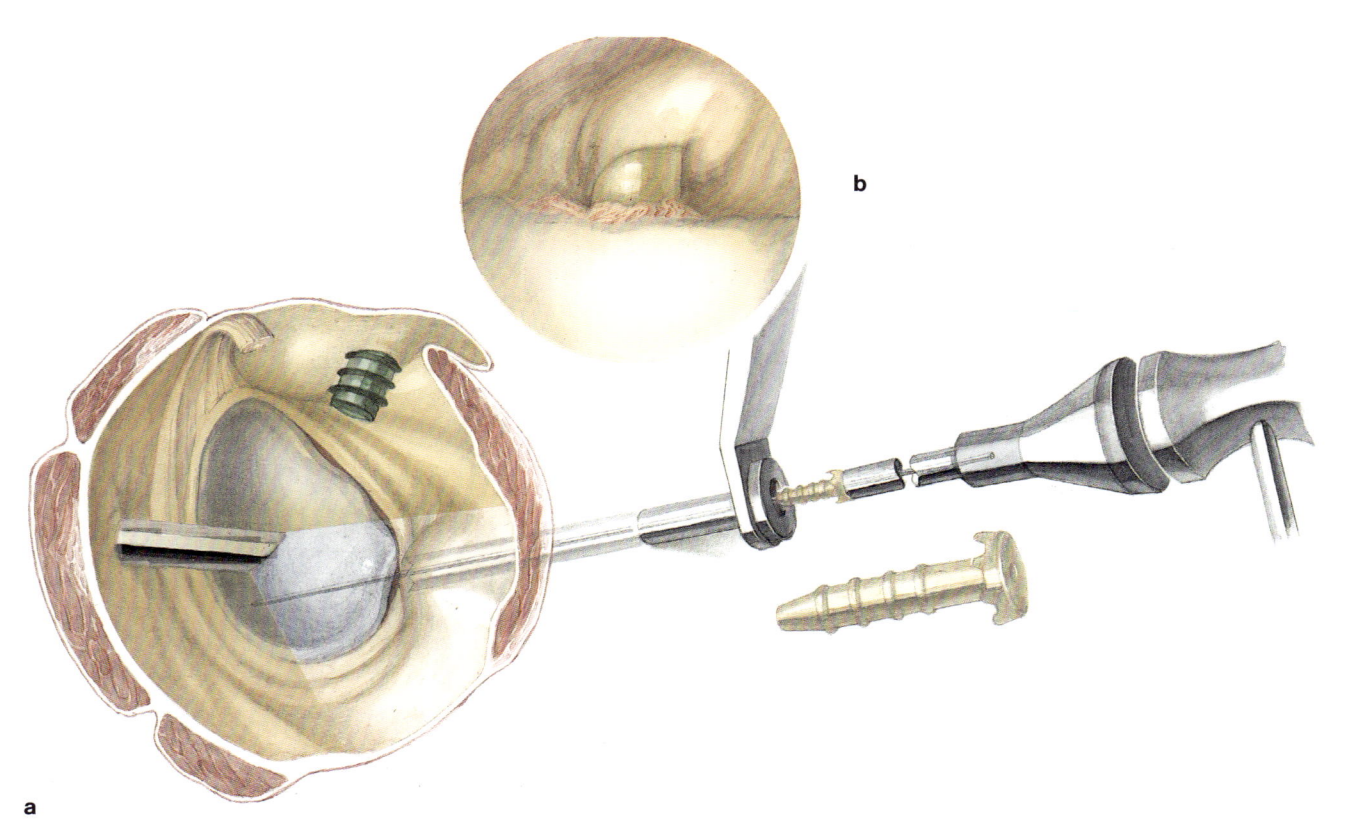

Abb. 32a u. b Einschlagen eines Dübels.
a Ein resorbierbarer Dübel mit einem 8 mm großen Kopf und Spikes an der Unterseite (Suretac II) wird eingeführt und mit dem Suretac-Driver eingeschlagen. Ist der Dübel vollständig eingetrieben, ändert sich der Einschlagton. Zudem zeigt sich die Kapsel angepreßt. Bleibt nach vorsichtigem Zurückziehen der Kanüle und des Einschlagstößels die Kapsel unverändert am Pfannenrand angepreßt, ist das ein sicheres Zeichen, daß der Dübel ausreichend eingetrieben ist.

b Schaft des Dübels ist bereits sichtbar. Der Kopf verbleibt extrakapsulär (extraartikulär). Ist die unterste Mulde besetzt, wird der stumpfe Trokar nach kranial bewegt, so daß die Kapsel gleichzeitig auch nach kranial angespannt wird. In gleicher Weise wird auch in die mittlere Mulde ein Dübel eingebracht.

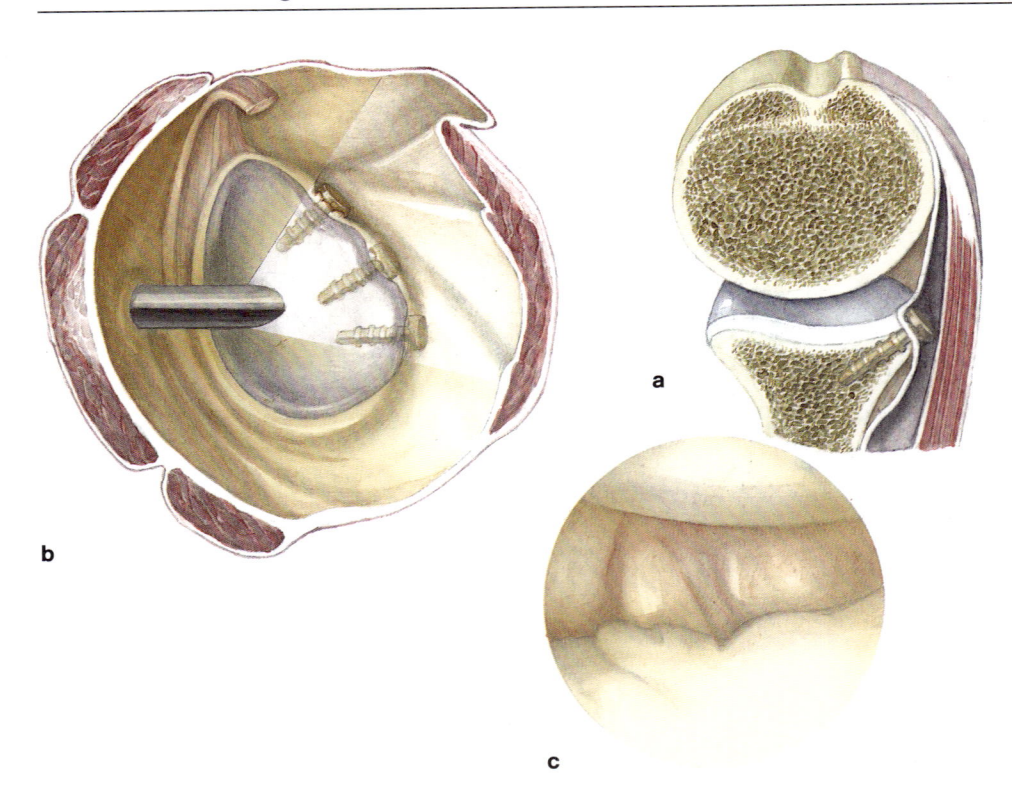

Abb. **33a–c** Endgültige Lage der Dübel.
a Transversalschnitt. Der Dübel liegt extrakapsulär (= extraartikulär). Die Kapsel lateral des Dübels ist angespannt, während sie medial entspannt ist.
b Sagittalschnitt. Die beiden unteren Dübel liegen immer extraartikulär und fixieren die Kapsel über das Lig. glenohumerale inferius. Im oberen Drittel der Pfanne werden Dübel meist auf intraartikulärem Wege eingebracht, da in diesem Bereich meist nur das Labrum selbst an den Pfannenrand zu fixieren ist. Durch die Plazierung der Implantate in den Mulden wird die Kapsel bzw. das Labrum auch dazwischen angespannt, was zu einem wasserdichten Anschmiegen der Kapsel an den knöchernen Pfannenrand führt. Synovialflüssigkeit kann somit nicht zwischen Kapsel und Pfannenrand eindringen, was die Heilung behindern würde.
c Am Ende des Refixationsvorganges zeigt sich die Kapsel im gesamten vorderen Pfannenrandbereich von 6 Uhr bis 12 Uhr wasserdicht an den Pfannenrand anfixiert.

Komplikationen

Intraoperative Komplikationen

Durchschneiden des Dübels durch die Kapsel. Therapie: Versuch, daneben einen weiteren Dübel einzubringen.

Postoperative Komplikationen

Auftreten eines Rezidivs. Therapie: Offene Operation nach Bankart bzw. bei großem knöchernen Pfannenranddefekten J-Span-Plastik (Resch).
Auftreten einer Fremdkörperreaktion. Therapie: Bei schwacher Reaktion Beobachtung, bei starker Reaktion arthroskopische Spülung.

Begleit- und Nachbehandlung

Der Arm wird in einer leichten Schulterbandage für insgesamt 3 Wochen immobilisiert. Von der 3.–6. Woche ist die Flexion bis 90° und die Außenrotation bis Neutralstellung erlaubt. Von der 6.–12. Woche wird die Wiederherstellung der Beweglichkeit in allen Ebenen angestrebt. Nach 12 Wochen ist Sportbeginn erlaubt, wobei Wurfbewegungen erst nach 4 Monaten durchgeführt werden dürfen.

Nahttechnik nach Caspari

Narkose: Allgemeinnarkose oder Regionalanästhesie (interskalenäre Plexusblockade nach Winnie).

Lagerung: Seiten- oder Rückenlagerung.

Zugangswege: Dorsaler Zugang und ventraler Standardzugang.

Arbeitsschritte

1 Präparation vorderer Pfannenrand.
2 Anschlingen des Labrums und des Lig. glenohumerale inferius mit zahlreichen Nähten.
3 Bohren eines transglenoidalen Tunnels bei 2 Uhr.
4 Durchziehen der Fäden durch den Tunnel.
5 Verknüpfen der Fäden über Fascia deltoidea bzw. Fascia infraspinata.

Spezielle Technik

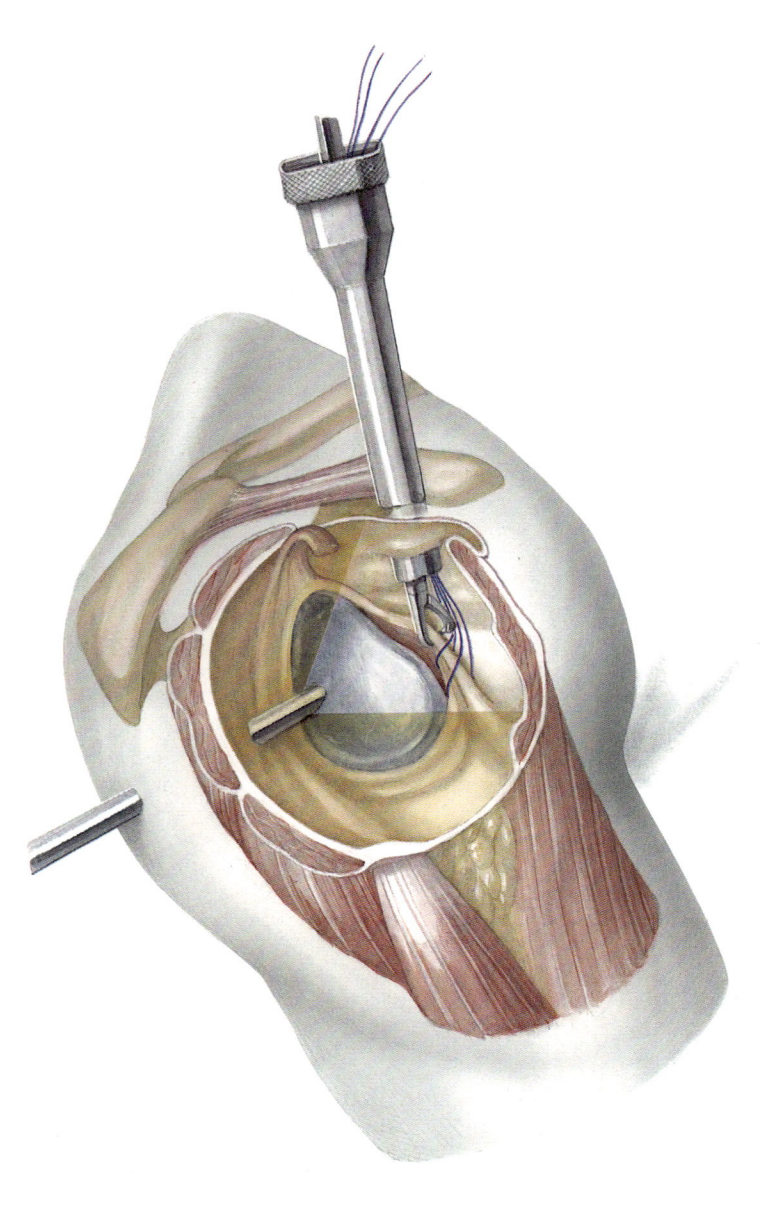

Abb. **34a** Nach sorgfältiger Präparation des vorderen Pfannenrandes mit Ablösung des dislozierten Labrum-Kapsel-Komplexes wird der Knochen mit einer Kugelfräse (s. Abb. **21**) angefrischt (ohne Muldenbildung!). Über dem vorderen Standardzugang wird eine Spezialkanüle (Suture-Punch-Kanüle) eingeführt. Diese Kanüle hat eine ovale Form, um das Ein- und Ausführen des Suture-Punch zu erleichtern. Mit dem Suture-Punch, der das Fassen und Durchziehen von Nähten an beliebiger Stelle des Labrum-Kapsel-Komplexes erlaubt, wird das Lig. glenohumerale inferius samt Labrum so tief als möglich mit 5–8 Nähten angeschlungen. Die Nähte werden über die ventrale Kanüle nach vorn ausgeführt.

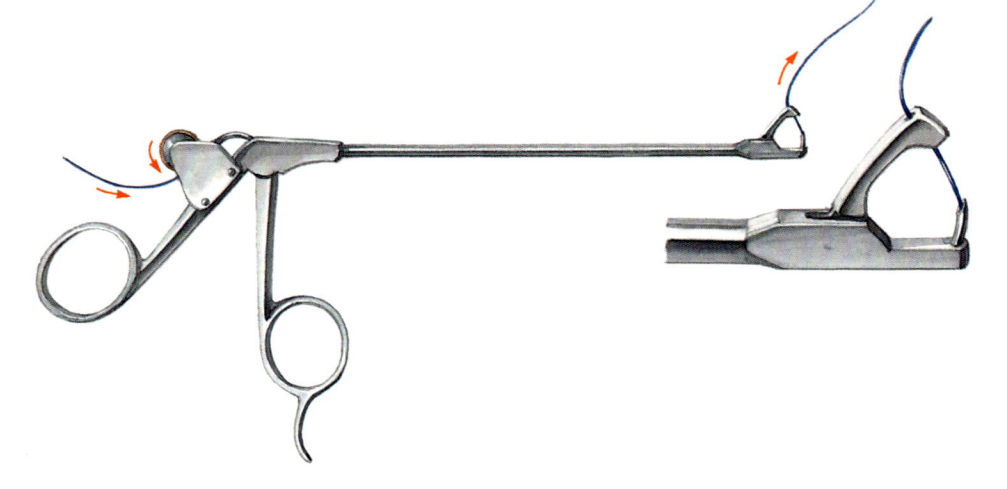

Abb. **34b** Suture-Punch. Dieses Instrument erlaubt das Durchschieben eines monofilen resorbierbaren Fadens der Stärke 0 durch Gewebe, welches zuvor mit der Zange gefaßt worden ist.

44 Schultergelenk

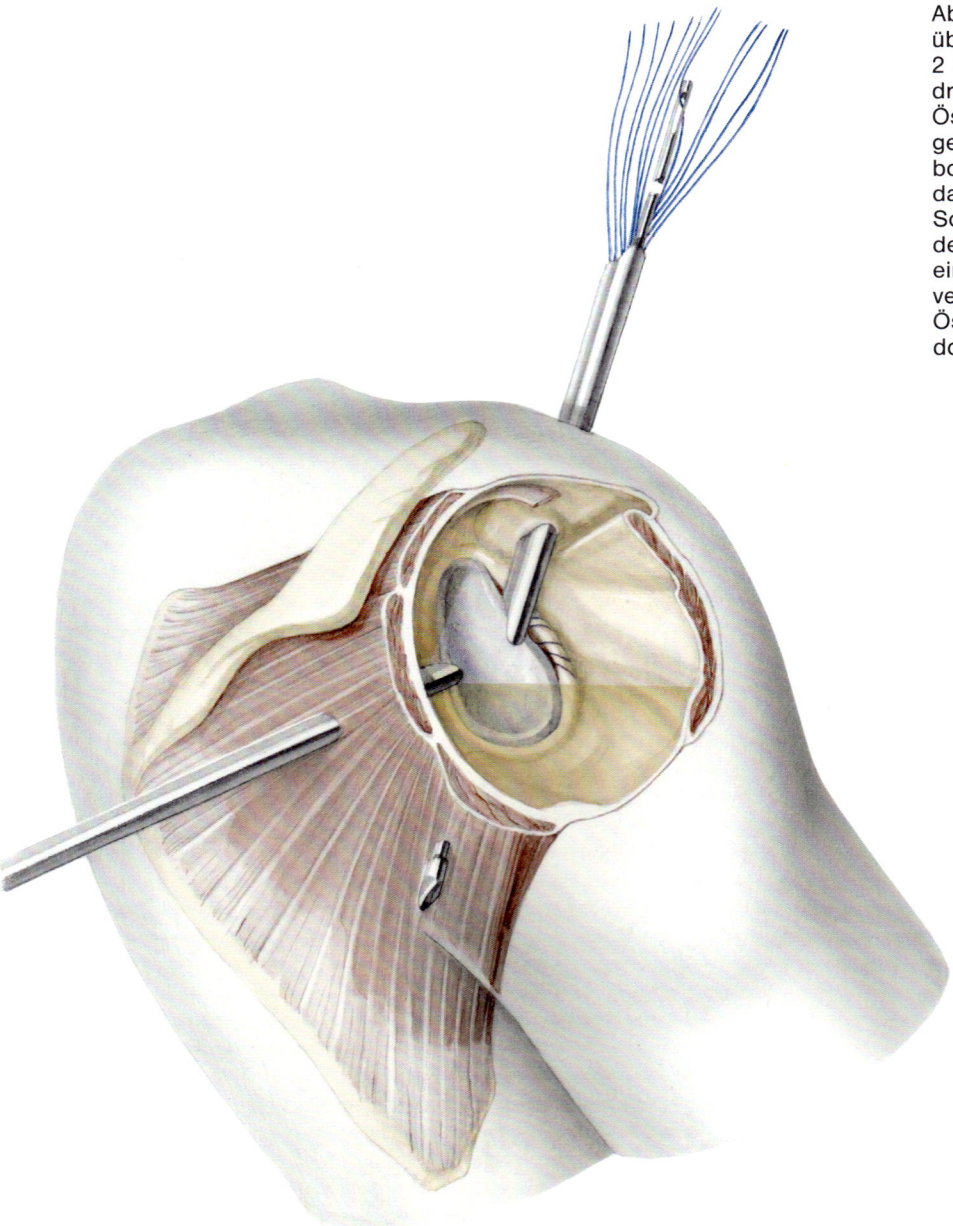

Abb. 35 Eine doppelläufige Bohrkanüle wird über den ventralen Zugang eingeführt und bei 2 Uhr an den Pfannenrand aufgesetzt. Ein Bohrdraht mit einem 4 mm dicken Bohrkopf und einer Öse am hinteren Ende wird in die Bohrkanüle eingeführt und transglenoidal nach dorsal durchgebohrt. Die angestrebte Richtung ist 35° nach kaudal und 15° nach medial. Diese Richtung muß zum Schutz des N. suprascapularis eingehalten werden. Ist der Bohrer unter der Haut spürbar, wird eine ca. 2 cm lange Hautinzision gemacht. Alle ventral ausgeleiteten Fäden werden durch die Öse geführt und der Bohrdraht mit einer Faßzange dorsal ausgezogen.

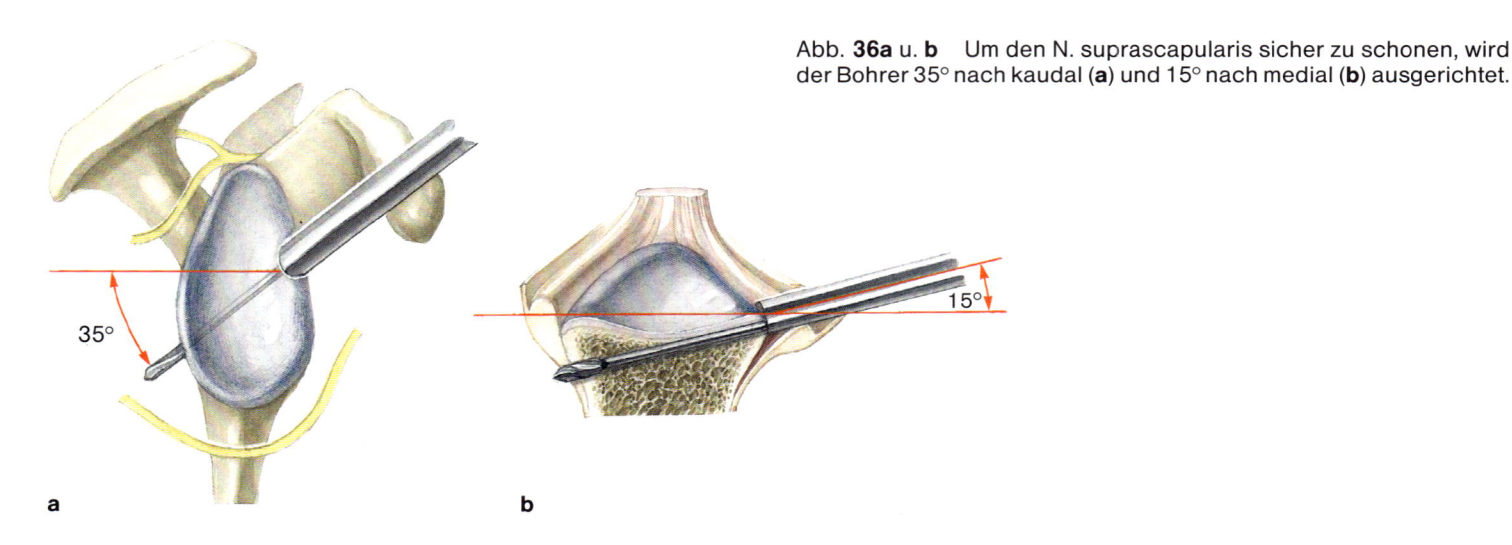

Abb. 36a u. b Um den N. suprascapularis sicher zu schonen, wird der Bohrer 35° nach kaudal (**a**) und 15° nach medial (**b**) ausgerichtet.

Luxationen 45

Abb. **37a** u. **b** Die nach dorsal ausgeführten Fäden werden angespannt, so daß sich der Labrum-Kapsel-Komplex in kraniomedialer Richtung anspannt (**a**) und gleichzeitig an den Pfannenrand anschmiegt. Das Armzuggewicht wird entfernt und die wahllos zweigeteilten Fäden miteinander über der Fascia infraspinata mehrfach geknüpft (**b**).

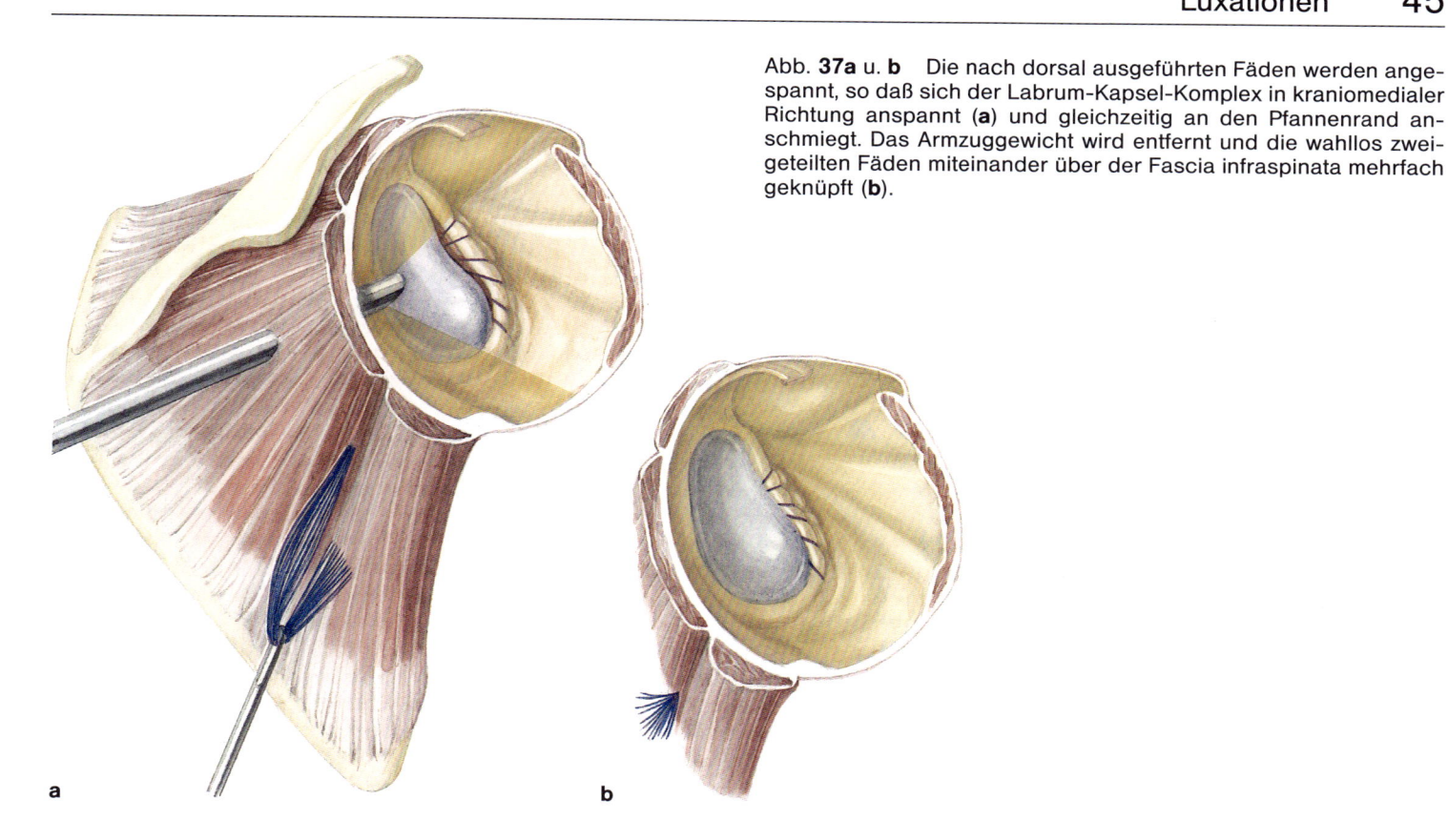

Komplikationen

Intraoperative Komplikationen

Bei starker Weichteilschwellung droht die Lockerung der Fäden nach Abschwellung. Therapie: Bei starker Schwellung muß besonders weit in die Tiefe geknüpft werden.

Postoperative Komplikationen

Fistelung über dem dorsal gelegenen Knopf. Therapie: Abwartendes Verhalten, da sich diese Fremdkörperreaktion zumeist selbst beruhigt.

Begleit- und Nachbehandlung

Der Arm wird für insgesamt 4 Wochen in einer leichten Schulterbandage immobilisiert. Anschließend Bewegungstherapie in allen Ebenen bei vorsichtiger Zurückhaltung mit der Außenrotation in den nächsten Wochen. Die Sportfähigkeit ist nach 6 Monaten gegeben.

Transglenoidale Drei-Punkt-Naht (Maki, Morgan)

Narkose: Allgemeinnarkose, Regionalanästhesie (interskalenäre Plexusblockade nach Winnie).

Lagerung: Rücken- oder Seitenlagerung (Achtung! In Regionalanästhesie erträgt der wache Patient die Seitenlagerung nur für kurze Zeit).

Zugangswege: Dorsaler Zugang und ventraler Standardzugang.

Arbeitsschritte

1. Anfrischen des vorderen Pfannenrandes.
2. Fassen des Labrum-Kapsel-Komplexes mit kanülierter Faßzange.
3. Tansglenoidales Bohren eines 1,7-mm-Kirschner-Drahtes mit Öse.
4. Durchziehen eines Fadenpaares nach dorsal.
5. Dorsaler Ankerknoten.
6. Neuerliches Fassen des Labrum-Kapsel-Komplexes etwa 1 cm oberhalb des 1. Fadens und Wiederholung des Vorganges.
7. Knoten einer ventralen U-Naht.

Spezielle Technik

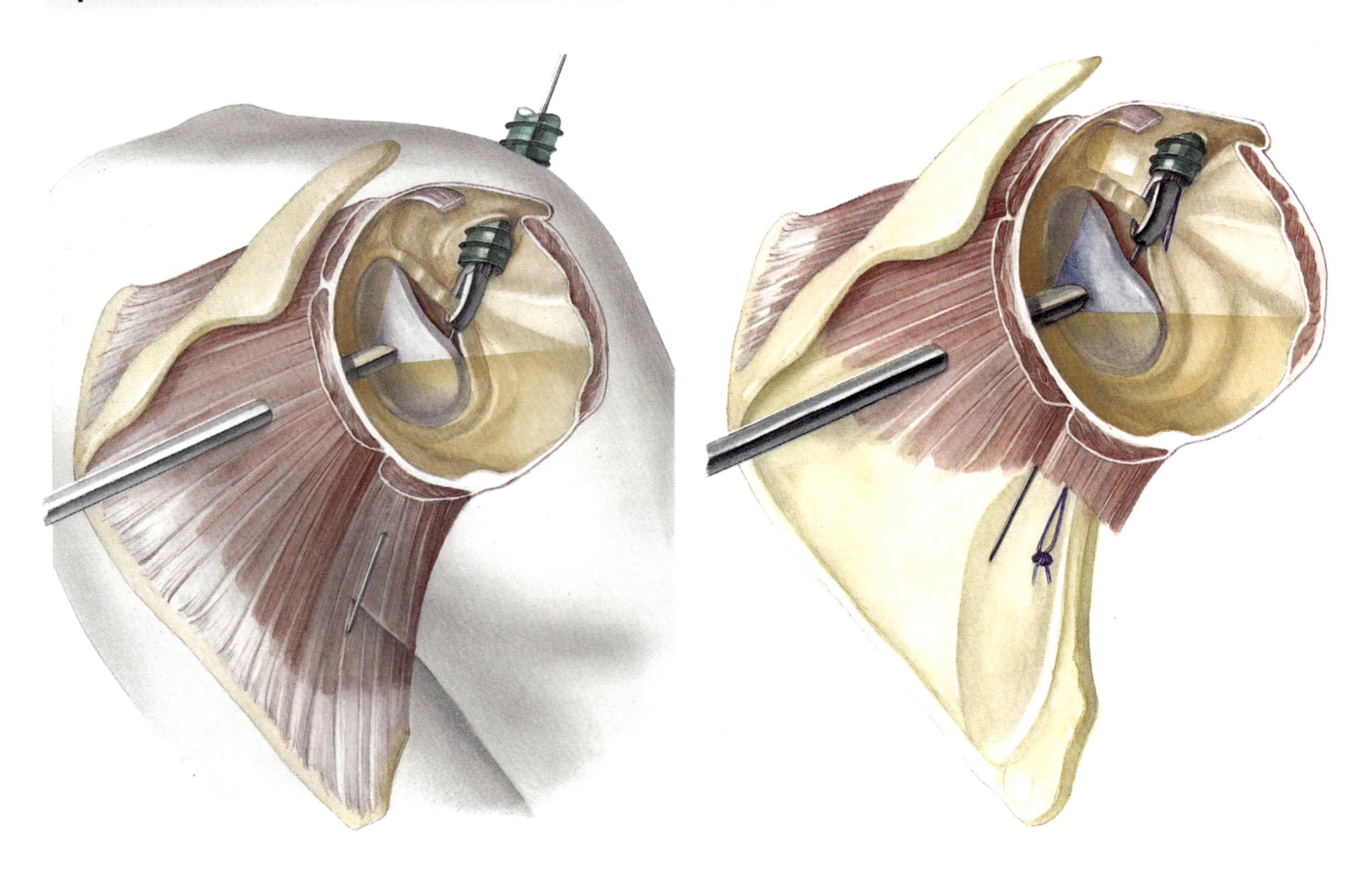

Abb. 38 Nach ausgedehntem Ablösen des Labrum-Kapsel-Komplexes und sorgfältigem Anfrischen des Pfannenrandes (s. Abb. **21**) wird über den vorderen Standardzugang die kanülierte Faßzange eingeführt, das Labrum glenoidale samt Lig. glenohumerale inferius so tief wie möglich gefaßt und nach kranial angespannt. An der tiefstmöglichen Stelle des vorderen Pfannenrandes, die die Sehne des M. subscapularis erlaubt, wird ein 1,7-mm-Kirschner-Draht mit einer Öse am hinteren Ende durch die zentrale Kanülierung der Faßzange geführt, der Labrum-Kapsel-Komplex perforiert, der Kirschner-Draht auf den Pfannenrand aufgesetzt und nach dorsal durchgebohrt. Während des Bohrvorganges ist der Draht, wie schon bei der Technik nach Caspari beschrieben, 30° nach kaudal und 15° nach dorsomedial gerichtet. Der gewünschte dorsale Austrittspunkt liegt im unteren Bereich der Fossa infraspinata. Ein Fadenpaar der Stärke 1 (monofiler, langsam resorbierbarer Faden) wird nach dorsal durchgezogen. Am dorsalen Ende des Fadens wird ein großer Knoten (Ankerknoten) gemacht und bis zur Verankerung am Knochen nach ventral gezogen.

Abb. 39 In gleicher Weise wie oben beschrieben wird der Labrum-Kapsel-Komplex etwa 1 cm proximal von der ersten Naht gefaßt, nach kranial angespannt und bei ca. 3 Uhr (rechte Schulter) ein weiterer Kirschner-Draht parallel zum vorherigen nach dorsal durchgebohrt. Nach Durchziehen eines weiteren Fadenpaares nach dorsal wird an deren Ende wiederum ein Ankerknoten gemacht und nach ventral gezogen, bis der Knoten sich an der dorsalen Pfannenkortikalis verfängt.

Luxationen 47

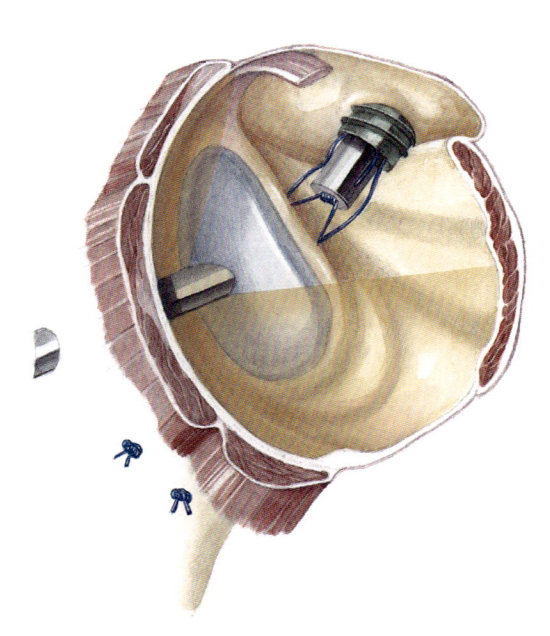

Abb. 40a Mit Hilfe eines Knotenschiebers werden jeweils 2 Fäden miteinander verknotet, so daß schließlich eine doppelte U-Naht über dem Labrum-Kapsel-Komplex entsteht, mit der er am Pfannenrand fixiert wird.

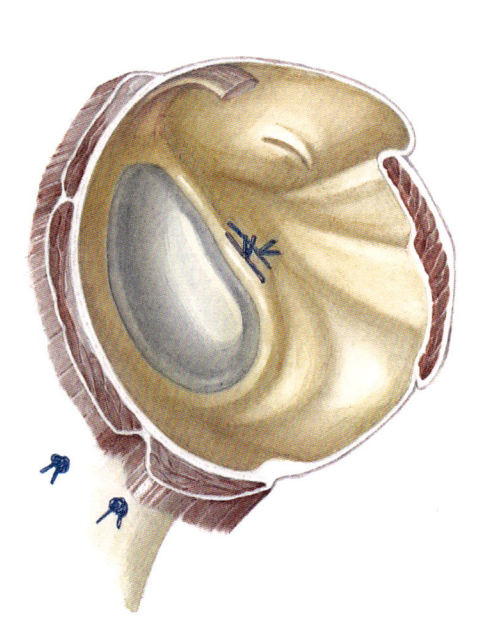

Abb. 40b Der Labrum-Kapsel-Komplex ist mit doppelter U-Naht am Pfannenrand fixiert.

Komplikationen

Intraoperative Komplikationen

Bei zerstörtem oder fehlendem Labrum glenoidale ist das Fassen des Lig. glenohumerale inferius schwierig und die gefaßte Weichteilbrücke schmal. Therapie: Umsteigen auf offene Operation.

Postoperative Komplikationen

Auftreten eins Rezidivs. Therapie: Offene Stabilisierung.

Begleit- und Nachbehandlung

Der Arm wird für 3 Wochen am Körper immobilisiert. Anschließend ist die Außenrotation bis zur Neutralstellung und die Flexion bis 90° erlaubt. Ab der 7. postoperativen Woche erfolgen Bewegungsübungen in allen Ebenen. Die Sportfähigkeit ist mit Beginn des 4. postoperativen Monats gegeben.

Fastag-Technik (Habermeyer)

Im Unterschied zur klassischen Ankernahttechnik besteht das Prinzip dieser Technik darin, daß die Reposition des Labrum-Kapsel-Komplexes und das Einbohren des Ankers in einem Arbeitsgang erfolgen. Die Fixation des Labrum-Kapsel-Komplexes erfolgt nicht über Einzelnähte, sondern über U-Nähte. Der Fadenanker selbst besteht aus einer selbstschneidenden Titanschraube mit einer Fadenöse, durch die ein resorbierbarer Faden der Stärke 1 geführt wird. Er wird durch die Kanülierung einer speziellen Faßzange eingebohrt.

Narkose: Allgemeinnarkose, Regionalanästhesie (interskalenäre Plexusblockade nach Winnie).

Lagerung: Rücken- oder Seitenlagerung (Achtung! Regionalanästhesie und Seitenlagerung verträgt sich nicht).

Zugangswege: Dorsaler und ventraler Standardzugang.

Arbeitsschritte

1 Präparation des vorderen Pfannenrandes.
2 Fassen des Labrum-Kapsel-Komplexes mit Faßzange.
3 Perforation des Labrum-Kapsel-Komplexes mit Fadenanker, Aufsetzen auf Pfannenrand und Einbohren des Fadenankers.
4 Neuerliches Fassen des Labrum-Kapsel-Komplexes weiter proximal und Wiederholen des obigen Vorganges.
5 Knüpfen der Fadenpaare mit Knotenschieber zu Doppel-U-Naht.

Spezielle Technik

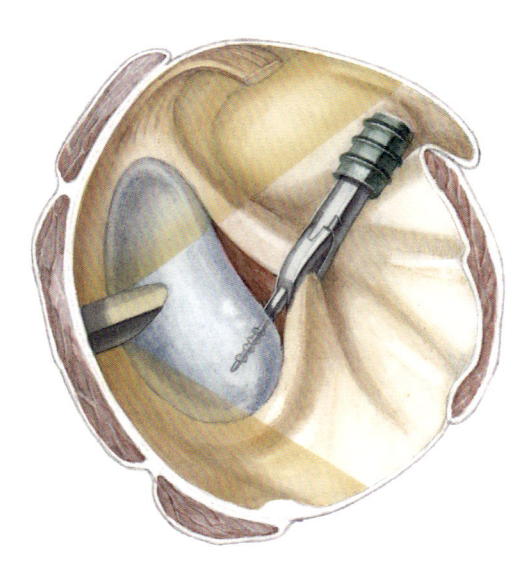

Abb. **41a** Der Labrum-Kapsel-Komplex bzw. das Labrum glenoidale wird im Bereich des unteren Glenohumeralbandes mit der Faßzange gefaßt, nach kranial angespannt und der selbstschneidende Fadenanker an der tiefstmöglichen Stelle des Pfannenrandes, die der vordere Standardzugang erlaubt, auf den Pfannenrand aufgesetzt und eingebohrt. Der durch die Öse des Ankers gezogene Faden wird ventral ausgeleitet.

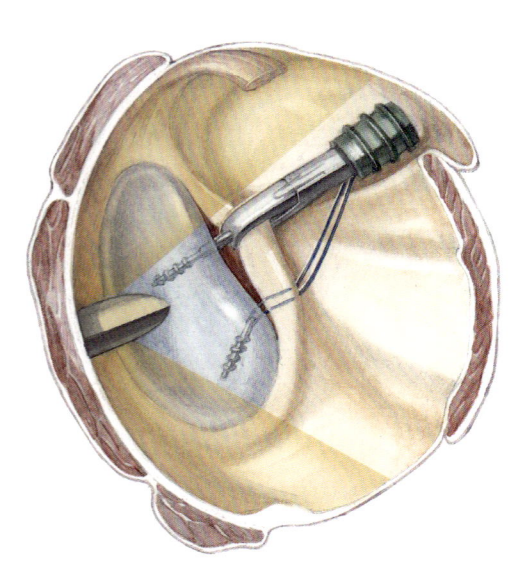

Abb. **41b** Etwas über dem ersten Fadenanker wird das Labrum neuerlich gefaßt und ein weiterer Fadenanker etwa 1 cm proximal vom ersten in gleicher Weise eingebohrt. Auch dieser Faden wird ventral ausgeleitet.

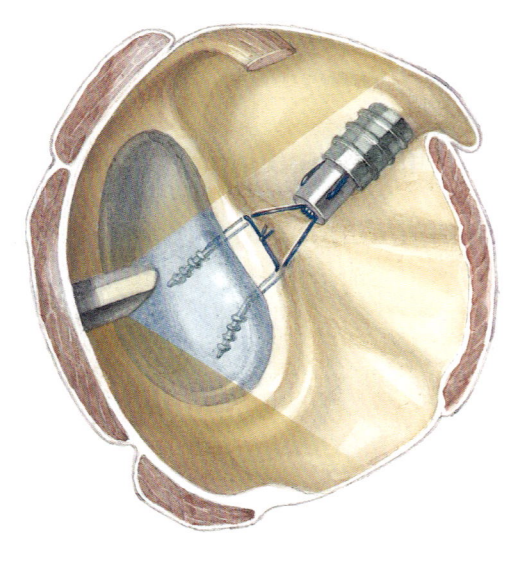

Abb. **41c** Beide Fadenpaare werden mit einem Knotenschieber zu einer Doppel-U-Naht geknüpft.

Komplikationen

Intraoperative Komplikationen

Bei fehlendem oder schwer destruiertem Labrum kann das Fassen des Labrum-Kapsel-Komplexes schwierig sein, so daß er häufig nur über eine schmale Weichteilbrücke gefaßt werden kann. Therapie: Frühzeitiger Wechsel zur offenen Operation.

Postoperative Komplikationen

Auftreten eines Rezidivs. Therapie: Offene Stabilisierung.

Begleit- und Nachbehandlung

Gleich wie bei Drei-Punkt-Nahttechnik (s. S. 47).

Ankernahttechnik (Wolf)

Die Ankernahttechnik beruht auf dem Einbringen von Fadenankern am Pfannenrand, wobei die Weichteile nicht mit U-Nähten (s.o.), sondern mit Einzelnähten an den Pfannenrand fixiert werden. Diese Technik wurde erstmals von Richmond für die offene Stabilisierung beschrieben und wurde von Wolf für arthroskopische Zwecke abgewandelt.

Luxationen 49

Narkose: Allgemeinnarkose oder Regionalanästhesie (interskalenäre Plexusblockade nach Winnie).

Lagerung: Rücken- oder Seitenlagerung.

Zugangswege: Dorsaler Zugang, vorderer unterer Zugang und vorderer oberer Zugang.

Arbeitsschritte
1 Präparation des Pfannenrandes.
2 Bohren der Ankerlöcher.
3 Anschlingen des Labrum-Kapsel-Komplexes.
4 Einführen der Anker in Bohrlöcher.
5 Knüpfen der Fäden.

Spezielle Technik

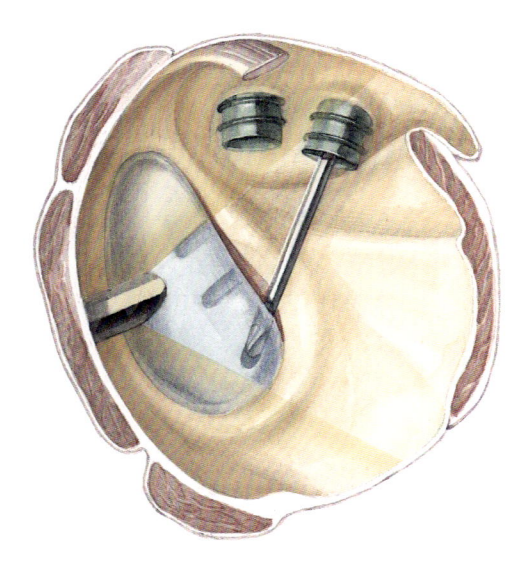

Abb. **42a** Nach sorgfältiger Präparation des Pfannenrandes und ausgedehntem Anfrischen des Knochens werden an der Knorpel-Knochen-Grenze 2–3 Löcher zur späteren Aufnahme der Fadenanker gebohrt. Das unterste Loch wird am tiefsten Punkt, den der vordere untere Zugang zuläßt, gebohrt.

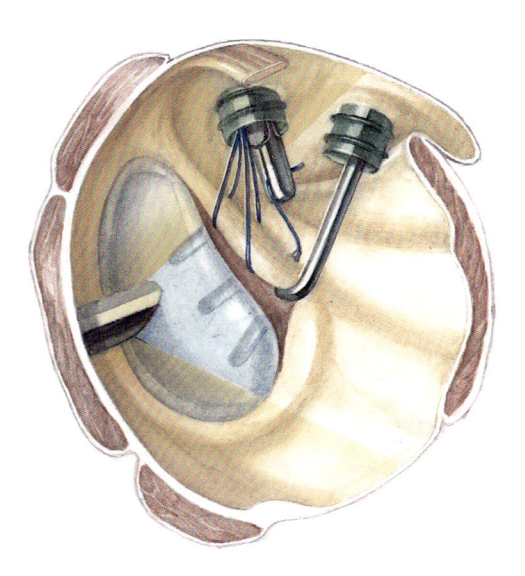

Abb. **42b** Mit einer gebogenen, kanülierten Nadel (Suture Hook) wird der Labrum-Kapsel-Komplex so tief wie möglich durchstochen und ein Faden der Stärke 0 (monofil, langsam resorbierbar) durch die Kanülierung geschoben, bis er sichtbar wird. Mit einer Faßzange wird der Faden über den vorderen oberen Zugang ausgeleitet. Insgesamt werden so viele Nähte gesetzt wie Anker geplant sind.

Komplikationen

Intraoperative Komplikationen

Durchschneiden des Fadens durch das Ankeröhr bzw. Ausreißen eines Ankers. Therapie: Setzen eines neuen Ankers in der Nähe.
Schlechte Kapselqualität. Therapie: Frühzeitiger Wechsel zur offenen Operation.

Postoperative Komplikationen

Bei Rezidiv offene Revisionsoperation.

Begleit- und Nachbehandlung

Gleich wie bei Drei-Punkt-Nahttechnik (s. S. 47).

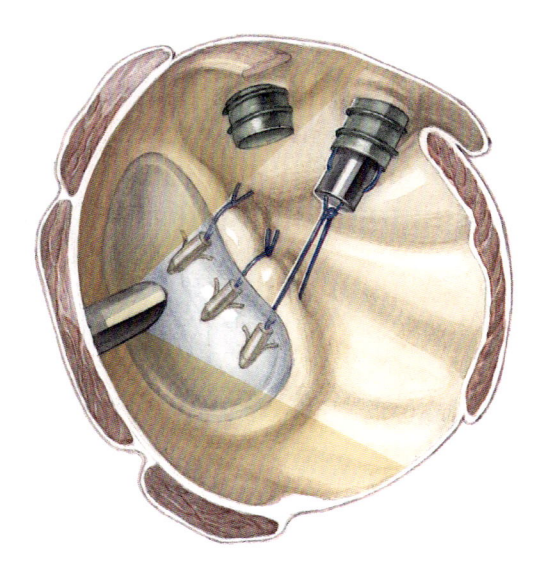

Abb. **42c** Schließlich werden alle Fäden über den vorderen unteren Zugang ausgeleitet. Jeweils das Ende eines Fadens wird durch die Öse eines Ankers gezogen und der Anker mit dem Ankersetzgerät in das vorgefertigte Loch eingeführt, wobei mit dem untersten Loch begonnen wird. Ein sog. Gleitknoten (Fischermann-Knoten) wird außen vorgelegt und mit dem Knochenschieber nach innen transportiert. Alle drei Fäden werden in gleicher Weise geknüpft, wobei zuvor das Armgewicht entfernt wurde.

Refixation einer Slap-Läsion

Indikationen

Nur der Typ II (losgelöster Bizepsanker) und IV (Labrumteilabriß und Längsriß im Bizepsursprung) nach Snyder sind zur Refixation geeignet (s. S. 28). Bei Typ I wird lediglich ein Débridement des freien Labrumrandes und beim Typ III eine Korbhenkelresektion durchgeführt. Die Refixation erfolgt mit dem sogenannten IXL-Instrumentarium und zwar mit dem 6-mm-Kanülensystem.

Narkose: Allgemeinnarkose oder Plexusblockade nach Winnie.

Lagerung: Rücken- oder Seitenlagerung.

Zugangswege: Dorsaler Zugang, ventraler Standardzugang und kranialer Zugang.

Arbeitsschritte

1. Anfrischen des Pfannenrandes mit Kugelfräse.
2. Aufsuchen des kranialen Zuganges mit Punktionsnadel.
3. Einführen der Fixationskanüle mit stumpfem Trokar.
4. Einführen der Führungsdraht-Bohrer-Kombination und Perforation des Labrum glenoidale.
5. Reposition des Labrums auf Pfannenrand und Einbohren bis Tiefenanschlag.
6. Öffnen des Arretiermechanismus, Nachschlagen des Führungsdrahtes und Entfernen des Bohrers.
7. Einschlagen eines resorbierbaren Dübels.

Spezielle Technik

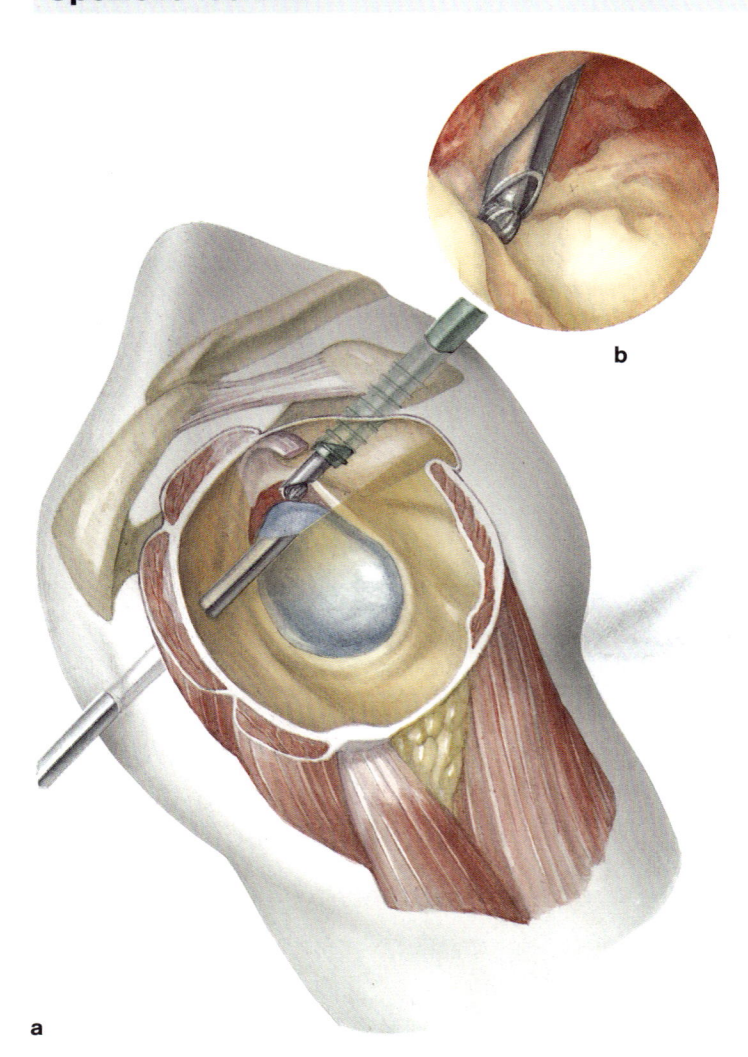

Abb. 43a u. b Mit der über dem ventralen Standardzugang eingeführten 3,5-mm-Kugelfräse wird der knöcherne Pfannenrand im Bereich der gesamten Labrumablösung angefrischt und gleichzeitig eine kleine Knochenrinne gefräst (**a**). Durch das Fräsen von zwei kleinen Mulden kann die Sicht auf die Spitze des zu plazierenden Führungsdrahtes verbessert werden (**b**).

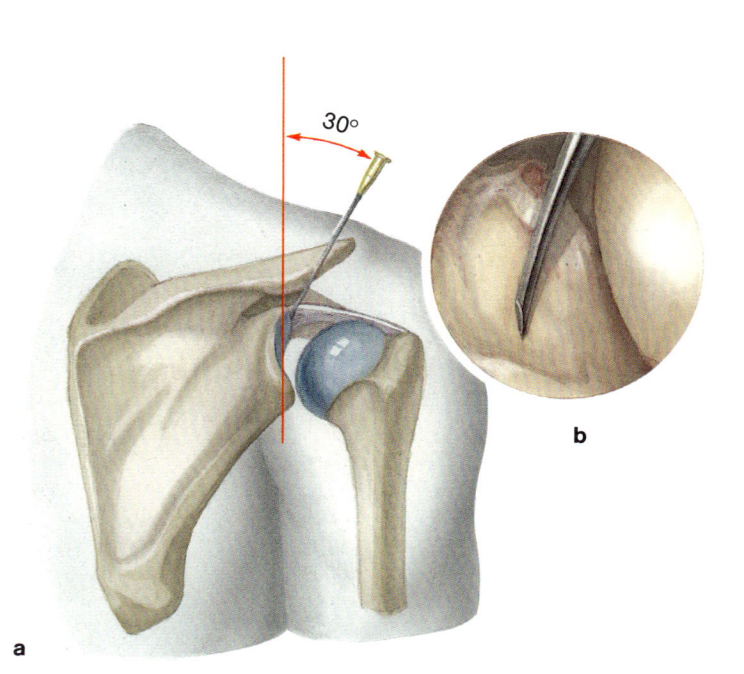

Abb. 44a u. b Entscheidend bei der Suche nach dem günstigsten Zugang ist, daß auf eine Refixation des Labrums hinter dem Bizepsanker abgezielt wird und daß die Nadel einen Winkel von ca. 30° zur Pfannenebene aufweist (**a**). Bei zu tangentialer Lage besteht beim Einbohren die Gefahr der Knorpelperforation. Ist eine Umgehung des Akromions nicht möglich, kann ausnahmsweise ein transakromialer Zugang gewählt werden. Das arthroskopische Bild zeigt die Einschätzung der richtigen Nadellage (**b**).

Luxationen

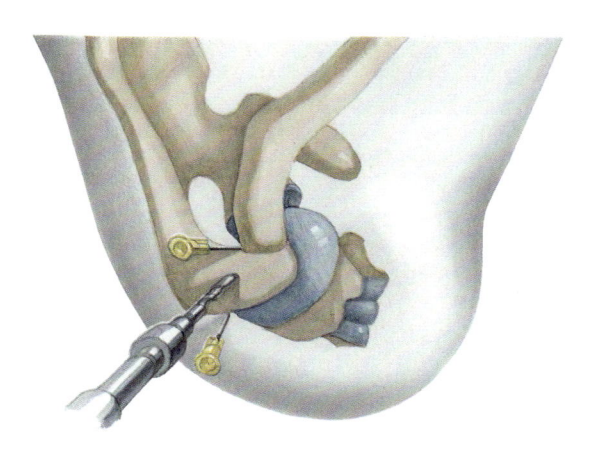

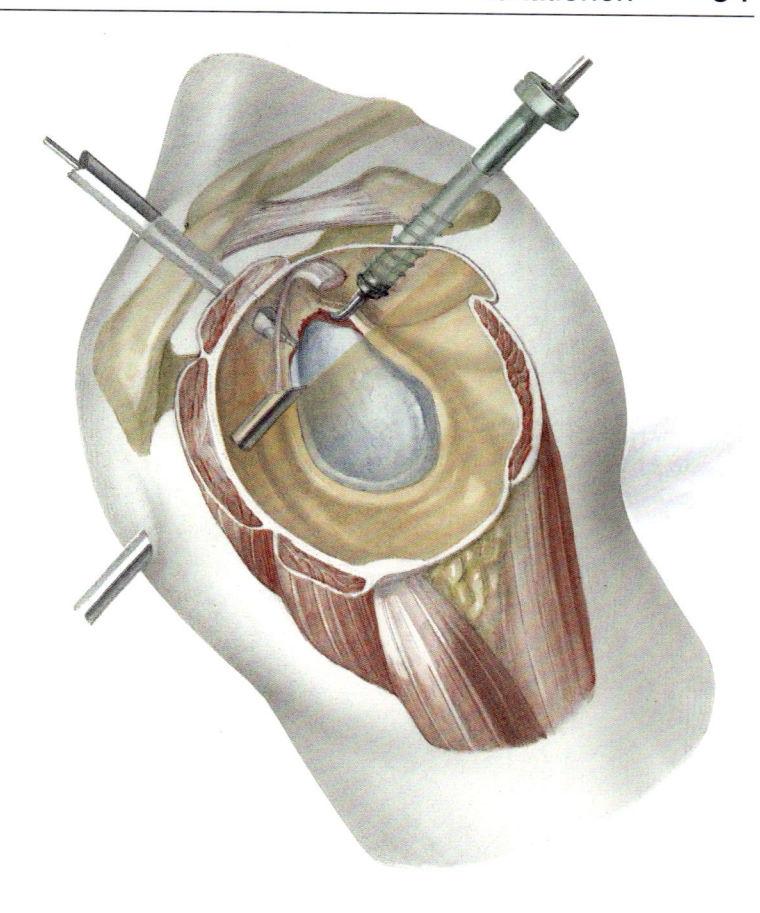

Abb. 45 Transakromialer Zugang (Resch): In der Mitte des Akromions wird ein 6 mm großes Loch gebohrt, das mit dem stumpfen Trokar auf etwa 7 mm aufgeweitet wird. Um die Mitte des Akromions zu finden, wird mit 2 Nadeln die mediale und laterale Begrenzung des Akromions durch Punktion aufgesucht und die Distanz zwischen den beiden Nadeln halbiert. Wesentlich ist, daß beim Bohren die mediale und laterale Kontur des Akromions unversehrt bleibt, um seine Eigenstabilität zu erhalten. Die Gefahr einer Fraktur ist jedoch gering, weil das Akromion zusätzlich durch einen kräftigen Bandapparat mit der Klavikula verbunden ist.
Am häufigsten liegt der Zugang zum postero-superioren Labrum am lateralen Rand des Akromions. Daher erfolgt die Darstellung der Refixationstechnik über einen Zugang, der am lateralen Rand des Akromions gelegen ist.

Abb. 46 Die 6 mm dicke metallische Trokarhülse mit stumpfem Trokar wird über den ausgewählten kranialen Zugang durch den M. supraspinatus hindurch in das Gelenk eingeführt (intraartikuläre Technik). Das dorsal vom Bizepsanker gelegene Labrum wird mit dem durch den stumpfen Trokar eingeführten Kirschner-Draht perforiert und probeweise auf den Pfannenrand reponiert. Mit dem über den ventralen Standardzugang eingeführten Tasthaken wird das Manöver unterstützt.

52   Schultergelenk

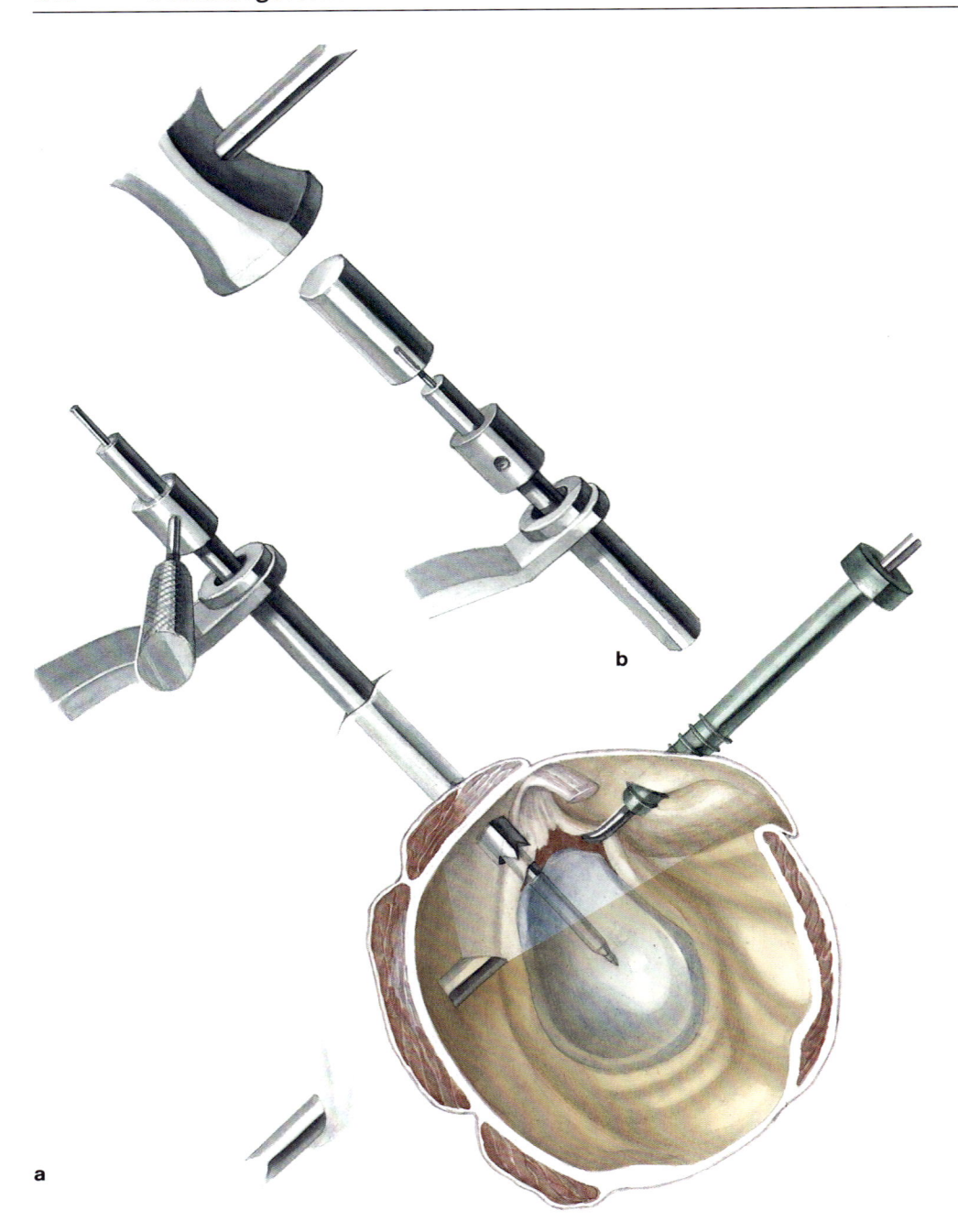

Abb. **47a** u. **b**   Hat man die richtige Perforationsstelle des Labrums gefunden, wird der stumpfe Trokar entfernt und die Führungsdraht-Bohrer-Kombination eingeführt. Das Labrum wird an gleicher Stelle aufgefädelt, auf den Pfannenrand reponiert und die Spitze des Führungsdrahtes unter Sicht in der knöchernen Pfannenrandmulde plaziert. Die Führungsdraht-Bohrer-Kombination wird bis zum Tiefenanschlag eingebohrt (**a**). Die Arretierschraube wird gelockert und der Führungsdraht nachgeschlagen (**b**).

Luxationen 53

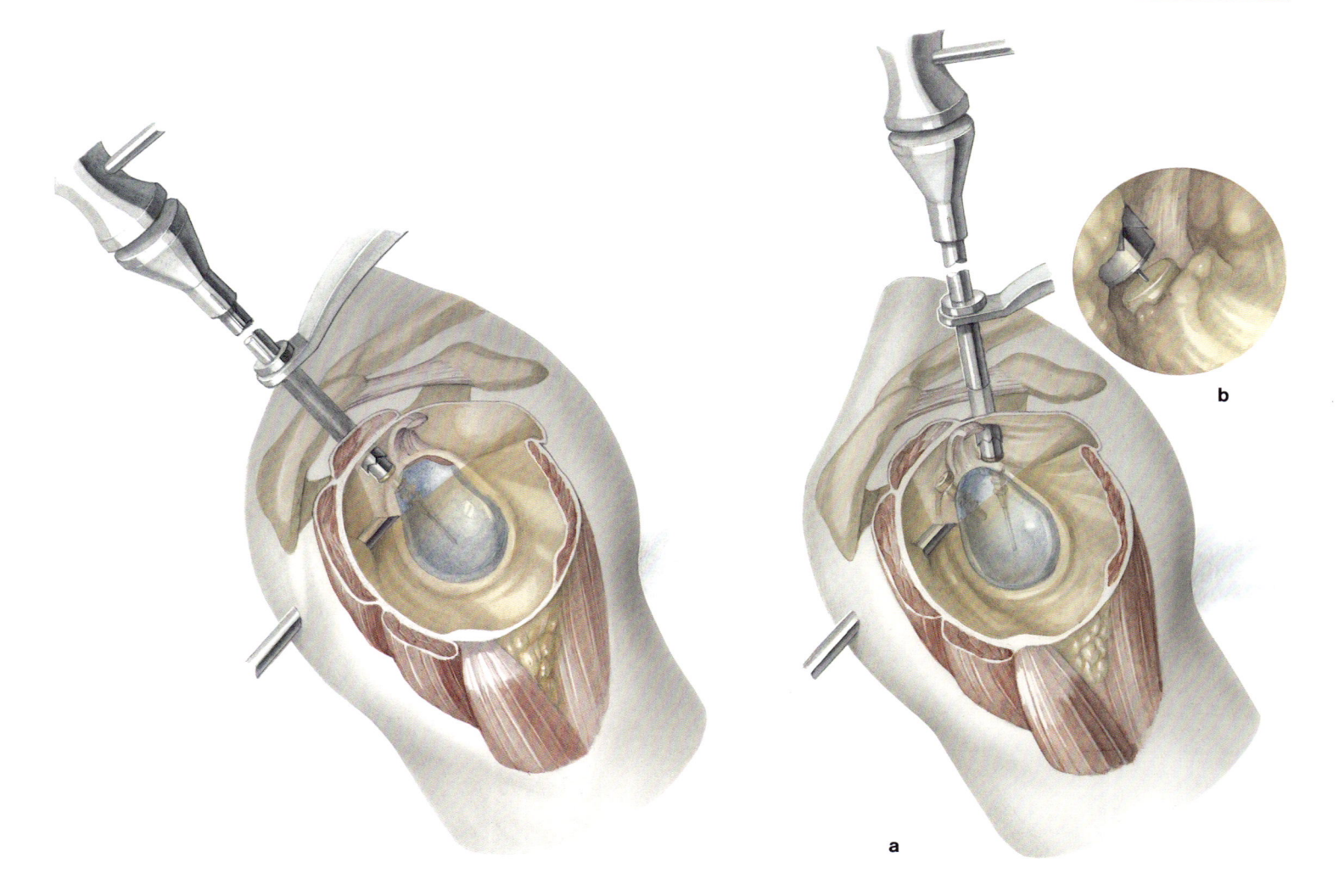

Abb. 48 Ein resorbierbarer Dübel mit 6 mm Kopfdurchmesser (Suretac I) wird über den Führungsdraht mit dem Suretacdriver eingeschlagen.

Abb. 49a u. b Der ventral des Bizepsankers gelegene Dübel wird über dem vorderen oberen Zugang in gleicher Weise eingebracht, wobei die Einbringung auch über die übliche Arbeitskanüle erfolgen kann. Der Bizepsanker ist somit über das dorsal und ventral von ihm gelegene Labrum am oberen Pfannenpol mit je einem Dübel fixiert (a). Achtung: Eine Slap-Läsion muß immer dorsal und ventral des Bizepsankers refixiert werden, wobei die dorsale Fixation sehr wichtig ist, da der Großteil der Sehnenfasern aus dem dorsalen Labrum entspringt (b).

Komplikationen

Intraoperative Komplikationen

Bei zu tangentialer Bohrrichtung zur Gelenksfläche kann es zum Aufwölben des Knorpels und sogar zu seiner Perforation beim Einschlagen des Dübels kommen. Therapie: Wird die subchondrale Lage schon beim Bohren durch Vorwölbung des Knorpels bemerkt, muß der Bohrer umgesetzt und neuerlich in größerem Winkel zur Gelenksfläche eingebohrt werden.

Begleit- und Nachbehandlung

Der Arm wird am Körper für 4 Wochen immobilisiert. In dieser Zeit wird er zweimal pro Woche passiv abduziert, um ein Verkleben des Subakromialraumes und des Recessus axillaris zu vermeiden. Nach 6 Wochen wird mit aktiven Bewegungsübungen in allen Ebenen ohne Belastung begonnen. Eine Gewichtsbelastung ist erst nach 3 Monaten erlaubt, wobei Wurfbewegungen erst nach 5 Monaten durchgeführt werden dürfen.

Refixation einer Andrews-Läsion

Als Andrews-Läsion werden traumatische Labrumablösungen am vorderen oberen Pfannenrand bezeichnet (s. S. 27). Da dadurch auch der Ursprung des Lig. glenohumerale medium abgelöst wird, kommt es zu einer diskreten Instabilität des Humeruskopfes in vorderer oberer Richtung, wobei die klinischen Zeichen impingementartig imponieren.

Narkose, Lagerung: Wie bei Slap-Läsion.

Zugangswege: Dorsaler Zugang und vorderer oberer Standardzugang.

Arbeitsschritte und spezielle Technik

Wie im Rahmen der Slap-Läsion für das ventral des Bizepsankers abgelöste Labrum. Da die Refixation bzw. das Einbringen des Dübels ziemlich genau in der Verlängerung des vorderen Standardzuganges gelegen ist, ist die technische Durchführung zumeist sehr einfach. Wichtig ist, daß immer eine kleine Pfannenrandmulde gefräst wird, um den Führungsdraht sicher unter Sicht plazieren zu können. Wird eine Nahttechnik bevorzugt, so kann jede der beschriebenen Techniken verwendet werden.

Arthroskopische Refixation einer posterioren Labrumablösung

In seltenen Fällen und zwar fast ausschließlich bei Wurfsportlern kann sich eine diskrete hintere Instabilität mit Ablösung des Labrum glenoidale in der hinteren unteren Pfannenhälfe entwickeln. Im Bereich der hinteren oberen Pfannenhälfte kann es ebenfalls zu Labrumablösungen entweder im Rahmen einer Slap-Läsion (s.o.) oder durch Anschlagen des Humeruskopfes im Ansatzbereich der Supraspinatussehne bei Wurfbewegungen kommen (sog. hinteres Impingement nach G. Walch und C. Jobe; s. S. 27).

Im dorsalen Bereich ist nur die Fixation mittels selbsthaftender Dübel bekannt. Die Einbringung der Dübel erfolgt mit dem IXL-Instrumentarium, Nahttechniken wurden bisher keine publiziert.

Narkose: Allgemeinnarkose oder Regionalanästhesie (interskalenäre Plexusblockade nach Winnie).

Lagerung: Rücken- oder Seitenlagerung.

Zugangswege: Dorsaler und ventraler Standardzugang.

Arbeitsschritte
1. Einführen des Arthroskopes über den ventralen Standardzugang.
2. Präparation und Anfrischen des dorsalen knöchernen Pfannenrandes mit Elevatorium und Kugelfräse.
3. Einführen der Refixationskanüle mit stumpfem Trokar von dorsal.
4. Fixation des dorsalen Labrum-Kapsel-Komplexes von intra- oder extrakapsulär.

In der unteren Pfannenhälfte wird meist eine extrakapsuläre (extraartikuläre) Technik verwendet, da die Kapsel zumeist überdehnt ist und deshalb einer Kürzung bedarf, d.h., sie wird labrumnahe gefaltet und die Falte mit dem Labrum an den knöchernen Pfannenrand fixiert. Im kranialen Bereich (Walch-Läsion, Slap-Läsion) wird nur das Labrum anfixiert, d.h., es wird auf intraartikulärem Wege vorgegangen. Sowohl die extra- als auch intraartikulären Techniken unterscheiden sich nicht von den Techniken, wie sie für den ventralen Pfannenrand beschrieben sind.

Luxationen 55

Spezielle Technik

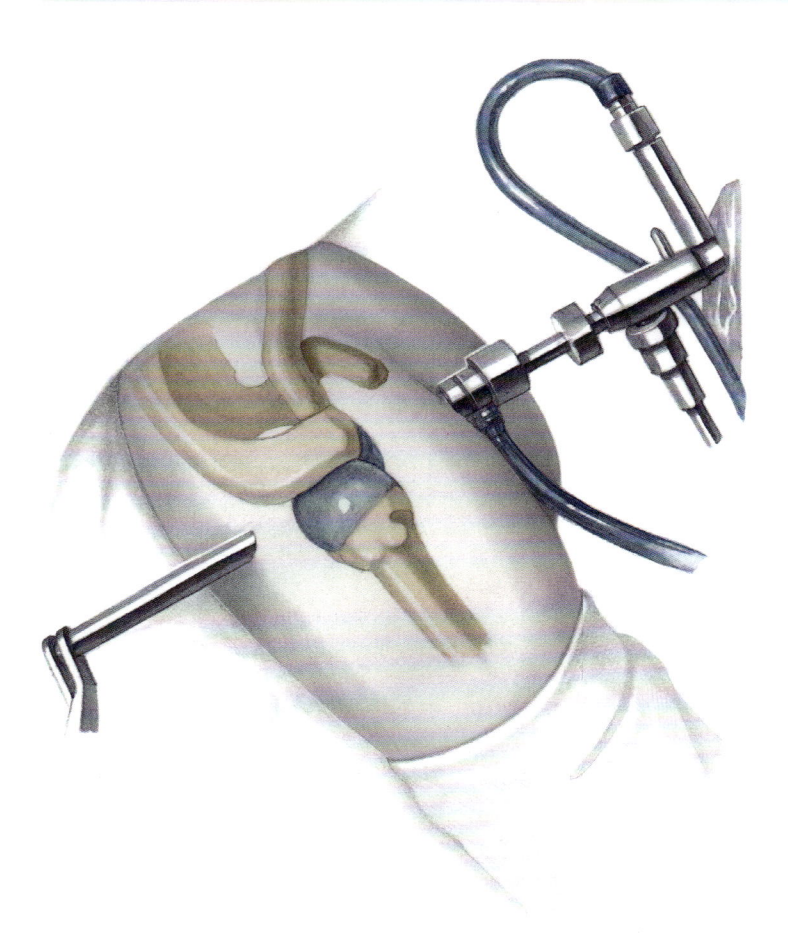

Abb. 50 Anordnung der Instrumente: Die Optik ist über den vorderen Standardzugang und die Fixationskanüle über einen dorsalen Zugang, dessen genaue Lage mittels Punktion mit einer Spinalnadel festgelegt wurde, eingeführt.

56 Schultergelenk

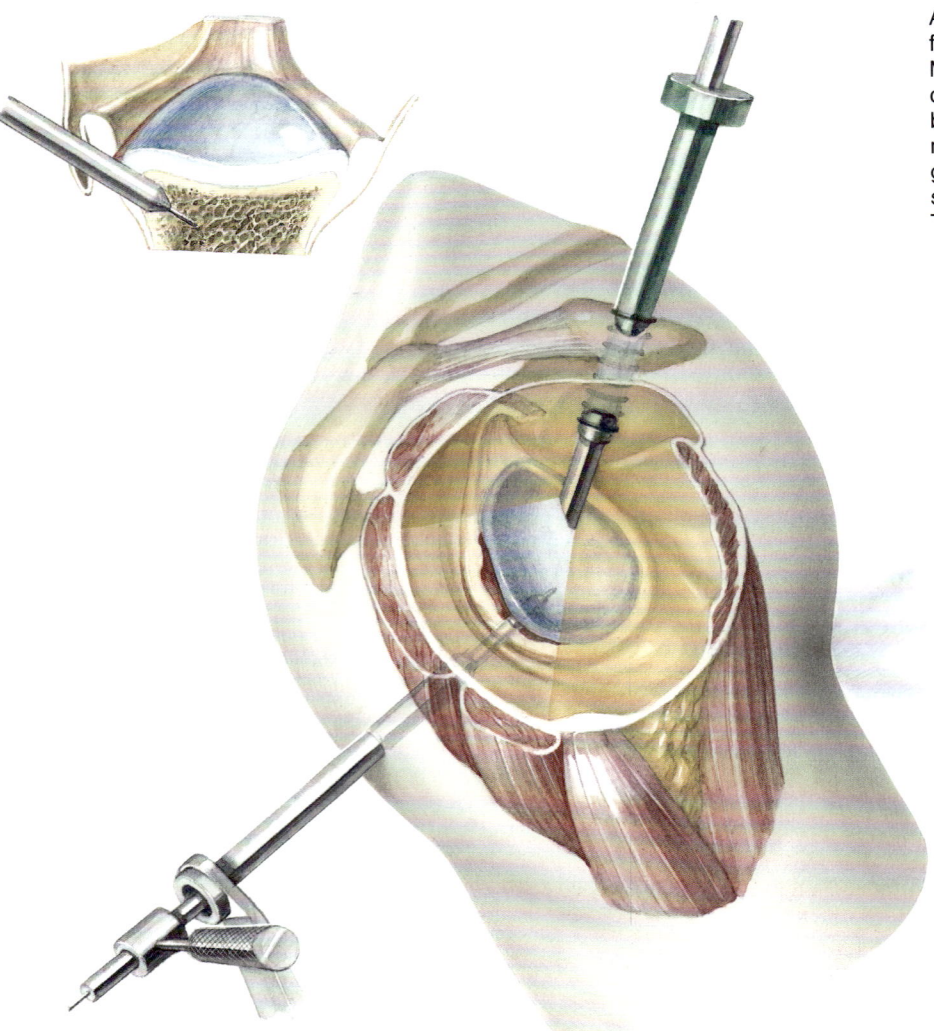

Abb. 51 Extraartikuläre Technik mit Kapselraffung: Nach Anfertigen einer Refixationsrinne und Mulde ähnlich wie am vorderen Pfannenrand wird die Kapsel mit der Führungsdraht-Bohrer-Kombination labrumnahe perforiert, anschließend neuerlich durch das Labrum selbst durchgegangen, wodurch sich eine Falte bildet (Insert) und schließlich in der vorgefertigten Mulde bis zum Tiefenanschlag eingebohrt.

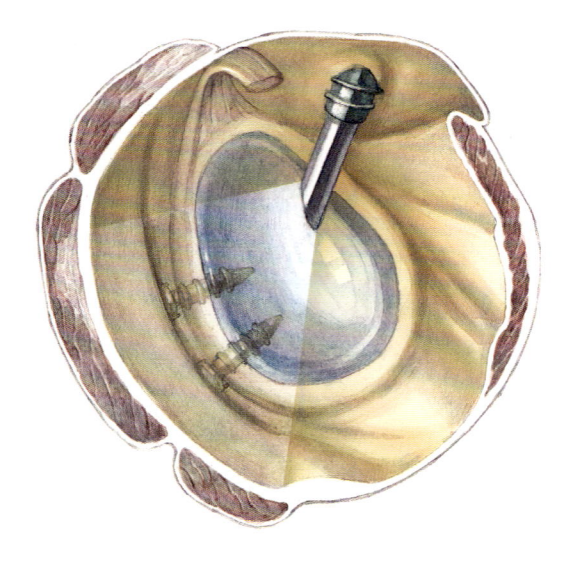

Abb. 52 Labrum-Kapsel-Refixation mit 2 extraartikulär eingebrachten 8 mm Dübel (Suretac II). Die Kapsel ist durch Faltenbildung gleichzeitig gerafft.

Abb. 53 Intraartikuläre Technik: Die Fixationskanüle wird mit dem stumpfen Trokar durch die Kapsel in das Gelenk eingeführt und das Labrum selbst mit einem resorbierbaren Dübel anfixiert. Achtung: Grundsätzlich gilt, daß für die Refixation des Labrums ein 6-mm-Dübel (Suretac I) verwendet wird. Durch das straffe Gewebe des Labrums besteht keine Gefahr des Durchschneidens des Kopfes durch das Gewebe. Bei Fixation der Kapsel (extraartikuläre Methode) ist jedoch ein 8-mm-Dübel (Suretac II) zu empfehlen.

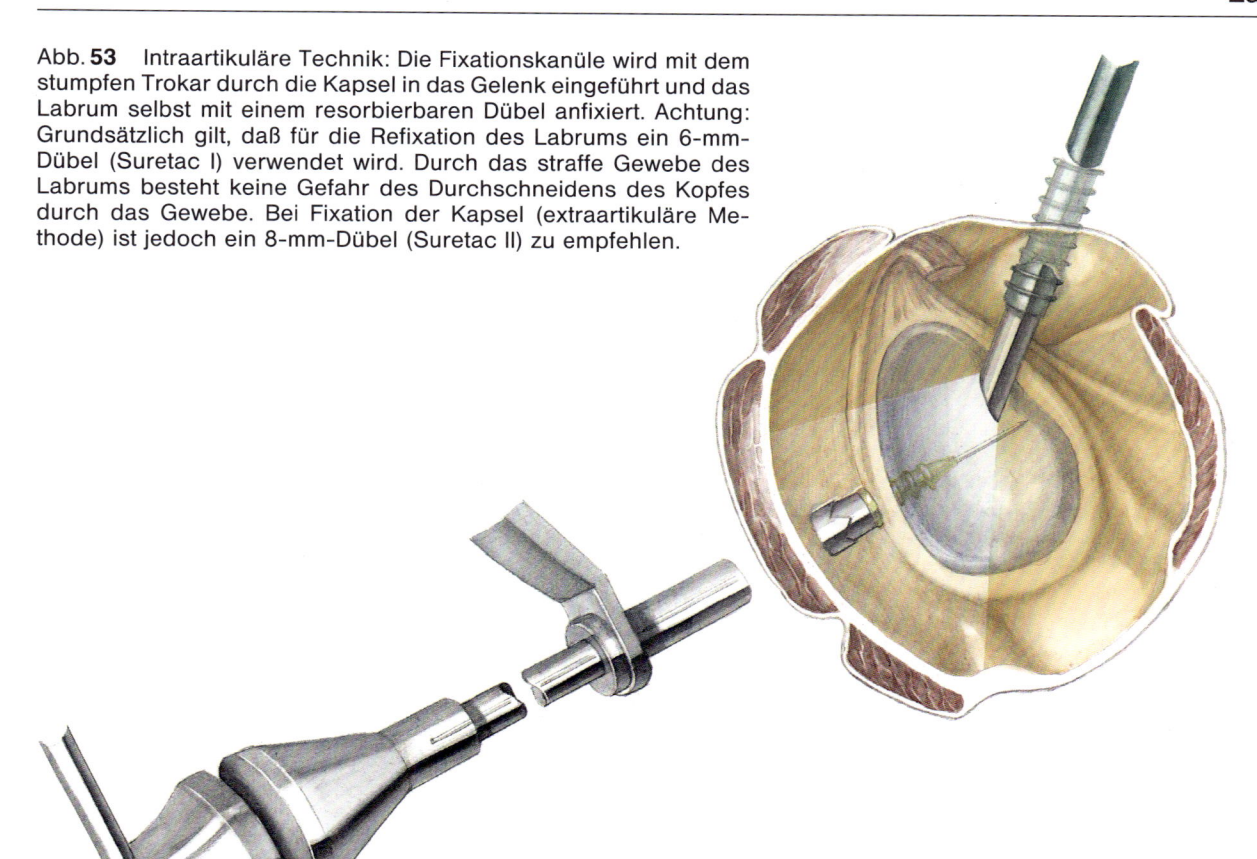

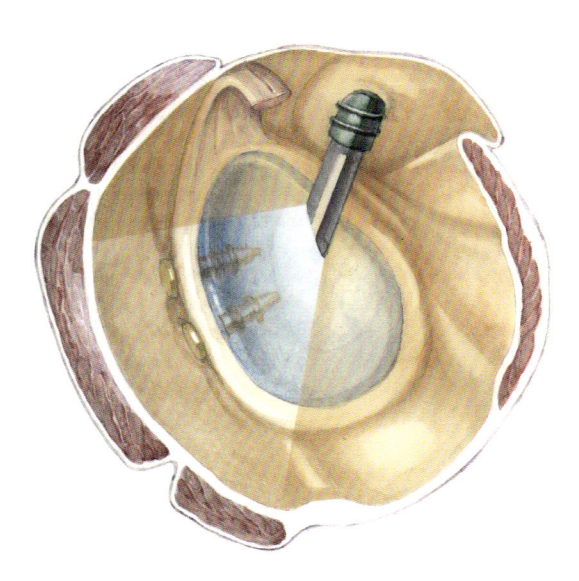

Abb. 54 Labrum mit 2 intraartikulär liegenden Dübeln refixiert.

Komplikationen

Siehe extra- und intraartikuläre Technik mit resorbierbaren Dübeln, S. 42.

Arthroskopische Refixation eines vorderen Pfannenrandfragmentes

Frische Pfannenrandfrakturen von mehr als Kortikalisdicke im vorderen unteren Pfannenbereich führen durch Pfannenverkleinerung zu einer Reluxationstendenz. Solche Fragmente sollten daher im frischen Zustand reponiert und verschraubt werden. Vorausgesetzt, daß das Fragment nicht in sich gebrochen ist, ist eine arthroskopische Reposition und Verschraubung innerhalb der ersten 10 Tage möglich.

Indikationen

Frische Frakturen im vorderen unteren Pfannenbereich nach einer Schulterluxation.

Narkose, Lagerung: Wie bei arthroskopischer extraartikulärer Bankart-Operation (s. S. 37).

Zugangswege: Dorsaler Zugang, vorderer oberer und vorderer unterer, transsubskapulärer Zugang.

Arbeitsschritte

1 Ausspülen des Hämarthros.
2 Reposition des Fragmentes mit Tasthaken über vorderen oberen oder Standardzugang.
3 Einführen der Fixationskanüle über transsubskapulären Zugang.
4 Feinreposition des Fragmentes mit Tasthaken und stumpfem Trokar.
5 Einbohren der Führungsdraht-Bohrer-Kombination durch das Fragment.
6 Eindrehen einer kanülierten Schraube.

Spezielle Technik

Für die arthroskopische Verschraubung von Pfannenrandfragmenten empfiehlt sich das sog. „Arthroskopische und Percutane Verschraubungs-System". Es verfügt über einen Spezialschraubenzieher mit Faß- und Loslaßmechanismus für Schrauben, mit dem 2,7 mm dicke, selbstschneidende, kanülierte Titanschrauben eingebracht werden können. Das Prinzip der Technik ist jener der arthroskopischen extraartikulären Bankart-Operation sehr ähnlich.

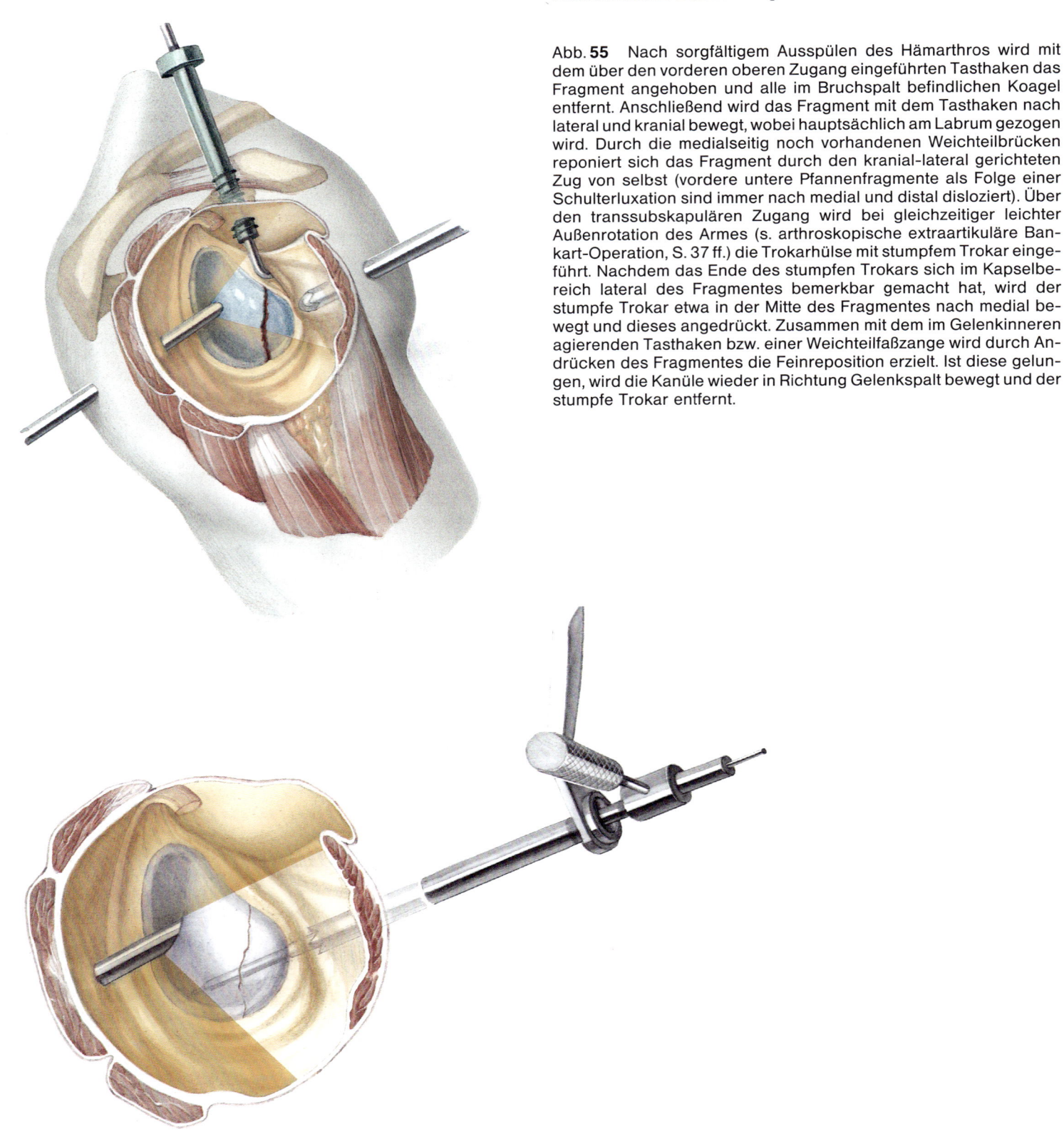

Abb. 55 Nach sorgfältigem Ausspülen des Hämarthros wird mit dem über den vorderen oberen Zugang eingeführten Tasthaken das Fragment angehoben und alle im Bruchspalt befindlichen Koagel entfernt. Anschließend wird das Fragment mit dem Tasthaken nach lateral und kranial bewegt, wobei hauptsächlich am Labrum gezogen wird. Durch die medialseitig noch vorhandenen Weichteilbrücken reponiert sich das Fragment durch den kranial-lateral gerichteten Zug von selbst (vordere untere Pfannenfragmente als Folge einer Schulterluxation sind immer nach medial und distal disloziert). Über den transsubskapulären Zugang wird bei gleichzeitiger leichter Außenrotation des Armes (s. arthroskopische extraartikuläre Bankart-Operation, S. 37 ff.) die Trokarhülse mit stumpfem Trokar eingeführt. Nachdem das Ende des stumpfen Trokars sich im Kapselbereich lateral des Fragmentes bemerkbar gemacht hat, wird der stumpfe Trokar etwa in der Mitte des Fragmentes nach medial bewegt und dieses angedrückt. Zusammen mit dem im Gelenkinneren agierenden Tasthaken bzw. einer Weichteilfaßzange wird durch Andrücken des Fragmentes die Feinreposition erzielt. Ist diese gelungen, wird die Kanüle wieder in Richtung Gelenkspalt bewegt und der stumpfe Trokar entfernt.

Abb. 56 Die Führungsdraht-Bohrer-Kombination wird eingeführt, bis die Spitze des Führungsdrahtes unmittelbar lateral und in etwa halber Höhe des Fragmentes die Kapsel perforiert. Ausgehend von der Mitte des Fragmentes wird nun die Spitze der Führungsdraht-Bohrer-Kombination zurückgezogen und gefühlsmäßig etwa 5 mm nach medial bewegt und eingebohrt. Mit der Spitze des Bohrers können jetzt noch Feinrepositionen durchgeführt werden. Als Zeichen der richtigen Plazierung des Bohrers zeigt sich das Fragment stabil anfixiert. Der Arretiermechanismus am Ende des Bohrers wird geöffnet, der Führungsdraht nachgeschlagen und schließlich der Bohrer entfernt.

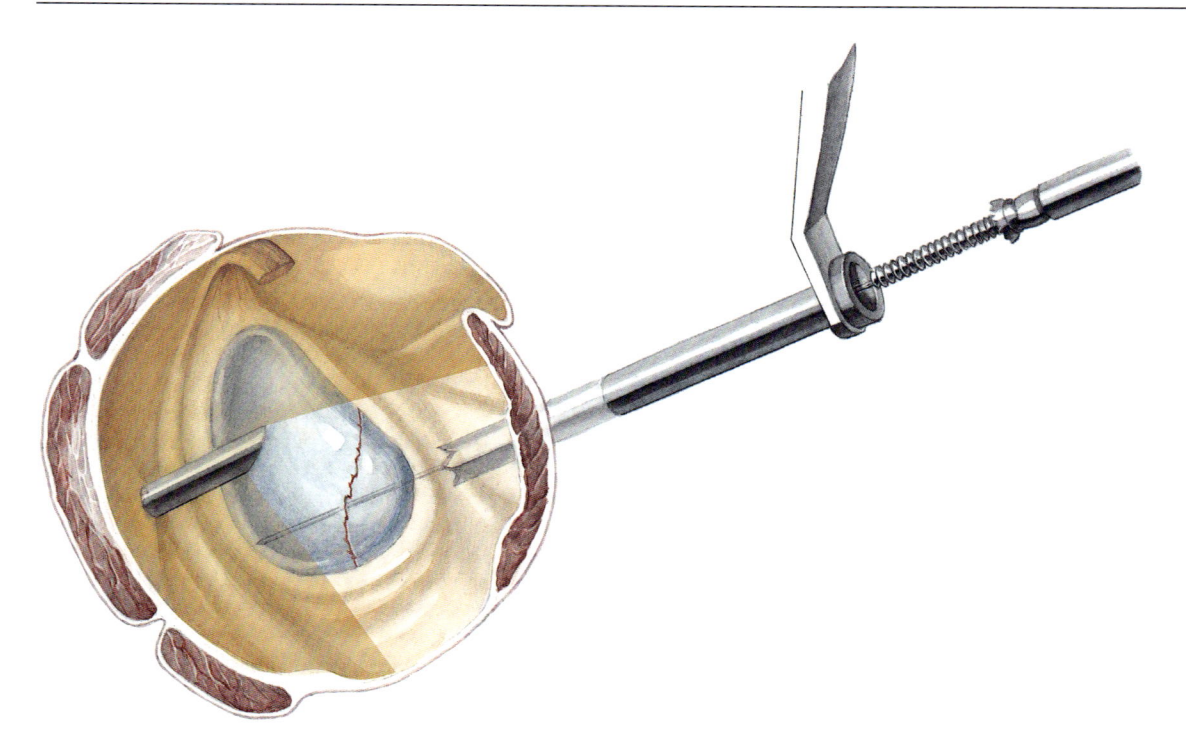

Abb. 57 Je nach Größe des Fragmentes wird eine ca. 20–30 mm lange kanülierte selbstschneidende Titanschraube mit Unterlagscheibe eingedreht.

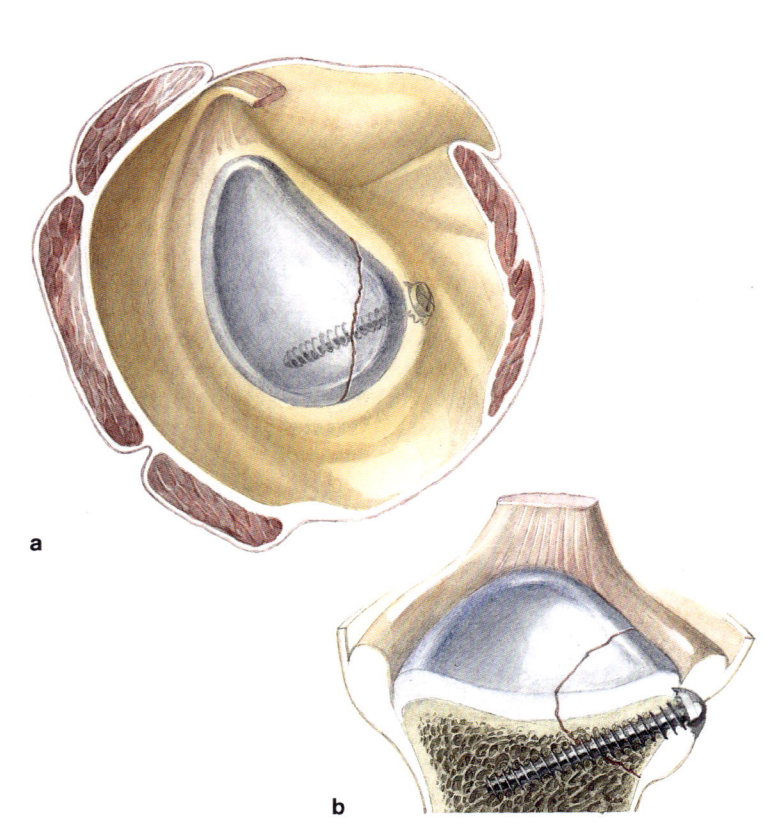

Abb. 58a u. b Pfannenrandfraktur verschraubt. Eine Schraube ist zumeist ausreichend (**a**). Bei Gefahr des Überstehens der Unterlagscheibe über Pfannenrand wird eine Schraube ohne Unterlagscheibe verwendet (**b**).

Komplikationen

Intraoperative Komplikationen

Bei in sich frakturiertem Fragment ist die Reposition sehr schwierig. Therapie: Rascher Wechsel zur offenen Operation noch vor Weichteilschwellung.

Begleit- und Nachbehandlung

Gleich wie bei arthroskopischer extraartikulärer Bankart-Operation, s. S. 42.

Arthroskopische Behandlung einer Schultersteife

Schultersteifen treten sowohl posttraumatisch als auch postoperativ auf. Führt die konservative Behandlung zu keiner Besserung, kann die operative Behandlung mit pfannenrandnaher Durchtrennung der Kapsel notwendig werden.

Indikationen

Posttraumatische, postoperative und atraumatische (Capsulitis adhaesiva) Schultersteife.

Narkose: Allgemeinnarkose, Regionalanästhesie.

Zugangswege: Vorderer Standardzugang und hinterer Zugang.

Arbeitsschritte

1 Diagnostische Arthroskopie zur Abklärung der Ursache der Einsteifung.
2 Durchtrennung der Kapsel im vorderen unteren Bereich.
3 Durchtrennung der Kapsel im hinteren unteren Bereich.

Spezielle Technik

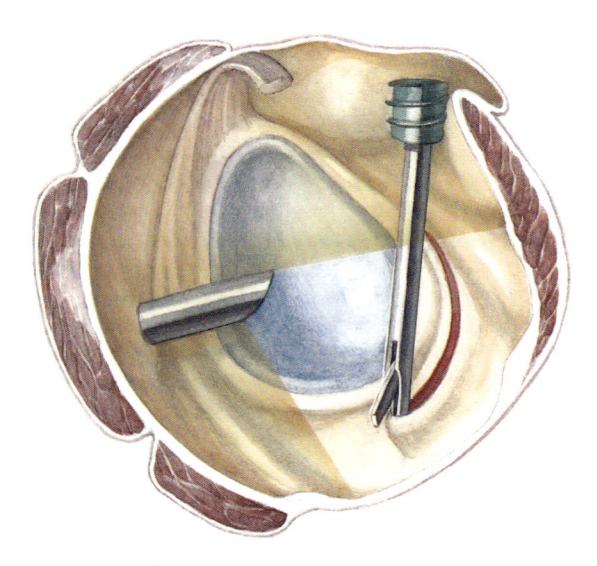

Abb. 59a Über den vorderen Standardzugang wird ein Kapsel-Schneideinstrument (Elektromesser, Hakenschere) eingeführt und die Kapsel, beginnend etwa in der Mitte der Pfanne, bis zum unteren Pfannenpol knapp lateral des Labrums durchschnitten.
Achtung: N. axillaris ist nur etwa 1 cm entfernt!

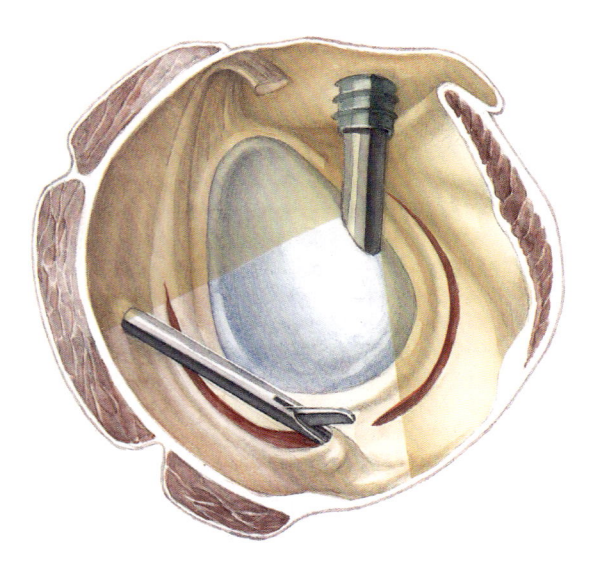

Abb. 59b Nun wird die Optik von ventral und das Schneideinstrument von dorsal eingeführt. In gleicher Weise wird nun die Kapsel dorsal bis nach unten durchtrennt, so daß sie in der gesamten unteren Pfannenhälfte abgelöst ist (= unterer Kapselrelease). Anschließend wird der Arm manuell durchbewegt.

Begleit- und Nachbehandlung

Intensive Bewegungstherapie.

Sehnenruptur, chronische Sehnendefekte, Sehnenverkalkungen, Veränderungen des AC-Gelenkes

Ziele und Methoden

Es gilt auch an der Schulter der Grundsatz, daß für alle Beschwerden eine Läsion zu suchen ist, die für die Symptome verantwortlich ist. Dieser Grundsatz gilt hier um so mehr, da sich Beschwerden häufig nicht am Ort der verantwortlichen Läsion äußern. Die Arthroskopie bietet die Möglichkeit, sowohl den Glenohumeral- als auch den Subakromialraum minutiös nach Veränderungen absuchen zu können, sie bietet darüber hinaus die Möglichkeit, in vielen Fällen auf die Veränderung umgehend therapeutisch reagieren zu können. Der Glenohumeral- und der Subakromialraum als anatomisch getrennte Kompartimente sind funktionell als Einheit zu sehen. Dank der Arthroskopie wissen wir, daß beispielsweise Labrumablösungen impingementartige Beschwerden durch Störung der Humeruskopfzentrierung verursachen können. Die therapeutische Antwort ist die arthroskopische Refixation des Labrums. Die Diagnose von kleinen inkompletten Rotatorenmanschettenläsionen, von entzündlichen Veränderungen der Rotatorenmanschette oder der langen Bizepssehne erfordert gezielte therapeutische Konsequenzen. Veränderungen im Subakromialraum wie entzündliche Bursaveränderungen, entzündliche Rötungen oder Auffaserungen an der Oberseite der Rotatorenmanschette oder auch Auffaserungen an der Unterseite des Akromions sichern die klinische Verdachtsdiagnose „Impingementsyndrom". Die zumeist mögliche arthroskopische Therapie führt auf dieser Basis zu einer hohen Erfolgsrate. Dies gilt in gleicher Weise für Diagnosen, die einen Wechsel von der arthroskopischen zur offenen Technik erfordern wie beispielsweise die Behandlung von größeren Rotatorenmanschettenrupturen. Aber selbst hier kann die Operation teilweise arthroskopisch durchgeführt werden, was den Zugang zum Subakromialraum klein halten läßt. Neben den hervorragenden diagnostischen Möglichkeiten, die die Arthroskopie bietet, ist die Weichteilschonung dieses Gelenkes im Rahmen der chirurgischen Maßnahmen von einer Bedeutung wie kaum anderswo.

Sehnenruptur, chronische Sehnendefekte, Sehnenverkalkungen

Indikationen

Absolute Indikationen

Alle Beschwerden, die klinisch dem Subakromialraum zugeordnet werden und durch andere bildgebende Verfahren keine befriedigende Antwort gefunden werden konnte.

Relative Indikationen

Grundsätzlich zur Sicherung der Diagnose unmittelbar vor einer Operation.

Kontraindikationen

Keine.

Operationsrisiko und Aufklärungshinweise

Sowohl die diagnostische Arthroskopie als auch die arthroskopische Chirurgie können als schonende und gefahrenarme Verfahren dem Patienten dargestellt werden. Bei Operationen im Subakromialraum ist jedoch darauf hinzuweisen, daß in Einzelfällen (Naht größerer Rotatorenmanschettenrupturen) die Erfolgsrate nicht immer die gleiche ist wie bei einer offenen Operation.

Spezielle Vorbereitungen

Für Operationen im Subakromialraum ist der Einsatz einer Pumpe für eine zuverlässige ungetrübte Sicht empfehlenswert.

Bursektomie

Spezielle Indikationen

Eine Bursektomie für sich alleine ist nicht indiziert. Selbst bei entzündlichen Veränderungen der Bursa ist diese nur als eine Reaktion auf ihre kranke Umgebung zu sehen. Die Bursektomie ist somit immer im Rahmen anderer Indikationen indiziert (s. unten). Da eine sorgfältig durchgeführte Bursektomie durchaus anspruchsvoll sein kann, sei sie hier als eigenes Operationsverfahren dargestellt.

Narkose: Allgemeinnarkose oder Regionalanästhesie (interskalenäre Plexusblockade nach Winnie).

Lagerung: Rücken- oder Seitenlagerung. Das Anlegen einer arthroskopischen Ellenbogenhalterung sowie ein Zuggewicht von 2–3 kg (Rückenlagerung) bzw. 6–7 kg (Seitenlagerung) ist zur Erweiterung des Subakromialraumes sehr zu empfehlen.

Zugangswege: Dorsaler und lateraler Zugang.

Arbeitsschritte

1. Auffüllen des Subakromialraumes mit Flüssigkeit.
2. Einführen des Arthroskopes in den Subakromialraum.
3. Einführen einer Punktionsnadel von lateral zur genauen Festlegung des lateralen Zuganges.
4. Einführen des Shavers mit Full-Radius-Resektoraufsatz.
5. Sichtherstellung durch Bursashaving.
6. Systematische Entfernung der Bursa unter Armrotation.

Spezielle Technik

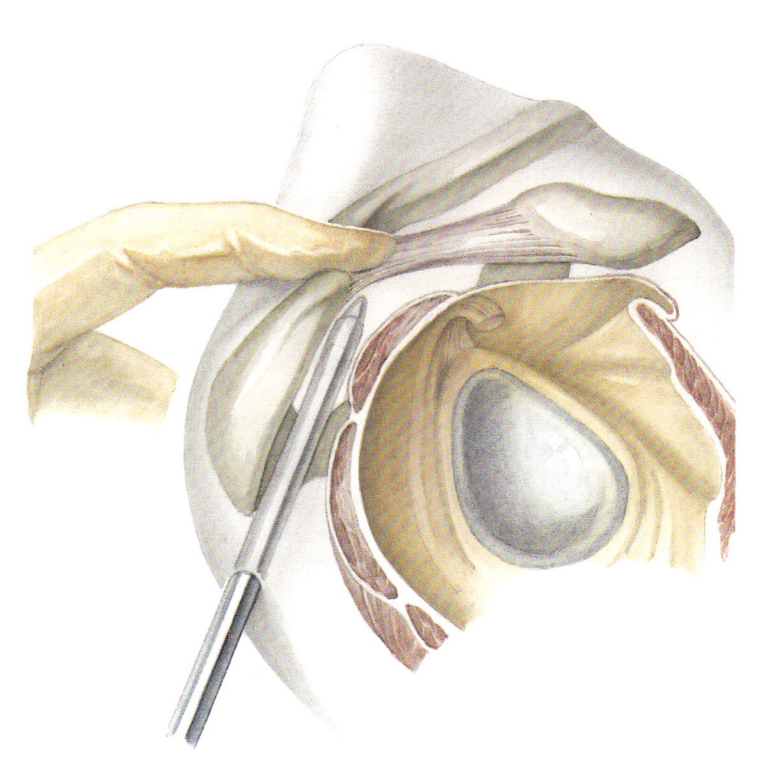

Abb. 60 Noch vor Beginn der Arthroskopie des Glenohumeralraumes wird der Subakromialraum mit einem Gemisch eines vasokonstringierenden Medikamentes, verdünnt mit Kochsalzlösung aufgefüllt (2 ml Suprarenin und 18 ml NaCl). Ist die Arthroskopie des Glenohumeralgelenkes beendet, wird vom gleichen dorsalen Zugang aus mit dem stumpfen Trokar in den Subakromialraum eingegangen und auf den am Akromionende befindlichen Zeigefinger der anderen Hand gezielt. Nach Möglichkeit sollte man dabei nicht an der Unterseite des Akromions entlangfahren, sondern gefühlvoll auf der Rotatorenmanschette gleiten, um die Weichteile an der Unterseite des Schulterdaches nicht zu zerkratzen, da sonst eine Beurteilbarkeit dieser Weichteile schwer möglich ist. Aus dem gleichen Grund sind nur zarte, auf der Rotatorenmanschette gleitende Schwenkbewegungen durchzuführen.

Bei der Festlegung des lateralen Zuganges ist das Ziel, daß der Shaver parallel zur Unterseite des Akromions zu liegen kommt. Der genaue Abstand des lateralen Zuganges vom lateralen Akromionrand wird durch die Schräge des Akromions und die Dicke des Subkutangewebes bestimmt (s. Abb. 19a u. b).

Die medio-laterale Schräge des Akromions wird radiologisch (a.-p. Röntgenbild) und palpatorisch beurteilt (bei dickem Subkutangewebe mit 2 Nadeln, die am medialen und lateralen Rand des Akromions aufgesetzt werden). Zusammen mit der Dicke des Akromions (a.-p. Röntgenbild) und der Dicke des Unterhautfettgewebes kann die Entfernung des lateralen Zuganges vom Akromionrand abgeschätzt werden.

Ist das Akromion schräg nach lateral abfallend, ist der Abstand vom Akromion größer, ist das Akromion flach, so ist der Abstand kleiner zu wählen. Die üblicherweise angegebene Abstandsentfernung von 2 cm ist somit nur eine ungefähre. Die Variationsbreite liegt zwischen 1 und 3 cm.

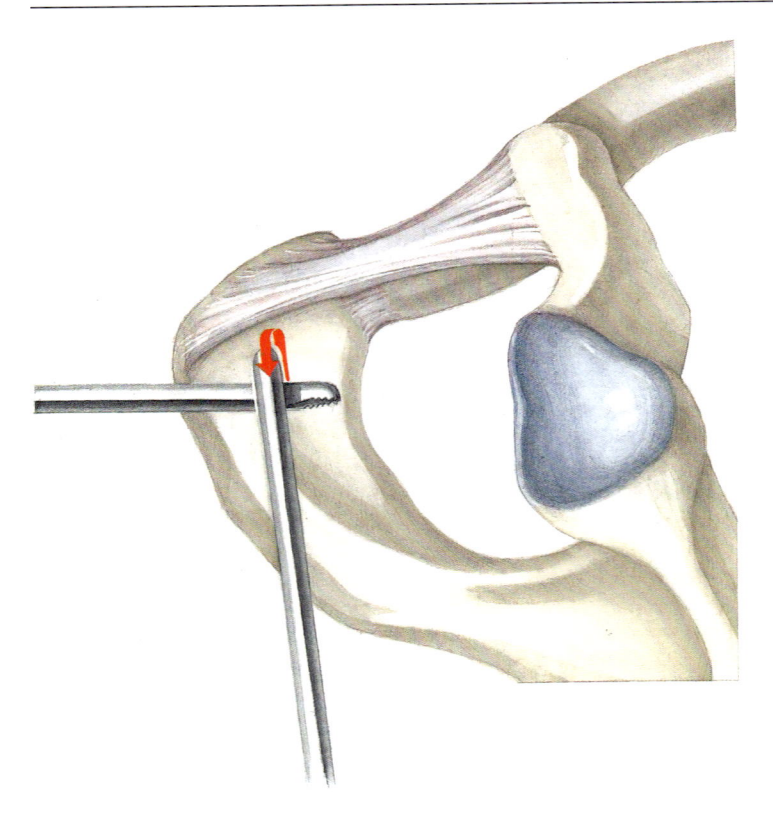

Abb. 61 Nach Einführung des Shavers (Full-Radius-Resektoraufsatz) über den lateralen Zugang wird bei schlechter Sicht sofort der Metallkontakt mit dem Arthroskop gesucht. Mit dem Shaver wird unter ständigem Kontakt am Arthroskop bis zu dessen Ende entlanggeglitten, dieses umfahren und auf der anderen Seite des Arthroskopes zurückgeglitten. Auf diese Weise wird das Arthroskop mehrfach umfahren, so daß der Shaver automatisch vor der Optik sichtbar wird. Erst jetzt wird der Shaver eingeschaltet. Auf diese Weise kann von Anbeginn an unter Sicht geshavt werden. Das Shavermesser wird nun nach unten in Richtung Rotatorenmanschette gedreht und wie ein Scheibenwischer um einen fixen Angelpunkt (Hauteintrittsstelle) auf der Rotatorenmanschette geglitten. Gleichzeitig wird der rechtwinkelig gebeugte Arm langsam rotiert. Die Optik verbleibt dabei in Ruhe. Solange sich das auf der Rotatorenmanschette befindliche Gewebe nicht mit der Armrotation mitbewegt, handelt es sich um Bursagewebe. Nur das Sehnengewebe selbst bewegt sich bei der Armrotation mit. Die Technik des Armrotierens erlaubt, die Lage der Optik nicht zu verändern, was Voraussetzung für eine sehr systematische Bursaresektion ist. Achtung: Niemals darf das rotierende Shavermesser an einer Stelle belassen werden. Solange Gewebe und Messer gegeneinander bewegt werden, tritt eine Verletzung des Sehnengewebes nicht auf.

Arthroskopische Behandlung der Tendinosis calcarea

Voraussetzung für die arthroskopische Kalkauffindung ist eine sorgfältige Bursektomie im Bereich der gesamten Rotatorenmanschette, so daß eine genaue Beurteilbarkeit der Rotatorenmanschettenoberseite gegeben ist. Immer wird aber vorher eine Arthroskopie des Glenohumeralgelenkes durchgeführt.

Spezielle Indikationen

Symptomatische Kalkherde in der Rotatorenmanschette.

Indikation zu einer zusätzlichen Akromioplastik

– Radiologische oder arthroskopische Zeichen eines mechanischen Impingements (Typ III Akromion, Sklerosierung an der Unterseite des Akromions, Auffaserung des Lig. coracoacromiale).
– Kleine Kalkdepots ohne Entzündungszeichen in der Umgebung.
– Diffus gestreute kleine Kalkherde.

Narkose, Lagerung: s. S. 61.

Zugangswege: Dorsaler und lateraler Zugang.

Arbeitsschritte

1 Arthroskopie des Glenohumeralgelenkes und perkutane Punktion des Kalkherdes von außen.
2 Bursoskopie und Bursektomie bei liegender Punktionsnadel.
3 Eröffnen und Ausdrücken des Kalkherdes mit spitzem Tasthäkchen.
4 Gegebenenfalls zusätzliche Akromioplastik.

Sehnenruptur, chronische Sehnendefekte, Sehnenverkalkungen

Spezielle Technik

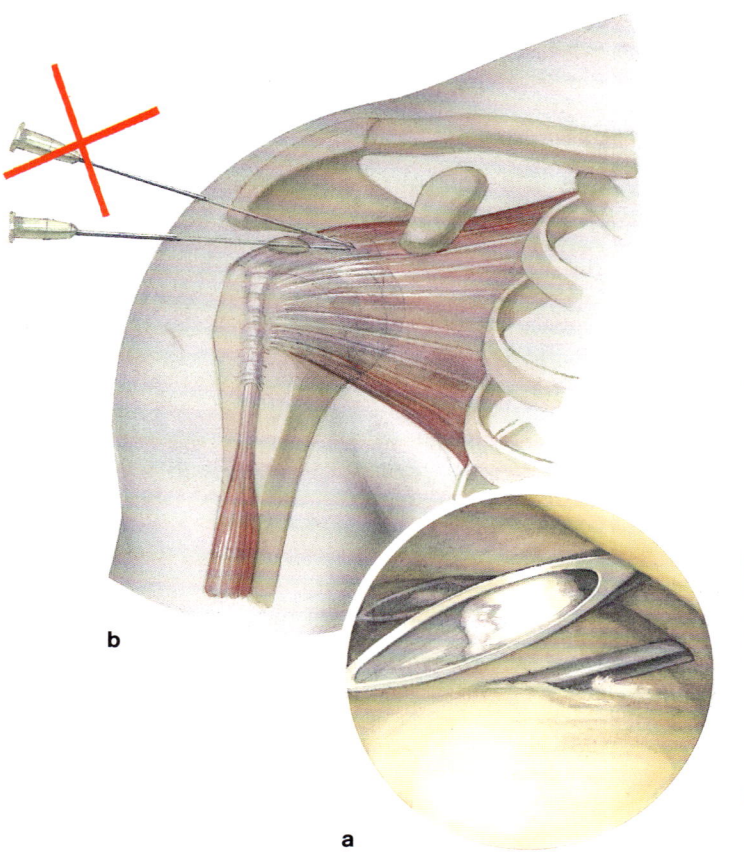

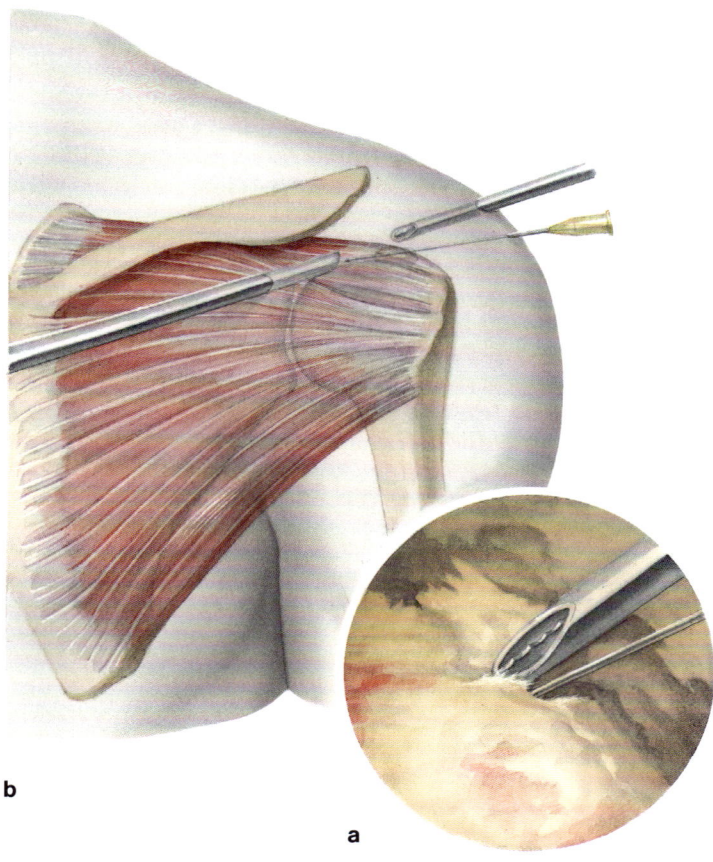

Abb. **62a** Auf dem a.-p. und auch auf dem Outlet-View-Röntgenbild kann der Kalkherd in seiner Lagebeziehung zum Sulcus intertubercularis weitgehend lokalisiert werden. Mit einer dünnen Punktionsnadel wird, ausgehend von der langen Bizepssehne, systematisch in dorsaler Richtung punktiert, bis sich in der Nadel Kalk befindet. Die Nadel wird in situ belassen.

Abb. **62b** Der Kalkherd liegt meist im Ansatzbereich der Sehne, so daß die Nadel sehr flach von lateral, fast parallel zur Tuberkulumhöhe, eingeführt werden muß. Die schematische Darstellung zeigt die falsche und richtige Nadellage bei der Punktion.

Abb. **63a u. b** Die liegende Nadel im Bursaraum verrät die Lage des Kalkdepots (**a**). In der Umgebung des Kalkdepots wird die Bursa teilreseziert (**b**). Liegen mehrere Kalkherde oder diffus gestreute Kalkherde vor, muß eine sorgfältige Bursektomie der gesamten Rotatorenmanschette durchgeführt werden. Entzündungsherde weisen auf Kalkherde hin, müssen aber nicht vorhanden sein. Sich gering vorwölbende Kalkherde werden beim Gleiten mit dem Shaver üblicherweise bereits als Verhärtung verspürt.

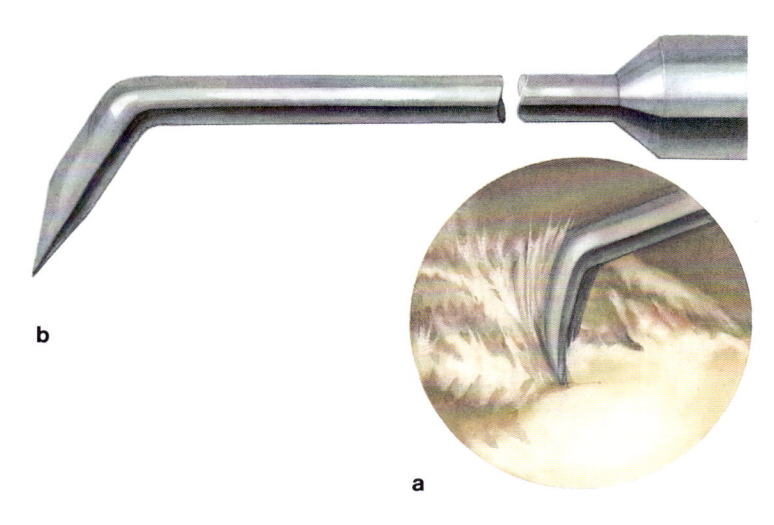

Abb. **64a** Mit einem spitz zugeschliffenen Tasthäkchen wird der Kalkherd punktiert und ausgedrückt. Liegt bröckeliger Kalk vor, wird das Depot mit dem Tasthäkchen ausgekratzt. Liegen mehrere oder diffus gestreute Kalkherde vor, die durch Abtasten der Rotatorenmanschette nicht aufspürbar sind, wird rasterartig von hinten beginnend die Rotatorenmanschette alle 5 mm angestochen. Auch wenn kein Kalk austritt, so erfolgt in der Rotatorenmanschette eine Milieuumstellung, die zur späteren Kalkauflösung führt.

Abb. **64b** Spezialtasthaken zur Kalkherdpunktion (Resch). Die Verdickung nach 2 cm auf einen Durchmesser von 5 mm (gleiche Dicke wie Full-Radius-Resektor) verhindert das Austreten von Flüssigkeit durch das laterale Portal, so daß der Flüssigkeitsdruck im Bursaraum aufrechterhalten wird.

Komplikationen

Intraoperative Komplikationen

Nichtauffinden des Kalkherdes. In diesem Fall Einsatz eines Bildverstärkers.

Arthroskopische subakromiale Dekompression

Spezielle Indikationen

- Zeichen eines mechanischen Impingementsyndromes (Sklerose, Osteophyten, Auffaserung des Lig. coracoacromiale usw.).
- Inkomplette Ruptur der Rotatorenmanschette.
- Therapieresistente entzündliche Schwellung der Rotatorenmanschette.
- Subakromiales Débridement bei chronischer, ausgedehnter Rotatorenmanschettenruptur.
- Arthroskopische Naht einer Rotatorenmanschettenruptur.
- Mini-Open-Repair einer Rotatorenmanschettenruptur.

Narkose, Lagerung und Zugangswege:

Siehe Bursektomie, S. 61.

Arbeitsschritte

1. Teilbursektomie.
2. Markierung des Akromionendes und des AC-Gelenkes mit perkutan eingeführten Nadeln.
3. Zerteilung der Weichteile an der Akromionunterfläche mit Elektromesser.
4. Abtragen der Weichteile.
5. Knochenresektion.

Spezielle Technik

Abb. 65a Markierung des Akromionendes und des AC-Gelenkes mit perkutan eingeführten Nadeln.

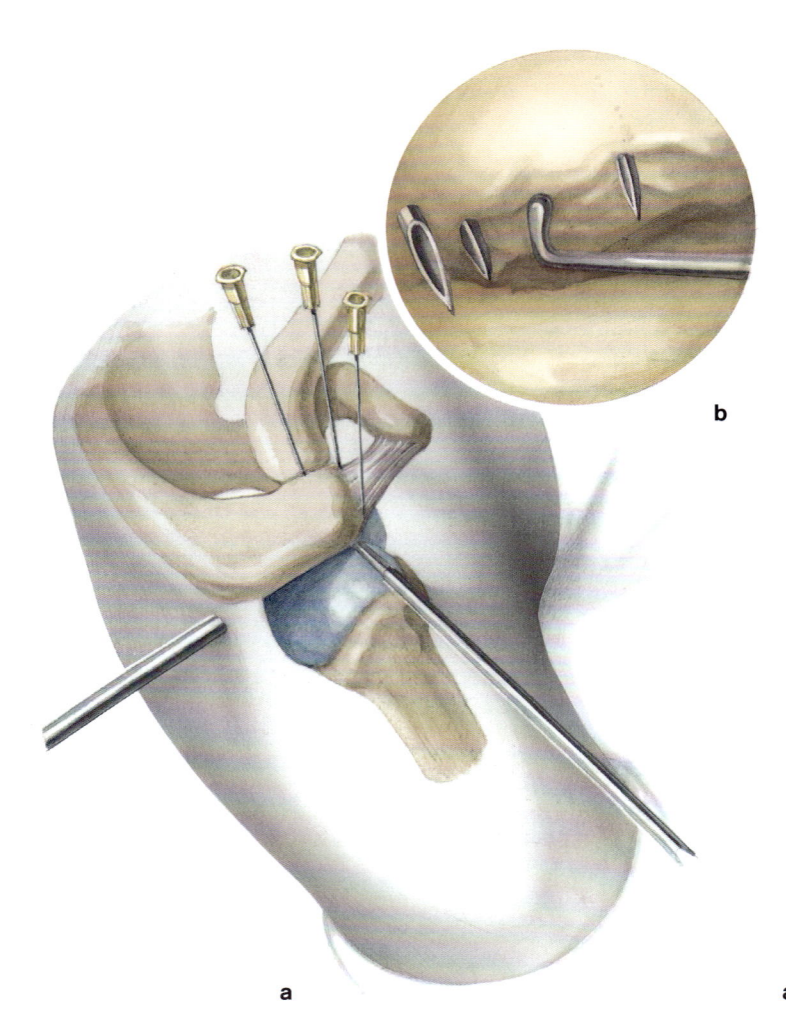

Abb. 65b Die Ausdehnung der Unterseite des Akromions kann mit dem Tasthaken ertastet werden. Das AC-Gelenk läßt sich durch wiederholtes Andrücken mit dem Daumen von außen identifizieren. Ein fast immer vorhandenes gelbliches Fettgewebe unterhalb des AC-Gelenkes dient ebenfalls als Hinweis für die Lokalisation dieses Gelenkes.

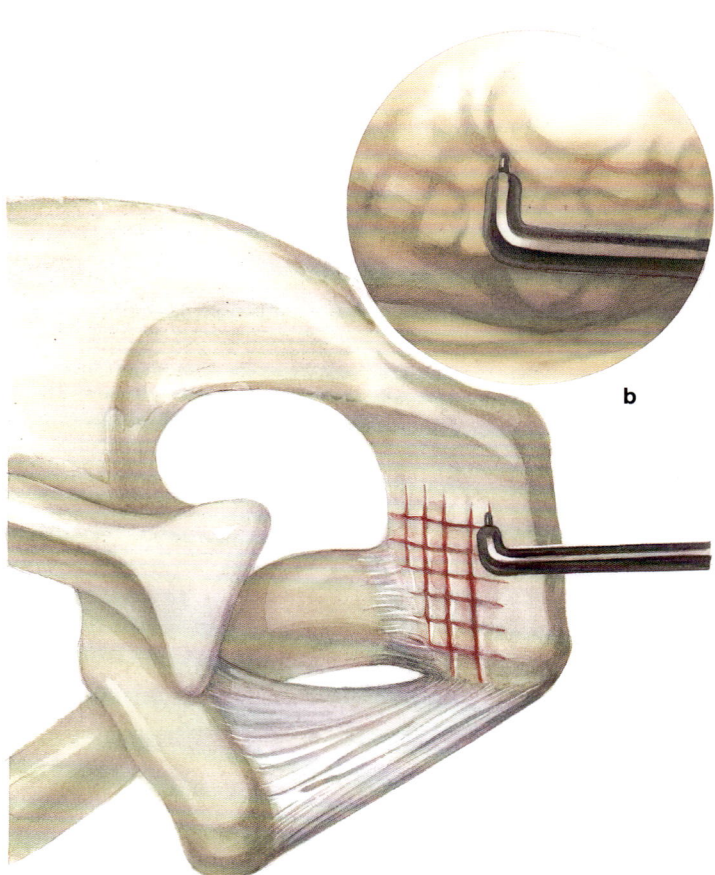

Abb. 66a u. b Die Weichteile an der Unterfläche des Akromions werden mit dem Elektromesser schachbrettartig zerteilt. Diese diffuse Koagulation der Weichteile erleichtert einerseits das Abtragen und führt andererseits zu einer Verringerung der Blutungsneigung durch Koagulation der Periostgefäße (a). Das arthroskopische Bild zeigt die zerteilten Weichteile (b).

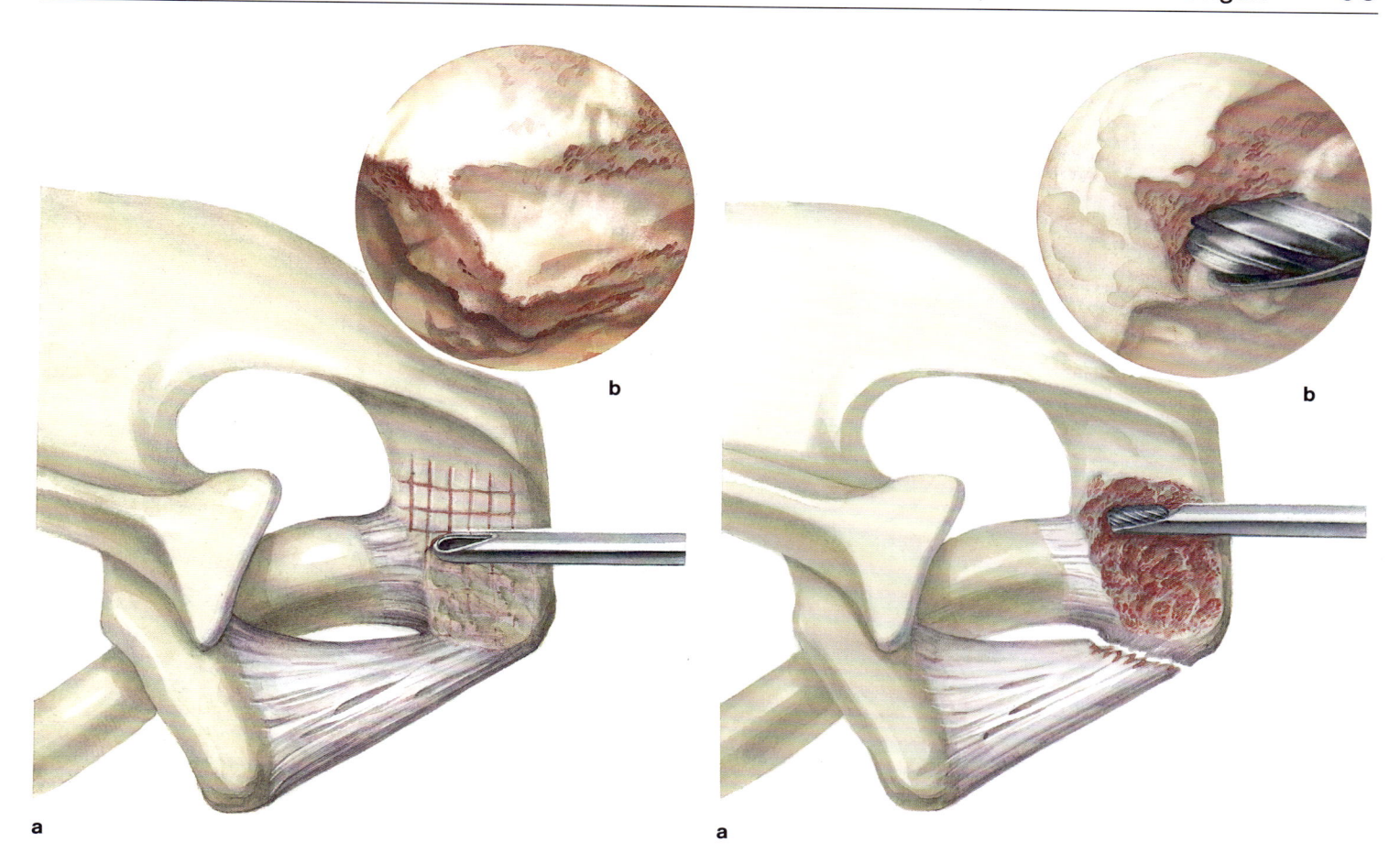

Sehnenruptur, chronische Sehnendefekte, Sehnenverkalkungen

Abb. 67a u. b Die Weichteile werden mit dem Full-Radius-Resektor abgetragen. Sie müssen sogfältig entfernt werden, damit die ganze Umrandung des Akromions bis weit nach hinten gut erkennbar ist (**a**). Das AC-Gelenk muß gut identifizierbar sein, wird aber bei klinischer Symptomlosigkeit nicht eröffnet (**b**). Das Lig. coracoacromiale löst sich im Rahmen der Weichteilabtragung indirekt vom Vorderrand des Akromions ab. Eine Resektion des Bandes erfolgt nicht.

Vorteile der indirekten Bandablösung:
1. Der R. acromialis der A. throacoacromialis bleibt unversehrt auf der Oberseite des Bandes liegen.
2. Der Wasseraustritt in die Muskulatur erfolgt verzögert, was die Schwellneigung verlangsamt.
3. Durch die fehlende Resektion des Bandes heilt dieses später wieder am Akromion an.

Abb. 68a u. b Die Knochenresektion wird mit einer 5 oder 6 mm dikken walzenförmigen Fräse (Akromionizer) durchgeführt. Die Tiefe der Resektion am ventralen Akromionende wird von der Outlet-View-Röntgenaufnahme entnommen und beträgt zwischen 4 und 7 mm (s. unten). Auf keinen Fall sollte die obere Kortikalis mitreseziert werden (**a**). Die Resektion beginnt am lateralen Ende des Akromions, wobei eine Spur in der gewünschten Tiefe am lateralen Rand vorerst auf etwa 1–1,5 cm Länge nach hinten gezogen wird. Als Maß für die vordere Resektionstiefe dient die Dicke der Fräse (**b**). Die dorsale Ausdehnung wird an der Länge der Walze (10 mm) abgeschätzt. Der benachbarte Bereich bis hin zum AC-Gelenk wird an die vorgegebene Spur angeglichen. Ein symptomloses AC-Gelenk wird nicht eröffnet. Die Knochenresektion wird daher nahe des AC-Gelenkes geringer gehalten als lateral. Erst jetzt wird die Optik zurückgezogen, so daß von weit hinten gute Übersicht über das gesamte Akromion gegeben ist. Mit dem Akromionizer wird nun die Unterfläche des Akromions vollkommen plan gemacht. Die Übersicht von weit hinten garantiert eine exakte gerade Resektionsfläche. Dorsal wird der Übergang vom harten zum weichen Knochen bevorzugt mit verkehrter Drehrichtung (d. h. weniger aggressiv) hergestellt. Wesentlich ist, daß bei der Weichteilresektion das Akromion bis weit nach hinten (fast bis zum Angulus) von Weichteilen befreit wird.

Beurteilung des richtigen anterioren Resektionsausmaßes:
Die Dicke des noch bestehenden oberen Akromionanteiles kann durch Herumführen des Tasthakens um das ventrale Akromionende ermittelt werden.
Feststellung der Resektionsausdehnung nach dorsal.

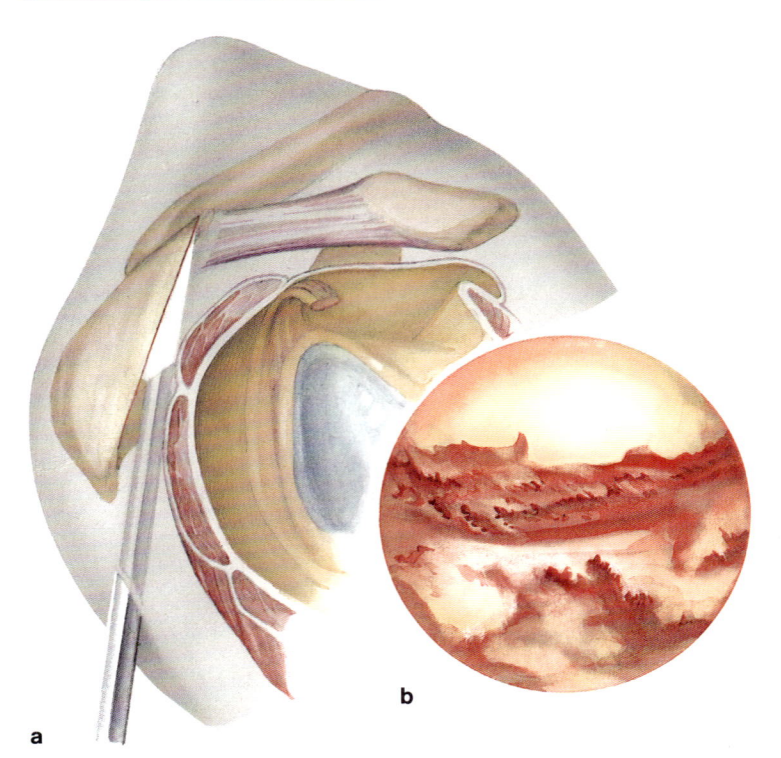

Abb. 69a u. b   Ziel ist es, eine gerade Akromionunterfläche zu erreichen. Die Knochenresektion wird anfänglich nur 1–1,5 cm nach hinten geführt (a). Eine Übersicht von weit hinten nahe dem Angulus acromialis (ausgedehnte vorherige Weichteilresektion nach dorsal!) läßt eine exakte Beurteilung der gesamten Akromionunterfläche zu. Diese erlaubt nun eine exakte Begradigung der gesamten Unterfläche (b).

Abb. 70   Zur Beurteilung der Akromionunterseite wird von verschiedenen Autoren ein Umstecken der Instrumente mit Einführen der Optik von lateral und des Shavers von dorsal empfohlen. Die Akromionunterseite wird am längsverlaufenden Shaveraufsatz beurteilt (Achtung: Der Shaveraufsatz muß dorsal dem Angulus acromialis anliegen, da sonst eine falsche Ebene vorgetäuscht wird).

Komplikationen

Intraoperative Komplikationen

Sichttrübung. Therapie: Blutdrucksenkung, Flüssigkeitsdruckerhöhung, Blutstillung mit Elektromesser. Bei Erfolglosigkeit Wechsel zur offenen Akromioplastik. Orientierungsverlust: Einführen perkutaner Nadeln.

Postoperative Komplikationen

Zu geringe oder insuffiziente Knochenresektion. Therapie: Offene Akromioplastik.

Arthroskopische Rotatorenmanschettennaht

Die arthroskopische Rotatorenmanschettennaht hat bisher noch keine breite Anwendung gefunden. Sie ist technisch anspruchsvoll und ihre Indikation reduziert sich derzeit auf inkomplette oder kleine komplette Rupturen, die leicht mobilisierbar sind und ohne große Spannung genäht werden können. Große chronische und daher retrahierte Rupturen sind nach wie vor eine Domäne der offenen Rekonstruktion. Fast alle publizierten Techniken beruhen auf der Implantation von Fadenankern. Stellvertretend für diese wird die Ankernahttechnik nach Snyder und Habermeyer beschrieben. Als reine transossäre Nahttechnik (ohne Anker) wird jene von Resch angeführt.

Ankernahttechnik nach Snyder

Spezielle Indikationen

Kleinere komplette oder inkomplette synovialseitige Rupturen der Supraspinatussehne ohne wesentliche Retraktion.

Narkose, Lagerung: s. S. 61.

Zugangswege: Neben dem dorsalen Optikzugang sind noch zwei weitere Zugänge notwendig:
1. ein lateraler Zugang, der unmittelbar über der Läsion liegt und
2. ein ventraler Zugang, der knapp oberhalb des Processus coracoideus liegt und in ca. 45°igem Winkel auf das Tuberculum majus gerichtet ist.

Arbeitsschritte
1. Débridement und Anfrischen der Reinsertionsstelle.
2. Eindrehen von Gewindeankern.
3. Durchziehen des ersten Fadens mit Suture-Punch und Suture-Shuttle-Relay.
4. Durchziehen des zweiten Fadens in gleicher Weise.
5. Ausleiten der Fäden über laterale Kanüle.
6. Knüpfen der Fäden.

Sehnenruptur, chronische Sehnendefekte, Sehnenverkalkungen 67

Spezielle Technik

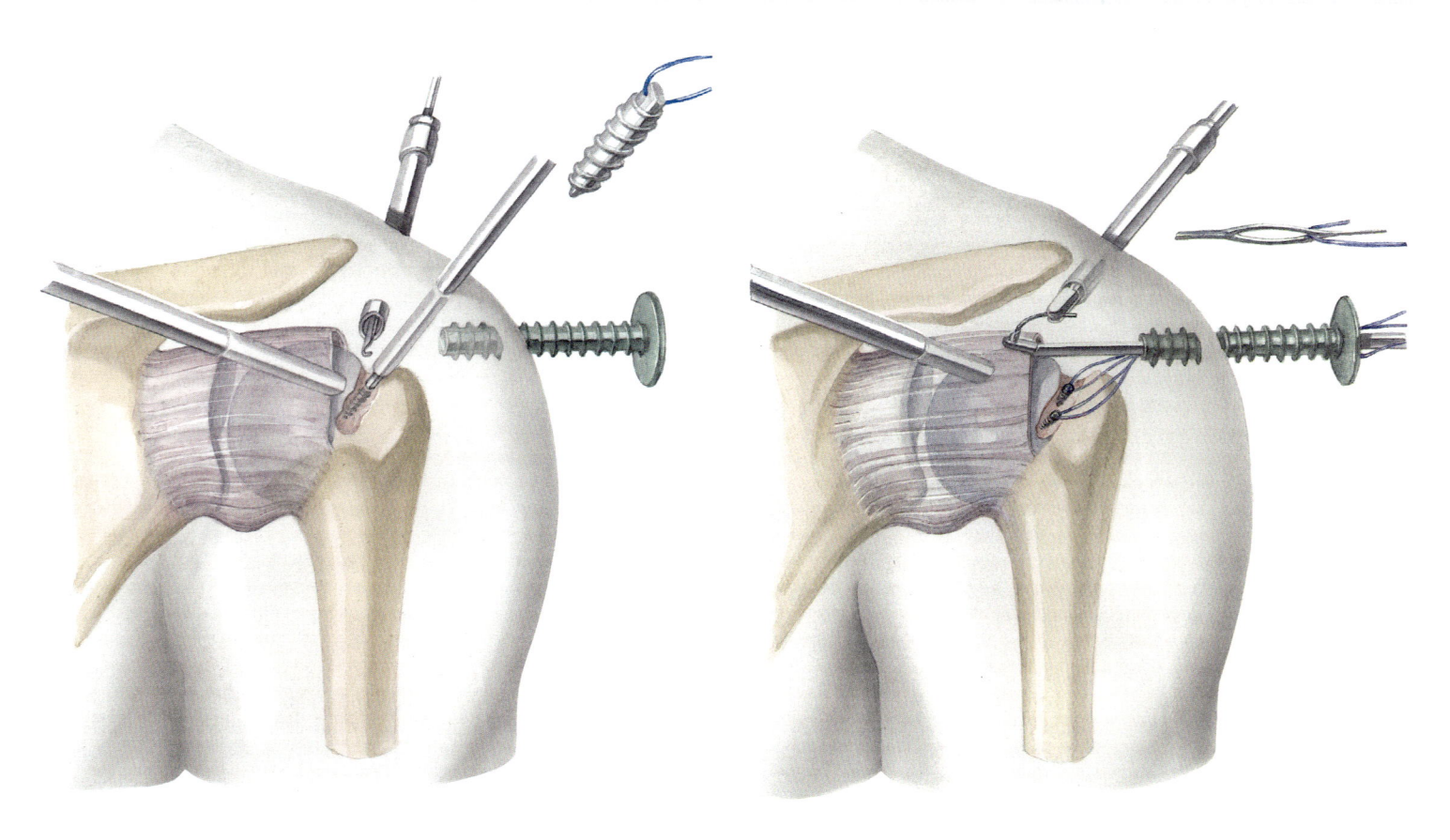

Abb. 71 Durch einen lateralen Zugang, der über der Läsion gelegen ist, wird eine Arbeitskanüle eingeführt. Die genaue Lage und Richtung wird zuvor mit einer Spinalnadel bestimmt. Die Läsionsstelle wird mit einem Full-Radius-Resektor débridiert und anschließend eine knöcherne Furche gefräst. In dieser werden perkutan über einen gesonderten Zugang (nicht über lateralen Zugang!) mehrere Gewindeanker im Abstand von ca. 7 mm eingedreht, diese brauchen keinen Gewebeschutz. Die Anker werden perkutan eingebracht, um sie in einem Winkel von ca. 45° zum Tuberculum majus eindrehen zu können. Dies bedingt eine zur Zugrichtung günstigere Plazierung. Würden sie über den lateralen Zugang eingeführt, so kämen sie in einem spitzen Winkel zur Zugrichtung der Sehne zu liegen.
Achtung: Noch vor Beginn der eigentlichen Reinsertion empfiehlt es sich, bei retrahierten Sehnen eine pfannenrandnahe Ablösung der Kapsel vom oberen Pfannenpol durchzuführen (= oberer Kapselrelease, s. Mini-Open-Repair, S. 75 f.).

Abb. 72 Über den lateralen Zugang wird ein modifizierter Caspari-Suture-Punch (besitzt typisches Aussehen, lediglich größere Bohrung) eingeführt, die rupturierte Rotatorenmanschette gefaßt und ein sog. Shuttle-Suture-Relay durchgeschoben. Das austretende Ende des Suture-Relays wird mit einer Faßzange, die über den vorderen Zugang eingeführt ist, gefaßt.

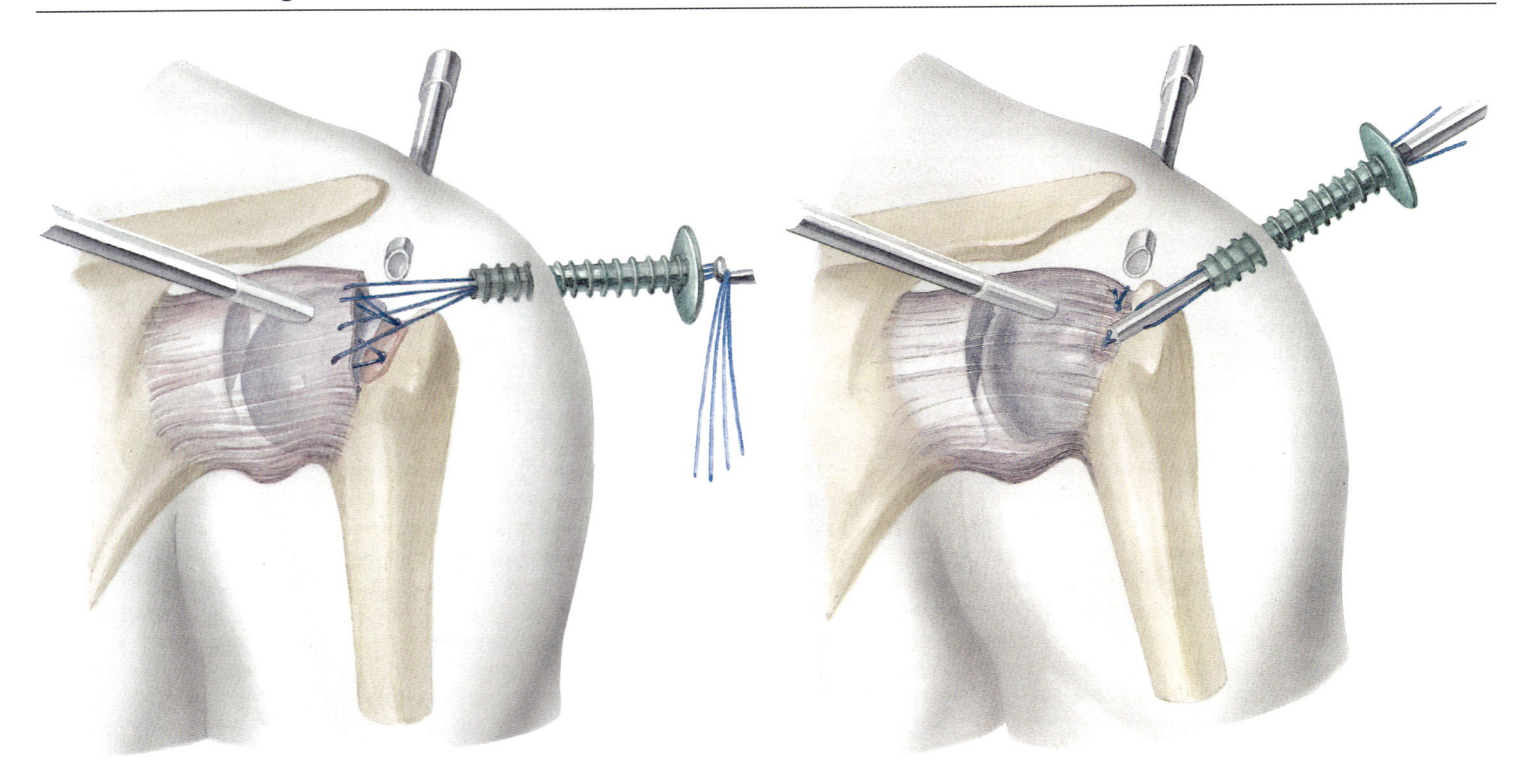

Abb. 73 Das Ende des ersten Fadens wird durch die Schlaufe des Suture-Relays gezogen und wird über den vorderen Zugang ausgezogen, so daß nun ein Fadenende über den vorderen Zugang ausgeführt ist. Der Vorgang wird wiederholt, indem etwa 5 mm entfernt die Sehne ein zweites Mal gefaßt wird und das Suture-Relay mit dem Ende des zweiten Fadens durch den vorderen Zugang ausgezogen wird. Beide ventral austretenden Fäden werden mit einem Tasthäkchen, das über den lateralen Zugang eingeführt wird, paarweise nach lateral ausgeführt.

Abb. 74 Mit einem Fadenknüpfer werden unter leichter Abduktion des Armes die beiden Fäden geknüpft und von ventral mit einem Fadenabschneideinstrument abgeschnitten. Die Enden der beiden benachbarten Knöpfe können zu einer Matratzennaht verbunden werden.

Corkscrew Rotatorenmanschettennaht (Habermeyer)

Spezielle Indikationen

Komplette, nicht oder wenig retrahierte isolierte Rupturen der Supraspinatussehne.

Narkose: s. S. 61.

Lagerung: Seiten- oder Rückenlagerung.

Zugangswege: Dorsaler Optikzugang und lateraler Instrumentenzugang.

Arbeitsschritte

1. Arthroskopische Akromioplastik.
2. Débridement und Fräsen einer Knochennut an Knorpelgrenze.
3. Fassen des Sehnenrandes mit Rotatorenmanschettennahtzange.
4. Einbringen der Corkscrew.
5. Ausziehen der Fäden durch lateralen Zugang.
6. Teilen der Fäden.
7. Knüpfen der Fäden.

Spezielle Technik

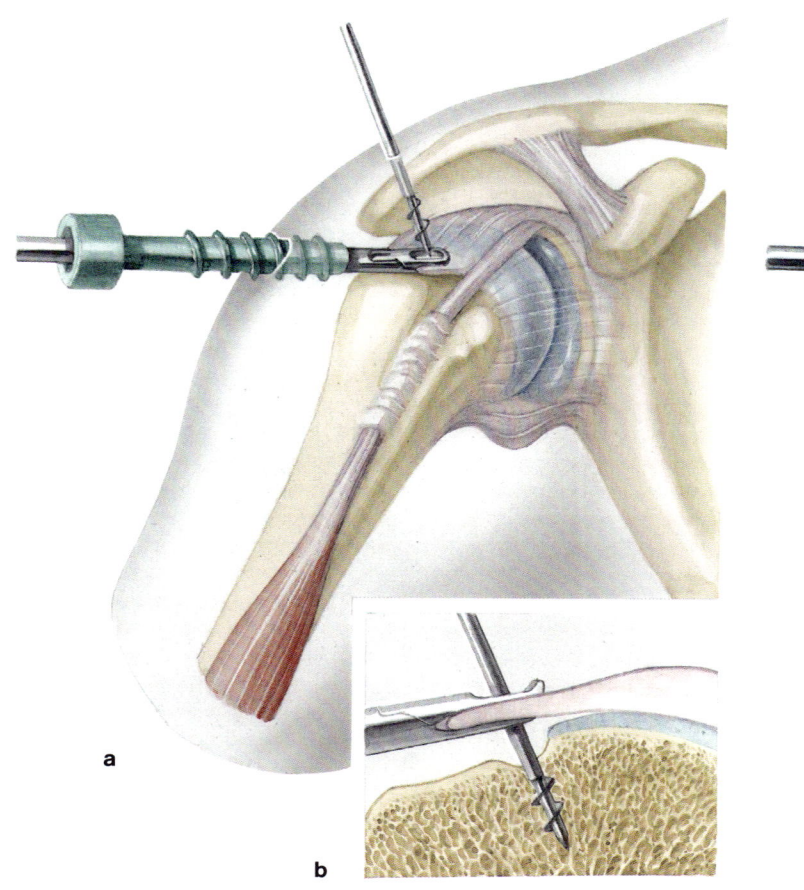

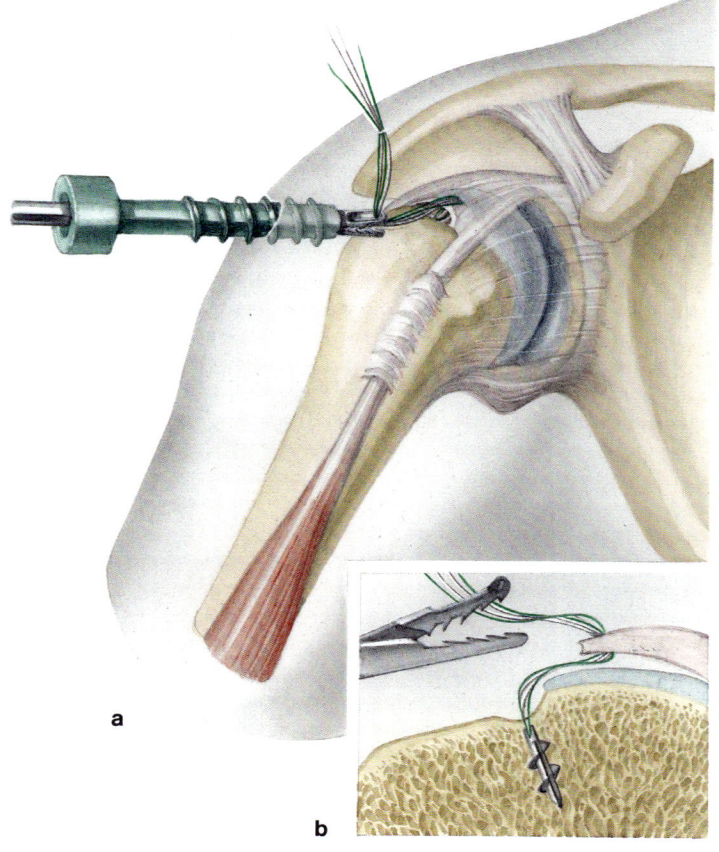

Abb. **75a** u. **b** Nach Anfrischen des Rupturrandes sowie Fräsen einer Knochennut direkt an der Knorpelgrenze mit einer Kugelfräse wird die Rotatorenmanschettennahtzange durch das laterale Portal eingeführt, das rupturierte Sehnenende gefaßt und nach lateral gezogen. Eine 5 mm Corkscrew, die mit einem weißen und grünen Fadenpaar der Stärke 2 belegt ist, wird durch eine laterale Stichinzision durch das Fenster der Nahtzange und durch das Sehnenende in einem Winkel von etwa 45° in die Knochenfurche eingedreht (**a**). Die Tiefe der Plazierung wird durch zwei Lasermarkierungen am Eindreher angezeigt (**b**). Bei Rupturen größer als 1 cm werden zwei Corkscrews eingebracht.

Abb. **76a** u. **b** Der Corkscrew-Eindreher wird herausgezogen (**a**). Es zeigen sich vier mit unterschiedlichen Farben codierte Fäden, die mit dem Maulteil der Nahtzange durch das laterale Portal gezogen werden (**b**).

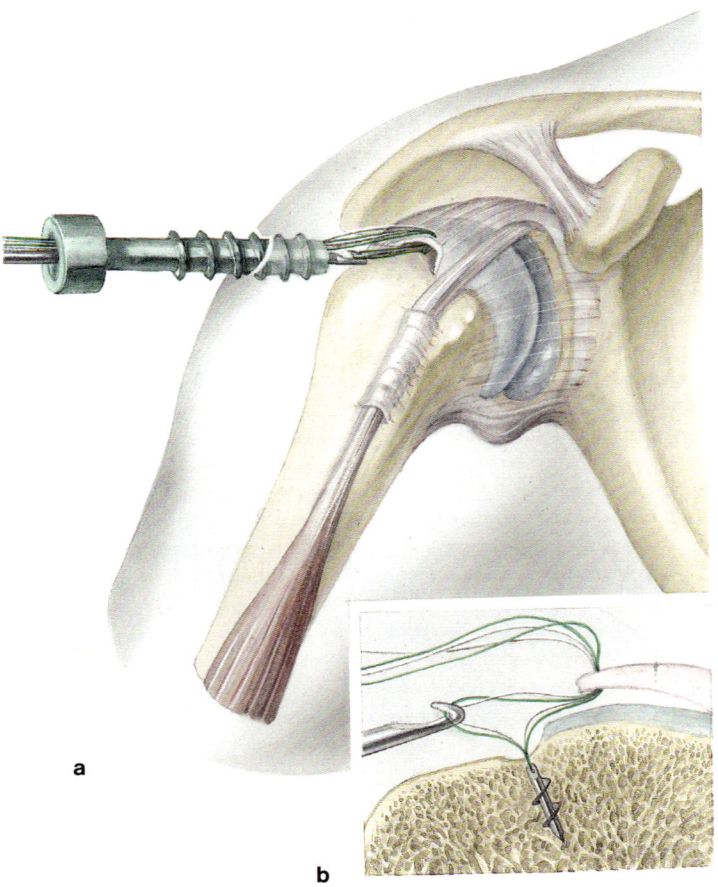

Abb. 77a u. b Mit dem Rundhaken werden jeweils ein grüner und ein weißer Faden unterhalb der Sehne separiert, eingehakt und durch den lateralen Zugang ausgeführt (**a**). Teilung der Fäden (**b**).

Abb. 78a u. b Mit einem Fadenpaar wird an der Sehne gezogen (Repositionshilfe), während das andere Fadenpaar geknotet wird. Ein einfacher Knoten wir vorgelegt, ein Fadenende in den Schaft des „6th Finger"-Knotenschiebers eingezogen und der Knoten bis zur Rotatorenmanschette vorgeschoben. Das im Schaft befindliche Fadenende wird am Schaftende festgeklemmt, während das andere Fadenende um den Schaft in Form einer Knotenschlaufe gelegt und mit einer Kunststoffhülse bis zur Knochenfurche vorgeschoben wird. Nach Lösen des Knotenschiebers werden die Fadenenden vertauscht und gegenläufig geknüpft (**a**). Fadenverlauf (**b**).

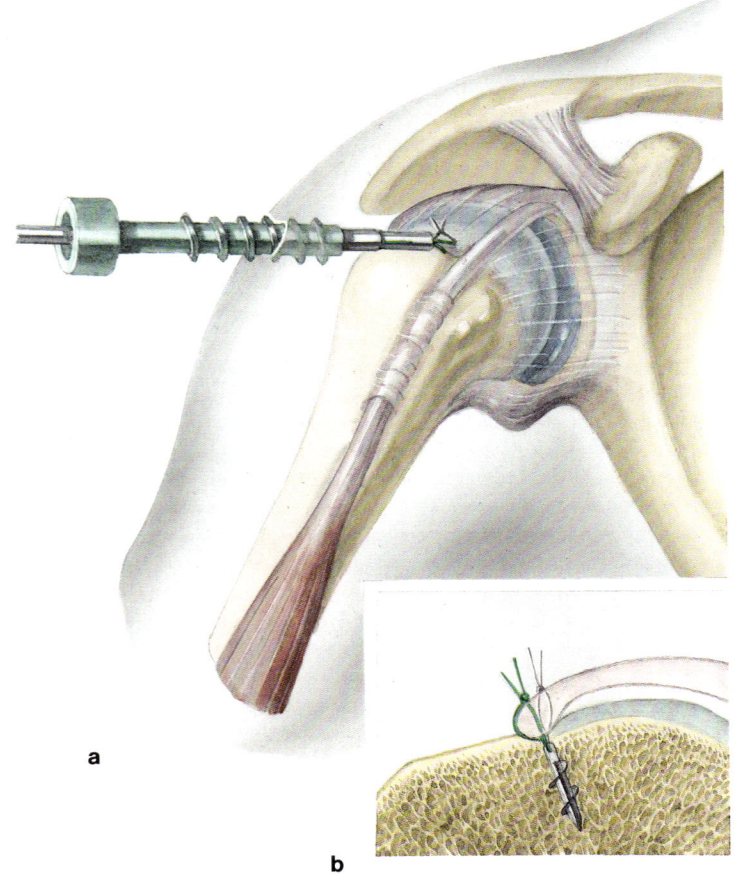

Transossäre Nahttechnik nach Resch

Spezielle Indikationen

Komplette, nicht oder wenig retrahierte isolierte Rupturen der Supraspinatussehne.

Narkose: s. S. 61.

Lagerung: Rückenlagerung (diese Technik ist nur in Rückenlage möglich).

Zugangswege: Zusätzlich zum dorsalen Optikzugang ein lateraler Zugang, der über der Ruptur liegt.

Arbeitsschritte

1. Arthroskopische Akromioplastik.
2. Débridement und Anfrischen der Reinsertionsstelle bis zum spongiösen Knochen.
3. Einführen der gebogenen kanülierten Nadel durch Haut und Sehnenrand.
4. Aufsetzen der Nadelspitze in Knochenrinne.
5. Einschlagen der Nadel mit Hammer bis Perforation der lateralen Kortikalis.
6. Durchschieben eines Drahtes mit Faden durch die Öse.
7. Nach Perforation der Haut Ausziehen des Drahtes nach lateral.
8. Ausführen der Fadenenden durch Arbeitskanüle.
9. Knüpfen der Fadenenden mit Fadenknüpfer.

Sehnenruptur, chronische Sehnendefekte, Sehnenverkalkungen

Spezielle Technik

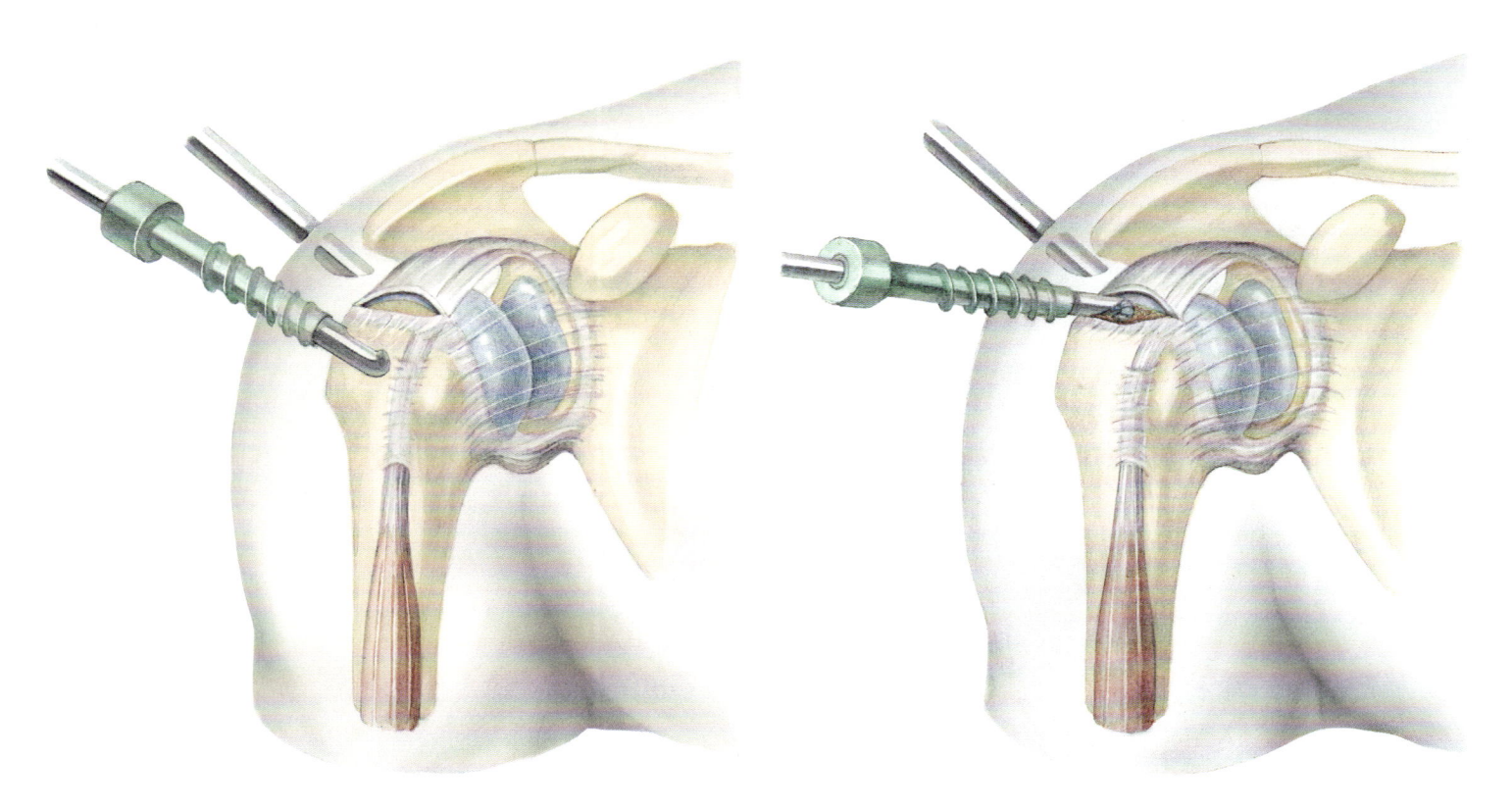

Abb. **79a** Nach Durchführung der Akromioplastik werden mit dem Full-Radiusresektor die Sehnenränder débridiert und die gesamte laterale Seite des Tuberculum majus bis etwa 2 cm distal der Tuberkulumhöhe freigelegt.

Abb. **79b** Mit dem Arthroplasty Burr wird die Reinsertionsstelle bis zum spongiösen Knochen angefrischt und eine kleine Rille gefräst. Von ventral wird ein 2,5 mm dicker und etwa 20 cm langer Kirschner-Draht in Höhe des Tuberculum majus in den Subakromialraum eingeführt. Mit diesem Draht kann in entscheidenden Augenblicken der Assistent die Weichteile weghalten, um so eine ausgedehnte Sicht auf das Tuberculum majus zu erhalten.

72 Schultergelenk

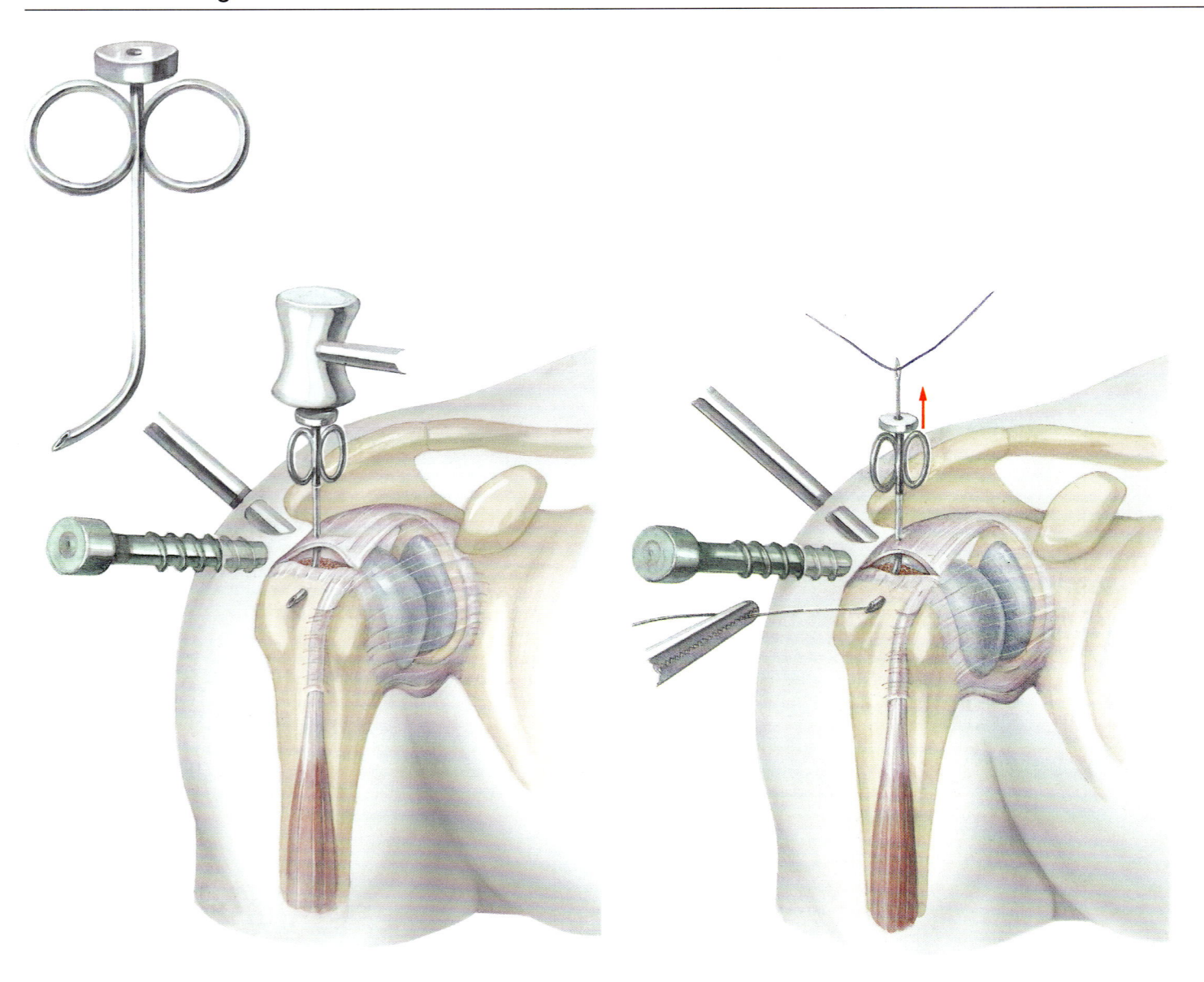

Abb. 80 Eine am Ende gebogene, scharf zugeschliffene, etwa 1,5 mm dicke, kanülierte Nadel, die zur besseren Richtungssteuerung zwei Flügel hat, wird durch die Haut geführt und unter optischer Sicht die Sehne ca. 5 mm vom Sehnenrand entfernt, perforiert. Das scharfe Ende der Nadel wird dann in der Knochenrinne auf spongiösem Knochen plaziert. Leichte Hammerschläge auf der Nadel lassen diese in den spongiösen Knochen des Tuberculums ein- und durchtreten. Durch die Biegung der Nadel und den schrägen Schliff des Nadelendes tritt diese etwa 1 cm distal der Tuberkulumhöhe lateral wieder aus.

Abb. 81a Ein dünner Draht (0,8 mm) mit einer Öse am Ende, durch welches ein langsam resorbierbarer monofiler Faden gezogen ist, wird in die Kanülierung der Nadel eingeführt und durch diese durchgeschoben, bis dieser lateralseitig die Haut perforiert. Mit einer Faßzange wird der Draht festgehalten. Die kanülierte Nadel wird unter leichten Wippbewegungen nach kranial ausgeführt.

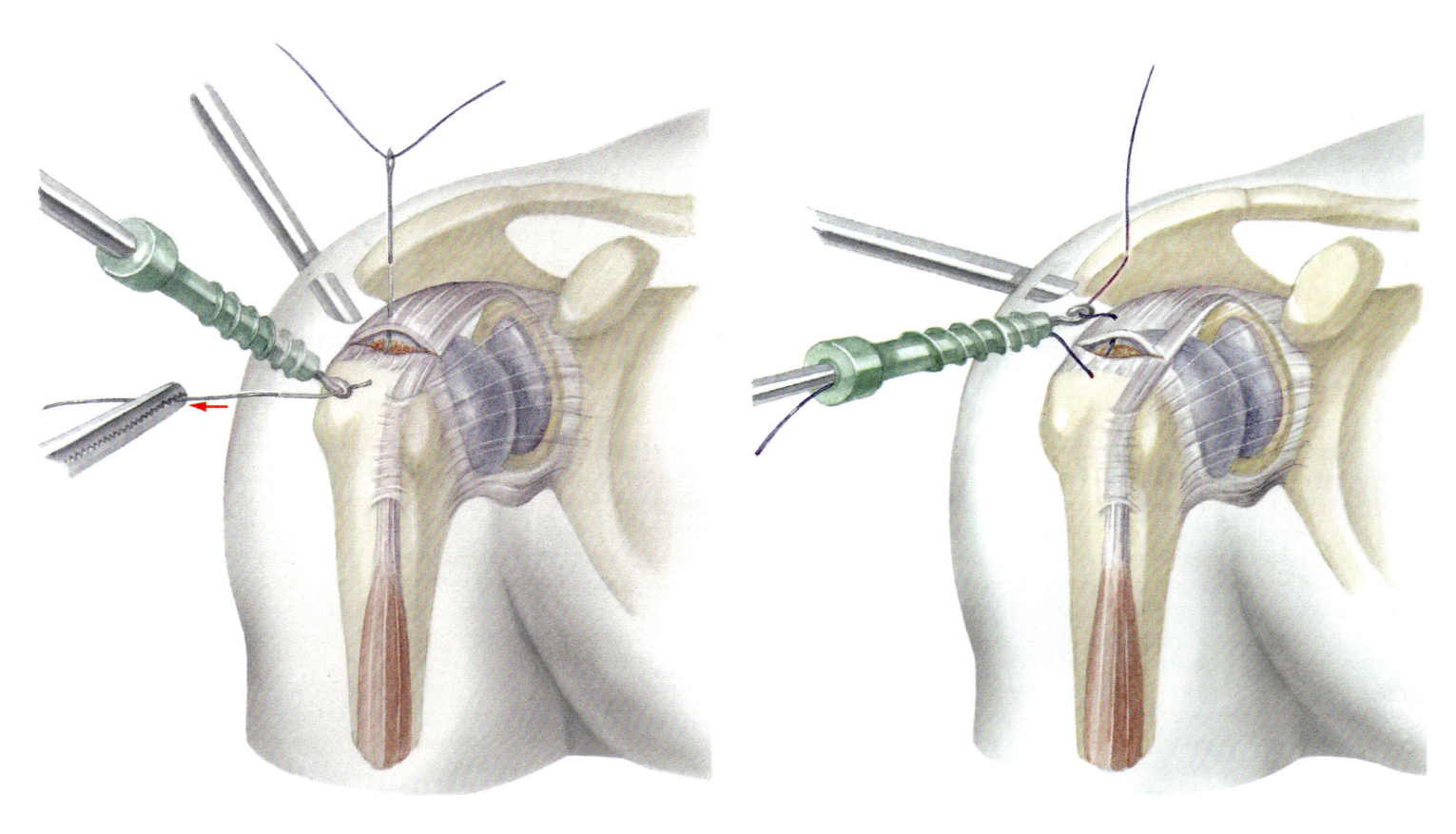

Sehnenruptur, chronische Sehnendefekte, Sehnenverkalkungen 73

Abb. **81b** Der Draht wird mit einem speziellen stark abgerundeten Haken mit eingezogenem Ende (um N. axillaris nicht zu verletzen) gefaßt. Der Draht wird nach lateral ausgezogen und der nachfolgende Faden über die Kanüle ausgeleitet.

Abb. **82** Auch der zweite Faden wird mit dem Rundhaken oder mit einer Faßzange über die im lateralen Portal liegende Arbeitskanüle ausgeführt.

74 Schultergelenk

a

b

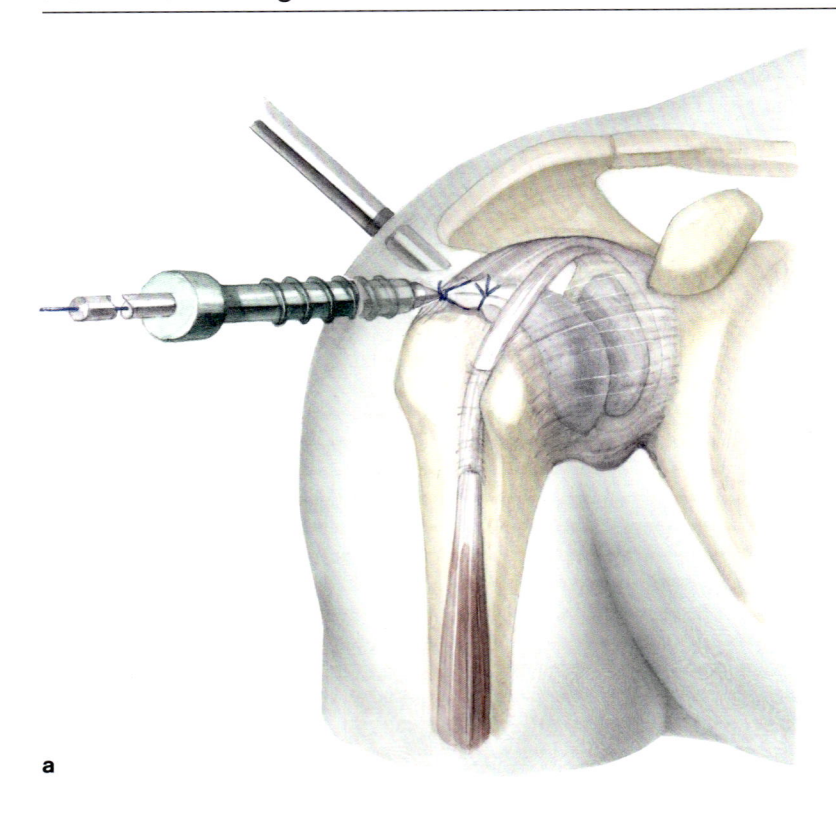

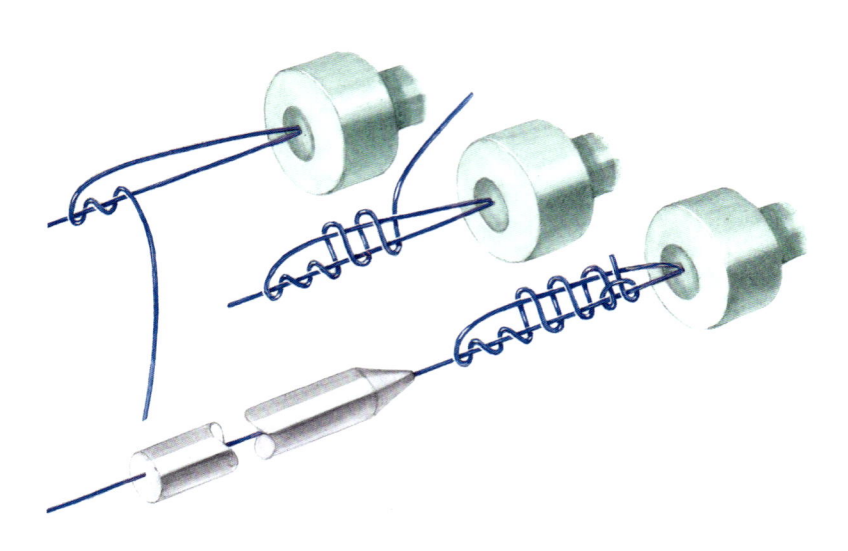

Abb. **83a** u. **b** Mit einem Knotenschieber wird der außen vorgelegte Gleitknoten unter leichter Abduktionsstellung vorgeschoben und schließlich abgeschnitten (**a**). Üblicherweise wird ein Gleitknoten nach Melzer und Bueß (**b**) verwendet, so daß das Aufbringen weiterer Knoten auf den Gleitknoten nicht erforderlich ist.

Komplikationen

Intraoperative Komplikationen

Viele technische Schwierigkeiten können auftreten; immer aber bleibt die Möglichkeit der offenen Fortführung der Operation.

Begleit- und Nachbehandlung

Diese ist für alle arthroskopischen Nahttechniken gleich. Unmittelbar postoperativ beginnen passive Bewegungsübungen durch 6 Wochen, anschließend wird zu aktiven Bewegungsübungen übergegangen.

Mini-Open-Repair

Der Mini-Open-Repair stellt einen Kompromiß zwischen offener und arthroskopischer Sehnennaht dar. Ziel ist es, den Zugang zur Rotatorenmanschette möglichst klein zu halten und den M. deltoideus nicht vom Akromion ablösen zu müssen.

Spezielle Indikation

Jede Rotatorenmanschettenruptur die zur Rekonstruktion vorgesehen ist und arthroskopisch nicht genäht werden kann.

Narkose, Lagerung: s. S. 61.

Zugangswege: Dorsaler und lateraler Zugang.

Arbeitsschritte

1 Oberer Kapselrelease bei Sehnenretraktion.
2 Faden- oder Nadelmarkierung der Rupturstelle.
3 Arthroskopische Akromioplastik.
4 Hautinzision über Faden- bzw. Nadelmarkierung und offene Sehnennaht.

Spezielle Technik

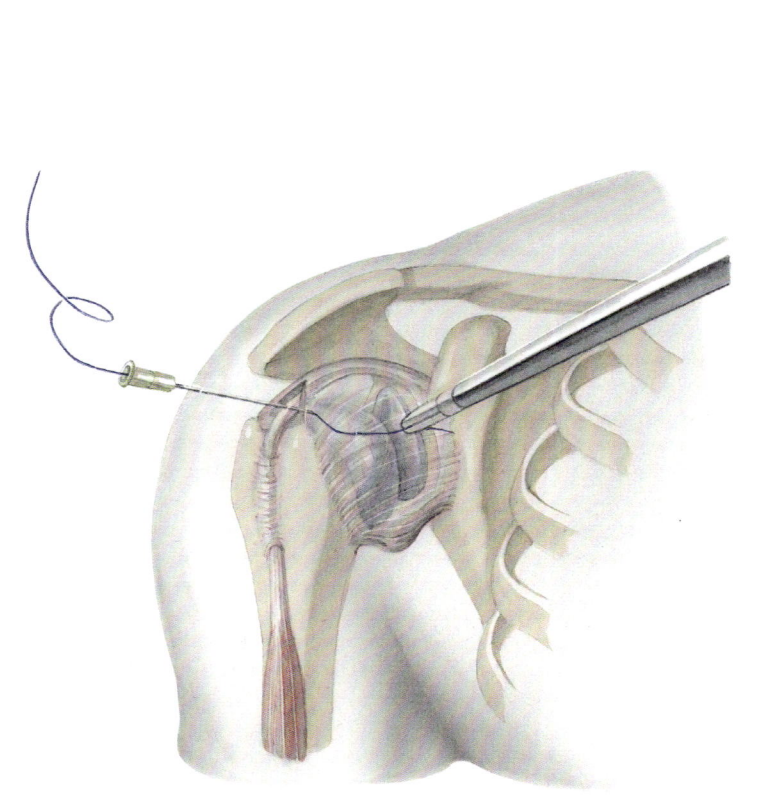

Abb. 84 Bei kleinen Läsionen wird perkutan die Spinalnadel durch die Läsion durchgestochen und ein resorbierbarer Faden der Stärke 1 durch die Nadel in das Gelenk eingeführt. Mit einer über den ventralen Zugang eingeführten Faßzange wird das Fadenende nach ventral ausgezogen. Man kann aber auch ganz einfach die Nadel zur Markierung stecken lassen.

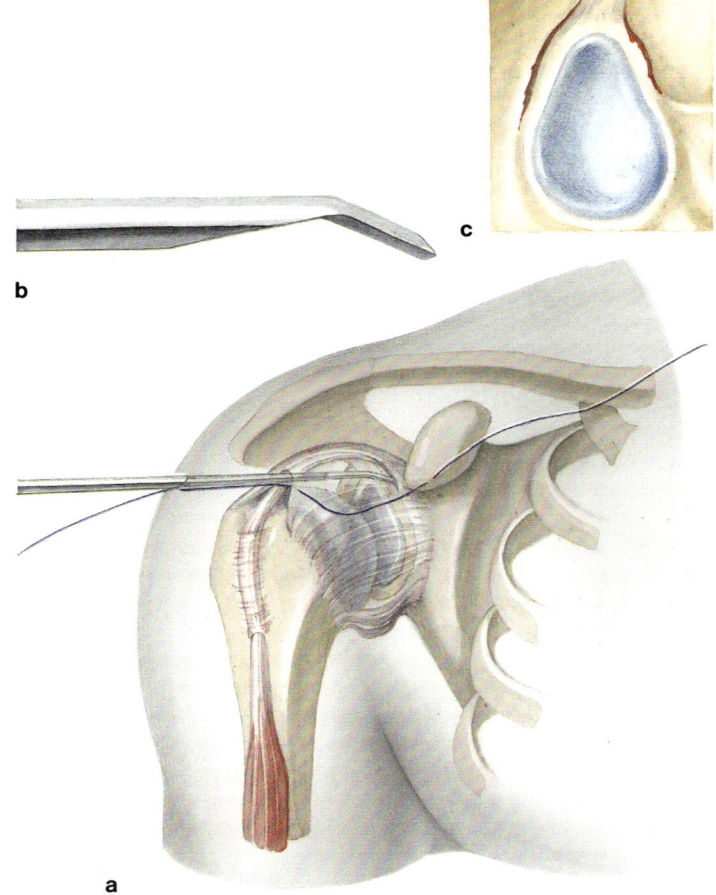

Abb. 85a–c Bei größerer Ruptur bzw. retrahierter Sehne wird über den lateralen Zugang und durch die Rupturstelle hindurch (**a**) ein sog. Rotator-Cuff-Liberator (**b**) in das Gelenk eingeführt und die Kapsel labrumrandnah (**c**) im Bereich der oberen Pfannenhälfte abgelöst (= oberer Kapselrelease). Die Mobilisierung der Sehne wird auf diese Weise erleichtert. Der obere Kapselrelease kann auch mit einem geschärften arthroskopischen Elevatorium oder mit einem über den vorderen Zugang eingeführten Elektromesser durchgeführt werden.

Schultergelenk

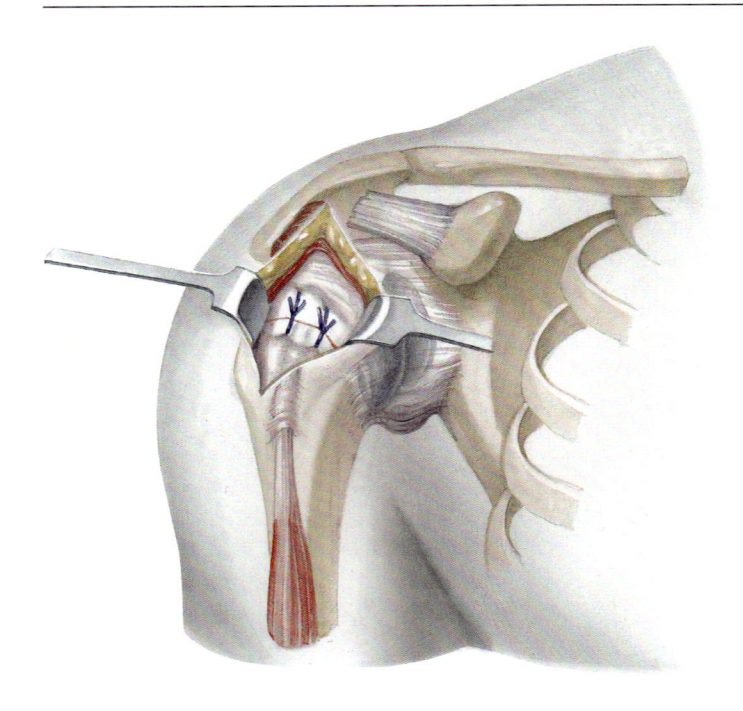

Abb. 86 Nach Durchführung der arthroskopischen Akromioplastik wird unmittelbar an der Eintrittsstelle des Markierungsfadens eine ca. 5 cm lange Hautinzision gemacht. Über ein Splitting des M. deltoideus wird die Rotatorenmanschette rekonstruiert. Da die Akromioplastik schon vorher arthroskopisch durchgeführt worden war, ist ein Ablösen des M. deltoideus vom Akromion nicht notwendig.

Begleit- und Nachbehandlung

Diese ist gleich wie bei der offenen Rotatorenmanschettenrekonstruktion.

Arthroskopisches subakromiales Débridement

Ist die Rekonstruktion einer Rotatorenmanschette entweder nicht möglich oder nicht sinnvoll, so empfiehlt sich das arthroskopische subakromiale Débridement. Der Vorteil des Nichtablösens des M. deltoideus vom Akromion durch die Arthroskopie wiegt bei ausgedehnter Rotatorenmanschettenruptur um so mehr, da der M. deltoideus noch die einzige intakte dynamische Struktur zwischen Skapula und Humeruskopf ist.

Spezielle Indikationen

– Ausgedehnte, chronisch degenerative Rotatorenmanschettenruptur beim älteren Menschen.
– Chronisch degenerative Ruptur mittlerer Größe bei starken Schmerzen, aber guter Funktion beim älteren Menschen.

Kontraindikationen

Einseitige Ausdehnung der Ruptur mit gänzlichem Fehlen entweder der Sehne des M. infraspinatus oder der des M. subscapularis (muskuläre Imbalance führt zu Dezentrierung des Humeruskopfes und der Gefahr der Subluxation nach vorn und oben).

Zugangswege:

Dorsal und lateral.

Arbeitsschritte

1 Arthroskopische Akromioplastik.
2 Débridement der Sehnenstümpfe und des degenerativ veränderten Bursagewebes.
3 Tuberculum-majus-Plastik.

Spezielle Technik

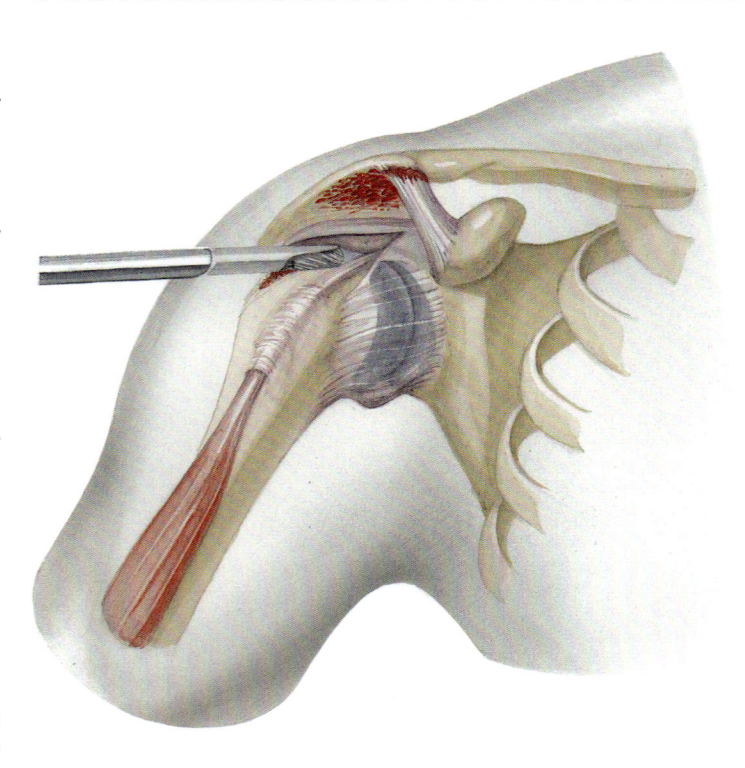

Abb. 87 Nach Durchführung der Akromioplastik wird ein ausgedehntes Débridement mit Entfernung der Sehnenstümpfe sowie der entzündlich veränderten Bursa angeschlossen. Die lange Bizepssehne wird, sofern noch vorhanden, geglättet und nur bei starker Auffaserung tenotomiert. Das Tuberculum majus wird mit einer Fräse abgerundet, so daß das proximale Humerusende rund wie ein Ball wird, was das Eingleiten unter das Akromion erleichtert (= Tuberculum-majus-Plastik nach Ellman).

Begleit- und Nachbehandlung

Unmittelbar postoperativ wird mit aktiven und passiven Bewegungsübungen begonnen.

Arthroskopische Resektion der Extremitas acromialis claviculae

Das AC-Gelenk ist funktionell dem Schultergelenk zuzuordnen. Auftretende Beschwerden im Subakromialraum können vom AC-Gelenk ausgehen und umgekehrt. Bei Akromioplastik mit AC-Gelenkresektion liegt der besondere Vorteil der arthroskopischen Technik darin, daß der M. deltoideus nicht abgelöst werden muß. Bei der offenen Technik ist eine Ablösung von mindestens 3 cm erforderlich (Akromionbreite + AC-Gelenk + 1 cm des lateralen Klavikulaendes).

Spezielle Indikationen

Arthrotisch oder osteolytisch verändertes AC-Gelenk.

Kontraindikationen

Instabiles AC-Gelenk, d. h. bei rupturiertem Lig. coracoclaviculare. In diesem Fall ist eine Bandplastik erforderlich. Häufig liegt zusätzlich zur AC-Gelenksymptomatik auch ein Impingementsyndrom vor, so daß die AC-Gelenkresektion mit einer Akromioplastik kombiniert wird.

Narkose, Lagerung: Siehe oben.

Zugangswege: Dorsaler, lateraler und ventraler Zugang, evtl. auch der dorsale AC-Gelenk-Zugang.

Arbeitsschritte

1 Akromioplastik (bei zusätzlichem Impingementsyndrom).
2 Entfernen des Diskusgewebes.
3 Stufenweise Resektion der Extremitas acromialis claviculae.
4 Eventuell Resektion des medialen Randes des Akromions.

Spezielle Technik

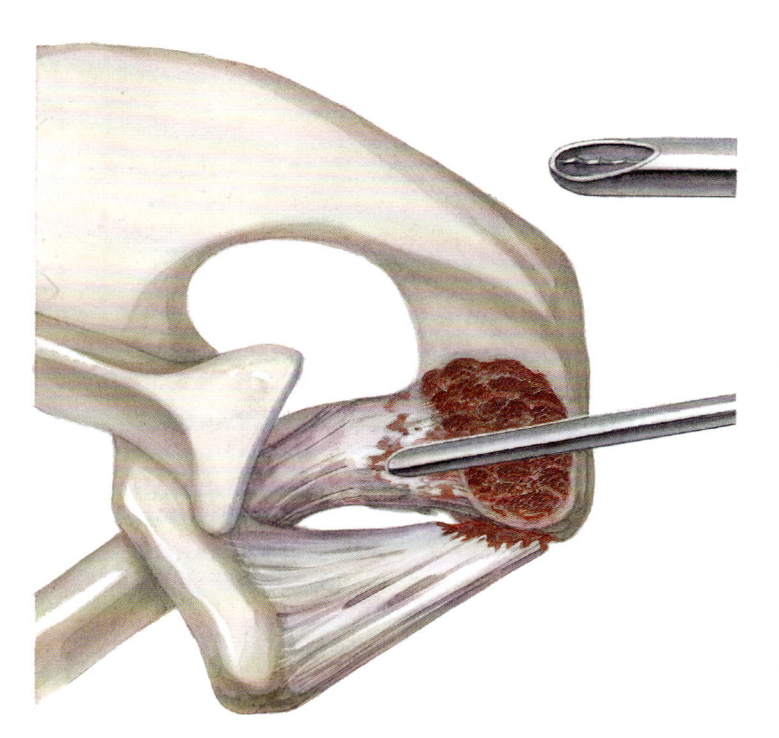

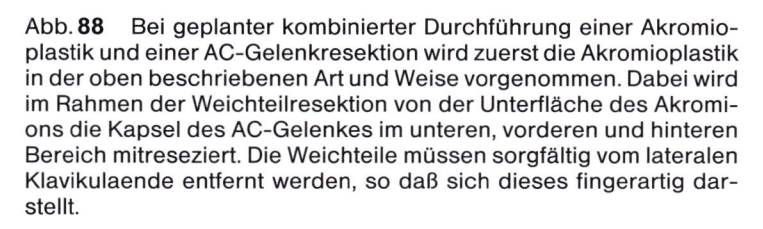

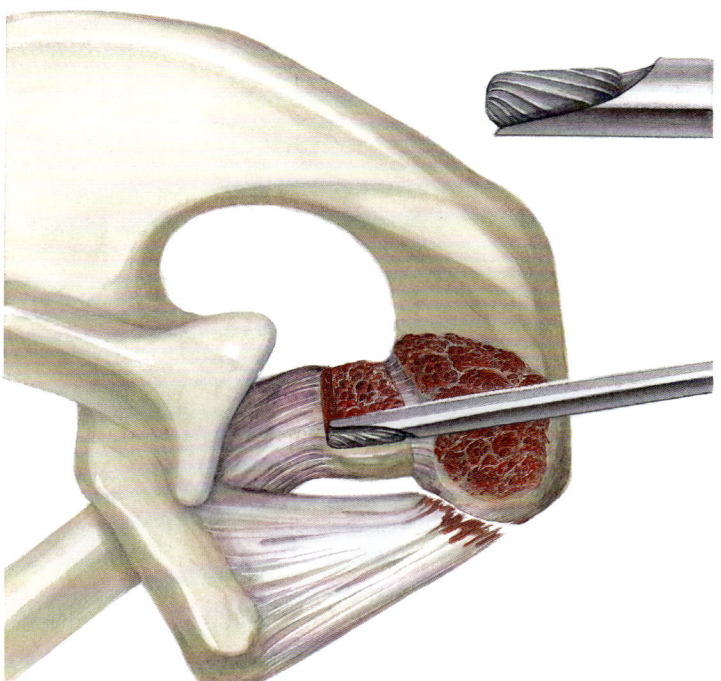

Abb. 88 Bei geplanter kombinierter Durchführung einer Akromioplastik und einer AC-Gelenkresektion wird zuerst die Akromioplastik in der oben beschriebenen Art und Weise vorgenommen. Dabei wird im Rahmen der Weichteilresektion von der Unterfläche des Akromions die Kapsel des AC-Gelenkes im unteren, vorderen und hinteren Bereich mitreseziert. Die Weichteile müssen sorgfältig vom lateralen Klavikulaende entfernt werden, so daß sich dieses fingerartig darstellt.

Abb. 89 Erst nach vollständiger Überschaubarkeit der gesamten Extremitas acromialis claviculae bis hin zu den beiden Anteilen des Lig. coracoclaviculare einschließlich der gesamten hinteren Kortikalis wird der Akromionizer von lateral eingeführt und die untere Kortikalis auf eine Länge von etwa 1 cm (Fräsenlänge) von vorn bis hinten entfernt. Dies dient der Markierung für das Resektionsausmaß. Anschließend wird der Full-Radius-Resektor über den ventralen AC-Gelenk-Zugang eingeführt (der ventrale AC-Gelenk-Zugang liegt 1 cm ventral des AC-Gelenkspaltes; s. Topographie der Zugangswege). Die Darstellung der Ursprünge der Ligg. trapezoideum et conoideum ist deshalb wichtig, weil dadurch eine zu ausgedehnte Resektion mit Sicherheit vermieden werden kann. Der laterale Zugang muß mit dem Trokar einer Arbeitskanüle verschlossen werden, um einen ungehinderten Flüssigkeitsaustritt zu verhindern.

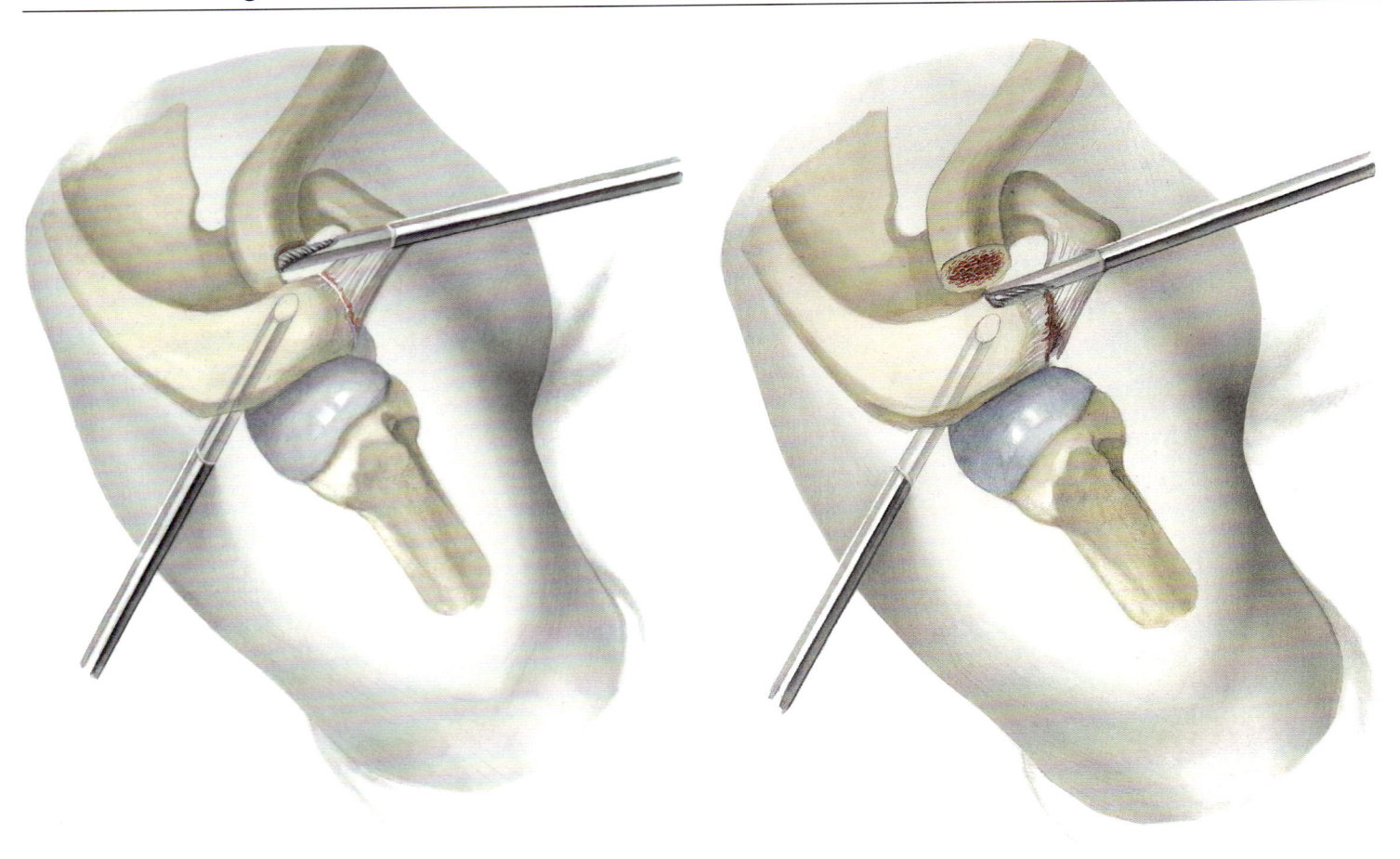

Abb. 90 Mit dem über dem ventralen AC-Gelenk-Zugang eingeführten Shaver mit Full-Radius-Resektor-Aufsatz werden die Diskusreste entfernt und dann von ventral beginnend stufenförmig etwa 1 cm des Klavikulaendes entsprechend der vorgegebenen Markierung reseziert. In der ersten Stufe wird der ventrale Anteil reseziert, wobei der noch verbleibende hintere Anteil zur Einschätzung des Resektionsausmaßes dient. Neben der vorgegebenen Markierung dient als weiteres Maß der Durchmesser der Fräse, wobei das Resektionsausmaß eineinhalbmal die Fräsendicke beträgt. Erst nachdem die vordere Hälfte vollständig bis zum oberen Kapselanteil reseziert ist, wird die hintere Hälfte der vorderen angeglichen. Der obere Kapselanteil muß in ganzer Breite (weiß!) erkennbar sein.

Abb. 91 Wahlweise können vom medialen Rand des Akromions zusätzlich etwa 5 mm reseziert werden, so daß eine Gesamtresektionsbreite von etwa 15 mm entsteht.

Sehnenruptur, chronische Sehnendefekte, Sehnenverkalkungen

Komplikationen

Intraoperative Komplikationen

Orientierungsverlust: Therapie: Einführung von perkutanen Nadeln.
Unzureichende Knochenresektion: Offene Nachresektion.

Postoperative Komplikationen

Rekalzifizierung des Resektionsbereiches.
Therapie: Erneute arthroskopische oder offene Kalkentfernung mit Resektion der seitlichen Periostanteile (periostale Verkalkung).

Begleit- und Nachbehandlung

Unmittelbar postoperativ kann mit aktiven und passiven Bewegungsübungen begonnen werden.

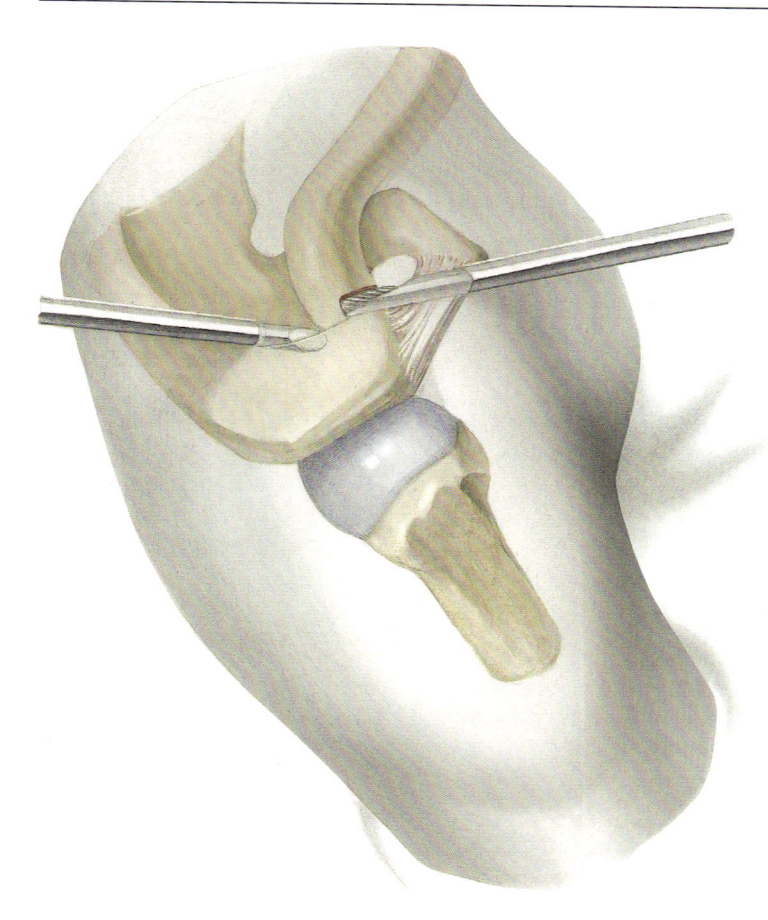

Abb. 92 Wird eine alleinige Resektion des AC-Gelenkes ohne Akromioplastik durchgeführt, wird die Optik von Anbeginn an über den dorsalen AC-Gelenk-Zugang (etwa 1 cm hinter dem AC-Gelenkspalt) eingeführt. Die gesamte Weichteilresektion wird über den ventralen AC-Gelenk-Zugang durchgeführt. Der Ablauf ist im wesentlichen gleich wie oben beschrieben.

Entzündungen

Entzündungen an der Schulter können eingeteilt werden in solche ohne und mit vorherigem operativen Eingriff. Ohne operativen Eingriff treten Entzündungen nach wiederholten intraartikulären Cortisoninjektionen spontan auf. Obwohl das entzündliche Sekret purulent erscheint, ist ein Keimnachweis selten möglich. Entzündungen nach vorherigem operativem Eingriff trifft man zumeist nach einer nicht spannungsfreien Rekonstruktion einer chronischen Rotatorenmanschettenruptur sowie nach offener Rekonstruktion einer Trümmerfraktur des Humeruskopfes an. Beide entzündlichen Reaktionen beruhen auf einer Nekrosenabstoßung. Nach arthroskopischer Operation im Subakromialraum, zumeist nach Kalkausräumung, kann es zum Auftreten einer mehrere Tage andauernden Sekretion zumeist aus dem lateralen Zugang kommen. Die Sekretion limitiert sich zumeist selbst nach 10 Tagen. Bakterielle Entzündungen kommen selten nach offener Operation an der Schulter vor.

Liegen entzündliche Abstoßungsreaktionen von Sehnennekrosen nach Rotatorenmanschettenrekonstruktion oder von nekrotischem Knochen nach Humeruskopffraktur vor, so ist die offene Revision mit Sequesterentfernung und Nekrosenausräumung die Therapie der Wahl. Kommen Sequester als Entzündungsursache nicht in Frage, ist die arthroskopische Spülung mit oder ohne anschließender Spül-Saug-Drainage indiziert. Das gleichzeitige Resezieren von stark entzündlich veränderter Synovialis mit dem Shaver ist angezeigt. Wiederholte Spülungen bzw. das Einlegen einer Spül-Saug-Drainage führt praktisch immer in kurzer Zeit zur Abheilung.

Ellbogengelenk

Von H. Maurer und H. Resch

Allgemeines

Die Arthroskopie des Ellbogens erfordert genaue Kenntnisse der Anatomie, da alle Zugänge in unmittelbarer Nähe von neurovaskulären Strukturen liegen. Es sind dies nicht nur die großen Nerven und Gefäße, sondern auch zahlreiche Hautäste. Die Gefahr einer Schädigung der Gefäße und Nerven wird dadurch gemindert, daß sehr markante knöcherne Orientierungspunkte vorliegen. Niemals darf mit scharfen Instrumenten in das Gelenk eingegangen werden. Ebenso darf bei der Stichinzision das Messer nur die Haut penetrieren.

Die Arthroskopie des Ellbogengelenkes kann sowohl in Allgemeinnarkose als auch in Regionalanästhesie (interskalenäre Plexusblockade nach Winnie, supraklavikuläre Plexusblockade, axilläre Plexusblockade) durchgeführt werden. Da auch gefahrlos unter Blutsperre arthroskopiert werden kann, eignet sich dieses Gelenk sowohl von anästhesiologischer Seite als auch von den Sichtgegebenheiten her ausgezeichnet für die Arthroskopie. Zu bedenken ist jedoch, daß die Regionalanästhesie nur in Rückenlage durchgeführt werden kann.

Im wesentlichen wird das gleiche Instrumentarium verwendet wie am Schultergelenk oder am Kniegelenk. Die Standard-30°-Weitwinkeloptik mit 5-mm-Schaft ist auch am Ellbogengelenk das Arthroskop der Wahl. Zum Suchen von freien Gelenkskörpern kann zeitweilig auch eine 70°-Optik hilfreich sein. Optiken mit kleinerem Durchmesser können zwar verwendet werden, haben aber auch ein kleineres Gesichtsfeld. In das Gelenk eingegangen wird grundsätzlich mit stumpfem Trokar. Hilfreich beim Anlegen von Portalen ist die Verwendung von langen stumpfen Trokaren, die sowohl in den Arthroskopieschaft als auch in Arbeitskanülen passen. Letztere können zwar verwendet werden, verrutschen aber wegen des dünnen Weichteilmantels leicht. Es wird ausschließlich im flüssigen Milieu arthroskopiert. Die Wasserzufuhr erfolgt über das Arthroskop. Pumpensysteme sind am Ellbogen nicht unbedingt erforderlich, da durch Anlegen einer Blutsperre am Oberarm keine Blutungsneigung gegeben ist. Das Standard-Arbeitsinstrumentarium besteht aus einem Tasthaken, einer Faß- und einer Korbzange. An motorisierten Instrumenten werden hauptsächlich ein 3,5-mm-Full-Radius-Resektor und eine 3,5-mm-Kugelfräse benötigt. Die Verwendung eines Elektromessers kann in Einzelfällen notwendig sein. Da bei der Punktion des Ellbogengelenkes der Obdurator sich ständig in der Nähe von Nerven und Gefäßen befindet, gilt als Grundregel: Niemals ohne vorherige Gelenksfüllung (Gelenksdistension) punktieren, da durch die Aufweitung des Gelenkes sich der Abstand zwischen benachbarten Nerven und Gefäßen und Obdurator vergrößert. Ferner ist bei den beugeseitigen Zugängen zu berücksichtigen, daß immer in Beugestellung punktiert wird, da in dieser Stellung Nerven und Gefäße entspannt sind.

Operative Strategie

Die Möglichkeiten der arthroskopischen Chirurgie sind beim Ellbogengelenk im Vergleich zu anderen großen Gelenken wie Schulter- oder Kniegelenk beschränkt. Das Gelenk ist der klinischen Diagnostik gut zugänglich. Damit stellt sich die Indikation zur Arthroskopie relativ selten.

Diagnostisch wie therapeutisch ist immer der Zugang sowohl zur ventralen als auch zur dorsalen Kammer anzustreben. Falls erforderlich, muß der unmittelbare Wechsel zur offenen Fortsetzung der Operation möglich sein (Vorteil der Rückenlagerung).

84 Ellbogengelenk

Spezielle Anatomie

Oberflächenanatomie

(Abb. 1 u. 2)

Die Articulatio cubiti wird ventral von Muskeln bedeckt. Von proximal schieben sich die durch die Sulci bicipitales lateralis und medialis begrenzten Mm. biceps brachii und brachialis zwischen die medial und lateral entspringenden langen Hand- und Fingermuskeln. Den medialen Unterarmwulst bildet der gemeinsame Ursprung der Mm. pronator teres, flexor carpi radialis, palmaris longus, flexor digitorum superficialis und flexor carpi ulnaris, wobei die einzelnen Muskeln im Ellbogenbereich durch die Haut hindurch nicht voneinander zu unterscheiden sind. Im lateralen Muskelwulst liegt der in mittlerer Beugestellung des Ellbogengelenkes besonders deutlich vorspringende M. brachioradialis. Er bedeckt den Ursprung der Mm. extensores carpi radialis longus et brevis. Die beiden Sulci bicipitales erreichen die Fossa cubitalis.

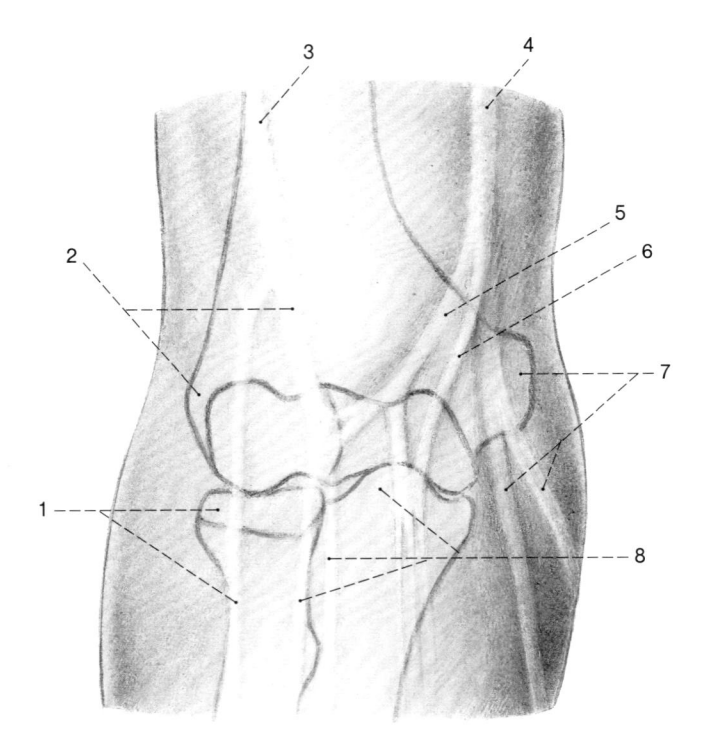

Abb. 1 Oberflächenrelief von ventral, Venen und Knochen durchscheinend gezeichnet.

1 V. cephalica antebrachii, Caput radii
2 Epicondylus lateralis humeri, V. mediana cephalica
3 V. cephalica
4 V. basilica
5 V. mediana cubiti
6 V. mediana basilica
7 Epicondylus medialis humeri, Vv. basilicae antebrachii
8 Processus coronoideus ulnae, Vv. medianae antebrachii

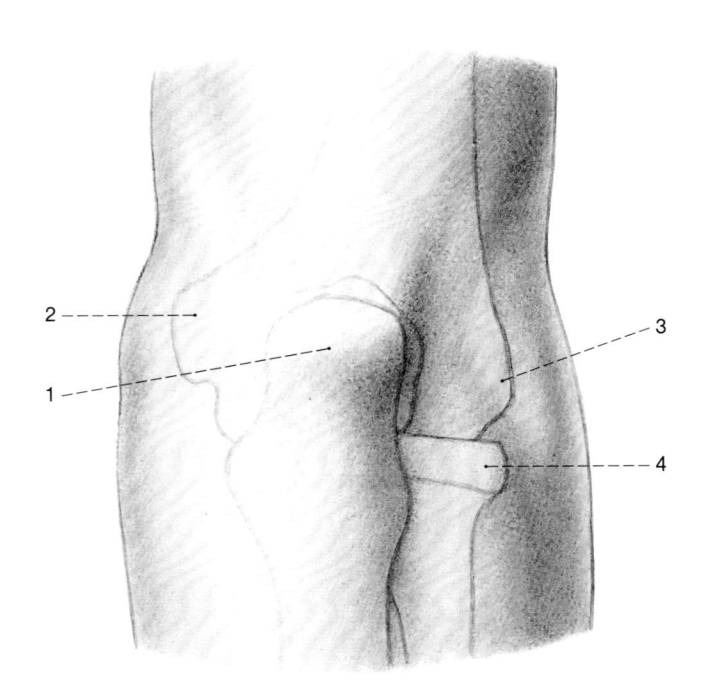

Abb. 2 Oberflächenrelief von dorsal, Knochen durchscheinend gezeichnet.

1 Olecranon
2 Epicondylus medialis humeri
3 Epicondylus lateralis humeri
4 Caput radii

Meist finden wir im Bereich der Fossa cubitalis ein bis zwei Beugefurchen, von denen die distale der Gelenklinie entspricht. Da in Streckstellung die Faszie gespannt und die Weichteile dadurch komprimiert sind und nicht ausweichen können, ist die Beugestellung für Untersuchungen und Zugänge zweckmäßig.

In der Regio cubitalis posterior finden wir das Olecranon mit dem Ansatz des M. triceps brachii sowie die dorsalen Anteile des ulnaren (M. flexor carpi ulnaris) und radialen (M. anconaeus, M. extensor carpi ulnaris) Muskelwulstes. Seitlich des Olecranon liegen die Sulci olecrani (Lanz), wobei in der medialen Furche der N. ulnaris tastbar ist.

Ellbogengelenk

(Abb. 3–9)

Eine Palpation von außen ist infolge der ventral gelegenen Muskeln von dorsal und lateral besser möglich.

Gelenkflächen

Die Articulatio cubiti ist ein zusammengesetztes Gelenk, Capitulum und Trochlea humeri, Incisura trochlearis et

Tastbare Knochenanteile

Epicondyli humeri

Die beiden Muskelursprungsknorren sind sowohl von ventral als auch von dorsal gut tastbar.

Ulna und Radius

Beide Knochen werden ventral durch Weichteile bedeckt, so daß das Olecranon sowie der Margo posterior ulnae von dorsal, das Caput radii von dorsal und lateral gut tastbar sind. Der Speichenkopf läßt sich in Beugestellung und durch Pronations- und Supinationsbewegungen besser erkennen.

radialis ulnae sowie die Fovea capitis radii und Circumferentia articularis radii liegen innerhalb der Gelenkkapsel. Die Trochlea humeri besitzt eine Rinne, in welche eine Führungsleiste der Incisura trochlearis ulnae eingreift. Der Sulcus capitulotrochlearis bildet die Grenze zum Capitulum humeri.

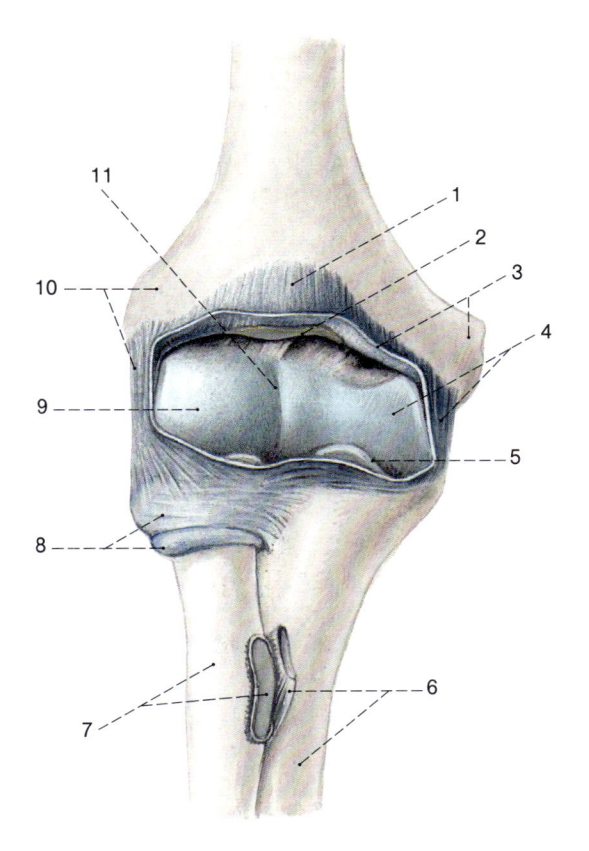

Abb. 3 Articulatio cubiti von ventral.
1 Stratum fibrosum capsulae articularis
2 Corpus adiposum articulare
3 Epicondylus medialis humeri, Schnittrand der Gelenkkapsel
4 Trochlea humeri, Lig. collaterale ulnare
5 Processus coronoideus ulnae
6 Ulna, Tendo m. bicipitis brachii
7 Radius, Bursa bicipitoradialis
8 Lig. anulare radii, Recessus sacciformis superior
9 Capitulum humeri
10 Epicondylus lateralis humeri, Lig. collaterale radiale
11 Sulcus capitulotrochlearis

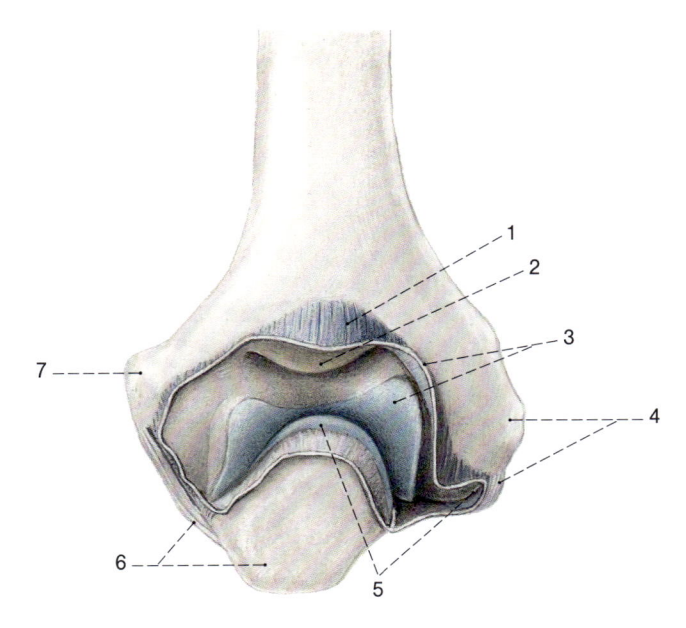

Abb. 4 Articulatio cubiti in Beugestellung von dorsal.
1 Stratum fibrosum capsulae articularis
2 Corpus adiposum articulare in der Fossa olecrani
3 Trochlea humeri, Schnittrand der Gelenkkapsel
4 Epicondylus lateralis humeri, Lig. collaterale radiale
5 Spitze des Olecranon ulnae, knorpelfreie Zone des Capitulum humeri
6 Lig. collaterale ulnare, Olecranon ulnae
7 Epicondylus medialis humeri

86 Ellbogengelenk

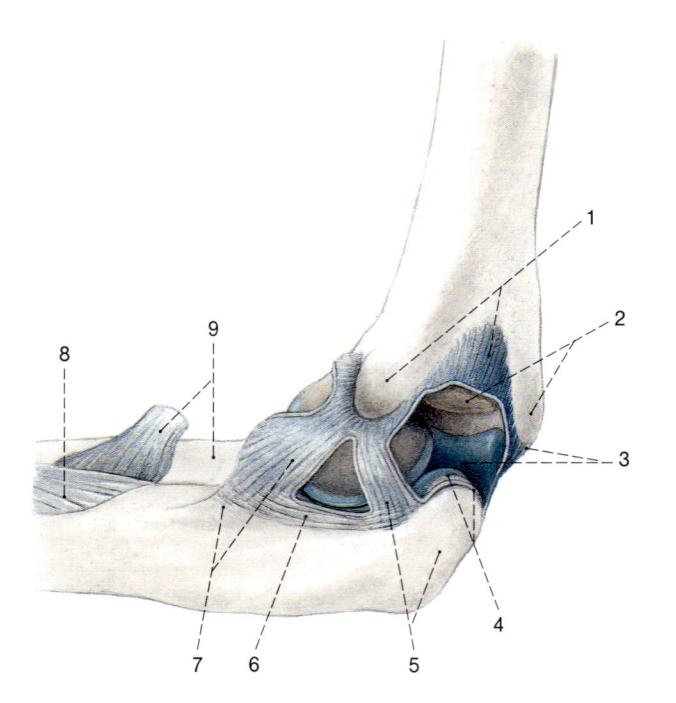

Abb. 5 Articulatio cubiti in Beugestellung von medial und dorsal.
1 Epicondylus medialis humeri, Stratum fibrosum capsulae articularis
2 Corpus adiposum articulare, Epicondylus lateralis humeri
3 Lig. collaterale radiale, Trochlea humeri
4 Spitze des Olecranon ulnae, Schnittrand der Gelenkkapsel
5 Olecranon ulnae, Lig. collaterale ulnare (hinterer Faserzug)
6 Lig. collaterale ulnare (querer Faserzug)
7 Processus coronoideus ulnae, Lig. collaterale ulnare (vorderer Faserzug)
8 Chorda obliqua
9 Tendo m. bicipitis brachii, Radius

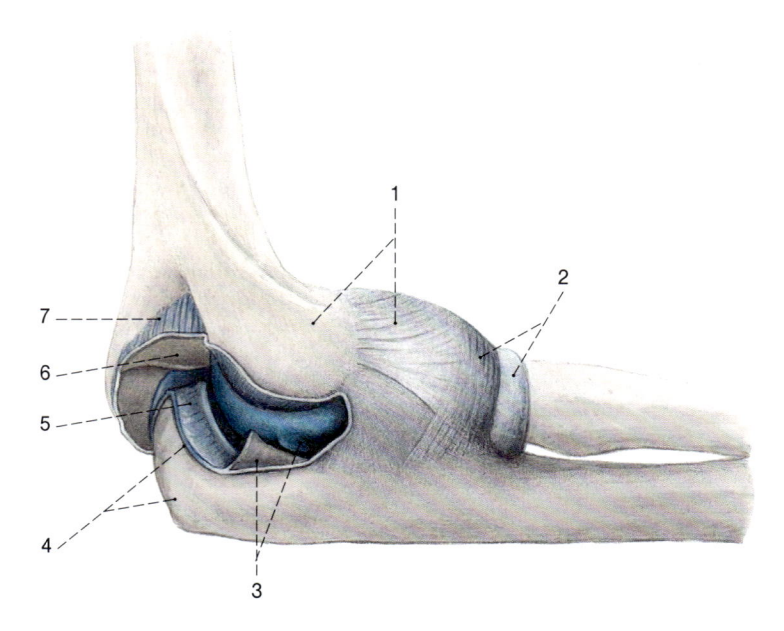

Abb. 6 Articulatio cubiti in Beugestellung von lateral.
1 Epicondylus lateralis humeri, Lig. collaterale radiale
2 Lig. anulare radii, Recessus sacciformis superior
3 Capitulum humeri, Plica synovialis
4 Olecranon ulnae, Schnittrand der Gelenkkapsel
5 Kapselumschlag (Stratum synoviale)
6 Corpus adiposum articulare in der Fossa olecrani
7 Stratum fibrosum capsulae articularis

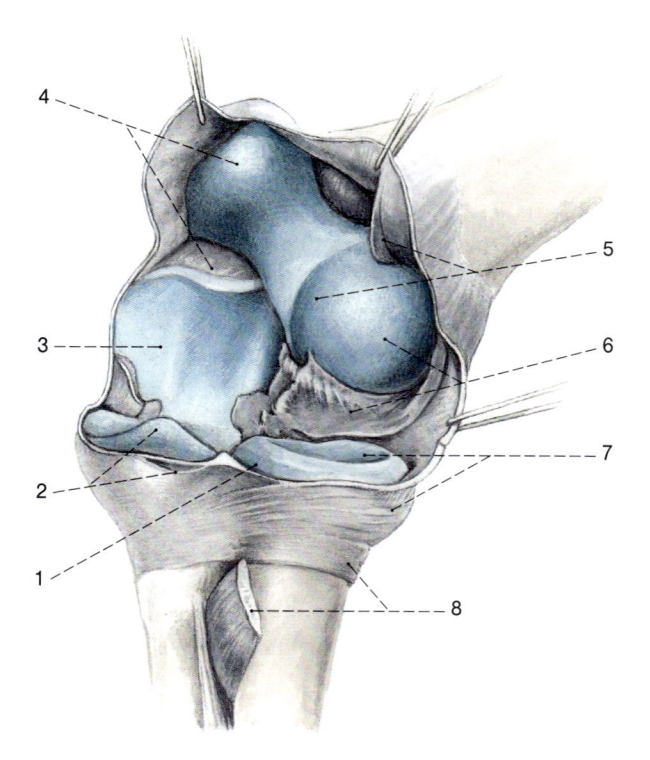

Abb. 7 Ellbogengelenk von ventral eröffnet, Gelenkflächen auseinandergezogen.
1 Lunula obliqua
2 Processus coronoideus, kleine Bursa synovialis
3 Incisura trochlearis ulnae
4 Olecranon, Trochlea humeri
5 Sulcus capitulotrochlearis, Plica synovialis capitulotrochlearis
6 Capitulum humeri, Plica synovialis
7 Fovea captis radii, Lig. anulare radii
8 Recessus sacciformis superior, Tendo m. bicipitis brachii

Spezielle Anatomie 87

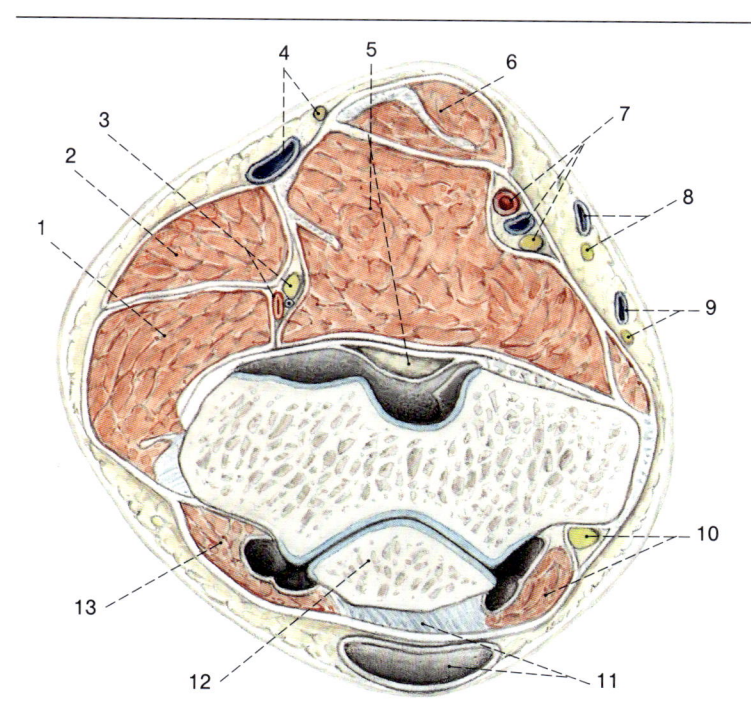

Abb. 8 Querschnitt in Höhe des Olecranon ulnae, Ansicht von distal.

1 Mm. extensores carpi radiales longus et brevis
2 M. brachioradialis
3 N. radialis, A. collateralis radialis
4 V. cephalica, N. cutaneus antebrachii lateralis
5 M. brachialis, Corpus adiposum articulare
6 M. biceps brachii
7 N. medianus, A., V. brachialis
8 V. mediana cubiti, R. anterior n. cutanei antebrachii medialis
9 V. basilica, R. posterior n. cutanei antebrachii medialis
10 N. ulnaris, M. triceps brachii
11 Tendo m. tricipitis, Bursa olecrani subcutanea
12 Olecranon
13 M. anconaeus

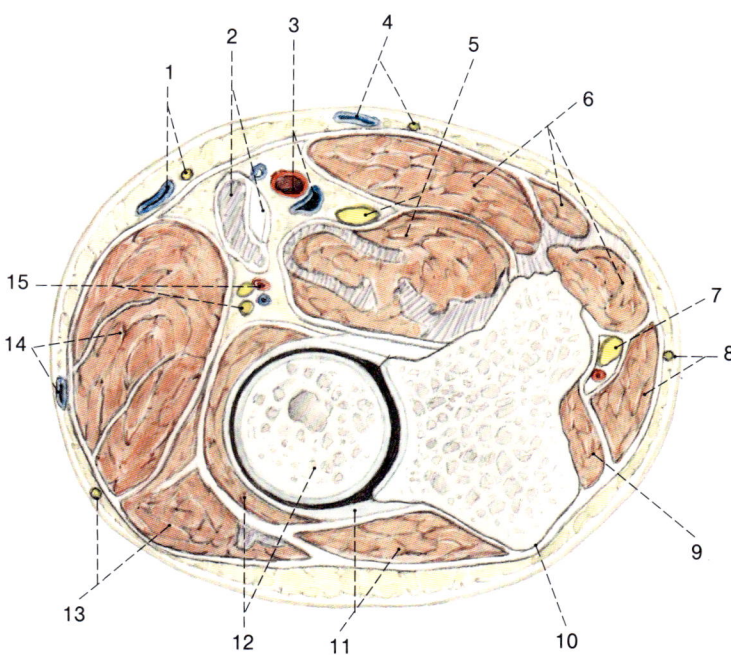

Abb. 9 Querschnitt in Höhe der Articulatio radioulnaris proximalis, Ansicht von distal.

1 N. cutaneus antebrachii lateralis, V. mediana cubiti
2 Tendo m. bicipitis brachii, Bursa bicipitoradialis
3 A.,V. brachialis
4 V. basilica antebrachii, R. anterior n. cutanei antebrachii medialis
5 N. medianus, M. brachialis
6 gemeinsamer Ursprung der Mm. pronator teres, flexor carpi radialis, palmaris longus und flexor digitorum superficialis
7 N. ulnaris
8 M. flexor carpi ulnaris, R. posterior n. cutanei antebrachii medialis
9 M. flexor digitorum profundus
10 Margo posterior ulnae
11 M. extensor carpi ulnaris, Lig. anulare radii
12 M. supinator, Caput radii
13 Mm. extensor digitorum et digiti minimi, N. cutaneus antebrachii posterior
14 Mm. brachioradialis, extensor carpi radialis longus et brevis, V. cephalica antebrachii
15 N. radialis (R. superficialis et R. profundus), A. collateralis radialis

Das Capitulum humeri ist halbkugelig geformt und steht mit der Fovea capitis radii in gelenkiger Verbindung. Der Knorpelüberzug fehlt an der Rückseite. Ähnlich einer Zange umgreift die Incisura trochlearis ulnae die Rolle des Oberarmknochens. Der Knorpelüberzug der Incisura trochlearis ist beim Kind zusammenhängend, beim Erwachsenen meist unvollständig, manchmal auch unterbrochen.
Das Caput radii bildet mit der Fovea capitis radii die Pfanne für das Oberarmköpfchen und mit der Circumferentia articularis die Gelenkfläche für die Articulatio radio-ulnaris proximalis. Die Kante zwischen der Fovea capitis radii und der Circumferentia articularis ist abgerundet und steht mit der lateralen Trochleafläche in gelenkiger Verbindung. Medial ist die Kante verbreitert (Lunula obliqua). Durch das Lig. anulare radii wird der Speichenkopf in der leicht konkaven Incisura radialis ulnae gehalten.

Gelenkkapsel

Die Gelenkkapsel wird seitlich durch den kräftigen Bandapparat verstärkt, ventral und dorsal ist sie schwach und wird durch Muskeln gesichert (Mm. articulares der Mm. brachialis und anconaeus). Die intrakapsulären knorpelfreien Bereiche (Fossae olcrani, coronoidea, radialis, Collum radii) werden von der Membrana synovialis überzogen.
Am Humerus werden die Fossa olecrani sowie die Fossae coronoidea und radialis von der Gelenkkapsel eingeschlossen. Im Bereich dieser Gruben sind Fettpolster zwischen die Membranae synovialis und fibrosa eingelagert. Die Epicondylen liegen außerhalb der Gelenkhöhle, die Anheftung der Kapsel ist hier an der Knochen-Knorpel-Grenze. Der Kapselansatz an der Ulna findet sich ebenfalls am Rand der überknorpelten Gelenkflächen, lediglich am Olecranon und am Processus coronoideus weicht er vom Knorpelrand ab, so daß die Spitzen der genannten Knochenteile innerhalb der Kapsel liegen. An der Speiche entspringt die Gelenkkapsel am Collum radii, ist nach distal ausgebuchtet (Recessus sacciformis superior) und proximal am Lig. anulare radii befestigt.

Plicae synoviales

Neben den Fettpolstern in den genannten Gruben findet man in der Gelenkhöhle Plicae synoviales in den zahlreichen Buchten an den Übergängen der sechs Gelenkflächen. Eine größere Falte (Plica capitulotrochlearis) liegt regelmäßig in der Furche zwischen Capitulum und Trochlea humeri, sie schiebt sich zwischen die laterale Trochleafläche und die Circumferentia articularis radii bzw. Lunula obliqua.

Bänder

Neben der Stabilisierung des Ellbogengelenkes verstärken die Bänder seitlich die Gelenkkapsel, sind mit dieser fest verwachsen und dienen auch als Ursprung für die oberflächlichen Unterarmmuskeln. Man unterscheidet zwei Seitenbänder und das Ringband des Radius.
Das dreieckige Lig. collaterale ulnare entspringt vom Epicondylus humeri und setzt mit zwei kräftigen Faserzügen am Processus coronoideus und am Olecranon an, wobei querverlaufende Fasern zwischen den beiden Ansätze ausgespannt sind (Cooperscher Streifen). Die mittleren Faserzüge des ulnaren Seitenbandes sind schwächer ausgebildet. Bei Flexion ist der hintere, bei Extension der vordere Bandanteil gespannt. Das radiale Seitenband zieht vom Epicondylus radialis humeri über das Lig. anulare radii zur Elle und setzt gemeinsam mit dem Ringband vor und hinter der Incisura radialis ulnae an. Auch dieses Band hat vordere und hintere Faserzüge mit gleicher Funktion wie das ulnare Seitenband. Das Lig. anulare radii umgreift die Circumferentia articularis radii, verjüngt sich zum Collum radii und hält den Speichenkopf einerseits am Capitulum humeri und andererseits in der Incisura radialis ulnae.

Gelenkraum

Der Gelenkraum ist eng und zwischen den Teilgelenken (Articulationes humeroradialis, humeroulnaris, radioulnaris proximalis) verzweigt.

Arterielle Versorgung

Das Rete articulare cubiti und das Rete olecrani werden von den Aa. collaterales radialis und ulnaris proximalis sowie den Aa. recurrentes gespeist.

Spezielle Topographie

Regio cubitalis anterior, Fossa cubitalis

(Abb. 10 u. 11)

In der Fossa cubitalis treffen die beiden Sulci bicipitales sowie die dorsolaterale Oberarmstraße zusammen und finden ihre Fortsetzung in den Versorgungstraßen des Unterarmes. Subkutan finden wir die Vv. basilica et cephalica mit den aus der V. mediana cubiti entstehenden Vv. medianae basilica et cephalica sowie die Vv. basilica antebrachii, cephalica antebrachii et mediana antebrachii. Die Anordnung der Venen ist einer großen Schwankungsbreite unterworfen.

Spezielle Topographie 89

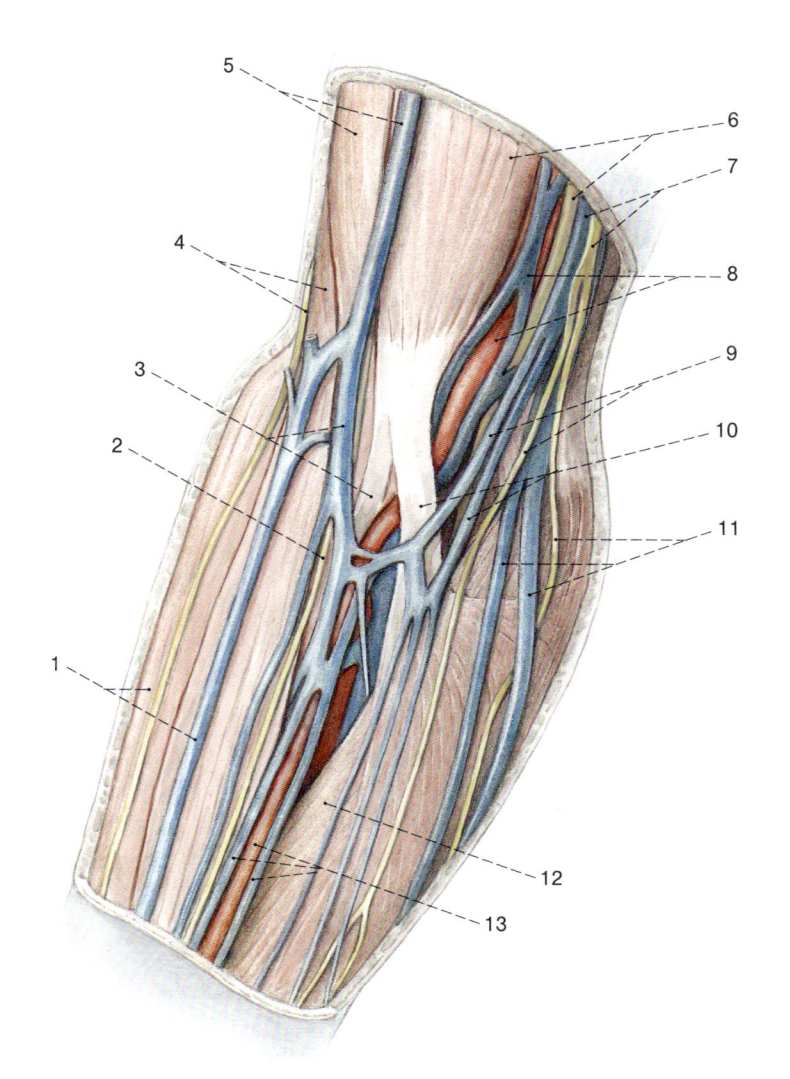

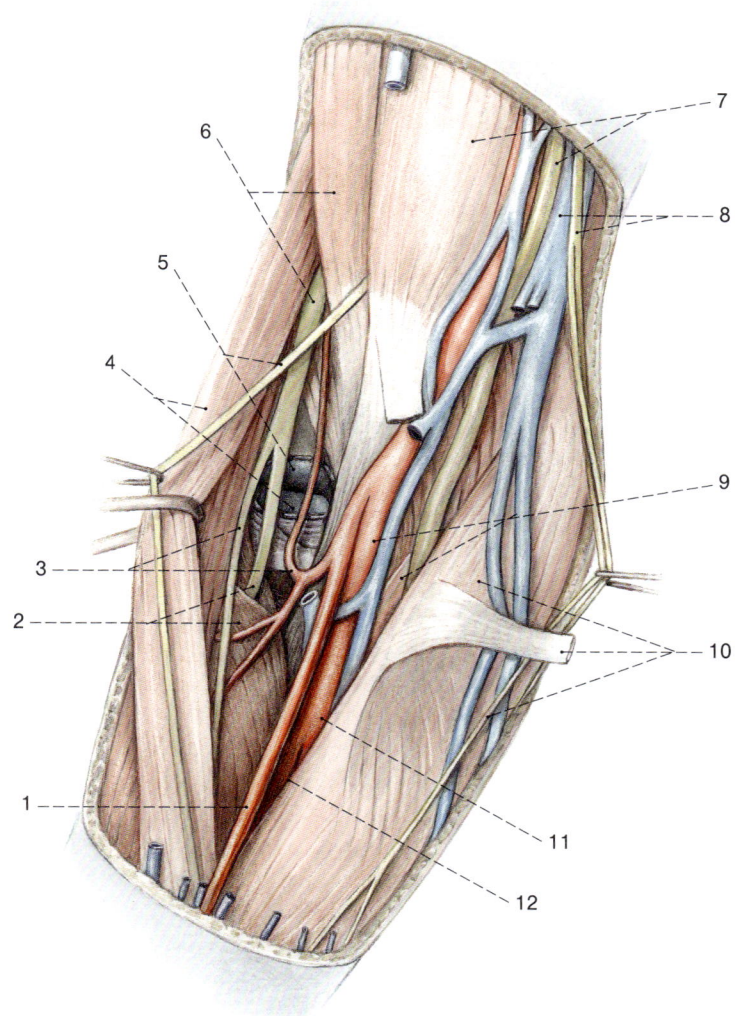

Abb. 10 Regio cubitalis anterior et Fossa cubitalis, Stratum subfasciale.

1. M. extensor carpi radialis longus, V cephalica antebrachii
2. N. cutaneus antebrachii lateralis
3. Tendo m. bicipitis brachii, V. mediana cephalica
4. N. cutaneus antebrachii posterior, M. brachioradialis
5. M. brachialis, V. cephalica
6. M. biceps brachii, N. medianus
7. V. basilica, N. cutaneus antebrachii medialis
8. A.,V. brachialis
9. V. mediana cubiti, R. anterior n. cutanei antebrachii medialis
10. Aponeurosis m. bicipitis brachii, V. mediana basilica
11. Vv. basilicae antebrachii, R. posterior n. cutanei antebrachii medialis
12. M. pronator teres
13. A. radialis, Vv. medianae antebrachii

Abb. 11 Regio cubitalis anterior et Fossa cubitalis, die oberflächlichen Venen und die Aponeurosis m. bicipitis brachii sind durchtrennt, der M. brachioradialis und die Hautnerven sind zur Seite verzogen, die Artic. humeroradialis ist eröffnet.

1. A. radialis
2. R. profundus n. radialis, M. supinator
3. R. superficialis n. radialis, A. recurrens radialis
4. M. brachioradialis, Caput radii
5. N. cutaneus antebrachii lateralis, Capitulum humeri
6. N. radialis, M. brachialis
7. N. medianus, M. biceps brachii
8. V. basilica, N. cutaneus antebrachii medialis
9. A. brachialis, M. pronator teres (Caput ulnare)
10. Aponeurosis m. bicipitis brachii, R. anterior n. cutanei antebrachii medialis, M. pronator teres (Caput humerale)
11. A. ulnaris
12. A. interossea communis

Ellbogengelenk

Die Hautnerven in der Ellenbeuge sind der lateral vom M. biceps brachii etwa 2-3 Querfinger proximal des Gelenkspaltes der die Faszie durchbrechende N. cutaneus antebrachii lateralis (Endast des N. musculocutaneus) und der durch den Hiatus basilicus ziehende und die V. basilica begleitende N. cutaneus antebrachii medialis mit seinem R. anterior und R. posterior. Im Bereich des Epicondylus radialis humeri verlaufen auch Zweige des N. cutaneus antebrachii posterior an der ventralen Seite.

In die Fascia superficialis eingewoben ist die Aponeurosis m. bicipitis brachii (Lacertus fibrosus). Dieser Faserzug bildet den oberflächlichen Ansatz des M. biceps brachii, strahlt flächenhaft an der ulnaren Seite in die Faszie ein und bedeckt die an der medialen Seite der Bicepssehne zur Mitte der Ellenbeuge verlaufenden Gebilde, nämlich die A. brachialis und den N. medianus. Letzterer liegt zunächst auf der Arterie, dann an ihrer ulnaren Seite und zieht zwischen dem Caput humerale und Caput ulnare des M. pronator teres nach distal.

Die A. brachialis gibt zunächst unter der Aponeurosis m. bicipitis brachii die A. radialis sowie die A. recurrens ulnaris ab und teilt sich dann zwei bis drei Querfinger distal des Gelenkspaltes in die Aa. ulnaris und interossea communis. Die A. radialis entläßt die A. recurrens radialis und zieht mit dem R. superficialis n. radialis in der radialen Unterarmstraße. Die beiden Aa. recurrentes anastomosieren mit den entsprechenden Aa. collaterales.

Lateral gelangt der N. radialis im Spalt zwischen den Mm. brachioradialis und brachialis an die Beugeseite des Ellbogens. Er liegt dabei bedeckt vom M. brachioradialis dem Caput radii an und teilt sich in Höhe des Collum radii in den R. superficialis und den R. profundus. Der oberflächliche Ast zieht mit der Speichenschlagader entlang des M. brachioradialis distalwärts. Der tiefe Ast durchbohrt den M. supinator und gelangt so auf die dorsale Seite des Unterarmes.

Da die ventral verlaufenden Gefäße und Nerven in Beugestellung des Ellbogengelenkes entspannt sind und dem eindringenden Instrument eher ausweichen können sollen arthroskopische Eingriffe nur in Beugestellung durchgeführt werden.

Regio cubitalis posterior

(Abb. 12)

An der dorsalen Seite ist neben den Hautnerven (R. posterior n. cutanei antebrachii medialis, N. cutaneus antebrachii posterior) vor allem der N. ulnaris bei Zugängen zu beachten. Der Ellennerv verläßt im distalen Drittel den Sulcus bicipitalis medialis, durchbricht das Septum intermusculare mediale und liegt als einziger großer Nerv an der dorsalen Seite des Ellbogengelenkes. Bedeckt vom Caput mediale m. tricipitis brachii zieht er zum Sulcus n. ulnaris und wird in diesem durch die bandartig verstärkte Faszie fixiert. Er verläßt den Ellbogenbereich indem er unter dem sehnigen Ursprungsbogen des M. flexor carpi ulnaris hindurchzieht.

Bei Zugängen von dorsal ist zu beachten, daß dieser Nerv bei Flexion des Ellbogengelenkes gespannt ist.

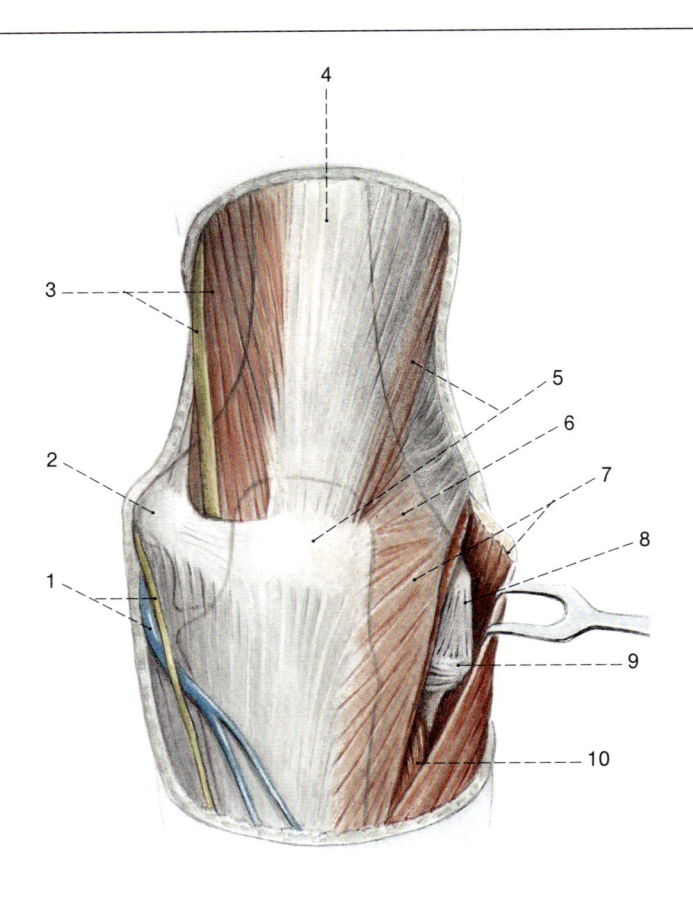

Abb. 12 Regio cubitalis posterior, M. anconaeus durchtrennt.

1 V. basilica antebrachii, R. ulnaris n. cutanei antebrachii medialis
2 Epicondylus medialis humeri
3 N. ulnaris, Caput mediale m. tricipitis brachii
4 Tendo m. tricipitis brachii
5 Caput laterale m. tricipitis brachii, Olecranon
6 Epicondylus lateralis humeri
7 M. anconaeus
8 Lig. collaterale radiale
9 Lig. anulare radii,
10 M. supinator

Topographie der Zugangswege

Lagerung

Rücken- oder Bauchlagerung (Abb. 13 u. 14)

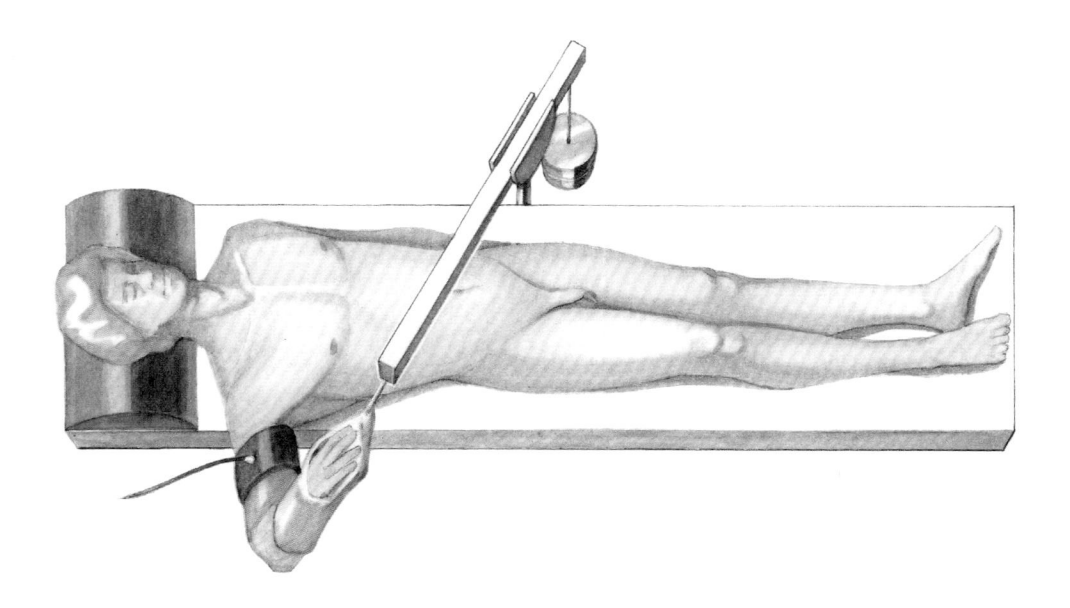

Abb. **13a** Rückenlagerung: Der Patient liegt auf dem Rücken. Am Oberarm ist eine Blutsperremanschette angelegt. Am distalen Unterarm und an der Hand ist eine Ledermanschette oder auch eine elastisch angewickelte Kunststoffschiene zum Aufhängen des Armes angebracht. Über einen Extensionsbügel mit Rollensystem wird gerade so viel Gewicht angehängt, daß das Armgewicht kompensiert wird und der Arm im Ellbogengelenk eine 90°-Beugestellung einnimmt, wodurch die ventral liegenden Gefäße und Nerven verschieblich werden.

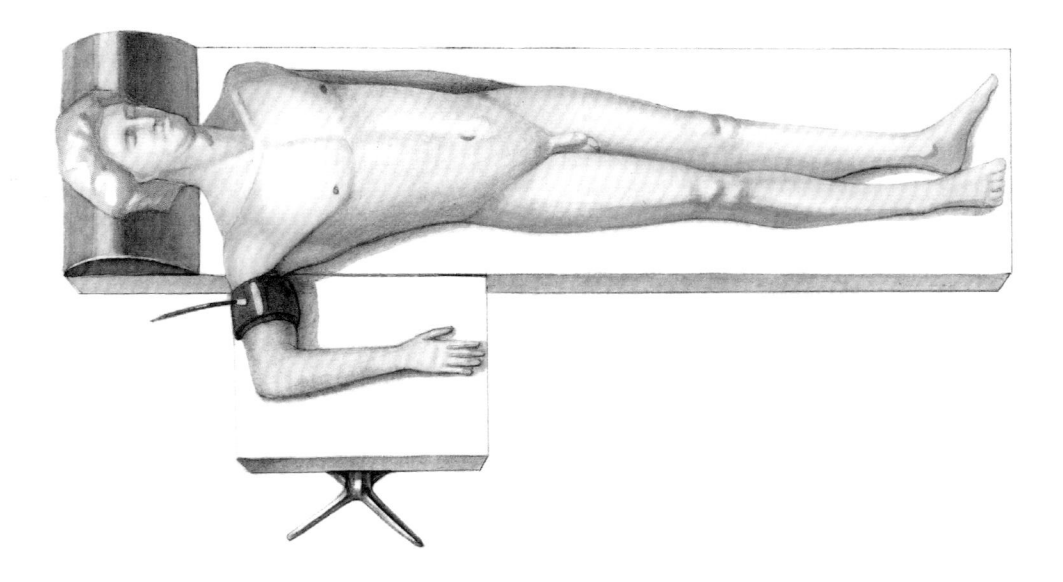

Abb. **13b** In der eigenen Abteilung wird auf die Extension meist verzichtet und der Arm lediglich auf einem Beistelltischchen gelagert. Die ventrale Kammer läßt sich problemlos untersuchen. Für die Untersuchung der dorsalen Kammer wird eine 6–8 cm dicke Unterlage unter den distalen Bereich des Oberarmes gelegt, was den Zugang zur dorsalen Kammer ebenfalls problemlos erlaubt.

92 Ellbogengelenk

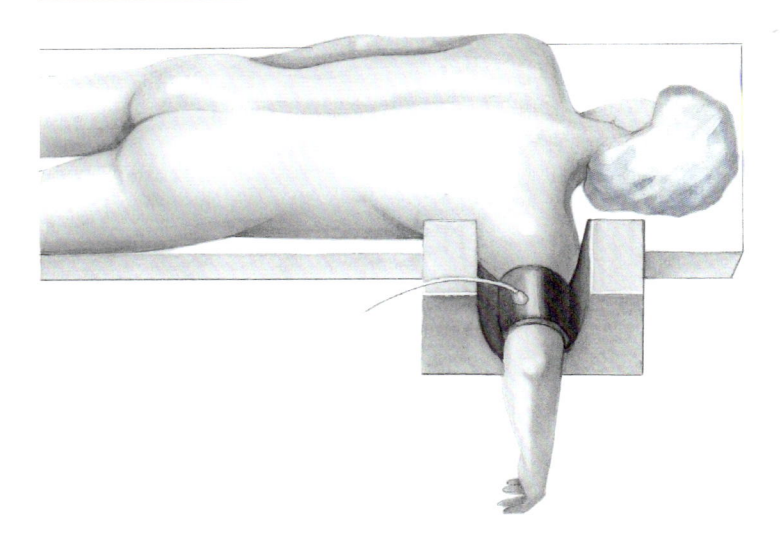

Abb. 14 Bauchlagerung: Der Patient liegt auf dem Bauch mit angelegter Blutsperre am Oberarm. Der Brustkorb wird seitlich durch kleine Polster unterstützt. Der rechtwinkelig abduzierte Oberarm liegt auf einem Schaumstoffkissen, das sich auf einem am Operationstisch angebrachten Seittischchen befindet. Achtung: Der Arm muß stabil im Schultergelenk in 90°iger Abduktionsposition gelagert sein. Der Ellbogen ist rechtwinkelig gebeugt. Das Ellbogengelenk muß voll streckbar und bis 120° beugbar sein.

Vorteile der Rückenlagerung:
1. Einfache Lagerung
2. Einfacher Wechsel zur offenen Chirurgie
3. Arthroskopie in Regionalanästhesie möglich

Nachteile der Rückenlagerung:
1. Instabile Lagerung des Armes
2. Beweglichkeit durch Extensionsgewicht eingeschränkt

Vorteile der Bauchlagerung:
1. Stabile Lagerung des Armes
2. Sehr gute Gelenkbeweglichkeit
3. Keine Extensionsvorrichtung

Nachteile der Bauchlagerung:
1. Aufwendigere Lagerung
2. Intubationsnarkose erforderlich
3. Wechsel zur offenen Operation schwieriger

Zugangswege

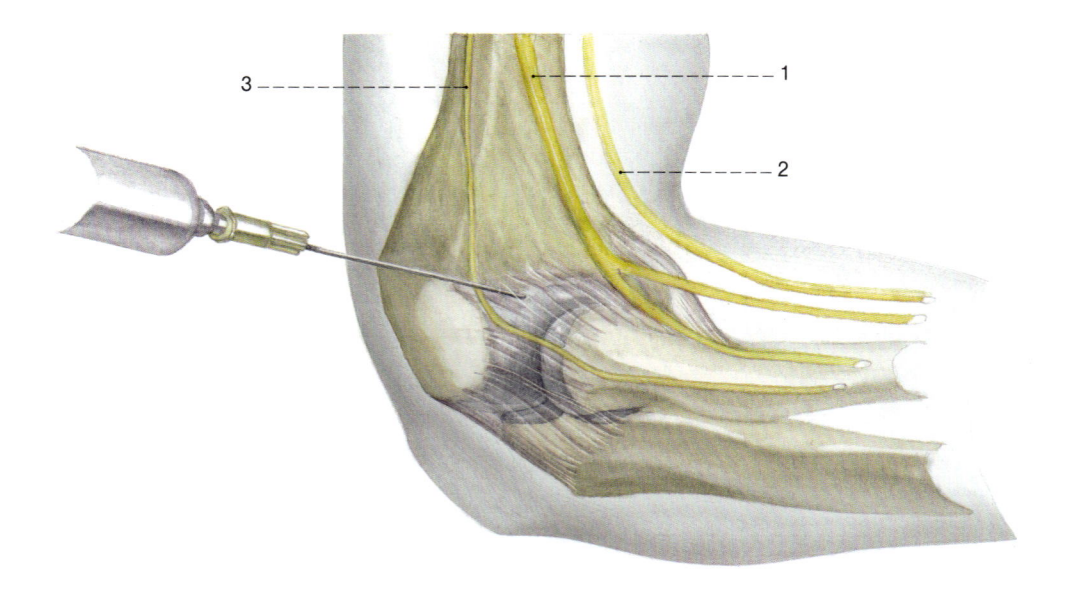

Abb. 15 Vor Beginn der Arthroskopie müssen die Landmarken (lateraler und medialer Epikondylus, Capitulum humeri, Caput radii) eingezeichnet werden, um auch nach Anschwellen des Gelenkes eine gute Orientierung vorzufinden. Nach Einsetzen der Blutsperre wird das Gelenk mit einer Spinalnadel punktiert und mit Kochsalzlösung aufgefüllt. Guter Rückfluß über die Nadel beweist die Richtigkeit der Nadellage. Die Nadel wird unmittelbar ventral des Caput radii in das Gelenk eingeführt.

1 N. radialis
2 N. cutaneus antebrachii lateralis
3 N. cutaneus antebrachii posterior

Topographie der Zugangswege   93

Anterolateraler Zugang

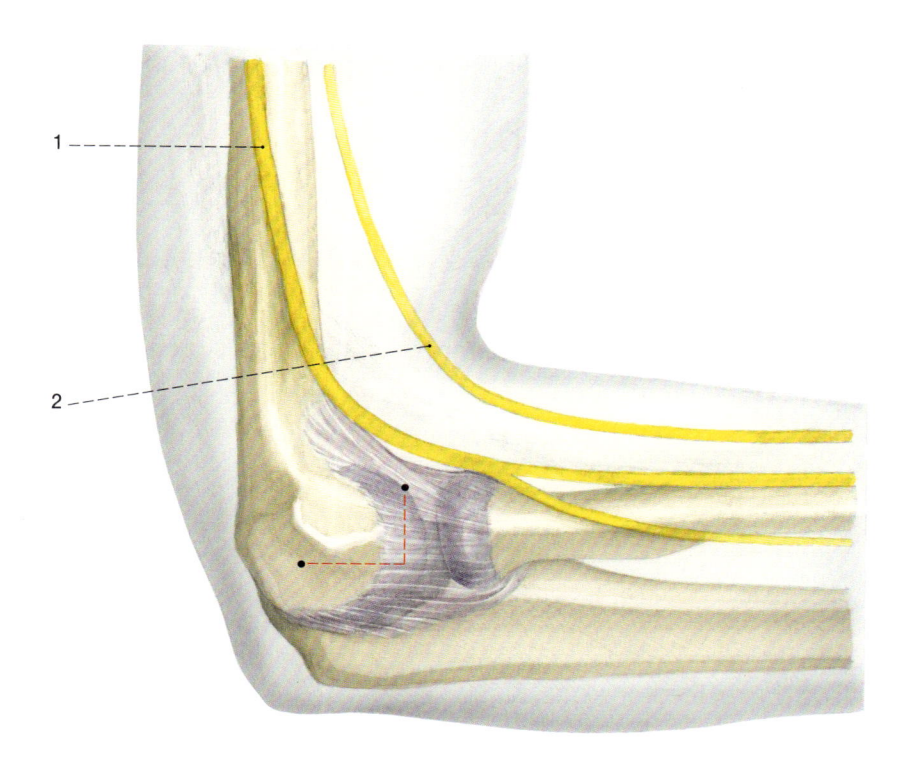

Abb. 16 Anterolateraler Zugang. Es handelt sich um den am häufigsten verwendeten lateralen Zugang. Dieser liegt 2 cm distal und 1,5–2 cm ventral des lateralen Epikondylus. Der Zugang liegt somit unmittelbar ventral des Radiuskopfes, der unter Supinations-, Pronationsbewegungen palpiert werden kann. Der Eintritt erfolgt dorsal des N. radialis durch den M. extensor carpi radialis brevis. Der Schaft mit stumpfem Trokar ist nach Durchtritt durch die Haut auf das Gelenkzentrum gerichtet. Der anterolaterale Zugang kann auch indirekt aufgesucht werden, indem zuerst über den medialen Zugang eingegangen wird und ein langer stumpfer Trokar durch den Arthroskopieschaft nach lateral bis unter die Haut vorgeschoben wird. Nach Inzision der Haut über dem tastbaren Stab kann eine passende Metallkanüle übergeschoben und in das Gelenk eingeführt werden.
Dargestellt ist die Lagebeziehung des Portals zu den benachbarten oberflächlichen Nerven.
Der N. radialis liegt ohne vorherige Distension und unabhängig vom Beugungszustand im Durchschnitt 5 mm (3–10) vom eintretenden Instrument entfernt. Bei Gelenkdistension durch vorherige Gelenkfüllung vergrößert sich der Abstand auf durchschnittlich 11 mm (9–18).

1 N. radialis
2 N. cutaneus antebrachii lateralis

Ellbogengelenk

Anteromedialer Zugang (Andrews and McKenzie)

Superomedialer Zugang (Lindenfield)

Dieser von Lindenfield beschriebene Zugang wird vom Autor als weniger gefährlich für neurovaskuläre Strukturen als auch einfacher hinsichtlich des Gelenkseintrittes bezeichnet.

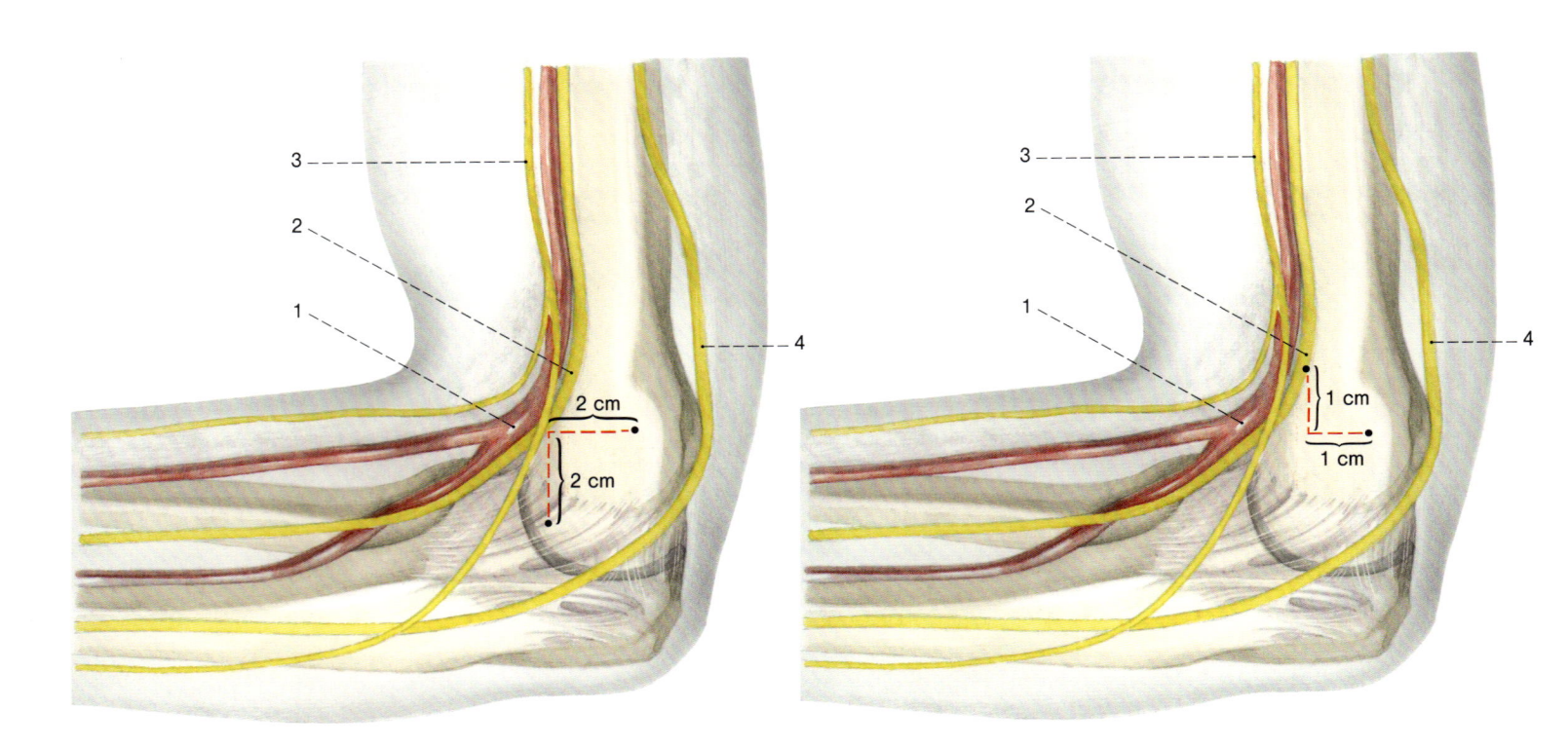

Abb. 17 Anteromedialer Zugang. Der Zugang liegt 2 cm ventral und 2 cm distal vom medialen Epikondylus.
Der N. cutaneus antebrachii medialis liegt durchschnittlich nur 1 cm vom Eintrittspunkt entfernt (Achtung! Nur Inzision der Haut und stumpfe Weichteilspreizung mit Klemme vor Eintritt mit dem stumpfen Trokar).

1 A. brachialis
2 N. medianus
3 N. cutaneus antebrachii medialis
4 N. ulnaris

Abb. 18 Superomedialer Zugang. Der Eintritt liegt 1 cm ventral und 1 cm proximal des medialen Epikondylus. Geht man höher ein (Poehling, 2 cm proximal des Epikondylus), so ist zu beachten, daß man ventral des Septum intermusculare mediale verbleibt, damit der N. ulnaris nicht gefährdet wird. Bei vorangegangenen Operationen mit unsicherer Lage des N. ulnaris sollte dieser Zugang nicht verwendet werden. Der stumpfe Trokar penetriert den proximalen Bereich der Muskelmasse der Flexoren. Beim Eingehen ist unmittelbar der Kontakt mit der ventralen Fläche des Humerus zu suchen, an welchem man in das Gelenk gleitet.
Dargestellt ist die Lagebeziehung des N. ulnaris und des N. cutaneus antebrachii medialis, des N. medianus und der A. brachialis zum superomedialen Portal. Der durchschnittliche Minimalabstand zum N. medianus beträgt bei distentiertem Gelenk 22 mm (20–24 mm). Ebenso beträgt der Abstand zur A. brachialis etwa 2 cm.
Befindet sich der Patient in Bauchlage, empfiehlt es sich, dem superomedialen Zugang den Vorzug gegenüber dem anteromedialen zu geben.

1–4 s. Abb. 17

Posterolateraler Zugang

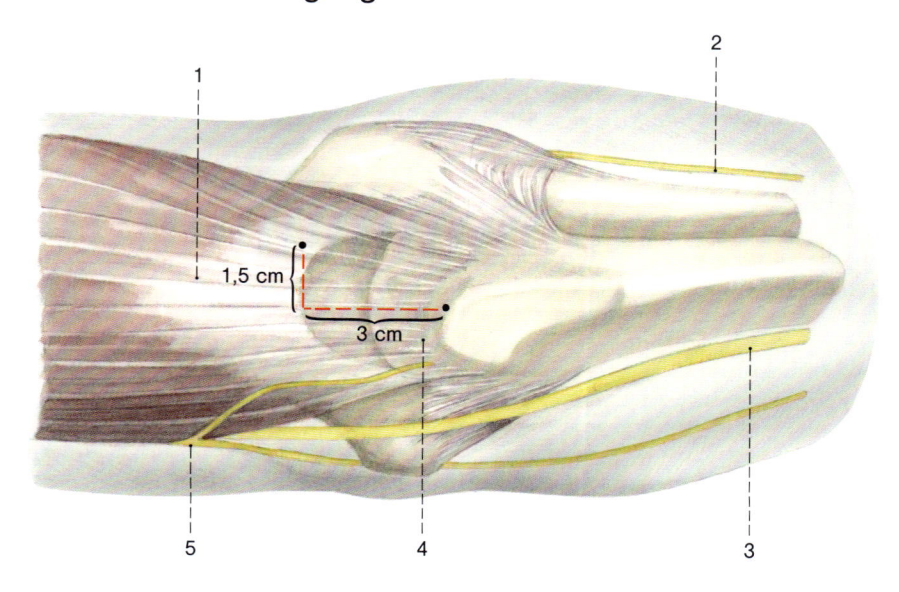

Abb. 19 Posterolateraler Zugang. Standardzugang für die diagnostische Untersuchung der Fossa olecrani.
Das Ellbogengelenk ist nur ca. 30° gebeugt, um den M. triceps zu entspannen. 3 cm proximal der Olekranonspitze und etwa 1,5 cm lateral der Mitte (Bereich des lateralen Trizepssehnenrandes) liegt das Portal auf der Haut. Nach Durchtritt durch die Haut wird der Trokar zuerst zur Hinterfläche des Humerus und dann zur Fossa olecrani gerichtet.
Der Abstand zu N. ulnaris und zu N. cutaneus antebrachii posterior ist relativ groß.

1 M. triceps brachii
2 N. cutaneus antebrachii posterior
3 N. ulnaris
4 Olekranon (durchscheinend)
5 N. cutaneus antebrachii medialis

Zentraler posteriorer Zugang

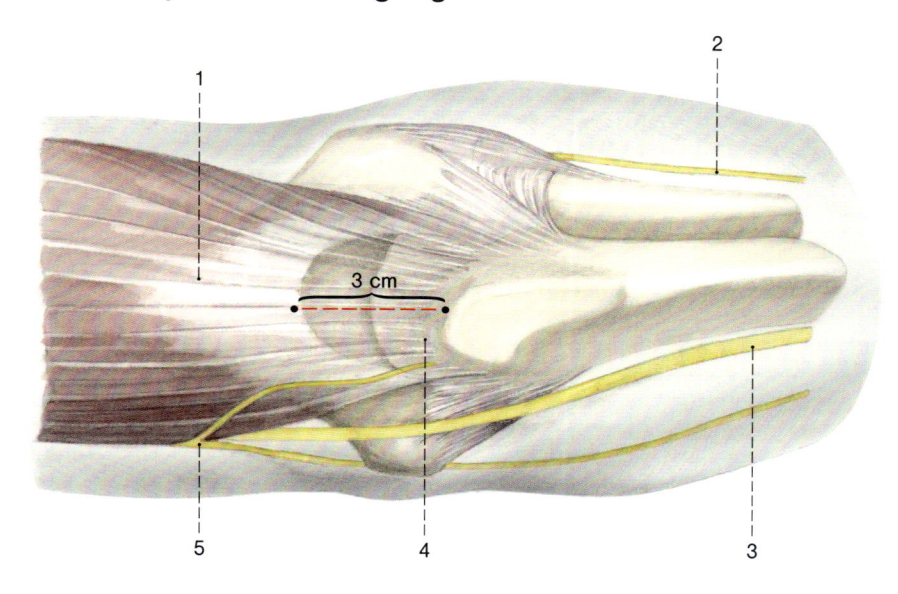

Abb. 20 Zentraler posteriorer Zugang. Dieser Zugang kommt dann zur Anwendung, wenn dorsal ein zweiter Zugang notwendig ist. Er liegt etwa 3 cm proximal der Olekranonspitze und geht zentral durch die Trizepssehne durch.

1–5 s. Abb. **19**

Dorsoradialer Zugang (Hempfling)

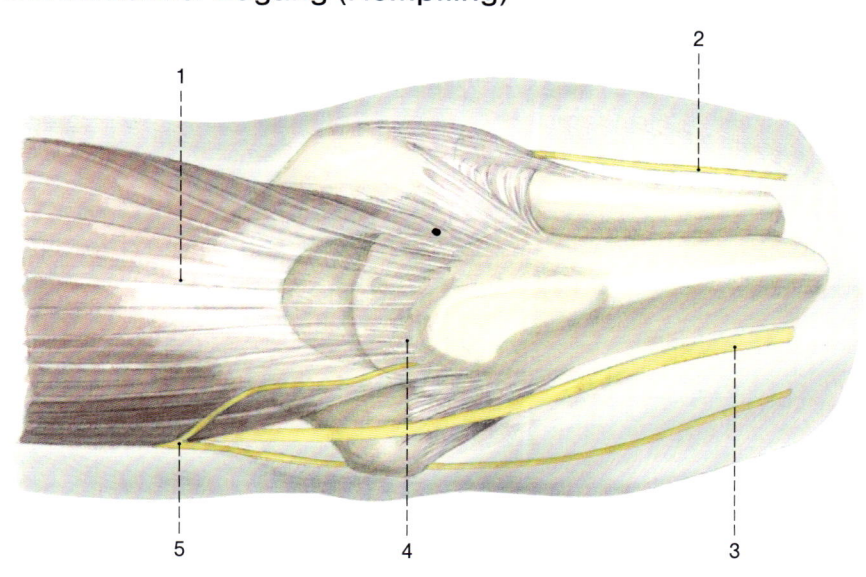

Abb. 21 Dorsoradialer Zugang. Dieser erlaubt die Beurteilung der dorsalen Anteile des Capitulum humeri, der Trochlea und des Radiuskopfes, sowie die radialen Anteile des Olekranons einschließlich dessen Spitze.
Zwischen Olekranon und Epicondylus radialis und knapp unterhalb des letzteren tastet man den humeroulnaren Gelenkspalt, der lediglich vom Ursprung des M. extensor digitorum und von einer dünnen Sehnenplatte des M. triceps überdeckt wird. Genau über dem humeroulnaren Gelenkspalt liegt das dorsoradiale Portal. Die anatomische Darstellung zeigt die Ungefährlichkeit des Zuganges.

1–5 s. Abb. **19**
Punkt = dorsoradiales Portal

Verletzungen

Kapsel-Band-Läsionen, Luxationen, Knorpelverletzungen, Schleimhautveränderungen

Ziele und Methoden

Das primäre Ziel einer Ellbogenarthroskopie bei chronischen Beschwerden ist, die Verdachtsdiagnose zu sichern, oder bei frischen Verletzungen, Binnenschäden zu erkennen bzw. auszuschließen. Die operativen Möglichkeiten sind begrenzt und beruhen im wesentlichen auf der Entfernung von freien Gelenkskörpern, einer Synovektomie und in einzelnen Fällen auch auf der Reposition und Fixation von abgelösten oder abgesprengten Knochen- oder Knorpelteilchen. Auch bestimmte Formen von Ellbogensteifen können arthroskopisch angegangen werden. Trotz der derzeit noch begrenzten arthroskopischen Möglichkeiten wäre es gerade im Ellbogengelenk wünschenswert, zu große Kapseleröffnungen zu vermeiden, da kaum ein Gelenk so rasch mit einer Bewegungseinschränkung reagiert wie das Ellbogengelenk, zumal bei diesem Gelenk auch keine Kompensationsmöglichkeiten bestehen wie beispielsweise an der Schulter über das Schulterblatt.

Indikationen (diagnostisch und therapeutisch)

Absolute Indikationen

- Unklare therapieresistente Gelenkbeschwerden.
- Hämarthros bei stabilem Gelenk.
- Verdacht auf freie Gelenkkörper.

Relative Indikationen

- Ellbogenluxationen.
- Beurteilung einer Osteochondrosis dissecans.
- Epicondylitis radialis humeri.
- Ellbogensteife.

Kontraindikationen

Voroperiertes Gelenk mit möglichen Nervenverlagerungen.

Operationsrisiko und Aufklärungshinweise

Der Patient ist darüber aufzuklären, daß die Punktion des Gelenkes in unmittelbarer Nähe von großen Nerven und Gefäßen stattfindet und daß grundsätzlich deren Verletzung möglich ist. Weitere Gefahren bestehen nicht.

Spezielle Vorbereitungen

Keine.

Entfernung eines freien Gelenkkörpers

Die Entfernung einzelner freier Gelenkkörper ist arthroskopisch sinnvoll. Bei synovialer Chondromatose empfiehlt sich die offene Arthrotomie, da zusätzlich zur Entfernung der Gelenkkörper auch eine u.U. zeitaufwendige Synovektomie durchgeführt werden sollte.

Narkose: Allgemeinnarkose oder Regionalanästhesie (in Bauchlage nicht möglich).

Lagerung: Rücken- oder Bauchlagerung.

Zugangswege: s. S. 91 ff. Üblicherweise genügen anterolateraler, anteromedialer und posterolateraler oder dorsoradialer Zugang.

Arbeitsschritte

Beugeseitige Lokalisation:
1 Einführen des Arthroskopes von anterolateral.
2 Probepunktion mit Spinalnadel von anteromedial.
3 Einführen der Faßzange.

Lokalisation in Fossa olecrani:
1 Einführen des Arthroskopes von dorsoradial oder zentral posterior.
2 Zweiter Zugang von posterolateral.
3 Evtl. Fixation des freien Gelenkkörpers mit Nadel (Hempfling).
4 Evtl. Miniarthrotomie.

Entfernung eines freien Gelenkkörpers 97

Spezielle Technik

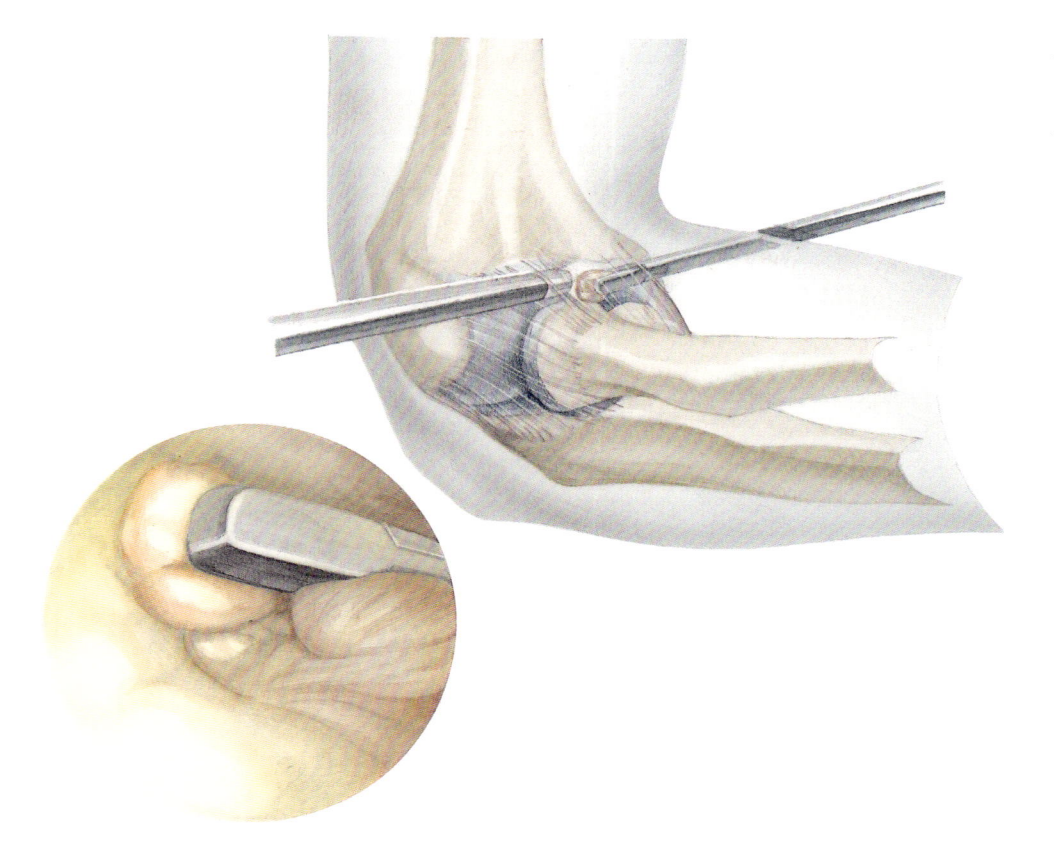

Abb. 22 Entfernung eines freien Gelenkkörpers aus dem beugeseitigen Gelenkraum, Optik von anterolateral und Faßzange von anteromedial.

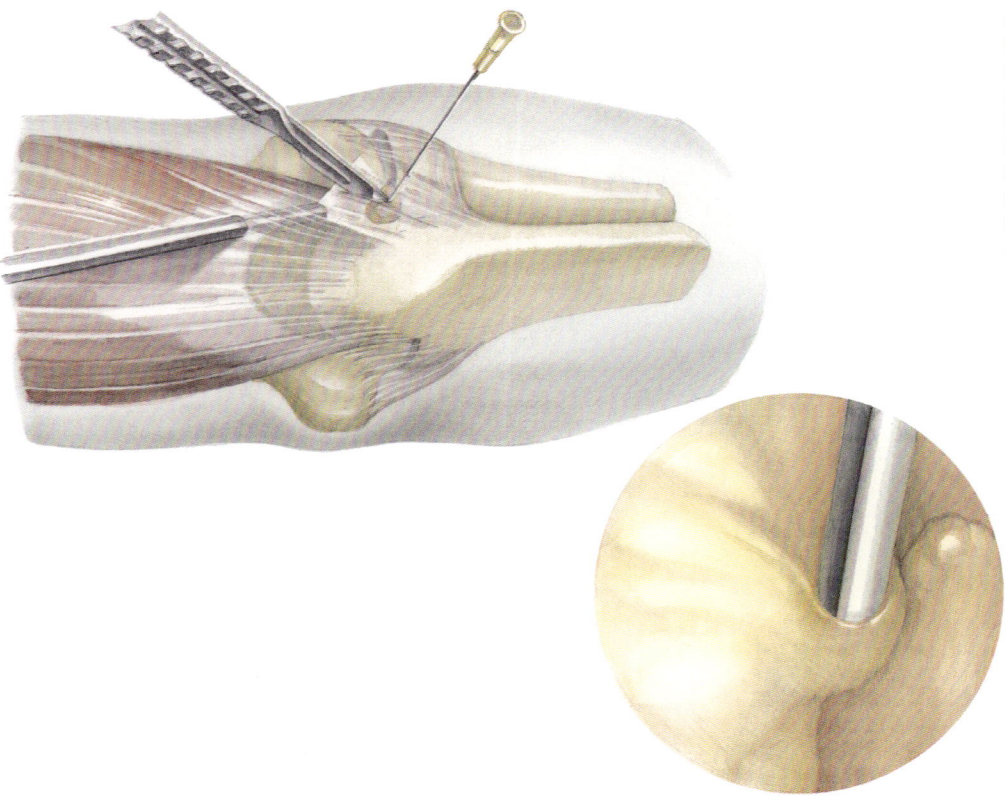

Abb. 23 Gelenkkörperentfernung aus dem dorsoradialen Rezessus. Die Entfernung ist wegen enger Gelenkverhältnisse mit einer Faßzange nur schwer möglich. Der Gelenkkörper wird daher mit einer perkutan eingeführten Nadel angestochen und fixiert. Unmittelbar an der Nadel wird eine Miniarthrotomie durchgeführt und der Gelenkkörper samt Nadel offen entfernt (Technik nach Hempfling).

Komplikationen

Intraoperative Komplikationen: Freie Gelenkkörper im dorsoradialen Rezessus, die nicht gefaßt werden können; Therapie: Arthrotomie.
Viele freie Gelenkkörper bei synovialer Chondromatose; Therapie: Arthrotomie mit Entfernung der freien Gelenkkörper und offene Synovektomie.

Nachbehandlung

Sofortige aktive und passive Bewegungsübungen.

Arthrolyse

Spezielle Indikationen

Nicht offen voroperierte posttraumatische Ellenbogensteife. (Ellbogensteifen nach offener Operation sind wegen zu starker Vernarbung nach eigener Erfahrung nicht für die arthroskopische Arthrolyse geeignet, da diese sehr zeitaufwendig ist.)

Narkose, Lagerung, Zugangswege: Ventrale und dorsale Zugänge.

Arbeitsschritte

Je nachdem, ob die Einschränkung der Beugung oder Streckung im Vordergrund steht, beginnt man ventral oder dorsal.
1. Einführen der Optik über anterolateral.
2. Einführen des Shavers über anteromedial.
3. Ablösen der Kapsel vom Humerus mit Raspatorium.
4. Einführen der Optik über posterolateral oder dorsoradial.
5. Einführen des Shavers über posterior zentral (proximal des Olekranons).
6. Entfernen des pannusartigen Gewebes aus Fossa olecrani.

Spezielle Technik

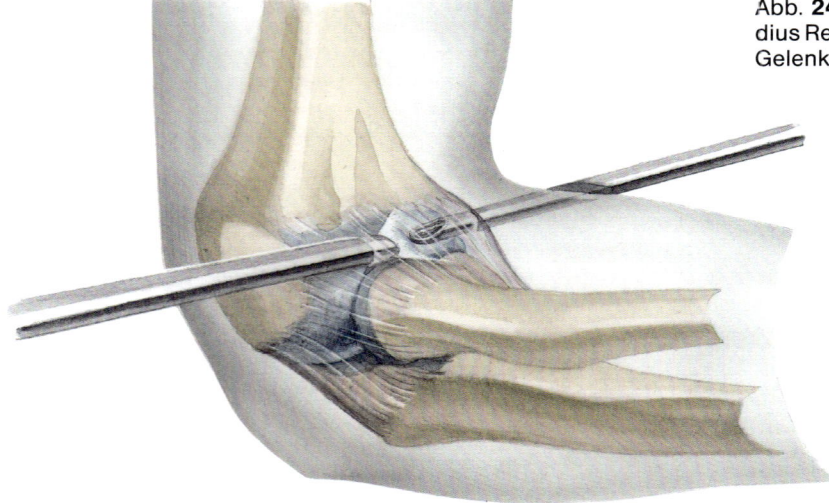

Abb. **24a** Einführen der Optik von radial und des Shavers (Full Radius Resektors) von medial. Resektion aller Adhäsionen im ventralen Gelenksbereich.

Arthrolyse 99

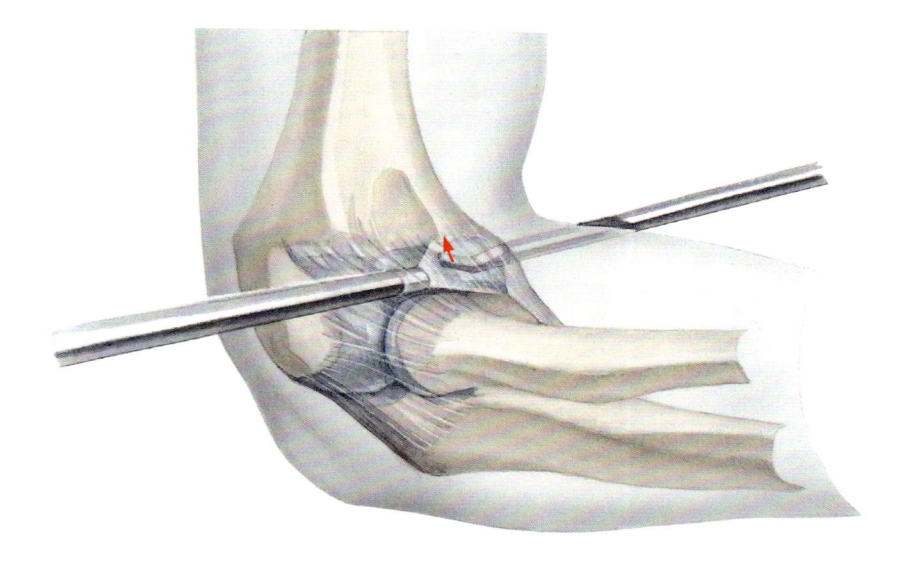

Abb. **24b** Mit dem Raspatorium wird die Gelenkkapsel vom humeralen Ansatz abgelöst. Dazu wird mit einem Raspatorium unter ständigem Knochenkontakt die Kapsel vom Knochen abgeschoben, bis das Muskelgewebe des M. brachialis sichtbar wird. Dies hat über die gesamte Breite des Humerus zu erfolgen. Anschließend wird die Kapsel mit dem Shaver teilreseziert. (Achtung: Die Kapsel sollte nicht mit dem Elektromesser durchtrennt werden, da Hitzeschäden der ventral gelegenen Gefäße und Nerven [N. medianus] auftreten könnten.)

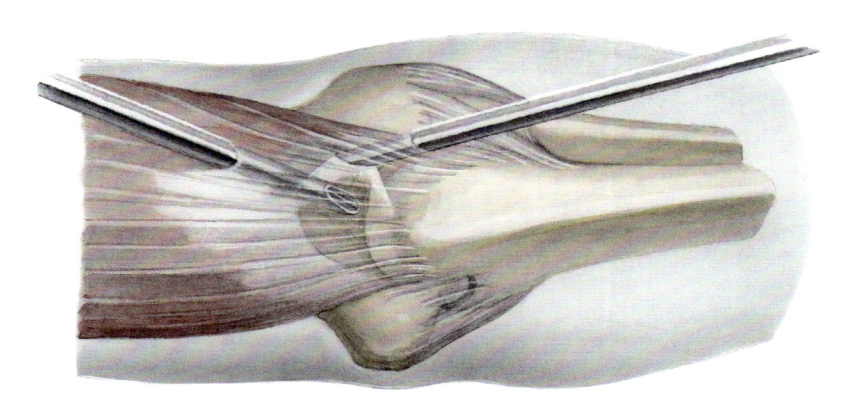

Abb. **24c** Fast immer ist auch ein dorsales Zugehen zur Fossa olecrani notwendig. Dazu wird mit der Optik entweder über den dorsoradialen oder über den posterolateralen Zugang eingegangen und der Shaver über zentral posterior oder auch posterolateral eingeführt. Häufig ist ein Austauschen der Portale mit Wechseln von Optik und Shaver notwendig.

Komplikationen

Intraoperative Komplikationen

Ungenügende Resektion von Adhäsionen; Therapie: offene Operation, wobei in gleicher Sitzung die Schwellung für eine Operation häufig zu stark geworden ist.

Nachbehandlung

Sofortige passive Bewegungsübungen, evtl. mit Motorschiene unter Dauerregionalanästhesie (liegender Katheter).

Partielle Synovektomie

Synovektomien am Ellbogengelenk können immer nur partiell sein.

Spezielle Indikationen

Chronische Polyarthritis.

Narkose, Lagerung, Zugangswege: s. S. 96.

Arbeitsschritte

1 Einführen der Optik über anterolateral.
2 Einführen des Shavers über anteromedial.
3 Einführen der Optik über posterolateral oder dorsoradial.
4 Einführen des Shavers über zentral posterior.
Austausch der Optik- u. Arbeitszugänge sowohl dorsal als auch ventral.

Spezielle Technik

Diese unterscheidet sich nicht wesentlich von der Arthrolyse.

Komplikationen

Bei Einhaltung der zugangsbedingten Richtlinien sind außer einer zu wenig ausgedehnten Resektion kaum Komplikationen zu erwarten.

Nachbehandlung

Wie bei offener Synovektomie.

Osteochondrosis dissecans (OD)

Spezielle Indikationen

Knorpelschicht intakt: extraartikuläres Anbohren.
Dissekat partiell oder total abgelöst: Refixation oder Entfernung.

Narkose, Lagerung, Zugangswege: s. S. 96.

Arbeitsschritte

1 Arthroskop über anteromedialen Zugang (bei OD am Capitulum humeri).
2 Extraartikuläres Anbohren mit Kirschner-Draht (bei intakter Knorpelfläche).
3 Miniarthrotomie zur Refixation des Dissekates (bei partiell abgelöstem Dissekat).
4 Entfernung des Dissekates (bei vollständig abgelöstem Dissekat).

Osteochondrosis dissecans 101

Spezielle Technik

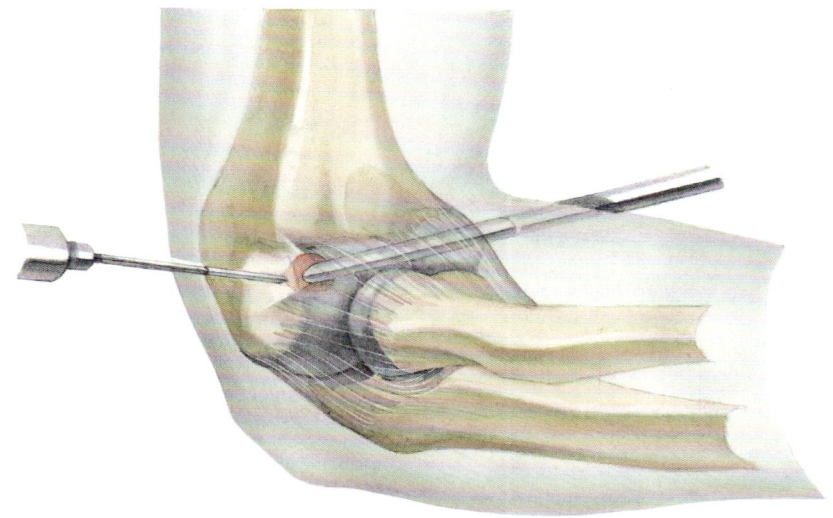

Abb. **25a** Osteochondrosis dissecans am Capitulum humeri mit intakter Knorpelfläche. Über den anteromedialen Zugang wird der OD-Herd am Capitulum humeri arthroskopisch eingestellt und unter Bildwandlerkontrolle ein 1,6-mm-Kirschner-Draht, ausgehend vom Epicondylus lateralis, auf den OD-Herd zugebohrt. Die Knorpelfläche wird dabei nach Möglichkeit nicht perforiert. Diese Bohrungen können wiederholt werden, mit dem Ziel die subchondrale Sklerosezone mehrfach zu perforieren.

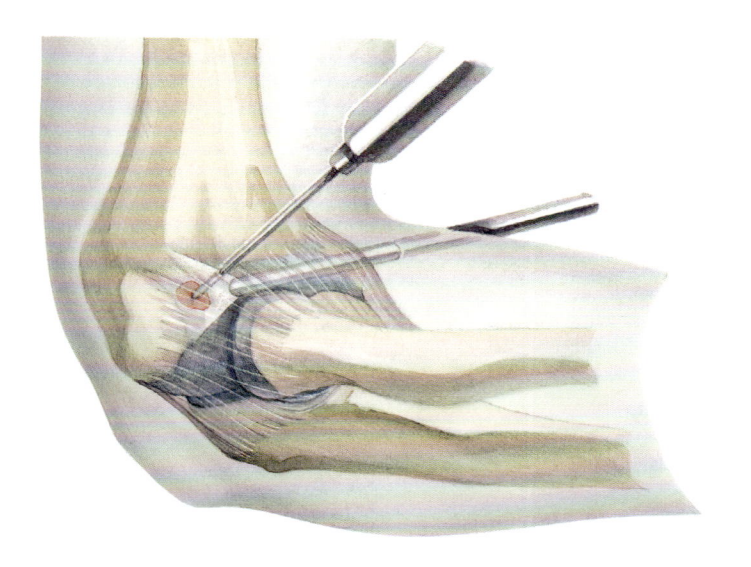

Abb. **25b** Da retrogrades Anbohren technisch schwierig ist, kann es notwendig werden, den OD-Herd antegrad anzubohren. Wegen des N. radialis empfiehlt es sich, den 1,6-mm-Kirschner-Draht schräg von radial auf den Herd zuzuführen.

Komplikationen

Für die arthroskopische Behandlung einer Osteochondrosis dissecans gelten die gleichen Kriterien wie bei einer offenen Behandlung. Können diese arthroskopisch nicht in gleichem Maße erzielt werden, ist auf ein offenes Vorgehen zu wechseln.

Nachbehandlung

Wie bei offener Operation.

Handgelenk

Von H. Hempfling und H.-M. Schmidt

Allgemeines

Ausrüstung und Instrumentarium

Für arthroskopische Operationen am Handgelenk ist das zur Beobachtung der Operationsschritte verwendete Nadelarthroskop (Schaftaußendurchmesser 3 mm) notwendig, dazu die Möglichkeit der Flüssigkeitsfüllung (Ringer-Laktat-Lösung). Für die Lagerung bedarf es einer Extension, so daß der Spalt des Radiokarpalgelenkes für Instrumente zugänglich wird. Die für resektive Verfahren benötigten Instrumente (Handinstrumente, motorgetriebene Shaver) sollten stabil und im Arbeitsbereich von scharfer Konsistenz sein. Für die Routinearthroskopie am Handgelenk stehen operative Sets zur Verfügung.

Allgemeine Maßnahmen zur Verhinderung der Blutungsneigung

Bei Bedarf kommt die Blutsperre zum Einsatz. Verwendet man die intravenöse Regionalanästhesie, dann liegt bereits eine Blutleere vor.

Operative Strategie

Vor jeder operativen Arthroskopie bedarf es einer exakten arthroskopischen Diagnostik, die am Handgelenk im Sinne der synergistischen Gelenkdiagnostik in Kombination mit der Arthrographie durchgeführt wird. Eine der Arthroskopie vorausgehende Arthrographie kann schwer zu entdeckende Schäden im skapholunären oder lunotriquetralen Übergang, aber auch verdeckte Diskusschäden aufzeigen.

Auf operativer Ebene stehen resektive und rekonstruktive Verfahren zur Verfügung. Nach Verletzungen ist das Ziel der arthroskopischen Chirurgie die anatomische Wiederherstellung zerstörter Strukturen sowohl im ligamentären Bereich, unter Berücksichtigung des Discus articularis, als auch an den Gelenkflächen, insbesondere bei intraartikulären Speichenbrüchen. Dabei sollte der Beurteilung des distalen Radioulnargelenkes und dessen Stabilität besondere Aufmerksamkeit geschenkt werden.

Zwei Methoden stehen zur Wahl:

1. Resektive Verfahren
Bei Gelenkdestruktionen (primäre und posttraumatische Arthrose) ist die Begradigung der Gelenkflächen das Ziel, liegen entzündliche Veränderungen an der Gelenkinnenhaut (unspezifische und spezifische Synovialitiden, Synovialitis chondrodetritica, rheumatoide Arthritis) vor, so strebt man die partielle oder totale Synovektomie an. Beim ulnaren Impingementsyndrom kann eine Diskusteilresektion aber auch das „Wafer procedure", evtl. in Kombination mit einem allgemeinen Débridement in diesem Bereich, zur Druckentlastung führen.

2. Rekonstruktive Verfahren
Rekonstruktive Verfahren sind nach frischen Verletzungen im allgemeinen in den ersten zwei Wochen nach dem Trauma notwendig. Später liegen veraltete Verletzungen vor, die einer wiederherstellenden Chirurgie bedürfen. Geeignete arthroskopische Operationen für veraltete Verletzungen sind bisher in der operativen Arthroskopie nicht Standard. Nach frischen Verletzungen am Discus articularis einschließlich Processus styloideus ulnae, bei distalen intraartikulären Radiusfrakturen und bei skapholunären sowie lunotriquetralen Bandrupturen sind geeignete arthroskopische Operationsverfahren erarbeitet. Es handelt sich dabei um die Refixation und Retention verletzter Strukturen, die je nach Operationstechnik auch mit einer postoperativen Gipsruhigstellung kombiniert werden.

Spezielle Anatomie

Distales Radioulnargelenk (Articulatio radioulnaris distalis)

Das distale und das proximale Radioulnargelenk dienen den Umwendebewegungen der Hand. Die gemeinsame Bewegungsachse verläuft schräg von proximal-radial nach distal-ulnar durch den Unterarm. Distal artikulieren die konkave Incisura ulnaris des Radius mit der konvexen Circumferentia articularis am Caput ulnae. Das Längenverhältnis zwischen Radius und Ulna beeinflußt die Profilgestaltung der Gelenkkörper. Ihre artikulierenden Flächen sind zylindrisch bei der Ulna-Null-Variante, kugelförmig bei der Ulna-Plus-Variante und schrägzylindrisch oder kegelförmig bei der Ulna-Minus-Variante ausgeformt. Beim Umwenden der Hand findet neben der Rotation des Radius um die Ulna von etwa 150° gleichzeitig auch eine Translationsbewegung statt. Dadurch wird die Ulna in Supination mehr nach palmar und in Pronation mehr nach dorsal im Vergleich zum Radius verlagert. Das Ausmaß der Umwendebewegungen der Hand wird somit auf 180° erweitert; gleichzeitig bestehen aber nur punktförmige Kontaktzonen bei den Extremstellungen beider Gelenkpartner. In Supination sind höhere Druckbelastungen an den Kontaktpunkten errechnet worden als in Pronation.

Eine ausreichende Stabilität im distalen Radioulnargelenk wird durch den ulnokarpalen Komplex, die Sehne und die Sehnenscheide des M. extensor carpi ulnaris sichergestellt. Die Gelenkkapsel ist wegen der extremen Bewegungsausschläge nur sehr schlaff angelegt und wird nur durch tiefe Faserschichten des M. pronator quadratus palmar verstärkt. Der ulnokarpale Komplex (anglo-amerikanisch: „triangular fibrocartilage complex; TFCC") ist unter systematischen Gesichtspunkten in funktionell äußerst wichtige Teilbestandteile untergliedert: Discus articularis, Ligg. radioulnare dorsale und palmare, Ligg. ulnolunatum und ulnotriquetrum, Meniscus ulnocarpalis („ulnocarpal meniscus homologue"), Lig. collaterale carpi ulnare und Sehnenscheide des M. extensor carpi ulnaris. Der ulnokarpale Komplex erstreckt sich vom distalen ulnaren Ende des Radius bis zur Basis des 5. Metakarpalknochens. Da sich im Laufe der Entwicklung der Hand der Gelenkspalt zwischen Processus styloideus ulnae und Os triquetrum auffallend erweitert hat, wurde dieser immer breiter werdende Raum durch den ulnokarpalen Meniskus aufgefüllt. Der aus straffem Bindegewebe aufgebaute Meniskus strahlt von der dorsalen und ulnaren Kante des Discus articularis entspringend nach distal aus und ist an der Palmarseite des Os triquetrum angeheftet. Einige äußere Fasern gehen in das Lig. collaterale carpi ulnare über (Abb. 1). Manchmal findet man akzessorische Knochenelemente in seine Fasern eingebaut. Sie werden als „Os styloideum", „Os triquetrum secundarium", „Os intermedium antebrachii" oder „Os triangulare" bezeichnet.

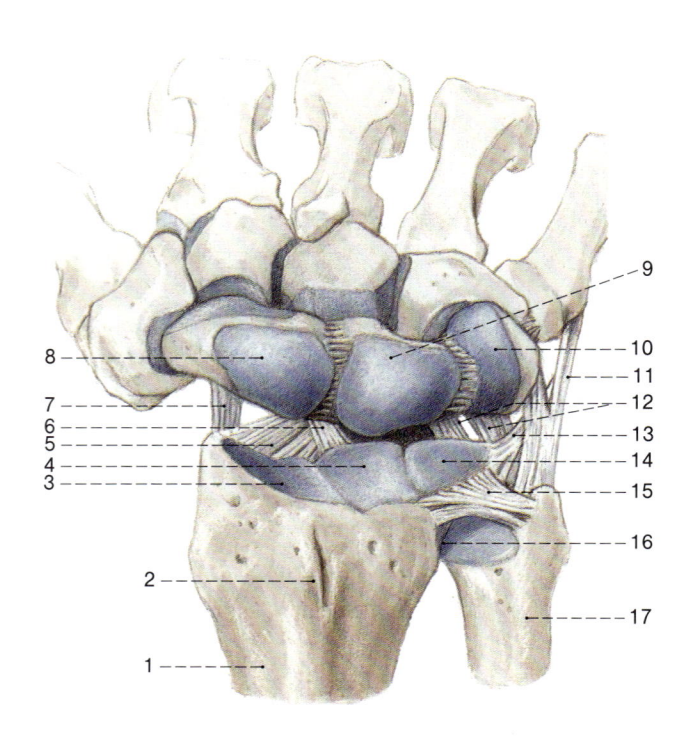

Abb. 1 Proximales Handgelenk (Articulatio radiocarpalis) von dorsal eröffnet.

1 Radius
2 Tuberculum dorsale radii (Lister)
3 Fovea scaphoidea
4 Fovea lunata
5 Lig. radioscaphocapitatum
6 Lig. radioscapholunatum (Testut)
7 Lig. collaterale carpi radiale
8 Os scaphoideum
9 Os lunatum
10 Os triquetrum
11 Lig. collaterale carpi ulnare
12 Lig. ulnolunatum, Lig. ulnotriquetrum
13 Meniscus ulnocarpalis
14 Discus articularis
15 Lig. radioulnare palmare
16 Articulatio radioulnaris distalis
17 Ulna

Der Discus articularis ist quer ausgespannt und entspringt mit einer Dicke von etwa 1–2 mm am distalen Rand der Incisura ulnaris radii. Er ist in der Regel in zwei plattenartige Faserstränge unterteilt. Der proximale Strang ist an der Basis des ulnaren Griffelfortsatzes, der distale an dessen Spitze und radialer Seite angeheftet. Im nach ulnar breiter auslaufenden Spalt befindet sich lockeres Bindegewebe mit Blutgefäßen.

Palmare und dorsale radioulnare Bänder umgreifen die äußeren Ränder des Diskus. Sie lassen sich präparatorisch jedoch nicht von dem zentralen, aus Faserknorpel aufgebauten Teil der Gelenkscheibe trennen. Dieser ist um so dicker, je kürzer die Ulna im Verhältnis zum Radius ist (Ulna-Minus-Variante). Ragt die Ulna über das Niveau des Radius hinaus (Ulna-Plus-Variante), dann ist der Diskus dünner ausgeformt (Abb. 2).

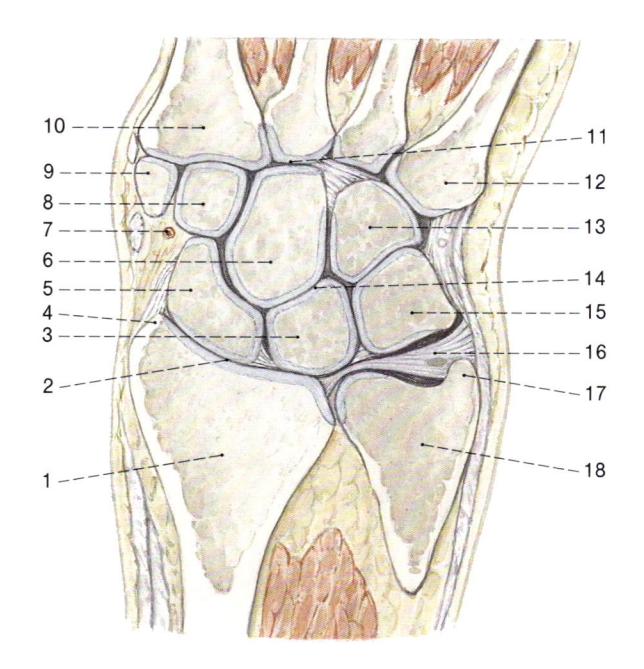

Abb. 2 Flachschnitt durch die Handwurzel.

1 Radius
2 Articulatio radiocarpalis
3 Os lunatum
4 Processus styloideus radii
5 Os scaphoideum
6 Os capitatum
7 A. radialis
8 Os trapezoideum
9 Os trapezium
10 Basis ossis metacarpalis II
11 Articulatio carpometacarpalis
12 Basis ossis metacarpalis V
13 Os hamatum
14 Articulatio mediocarpalis
15 Os triquetrum
16 Discus articularis und Meniscus articularis
17 Processus styloideus ulnae
18 Ulna

Zwischen Discus articularis und Meniscus ulnocarpalis befindet sich eine schmale Öffnung, die in den Recessus ulnaris hineinführt. Diese von Stratum synoviale ausgekleidete Aussackung der Gelenkhöhle der Articulatio radiocarpalis variiert in Lage, Form und Größe. Am häufigsten liegt der Recessus palmar (62%) vom ulnaren Griffelfortsatz („Recessus praestyloideus"). Er kann aber auch radiopalmar (16%), apikal (10%), seltener auch ulnopalmar (1,6%) im Vergleich zum Processus styloideus ulnae angelegt sein (s. Abb. 3). Abhängig von der Länge des Griffelfortsatzes kann sich der Recessus zwischen 6 mm und 10 mm tief ausdehnen.

An der radialen Seite des Discus articularis können mit zunehmendem Alter Perforationen auftreten. Dadurch entsteht eine Verbindung zwischen dem proximalen Handgelenk und der Articulatio radioulnaris distalis. Da sich beim Vorliegen von Diskusperforationen Caput ulnae und Os triquetrum unmittelbar berühren können, treten häufiger Knorpelerosionen der korrespondierenden Gelenkflächen auf.

Der Discus articularis wird aus Ästen von dorsalen und palmaren Gefäßbögen arteriell versorgt. Ihr Hauptzufluß stammt aus der A. ulnaris. Außerdem gibt auch die A. interossea anterior kleine Astverzweigungen an die Gelenkscheibe ab. Alle Blutgefäße dringen nur in die äußeren Randschichten des Diskus ein. Das entspricht 15%–20% der Gesamtausdehnung. Alle übrigen Knorpelanteile sind gefäßfrei.

Proximales Handgelenk (Articulatio radiocarpalis)

Die Bewegungs- und Kraftübertragung vom Unterarm zur Hand erfolgt in der Karpalregion durch zahlreiche neben- und hintereinandergeschaltete Gelenke (s. Abb. 1, 2 u. 4). Älteren Ansichten zufolge ist der Karpus ein mehr oder weniger starrer Block aus straff zusammenhängenden Einzelknochen. Durch den Gelenkspalt der Articulatio mediocarpalis (distales Handgelenk) wird er zweigeteilt. Die proximale Reihe der Handwurzelknochen ist dabei als „karpaler Kondylus" gelenkig mit den distalen Enden der Unterarmknochen verbunden. Demgegenüber ist die distale Knochenreihe über mehrere straffe Gelenke (Amphiarthrosen) mit den Ossa metacarpi verklammert. Modernere Untersuchungen haben gezeigt, daß die gesamte Handwurzel eine „variable Geometrie" aufweist. Daraus folgt, daß der Karpus bei allen Gelenkstellungen ständig seine Form ändert. Die Knochen führen für sich eigene Bewegungen durch. Die proximale Reihe der Handwurzelknochen wird als „zwischengeschaltetes Segment" (intercalated segment) betrachtet. Sie vermittelt den durch die Eigenbewegungen der Karpalknochen notwendigen „nützlichen Abstand" zu allen korrespondierenden Gelenkpartnern. Damit ist eine optimale Anpassung an alle Stellungsänderungen und Belastungen der Hand bei Erhalt der notwendigen Stabilität gewährleistet.

Das proximale Handgelenk ist seiner Form nach ein Eigelenk, Articulatio ellipsoidea [condylaris]. Dagegen ist das distale Handgelenk schwieriger zu definieren: „substituierbares Kugelgelenk". Funktionell lassen sich die Bewegungsausschläge in beiden Handgelenken nicht trennen. Palmarflexion (85°–90°) und Dorsalextension (80°–90°) finden um eine gemeinsame Bewegungsachse statt. Diese verläuft distal des radiokarpalen Gelenkspaltes durch den „Hals" des Os capitatum und etwa durch die Mitte des Os triquetrum. Die Achse für die Radialduktion (15°–25°) und die Ulnarduktion (40°–50°) steht annähernd im rechten Winkel zur Beuge – Streck – Achse der Handgelenke und durchquert den „Kopf" oder den „Hals" des Os capitatum.

Ulnokarpales Kompartiment

Im Mittelpunkt des ulnaren Teilraumes des proximalen Handgelenkes steht der Discus articularis (s. Abb. 1 u. 2). Er sichert die Verbindung zwischen dem Caput ulnae und den ulnaren Flächenanteilen des Os lunatum und dem Os triquetrum. Belastungsversuche zeigen, daß etwa 40% der über das proximale Handgelenk übertragenen Kraft vom ulnokarpalen Kompartiment übernommen werden. Änderungen der Kraftverteilung ergeben sich zwangsläufig bei Verlängerung oder Verkürzung der Ulna oder einer operativen Entfernung des Diskus.

Radiokarpales Kompartiment

Korrespondierende Gelenkkörper sind die Facies articularis carpi des Radius, das Os scaphoideum und das Os lunatum. Die distale Fläche des Radius wird durch eine dorsopalmar verlaufende Knorpelleiste in eine radiale dreieckig begrenzte (Fovea scaphoidea) und eine mehr rechteckige ulnare Facette (Fovea lunata) unterteilt (Abb. 3). Nach ulnar ist die Facies articularis carpi des Radius mit ihren beiden Facetten zwischen 20°–25° und nach palmar um 10° gegenüber der Längsachse des Unterarmes geneigt. In radioulnarer Richtung beträgt ihre Länge 4–5 cm und in dorsopalmarer Richtung 1,5–2 cm.

nen Verbindungen zwischen dem proximalen und distalen Handgelenk geschaffen werden. An den korrespondierenden Gelenkkörpern in der Articulatio radiocarpalis zeigt sich ein auffallendes Mißverhältnis bezüglich Flächengrößen und -krümmungen. Os scaphoideum und Os lunatum besitzen eine etwa 60% größere Artikulationsfläche als der distale Radius. Außerdem ist der Krümmungsbogen der proximalen Karpalknochen etwa 1,5 mal größer als an der Facies articularis carpi des Radius. Das Mondbein ist in dorsopalmarer Richtung stärker gekrümmt als das Kahnbein.

Distales Handgelenk (Articulatio mediocarpalis)

Zwischen der proximalen und distalen Reihe der Handwurzelknochen findet wegen der unterschiedlichen Formen und Größen der einzelnen Skeletteile eine innige Verzahnung statt, die im Flachschnitt durch die Karpalregion einem liegenden S gleicht (s. Abb. 2). Radial wird der „Gelenkkopf" vom Os scaphoideum gebildet, das sich dem Os trapezium und Os trapezoideum als gemeinsame „Pfanne" anlehnt. Ulnar heben sich Os capitatum und Os hamatum konvex gekrümmt hervor. Sie passen sich der konkaven Wölbung des Os scaphoideum, Os lunatum und Os triquetrum an (Abb. 4a). Das distale Handgelenk ist durch den innigen Kontakt seiner artikulierenden Knochen und die straff geführten Kapsel-Band-Verbindungen in seiner Beweglichkeit stark eingeschränkt.

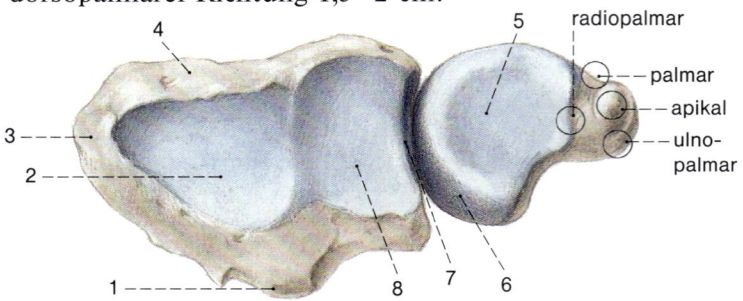

Abb. 3 Aufsicht auf die distalen Gelenkflächen von Radius und Ulna. Projektion des Recessus ulnaris (nach Bade u. Mitarb. 1993).

1 Tuberculum dorsale radii (Lister)
2 Fovea scaphoidea
3 Processus styloideus radii
4 Radius
5 Ulna
6 Circumferentia articularis ulnae
7 Articulatio radioulnaris distalis
8 Fovea lunata

Die konvexen distalen Gelenkanteile des radiokarpalen Kompartiments werden vom Os scaphoideum und Os lunatum gebildet. Zwischen beiden Knochen ist das Lig. scapholunatum interosseum ausgespannt. Zusammen mit dem Lig. lunotriquetrum interosseum wird mit den oberflächlichen Faseranteilen randbildend ein einheitlicher Knorpelüberzug vorgetäuscht (s. Abb. 1). In seltenen Fällen bestehen Lücken zwischen Kahn- und Mondbein. Damit kön-

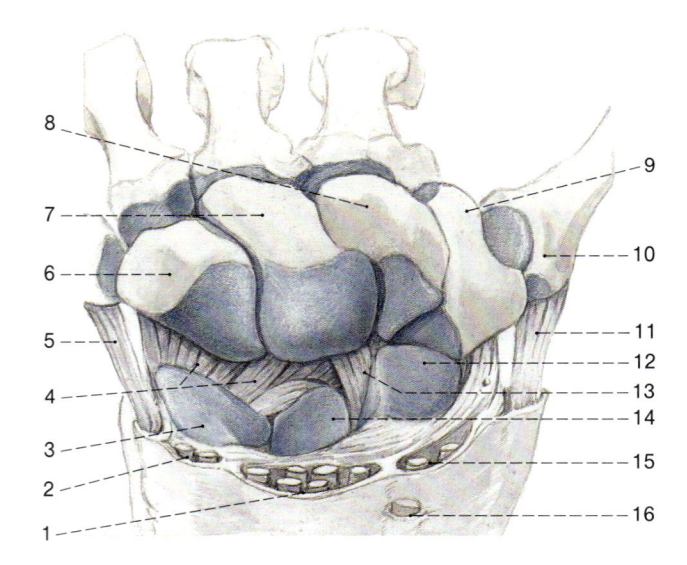

Abb. 4a Distales Handgelenk (Articulatio mediocarpalis) von dorsal eröffnet.

1 4. Strecksehnenfach mit Sehnen des M. extensor digitorum und M. extensor indicis
2 5. Strecksehnenfach mit gedoppelter Sehne des M. extensor digiti minimi
3 Os triquetrum
4 Lig. capitatohamatotriquetrum
5 Sehne des M. extensor carpi ulnaris
6 Os hamatum
7 Os capitatum
8 Os trapezoideum
9 Os trapezium
10 Basis ossis metacarpalis I
11 Sehnen des M. abductor pollicis longus und M. extensor pollicis brevis
12 Os scaphoideum
13 Lig. radioscaphocapitatum
14 Os lunatum
15 2. Strecksehnenfach mit Sehnen des M. extensor carpi radialis longus und brevis
16 3. Strecksehnenfach mit Sehne des M. extensor pollicis longus

Spezielle Anatomie

Interkarpale Gelenke (Articulationes intercarpales)

Sowohl in der proximalen als auch in der distalen Reihe der Handwurzelknochen sind die Skeletteile untereinander gelenkig verbunden. Bewegungsausschläge sind wegen der Form und der Krümmungen der korrespondierenden Gelenkkörper sowie der festen Verklammerungen durch interossäre Bänder unterschiedlich weit möglich. In der proximalen Reihe sind Rotationsbewegungen zwischen Os lunatum und Os scaphoideum hervorzuheben. Die Gelenkspalten sind zwischen proximaler und distaler Reihe der Handwurzelknochen gegeneinander versetzt. Sie gehen distal in die intermetakarpalen Gelenke über.

Karpale Bandsysteme

Oberflächlich gelegen, verklammern das Retinaculum flexorum und das Retinaculum extensorum die Handwurzelknochen. Außerdem zügeln sie die Beuge- und Strecksehnen und führen sie in funktionell korrekter Position über die Handgelenke. Das Retinaculum flexorum ist an den Eminentiae carpi radialis et ulnaris befestigt, schützt und bedeckt den Karpaltunnel. Wird es durchtrennt, können randständige Handwurzelknochen bis zu 3 mm auseinanderweichen. Allerdings wird die karpale Stabilität dadurch nicht wesentlich beeinträchtigt. Das Retinaculum extensorum bildet auf der ulnaren Seite der Handwurzel zusammen mit dem Retinaculum flexorum eine „extraartikuläre Schleuder", die für die Rotationsstabilität des Karpus von großer Bedeutung ist. Sie verhindert zugleich eine palmare Subluxation des Karpus wegen der nach palmar und ulnar ausgerichteten Neigungen der am distalen Radius angelegten Gelenkfacetten.

In einer mittleren Schicht der Regio carpalis werden Bandstrukturen systematisiert, die proximal palmare und dorsale radiokarpale Bänder, das Lig. collaterale carpi radiale, den ulnokarpalen Komplex (TFCC), das Lig. intercarpale dorsale sowie distal die Ligg. carpometacarpalia umfassen (Abb. **4b** u. **c**). Grundsätzlich sind palmare Bänder stärker und fester als dorsale, die dünner ausgebildet mit den Wänden der Strecksehnenfächer verheftet sind.

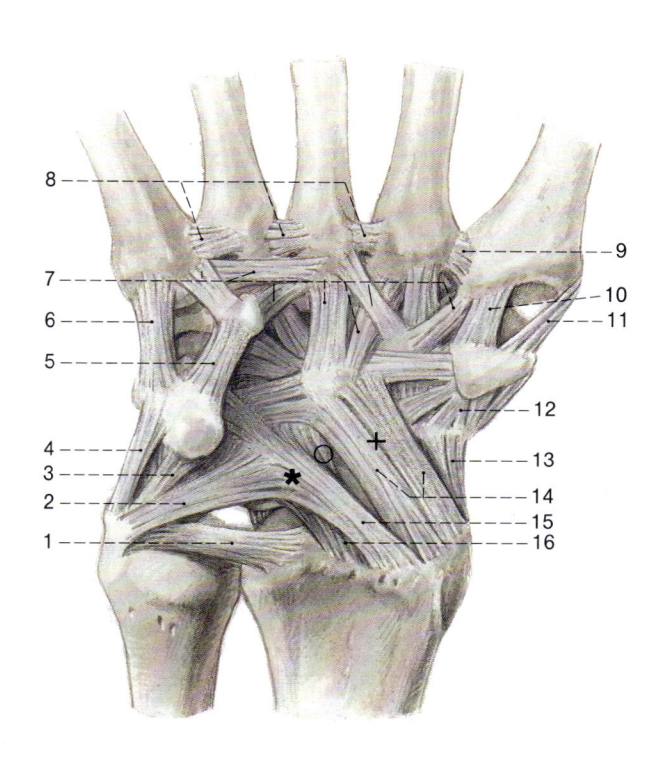

Abb. **4b** Karpale Bandsysteme von palmar.

1 Lig. radioulnare palmare
2 Lig. ulnolunatum
3 Lig. ulnotriquetrum
4 Lig. collaterale carpi ulnare
5 Lig. pisohamatum
6 Lig. pisometacarpale
7 Ligg. carpometacarpalia palmaria
8 Ligg. metacarpalia palmaria
9 Lig. metacarpale dorsale I
10 Lig. trapeziometacarpale
11 Lig. carpometacarpale obliquum anterius
12 Lig. scaphotrapezium
13 Lig. collaterale carpi radiale
14 Lig. radioscaphocapitatum
15 Lig. radiolunotriquetrum
16 Lig. radioscapholunatum (Testut)
* proximales V-Band
+ distales V-Band
○ Poirierscher Raum

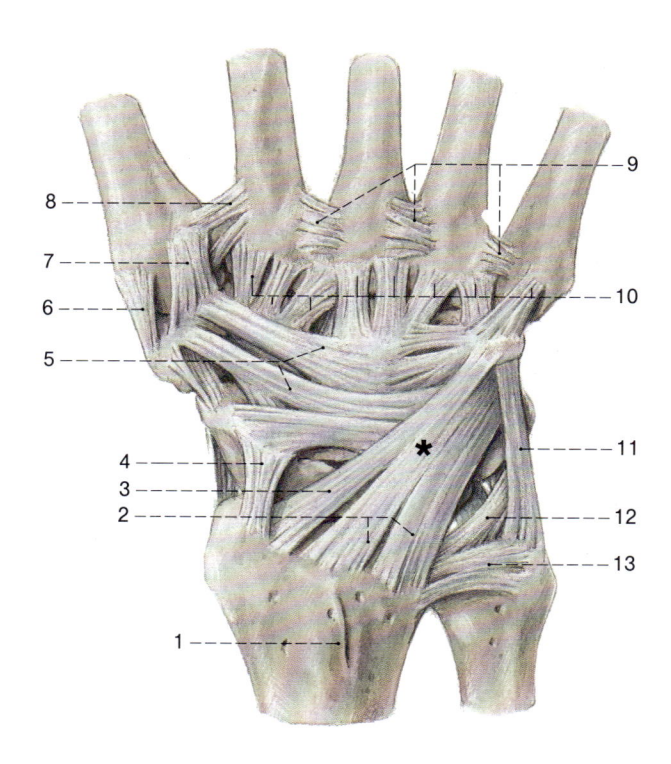

Abb. **4c** Karpale Bandsysteme von dorsal.

1 Tuberculum dorsale radii (Lister)
2 Lig. radiotriquetrum dorsale, Lig. radiocarpale dorsale
3 Lig. radiolunatum
4 Lig. radioscaphoideum
5 Ligg. intercarpalia dorsalia
6 Lig. carpometacarpale obliquum posterius
7 Lig. carpometacarpale dorsoradiale
8 Lig. metacarpale dorsale I
9 Lig. metacarpalia dorsalia
10 Ligg. carpometacarpalia dorsalia
11 Lig. collaterale carpi ulnare
12 ulnokarpaler Komplex
13 Lig. radioulnare dorsale
* dorsales V-Band

Das Lig. collaterale carpi radiale löst sich von der palmaren Kante des Processus styloideus radii und zieht, mehr palmar als lateral verlaufend, über den Handgelenkspalt zum Tuberculum ossis scaphoidei und zur Wand der Sehnenscheide des M. flexor carpi radialis (Abb. **4b** u. **c**).

Palmare radiokarpale Bänder können als dünnere oberflächlich verlaufende und festere tiefe intrakapsuläre Faserzüge freigelegt werden. Sie entspringen sämtlich an den palmaren Knochenkanten der beiden Radiusgelenkfacetten. Oberflächliche Faserschichten setzen am Os capitatum und Os lunatum an. Die tiefer verlaufenden Bandzüge lassen sich in drei getrennte Faserstreifen unterteilen. Sie sind nach ihren jeweiligen knöchernen Befestigungspunkten benannt. Am weitesten radial lösen sich vom radialen Griffelfortsatz die Fasern des manchmal gedoppelten Lig. radioscaphocapitatum, um breitflächig am Os capitatum anzusetzen. Zusammen mit dem Lig. capitatohamatotriquetrum bildet es das distale V-Band. Mehr ulnar davon und flacher verläuft das Lig. radiolunotriquetrum, verbindet sich mit dem Lig. ulnolunatum und bildet das proximale V-Band (s. Abb. **4b**). Beide V-Bänder lassen einen unterschiedlich weiten Raum zwischen sich frei. Er stellt eine Schwachstelle des Karpus dar (Poirierscher Raum; Abb. **4b**).

Auf der dorsalen Seite der Handwurzel befinden sich die dünneren, aber breiteren dorsalen radiokarpalen Bänder. Von der dem Handrücken zugewendeten distalen Radiuskante verlaufen jeweils ein Lig. radioscaphoideum, ein Lig. radiolunatum und das manchmal zweigeteilte Lig. radiotriquetrum dorsale zu den jeweiligen Handwurzelknochen.

Zusammen mit dem Lig. intercarpale dorsale, das zwischen Os scaphoideum und Os triquetrum ausgespannt ist, bilden die übrigen auf das Triquetrum zulaufenden Bandzüge das dorsale V-Band (s. Abb. **4c**).

Zu den tiefen kurzen Bandzügen der palmaren Handwurzel zählt das Lig. radioscapholunatum (Testutsches Band). Es ist gefäßreich und besitzt eine hohe Elastizität. Das Band kommt von einer kleinen Knochendelle am distalen Radiusende in Höhe des Firstes zwischen den beiden Gelenkfacetten und ulnar davon. Es zieht zum ulnaren Rand des proximalen Poles des Os scaphoideum, zum radialen Rand des Os lunatum und zum proximalen Anteil des Lig. scapholunatum interosseum (s. Abb. **1** u. **4b**). Die übrigen kurzen Bänder der tiefen Schicht karpaler Bandsysteme schaffen feste Verbindungen zwischen benachbart liegenden Handwurzelknochen. Funktionell bedeutsam sind kräftige radiopalmare Fasern zwischen den Tuberkula des Os scaphoideum und Os trapezium, die dem Kahnbein erlauben, während der Radialduktion in eine palmarflektierte Stellung zu gleiten. Weiterhin ermöglicht das kräftige Lig. lunotriquetrum als Faserfortsetzung des Lig. radiolunatum eine Verschiebung des Os triquetrum von proximal nach distal während der Ulnarduktion. Schließlich spannt sich zwischen den proximalen Knorpelknochenkanten von Kahnbein und Mondbein das Lig. scapholunatum aus (s. Abb. **1**). Durch seinen straffen Aufbau sichert es weitgehend den Erhalt der karpalen Stabilität. Distal von den skapholunären Bandbefestigungen gelegene, mit Knorpel überzogene Gelenkflächen erlauben Gleit- und Torsionsbewegungen der Knochen gegeneinander.

Intraartikuläre Anatomie

Vom streckseitigen radialen Zugang kann ein Untersuchungsgang im Handgelenk vorgenommen werden, der vom radialen Rezessus bis zum ulnaren Kompartiment reicht. Beginnend im radialen Kompartiment sieht man den radialen Rezessus mit Impression durch das Lig. collaterale carpi radiale sowie die ihr gegenüberliegende Skaphoidgelenkfläche (Abb. 5).

Gleitet man unter dem Skaphoid unter Betrachtung der beugeseitigen Kapsel-Band-Wand nach ulnar, so werden die beiden radialseitigen Bänder des proximalen und distalen V erkennbar (Abb. 6) mit der dazwischenliegenden Poirierschen Lücke. Ulnarseitig davon befindet sich das sog. Testut-Ligament (Lig. radioscapholunatum), das sich von den ulnarseitigen Bändern durch eine Synovialstruktur („synovial tuft") abgrenzt (Abb. 7). Weiter nach ulnar findet man die parallel verlaufenden Bänder Lig. ulnolunatum und ulnotriquetrum, an die sich der Recessus pisiformis anschließt (Abb. 8). Damit ist der Bereich des Discus articularis erreicht, der normalerweise eine glatte Oberfläche zeigt, ohne wesentliche Unterbrechung, lediglich im Bereich der vielen Normvarianten des Recessus praestyloideus. In wenigen Fällen kann aber die Diskusoberfläche durch eine zentrale Perforation unterbrochen sein (Abb. 9). Diese Stelle liegt normalerweise wenige Millimeter vom radialen Ansatz entfernt. Unmittelbar radialseitig des Processus styloideus ulnae befindet sich der normvariantenreiche Recessus praestyloideus ulnae (Abb. 10), gelegentlich mit kleinen Synovialzotten ausgestattet. Auf dem Weg zurück zur Ausgangsstelle überblickt man die proximale Handwurzelreihe mit Os triquetrum, Os lunatum und Os scaphoideum, wobei dem lunotriquetralen und insbesondere dem skapholunären Übergang (Abb. 11) eine besondere Bedeutung zukommt. Normalerweise sind beide Übergänge dem Niveau der Handwurzelknochen angeglichen und schlecht erkennbar. Gelegentlich ist eine polsterartige Erhabenheit am skapholunären Übergang zu sehen. (Abb. 12).

Der Handwurzelreihe gegenüber erkennt man die Radiusgelenkfläche mit dem Radiusfirst.

Im distalen Handgelenk lassen sich die distalen Gelenkflächen der proximalen Handwurzelreihe und das Os capitatum erkennen. Die Verbindung zwischen Os scaphoideum und Os lunatum sowie Os lunatum und Os triquetrum sind im distalen Handgelenk (Articulatio mediocarpalis) spaltenförmig angelegt und damit auch gut einsehbar (Abb. 13a).

Im distalen Radioulnargelenk sind ebenso die Unterseite des Discus articularis sowie der Ulnakopf zu erkennen (Abb. 13b).

112 Handgelenk

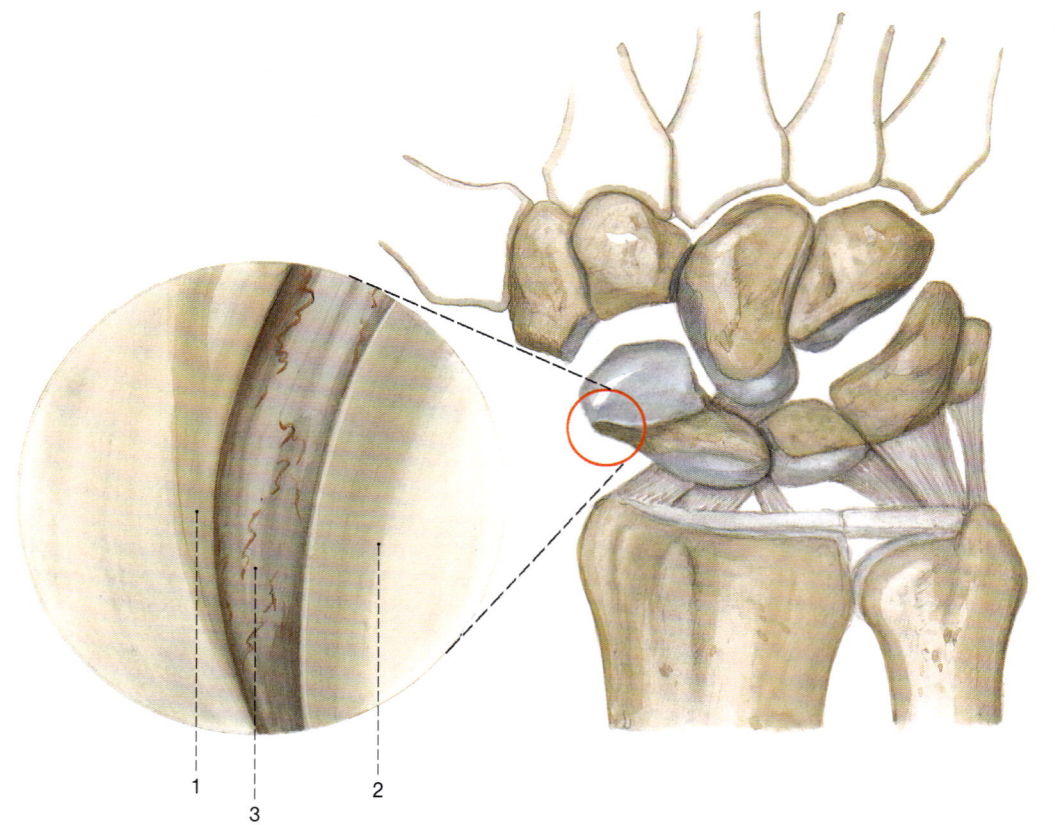

Abb. 5 Radialer Rezessus.

1 Impression durch das Lig. collaterale radiale
2 Gelenkfläche des Skaphoids
3 radiale beugeseitige Kapselwand

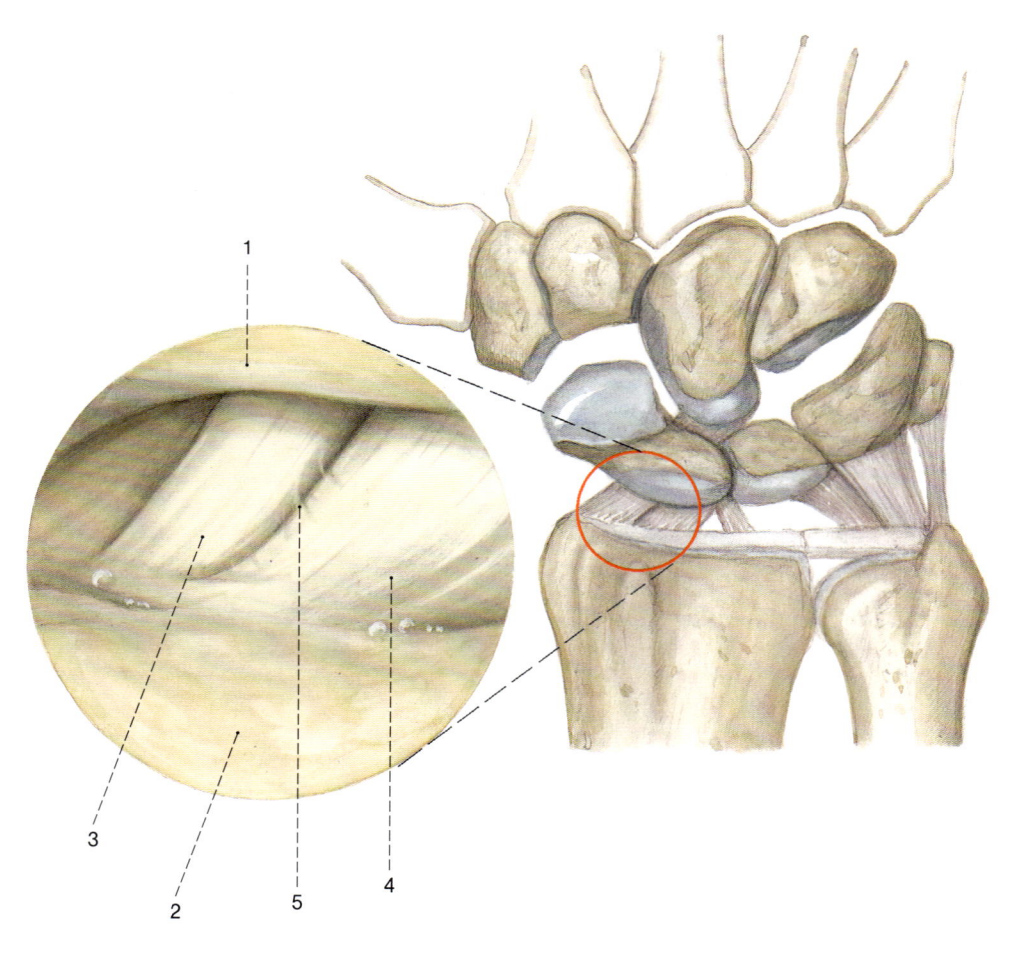

Abb. 6 Beugeseitige, radiale Bandstrukturen.

1 Skaphoidgelenkfläche
2 Radiusgelenkfläche
3 Lig. radioscaphocapitatum
4 Lig. radiolunotriquetrum
5 Poiriersche Lücke

Intraartikuläre Anatomie 113

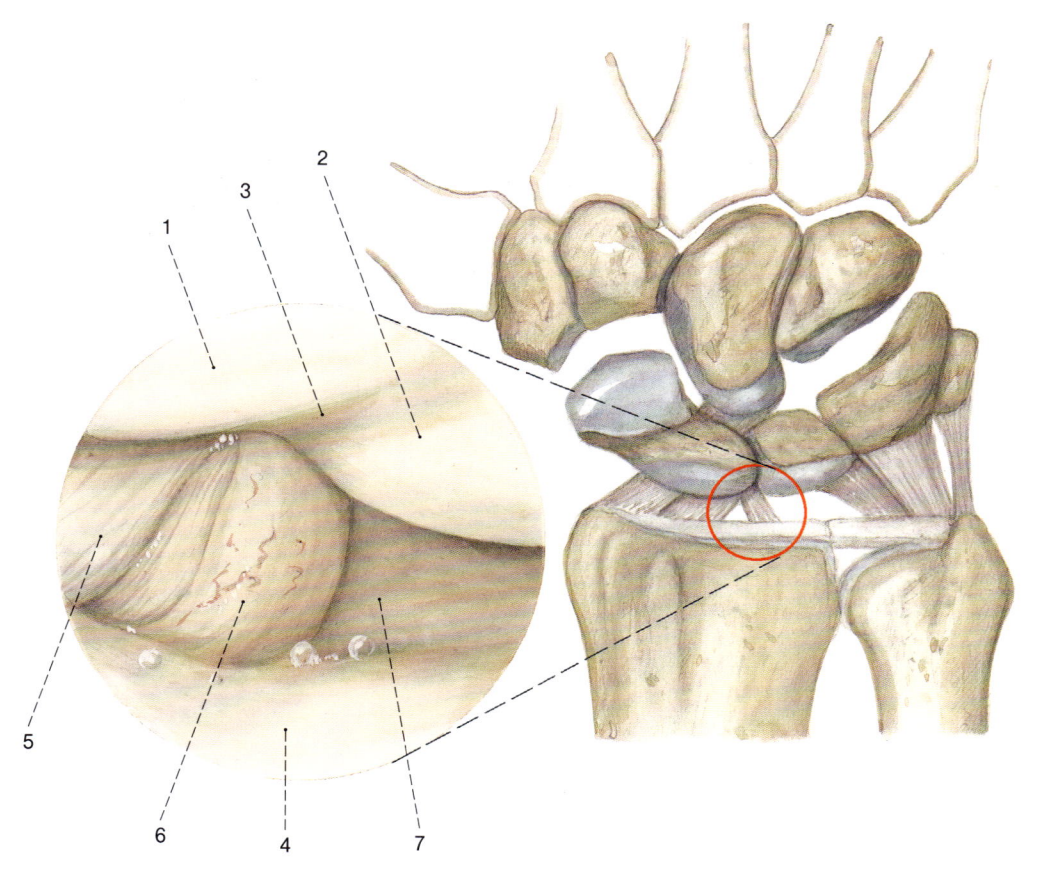

Abb. **7** Zentrale, beugeseitige Bandstrukturen.

1 Skaphoidgelenkfläche
2 Lunatumgelenkfläche
3 skapholunärer Übergang
4 Radiusgelenkfläche
5 Lig. radiolunotriquetrum
6 Lig. radioscapholunatum (Testut-Ligament)
7 „Synovial tuft"

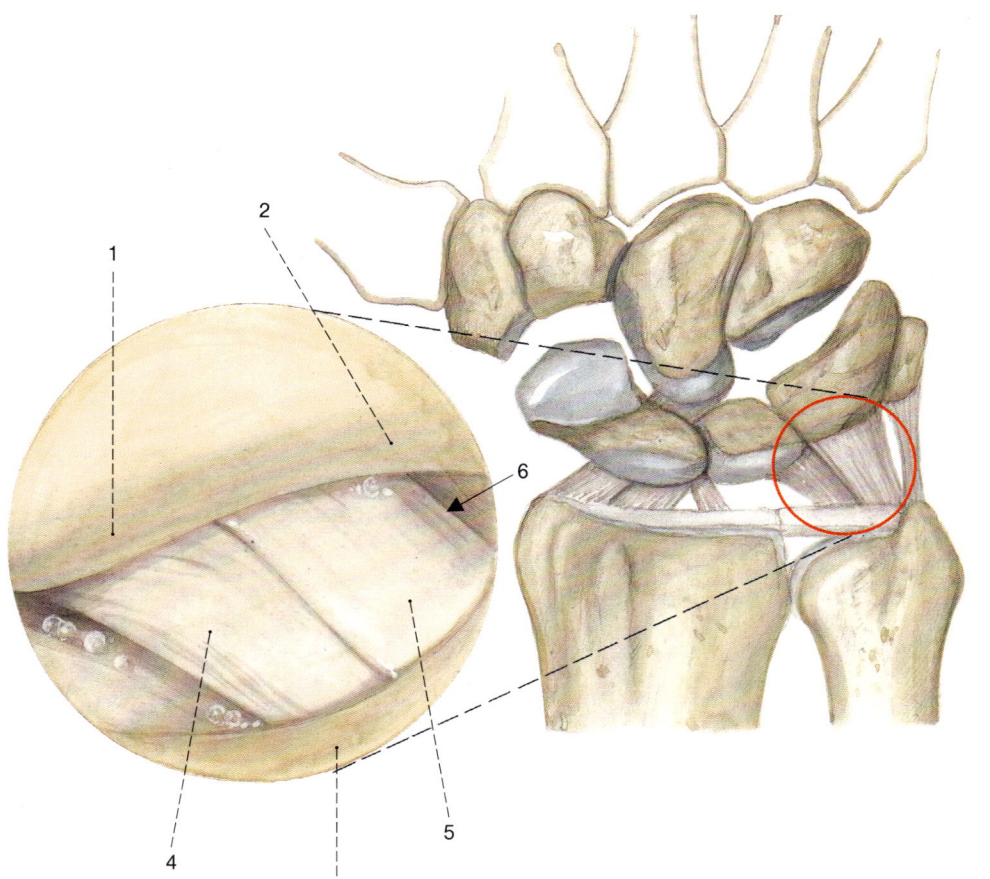

Abb. **8** Beugeseitige Bandstrukturen im ulnaren Kompartiment.

1 Lunatumgelenkfläche
2 Triquetrumgelenkfläche
3 Diskusoberfläche
4 Lig. ulnolunatum
5 Lig. ulnotriquetrum
6 Recessus pisiformis

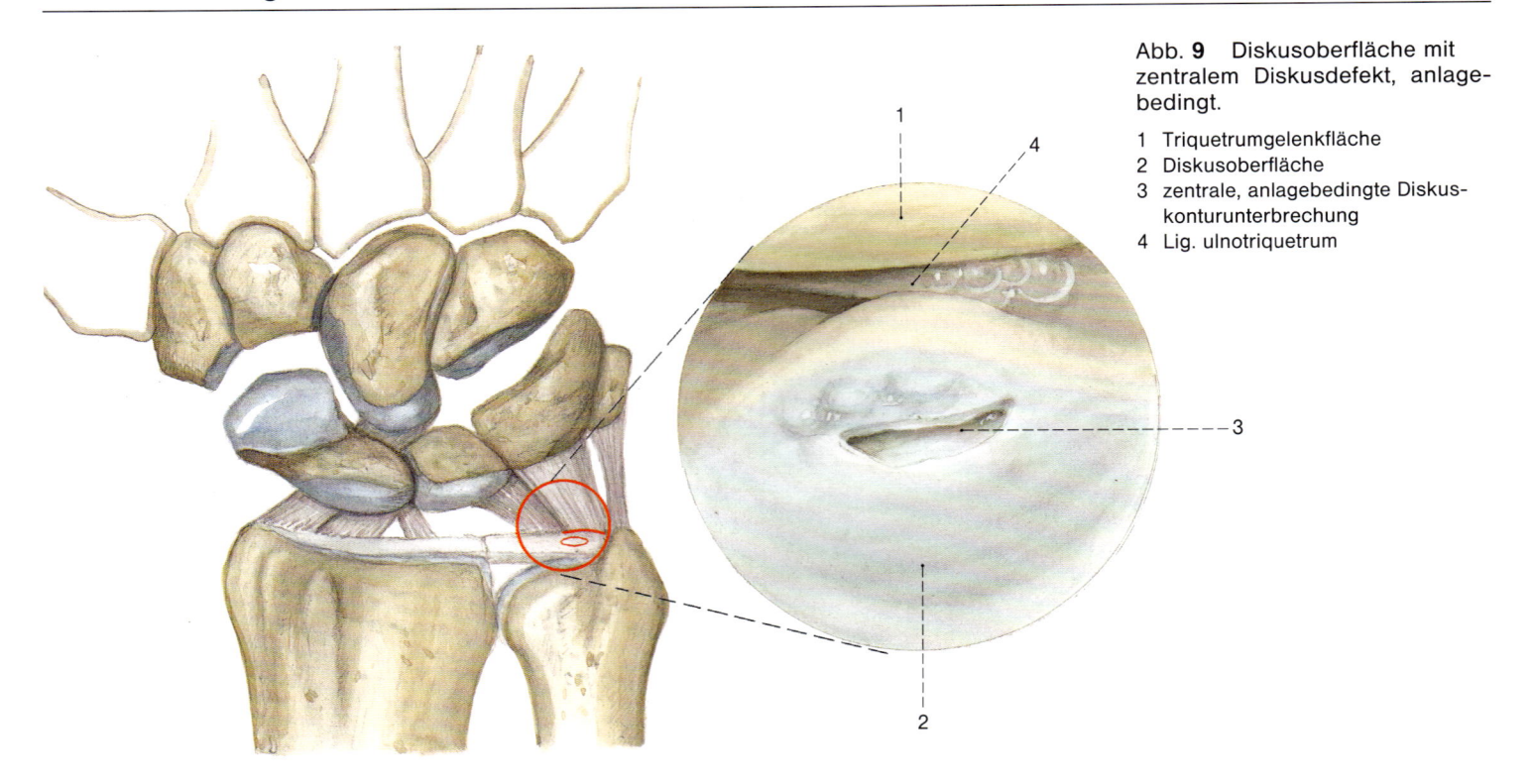

Abb. 9 Diskusoberfläche mit zentralem Diskusdefekt, anlagebedingt.

1 Triquetrumgelenkfläche
2 Diskusoberfläche
3 zentrale, anlagebedingte Diskuskonturunterbrechung
4 Lig. ulnotriquetrum

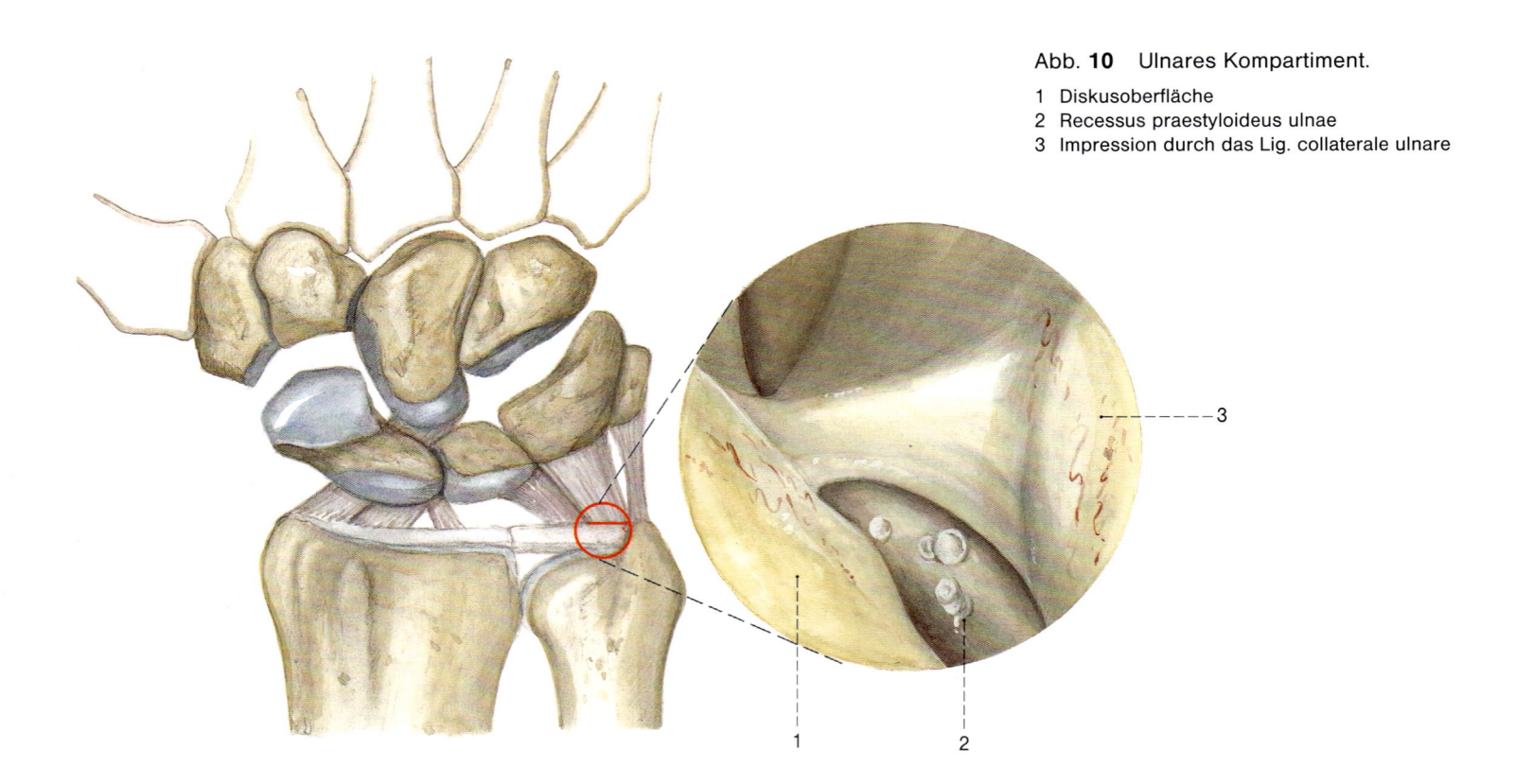

Abb. 10 Ulnares Kompartiment.

1 Diskusoberfläche
2 Recessus praestyloideus ulnae
3 Impression durch das Lig. collaterale ulnare

Intraartikuläre Anatomie 115

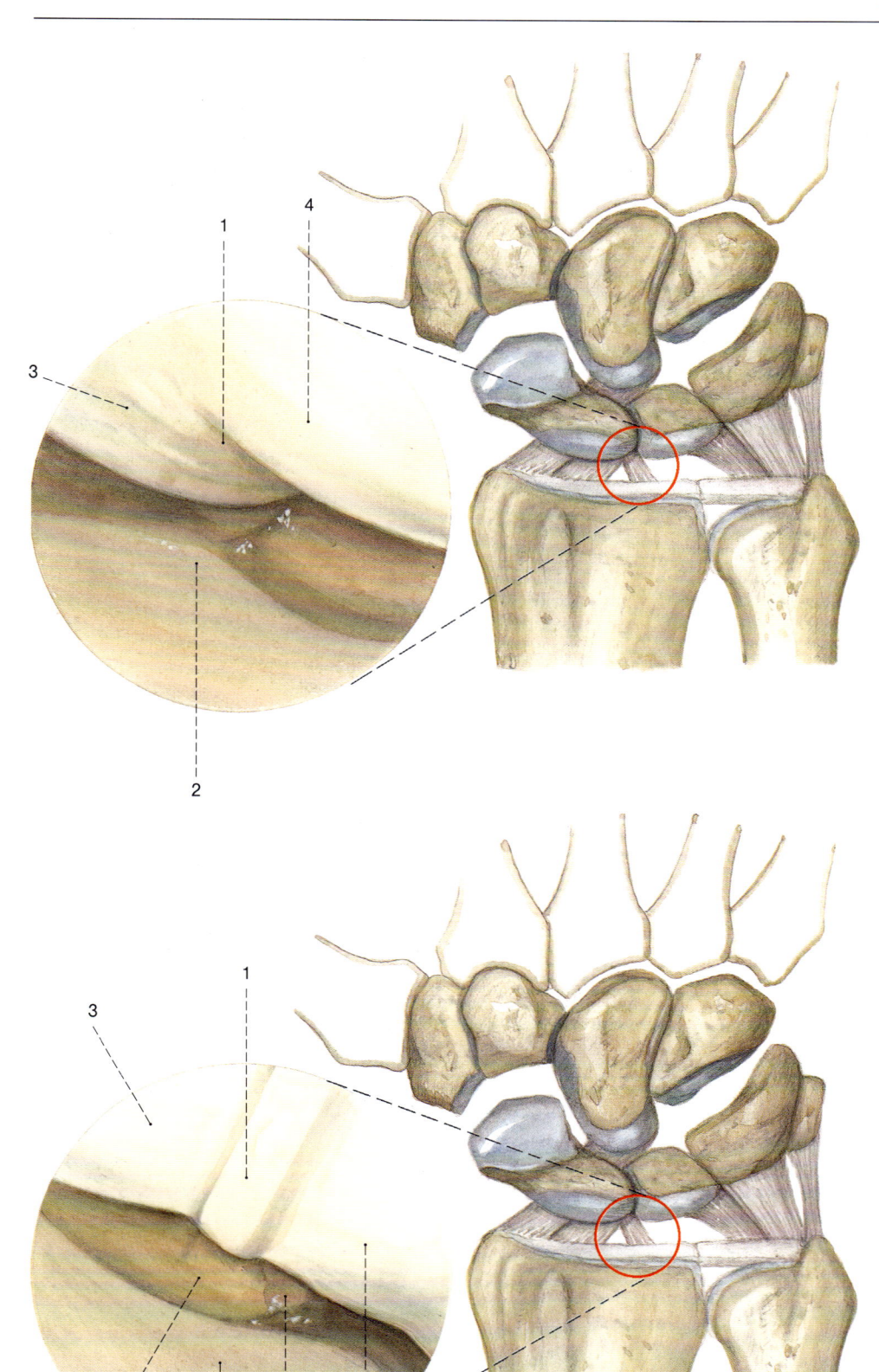

Abb. 11 Skapholunärer Übergang.

1 skapholunärer Übergang
2 Radiusfirst
3 Skaphoidgelenkfläche
4 Lunatumgelenkfläche

Abb. 12 Skapholunärer Übergang, polsterförmige Normvariante.

1 polsterförmiger, skapholunärer Übergang
2 Radiusgelenkfläche
3 Skaphoidgelenkfläche
4 Lunatumgelenkfläche
5 Testut-Ligament
6 Lig. radiolunotriquetrum

116 Handgelenk

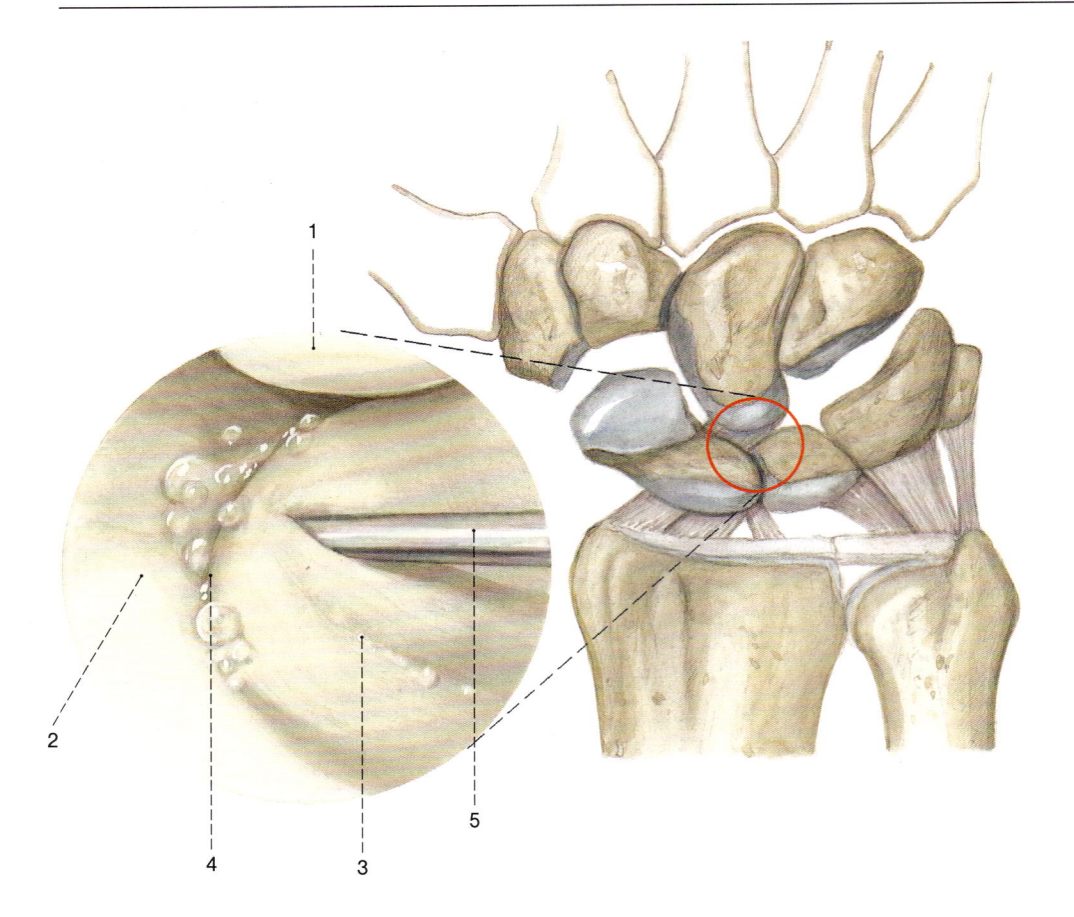

Abb. 13a Articulatio mediocarpalis.

1 Kapitatumgelenkfläche
2 Skaphoidgelenkfläche
3 Lunatumgelenkfläche
4 Skapholunärer Spalt
5 Taststab

Abb. 13b Distales Radioulnargelenk.

1 Unterseite des Discus articularis
2 Ulnakopfgelenkfläche

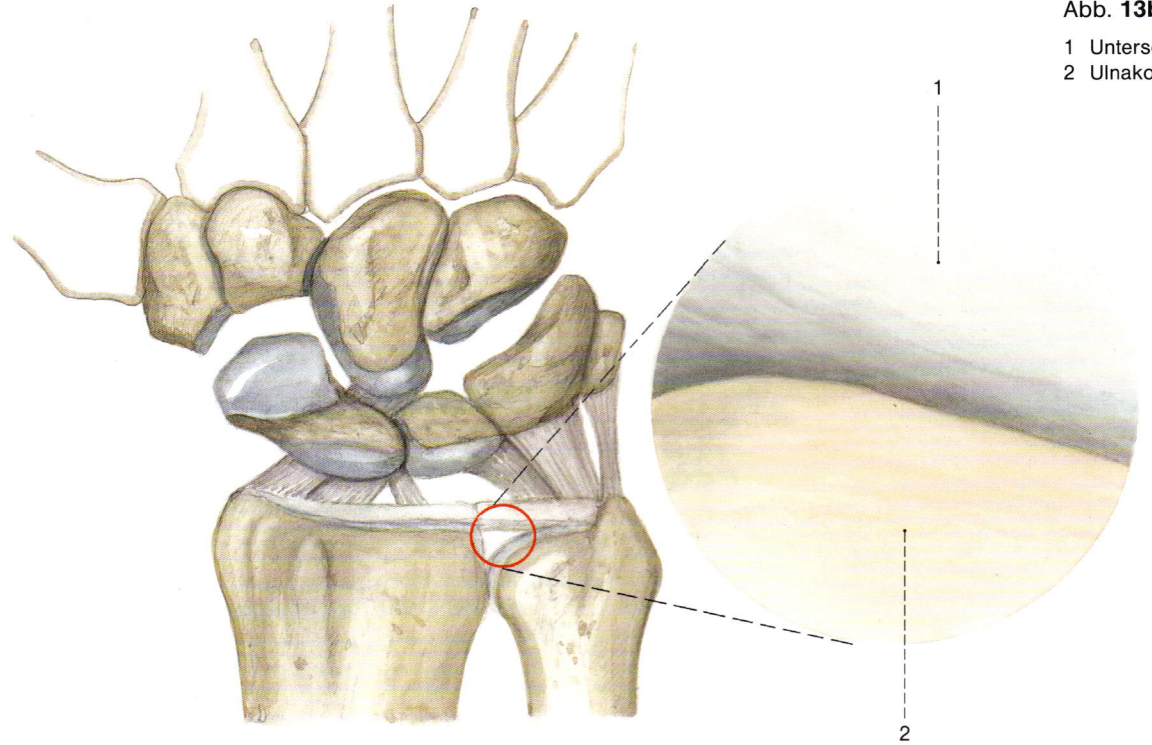

Pathomorphologisches Substrat

Am Handgelenk kommt es zu pathologischen Geschehen an der Gelenkinnenhaut (synoviale Erkrankungen), an den interkarpalen Bändern, am Discus articularis und auch an den Knorpelgelenkflächen. Typische, bereits optisch identifizierbare Bilder findet man bei der Synovialitis villonodularis pigmentosa, bei der synovialen Chondromatose und bei Kristallsynovialitiden (Abb. 14). Die Differentialdiagnose zwischen der Gicht und der Pseudogicht (Chondrokalzinose) erfolgt radiologisch; Chondrokalzinosekristalle sind am Röntgenbild erkennbar. Ein typischer Befund liegt auch bei der eitrigen Synovialitis und bei der posttraumatischen Synovialitis chondrodetritica vor. Die interkarpalen Übergänge sind unter Normalbedingungen glatt und mit hyalinem Knorpel überzogen. Bei degenerativen Bandschäden oder auch nach traumatischen Läsionen läßt sich eine Schweregradeinteilung I bis IV vornehmen:

I = Fehlen des hyalinen Knorpels (Abb. **15a**),
II = Bandlockerung mit oder ohne Verbreiterung,
III = Bandruptur mit oder ohne Verbreiterung (Abb. **15b**),
IV = Fehlen des Bandes mit Verbreiterung (Abb. **15c**).

Da die Handarthroskopie unter Extensionsbedingungen vorgenommen wird, kommt es beim Fehlen des Bandes mit Verbreiterung auch zu einer Stufenbildung zwischen den Handwurzelknochen (Abb. **15c**).

In der Diskuspathologie muß man zwischen traumatischen Läsionen (Rupturen) und degenerativen Veränderungen (Diskusschäden) unterscheiden. Davon abgegrenzt werden müssen zentrale Diskusdefekte, die auch als Normvarianten gelten können (Abb. **16**). Die Rupturen findet man radial- und ulnarseitig, aber auch unter Einbezug der Ligg. radioulnare dorsale et palmare. Besteht ein zentraler Diskusdefekt, gibt es Lappen-, Radiär- aber auch Korbhenkelrisse. Diskusschäden können oberflächlicher Art sein, aber auch die gesamte Diskusstärke betreffen, bis hin zum degenerativen Diskusdefekt, der dann häufig mit Knorpelschäden am Ulnakopf, aber auch am Os lunatum und Os triquetrum einhergeht.

Die Knorpelpathologie am Handgelenk ist vergleichbar mit der an allen anderen Gelenken. Man unterscheidet die Chondromalazie von den Arthrosen. Die Chondromalazien werden häufig nach Ficat und/oder Outerbridge eingeteilt (Abb. **17a** u. **b**).

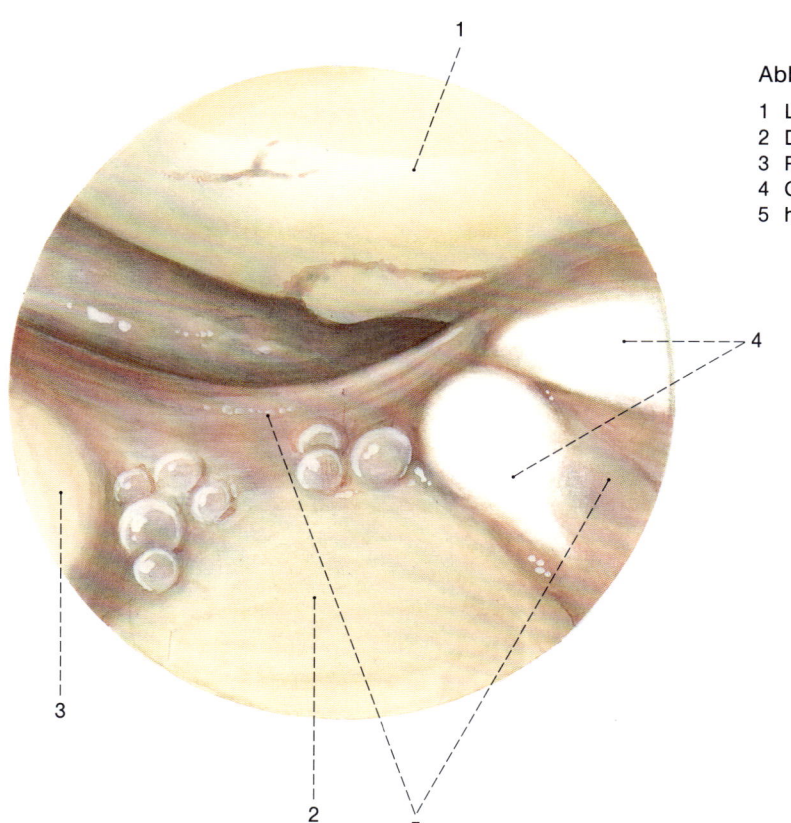

Abb. **14** Kristallsynovialitis – Gicht.

1 Lunatumgelenkfläche
2 Diskusoberfläche
3 Radiusgelenkfläche
4 Gichtkristalldepots
5 hypertrophe Synovialitis im ulnaren Kompartiment

118 Handgelenk

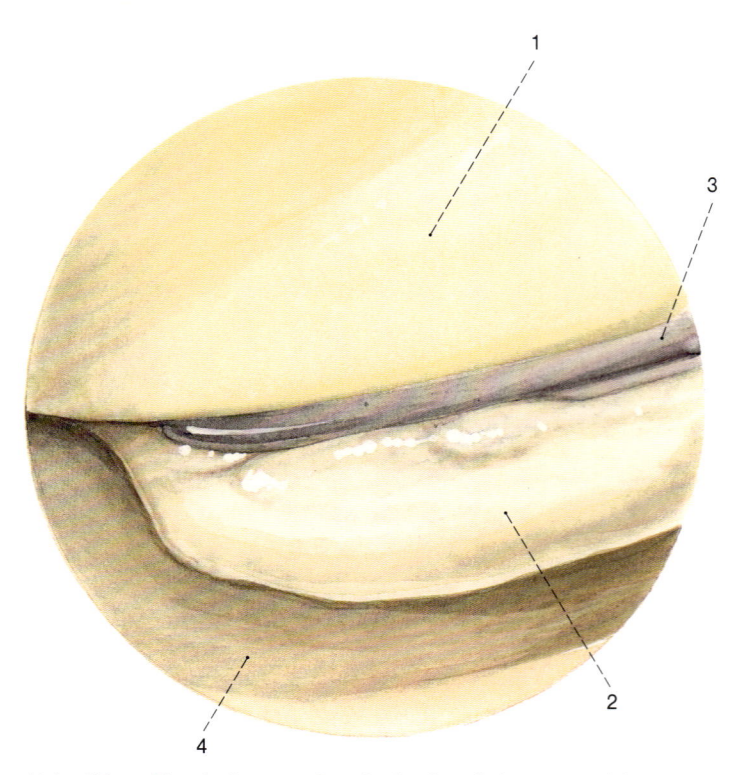

Abb. 15a Skapholunärer Bandschaden Schweregrad I.

1 Skaphoidgelenkfläche
2 Lunatumgelenkfläche
3 Taststab im skapholunären Spalt eingesunken mit malazischen Aufwerfungen des den skapholunären Übergang bedeckenden Gelenkknorpels
4 Radiusgelenkfläche

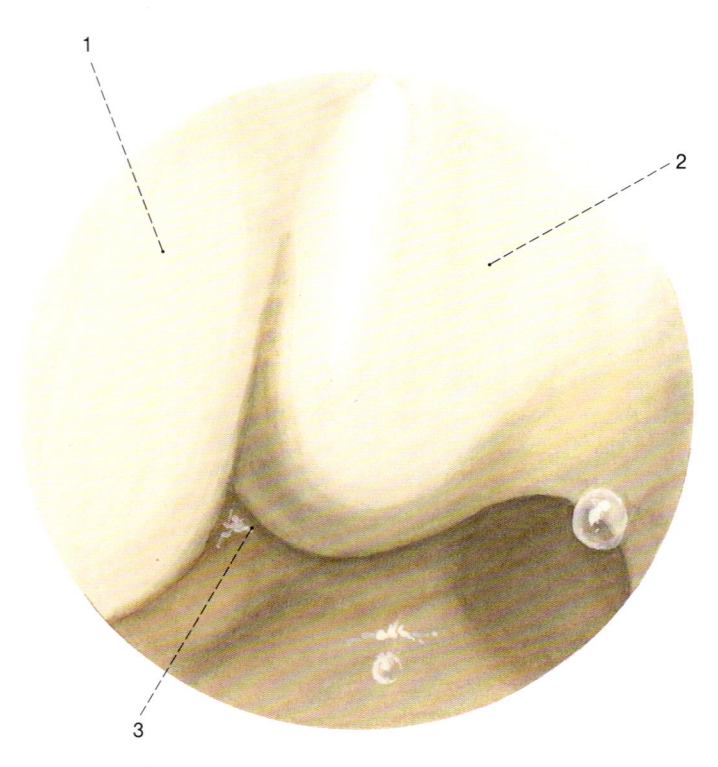

Abb. 15b Skapholunärer Bandschaden Schweregrad III.

1 Skaphoidgelenkfläche
2 Lunatumgelenkfläche
3 verbreiterter, skapholunärer Gelenkspalt

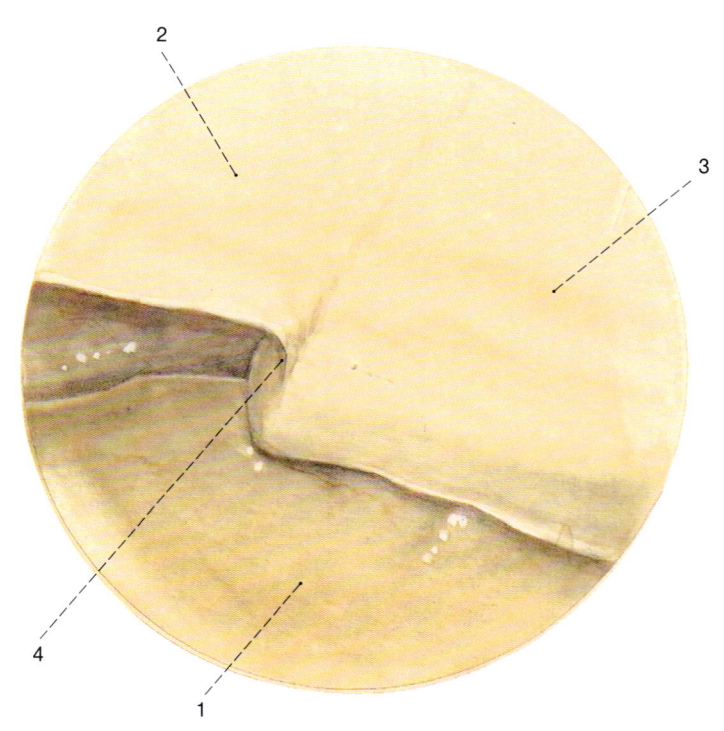

Abb. 15c Skapholunärer Bandschaden Schweregrad IV.

1 Radiusgelenkfläche
2 Skaphoidgelenkfläche
3 Lunatumgelenkfläche
4 skapholunäre Stufe als Zeichen des fehlenden skapholunären Bandes

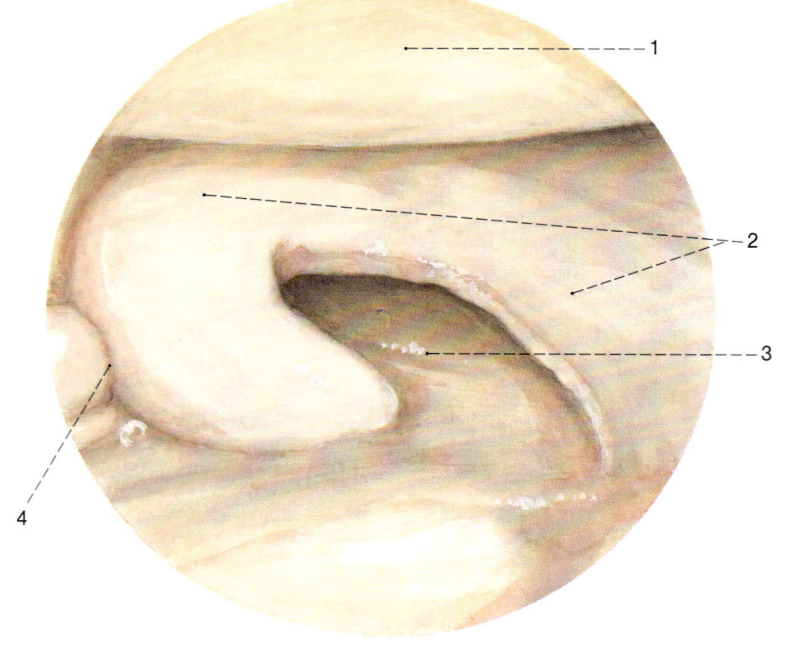

Abb. 16 Degenerativer Diskusdefekt mit radialer Abrißverletzung des Diskus von der Radiusknochenkante.

1 Gelenkfläche von Os lunatum und Os triquetrum
2 Diskusoberfläche
3 degenerativer Diskusdefekt
4 Abrißverletzung des Diskus vom Radius

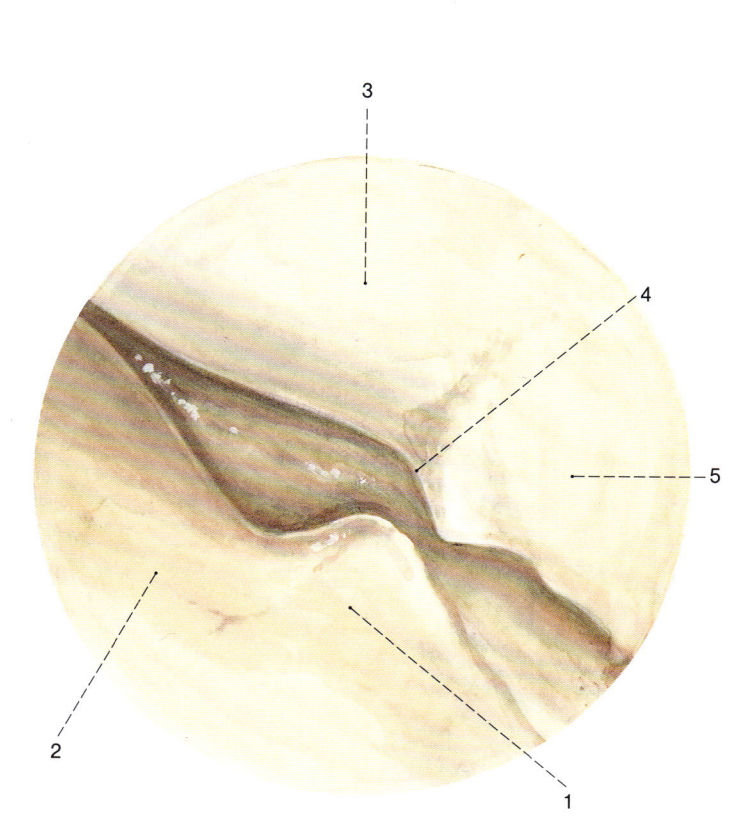

Pathomorphologisches Substrat

Abb. 17a Blick in ein malazisch verändertes Handgelenk mit Knorpelaufwerfungen im Bereich des Radiusfirstes und am skapholunären Übergang sowie an der Gelenkfläche des Os lunatum.

1 malazisch veränderter Radiusfirst
2 Radiusgelenkfläche
3 Skaphoidgelenkfläche
4 skapholunärer Übergang, malazisch verändert
5 Gelenkfläche des Os lunatum mit Knorpelaufrauhungen

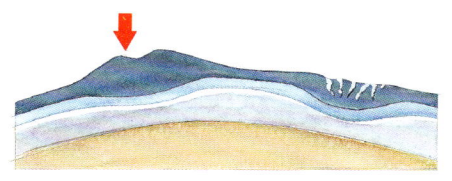

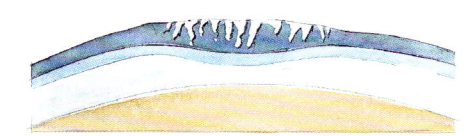

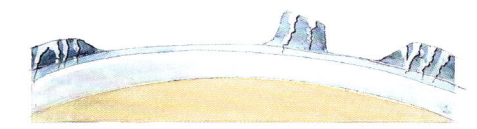

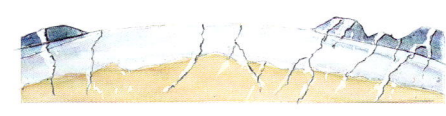

Abb. 17b Klassifikation von Knorpelschäden.

Grad I – bei Betastung weicher Knorpel mit geschlossener Oberfläche
Grad II – fissurähnliche Eröffnung der Knorpeloberfläche
Grad III – Verlust des Knorpels bis auf den subchondralen Knochen
Grad IV – Grad III mit ostophytären Randzacken

Topographie der Zugangswege

Lagerung

Zur Handgelenkarthroskopie befindet sich der Patient in Rückenlage. Das betroffene Handgelenk ist über einen Extensionsmechanismus mit Gegenzug am Oberarm durch ein Gewicht und Fixation der Finger in einer Art „Finger" vorbereitet (Abb. 18). Die „Finger" werden heute durch eine Metallplatte mit einer Fingerzugvorrichtung (Abb. 19) ersetzt, dadurch gelingt eine rotationsstabile Fixierung der Hand.

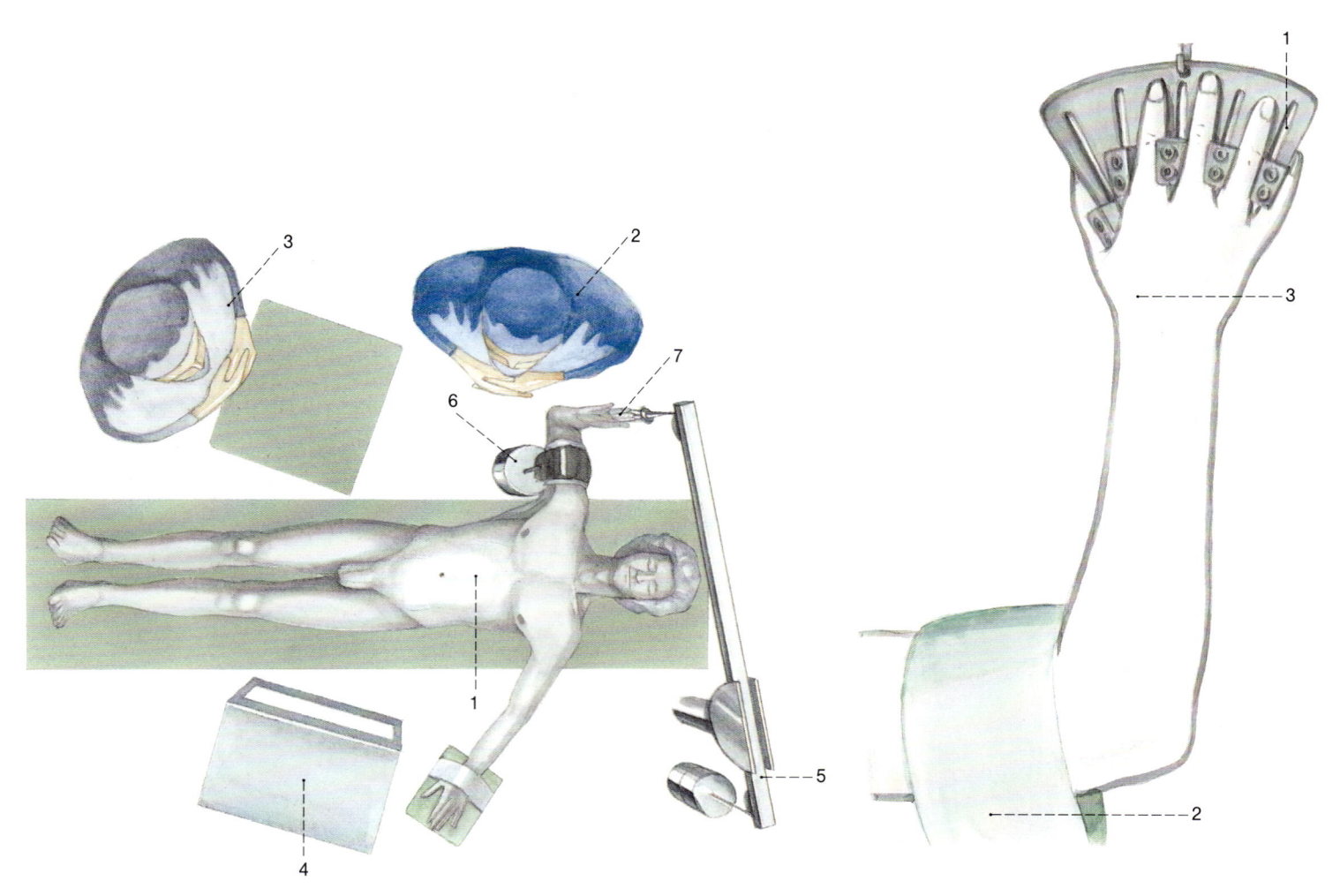

Abb. 18 Positionierung des OP-Personals und Lagerung des Patienten.

1 Patient – das zu untersuchende Handgelenk befindet sich unter Extensionsbedingungen
2 Chirurg
3 OP-Schwester
4 technisches Equipment mit Videoeinrichtung
5 Halterung für die Handextension
6 Gewicht mit Oberarmmanschette zur Distraktion
7 Finger-Haltevorrichtung

Abb. 19 Fixation der Hand für die Distraktion zur Arthroskopie.

1 Metallplatte mit Finger-Haltevorrichtung
2 Oberarmmanschette zur Distraktion
3 dorsoradialer diagnostischer Zugang

Zugangswege

Dorsale Zugänge zum proximalen Handgelenk (Articulatio radiocarpalis)

Vereinfacht kann man folgende knöcherne Landmarken für Zugänge zum proximalen Handgelenk bestimmen: den radialen (Processus styloideus radii) und den ulnaren Griffelfortsatz (Processus styloideus ulnae) sowie das Tuberculum dorsale radii (Lister). Alle drei sind gut tastbar. Sie werden vom Retinaculum extensorum überquert, unter dem sich die Strecksehnen für den Daumen und die Finger in ihren Sehnenscheidenfächern befinden. Diese wiederum dienen als wichtige Orientierungsstraßen für das Auffinden geeigneter Portale.

Der Standardzugang für das proximale Handgelenk erfolgt über das dorsoradiale Portal (3/4-Portal). Man findet es distal vom Tuberculum dorsale radii (Lister) an der dorsalen Radiuskante. Das Portal wird von den Sehnenscheiden des M. extensor pollicis longus (radial) und der gemeinsamen Sehnenscheide des M. extensor digitorum und M. extensor indicis (ulnar) begrenzt (Abb. **20a** u. **b**). Im Bereich dieses dorsoradialen Portals ziehen die Endäste des N. interosseus posterior zur Handwurzel. Arthroskopisch lassen sich von hier aus die beiden Radiusfacetten und die proximale Reihe der Karpalknochen mit ihren Stirnflächen einsehen. Palmar erkennt man radio- und ulnokarpale Bänder, einschließlich des Lig. radioscaphocapitatum (Testut) sowie den Discus articularis und Meniscus ulnocarpalis (Abb. **20b**).

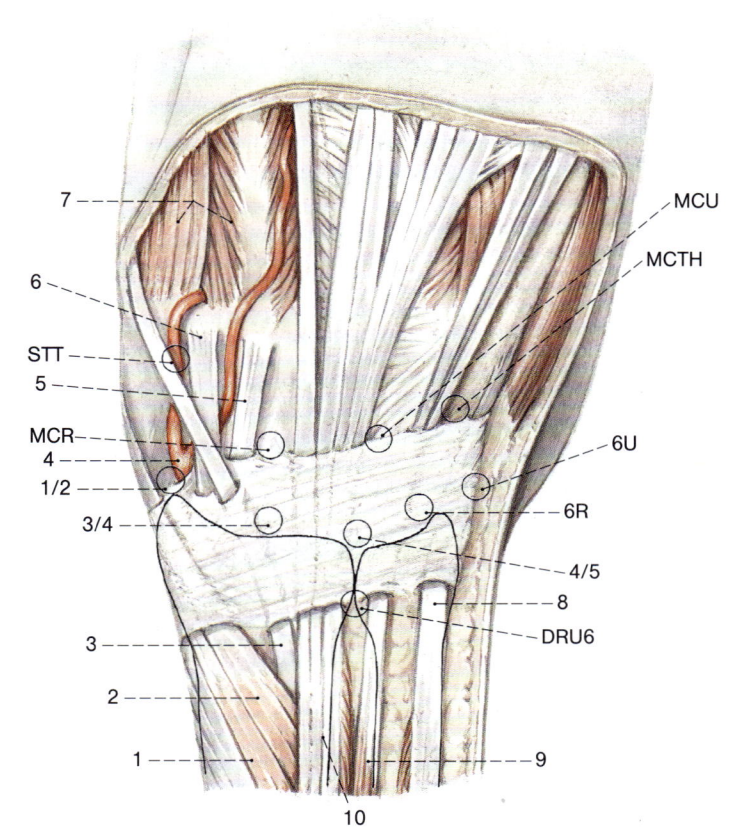

Abb. **20a** Dorsale Zugänge zum proximalen und distalen Handgelenk sowie zur Articulatio radioulnaris distalis.

1 M. abductor pollicis longus
2 M. extensor pollicis brevis
3 M. extensor pollicis longus
4 A. radialis in der Fovea radialis („Tabatière")
5 M. extensor carpi radialis longus
6 M. extensor carpi radialis brevis
7 M. interosseus dorsalis I
8 M. extensor carpi ulnaris
9 M. extensor digiti minimi
10 M. extensor digitorum

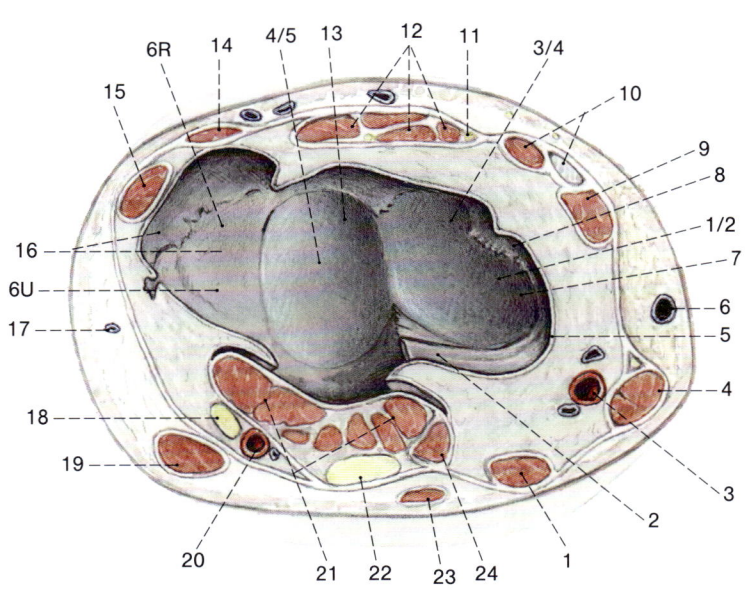

Abb. **20b** Querschnitt durch die Handwurzel in Höhe des proximalen Handgelenkes mit dorsalen Zugängen. Handwurzelknochen entfernt. Blick von distal.

1 M. flexor carpi radialis
2 Lig. radioscapholunatum (Testut)
3 A. radialis
4 M. abductor pollicis longus, M. extensor pollicis brevis
5 Gelenkkapsel des proximalen Handgelenkes
6 V. cephalica
7 Fovea scaphoidea radii
8 Plica synovialis
9 M. extensor pollicis longus
10 M. extensor carpi radialis longus, M. extensor carpi radialis brevis
11 N. interosseus posterior
12 M. extensor digitorum, M. extensor indicis
13 Fovea lunata radii
14 M. extensor digiti minimi
15 M. extensor carpi ulnaris
16 Discus articularis, Plica synovialis
17 V. basilica
18 N. ulnaris
19 M. flexor carpi ulnaris
20 A. ulnaris
21 M. flexor digitorum superficialis, M. flexor digitorum profundus
22 N. medianus
23 M. palmaris longus
24 M. flexor pollicis longus

Der dorsale Zugang (4/5-Portal) liegt ulnar vom 4. Strecksehnenfach, nahe der Sehnenscheide des M. extensor digiti minimi. Das Portal projiziert sich exakt auf den Gelenkspalt der Articulatio radioulnaris distalis (Abb. **20a** u. **b**). Somit ist der Bereich des ulnokarpalen Komplexes sehr gut zu überblicken.

Um die Fovea scaphoidea des distalen Radius und das Os scaphoideum beurteilen zu können, wählt man den Zugang zwischen dem 1. und 2. Strecksehnenfach (l/2-Portal). Es liegt in der Fovea radialis („Tabatière") in Höhe des radialen Griffelfortsatzes. Da die A. radialis den Boden der Fovea quert, muß der Zugang weit nach ulnar an den Rand des 2. Strecksehnenfaches gelegt werden (s. Abb. **20a** u. **b**). Radial (6 R-Portal) und ulnar (6 U-Portal) des 6. Sehnenscheidenfaches mit der Sehne des M. extensor carpi ulnaris ergeben sich weitere Zugangswege zum proximalen Handgelenk (s. Abb. **20a** u. **b**). Da sie in dessen ulnokarpales Kompartiment hineinführen, kann man von hier aus besonders deutlich den ulnokarpalen Komplex begutachten. Neben dem Discus articularis und Meniscus ulnocarpalis ist auch das Os triquetrum einsehbar. Beim Öffnen dieser Portale ist vor allem auf den variablen Verlauf des R. dorsalis des N. ulnaris zu achten.

Dorsale Zugänge zum distalen Handgelenk (Articulatio mediocarpalis)

Auch hier ist zunächst ein Standardzugang hervorzuheben. Er führt in das radiale Mediokarpalgelenk (MCR-Portal). Os scaphoideum, Os lunatum und Os capitatum begrenzen den Zugangsweg (s. Abb. **20a**). Das Portal ist etwa 2 cm distal vom Tuberculum dorsale radii im Bereich einer weichen Delle des Handrückens nahe der Ansatzzone des M. extensor carpi radialis brevis aufzusuchen. Es erlaubt einen umfassenden Einblick in das distale Handgelenk mit seinen korrespondierenden Handwurzelknochen der proximalen und distalen Reihe.

Das MCU-Portal liegt unmittelbar ulnar vom 4. Strecksehnenfach an der Kreuzung mit dem distalen Rand des Retinaculum extensorum (s. Abb. **20a**). Der Zugang öffnet den Weg zum ulnaren Teilraum des mediokarpalen Gelenkes, in dem das Os capitatum, Os hamatum, Os lunatum und Os triquetrum liegen. Ein dritter zusätzlicher Weg führt über das MCTH-Portal ebenfalls in den ulnaren Teilraum des distalen Handgelenkes (s. Abb. **20a**).

Für Operationen am STT-Gelenk (Os scaphoideum, Os trapezium, Os trapezoideum) kann der Zugang über das STT-Portal gewählt werden. Es liegt distal von der Kreuzung der Sehnen des M. extensor pollicis longus und des M. extensor carpi radialis longus. Hier ist allerdings wieder mit dem Verlauf der A. radialis zu rechnen (s. Abb. **20a**).

Dorsaler Zugang zum distalen Radioulnargelenk (DRUG-Portal)

Dieses Portal findet man etwa 1 cm proximal des 4/5-Portales, am günstigsten in Neutral-O- oder Supinationsstellung der Hand (s. Abb. **20a**). Es eignet sich zur Inspektion der Unterseite des Discus articularis und des Caput ulnae.

Technik

Nach Lagerung auf dem OP-Tisch in Rückenlage und unter Extension (s. Abb. **18** u. **19**) und nach sterilem Abdecken punktiert man zunächst das Handgelenk mit einer dünnen Nadel von dorsoradial und führt eine Arthrographie durch, um verdeckte Diskusschäden und/oder Kontrastmitteleintritte in die interkarpalen Spalten zu erkennen. An gleicher Stelle führt man über eine Stichinzision von 2–3 mm ein 3 mm Rundarthroskop in das proximale Handgelenk ein. Die Inspektion erfolgt unter Flüssigkeits- oder bei nicht frischen Verletzungen auch Kohlendioxidgasfüllung. Bei bestimmten Fragestellungen kann auch der dorsoulnare Zugang (Abb. **21**) zusätzlich Verwendung finden.

Abb. 21 Zugänge zum Handgelenk für die diagnostische und operative Handarthroskopie.

1 Radius
2 Ulna
3 proximale Handwurzelreihe
4 dorsoradialer Zugang
5 dorsoulnarer Zugang

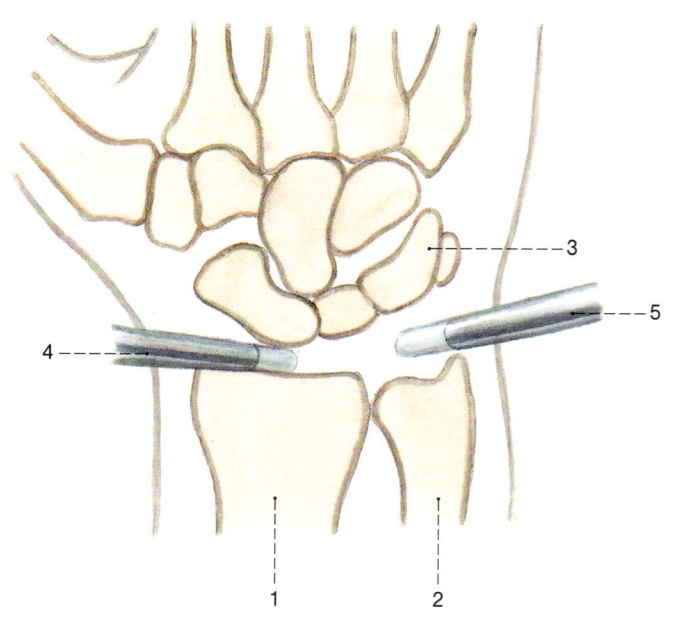

Verletzungen, spezielle Erkrankungen und Behandlungsmethoden

Verletzungen

Frakturen

Distale intraartikuläre Radiusfraktur

Ziele und Methoden

Die Ziele der chirurgischen, (evtl.) arthroskopisch kontrollierter Therapie distaler Radiusfrakturen sowohl beim Kind als auch beim Erwachsenen sind:

- eine möglichst anatomische Rekonstruktion der Gelenkflächen,
- Berücksichtigung des Radiusneigungswinkels,
- die anatomische Rekonstruktion des distalen Radius unter Berücksichtigung des distalen Radioulnargelenkes,
- eine übungsstabile, nicht überdimensionierte Osteosynthese,
- eine schonende Behandlung der Weichteile (geringe Morbidität des Eingriffs).

Indikationen

Grundlage für die Indikationsstellung ist die AO-Klassifikation von Müller (Abb. 22), wobei für die arthroskopische Versorgung lediglich Typ B sowie Typ C1 in Frage kommen. Der Typ A umfaßt extraartikuläre Frakturen, Typ C2 und C3 sind Trümmerfrakturen, die gleichzeitig einer Spongiosaplastik bedürfen. Geeigneter für die Indikationsstellung zur arthroskopischen Frakturversorgung am distalen Radius ist eine Klassifikation (Abb. 22), die eine genaue Lokalisation der intraartikulären Frakturlinie ermöglicht.

Absolute Indikationen

Absolute Indikationen sind dislozierte Frakturen mit Gelenkbeteiligung, die keiner Spongiosaplastik und Abstützplatte bedürfen.

Relative Indikationen

Relative Indikationen sind nicht oder nur wenig dislozierte Spaltbrüche, die durch einfache Osteosynthesen einer baldigen funktionellen Behandlung zugeführt werden können.

Kontraindikationen

Die Kontraindikationen zur arthroskopischen Versorgung intraartikulärer Speichenbrüche sind identisch mit denen der herkömmlichen Behandlung.

Operationsrisiko und Aufklärungshinweise

Intraoperative Risiken

Diese sind in Läsionen peripherer sensibler Nerven zu sehen, aber auch in Sehnenschäden durch die für die Stabilisierung notwendigen Zugänge. In einigen Fällen wird die gewünschte Übungsstabilität nicht erreicht; es können auch Gelenkstufen bzw. Knorpel- und/oder Knochendefekte verbleiben. Bei unzureichender Reposition oder ungenügender Stabilität muß die Operation offen fortgesetzt werden.

Operationsrisiken und Aufklärungsgespräch

Im Aufklärungsgespräch muß auf intraoperative Komplikationsmöglichkeiten hingewiesen werden, zusätzlich auf die Probleme wie bei herkömmlicher Versorgung intraartikulärer Speichenbrüche mit Hinweis auf die Unterscheidung der operativen und konservativen Behandlung einschließlich des Morbus Sudeck.

Spezielle Vorbereitungen

Unter Extensionsbedingungen am Handgelenk ist die Blutsperre notwendig, ebenso die Verwendung von Flüssigkeit zur Gelenksäuberung und Distension. Intraoperativ bedarf es der Bildwandlerkontrolle (C-Bogen). Vorbereitungen für eine offene Weiterführung der Operation müssen getroffen sein.

Distale intraartikuläre Radiusfraktur 125

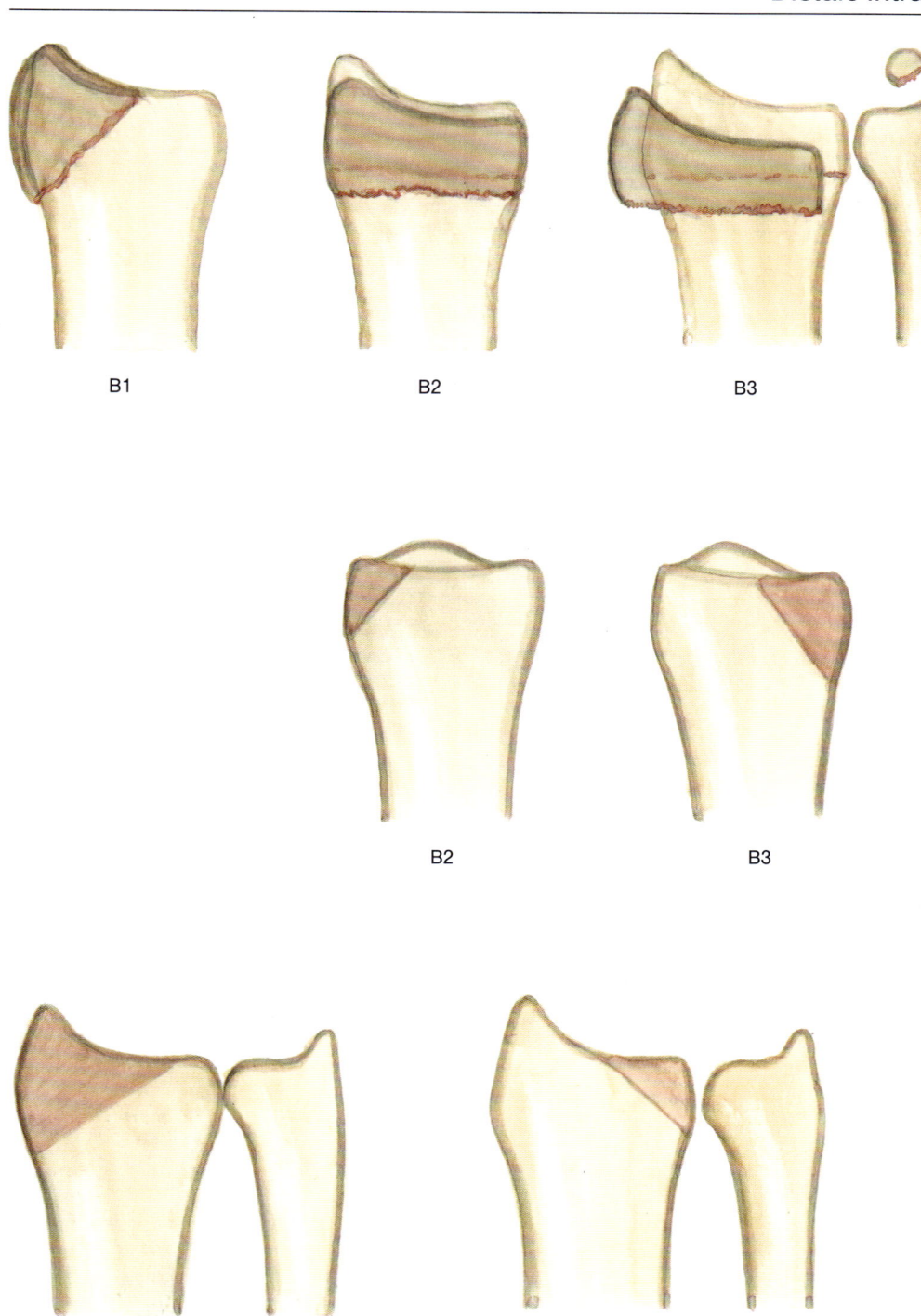

Abb. 22 Klassifikation arthroskopisch versorgbarer distaler Radiusfrakturen mit Gelenkbeteiligung nach AO.

B1 partiell artikuläre Fraktur des Radius, sagittal, lateral einfach
B2 partiell artikuläre Fraktur des Radius, dorsale Kante – Barton – einfach
B3 partiell artikuläre Fraktur des Radius, volare Kante – revers Barton – einfach mit kleinem Fragment

1 B1, 2 ulnare Radiuskantenabrißfraktur im Sinne der Instabilität im distalen Radioulnargelenk

1 und 2 sind die geeignetsten Frakturen für die arthroskopisch kontrollierte Frakturstabilisierung

Versorgung einer distalen intraartikulären Radiusfraktur

Narkose: Allgemeinnarkose, Plexusanästhesie, i.v. Regionalanästhesie

Lagerung: Rückenlage, Extensionsbedingung am Handgelenk und Möglichkeit der Bildwandlerkontrolle.

Zugangswege: Diagnostisches Arthroskop von dorsoradial, Stichinzisionen entsprechend der Frakturlokalisation von radialseitig, ulnarseitig oder dorsoradial (Cave: beugeseitige Zugänge).

Arbeitsschritte

1. Rückenlage, am Handgelenk Extensionsbedingung mit Bildwandler.
2. Dorsoradialer Zugang für das diagnostische Arthroskop, wahlweise dorsoulnarer Zugang zur Beurteilung radialseitiger Frakturen.
3. Inspektion des Handgelenkes zum Ausschluß von Begleitverletzungen (z. B. skapholunäre Bandruptur).
4. Darstellung der Fraktur mit dem diagnostischen Arthroskop.
5. Frakturreposition durch:
   a) Aushängen und gedeckte Fingerdruckreposition,
   b) Reposition über einen im abgebrochenen Fragment lokalisierten Kirschner-Draht,
   c) Anheben der Gelenkfläche durch kleinen Stößel, eingebracht von dorsoradial.
6. Retention (Stabilisierung) der Fraktur durch Kirschner-Drähte oder isolierte Einzelzugschrauben.
7. Röntgenkontrolle mit Prüfung der Stabilität und Gelenkkongruenz.
8. Versenken der Implantate und Wundverschluß durch Einzelnähte.
9. Unterarmgipsschiene mit Polsterung.

Spezielle Technik

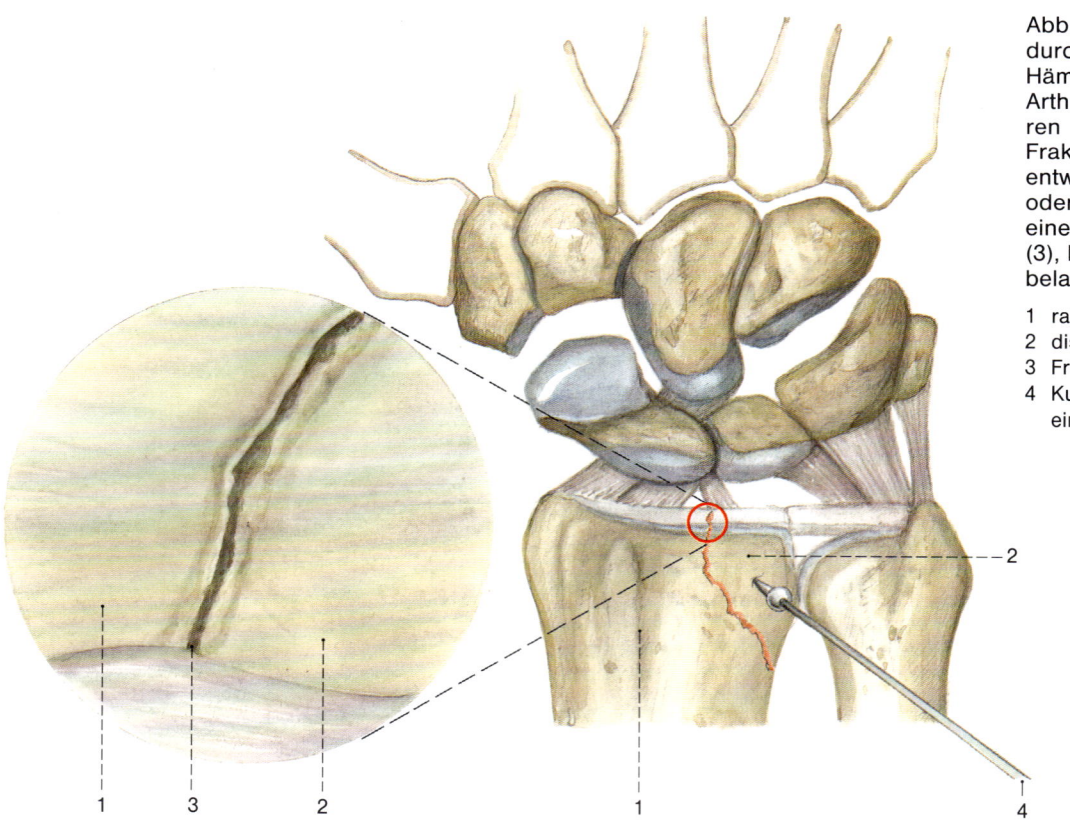

Abb. 23 Ulnare Radiuskantenfraktur – durch Absaugen und Ausspülen des Hämarthros kann mit dem diagnostischen Arthroskop die Fraktur dargestellt und deren Ausmaß beurteilt werden. Je nach Frakturlokalisation erfolgt die Reposition entweder durch Fingerdruck von außen oder mit geeigneten Instrumenten, z. B. mit einem Kugelspitz-Repositionsinstrument (3), bis die Fraktur stufenlos am Knorpelbelag erkennbar eingestellt ist.

1 radiales Fragment
2 distales Fragment
3 Frakturspalt mit Knorpelaufwerfung
4 Kugelspitz-Repositionsinstrument perkutan eingebracht

Distale intraartikuläre Radiusfraktur 127

Abb. **24** Ulnare Radiuskantenfraktur – unter Halten der Reposition mit einem Kugelspitz-Repositionsinstrument läßt sich durch eine radialseitige Stichinzision ein 2,5-mm-Bohrkanal legen mit anschließender Gewindeschneidung.

1 radiales Fragment
2 ulnares Fragment
3 Gewindeschneider im Bohrkanal
4 Kugelspitz-Repositionsinstrument

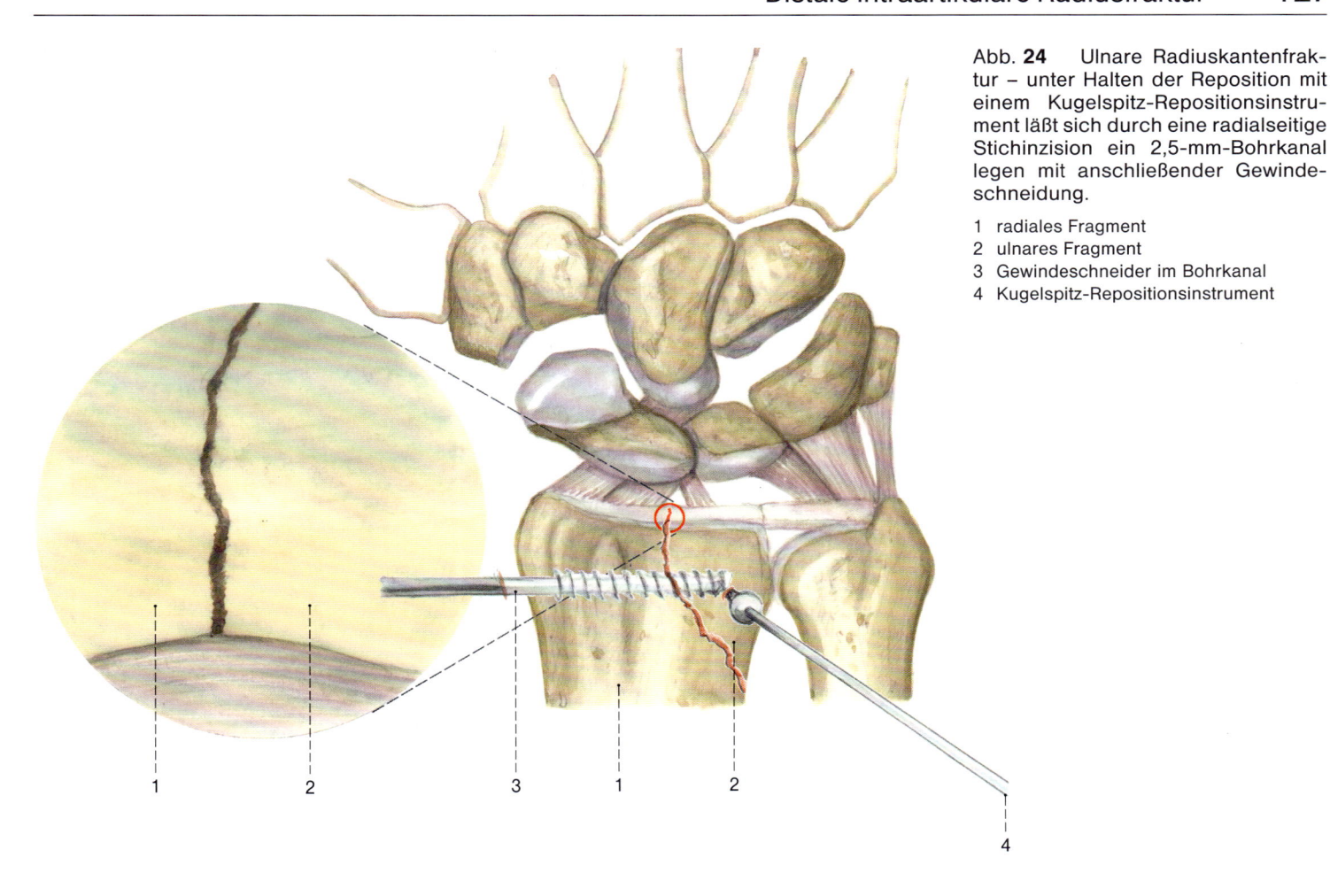

Abb. **25** Distale Radiuskantenfraktur – die Fraktur ist mit einer Einzelzugschraube stabilisiert, die Schraubengewindegänge sind im ulnaren Fragment lokalisiert, so daß eine Zugwirkung entsteht.

Komplikationen

Wie bei der herkömmlichen Operation am distalen Radius.

Nachbehandlung

Unmittelbar postoperativ aus der Schiene funktionelle Behandlung, Krankengymnastik.

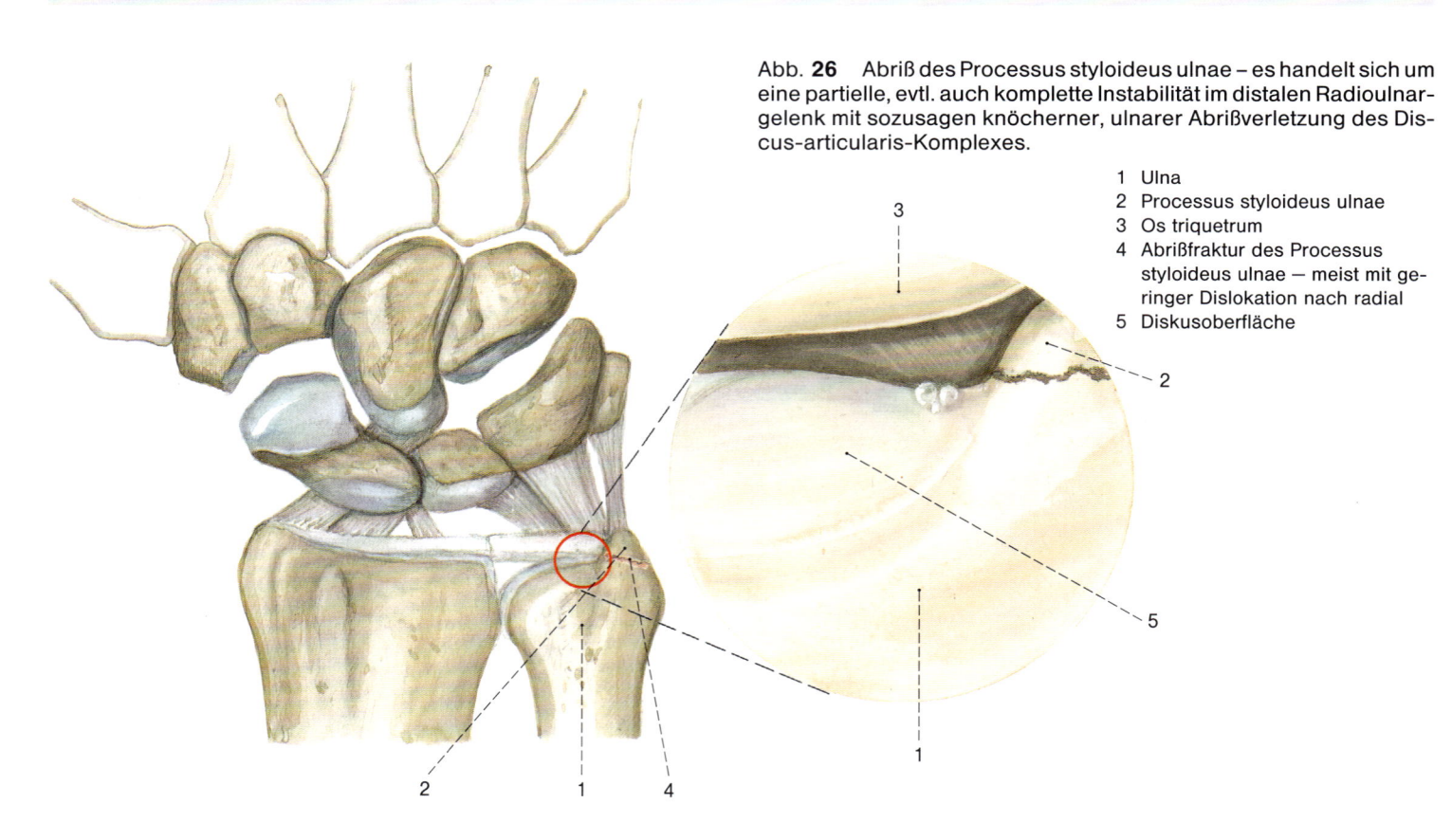

Versorgung einer Abrißfraktur des Processus styloideus ulnae

Narkose: Wie bei distalen Radiusfrakturen.

Lagerung: Wie bei distalen Radiusfrakturen.

Zugangswege: Diagnostisches Arthroskop von dorsoradial, Stichinzisionen palmar und dorsal des Processus styloideus ulnae.

Arbeitsschritte

1 Rückenlagerung mit Extensionsbedingung am Handgelenk, Bildwandlerkontrolle.
2 Diagnostisches Arthroskop von dorsoradial mit Abklärung bei Begleitverletzungen.
3 Überprüfung des Discus articularis, evtl. zusätzliche Diskusrefixation.
4 Einbringen einer 1er-Nadel volar des Processus styloideus ulnae über den Diskus in das Handgelenk und Durchschieben eines dünnen Cerclage-Drahtes.
5 Einbringen einer 2-mm-Nadel mit Fadenschlinge dorsal des Processus styloideus ulnae.
6 Auffädeln des volar eingebrachten Cerclage-Drahtes in der Schlinge.
7 Herausziehen der Fadenschlinge mit dem Einzel-Cerclagedraht.
8 Subkutaner Durchzug des volaren Cerclage-Drahtes in die dorsale Inzision.
9 Subkutanes Verzwirbeln und Kompression des Processus styloideus ulnae.
10 Röntgenkontrolle.
11 Nach Entfernen der Instrumente Einzelnähte.
12 Gepolsterte dorsoradiale Gipsschiene.
13 Funktionelle Weiterbehandlung unmittelbar postoperativ.

Spezielle Technik

Abb. 26 Abriß des Processus styloideus ulnae – es handelt sich um eine partielle, evtl. auch komplette Instabilität im distalen Radioulnargelenk mit sozusagen knöcherner, ulnarer Abrißverletzung des Discus-articularis-Komplexes.

1 Ulna
2 Processus styloideus ulnae
3 Os triquetrum
4 Abrißfraktur des Processus styloideus ulnae – meist mit geringer Dislokation nach radial
5 Diskusoberfläche

Distale intraartikuläre Radiusfraktur

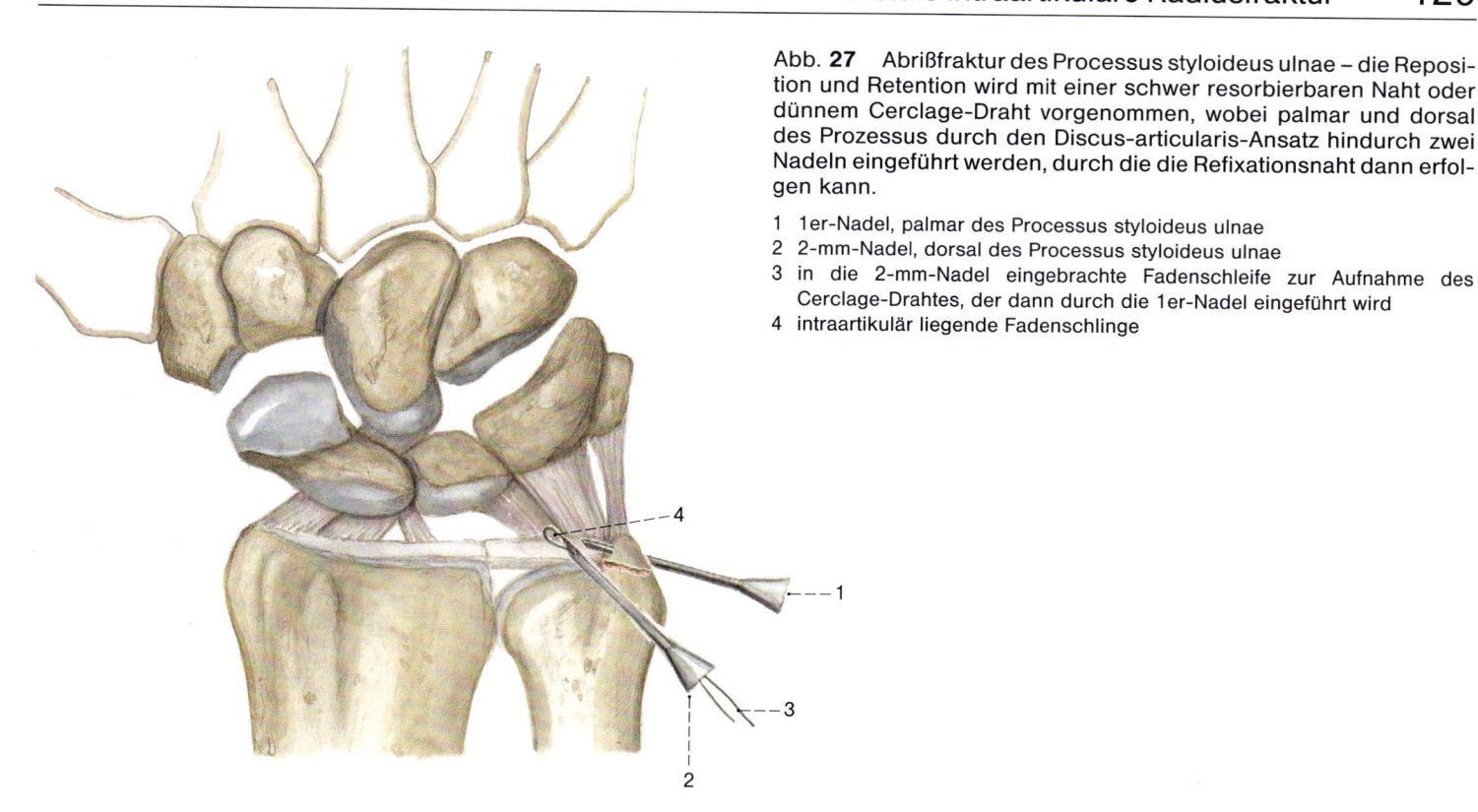

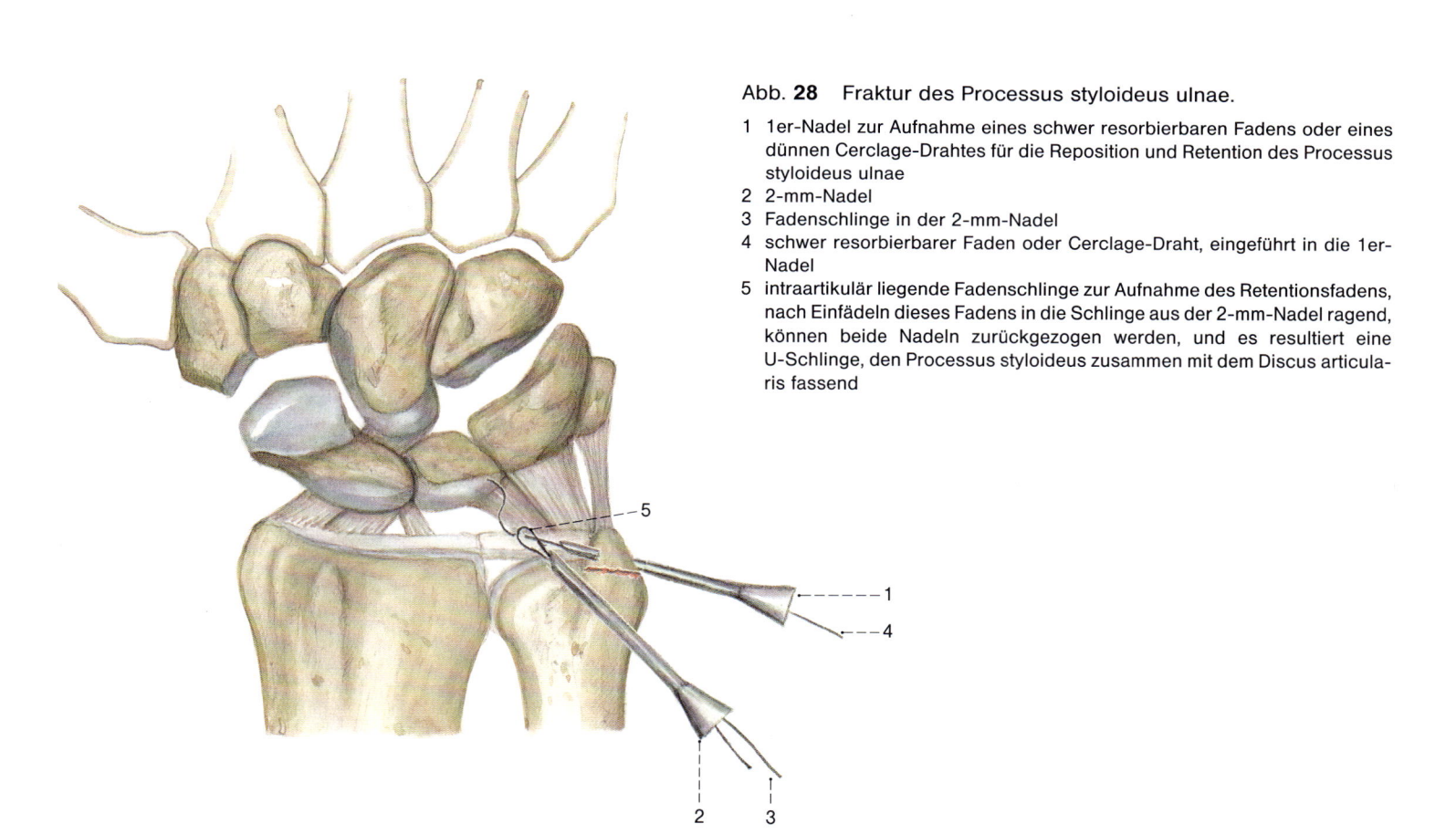

Abb. 27 Abrißfraktur des Processus styloideus ulnae – die Reposition und Retention wird mit einer schwer resorbierbaren Naht oder dünnem Cerclage-Draht vorgenommen, wobei palmar und dorsal des Prozessus durch den Discus-articularis-Ansatz hindurch zwei Nadeln eingeführt werden, durch die die Refixationsnaht dann erfolgen kann.

1 1er-Nadel, palmar des Processus styloideus ulnae
2 2-mm-Nadel, dorsal des Processus styloideus ulnae
3 in die 2-mm-Nadel eingebrachte Fadenschleife zur Aufnahme des Cerclage-Drahtes, der dann durch die 1er-Nadel eingeführt wird
4 intraartikulär liegende Fadenschlinge

Abb. 28 Fraktur des Processus styloideus ulnae.

1 1er-Nadel zur Aufnahme eines schwer resorbierbaren Fadens oder eines dünnen Cerclage-Drahtes für die Reposition und Retention des Processus styloideus ulnae
2 2-mm-Nadel
3 Fadenschlinge in der 2-mm-Nadel
4 schwer resorbierbarer Faden oder Cerclage-Draht, eingeführt in die 1er-Nadel
5 intraartikulär liegende Fadenschlinge zur Aufnahme des Retentionsfadens, nach Einfädeln dieses Fadens in die Schlinge aus der 2-mm-Nadel ragend, können beide Nadeln zurückgezogen werden, und es resultiert eine U-Schlinge, den Processus styloideus zusammen mit dem Discus articularis fassend

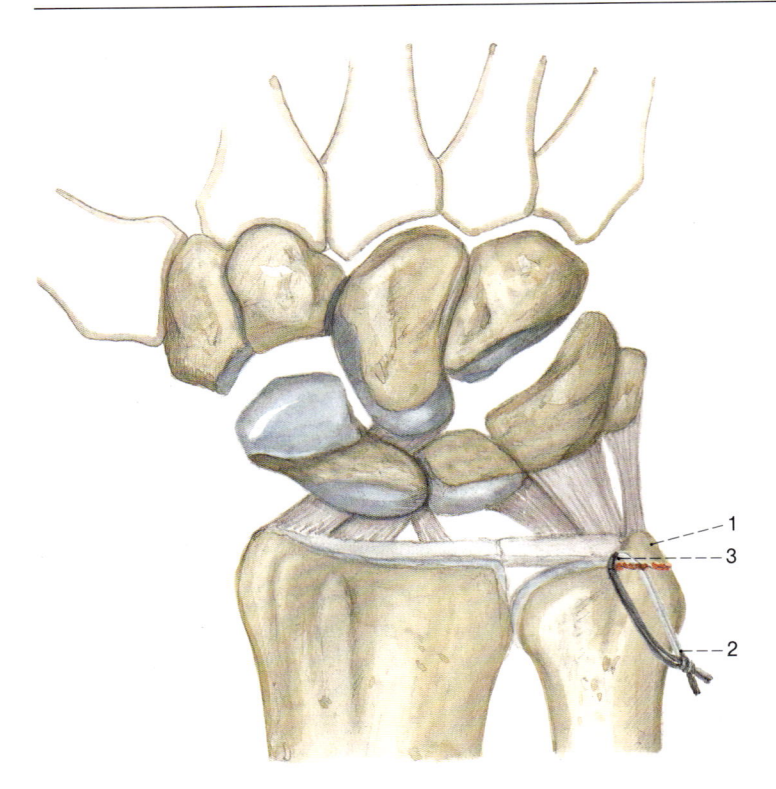

Abb. 29 Abrißfraktur des Processus styloideus ulnae – der Processus styloideus ulnae ist zusammen mit der Discus-articularis-Basis gefaßt und reponiert, die Fixation erfolgt durch eine Naht oder einen Cerclage-Draht, der über eine kleine Stichinzision an der Basis des Processus styloideus ulnae verknotet wird.

1 Processus styloideus ulnae
2 verknoteter, schwer resorbierbarer Retentionsfaden oder Drahtnaht
3 im Discus articularis liegender Faden, entsprechend 2

Komplikationen

Morbus Sudeck, Pseudarthrose, sonst wie bei distalen Radiusfrakturen

Nachbehandlung

Weiterbehandlung aus der Gipsschiene unmittelbar postoperativ durch Krankengymnastik.

Kapsel-Band-Verletzungen

Distorsionsverletzungen am Handgelenk können, wie auch Stauchungsmechanismen in Palmar- oder Dorsalextension, zu Rupturen am Kapsel-Band-Apparat führen. Diese sind beugeseitig oder streckseitig lokalisiert, aber auch skapholunär und lunotriquetral sowie im Bereich des Discus articularis. Mit Ausnahme der Refixation des Discus articularis, arthroskopisch kontrolliert, sind arthroskopische Operationen bei den anderen Bandrupturen möglich, aber noch nicht Standard.

Ziele und Methoden

Das Ziel der arthroskopisch kontrollierten Diskusrefixation ist die Stabilisierung des distalen Radioulnargelenkes und die Verhinderung eines ulnaren Impingementsyndromes bei veralteter Diskusruptur. Eine Diskusnaht (Refixation) ist nur dann erfolgversprechend, wenn sie innerhalb der ersten zwei Wochen nach dem Unfall vorgenommen wird. Nach diesem Zeitpunkt ist eine stabile Einheilung sehr fraglich.

Indikationen

Die Indikation zur Refixation des Discus articularis ergibt sich aus der Klassifikation der Verletzungsformen (s. Abb. 30a). Geeignete Verletzungsformen sind der ulnare knöcherne Abriß (Refixation des Processus styloideus ulnae), ulnarer Abriß nach beugeseitig und dorsalseitig reichend, der radiale knöcherne Abriß in Abhängigkeit von der Größe des Knochenfragments. Der Substanzriß muß vom degenerativen Diskusdefekt abgegrenzt werden, eine rekonstruktive Maßnahme ist im Ergebnis sehr fraglich. Dies gilt auch für den radialen Abriß. Geeignet für die arthroskopisch kontrollierte Diskusnaht ist der ulnare Abriß, wenn nicht gleichzeitig eine Ruptur des Lig. radioulnare dorsale und palmare besteht.

Kontraindikationen

Kontraindikationen sind alle Komplexverletzungen im distalen Radioulnargelenk sowie allgemeine Kontraindikationen.

Operationsrisiko und Aufklärungshinweise

Intraoperative Risiken

Meist handelt es sich um technische Probleme, die zum Fortsetzen der Operation in offener Technik zwingen. Dazu besteht die Gefahr der Nerven- sowie Sehnenverletzungen durch zusätzliche Stichinzisionen.

Postoperative Risiken

Nichteinheilen des Diskus, Morbus Sudeck, intraoperativ nicht erkannte Begleitverletzungen mit resultierender Instabilität im distalen Radioulnargelenk.

Aufklärungsgespräch

Im Aufklärungsgespräch muß der Patient auf alle Probleme wie bei distalen Radiusfrakturen aufgeklärt werden, insbesondere über Möglichkeiten der Nerven- und Sehnenverletzung sowie über das Nichteinheilen des Diskus mit der Notwendigkeit, im weiteren Verlauf eine ulnare Dekompression vornehmen zu müssen.

Spezielle Vorbereitungen

Extensionsbedingung am Handgelenk, Blutsperre.

Ulnare Diskusrefixation (outside – inside)

Narkose: Allgemeinnarkose, Plexusanästhesie, i.v. Regionalanästhesie.

Lagerung: Rückenlagerung, Extensionsbedingung am Handgelenk.

Zugangswege: Diagnostisches Arthroskop dorsoradial, 2 Stichinzisionen dorsal und palmar des Processus styloideus ulnae.

Arbeitsschritte

1. Rückenlagerung – Extensionsbedingung.
2. Diagnostische Arthroskopie von dorsoradial mit Visierung der Diskusverletzung.
3. Lokalisation der ulnaren Abrißverletzung.
4. 1er-Nadel perkutan volar des Processus styloideus ulnae unter Auffädeln der Diskusruptur.
5. 2-mm Nadel perkutan dorsal des Processus styloideus ulnae unter Auffädeln der Diskusruptur.
6. Einführen einer Fadenschlinge durch die dorsale Nadel.
7. Einführen eines PDS-1,0-Fadens durch die 1er-Nadel.
8. Auffangen des palmaren Fadens mit der dorsalen Schlinge.
9. Entfernung der streckseitigen Nadel zusammen mit dem aufgefädelten Faden sowie Entfernen der 1er-Kanüle.
10. Subkutanes Verknoten der Diskusnaht über dem Processus styloideus ulnae.
11. Nach Entfernen der Instrumente Einzelnähte.
12. Dorsoradiale Gipsschiene gut gepolstert.

Spezielle Technik

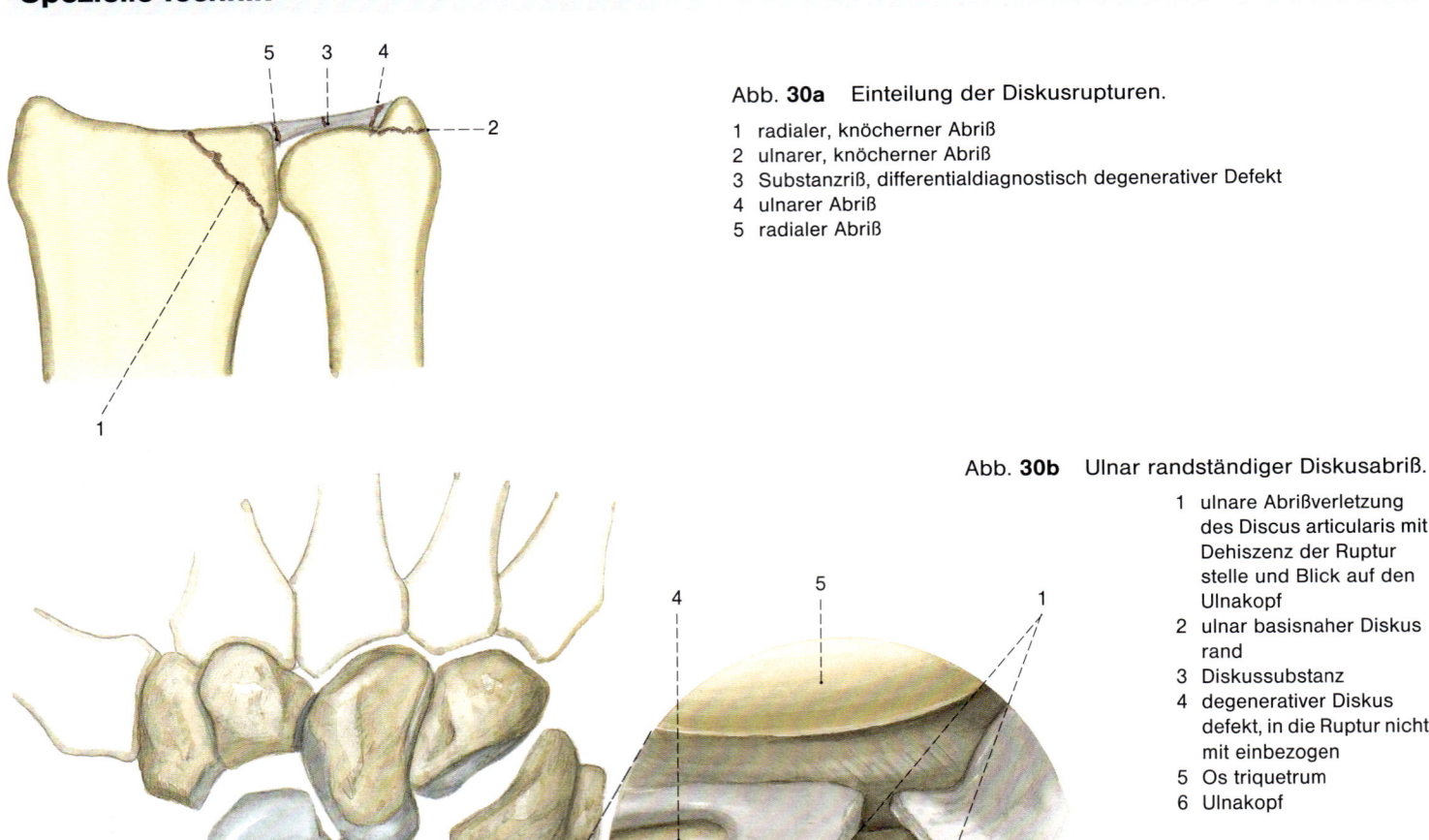

Abb. **30a** Einteilung der Diskusrupturen.

1 radialer, knöcherner Abriß
2 ulnarer, knöcherner Abriß
3 Substanzriß, differentialdiagnostisch degenerativer Defekt
4 ulnarer Abriß
5 radialer Abriß

Abb. **30b** Ulnar randständiger Diskusabriß.

1 ulnare Abrißverletzung des Discus articularis mit Dehiszenz der Rupturstelle und Blick auf den Ulnakopf
2 ulnar basisnaher Diskusrand
3 Diskussubstanz
4 degenerativer Diskusdefekt, in die Ruptur nicht mit einbezogen
5 Os triquetrum
6 Ulnakopf

Kapsel-Band-Verletzungen 133

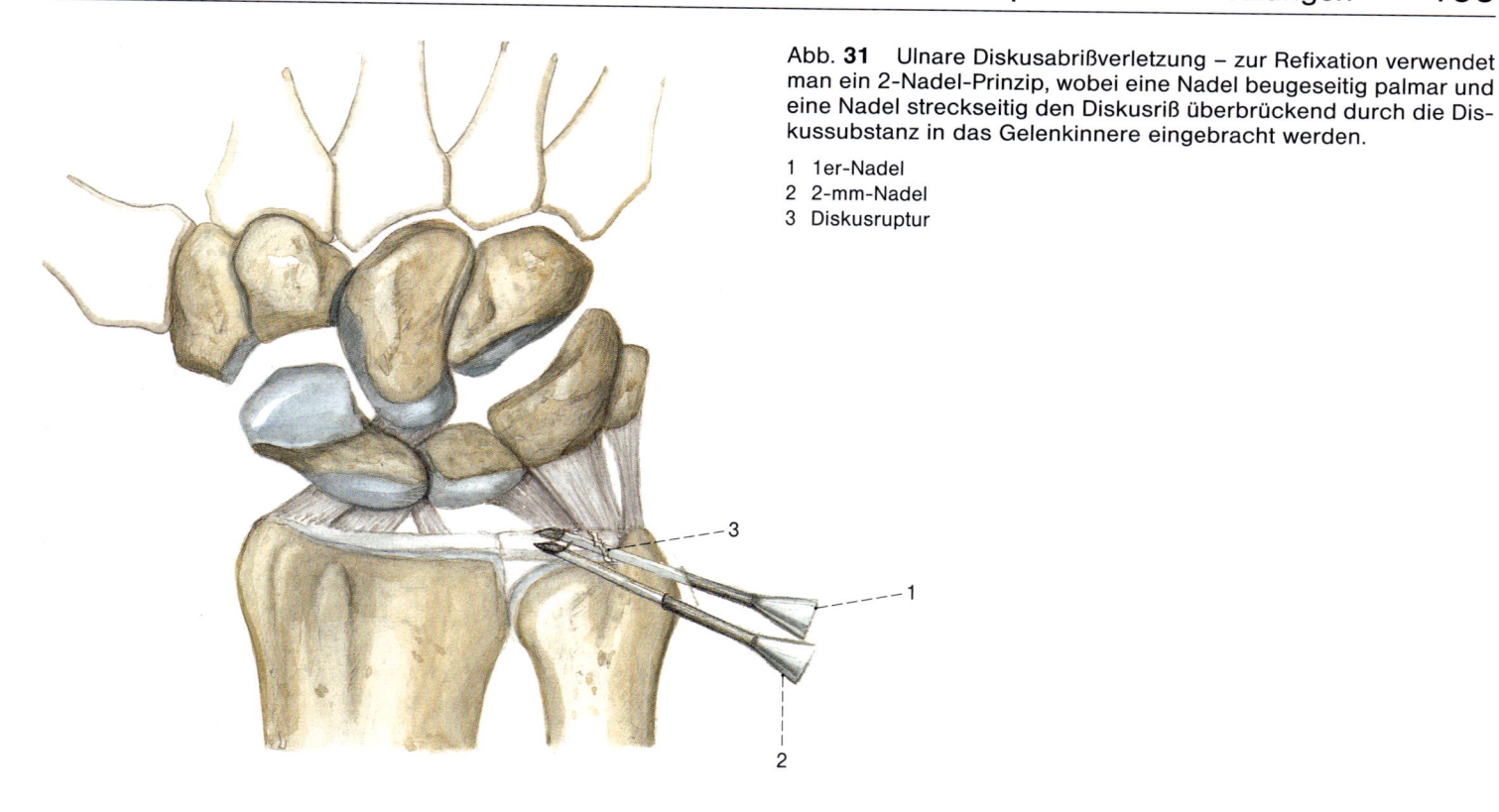

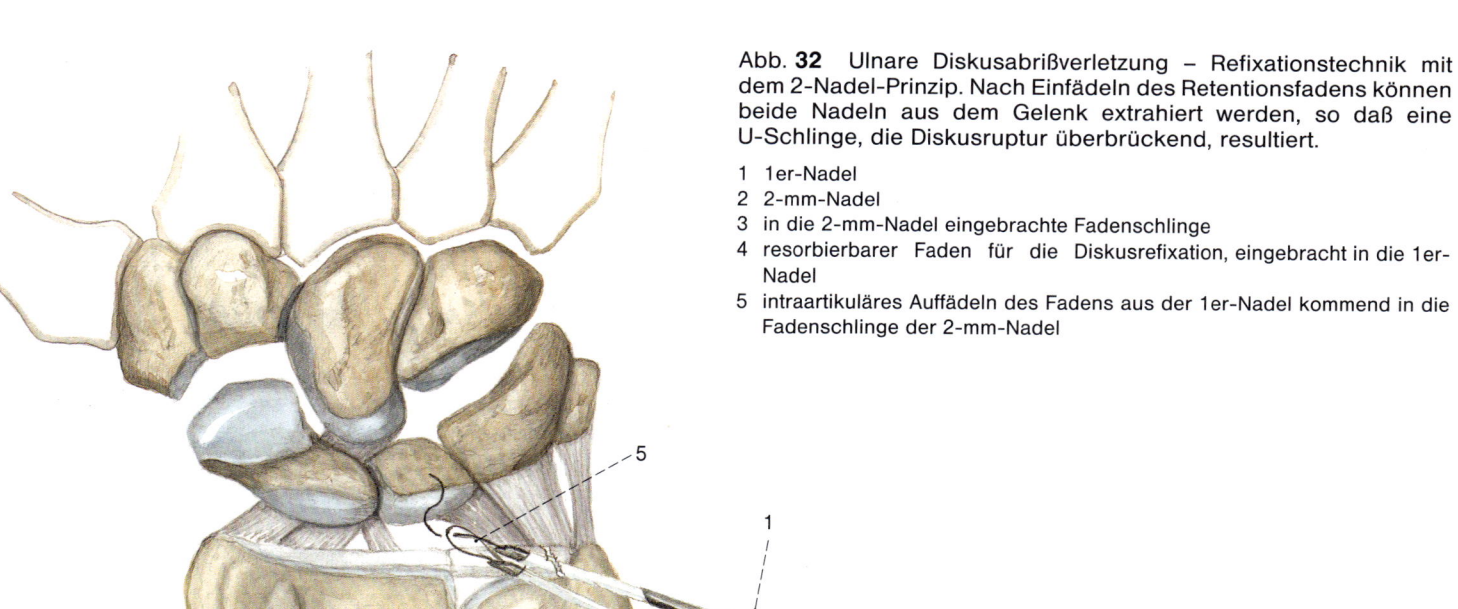

Abb. 31 Ulnare Diskusabrißverletzung – zur Refixation verwendet man ein 2-Nadel-Prinzip, wobei eine Nadel beugeseitig palmar und eine Nadel streckseitig den Diskusriß überbrückend durch die Diskussubstanz in das Gelenkinnere eingebracht werden.

1 1er-Nadel
2 2-mm-Nadel
3 Diskusruptur

Abb. 32 Ulnare Diskusabrißverletzung – Refixationstechnik mit dem 2-Nadel-Prinzip. Nach Einfädeln des Retentionsfadens können beide Nadeln aus dem Gelenk extrahiert werden, so daß eine U-Schlinge, die Diskusruptur überbrückend, resultiert.

1 1er-Nadel
2 2-mm-Nadel
3 in die 2-mm-Nadel eingebrachte Fadenschlinge
4 resorbierbarer Faden für die Diskusrefixation, eingebracht in die 1er-Nadel
5 intraartikuläres Auffädeln des Fadens aus der 1er-Nadel kommend in die Fadenschlinge der 2-mm-Nadel

134 Handgelenk

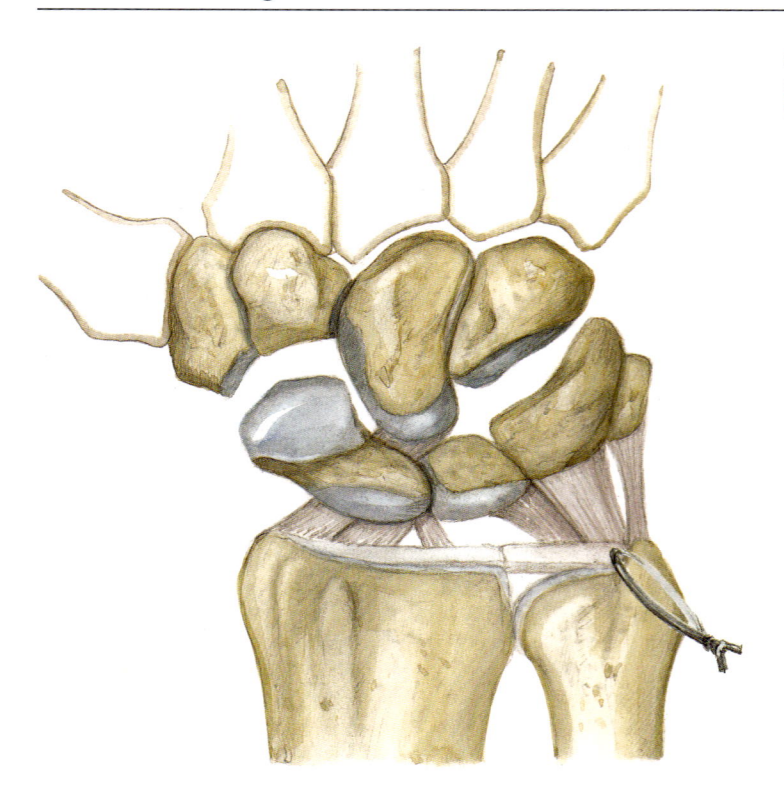

Abb. **33** Ulnare Diskusabrißverletzung refixiert mit einer U-förmigen, resorbierbaren Naht, die über eine kleine Stichinzision an der Basis des Processus styloideus ulnae verknotet wird.

Komplikationen

Intraoperative Komplikationen

Neben der Verletzung von Nerven und Gefäßen sind technische Schwierigkeiten zu nennen.

Nachbehandlung

Ruhigstellung für 6–12 Wochen.

Verletzungsfolgen

Verletzungsfolgen sind Narbenbildungen, Knorpelschäden, Synovialitiden sowie veraltete Diskusverletzungen.

Ziele und Methoden

Bei Verletzungsfolgen ist das Débridement das Ziel der arthroskopischen Operation, evtl. unter Durchführung einer Diskusteilresektion. Dazu kann beim ulnaren Impingementsyndrom eine Teilresektion des intraartikulären Teiles des Ulnakopfes erforderlich werden.

Indikationen

Die Indikation zum arthroskopischen Débridement ergibt sich nach einer diagnostischen Arthroskopie, die mit dem Verdacht auf Knorpelschäden, Narbenbildungen und/oder einem ulnaren Impingement durchgeführt wird. Es liegt immer eine relative Indikation vor, alternativ kann die Denervierung in Erwägung gezogen werden.

Kontraindikationen

Allgemeine Kontraindikationen.

Operationsrisiko und Aufklärungshinweise

Intraoperative Risiken

Neben Sehnen- und Nervenverletzungen insbesondere technische Probleme.

Aufklärungsgespräch

Bei der relativen Indikationsstellung muß der Patient insbesondere darüber aufgeklärt werden, daß die Operation nicht das gewünschte Ergebnis bringt und daß weitere Eingriffe, z. B. Denervation, erforderlich werden. Dazu bedarf es der Aufklärung über die allgemeinen Risiken, die bei einer diagnostischen Arthroskopie durch zusätzliche Inzisionen entstehen (z. B. Nerven- und Gefäßverletzungen).

Spezielle Vorbereitungen

Rückenlage, Extensionsbedingung. Es bedarf geeigneter Instrumente (durchgreifende Knipszangen) oder in sich rotierende Messer (Shaversysteme).

Handgelenkdébridement mit Diskusteilresektion

Narkose: Allgemeinnarkose, Plexusanästhesie, i.v. Regionalanästhesie.

Lagerung: Rückenlagerung, Extensionsbedingung.

Zugangswege: Diagnostisches Arthroskop dorsoradial, Operationszugang dorsoulnar, evtl. Austausch des diagnostischen Arthroskops nach dorsoulnar und Einführen von resezierenden Instrumenten nach dorsoradial.

Arbeitsschritte

1. Rückenlagerung mit Handgelenkextension.
2. Diagnostisches Arthroskop im dorsoradialen Zugang mit Beurteilung des Gelenkinnenraumes unter Flüssigkeitsbedingung.
3. Dorsoulnarer Zugang zum Einführen resezierender Instrumente.
4. Resektion von Narben und partielle Synovektomie.
5. Knorpelglättung.
6. Diskusteilresektion.
7. Knorpelglättung am Ulnakopf, evtl. über einen zusätzlichen Zugang zum distalen Radioulnargelenk.
8. Spülen des Gelenkes, Histologiepräparate.
9. Nach Entfernen der Instrumente Einzelnähte und Verband.

136 Handgelenk

Spezielle Technik

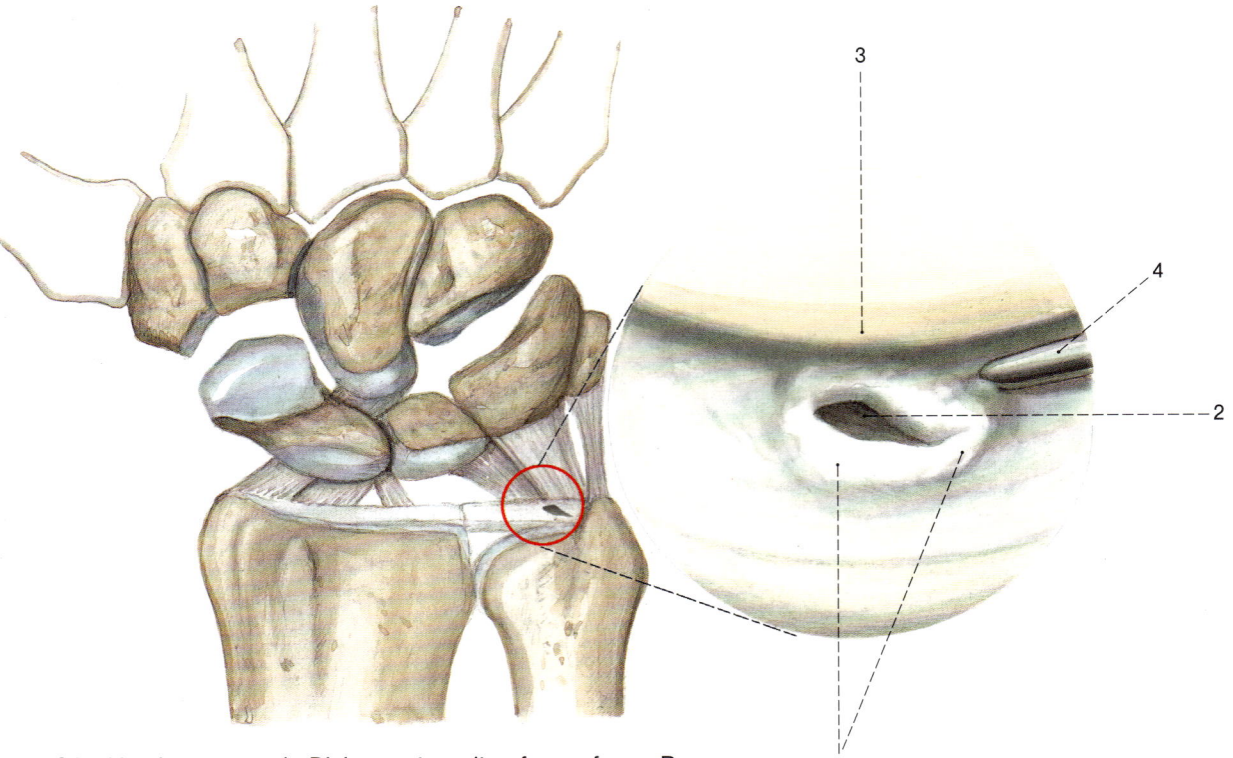

Abb. 34 Veraltete, zentrale Diskusruptur mit aufgeworfenen Rupturrändern im Sinne eines ulnaren Diskusimpingements.

1 veraltete Diskusrupturstelle mit aufgeworfenem zentralen Rand
2 Blick auf den Ulnakopf
3 Os triquetrum
4 Taststab von dorsoulnar eingebracht

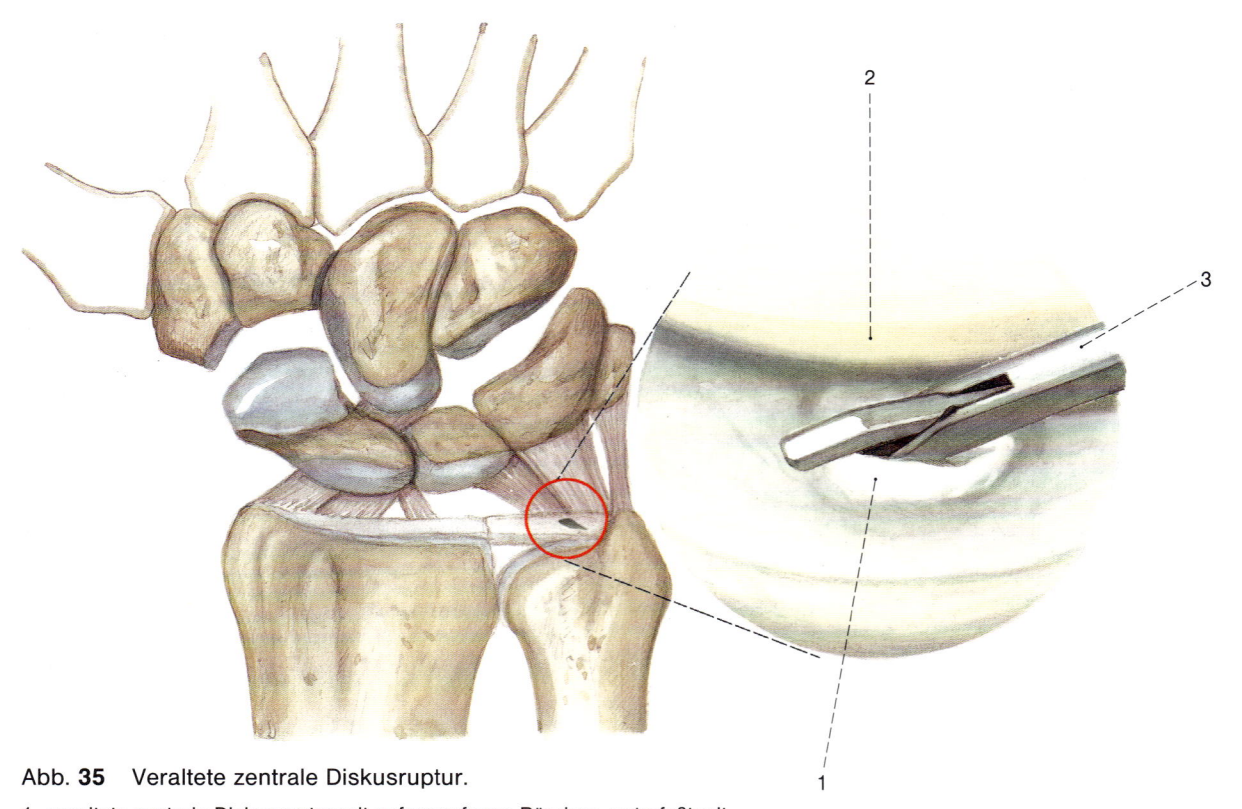

Abb. 35 Veraltete zentrale Diskusruptur.

1 veraltete zentrale Diskusruptur mit aufgeworfenen Rändern, unterfaßt mit einer durchgreifenden Knipszange
2 Os triquetrum
3 durchgreifende Knipszange zur Glättung und Teilresektion der veralteten Diskusruptur

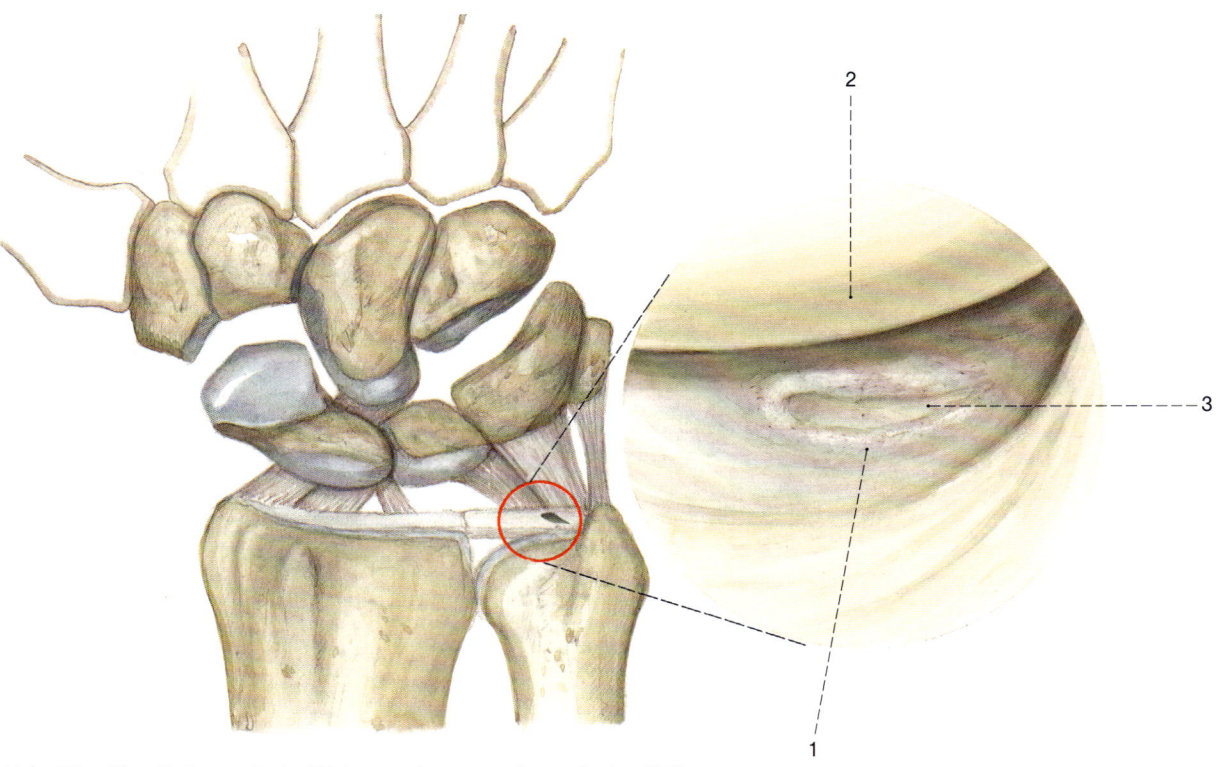

Abb. 36 Veraltete zentrale Diskusruptur – nach zentraler Teilresektion entstehen glatte Diskusverhältnisse – das Impingement ist aufgehoben.

1 geglätteter zentraler Diskusranddefekt
2 Os triquetrum
3 Ulnakopf

Komplikationen

Nerven- und Gefäßverletzungen, postoperativer Infekt.

Nachbehandlung

Sofortige funktionelle Weiterbehandlung mit gezielter Krankengymnastik.

Hüftgelenk

Von F. Anderhuber und H. Hempfling

Allgemeines

Ausrüstung und Instrumentarium

Für die Arthroskopie des Hüftgelenkes bedarf es der Hüftgelenkextension (Extensionstisch), der Möglichkeit der Röntgenkontrolle (C-Bogen) sowie geeigneter Instrumente (5,5-mm-Rundarthroskop, durchgreifende Zangen und Faßzangen, evtl. Shaversysteme).

Allgemeine Maßnahmen zur Verhinderung der Blutungsneigung

Da eine Blutsperre am Hüftgelenk nicht möglich ist, muß für die operative Hüftarthroskopie ein Flüssigkeitsdurchflußverfahren (Outflow-Kanüle) eingesetzt werden, der Inflow erfolgt über das diagnostische Rundarthroskop.

Operative Strategie

Das Ziel der arthroskopischen Operation am Hüftgelenk ist die Minimierung des Eingriffes, da durch die herkömmliche Arthrotomie am Hüftgelenk aufwendige operative Präparationen notwendig sind, die bei der Hüftgelenkarthroskopie entfallen. Bisher sind vorwiegend resezierende Verfahren am Hüftgelenk durchgeführt worden, als Ausnahme kann die subchondrale Bohrung bei der Osteochondrosis dissecans des Hüftkopfes (Stadium 1, Stadium 2) gelten. Weitere rekonstruktive Maßnahmen sinnvoller Art gibt es heute noch nicht.

Spezielle Anatomie

Im Hüftgelenk, der Articulatio coxae, gehen der Femurkopf, das Caput femoris, und die Hüftpfanne, das Acetabulum, eine gelenkige Verbindung ein. Die tiefe, halbkugelförmige Pfanne umschließt den Gelenkkopf mehr als zur Hälfte, wodurch das Hüftgelenk zu einer Sonderform eines Kugelgelenkes, nämlich zu einem Nußgelenk, Enarthrosis, wird. Das Caput femoris tritt zunächst mit der überknorpelten Pfannenfläche, der Facies lunata, in Kontakt. Diese C-förmige Knorpelfläche umschließt die Fossa acetabuli, läßt aber nach unten eine tiefe Einkerbung, die Incisura acetabuli, frei. Weiter tritt der Gelenkkopf mit dem synovialbedeckten Fettpolster der Fossa acetabuli, dem Pulvinar acetabulare, in Kontakt, wobei sich zwischen ihm und dem Fettpolster noch das Lig. capitis femoris (= Lig. teres femoris) einschiebt (Abb. 1). Peripherwärts wird die Pfanne noch durch eine Lippe, das faserknorpelige Labrum acetabulare, vergrößert. Diese Lippe, im klinischen Sprachgebrauch auch oft als Limbus acetabuli bezeichnet, entspringt am eigentlichen Limbus acetabuli, dem knöchernen Rand des Acetabulum. Dort, wo die Facies lunata und damit auch der Limbus acetabuli unterbrochen ist, überbrückt anstelle des Labrum acetabulare das Lig. transversum acetabuli die Incisura acetabuli (Abb. 2). Die Pfanne ist nicht rein nach lateral, sondern auch nach vorn und unten orientiert.

Als Besonderheit kann am Hüftgelenk das Vorliegen zweier „Synovialschläuche" gesehen werden:

Der **äußere Synovialschlauch** grenzt den Gelenkraum nach außen hin ab und wird noch von der fibrösen Kapsel mit ihren ligamentären Strukturen überlagert.

An der Pfanne folgt die Ansatzlinie der Membrana synovialis („Intima") direkt dem knöchernen Limbus acetabuli und im Bereich des Lig. transversum acetabuli dessen äußerem Rand. Die Pfannenlippe liegt demnach innerhalb der Kapsel, und es kommt zwischen ihr und der Kapsel zur Ausbildung einer Tasche des Gelenkraumes, dem Recessus supraacetabularis oder perilimbicus (Abb. 1, 2).

Am Femur erreicht die synoviale Membran an der Vorderseite knapp die Linea intertrochanterica, während sie an dessen Rückseite ca. 1,5 cm proximal der Crista intertrochanterica am Femurhals ansetzt. Von der Ansatzstelle zieht sie entlang des Schenkelhalses nach kranial bis zur Knochen-Knorpel-Grenze des Caput femoris. Von der Ansatzlinie ziehen teils gekröseähnliche Synovialmembranfalten – Frenula capsulae – gegen die Knochen-Knorpel-Grenze des Caput femoris, die ernährende Gefäße zum Femurkopf führen (Abb. 3). Die beständigste und größte Falte liegt an der medialen Seite des Schenkelhalses, die regelmäßig eine nach vorn offene Tasche bildet. Diese Falte, Frenulum Amantini oder Plica pectineofovealis, beginnt an der Umschlagsfalte der Synovialmembran knapp oberhalb des kleinen Rollhügels und zieht nach kranial zur Knochen-Knorpel-Grenze des Femurkopfes. Auch in der Mitte der Halsvorderseite und an der lateralen Halsseite lassen sich Frenula capsulae finden, die unter Umständen sogar frei durch die Gelenkhöhle ziehen können.

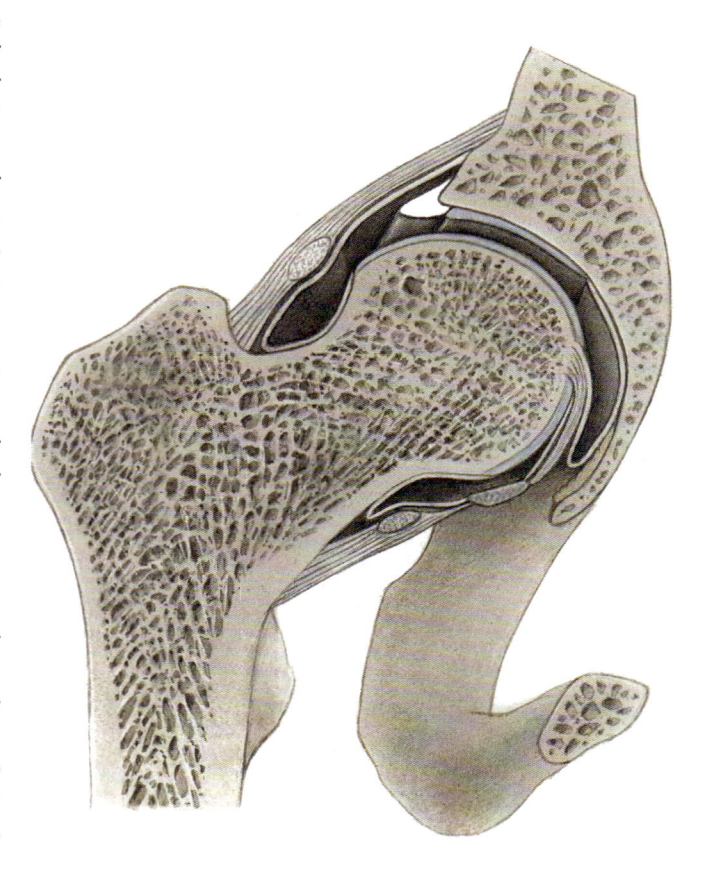

Abb. 1 Frontalschnitt durch ein rechtes Hüftgelenk, Gelenkraum etwas erweitert. Der Schnittrand des äußeren Synovialschlauches zieht vom Pfannendach und innen vom Lig. transversum acetabuli zum Femurhals, ganz außen Capsula fibrosa mit Zona orbicularis. Am Pfannendach Facies lunata und Labrum acetabulare geschnitten, zwischen Lippe und Kapsel Recessus perilimbicus. Innerer Synovialschlauch bedeckt Fossa acetabuli und Lig. capitis femoris, das vom Lig. transversum acetabuli zum Femurkopf aufsteigt.

Spezielle Anatomie 143

Abb. 2 Gelenkpfanne. Facies lunata, außen von Gelenklippe vergrößert; unten überbrückt das Lig. transversum acetabuli die Incisura acetabuli, zwischen Gelenklippe und der Kapsel Recessus perilimbicus, Fossa acetabuli von innerer Synovialmembran bedeckt, Lig. capitis femoris abgeschnitten.

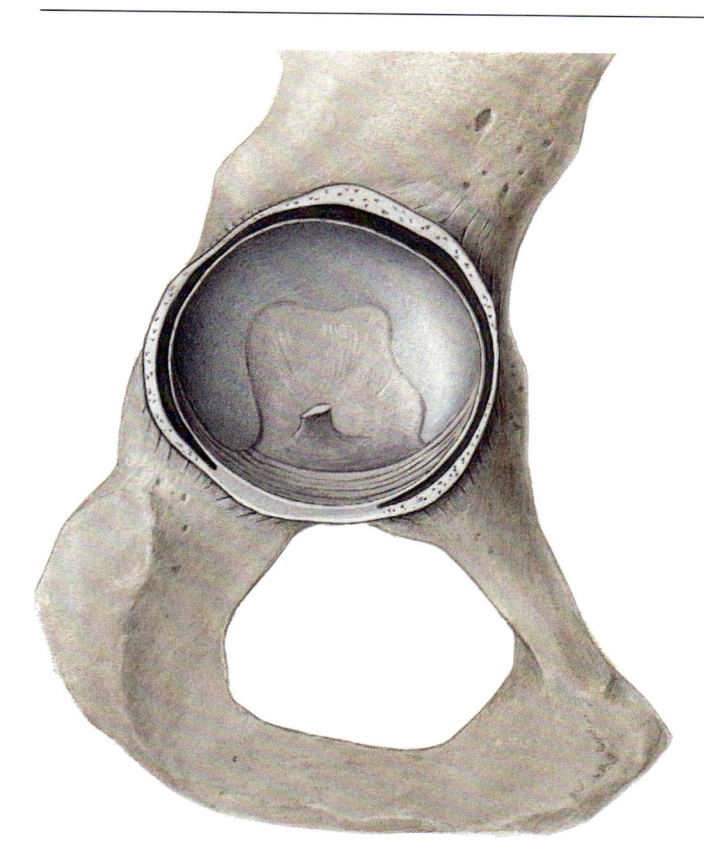

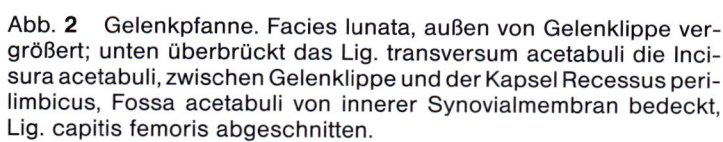

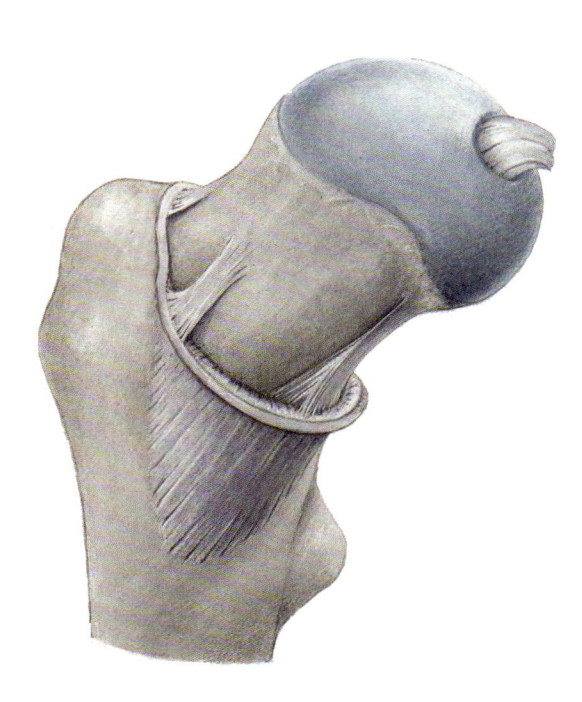

Abb. 3 Proximales Femurende, kurze Kapselmanschette erhalten, Frenula capsulae am synovialbedeckten Femurhals sichtbar.

Der **innere Synovialschlauch** bedeckt das Pulvinar acetabulare und das Lig. capitis femoris. Er schließt somit den Gelenkraum gegen die Fossa acetabuli und die Incisura acetabuli ab (s. Abb. 1). Die das Lig. capitis femoris enthaltende Synovialmembran erhebt sich entweder röhrenförmig oder kegelförmig aus der Fossa acetabuli, um zur Fovea capitis femoris zu ziehen (Abb. 4).

Die pfannenseitige Ansatzlinie dieses inneren Synovialmembrantrichters zieht entlang des Innenrandes der Facies lunata, und im Bereich der Incisura acetabuli folgt sie dem inneren Rand des Lig. transversum acetabuli. Am Femurkopf setzt sie am Rande der knorpelfreien Fovea capitis femoris an.

Wird der Schenkelkopf 1–2 cm aus der Pfanne gezogen, kann zwischen dem Gelenkkopf und dem Pfannendach Einblick in die Binnenstrukturen des Hüftgelenkraumes gewonnen werden. Dabei steht der Gelenkkopf zwar im Wege, jedoch können über ihn hinweg nach vorn und hinten unten folgende Strukturen mehr oder weniger gut eingesehen werden: Teile der obengenannten Synovialschläuche, die Facies lunata, das Labrum acetabulare, das Lig. transversum acetabuli, das Lig. capitis femoris und das Caput femoris (Abb. 5).

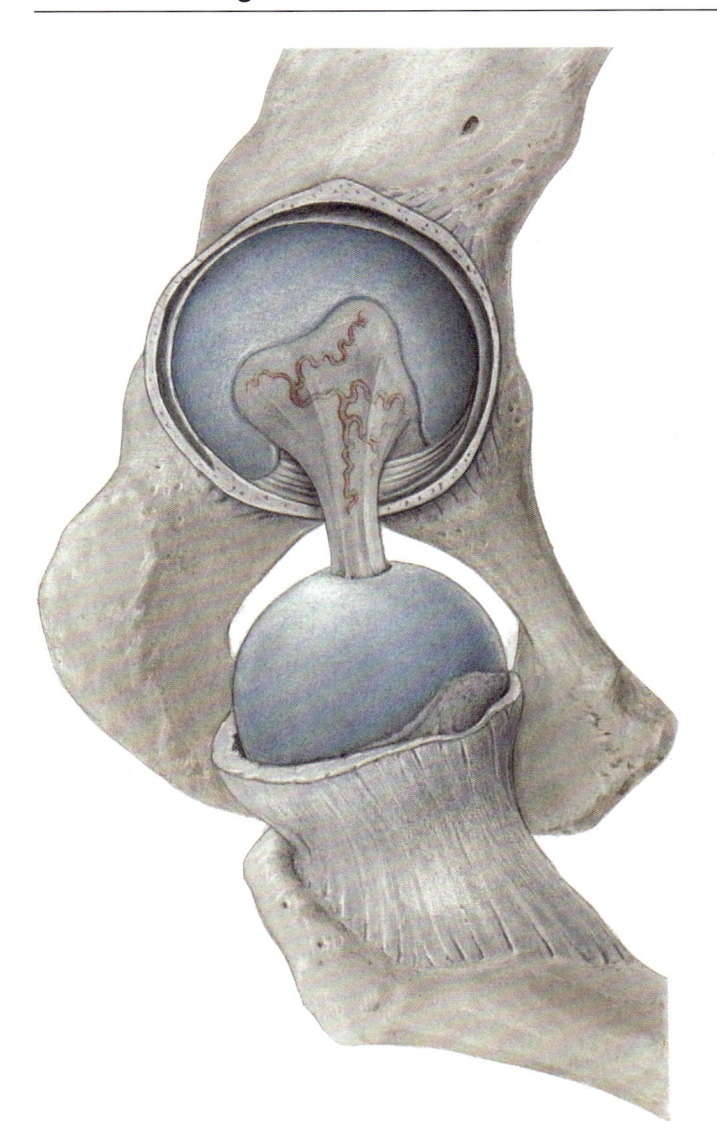

Abb. 4 Die Kapsel ist durch einen Kreisschnitt durchtrennt und der Schenkelkopf aus der Pfanne gezogen. Der das Lig. capitis femoris bedeckende und gefäßführende innere Synovialschlauch ist trichterförmig ausgespannt.

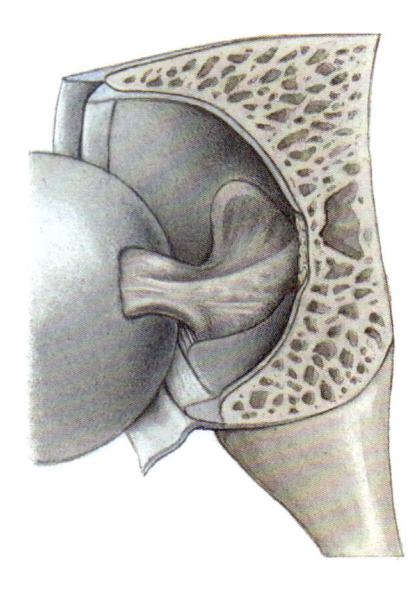

Abb. 5 Rechtes Hüftgelenk von oben, Horizontalschnitt durch Pfanne, Kopf etwas aus der Pfanne gehoben. Sichtbar sind: Facies lunata mit beiden Hörnern, Fossa acetabuli mit „zentralem Fettkörper", Lig. capitis femoris, Labrum acetabulare. Vorn unten stellt sich gerade noch das Lig. transversum acetabuli dar.

Facies lunata

Die überknorpelte Gelenkpfanne, Facies lunata („Mondsichelfläche"), weist einen Außenrand auf, der nicht kreisrund, sondern eher schraubenförmig und deren Innenrand sehr variantenreich ist (Abb. 6). Die sichelförmige Gelenkfläche läuft hinten und vorn jeweils mit einem sog. Horn aus. Das Vorderhorn, auch Schambeinhorn genannt, ist schmal und spitz, während das Hinterhorn, auch Sitzbeinhorn genannt, regelmäßig breit und gleichmäßig abgerundet erscheint. Die breiteste Ausdehnung der überknorpelten Gelenkfläche befindet sich nicht am Dach der Pfanne, sondern zumeist etwas davor. Der Knorpelüberzug ist am Außenrande am dicksten. Er kann teilweise fehlen, dann als mehr oder weniger tiefe Inzisuren in die Gelenkfläche einschneiden, sie manchmal sogar zur Gänze durchschneiden. Derartige Knorpelinzisuren kommen in knapp über 10 % der Fälle vor, am häufigsten liegen sie am Dach, seltener werden das Vorder- oder Hinterhorn abgeschnürt. Diese Knorpelinzisuren können Anlaß zu Verwechslungen mit Knorpelrissen geben.

Arthroskopisch können an der Mondsichelfläche der obere Abschnitt, meist auch der gesamte Innenrand zur Fossa acetabuli hin und auch die beiden Hörner gesehen werden (s. Abb. 5).

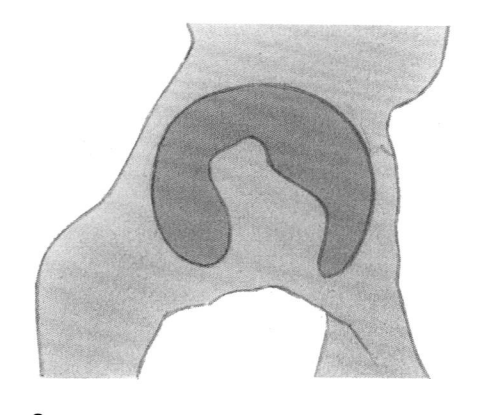

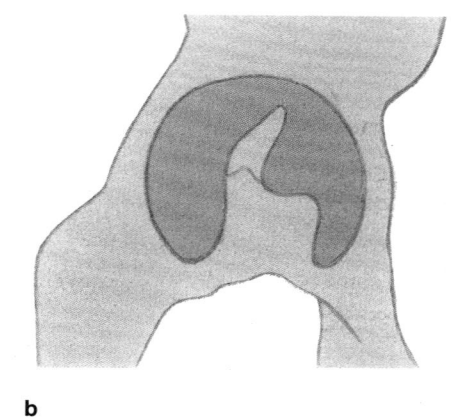

Abb. **6a–d** Varianten der Facies lunata.
a Häufigste Form mit einem breiten, abgerundeten Hinterhorn und spitzen Vorderhorn, Verbreiterung vorn oben.
b–d Seltene Inzisuren.
b Inzisur am Pfannendach.
c Abtrennung des Hinterhorns.
d Abtrennung des Vorderhorns.

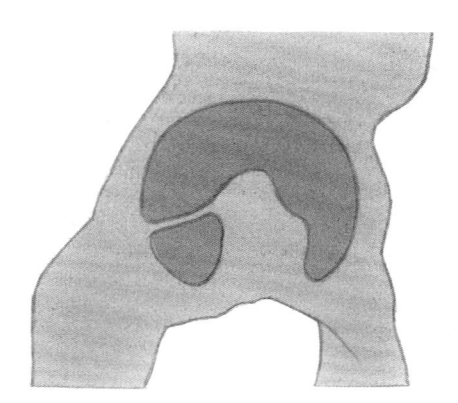

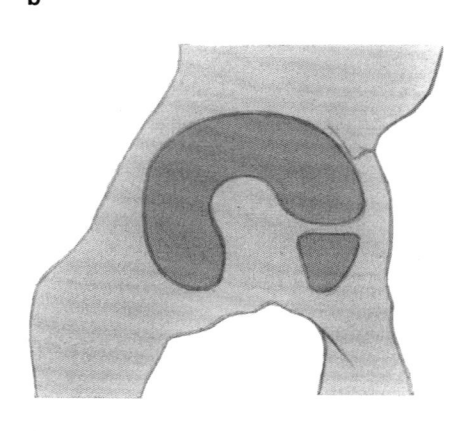

Fossa acetabuli

In der Mitte der Pfanne, von der Knorpelsichel der Facies lunata unregelmäßig umgrenzt, liegt die Fossa acetabuli. Sie ist gegen die überknorpelte Mondsichelfläche 3–4 mm vertieft, etwa 4–5 cm hoch und 2–3 cm breit. Nach unten öffnet sie sich in die Incisura acetabuli. Da sie nicht überknorpelt ist, zählt sie nicht zur eigentlichen Gelenkfläche, gehört aber mit ihrer Intimabedeckung sehr wohl zur Gelenkpfanne und ist daher ebenfalls zum Gelenkinnenraum zu rechnen.

Die Pfannengrube ist von einer sehr dünnen Beinhaut überzogen und von einem lockeren Fettgewebskörper, einem weichen Polster, Pulvinar acetabulare, ausgefüllt, das den Niveauunterschied zur Knorpeloberfläche ausgleicht. Das Fettpolster ist locker am Periost angeheftet und von der Synovialmembran des „inneren" Kapseltrichters bedeckt (s. Abb. 2). Das Polster ist individuell verschieden dick und kann je nach Gefäß- oder Fettreichtum weißlich, gelblich oder rötlich gefärbt sein. Vor allem in den oberen Grubenabschnitten kann die Fetteinlagerung fehlen, so daß sich dort die Intima direkt an das Periost anlagert und der Fettkörper selbst nur zentral in der Fossa acetabuli liegt (s. Abb. 4).

Ein Teil der Fossa acetabuli ist über die Rundung des Femurkopfes arthroskopisch immer einsichtbar (s. Abb. 5). Ist das Pulvinar acetabulare gleich gefärbt wie der Gelenkknorpel, kann eine Abgrenzung beider Gewebe schwierig sein.

Labrum acetabulare

Am knöchernen Pfannenrand verwächst die faserknorpelig-bindegewebige Pfannenlippe, Labrum acetabulare, der klinische Limbus acetabuli. Im Querschnitt gleicht die Lippe einem Dreieck, dessen Basis dem Knochen zugewandt ist und dessen frei auslaufende Spitze in den Gelenkraum hineinragt. Die äußere, der Kapsel zugewandte Fläche ist leicht konvex, die innere, dem Femurkopf zugewandte Fläche zeigt dieselbe konkave Krümmung wie die Facies lunata.

Die Breite der Lippe ist aber in ihrem Gesamtverlauf nicht gleich: oben und hinten erreicht sie mit bis zu 1 cm die breiteste Ausdehnung, während sie vorn und unten mit etwa 0,5 cm ihre geringste Breite erreicht. Auch die Breite ihrer Verwachsung am knöchernen Pfannenrand verhält sich in ihrer Gesamtausdehnung unterschiedlich: hinten unten beträgt sie etwa 5 mm, während sie vorn nur etwa 2,5 mm erreicht.

Die Gelenkkapsel setzt außen an der Basis der Gelenklippe an. Dadurch entsteht zwischen der Lippe und der Kapsel ein Spaltraum, der Recessus supraarticularis oder perilimbicus (s. Abb. 1, 2, 4). Die größte Tiefe erreicht dieser Recessus hinten und unten, im Bereich des Lig. transversum acetabuli fehlt er (s. Abb. 4).

Das Labrum kann unmittelbar nach dem Durchstoßen der Gelenkkapsel vor allem im oberen und von dort aus auch im vorderen bis unteren Bereich gesehen werden (s. Abb. 5).

Ligamentum transversum acetabuli

Die Incisura acetabuli wird vom ca. 1 cm breiten Lig. transversum acetabuli überbrückt. Die äußeren Fasern dieses Bandes verbinden die freien Enden der Pfannenlippe, während die inneren Fasern das Sitzbeinhorn der Facies lunata mit dem Schambeinhorn verbinden. Am abgerundeten hinteren Horn der Gelenkfläche entspringt das Band dabei breitflächig, wohingegen es am vorderen Horn eher an dessen Außenseite gelangt (s. Abb. **2**, **4**).

Da das Band den Femurkopf von unten her abstützt, ist es bei der Einsicht von oben besonders gut unter dem Gelenkkopf versteckt und wird nicht regelmäßig sichtbar sein (s. Abb. **5**).

Ligamentum capitis femoris

Das Binnenband, Lig. capitis femoris, auch Lig. teres femoris genannt, spannt sich von der Hüftpfanne zum Femurkopf aus. Es ist etwa 3–3,5 cm lang und bis zu 10 mm breit. Sein Querschnitt ist nicht rund, sondern eher abgeplattet bis dreieckig. Das Band setzt sich zumeist aus drei Bündeln zusammen: das vordere Bündel, die vordere Wurzel genannt, entspringt vom Schambeinhorn der Facies lunata, ist nicht allzu kräftig und wird aufgrund der rötlichen Färbung auch als die „rote Wurzel" bezeichnet. Die hintere Wurzel ist kräftiger, länger und dicker als die vordere und entspringt unmittelbar unter dem Sitzbeinhorn der Facies lunata. Sie bezieht aber auch Fasern vom Sitzbein außerhalb des Gelenkes, die durch die Incisura acetabuli ziehen und sich dem restlichen Band anschließen. Diese hintere Wurzel wird als die „weiße Wurzel" bezeichnet (Abb. **7**).

Das dritte Bündel ist am schwächsten, liegt zwischen den beiden anderen Wurzeln und entspringt am Oberrand des Lig. transversum acetabuli. Nur wenige, sehr leicht zerreißbare Fasern entspringen am Pfannengrund selbst.

Der eingangs erwähnte innere Synovialschlauch, der das Band umhüllt, kann breit am Pfannengrund entspringen, dann erscheint das Band durch seine Intimafalte zeltartig (s. Abb. **4**, **5**), oder der Synovialschlauch erhebt sich unmittelbar mit dem Lig. capitis femoris aus dem Pfannengrund, dann erscheint die entstehende Intimafalte röhrenförmig, wenn der Kopf aus der Pfanne gezogen wird (s. Abb. **2**).

Bei geschlossenem Gelenkraum steigt das Band von der Incisura acetabuli gegen die Fovea capitis femoris auf. Seine laterale Fläche liegt dabei direkt dem überknorpelten Gelenkkopf an, die mediale Fläche schmiegt sich stets dem Pulvinar acetabulare an. Bei keiner Bewegung des Hüftgelenkes gelangt das Band zwischen zwei überknorpelte Gelenkflächen. Bei gleichzeitiger Adduktion, Flexion und Außenrotation wird es besonders fest angespannt.

Das Lig. capitis femoris ist sehr variabel ausgebildet. Bei vollständiger und kräftiger Entwicklung kann es bis zu 60 kg tragen. Oft aber ist es schwächer entwickelt und besteht dann nur aus einer Wurzel. In selteneren Fällen befinden sich innerhalb der Intimafalte keine ligamentären Faserstrukturen, sondern nur lockeres Bindegewebe, es kann sogar nur eine „leere" Intimafalte vorliegen. Äußerst selten fehlt jegliche ligamentäre Verbindung zwischen der Fossa acetabuli und dem Femurkopf.

Über die Incisura acetabuli gelangen die Rr. acetabulares aus der Arteria obturatoria in das Gelenkinnere und versorgen das Pulvinar acetabulare und auch die knöcherne Gelenkpfanne. Einige Ästchen dieser Gefäße ziehen mit dem Lig. capitis femoris bis zum Femurkopf und sind mehr oder weniger an der Kopfversorgung beteiligt (s. Abb. **4**).

Bei grazilen Femurköpfen sind beim Blick über den Gelenkkopf Teile des Lig. capitis femoris einsehbar. Meist sind es die zarten Fasern aus der Fossa acetabuli mit dem sich erhebenden Synovialtrichter. Die beiden Hauptwurzeln, vor allem die hintere, sind sehr schwer darstellbar. Eventuell können Bandanteile in der Nähe des Ansatzes an der Fovea capitis femoris zur Darstellung gebracht werden (s. Abb. **5**).

Caput femoris

Der Schenkelkopf, Caput femoris, entspricht ungefähr zwei Drittel einer Kugeloberfläche. An der Ansatzstelle des Lig. capitis femoris befindet sich die knorpelfreie, zumeist dreieckige Fovea capitis femoris. Teilt man den überknorpelten Femurkopf in vier Quadranten ein, so liegt diese Grube im unteren hinteren Quadranten (Abb. **8**). Der Knorpelüberzug des Femurkopfes, der etwa in seiner Mitte am dicksten ist und gegen den Rand hin dünner wird, ist gegen den Femurhals unregelmäßig abgegrenzt. Vor allem an der Innenseite des Halses zeigt sich regelmäßig eine gegen die Fovea capitis femoris gerichtete Einbuchtung, die sich sogar als durchgehende Inzisur bis zur Fovea capitis femoris erstrecken kann (Abb. **8**). Dann setzt das Lig. capitis femoris an dieser Spalte an.

Wird der Femurkopf etwas aus der Pfanne gezogen, so läßt er sich arthroskopisch dennoch nicht zur Gänze überblicken. Seine unteren Abschnitte werden verborgen bleiben, ebenso gelingt es nicht, die Fovea capitis femoris in der Aufsicht darzustellen, eher noch kann sie von der Seite gesehen werden (s. Abb. **5**).

Spezielle Anatomie 147

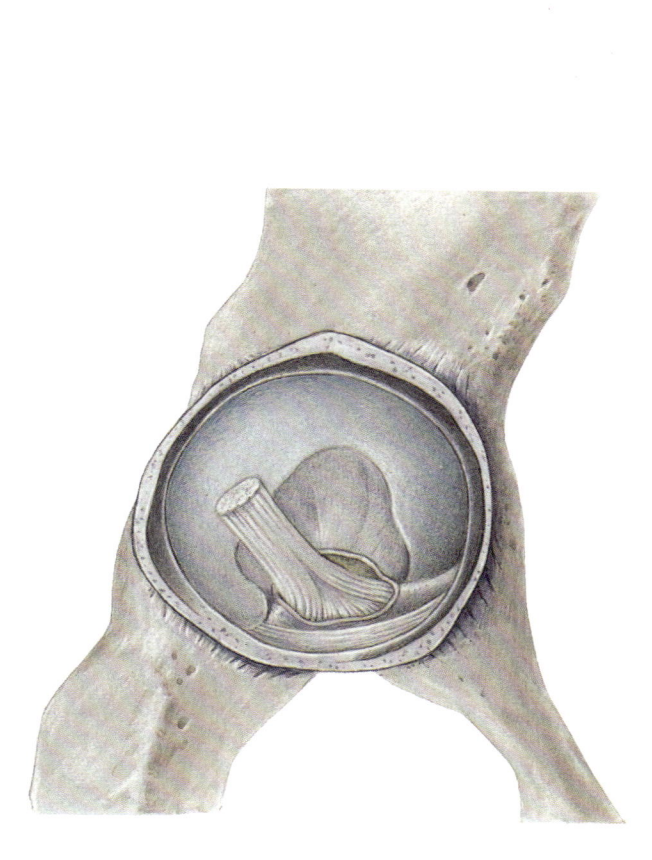

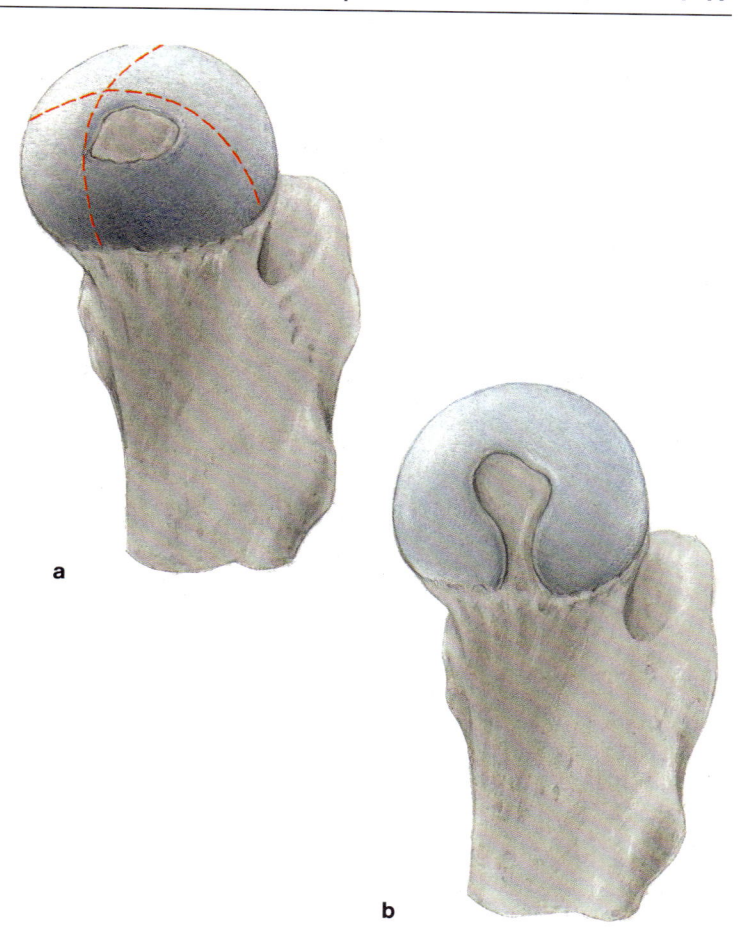

Abb. 7 Lig. capitis femoris, Membrana synovialis durch Kreisschnitt um Band abgetrennt. Hintere kräftige Wurzel, vordere schwächere Wurzel, dazwischen das vom Lig. transversum acetabuli entspringende schwache Bündel.

Abb. 8a–b Fovea capitis femoris im hinteren unteren Quadranten des Femurkopfes (a) und seltene, bis zur Fovea durchgehende Knorpelinzisur (b).

Intraartikuläre Anatomie

Ein standardisiertes Untersuchungsverfahren in einer Hüfte ist wegen der Enge des Gelenkraumes und wegen des dicken Weichteilmantels nicht möglich, lediglich durch Vorwärtsschieben und Zurückziehen des Arthroskops und unter Verwendung einer 30°- und 70°-Optik kann eine annähernd ausreichende Übersicht über das Gelenk gewonnen werden. Nach der Punktion des Gelenkes fällt normalerweise der Blick auf die Fossa acetabuli mit dem Pulvinar acetabulare, der Facies lunata und dem Femurkopf (Abb. 9). Durch weiteres Vorwärtsschieben des Arthroskops, evtl. auch unter Verwendung der 70°-Optik, kommt das Lig. teres mit der Fovea capitis femoris ins Blickfeld (Abb. 9 u. 10). Nur mit der 70°-Optik können das Vorderhorn und das Hinterhorn der Facies lunata dargestellt werden (Abb. 11), dazu auch das Lig. transversum acetabuli (Abb. 12). Bei Betrachtung des vorderen Rezessus zeigt sich unter Distraktion die intraartikuläre Lage des Labrum acetabulare (Abb. 13), das sich unter normalen anatomischen Bedingungen eng dem Hüftkopf anlegt.

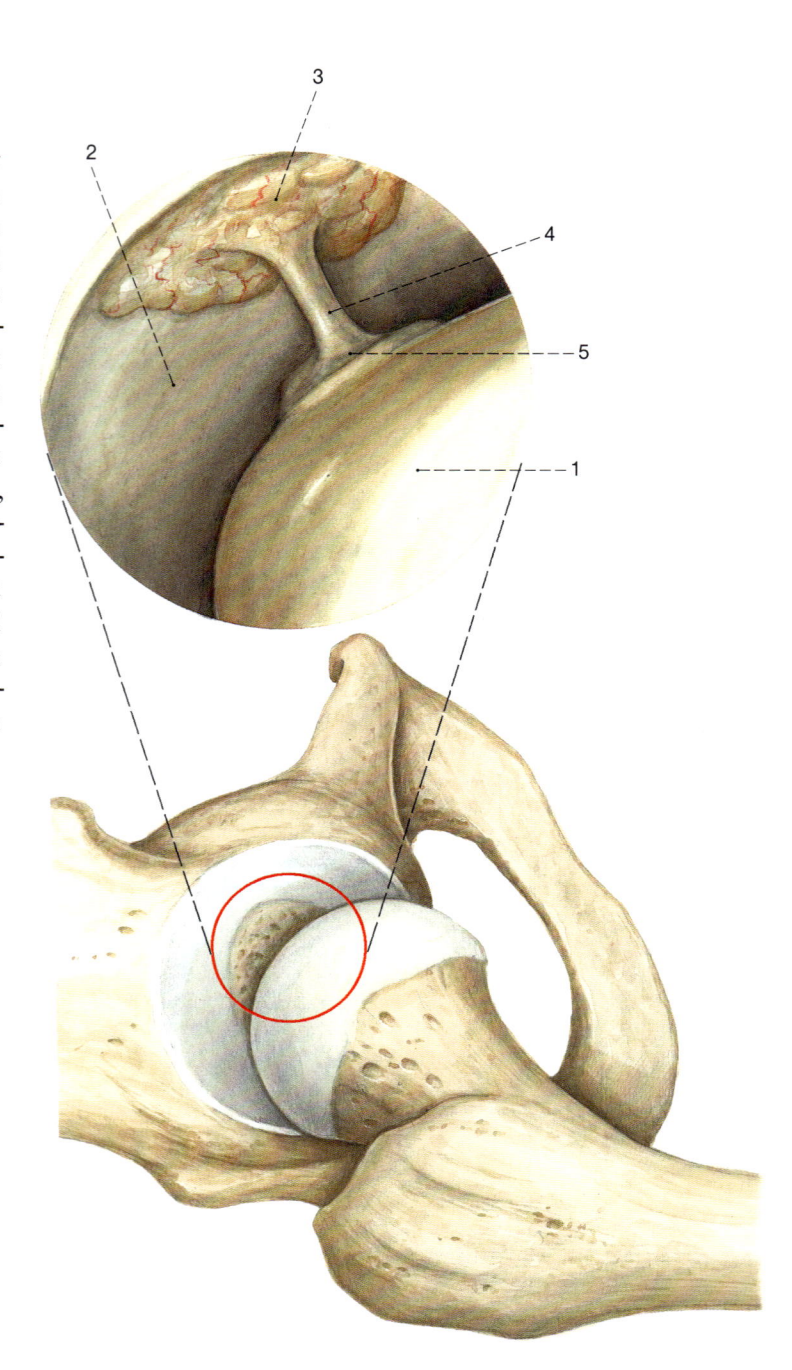

Abb. 9 Arthroskopischer Normalbefund.
1 Femurkopf
2 Facies lunata
3 Fettpolster des Pulvinar acetabulare
4 Lig. capitis femoris
5 Fovea capitis femoris

Intraartikuläre Anatomie 149

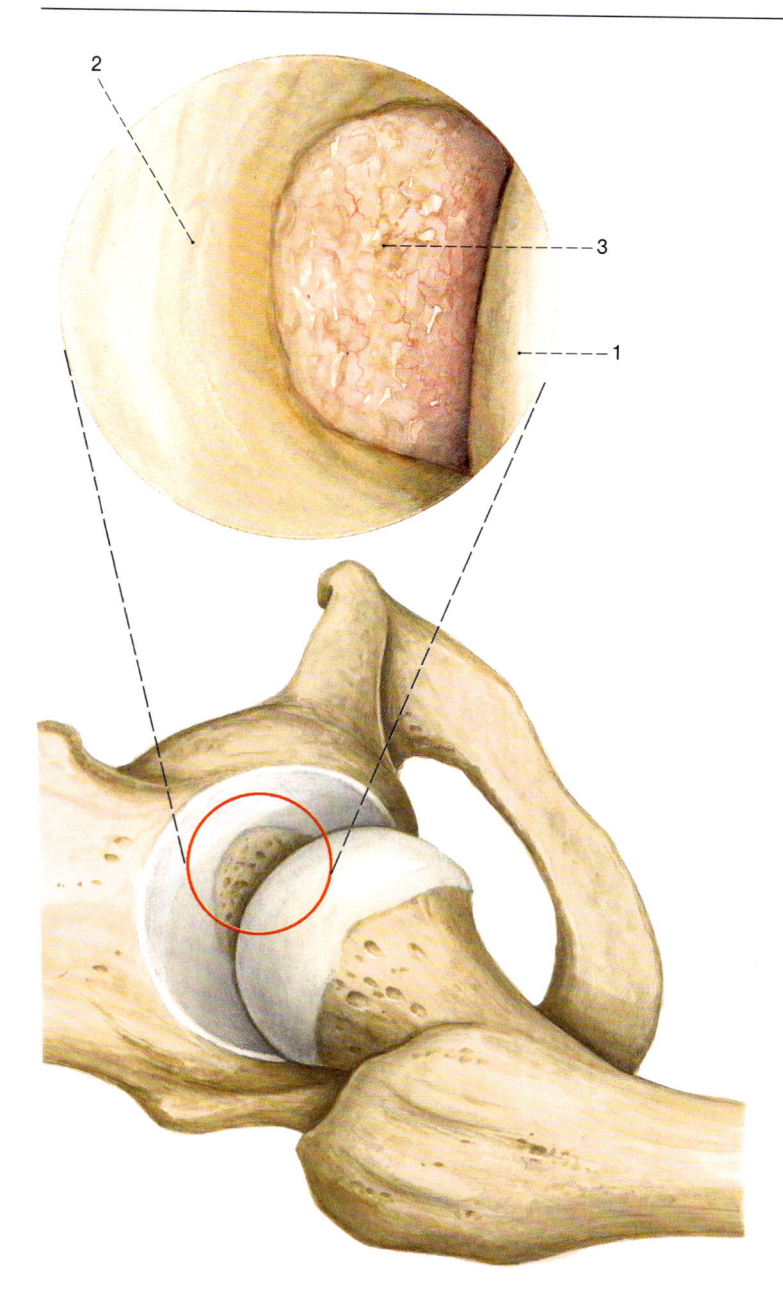

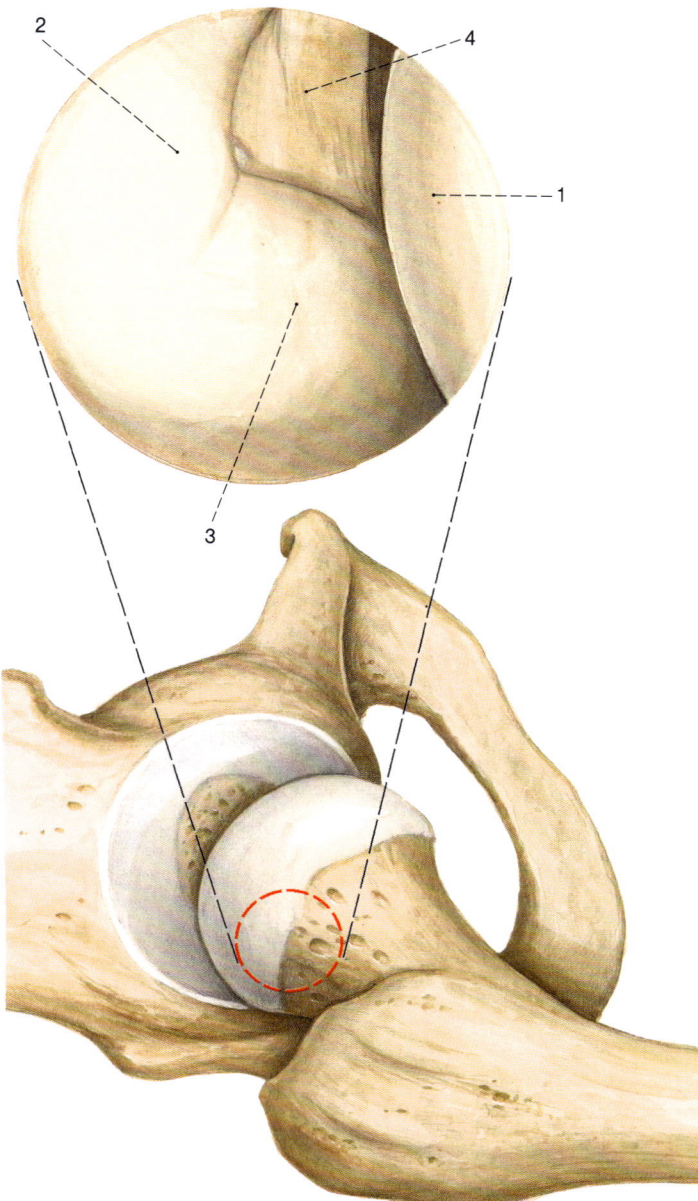

Abb. 10 Arthroskopischer Normalbefund.
1 Femurkopf
2 Facies lunata
3 Pulvinar acetabulare

Abb. 11 Arthroskopischer Normalbefund.
1 Femurkopf
2 Facies lunata
3 Hinterhorn der Facies lunata
4 Ansatz des Labrum acetabulare

150 Hüftgelenk

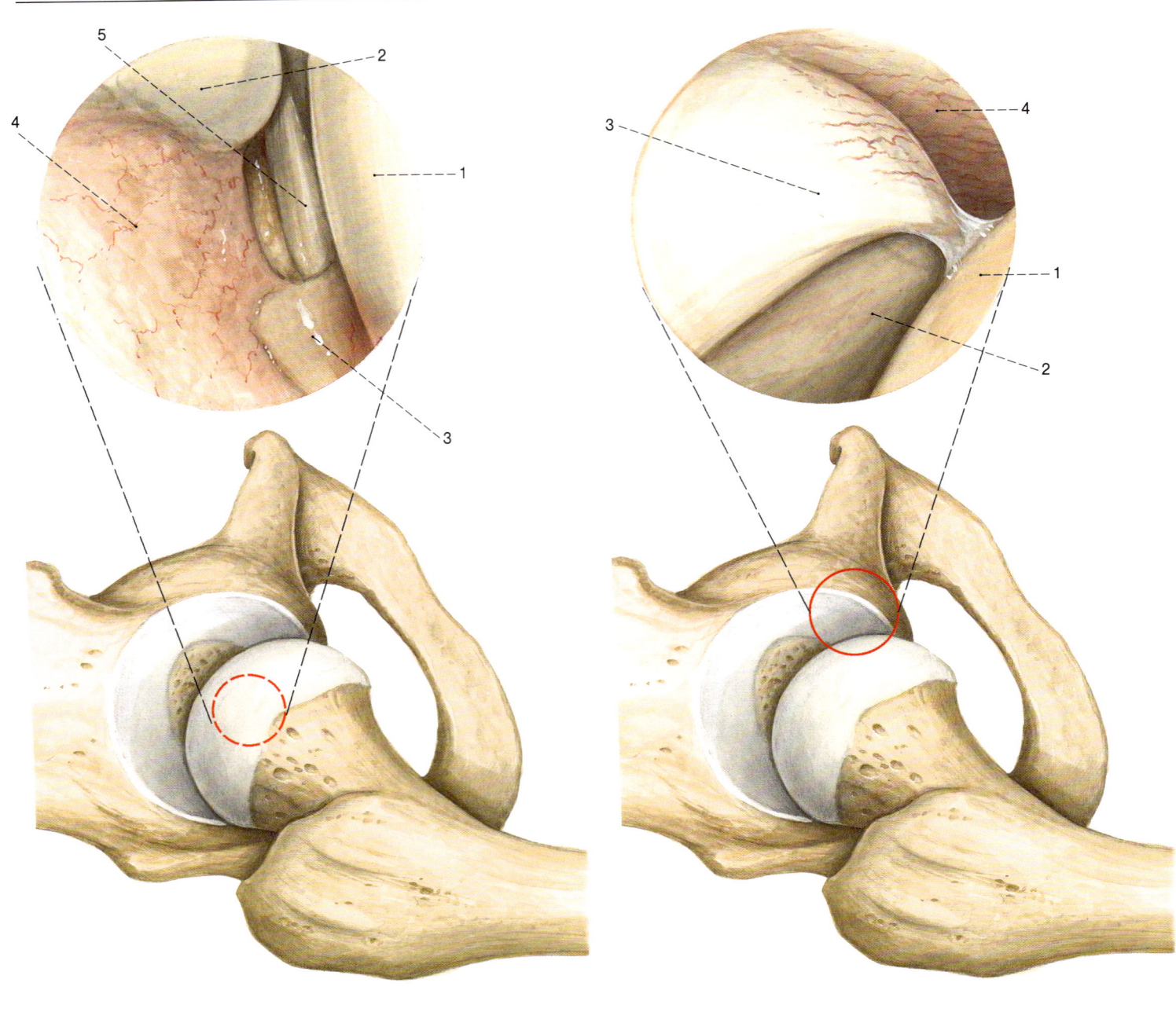

Abb. 12 Arthroskopischer Normalbefund.

1 Femurkopf
2 Vorderhorn der Facies lunata
3 Hinterhorn der Facies lunata
4 Fettpolster des Pulvinar acetabulare
5 Lig. transversum acetabuli

Abb. 13 Arthroskopischer Normalbefund.

1 Femurkopf
2 Facies lunata
3 vorderer freier Rand des Labrum acetabulare
4 vorderer Rezessus

Pathomorphologisches Substrat

In einem Hüftgelenk zeigen sich pathologische Veränderungen am Gelenkknorpel, der Synovialis sowie am Labrum acetabulare. Bei den synovialen Veränderungen, die einer Probebiopsie zugeführt werden sollten, findet man die Synovialitis villonodularis pigmentosa, aber auch die synoviale Chondromatose mit vielen freien Gelenkkörpern (Abb. 14). Knorpelschäden werden nach der Klassifikation von Outerbridge eingeteilt und sind abzugrenzen gegen die Arthrose (Koxarthrose) mit exophytären Randzackenbildungen. Im tragenden Gelenkteil des Femurkopfes findet man gelegentlich die Osteochondrosis dissecans beim jugendlichen Patienten. Die Einteilung erfolgt in 4 Schweregrade (Abb. 15), beim Schweregrad 4 und 3 können freie Gelenkkörper vorliegen, die unter endoskopischer Sicht entfernt werden können.

Abb. 14 Synoviale Chondromatose rechtes Hüftgelenk — arthroskopisch kontrollierte Gelenkkörperentfernung.

1 Femurkopf
2 Facies lunata
3 Gelenkkörper in Höhe des Pulvinar acetabuli
4 Faßzange von anterolateral zur Entfernung der Gelenkkörper

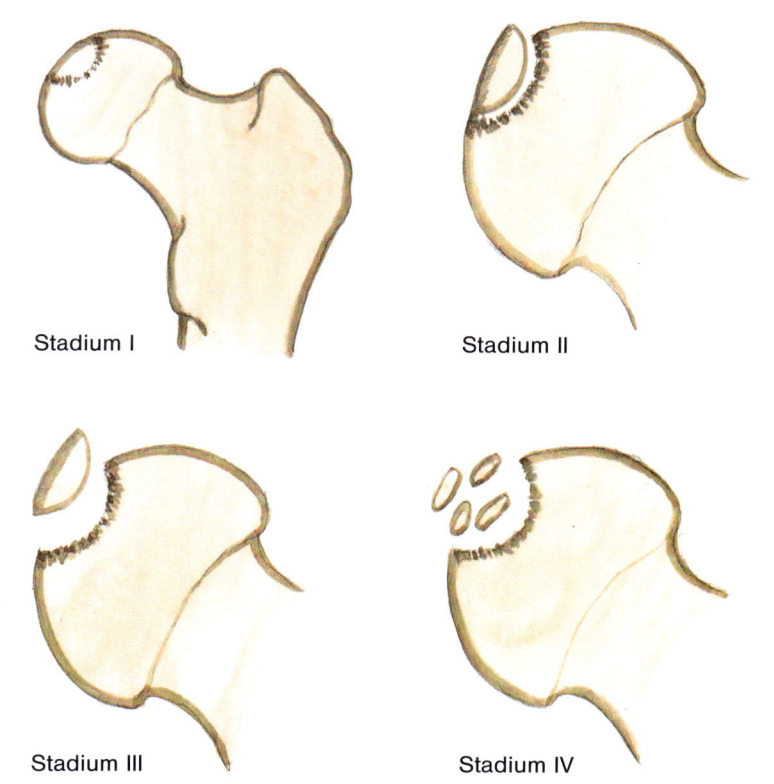

Abb. 15 Klassifikation der Osteochondrosis dissecans am Femurkopf (Stadium I–IV).

Stadium I: Dissekat in situ – Gelenkknorpel intakt
Stadium II: partielle Dissekatlösung
Stadium III: freies Dissekat – teilweise noch in situ
Stadium IV: zerstörtes Dissekat – Gelenkkörper

Topographie der Zugangswege

Lagerung

Für die Hüftgelenkarthroskopie bedarf es der Lagerung des Patienten auf einem Extensionstisch unter guter Polsterung der Genitalregion, da hier ein Querstab den Gegenzug zum Zugmechanismus am Bein bildet. Das Bein ist in 20° innenrotiert und muß für einen Bildwandler frei zugänglich sein (Abb. 16). Unter diesen Voraussetzungen können drei Zugangswege zum Hüftgelenk gewählt werden (Abb. 17).

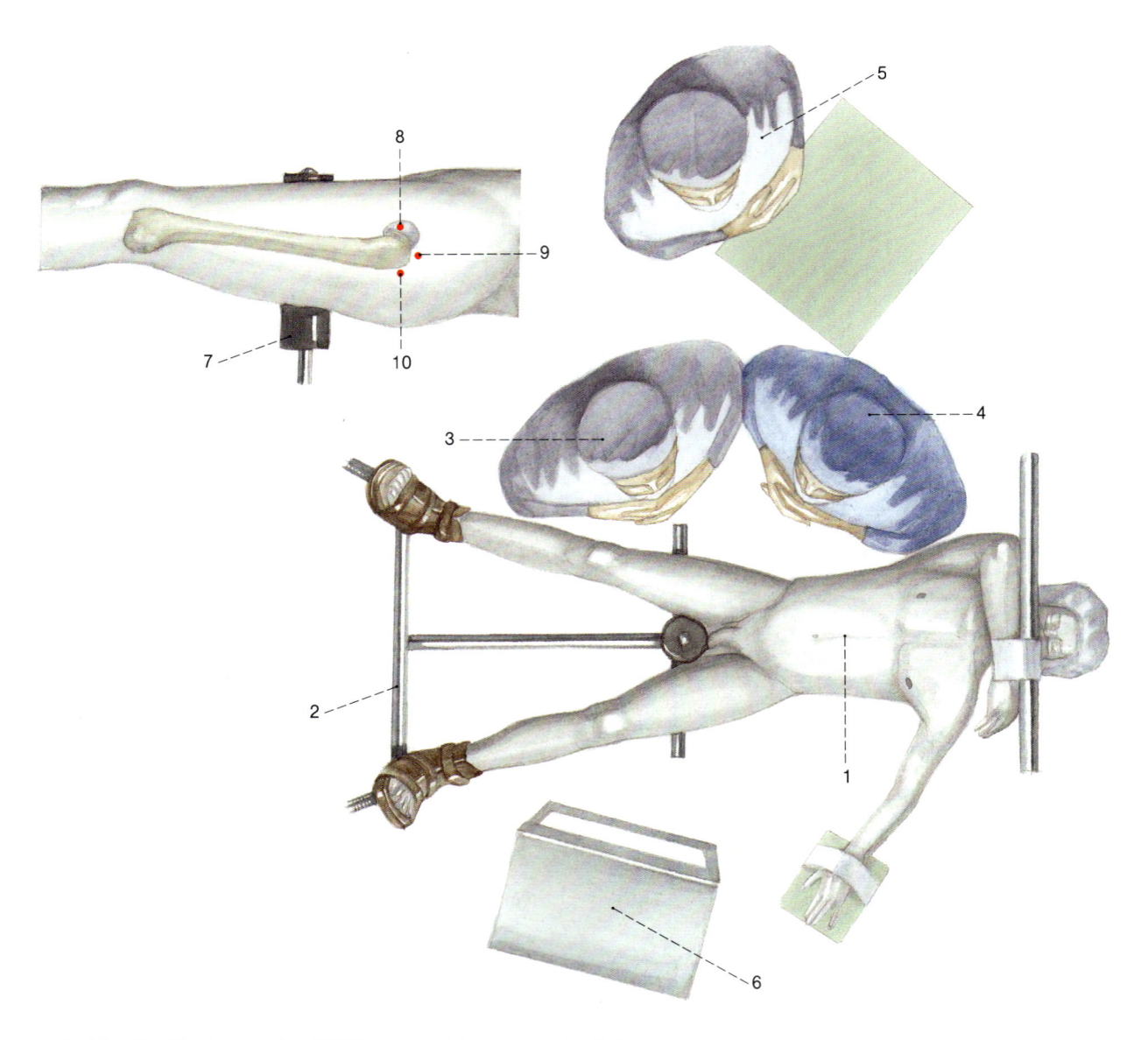

Abb. **16** Positionierung des OP-Teams und Lagerung des Patienten.

1 Patient in Rückenlage auf dem Extensionstisch
2 Extensionstischvorrichtung
3 Assistent
4 Operateur
5 OP-Schwester mit Instrumententisch
6 technisches Equipment mit Videokette
7 Gegenlager am Extensionstisch für die Extension des betroffenen Beines
8 anterolateraler Zugang
9 lateraler Zugang
10 dorsolateraler Zugang

Topographie der Zugangswege   153

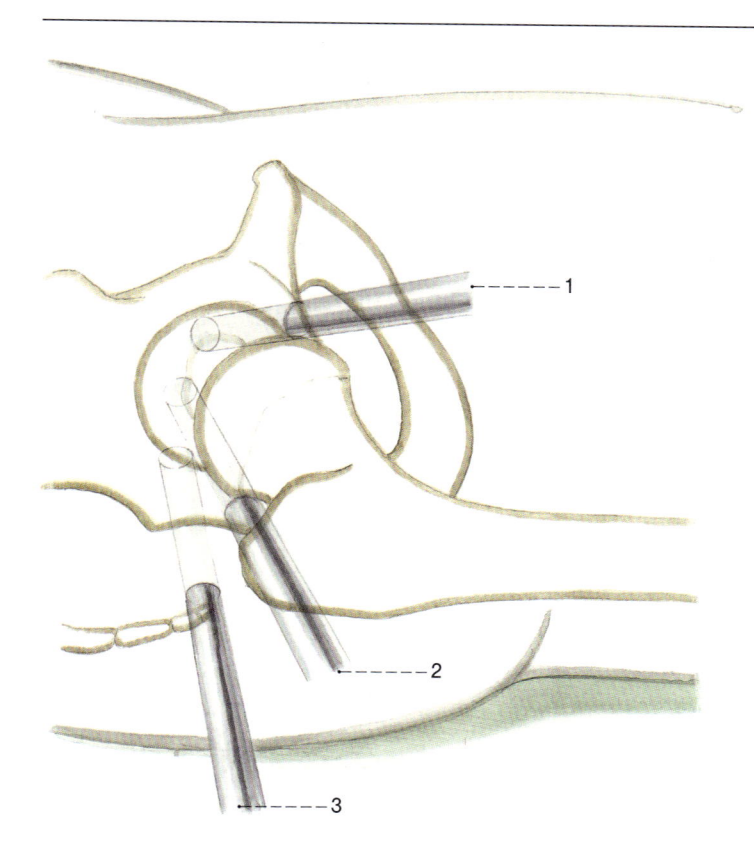

Abb. 17 Zugänge zum Hüftgelenk.

1 anterolateraler Zugang
2 lateraler Zugang
3 dorsolateraler Zugang

Zugangswege

Abb. 18 u. 19

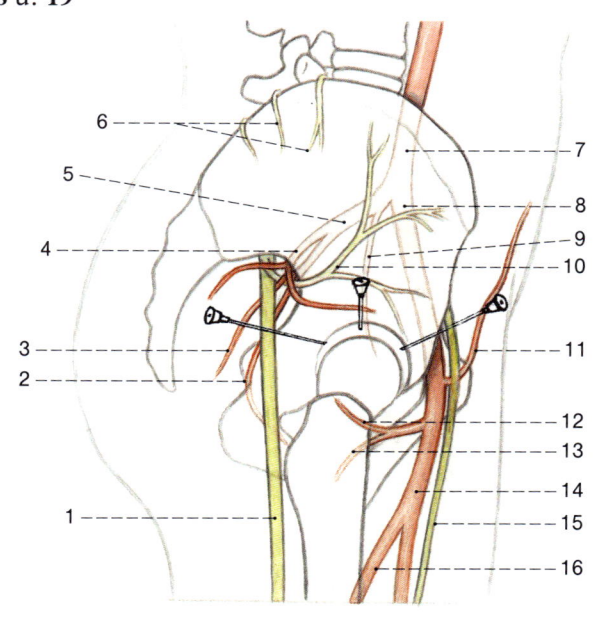

Abb. 18 Rechte Hüfte von lateral mit der Darstellung der wichtigsten Leitungsbahnen in ihrer Lage zum Hüftgelenk. In enger Nachbarschaft wird das Gelenk an der Vorderseite vom N. femoralis und den medial davon gelegenen großen Gefäßen und an der Hinterseite vom N. ischiadicus gekreuzt. Die Zugänglichkeit des Gelenkes ist daher im Feld zwischen N. femoralis und N. ischiadicus gegeben. Die Punktion des Gelenkes kann von ventrolateral, lateral und dorsolateral durchgeführt werden.

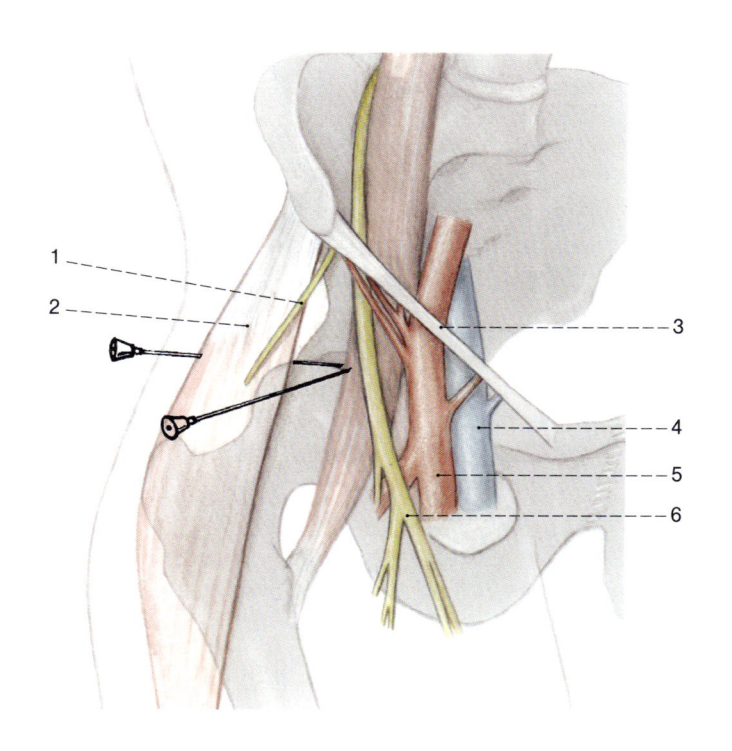

Abb. 19 Rechte Hüfte von seitlich vorn. Die ventrolaterale Punktion des Hüftgelenkes erfolgt medial vom M. tensor fasciae latae, die laterale Punktion dorsal dieses Muskels. Bei der vorderen Punktion bleibt der N. femoralis medial der Nadel liegen, in beiden Fällen wird der wichtige Hautnerv der Oberschenkelaußenseite, der N. cutaneus femoris lateralis, geschont.

1 N. cutaneus femoris lateralis
2 M. tensor fasciae latae
3 Lig. inguinale
4 V. femoralis
5 A. femoralis
6 N. femoralis

1 N. ischiadicus
2 A. pudenda interna
3 A. glutaealis inferior
4 A. glutaealis superior
5 A. iliaca interna
6 Nn. clunium superiores
7 A. iliaca communis
8 A. iliaca externa
9 A. obturatoria
10 N. glutaeus superior
11 A. epigastrica inferior
12 A. circumflexa femoris lateralis
13 A. circumflexa femoris medialis
14 A. femoralis
15 N. femoralis
16 A. profunda femoris

Technik

Die Hüftgelenkarthroskopie sollte immer mit einer Arthrographie verbunden sein, da in Ausnahmefällen venöse Öffnungen zum tiefen Beckenvenensystem bestehen können, dies würde bei Kohlendioxidgasfüllung eine fulminante Gasembolie auslösen. Dies muß vorher arthrographisch abgeklärt werden (Abb. 20). Unter Zug am Bein entsteht unter Bildwandlerkontrolle in der Regel ein halbmondförmiger, weißlicher Schatten oberhalb des Femurkopfes, dies bedeutet, daß ein Unterdruck entstanden ist. In dieser Situation kann mit einer Lumbalkanüle das Hüftgelenk punktiert und die Arthrographie durchgeführt werden. Der Vorteil der Arthrographie ist zudem, daß beim Einbringen des Arthroskops das Labrum acetabulare geschont werden kann, da sich dieses im Arthrographiebild darstellt und kurz unterhalb dann der Weg ins Hüftgelenk frei wird.

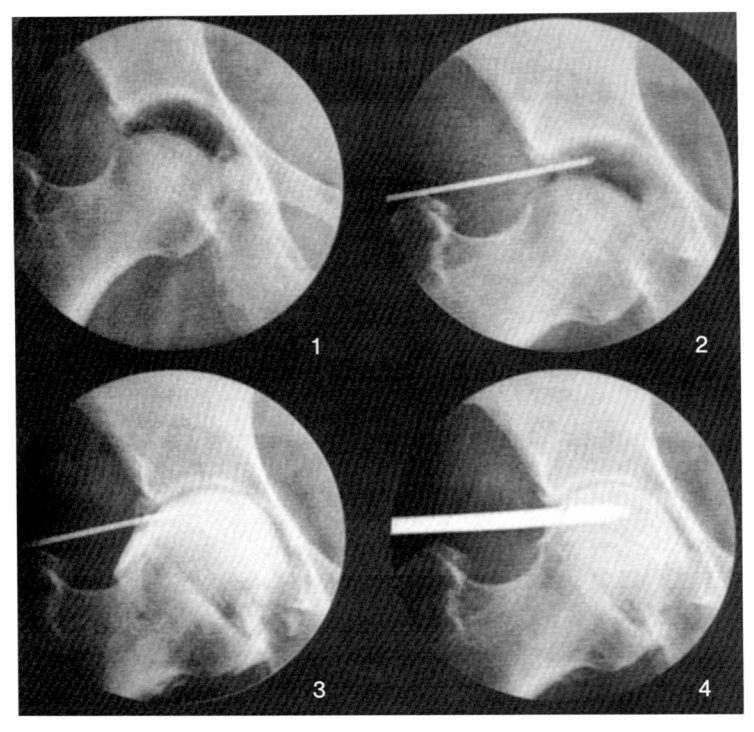

Abb. 20 Präarthroskopische Arthrographie am Femurgelenk und Kontrolle der Punktionsrichtung zur Arthroskopie.

1 Hüftgelenk unter Extension mit Vakuumsichel zwischen Hüftkopf und Pfannendach
2 im Gelenk lokalisierte Punktionskanüle
3 Arthrographie durch Füllung mit Kontrastmittel
4 bei noch mit Kontrastmittel gefülltem Gelenk Punktion mit dem Arthroskop von anterolateral

Verletzungen, spezielle Erkrankungen und Behandlungsmethoden

Verletzungen

Bei Verletzungen am Hüftgelenk kann die Arthroskopie bisher lediglich zum Entfernen von Flake fractures, z. B. nach Hüftluxation, oder auch zur Teilresektion abgerissener Labrumanteile eingesetzt werden.

Spezielle Erkrankungen

Die Standardoperation in der Hüftarthroskopie ist die Entfernung von Gelenkkörpern. Die Invasivität des Eingriffs ist gering, die Technik ist schwierig. In aller Regel können Hüftgelenkkörper unabhängig von der Ätiologie arthroskopisch kontrolliert entfernt werden, sowohl bei der synovialen Chondromatose (zusätzliche Synovektomie) als auch bei der Osteochondrosis dissecans des Femurkopfes, wenn ein nicht refixierbares Dissekat vorliegt. Im Stadium 1 oder 2 der Osteochondrosis dissecans ist aber auch die subchondrale Bohrung mit dem Ziel der Unterbrechung des Sklerosesaumes im Mausbett möglich.

Synoviale Chondromatose

Ziele und Methoden

Das Ziel der chirurgischen offenen wie auch arthroskopischen Chirurgie zur Behandlung der synovialen Chondromatose besteht in der Entfernung der Gelenkkörper sowie in der Entfernung der die Gelenkkörper produzierenden Gelenkinnenhaut.

Indikationen

Die Indikation zum operativen Verfahren bei der synovialen Chondromatose des Hüftgelenkes wird durch die Klinik bestimmt, in Abhängigkeit vom Alter des Patienten.

Kontraindikationen

Allgemeine Kontraindikationen.

Operationsrisiko und Aufklärungshinweise

Intraoperative Risiken

Die intraoperativen Risiken sind durch die zur Hüftarthroskopie notwendige Lagerung (Extensionstisch) sowie durch die Operationstechnik bestimmt. Bei unsachgemäßer Lagerung kann es zu Druckschäden sowohl im Genitalbereich als auch durch Zugschäden am Plexus lumbosacralis kommen. Bei der Punktionstechnik über den lateralen Zugang, aber auch den anterolateralen und posterolateralen Zugang sind Nervenschädigungen sowie Gefäßverletzungen nicht ausgeschlossen.

Durch die Krümmung des Femurkopfes und die entsprechende Kavität der Hüftpfanne werden manche Gelenkkörper unerreichbar. Dies trifft auch für Areale der Membrana synovialis bei einer geplanten Synovektomie zu. Es besteht daher eine Rezidivneigung.

Aufklärungsgespräch

Der Patient muß sowohl über die Vorteile der Hüftarthroskopie (minimalinvasives Verfahren) als auch über die Nachteile (schwierige Technik, Verletzungsmöglichkeiten von Nerven und Gefäßen) aufgeklärt sein, dazu über die allgemeinen Operationsrisiken (z. B. Infekt). Des weiteren muß im Gespräch auf die Rezidivneigung und auf die Unerreichbarkeit mancher Gelenkkörper hingewiesen werden.

Spezielle Vorbereitungen

Neben der Lagerung auf dem Extensionstisch und der Notwendigkeit einer Röntgendurchleuchtung (C-Bogen) für die Lokalisation der Zugänge ist die Durchführung einer Arthrographie notwendig, um mögliche Venenverbindungen zwischen Pulvinar acetabulare und den tiefen Beckenvenen zu erkennen, aber auch um Hinweise über die Ausdehnung der Hüftgelenkkapsel zu erhalten. Da eine Blutsperre nicht verwendet werden kann, muß das Flüssigkeitsdurchflußverfahren verwendet werden (d. h. Inflow und Outflow).

Entfernung freier Hüftgelenkkörper

Narkose: Allgemeinanästhesie, Spinalanästhesie, Periduralanästhesie.

Lagerung: Rückenlagerung auf dem Extensionstisch, betroffenes Bein ca. 20°-Innenrotation, Einstellung der Röntgendurchleuchtung.

Zugangswege: Diagnostisches Arthroskop von lateral, Arbeitszugänge schräg anterolateral, schräg posterolateral.

Arbeitsschritte

1 Rückenlagerung auf dem Extensionstisch, Bein 20°-Innenrotation.
2 Arthrographie von lateral.
3 Diagnostisches Arthroskop von lateral an der Stelle der Arthrographiepunktion unter Bildwandlerkontrolle.
4 Schräger anterolateraler Zugang unter Bildwandlerkontrolle unter Verwendung eines Arbeitstrokars.
5 (Bei Bedarf posterolateraler, schräger Zugang mit einem zweiten Arbeitskanal.)
6 Ausspülen kleiner Gelenkkörper unter Verwendung einer Toomey-Spritze.
7 Entfernen größerer Gelenkkörper durch den anterolateralen Zugang mit Faßzange.
8 Spülen des Gelenkes, um versteckte Gelenkkörper zu finden.
9 (Evtl. Synovektomie.)
10 Nach Entfernen der Instrumente und Reduktion des Beinzuges Einzelnähte, Verband.

Spezielle Technik

s. Abb. 14

Komplikationen

Traktionsschäden, Nerven-, Gefäßläsionen, verbliebene Gelenkkörper, mißlungene Synovektomie, Notwendigkeit zum offenen Vorgehen in zweiter Sitzung.

Nachbehandlung

Entsprechend der Schmerzsituation sofortige Belastung möglich.

Osteochondrosis dissecans

Ziele und Methoden

Bei radiologisch nachgewiesener Osteochondrosis dissecans des Femurkopfes muß ein stadienorientiertes Behandlungsschema eingehalten werden. Das Ziel ist, das Dissekat zu erhalten und der Durchblutung wieder zugänglich zu machen. Nur bei nicht refixierbarem Dissekat oder Mehrfragmentbildungen ist die Gelenkkörperentfernung angezeigt. Auf arthroskopischem Wege kann in Anfangsstadien eine subchondrale Bohrung zur Unterbrechung der Sklerosezone sinnvoll sein.

Indikationen

Grundlage für die Indikationsstellung ist die Klassifikation zur Feststellung des Schweregrades einer Osteochondrosis dissecans (Abb. 20). Dazu wird auch das konservative Vorgehen berücksichtigt. Die Indikation zum operativen Vorgehen richtet sich nach der Klinik und dem Alter des Patienten, dazu nach der Stadieneinteilung der Erkrankung.

Kontraindikationen

Allgemeine Kontraindikationen.

Operationsrisiko und Aufklärungshinweise

Intraoperative Risiken

Es bestehen alle die Risiken wie bei jeder Hüftarthroskopie (s. synoviale Chondromatose).

Aufklärungsgespräch

Wie bei jeder Hüftarthroskopie (vgl. synoviale Chondromatose). Dazu muß bei einer subchondralen Bohrung darauf hingewiesen werden, daß es eine Sicherheit für das Einheilen des Dissekates nicht gibt.

Spezielle Vorbereitungen

Unter Lagerung auf dem Extensionstisch in etwa 20°-Innenrotation des betroffenen Beines bedarf es der Notwendigkeit der Durchleuchtung. Das Dissekat muß unter Bildwandlerkontrolle mit einem Kirschner-Draht über eine Stichinzision unterhalb des Trochanter major im Verlauf der Schenkelhalsachse angebohrt werden, die Spitze des Kirschner-Drahtes sollte unter arthroskopischer Kontrolle im Dissekatbereich lokalisiert sein. Über den Kirschner-Draht kann mit einem 5-mm- oder 6-mm-Bohrer ein Bohrkanal unter Durchbrechung der Skleroseschicht über den Kirschner-Draht gebracht werden. Mit einem Stößel kann Spongiosa aus der Umgebung in den Dissekatbereich verlagert werden (Abb. 21–23).

Subchondrale Bohrung bei der Osteochondrosis dissecans des Hüftkopfes

Narkose: Allgemeinanästhesie, Periduralanästhesie, Spinalanästhesie.

Lagerung: Rückenlagerung auf dem Extensionstisch, betroffenes Bein 20°-innenrotiert, Zug am Bein ca. 20 kp.

Zugangswege: Arthroskop von lateral, Stichinzision für den Bohrkanal in Verlängerung der Schenkelhalsachse von lateral.

Osteochondrosis dissecans 159

Arbeitsschritte

1. Rückenlagerung auf dem Extensionstisch, Bein 20°-innenrotiert.
2. Diagnostische Arthroskopie von lateral mit Stadieneinteilung der Erkrankung.
3. Bei Stadium 1, evtl. Stadium 2, Lokalisation des Bohrkanals durch Auflegen eines Kirschner-Drahtes im Verlauf der Schenkelhalsachse mit Spitze des Kirschner-Drahtes im Dissekat.
4. Stichinzision unterhalb des Trochanter major in Verlängerung der Schenkelhalsachse.
5. Kirschner-Draht-Bohrung durch den Schenkelhals in das Dissekat (Kirschner-Draht-Spitze arthroskopisch sichtbar).
6. Aufbohren des Schenkelhalses über den Kirschner-Draht bis ins Dissekat zur Zerstörung der Sklerosezone.
7. Entfernung von Bohrer und Kirschner-Draht.
8. Einbringen von Spongiosa aus der Umgebung in das Dissekat.
9. Gelenkspülung, Entfernen der Instrumente, Einzelnähte.
10. Zugreduktion, Verband.

Spezielle Technik

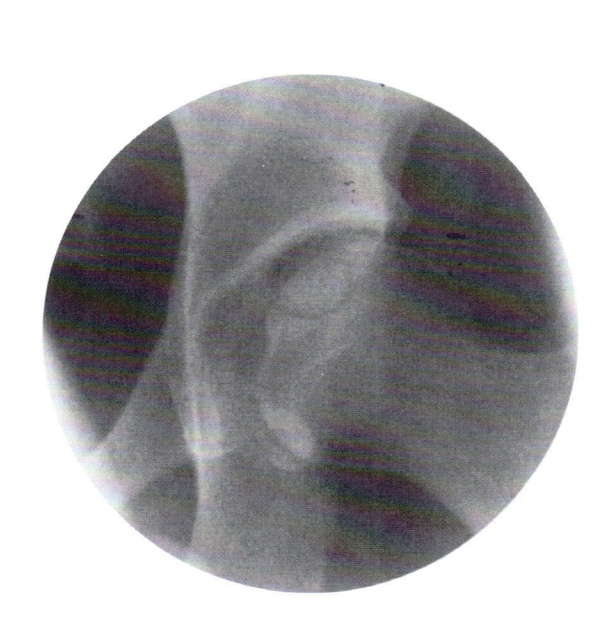

Abb. 21 Osteochondrosis dissecans am Femurkopf – präoperatives Röntgenbild.

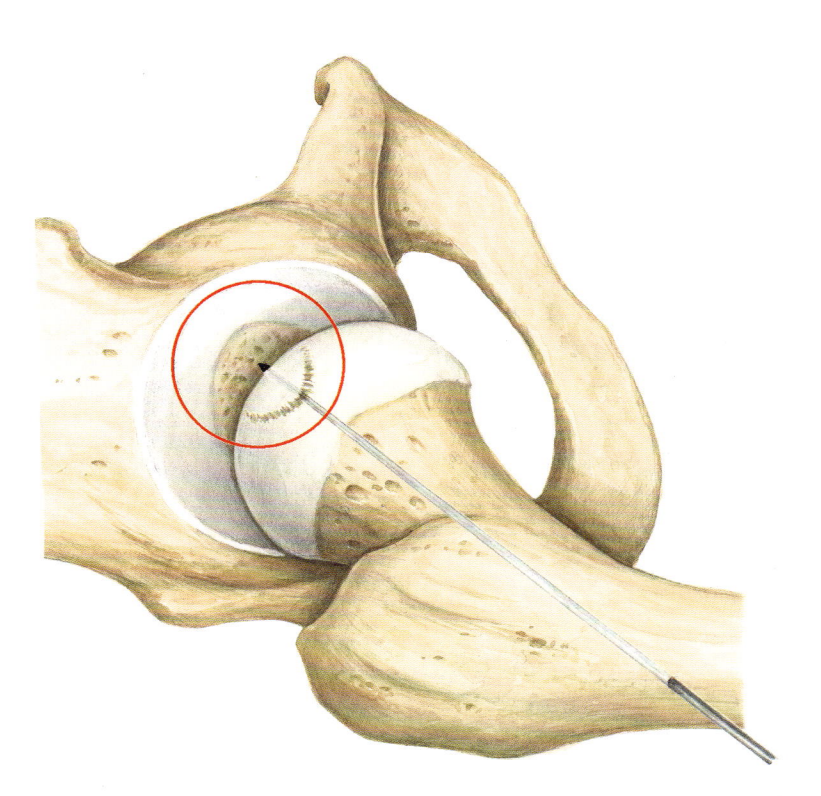

Abb. 22 Subchondrale Bohrung zur Behandlung der Osteochondrosis dissecans am Femurkopf – Stadium I und II – durch eine laterale Stichinzision. Unter Verlängerung des Schenkelhalswinkels wird bei arthroskopischer Kontrolle des Dissekates ein Kirschner-Draht in das Zentrum des Dissekats gebohrt, bis die Spitze gerade im Gelenkspalt erkennbar ist.

160 Hüftgelenk

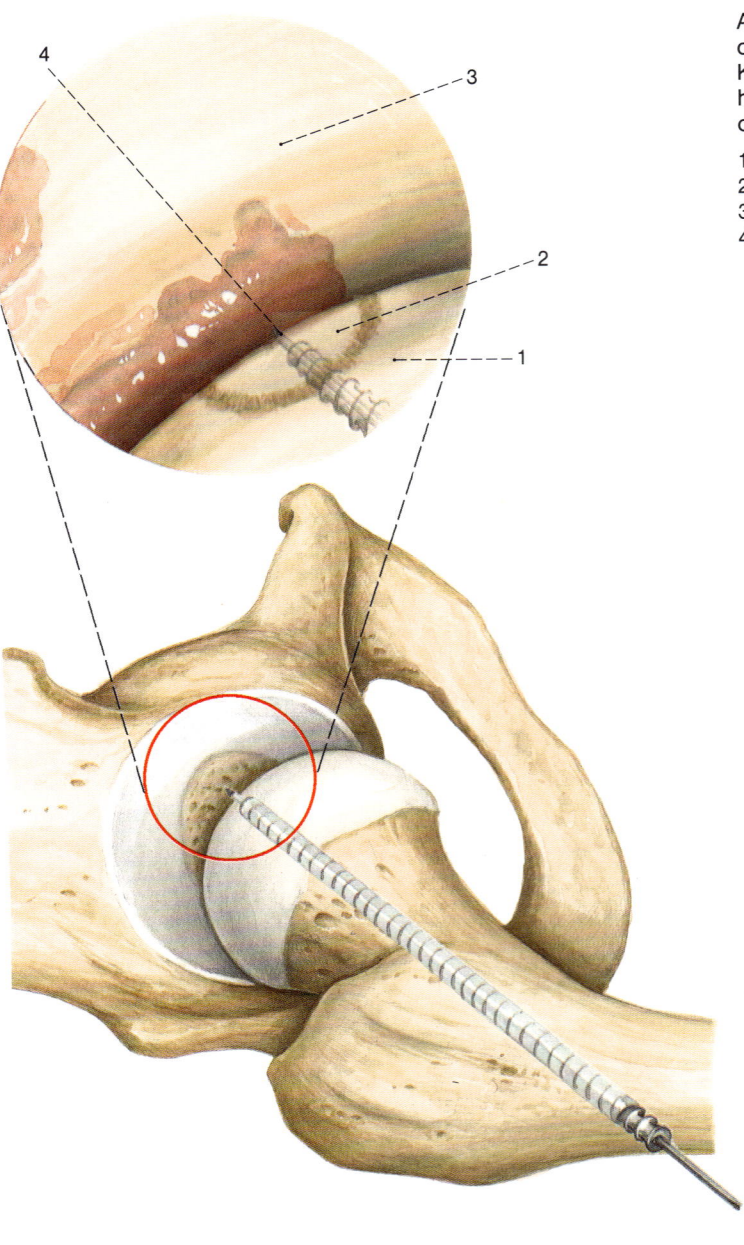

Abb. 23 Subchondrale Bohrung zur Behandlung der Osteochondrosis dissecans am Femurkopf – Stadium I und II. Über den Kirschner-Draht kann nun unter endoskopischer Kontrolle zur Verhinderung einer Zerstörung des Gelenkknorpels das Dissekat subchondral zur Verbesserung der Durchblutung angebohrt werden.

1 Femurkopf
2 Dissekat
3 Facies lunata
4 im Gelenkspalt sichtbare Spitze des Kirschner-Drahtes

Kniegelenk

Von O. Gaber und G. Hörster

Allgemeines*

Arthroskopische Operationen im Bereich des Kniegelenkes haben in den letzten Jahren zahlenmäßig eine enorme Ausweitung erfahren. Jede chirurgische Krankenhausabteilung bietet heute die Durchführung derartiger Eingriffe unter stationären, zunehmend auch ambulanten Bedingungen an.

Die Vorteile arthroskopischen Vorgehens bei der Sanierung von intraartikulären Kniegelenkschäden sind allgemein akzeptiert. Angesichts der heute erreichten Qualität optischer und instrumenteller Ausrüstungsgegenstände ist nahezu jedes intraartikuläre Detail exakt darstellbar, darüber hinaus erlaubt die Minimierung von iatrogenen Läsionen des gelenkbegrenzenden Weichteilmantels eine optimale postoperative Rehabilitation. Durch Entwicklung neuer Operationsmethoden werden die Anforderungen an den Operateur ständig höher, gleichermaßen steigen die zur Durchführung der Operationen erforderlichen Einarbeitungszeiten.

Auch wenn die meisten Operationsschritte heute weitgehend standardisiert sind, kann man keineswegs von einem Abschluß der Entwicklung sprechen. Angesichts der permanenten technischen Weiterentwicklung befinden wir uns derzeit zweifelsfrei auf dem Weg zu weiteren, noch komplexeren Therapieformen und nicht etwa am Endpunkt einer bisher schon beeindruckenden Entwicklung.

Instrumentarium

Zur Arthroskopie des Kniegelenkes wird eine 4,5-mm-30°-Winkeloptik benutzt. Tasthaken, verschiedene mechanische Geräte (Messer, Stanzen, Scheren) sowie ein elektrobetriebenes Shaver-System gehören zur instrumentellen Grundausrüstung. Von Vorteil für die resektiven Verfahren sind Hochfrequenzmesser, unter Umständen auch Lasersysteme.

Die erforderliche Distension des Kniegelenkes erfolgt mittels Spülflüssigkeit, welche entweder über eine Inflow-Kanüle im oberen Rezessus oder direkt durch das Arthroskop in das Gelenk eingebracht wird. Bei größeren Operationen – insbesondere nach Verletzungen – ist die Nutzung einer Rollenpumpe mit automatischer Druckregulierung vorteilhaft. Bei Nutzung der Hochfrequenzchirurgie darf nur elektrolytfreie Lösung verwendet werden.

Angesichts der Vielfalt der bei den verschiedenen Operationsverfahren im Einsatz befindlichen Instrumente und deren ständiger Weiterentwicklung in bezug auf ihr spezielles Design werden in den einzelnen Kapiteln nur grundsätzliche Fakten besprochen; auf die Darstellung instrumenteller Details wird weitgehend verzichtet.

Maßnahmen zur Verhinderung der Blutungsneigung

Es ist üblich, arthroskopische Operationen im Bereich des Kniegelenkes in Oberschenkelblutsperre durchzuführen. Die Blutsperre wird gemeinhin als ungefährlich und für die postoperative Rehabilitation als funktionell nicht nachteilig angesehen. Es werden Manschettendruckwerte von 350 mm Quecksilbersäule benutzt.

Insbesondere bei länger dauernden Operationen kommt es postoperativ allerdings zu erheblichen muskulären Funktionsdefiziten, welche offensichtlich durch die Blutsperre mit bedingt sind. Da die Resultate nach Knieoperationen im besonderen Maße von einer einwandfreien muskulären Rehabilitation abhängig sind, ist das Operieren ohne Blutsperre prinzipiell so lange vorzuziehen, wie der Eingriff nicht durch eine Trübung der Spülflüssigkeit qualitativ beeinträchtigt wird.

---

* Arthroskopische Operationstechniken im Bereich des Kniegelenkes sind heute in wesentlichen Anteilen standardisiert und damit als allgemeingültig anzusehen. Darüber hinaus werden allerdings ständig Weiterentwicklungen vorgestellt und bei allgemeiner Akzeptanz in das Standardrepertoire übernommen. Im vorliegenden Beitrag wird auf Autorenbenennung im Text verzichtet; die zur Entwicklung der arthroskopischen Operationen im Bereich des Kniegelenkes bedeutsamen Namen sind im Literaturverzeichnis enthalten.

Operative Strategie

Arthroskopische Eingriffe am Kniegelenk dienen der exakten Abgrenzung und anschließenden Behandlung von Kniebinnenschäden bei gleichzeitiger Minimierung des Operationstraumas. Das Ziel jeder Operation besteht darin, die präoperativ-subjektiven Befunde mit einem intraartikulären morphologischen Korrelat in Einklang zu bringen. Die meisten ungenügenden Operationsergebnisse haben ihre Ursache in einem fehlenden strategischen Konzept des Operateurs, speziell nach den Strukturen zu fahnden, welche als Ursache der zur Operation führenden Beschwerden anzusehen sind. Eine Überbewertung nicht normgerechter, aber subklinischer Gewebsbefunde muß dementsprechend vermieden werden.

Die diagnostische Arthroskopie als selbständige Maßnahme hat heute kaum noch Bedeutung, da präoperative klinische und technische Routineuntersuchungen nahezu immer in der Lage sind, eine Diagnose zu sichern. Davon unberührt bleibt selbstverständlich die Tatsache, daß zu Beginn eines jeden arthroskopischen Eingriffs eine exakte Überprüfung aller gelenkbildenden Strukturen erfolgen muß.

Die vorhandenen Instrumente erlauben eine große Zahl resektiver und rekonstruktiver Behandlungsmaßnahmen bei den verschiedensten Verletzungen bzw. Erkrankungen. Die Eingriffe lassen sich je nach morphologischem Substrat vorteilhaft in vier Gruppen aufteilen. Es wird dabei ein jeweils differenzierter Operationsaufbau mit speziellen intraartikulären Arbeitsschritten erforderlich.

1. Meniskusschäden: Patienten mit Meniskusschäden stellen zahlenmäßig das Hauptkontingent in der arthroskopischen Kniegelenkchirurgie. Resektive Maßnahmen stehen deutlich im Vordergrund, erhaltende Operationen sind nur bei den relativ seltenen frischen kapselnahen Läsionen am Platze.

2. Gelenkkapselschäden: Besonders in der Therapie von chronischen Synovitiden, Infektionen oder kapsulären Adhäsionen sind durch arthroskopisch gesteuerte Eingriffe gute Ergebnisse zu erzielen. Gezielte intraartikuläre Behandlungsmöglichkeiten addieren sich zu einer schmerzarm durchführbaren Rehabilitation, gegenüber offenen Verfahren ergibt sich ein deutlicher funktioneller Gewinn.

3. Knochen-Knorpel-Schäden: Die Gelenkknorpelchirurgie ist die Therapieform mit dem größten Entwicklungspotential. Sowohl durch arthroskopisch kontrollierte Osteosynthesen als auch durch Eingriffe bei anlagemäßig bedingten Verschleißerscheinungen dürfte es mit Hilfe verfeinerter Operationstechniken innerhalb der nächsten Jahre möglich sein, die bisher erreichten Operationsergebnisse zu verbessern, insbesondere durch die Indikation zum totalprothetischen Kniegelenkersatz einzugrenzen.

4. Bandschäden: Die Kreuzbandchirurgie stellt an den Operateur die höchsten technischen Ansprüche, eine Vielzahl komplizierter Operationsverfahren unter Erhalt oder Ersatz der Kreuzbänder ist entwickelt worden. Die zum Erreichen eines einwandfreien postoperativen Ergebnisses notwendige Präzision bei der Rekonstruktion des Bandapparates kann unter arthroskopischer Kontrolle optimal gewährleistet werden.

Die operativen Eingriffe in diesen vier Indikationsgruppen sind untereinander technisch unterschiedlich und erfordern jeder für sich eigenständiges operationstaktisches Denken und praktisches Vorgehen. Kombinationsschäden sind allerdings nicht selten, da sich alle Gelenkstrukturen untereinander in einem biologisch und biomechanisch abgestimmten Systemverbund befinden. So sind z. B. anlagemäßige Meniskus- und Knorpelschäden häufig mit chronischen Synovitiden verbunden.

Arthroskopische Operationen werden meist als Primäreingriffe durchgeführt. Re-Arthroskopien sind bei ungenügenden klinischen Resultaten bzw. nach Komplikationen (jeweils unten beschrieben) gelegentlich erforderlich. Im Rahmen von Zweiteingriffen muß exakt differenziert werden, ob eine falsche Primärtaktik bzw. -technik angewendet wurde, oder ob es sich um eine echte Komplikation handelt.

Spezielle Anatomie

Gelenkkörper

Das Kniegelenk ist das größte Gelenk des menschlichen Körpers mit einem sehr komplexen Aufbau.

Die Grundbausteine sind die Gelenkkörper, und zwar die Kondylen des Femurs, die Kondylen der Tibia sowie die Patella (Abb. 1).

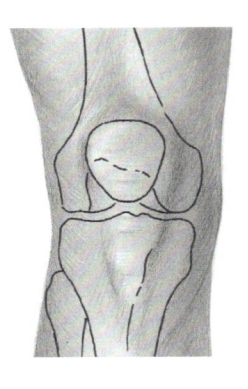

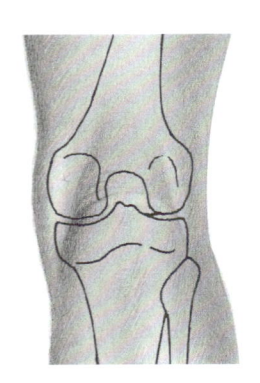

Abb. 1 Knochen und Weichteile des Kniegelenkes.

Klinisch gliedert sich das Kniegelenk in ein Femorotibialgelenk und in ein Femoropatellargelenk. Im ersteren artikulieren die Condyli femoris mit den von den Menisci bedeckten Condyli tibiae. Das Femoropatellargelenk ist die Verbindung zwischen den Gelenkflächen der Patella mit der Facies patellaris femoris.

Die von hyalinem Knorpel überzogenen konvexen Condyli femoris divergieren nach distal und hinten und lassen unterschiedliche Krümmungen erkennen. In transversalen Ebenen sind sie um eine sagittale Achse leicht gekrümmt, während eine andere Krümmung in der sagittalen Ebene nach hinten zunimmt, so daß die Längen der Krümmungsradien nach dorsal zu abnehmen. Der mediale Femurkondyl hat zusätzlich noch eine Krümmung um eine longitudinale Achse in der Transversalebene (Rotationskrümmung).

Die Tibia hingegen weist zwei ungleich große, eher längsovale Gelenkflächen (Facies articularis superior) auf, die durch die Eminentia intercondylaris und durch Areae intercondylares anterior et posterior getrennt sind. Die Knorpelauflagen der Femurkondylen sind besonders reichlich (bis 7 mm Dicke) im dorsalen Krümmungsbereich. Die stärkste Knorpelauflage an den Tibiakondylen befindet sich im Bereich der medialen Gelenkfacette nahe der Eminentia intercondylaris. Die bestehende Inkongruenz zwischen den Femurkondylen und den Gelenkfacetten am Tibiaplateau erfordert als besondere Einrichtung die Einschaltung der beiden Menisci, welche sich keilförmig zwischen Femur und Tibia schieben. Dadurch läßt sich klinisch das Femorotibialgelenk in ein „Meniskotibialgelenk" und ein „Meniskofemoralgelenk" unterteilen (Abb. 2).

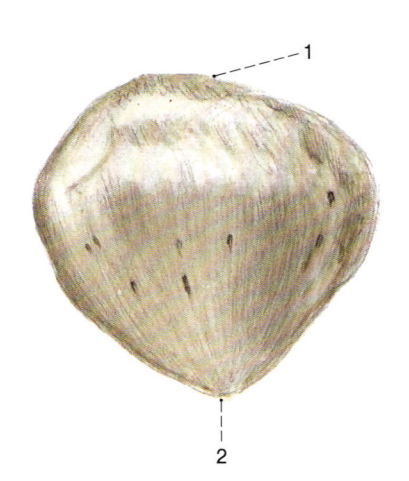

Abb. 2a Patella von vorne.
1 Basis patellae
2 Apex patellae

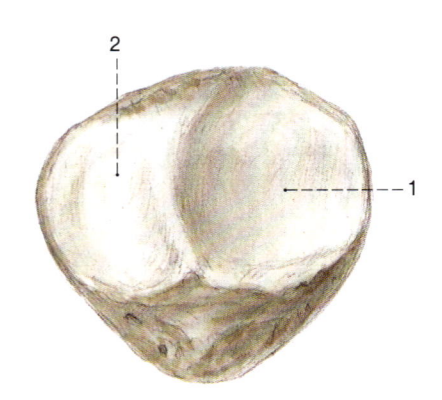

Abb. 2b Patella von hinten.
1 laterale Facette
2 mediale Facette

Beim Femoropatellargelenk ist die Gelenkfläche der Patella durch einen First in eine größere laterale und eine kleinere mediale Facette getrennt. Die Patella hat im medianen Bereich eine bis zu 7 mm dicke Knorpelauflage.

Aufgrund der Form seiner Gelenkkörper entspricht das Kniegelenk funktionell einem Drehscharniergelenk (Trochoginglymus). An Bewegungen sind Flexion und Extension um transportable Gelenkachsen (Getriebegelenk) möglich. In gebeugter Stellung sind Innen- und Außenrotation durchführbar. Ausgehend von der Neutral-Nullstellung beträgt der Exkursionswinkel für die Flexion 120–140 Grad. Passiv ist eine geringe Hyperextension von etwa 5–10 Grad möglich. Bei rechtwinkelig gebeugtem Knie ist eine Außenrotation von 25–40 Grad möglich. Das Ausmaß der Innenrotation beträgt etwa 10 Grad.

Gelenkkapsel

Die beiden Schichten der weiten Gelenkkapsel, die Membrana synovialis und die Membrana fibrosa, sind durch Fett- und Bindegewebseinlagerungen, besonders an der Vorder- und Hinterseite des Gelenkes, voneinander getrennt (Abb. 3).

Die Membrana synovialis entspringt an der Knorpel-Knochen-Grenze vorn an den Tibiakondylen. Nahe der Area intercondylaris posterior verläuft die Ursprungslinie entlang der Begrenzung der Gelenksfacetten im Bogen nach vorn, die Area intercondylaris anterior umfassend. Von dort verläuft die Membrana synovialis zur Fossa intercondylaris des Femurs, wo sie an der Innenseite der Femurkondylen ansetzt. Von der weiteren Knorpel-Knochen-Grenze des Tibiaplateaus zieht sie zum Unterrand der Menisci, die vorn und seitlich mit der Kapsel verwachsen sind und setzt sich vom Oberrand dieser fort, um zum Femur zu gelangen. An der Vorderseite des Kniegelenkes ist die Patella in die Synovialmembran eingelassen. Eine hier von der Knorpel-Knochen-Grenze abgehende Umschlagfalte verläuft entlang des periostalen Bindegewebes des Femurs nach proximal und bildet die Bursa suprapatellaris (klinisch auch als Recessus superior bezeichnet).

Die Membrana fibrosa ist an der Tibia ca. 1 cm distal der Gelenkflächenränder befestigt. Sie ist mit den Meniskusbasen verwachsen und zieht von dort dorsal zu den Femurkondylen sowie, die Fossa intercondylaris überbrückend, zur Linea intercondylaris. Seitlich setzt sie unterhalb der Epicondyli femoris an. Vorn ist sie von den Kapselverstärkungen des „Quadrizeps-Streckapparates" nicht abzugrenzen. Im vorderen Bereich des Gelenkes ist distal der Patella, zwischen Membrana synovialis und Membrana fibrosa, das Corpus adiposum infrapatellare (Hoffa-Fettkörper) als Druckpolster eingelassen. Der Fettkörper reicht von der Kniescheibe bis zur Plica synovialis infrapatellaris. Diese zieht mit ihrem freien Rand durch den Gelenkraum zu den Kreuzbändern und umhüllt diese vorn. Seitlich des Corpus adiposum infrapatellare finden sich zwei weitere Baufettwülste, die Plicae alares.

Konstant vorkommende kommunizierende Bursen sind die Bursa suprapatellaris, der Recessus subpopliteus, die Bursa des M. semimembranosus sowie die Bursa subtendinea m. gastrocnemii medialis.

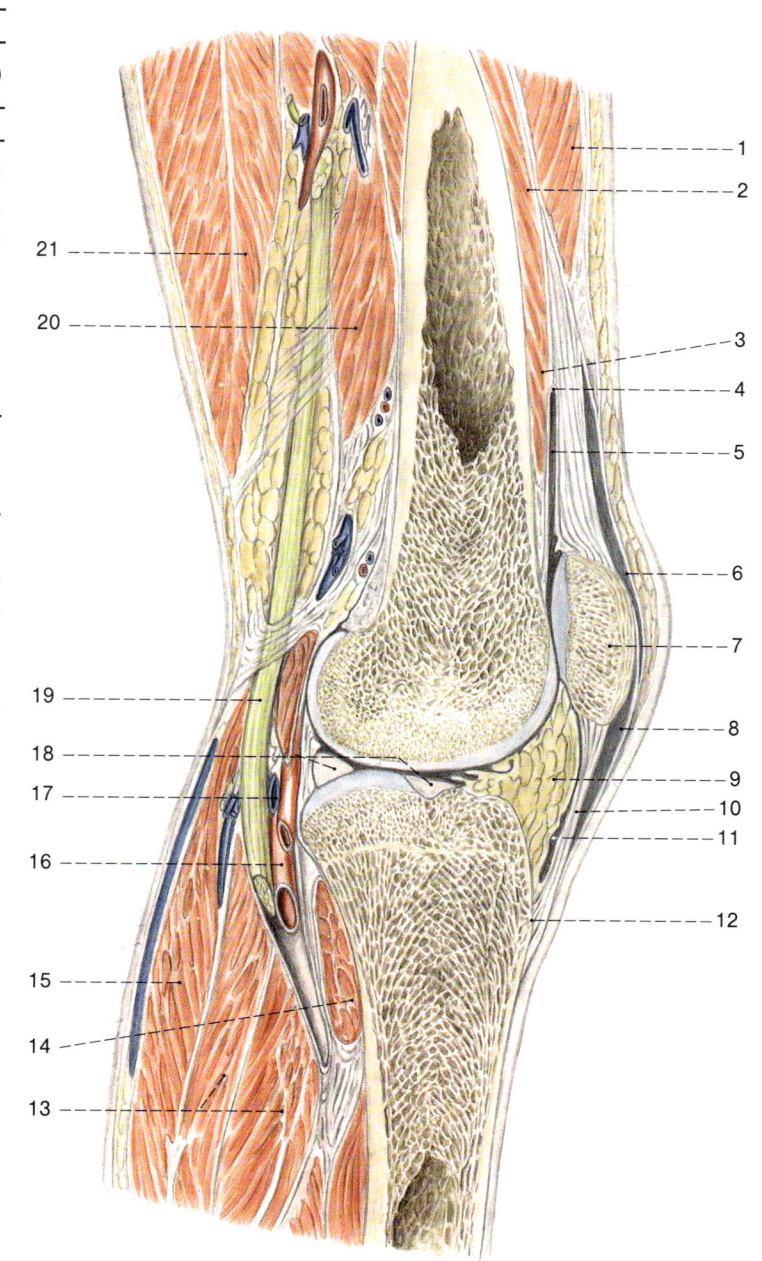

Abb. 3 Längsschnitt durch das Kniegelenk.

1 M. rectus femoris
2 M. vastus intermedius
3 M. articularis genus
4 Umschlagstelle der Membrana synovialis
5 Bursa suprapatellaris
6 Bursa praepatellaris (künstlich erweitert)
7 Patella
8 Bursa subcutanea infrapatellaris
9 Corpus adiposum infrapatellare
10 Lig. patellae
11 Bursa infrapatellaris profunda
12 Tuberositas tibiae
13 M. soleus
14 M. popliteus
15 M. gastrocnemius (Caput laterale)
16 A. poplitea
17 V. poplitea
18 Meniscus lateralis
19 N. tibialis
20 M. adductor magnus
21 M. biceps femoris

Kniegelenkstabilisierende Faktoren

Zahlreiche Einrichtungen des Kniegelenkes dienen der funktionellen Stabilität. Diese wird durch ein Zusammenspiel von statisch und dynamisch, von allen Seiten auf das Kniegelenk einwirkenden Strukturen ermöglicht, die in drei Hauptebenen ihre Wirkung entfalten. In der Sagittalebene verhindern sie die Verschiebung von Femur und Tibia in dorsoventraler Richtung (vorderes bzw. hinteres Schubladenphänomen).

In der Frontalebene werden mediale Aufklappbarkeit („Abduktion" des Unterschenkels, Valgusstreß) bzw. laterale Aufklappbarkeit („Adduktion" des Unterschenkels, Varusstreß) unterbunden; Bewegungen also, die physiologisch nicht möglich sind.

In der Transversalebene wird die Außen- bzw. Innenrotation stabilisiert.

Statische Stabilisatoren

Ligg. cruciata

Die Kreuzbänder, ein entwicklungsbedingter Rest einer vertikalen Scheidewand, bilden die zentralen Pfeiler (pivot central) des Gelenkes.

Sie liegen zwischen den beiden Schichten der Gelenkkapsel zwar intrakapsulär, aber bezogen auf den Gelenkraum, extraartikulär (Abb. 4 u. 5).

Das Lig. cruciatum anterius entspringt fächerförmig, annähernd sagittal gestellt, im hinteren Drittel der Innenfläche des Condylus lateralis femoris. Es setzt, annähernd frontal gestellt, zwischen den Vorderhörnern der Menisci im Bereich der Area intercondylaris anterior an der Tibia an. Sein Verlauf durch die Fossa intercondylaris ist schräg von oben, hinten, lateral nach unten, vorn, medial. Die Faserbündel des vorderen Kreuzbandes sind je nach Gelenkstellung mehr oder weniger torquiert. Zwei Faserbündel lassen sich unterscheiden. Ein anteromediales Bündel mit langen Fasern sowie ein kurzfaseriges, posterolaterales Bündel. In Abhängigkeit von der Gelenkstellung zeigen sich unterschiedliche Spannungszustände dieser Bündel.

Die stabilisierende Funktion des vorderen Kreuzbandes wirkt in zwei Hauptrichtungen. Es verhindert in der Sagittalebene, unabhängig von der Gelenkstellung, eine Verschiebung der Tibia nach ventral (vorderes Schubladenphänomen). In der Transversalebene beendet die Anspannung des vorderen Kreuzbandes Außen- und Innenrotation.

Bei den letzten 10 Grad der Streckung verursacht die Anspannung des Lig. cruciatum anterius, begünstigt durch die Form des medialen Femurkondyls sowie unterstützt durch den Tractus iliotibialis, die zwangsläufige Schlußrotation im Ausmaß von ca. 5 Grad (Abb. 6 u. 7).

Das Lig. cruciatum posterius entspringt fächerförmig, nahezu sagittal gestellt, im hinteren Teil der Innenfläche des Condylus lateralis femoris. Es setzt, etwa frontal gestellt, dorsal der Hinterhörner der Menisci an der Area intercondylaris posterior tibiae an. Oberflächliche Fasern dieses Bandes erreichen die Hinterfläche der Tibia. In seinem Verlauf von vorn, oben, medial nach hinten, unten, lateral verdrehen sich die Faserbündel. Es läßt sich ein anterolaterales Bündel, mit langen kräftigen Fasern und ein posteromediales Bündel mit kurzen Fasern sowie ein hinteres Schrägbündel unterscheiden. Letzteres zeigt bei den Bewegungen keine nennenswerten Spannungsänderungen (= isometrisches Bündel). Bei der Streckung im Kniegelenk verläuft das hintere Kreuzband eher transversal eingestellt, mit zunehmender Beugung jedoch wird es aufgerichtet und damit zum Drehpfeiler für die Rotationsbewegung.

In der Sagittalebene verhindert das hintere Kreuzband eine Dorsalverschiebung der Tibia gegen das Femur (hinteres Schubladenphänomen).

Grundsätzlich sichern beide Kreuzbänder in Beugestellung des Kniegelenkes den gelenkigen Kontakt und übernehmen die Führung im Gelenk.

Die Ansatzstellen sowie die Längen der Kreuzbänder ermöglichen einen typischen Ablauf des Rollgleitens bzw. Drehgleitens der Kondylen. Geringfügige Änderungen in diesem System führen zu einer Diskrepanz zwischen Kondylenform und Bewegungsbahn.

Spezielle Anatomie 167

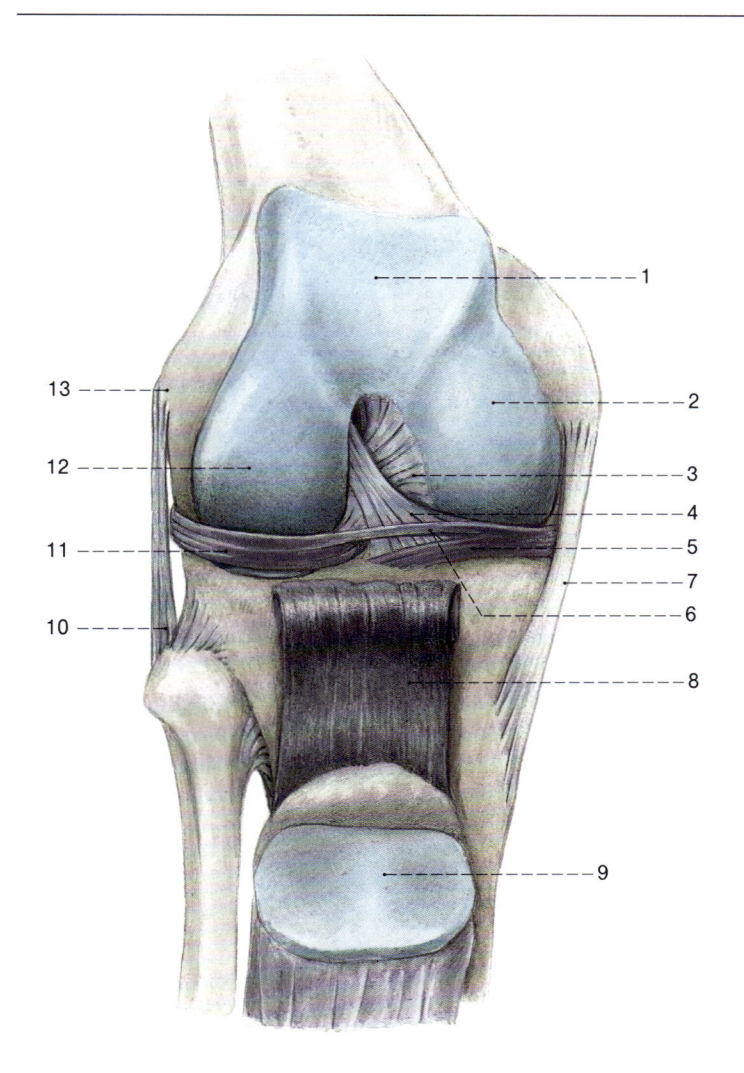

Abb. 4 Rechtes Kniegelenk, Kreuzbänder von vorne.

1 Facies articularis patellaris
2 Condylus medialis femoris
3 Lig. cruciatum posterius
4 Lig. cruciatum anterius
5 Meniscus medialis
6 Lig. transversum genus
7 Lig. collaterale tibiale
8 Lig. patellae
9 Facies articularis patellae
10 Lig. collaterale fibulare
11 Meniscus lateralis
12 Condylus lateralis femoris
13 Epicondylus lateralis femoris

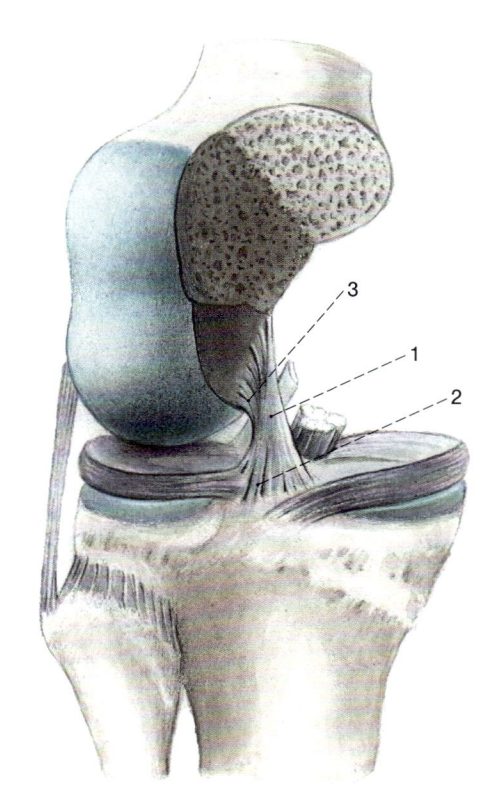

Abb. 5 Rechtes Kniegelenk, vorderes Kreuzband.

1 Lig. cruciatum anterius
2 anteromediales Bündel des vorderen Kreuzbandes
3 posteromediales Bündel des vorderen Kreuzbandes

Kniegelenk

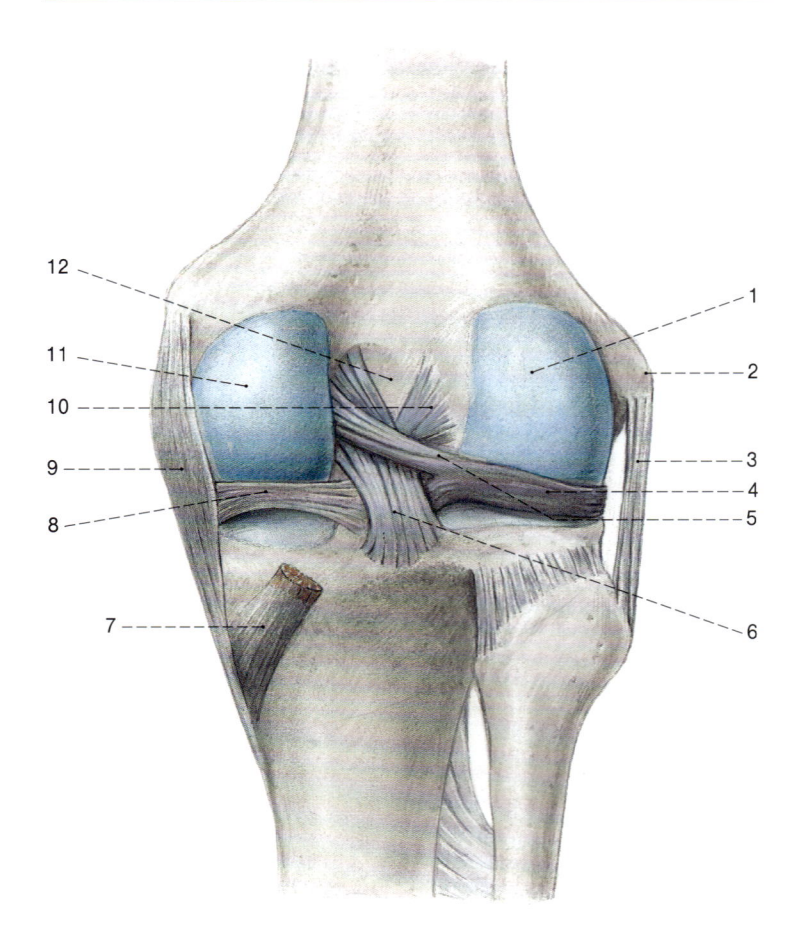

Abb. 6 Rechtes Kniegelenk, Kreuzbänder von hinten.

1 Condylus lateralis femoris
2 Epicondylus lateralis femoris
3 Lig. collaterale fibulare
4 Meniscus lateralis
5 Lig. meniscofemorale posterius
6 Lig. cruciatum posterius
7 Sehne des M. semimembranosus
8 Meniscus medialis
9 Lig. collaterale tibiale
10 Lig. cruciatum anterius
11 Condylus medialis femoris
12 Fossa intercondylaris

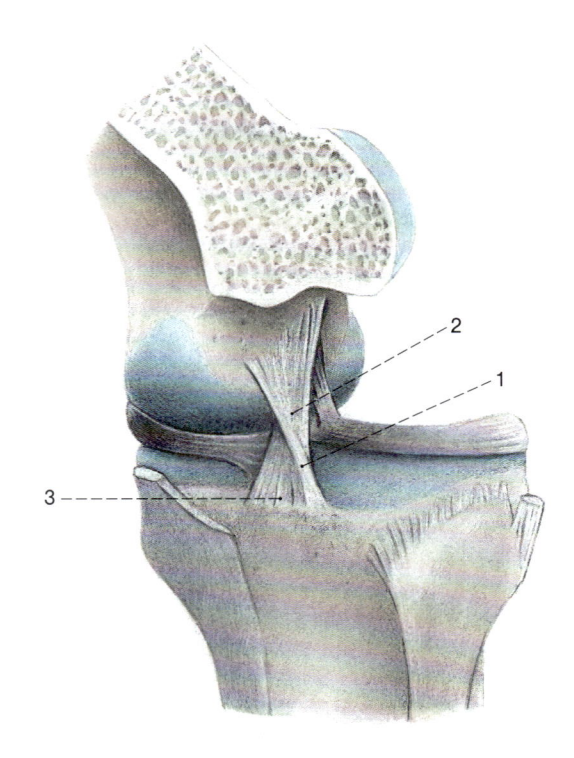

Abb. 7 Rechtes Kniegelenk, hinteres Kreuzband.

1 hinteres Schrägbündel des hinteren Kreuzbandes
2 anterolaterales Bündel des hinteren Kreuzbandes
3 posteromediales Bündel des hinteren Kreuzbandes

Ligg. meniscofemoralia

Die Meniskofemoralbänder ziehen vom Hinterhorn des Meniscus lateralis zur Innenfläche des medialen Femurkondyls. Sie verlaufen annähernd parallel zum hinteren Kreuzband.

Das Lig. meniscofemorale posterior setzt dorsal, das Lig. meniscofemorale anterior ventral am Condylus medialis des Femurs an. Beide Bänder finden sich in 54 % der Fälle. Das hintere Meniskofemoralband ist einzeln in 24 %, das vordere Meniskofemoralband einzeln in 22 % der Fälle vorhanden.

Die Ligg. meniscofemoralia verhindern durch eine stabilisierende Wirkung auf das Hinterhorn des Meniscus lateralis dessen Einklemmung (Abb. 8).

Ligg. collateralia

Das Lig. collaterale tibiale ist ein in die Membrana fibrosa der Kapsel eingelassenes, etwa 10 cm langes, dreieckiges Band. Drei Faserrichtungen lassen sich unterscheiden. Vordere, lange Fasern entspringen am Epicondylus medialis des Femurs und ziehen longitudinal zum Margo medialis der Tibia. Im Ansatzbereich sind diese Fasern von den schräg verlaufenden Fasern des Pes anserinus superficialis bedeckt. Die vorderen, langen Fasern sind durch lockeres Bindegewebe, manchmal auch durch eine Bursa, in eine oberflächliche und tiefe Schichte unterteilt. Die tiefe Schichte wird auch als „mediales Kapselband" bezeichnet. Hintere, obere, kurze Fasern (klinisch auch posterior oblique ligament bzw. Lig. collaterale mediale posterius superius genannt) ziehen schräg vom Epicondylus medialis des Femurs zum Hinterhorn des Meniscus medialis und sind über die Gelenkkapsel mit diesem fest verwachsen.

Hintere, untere Fasern (auch „Lig. coronarium" genannt) ziehen vom Hinterhorn des medialen Meniskus schräg zur Tibia und werden von der Ansatzsehne des M. semimembranosus unterkreuzt.

Sowohl in Streck- als auch in Beugestellung stabilisiert das Band gegen „Valgusstreß" und Außenrotationskräfte in Frontal- bzw. Transversalebene (Abb. 9).

Spezielle Anatomie   169

Das annähernd runde *Lig. collaterale fibulare* zieht extrakapsulär vom Epicondylus lateralis femoris zum Caput fibulae. Es wird von der Sehne des M. biceps femoris zangenförmig umfaßt. Zwischen Band und Gelenkkapsel schiebt sich unterkreuzend die Sehne des M. popliteus ein.

Die stabilisierende Wirkung dieses Bandes in der Frontalebene wirkt, vor allem in Streckstellung, gegen „Varusstreß". In Beugestellung ist es insuffizient.

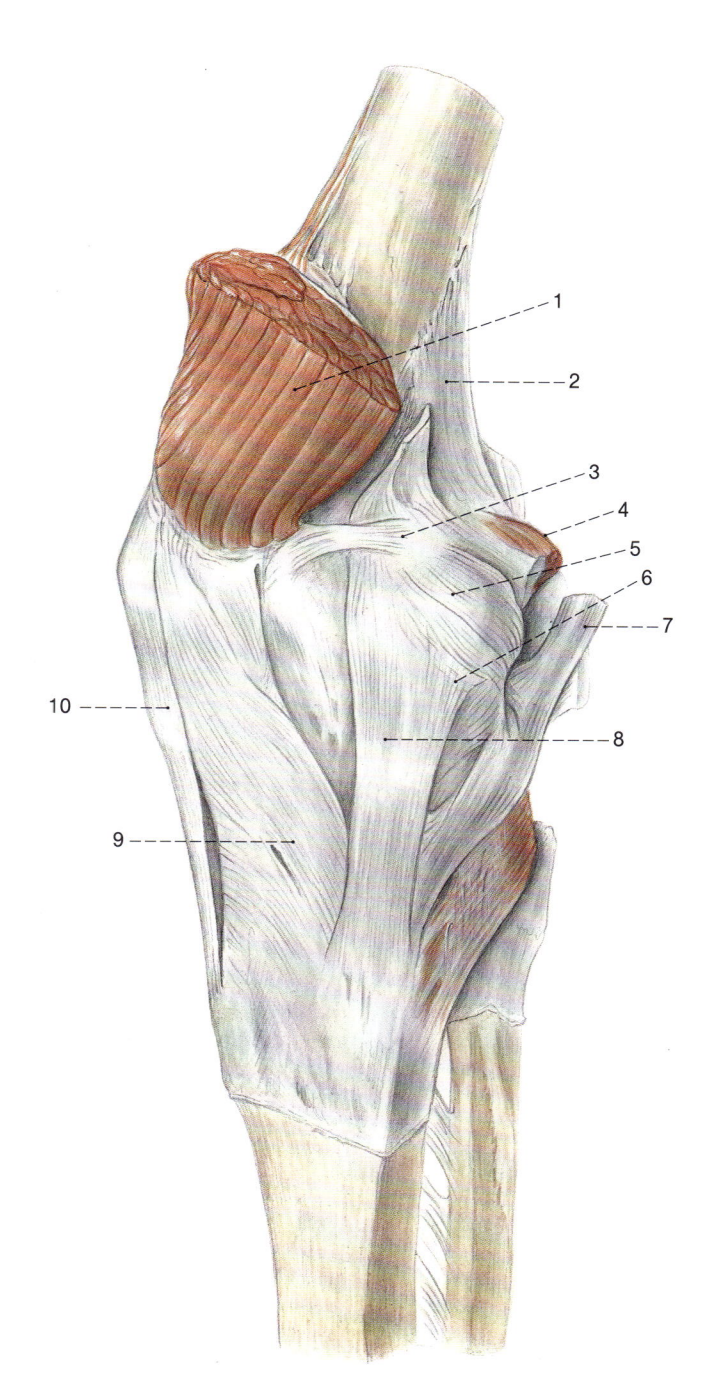

Abb. 8   Rechtes Kniegelenk von medial.

1 M. vastus medialis
2 Capsula articularis
3 Epicondylus medialis
4 Caput mediale m. gastrocnemii
5 hintere, obere, kurze Fasern des Lig. collaterale tibiale
6 hintere, untere Fasern des Lig. collaterale tibiale
7 Sehne des M. semimembranosus
8 vordere, lange Fasern des Lig. collaterale tibiale
9 Retinaculum patellae mediale
10 Lig. patellae

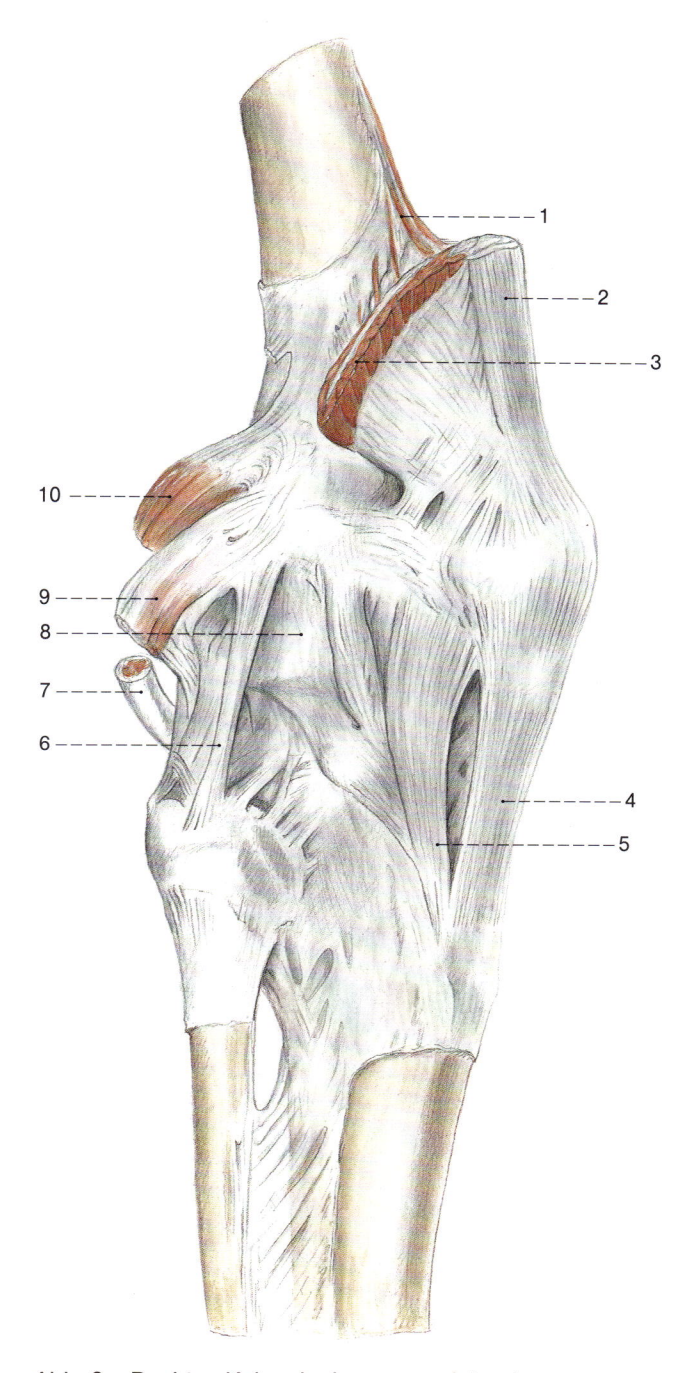

Abb. 9   Rechtes Kniegelenk von vorn lateral.

1 M. articularis genus
2 Ansatzsehne des M. rectus femoris
3 M. vastus lateralis
4 Lig. patellae
5 Retinaculum patellae laterale
6 Lig. collaterale fibulare
7 Sehne des M. semimembranosus
8 Capsula articularis
9 Caput laterale m. gastrocnemii
10 M. plantaris

Kniegelenk

Dorsale Kapsel-Band-Strukturen

Die dorsalen Kapsel-Band-Strukturen stellen sowohl statisch als auch dynamisch eine funktionelle Einheit dar. Sie verstärken außerdem die Gelenkkapsel im dorsalen Bereich.

Dazu gehören die sehnigen Ansätze des M. semimembranosus (Pes anserinus profundus), die hinteren, oberen, kurzen Fasern des Lig. collaterale tibiale, das Lig. popliteum arcuatum sowie die Sehnenkappen der Ursprungsköpfe des M. gastrocnemius (Abb. 10).

Der M. semimembranosus setzt als Pes anserinus profundus in der posteriomedialen Gelenkecke („Semimembranosusecke") an. Seine Sehne spaltet sich in drei Teile auf. Ein Teil zieht nach vorne zum Condylus medialis tibiae, ein zweiter Teil strahlt in die Faszie des M. popliteus ein, während ein dritter Teil die Hinterwand der Gelenkkapsel als Lig. popliteum obliquum verstärkt. Eine weitere Verstärkung der dorsalen Kapselwand bildet das Lig. popliteum arcuatum, das vom Apex capitis fibulae, die Sehne des M. popliteus überkreuzend, in die dorsale Kapsel einstrahlt.

Lig. popliteum arcuatum, Popliteussehne, und Lig. collaterale fibulare werden funktionell als „Arcuatumkomplex" zusammengefaßt.

Die dorsalen Kapsel-Band-Strukturen stabilisieren das Kniegelenk in Streckstellung in der Sagittalebene, gegen Hyperextension in der Transversalebene, gegen übermäßige Rotation und in der Frontalebene gegen mediale und laterale Aufklappbarkeit. Der sog. „Arcuatumkomplex" stabilisiert die posterolaterale Gelenkecke („Popliteusecke") gegen laterale Aufklappbarkeit unter Varusstreß und übermäßige „Außenrotation" (Abb. 11).

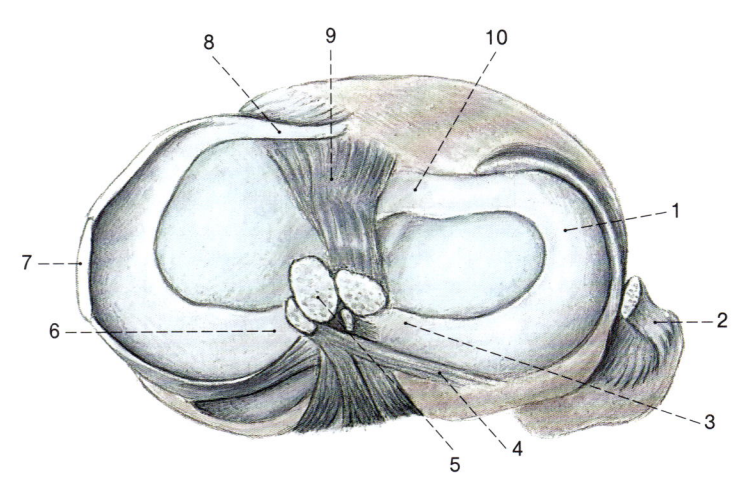

Abb. 11 Menisci, Ansicht ihrer oberen Fläche.

1 Meniscus lateralis
2 Lig. collaterale fibulare
3 Crus posterius des Meniscus lateralis
4 Lig. meniscofemorale posterius
5 Lig. cruciatum posterius
6 Crus posterius des Meniscus medialis
7 Lig. collaterale tibiale
8 Crus anterius des Meniscus medialis
9 Lig. cruciatum anterius
10 Crus anterius des Meniscus lateralis

Menisci

Die Menisci sind besondere Gelenkeinrichtungen zum Ausgleich der Inkongruenz der Gelenkkörper. An der Tibia verschieblich befestigt, verbessern sie als transportable Gelenkpfannen den Gelenkkontakt. Zur flächenhaften Druckverteilung sind sie keilförmig an ihrer Innenseite abgeplattet. An ihrer Außenfläche sind sie mit der Membrana synovialis verwachsen. Ihre Fasern sind in Richtung der größten Zugbeanspruchung ausgerichtet. Längsfasern und radiäre Fasern durchflechten sich. Mikroskopisch sind drei Zonen feststellbar. Eine gefäßlose, durch Diffusion ernährte Knor-

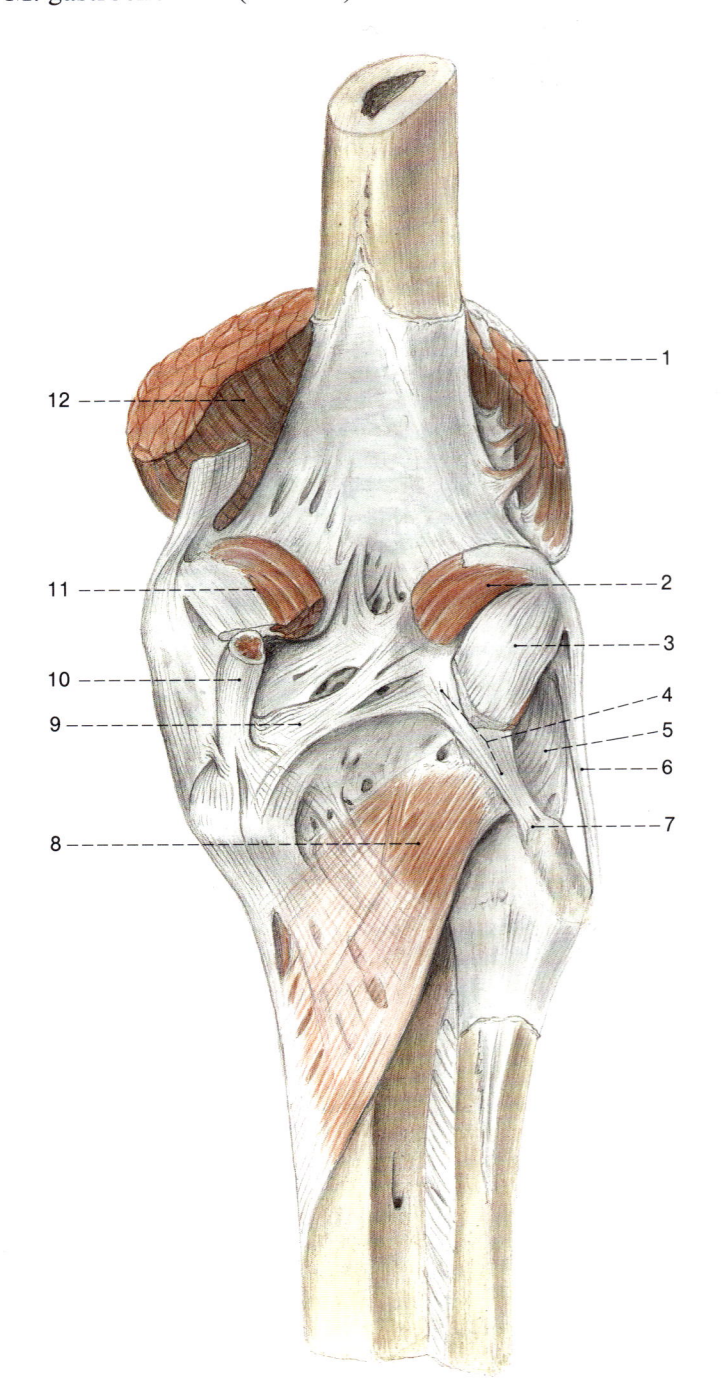

Abb. 10 Rechtes Kniegelenk von hinten.

1 M. vastus lateralis
2 M. plantaris
3 Caput laterale m. gastrocnemii
4 Lig. popliteum arcuatum
5 Sehne des M. popliteus
6 Lig. collaterale fibulare
7 Apex capitis fibulae
8 M. popliteus
9 Lig. popliteum obliquum
10 Sehne des M. semimembranosus
11 Caput mediale m. gastrocnemii
12 M. vastus medialis

pelzone, etwa Dreiviertel des inneren Anteiles einnehmend, eine kapillarhaltige Faserzone sowie eine parameniskeale Zone aus lockerem Bindegewebe, als Gleitschicht nahe dem gefäßreichen Kapselansatz. Die gute Vaskularisation der basisnahen Zone, insbesondere der Hinterhörner ermöglicht eine Refixation von Meniskusabrissen.

Der *Meniscus medialis* ist halbmondförmig. Sein Crus anterius ist vor dem Lig. cruciatum anterius an der Area intercondylaris anterior befestigt. Das Crus posterius setzt zwischen Eminentia intercondylaris und Lig. cruciatum posterius an der Area intercondylaris posterior an.

Der mediale Meniskus ist mit den hinteren, kurzen, oberen Fasern und den hinteren, unteren Fasern des Lig. collaterale tibiale verwachsen und dadurch in seiner Beweglichkeit eingeschränkt. Der eher kreisförmige *Meniscus lateralis* inseriert mit seinem Crus anterius zwischen Eminentia intercondylaris und Lig. cruciatum anterius an der Area intercondylaris anterior. Sein Crus posterius setzt zwischen Eminentia intercondylaris und dem Lig. cruciatum posterius an der Area intercondylaris posterior an. Von seinem Hinterhorn entspringen die Meniskofemoralbänder.

Vorn sind beide Menisci durch das Lig. transversum genus verbunden.

Die Meniskushinterhörner sind wichtige Stabilisatoren in der Transversalebene (Rotationsstabilisierung). Das Hinterhorn des medialen Meniskus kontrolliert die Außenrotation, indem es bei dieser Bewegung wie ein Bremsklotz zwischen Femur und Tibia gepreßt wird. In analoger Weise wirkt das Hinterhorn des lateralen Meniskus bei der Innenrotation.

Dynamische Stabilisatoren des Kniegelenkes

Quadrizeps-Streckapparat

M. quadriceps femoris, Patella, Lig. patellae und Retinacula patellae bilden funktionell gesehen den Quadrizeps-Streckapparat.

Der M. quadriceps femoris gliedert sich in den zweigelenkigen M. rectus femoris sowie in die eingelenkigen Mm. vastus medialis, vastus intermedius und vastus lateralis (Abb. 12).

Der M. rectus femoris hat seinen Ursprung mit seinem Caput rectum an der Spina iliaca anterior inferior und mit dem Caput reflexum am Oberrand der Hüftgelenkpfanne im Sulcus supraacetabularis.

Der M. vastus medialis entspringt vom Labium mediale der Linea aspera des Femurs, der M. vastus intermedius von der vorderen und lateralen Femurfläche. Der M. vastus lateralis hat seinen Ursprung an der lateralen Fläche des Trochanter major, an der Linea intertrochanterica, an der Tuberositas glutaealis und am Labium laterale der Linea aspera.

Diese vier Anteile des M. quadriceps femoris inserieren mit einer gemeinsamen Sehne an der Basis und den Seitenteilen der Patella. In Fortsetzung dieser Fasern verläuft das Lig. patellae vom distalen Rand der Kniescheibe bis zur Tuberositas tibiae.

Ansatzfasern des M. vastus medialis und wenige Fasern des M. rectus femoris bilden das Retinaculum patellae mediale.

Fasern des M. vastus lateralis und des M. rectus femoris bilden das Retinaculum patellae laterale, in das auch Fasern des Tractus iliotibialis einstrahlen. Die Ansatzgebiete dieser Retinacula sind an der Vorderfläche des medialen bzw. lateralen Tibiakondyls.

Das kräftige, 5–6 cm lange, 2–3 cm breite und bis zu 0,5 cm dicke Lig. patellae, die Retinacula patellae sowie die Faszie bilden mit dem M. quadriceps femoris ein vertikales und transversales Verspannungssystem für das „Femoropatellargelenk".

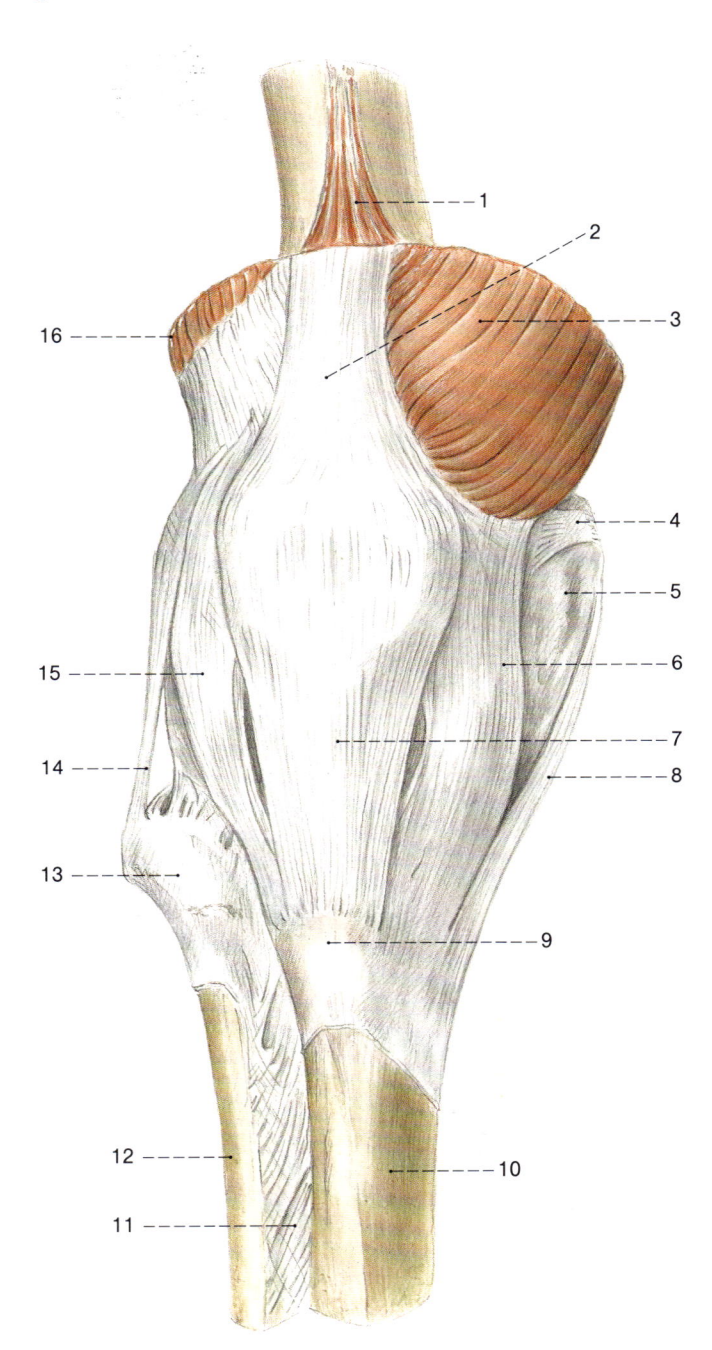

Abb. 12 Rechtes Kniegelenk von vorn.

1 M. articularis genus
2 Sehne des M. quadriceps femoris
3 M. vastus medialis
4 Transversal verlaufende Fasern
5 Capsula articularis
6 Retinaculum patellae mediale
7 Lig. patellae
8 Lig. collaterale tibiale
9 Tuberositas tibiae
10 Tibia
11 Membrana interossea
12 Fibula
13 Caput fibulae
14 Lig. collaterale fibulare
15 Retinaculum patellae laterale
16 M. vastus lateralis

Der Quadrizeps-Streckapparat stabilisiert das Kniegelenk in der Sagittal- und Transversalebene. Als kräftiger Strecker verhindert der M. quadriceps femoris in der Sagittalebene eine vordere Subluxation des Femurs. Durch diese Funktion ist er ein dynamischer Partner des hinteren Kreuzbandes.
In der Transversalebene wird die Außenrotation vom M. vastus medialis, die Innenrotation vom M. vastus lateralis kontrolliert.
Alle an der Patella angreifenden Muskel verteilen aufgrund des Verspannungssystems den Gelenkdruck.

Ischiokrurale Muskeln

Die ischiokrurale Muskelgruppe, bestehend aus dem Caput longum des M. biceps femoris, M. semimembranosus und M. semitendinosus, entspringen mit einem Caput commune am Tuber ischiadicum und setzen an den Unterschenkelknochen an.
Der M. biceps femoris entspringt zusätzlich mit seinem Caput breve am mittleren Drittel der lateralen Lippe der Linea aspera des Femurs und am Septum intermusculare laterale. Der Ansatz dieses Muskels ist am Caput fibulae, wo er das Lig. collaterale fibulare zangenförmig umfaßt. In seinem Ansatzgebiet hat er auch Verbindungen zum lateralen Tibiakondyl sowie zur Unterschenkelfaszie. Eine Bursa subtendinea m. bicipitis femoris findet sich zwischen seinem Ansatzgebiet und dem Lig. collaterale fibulare.
Der M. semitendinosus setzt, über den Pes anserinus superficialis, gemeinsam mit dem M. gracilis und M. sartorius an der Facies medialis der Tibia an. Zwischen Tibia und dem Pes anserinus superficialis liegt die Bursa anserina.
Das Ansatzgebiet des M. semimembranosus als Pes anserinus profundus wurde bereits beschrieben.
Über ihre Ansätze stabilisieren die ischiokruralen Muskeln das Kniegelenk in allen drei Hauptebenen. In der Sagittalebene besteht eine antagonistische Wirkung zum Quadrizeps-Streckapparat. Der M. semimembranosus wirkt synergistisch zum Lig. cruciatum anterius einer vorderen Subluxation der Tibia entgegen. Ferner hemmen die ischiokruralen Muskeln eine Hyperextension.
In der Frontalebene wirkt der M. biceps femoris einer lateralen Aufklappbarkeit unter Varusstreß entgegen, während M. semitendinosus und M. semimembranosus die mediale Aufklappbarkeit unter Valgusstreß verhindern.
In der Transversalebene sind M. semitendinosus und M. semimembranosus als Innenrotatoren Stabilisatoren der Außenrotation, während der M. biceps femoris als einziger Außenrotator des Kniegelenkes eine überschießende Innenrotation kontrolliert.

Muskeln mit Ansatz als Pes anserinus superficialis

Der Pes anserinus superficialis ist gemeinsames Ansatzgebiet von M. sartorius, M. gracilis und M. semitendinosus an der Facies medialis tibiae in Höhe der Tuberositas tibiae.

Der M. sartorius entspringt an der Spina iliaca anterior superior, der M. gracilis am Ramus inferior ossis pubis und der M. semitendinosus am Tuber ischiadicum.
Die Muskeln des Pes anserinus superficialis stabilisieren das Kniegelenk in allen drei Hauptebenen.
In der Sagittalebene wird einer vorderen Subluxation der Tibia entgegengewirkt und eine Hyperextension begrenzt. In der Frontalebene wird die mediale Aufklappbarkeit verhindert sowie in der Transversalebene die Außenrotation kontrolliert.

M. gastrocnemius, M. plantaris

Der M. gastrocnemius entspringt mit einem Caput mediale proximal vom Condylus medialis femoris und mit einem Caput laterale proximal vom Condylus lateralis femoris. Er setzt über die gemeinsame Endsehne des M. triceps surae (Achillessehne) am Tuber calcanei an. Die Ursprungssehnen seiner Köpfe sind mit der Kapsel des Kniegelenkes fest verbunden und bilden die sog. Kondylenkappen. In 10–20% der Fälle findet sich in der Ursprungssehne des lateralen Kopfes ein Sesambein (Fabella).
Zwischen Gelenkkapsel und Ursprung des medialen Kopfes liegt die mit dem Gelenk kommunizierende Bursa subtendinea m. gastrocnemii medialis. Diese kann mit der Bursa m. semimembranosi in Verbindung stehen. In 15% der Fälle findet sich auch eine Bursa subtendinea m. gastrocnemii lateralis, die nur selten mit dem Gelenk kommuniziert.
Der M. plantaris entspringt proximal vom Condylus lateralis des Femurs und setzt mit einer langen schmalen Endsehne am Tuber calcanei an. In 5% der Fälle kann er fehlen.
Als Beuger im Kniegelenk stabilisieren diese Muskeln in der Sagittalebene, indem sie einer Hyperextension entgegenwirken. Das Caput mediale des M. gastrocnemius verhindert eine mediale Aufklappbarkeit unter Valgusstreß, das Caput laterale die laterale Aufklappbarkeit unter Varusstreß.

M. popliteus

Der am Epicondylus lateralis entspringende M. popliteus zieht eingebettet in der Kniegelenkkapsel, im Sulcus popliteus des Femurs, medial vom Lig. collaterale fibulare zur Linea m. solei der Tibia.
In Höhe des Tibiaplateaus ist die Sehne des M. popliteus mit dem Crus posterius des lateralen Meniskus verwachsen, so daß dieser dynamisch gesteuert werden kann. An dieser Stelle bildet eine Aussackung der Gelenkkapsel den Recessus subpopliteus.
Der M. popliteus ist ein wichtiger dynamischer Stabilisator im „Popliteuseck". Er kontrolliert in der Transversalebene als Innenrotator die Außenrotation. In der Sagittalebene wirkt er einer vorderen Subluxation des Femurs, in Synergie mit dem hinteren Kreuzband, entgegen. In der Frontalebene wird die laterale Aufklappbarkeit unter Varusstreß unterbunden.

Tractus iliotibialis

Der Tractus iliotibialis verstärkt im lateralen Abschnitt des Oberschenkels die Fascia lata. Er setzt an der anterolateralen Fläche des lateralen Tibiakondyls am Tuberculum tractus iliotibialis (Gerdy-Tuberculum) an. Er wird durch die von kranial einstrahlenden Fasern des M. tensor fasciae latae und M. glutaeus maximus zu einer dynamischen Struktur.

Er stabilisiert das Gelenk in Abhängigkeit vom Exkursionswinkel der Bewegung in allen drei Hauptebenen.

Regionen des Kniegelenkes

Abgrenzung

Die Regionen des Kniegelenkes sind die Regio genus anterior und die Regio genus posterior mit der Fossa poplitea.
Die Abgrenzung nach proximal-ventral ist etwa die Höhe der Umschlagfalte der Bursa suprapatellaris. Proximal-dorsal besteht eine fließende Grenze zur Regio femoris posterior etwa in Höhe des Hiatus tendineus des Canalis adductorius.
Distal-ventral bildet die Grenze die Höhe der Tuberositas tibiae, distal-dorsal der Arcus tendineus m. solei (Abb. 13).

Regio genus anterior

Oberflächliche Gebilde und Faszie

Die Haut über der Patella ist verschieblich, aber derb. Seitlich der Patella ist sie dünner. Die Fascia lata ist an den prominenten Knochenteilen fest verwachsen (Verstärkungszüge sowie Gleitbeutel s. oben).
Im epifaszialen Gewebe finden sich nur kleinere Hautgefäße.
Die Nervenversorgung der Haut erfolgt proximal durch die Rr. cutanei anteriores des N. femoralis, lateral durch den N. cutaneus femoris lateralis sowie medial durch den R. cutaneus n. obturatorii.
Distal verzweigt sich der R. infrapatellaris des N. saphenus, der als sensibler Anteil des Patellarsehnenreflexes (Quadrizepsreflex) auch das Lig. patellae versorgt.
Subfaszial findet sich ein ausgeprägtes arterielles Rete articulare genus, welches im Bereich der Kniescheibe als Rete patellare bezeichnet wird. Das Rete articulare genus wird von sechs Hauptarterien gespeist. Es sind dies die A. genus superior lateralis, die A. genus superior medialis, die A. genus inferior lateralis, die A. genus inferior medialis, die A. genus media und A. genus descendens. Die fünf erstgenannten Arterien entstammen der A. poplitea, die A. genus descendens kommt aus der A. femoralis.
Das Rete articularis genus versorgt nicht nur die subkutanen Gebilde, sondern übernimmt auch die Blutversorgung aller Gelenkanteile wie Gelenkkörper und besonderer Einrichtungen des Gelenkes.

Regio genus posterior, Fossa poplitea

Epifasziale Gebilde

In der Subkutis finden sich am medialen Rand der Regio genus posterior die V. saphena magna, welche am Unterschenkel vom N. saphenus begleitet wird. Am Unterrand der Fossa poplitea kann, begleitet vom N. cutaneus surae medialis, die V. saphena parva die Faszie durchbrechen. Die laterale Seite dieser Region wird von rückläufigen Ästen des N. cutaneus surae lateralis versorgt. In der Mitte der Region erfolgt die Innervation durch die Endäste des N. cutaneus femoralis posterior.

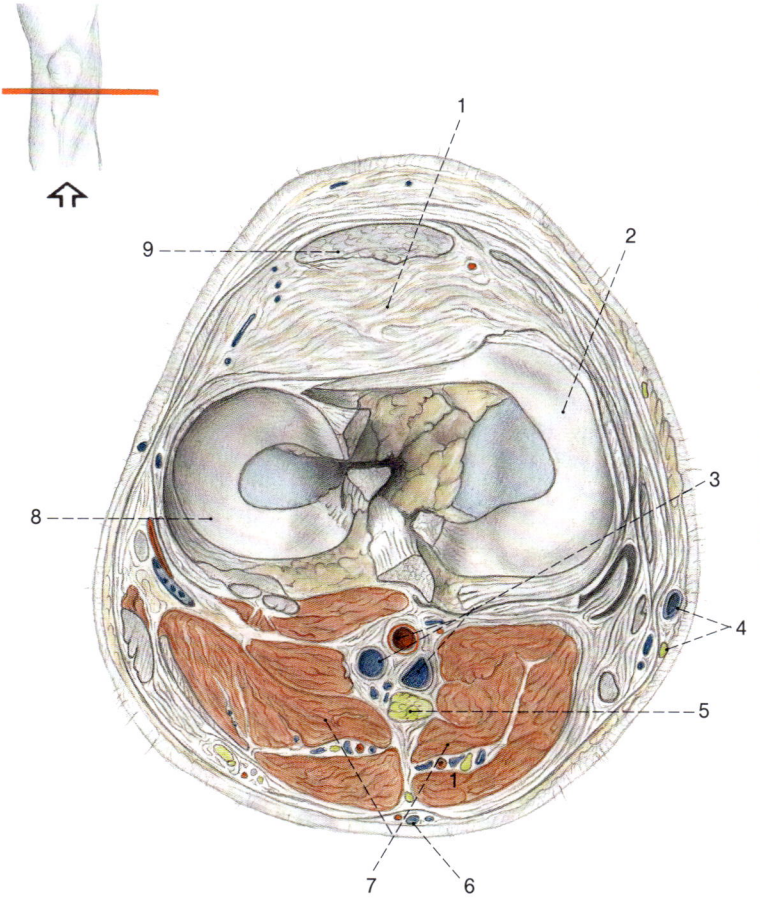

Abb. 13 Transversalschnitt durch ein rechtes Kniegelenk, Ansicht von distal (Schnitthöhe s. Insert).

1 Corpus adiposum infrapatellare
2 Meniscus medialis
3 A. poplitea, Vv. popliteae
4 V. saphena magna, N. saphenus
5 N. tibialis
6 V. saphena parva
7 M. gastrocnemius
8 Meniscus lateralis
9 Lig. patellae

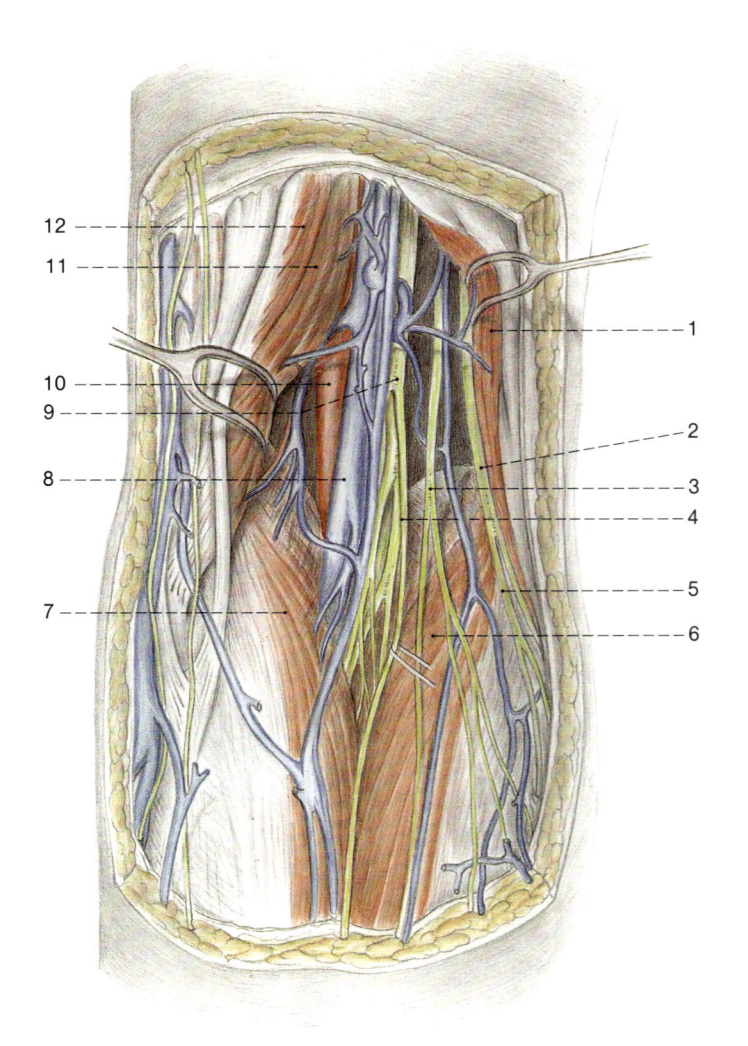

Abb. 14 Rechte Fossa poplitea, tiefe Schicht.

1 M. biceps femoris
2 N. peronaeus communis
3 N. cutaneus surae lateralis (hoher Abgang)
4 N. cutaneus surae medialis
5 Rr. musculares
6 Caput laterale m. gastrocnemii
7 Caput mediale m. gastrocnemii
8 V. poplitea
9 N. tibialis
10 A. poplitea
11 M. semimembranosus
12 M. semitendinosus

Die subfaszial gelegene, rautenförmige Fossa poplitea wird medial-proximal vom M. semimembranosus, lateral-proximal vom M. biceps femoris sowie distal von den Köpfen des M. gastrocnemius begrenzt.

Proximal laufen zwischen M. semimembranosus und M. biceps femoris der N. ischiadicus bzw. seine Äste. Der eine Ast, N. peronaeus communis, zieht in weiterer Folge entlang des Hinterrandes des M. biceps femoris nach distal und gelangt am Fibulakopf vorbei zum M. peronaeus longus. Etwa in der Mitte der Fossa poplitea gibt er den N. cutaneus surae lateralis ab, der oberhalb des Caput fibulae durch die Faszie hindurchtritt. Der zweite Ast des N. ischiadicus, der N. tibialis, gelangt zwischen Caput mediale und Caput laterale des M. gastrocnemius nach distal. Innerhalb der Fossa poplitea entläßt er Rr. musculares und den N. cutaneus surae medialis, der sich am Unterschenkel mit dem R. communicans peronaeus zum N. suralis vereinigt.

In der Tiefe der Fossa poplitea liegt die A. poplitea, begleitet von den Vv. popliteae. In unterschiedlicher Höhe entläßt die A. poplitea die A. tibialis anterior.

Varietäten der Arterienverzweigung sind möglich. Zu 90% gibt die A. poplitea dorsal des M. popliteus als ersten Ast die A. tibialis anterior ab und teilt sich erst weiter distal in die A. tibialis posterior und A. peronaea. Zu 4% findet sich jedoch ein gemeinsamer Abgang der Arterien. In einem Prozent der Fälle gibt es einen gemeinsamen Ursprung der A. tibialis anterior und der A. peronaea (Truncus peronaeotibialis anterior) am distalen Rand des M. popliteus. In 3% der Fälle entläßt die A. poplitea die A. tibialis anterior bereits proximal des M. popliteus. Zu 1% kann ein hoher Abgang der A. tibialis anterior vorkommen, wobei einmal ein Truncus peronaeotibialis anterior vorhanden ist, das andere Mal die A. tibialis anterior ventral vom M. popliteus verläuft.

Die V. saphena parva mündet meist innerhalb der Region in die V. poplitea (Abb. 14).

Intraartikuläre Anatomie (Normbefunde und Pathomorphologie)

Das Kniegelenk ist von seinem anatomischen Aufbau her einer endoskopischen Untersuchung gut zugänglich. Die Gelenkhöhle ist anlagemäßig bedingt großräumig und läßt sich darüber hinaus in einzelnen Abschnitten manuell aufweiten, so daß die anatomischen Strukturen (Meniskus, Gelenkkapsel, Gelenkkörper, Bandapparat) übersichtlich darstellbar sind.

Der gesamte relevante Kniebinnenraum kann von einem einzigen ventralen (zentral oder antero-lateral gelegenen) Zugang aus inspiziert werden; lediglich für spezielle Fragestellungen ist ein ergänzender dorsaler Zugang erforderlich. Der optische Eindruck wird bei der Untersuchung durch Tasthakentests ergänzt.

Auch bei präoperativ eindeutiger Diagnose wird jeder therapeutischen intraartikulären Maßnahme ein standardisierter Untersuchungsgang zur Evaluation des gesamten Kniebinnenraumes vorgeschaltet. Normalbefunde, Normvarianten und pathophysiologische Substrate müssen optisch dargestellt und später im Arthroskopiebericht exakt beschrieben werden. Es gilt insbesondere, die mit dem klinischen Bild korrespondierenden therapiebedürftigen Strukturen zu identifizieren und darauf aufbauend einen Therapieplan zu entwerfen, welcher Art und Reihenfolge der Operationsschritte und die dafür benötigten Zugangswege beinhaltet.

Im Verlauf des diagnostischen Rundganges lassen sich 7 „Sichtfenster" abgrenzen, von denen aus eine sichere Beurteilung der wesentlichen intraartikulären Strukturen möglich ist (Abb. 15).

Abb. 15 Anordnung der „Sichtfenster" zur Standarddiagnostik.

1 Recessus (Bursa) suprapatellaris
2 Femoropatellargelenk
3 medialer Parakondylärraum
4 mediales Tibio-Femoralgelenk
5 Interkondylärraum
6 laterales Tibio-Femoralgelenk
7 lateraler Parakondylärraum

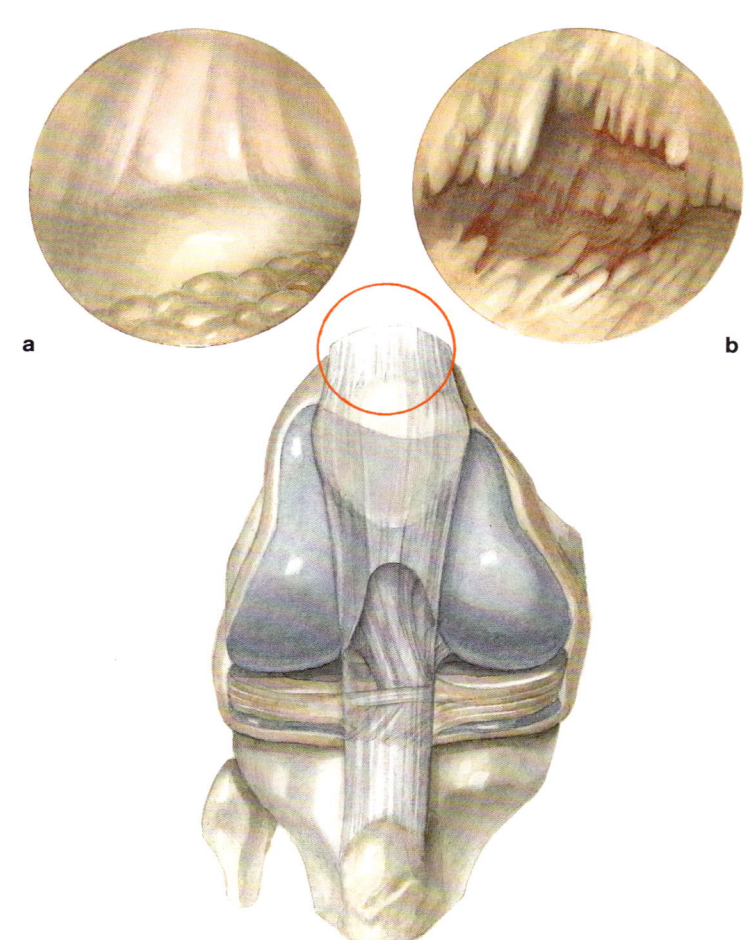

Abb. 15.1 Recessus (Bursa) suprapatellaris.

a Normbefund: Weite, mit zarter Synovia ausgekleidete Gelenkhöhle; durchscheinend medial und lateral Muskelansätze; streckseitige Begrenzung durch Quadrizepssehne, beugeseitige Begrenzung durch mit Fettgewebe bedeckte Femurvorderseite.

b Typische Pathomorphologie: Büschelförmige Synovitis als Zeichen eines schweren intraartikulären reaktiven oder endogenen Reizzustandes.

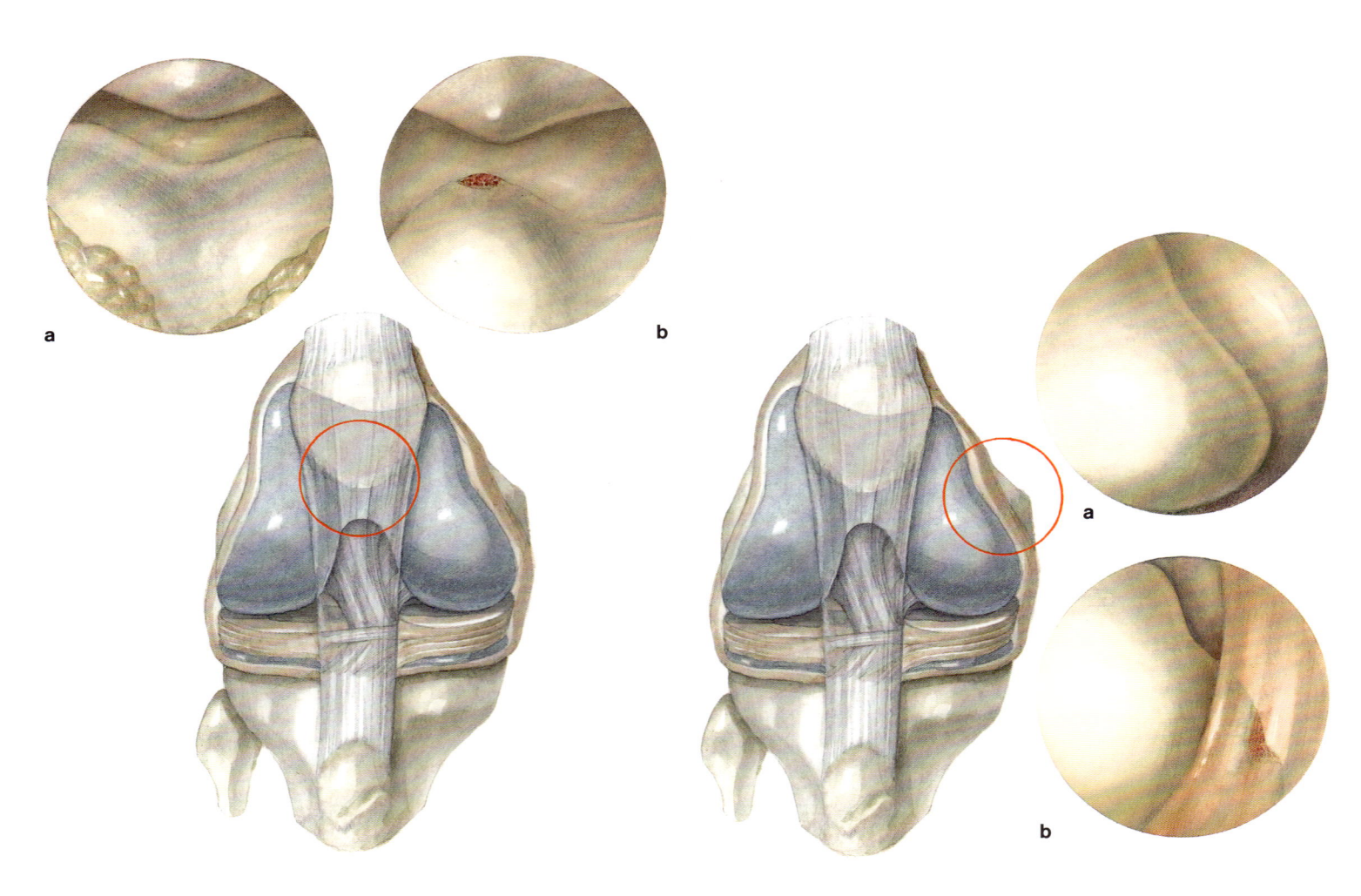

Abb. 15.2 Femoropatellargelenk.

a Normbefund: Bei Beugung des Gelenkes zentrische Einstellung der Gelenkkörper; Knorpeloberfläche glatt und von prall-elastischer Konsistenz.

b Typische Pathomorphologie: Patellalateralisation mit mangelnder Kongruenz zur Trochlea sowie Knorpelschaden im Bereich von Patellagelenkfläche (Stadium I) und Patellagleitlager (Stadium II).

Abb. 15.3 Medialer Parakondylärraum.

a Normbefund: Glatter, osteophytenfreier medialer Kondylenrand; reizfreie Synovia; keine narbigen Adhäsionen.

b Typische Pathomorphologie: Verdickte, den Parakondylärraum und den medialen Kondylus weitgehend verdeckende Plica mediopatellaris mit darunterliegendem Knorpelschaden.

Intraartikuläre Anatomie 177

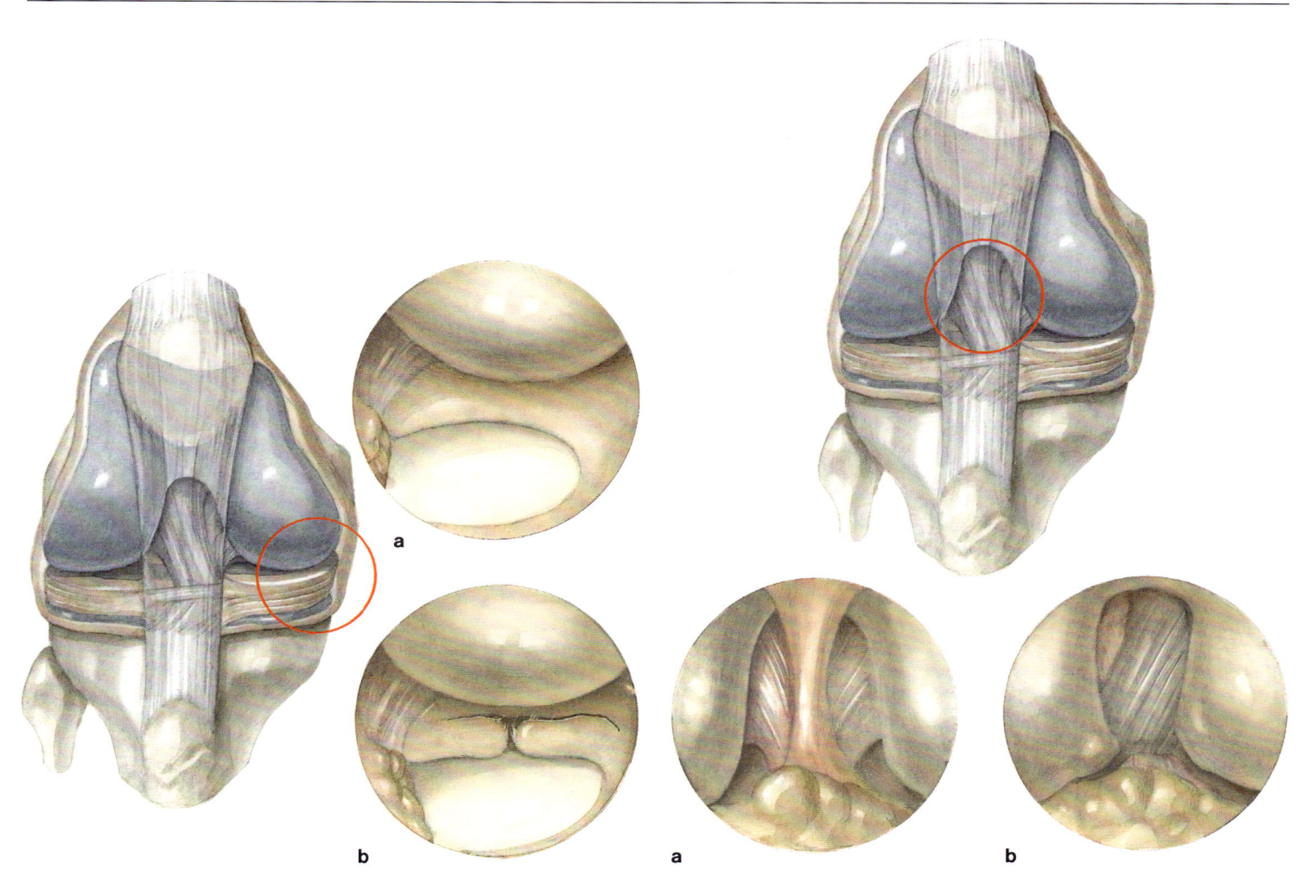

Abb. 15.4 Mediales Tibio-Femoralgelenk.

a Normbefund: Normale Knorpel- und Meniskusstrukturen; zwischen Hinterhorn des Meniscus medialis und vorderem Kreuzband läßt sich der dorsomediale Rezessus intubieren.

b Typische Pathomorphologie: Hinterhornschaden.

Abb. 15.5 Interkondylärraum.

a Normbefund: Hinter breitbasig an der Oberschenkelrolle ansetzender Plica infrapatellaris normale Kreuzbandstrukturen; zur Überprüfung des hinteren Kreuzbandes muß die Optik in den dorsomedialen Interkondylärbereich vorgeschoben werden (bei gleichzeitiger Auslösung einer vorderen Schublade).

b Typische Pathomorphologie: Osteophytenbildung mit Notcheinengung bei Gonarthrose; vorderes Kreuzband mit altem Defekt und stummelförmigem tibianahen Rest.

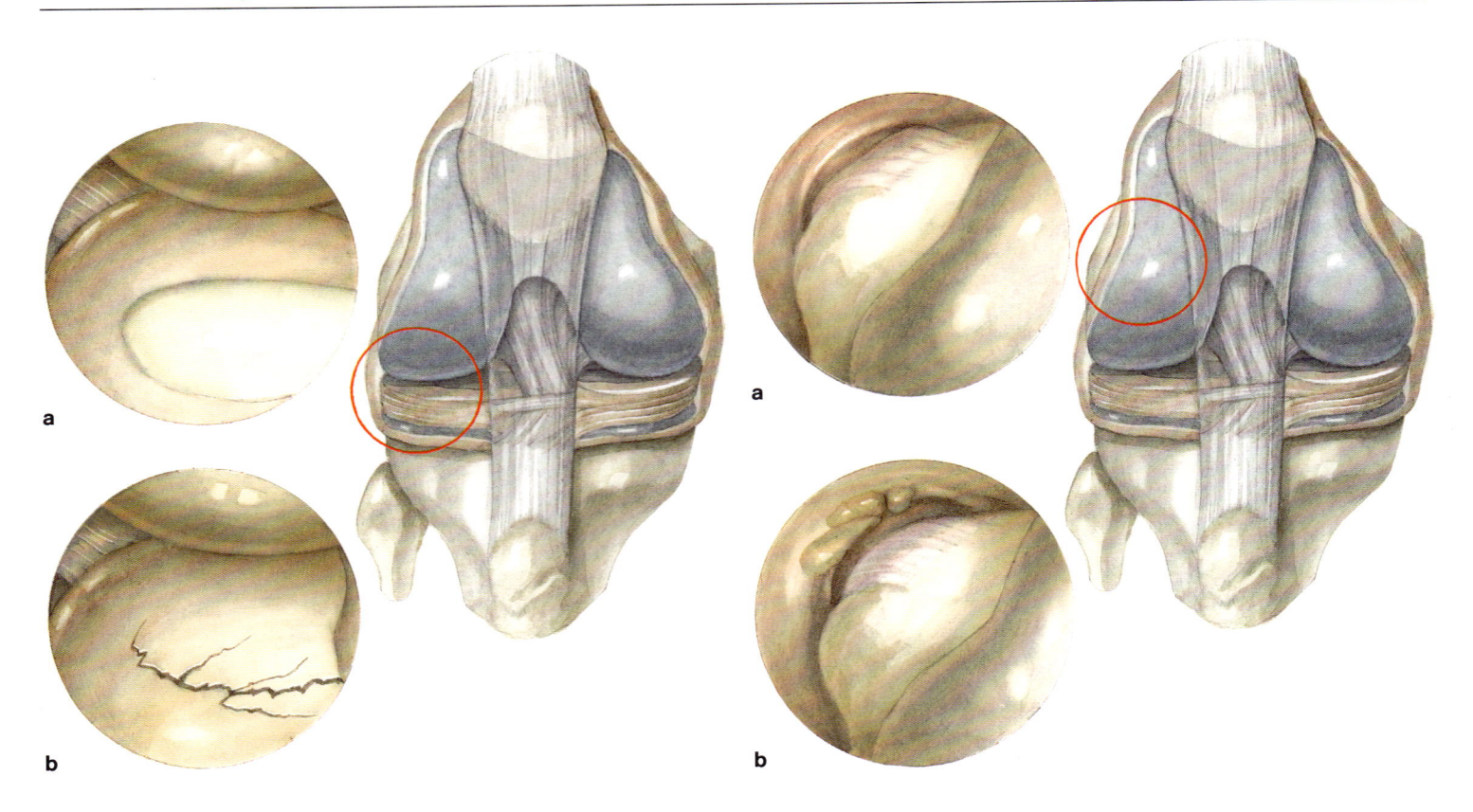

Abb. 15.6 Laterales Tibio-Femoralgelenk.

a Normbefund: Normale Knorpel- und Meniskusstrukturen; dorsolateral lokalisiert intakte Popliteussehne; zwischen Hinterhorn des Meniscus lateralis und vorderem Kreuzband läßt sich der dorso-laterale Rezessus intubieren.

b Typische Pathomorphologie: Scheibenmeniskus mit Ruptur und degenerativer Substanzveränderung.

Abb. 15.7 Lateraler Parakondylärraum.

a Normbefund: Glatter, osteophytenfreier lateraler Kondylenrand; dorsal an der Kondylenwange intakter Popliteussehnenansatz; reizfreie Membrana synovialis.

b Typische Pathomorphologie: Freie Gelenkkörper im Bereich des Recessus popliteus.

Topographie der Zugangswege

Lagerung

Alle arthroskopischen Eingriffe am Kniegelenk werden in Rückenlage durchgeführt; alternative Möglichkeiten kommen nicht in Betracht. Routinemäßig wird ein Beinhalter benutzt, um durch Ausübung von Hebelkräften das mediale oder laterale Kompartment erweitern zu können. Eine Blutsperre kann in den Beinhalter integriert werden, alternativ ist das Anbringen beider Hilfsmittel nebeneinander am Oberschenkel möglich. Das Bein des Patienten kann vom Operateur mit dessen Hüfte dirigiert werden, so daß beide Hände zum Führen von Optik und Instrumenten frei bleiben. Je nach untersuchtem Gelenkabschnitt wird das Kniegelenk dabei in mehr oder weniger starke Beugung gebracht (Abb. 16 u. 17).

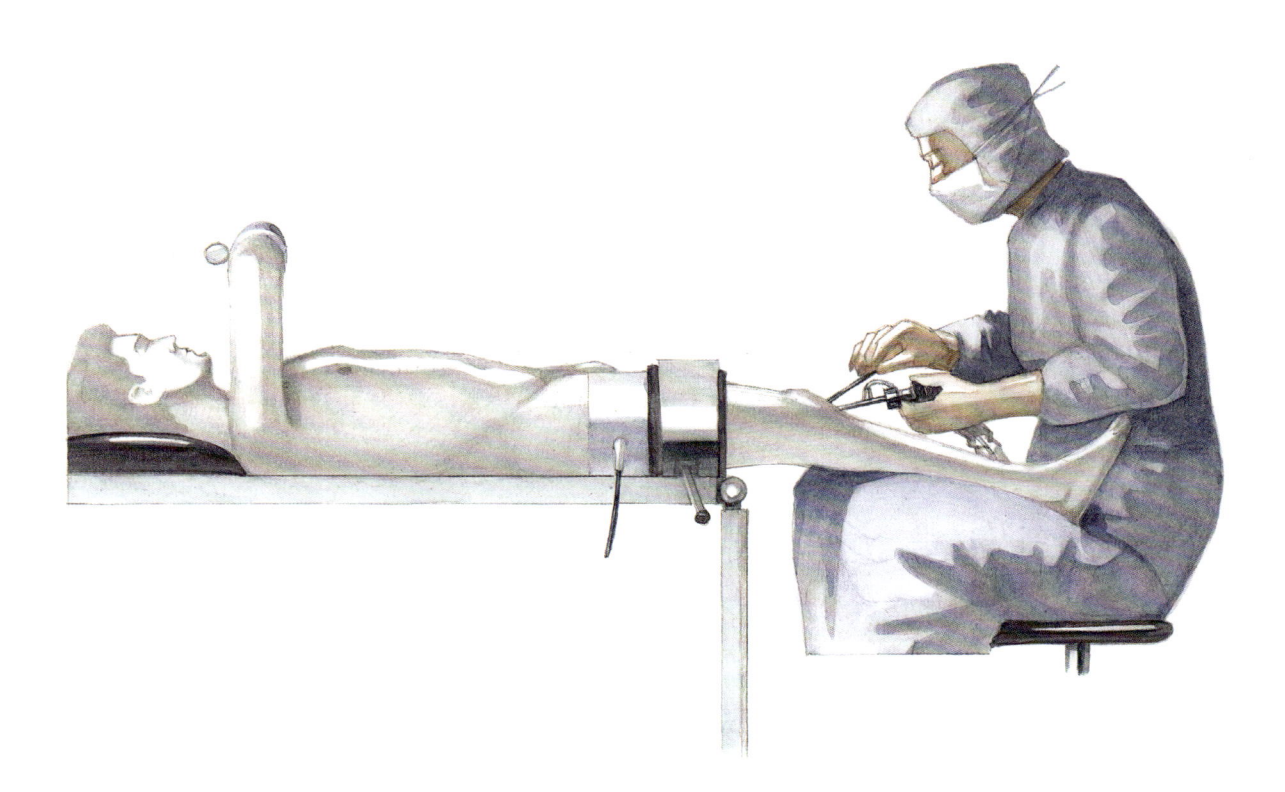

Abb. 16 Lagerung des Patienten im Operationssaal (von seitlich). Rückenlage des Patienten; angelegt sind Blutsperre und Beinhalter; Operateur vor dem Patienten sitzend, das Bein wird auf den Knien bzw. mit den Hüften dirigiert.

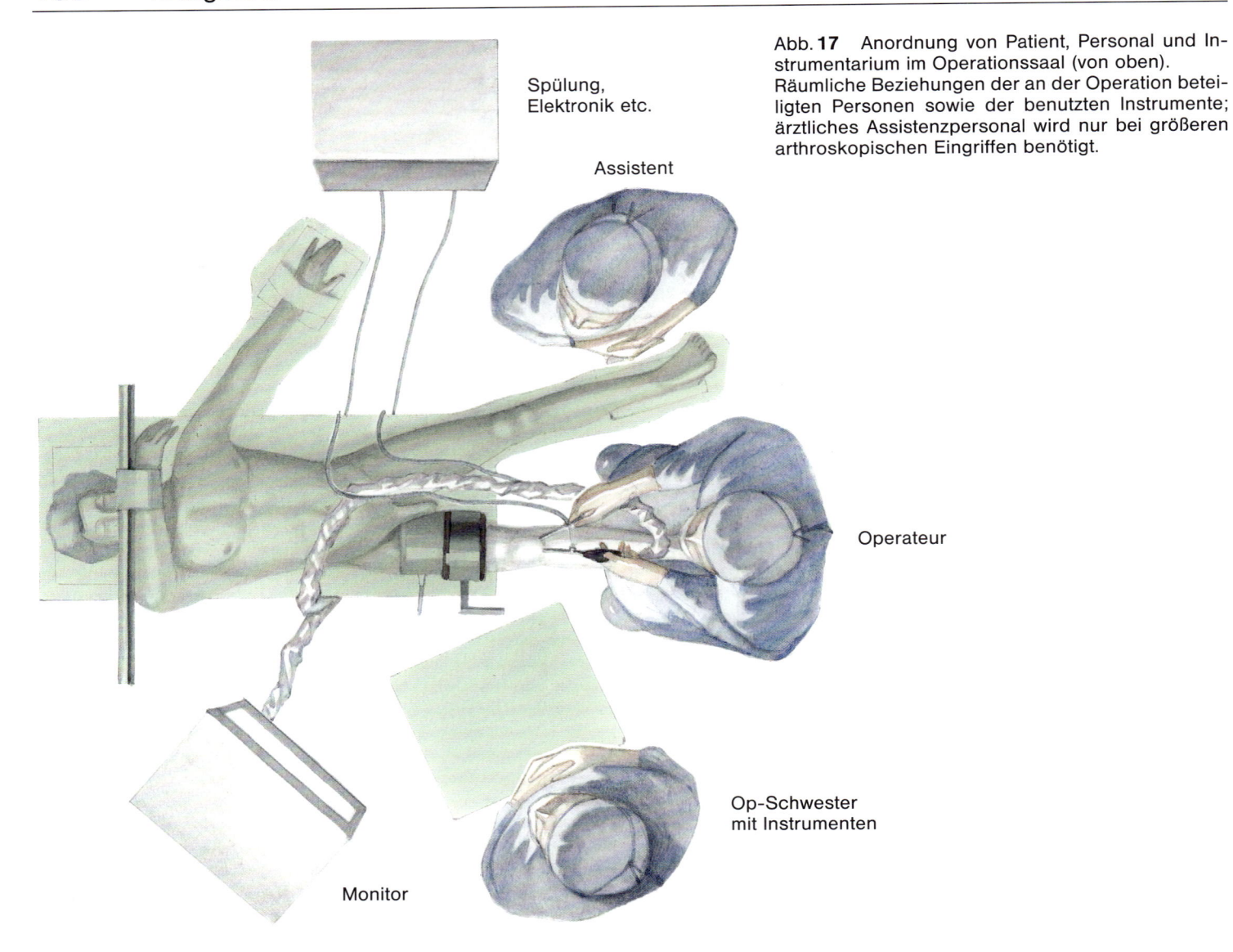

Abb. 17 Anordnung von Patient, Personal und Instrumentarium im Operationssaal (von oben). Räumliche Beziehungen der an der Operation beteiligten Personen sowie der benutzten Instrumente; ärztliches Assistenzpersonal wird nur bei größeren arthroskopischen Eingriffen benötigt.

Spülung, Elektronik etc.

Assistent

Operateur

Op-Schwester mit Instrumenten

Monitor

Zugangswege Optik

Der Standardzugang zum Einführen der Optik liegt ventral. Es wird ein zentral durch das Lig. patellae geführter Zugang oder aber ein antero-lateraler Zugang gewählt. Die Entscheidung darüber hängt vom Operateur ab, da kleinere Unterschiede in der Darstellbarkeit intraartikulärer Details bestehen. In den folgenden Kapiteln wird aus Gründen einer einheitlichen Darstellung immer von einem zentralen optischen Zugangsweg ausgegangen — Ausnahmen werden besonders gekennzeichnet. Die nur selten erforderlichen Zugänge zur direkten Darstellung der dorsalen Gelenkabschnitte liegen dorsal und proximal des jeweiligen Meniskushinterhornes (Abb. 18).

Topographie der Zugangswege

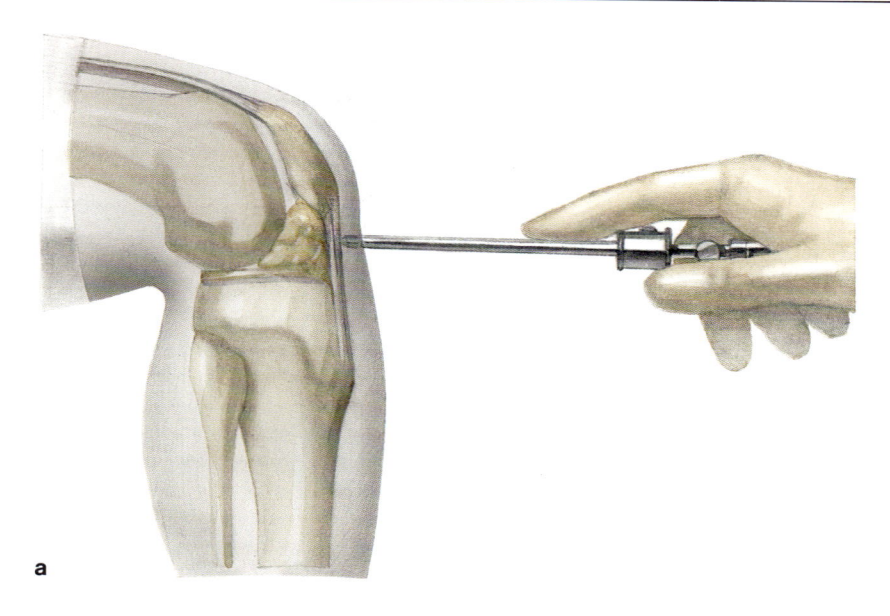

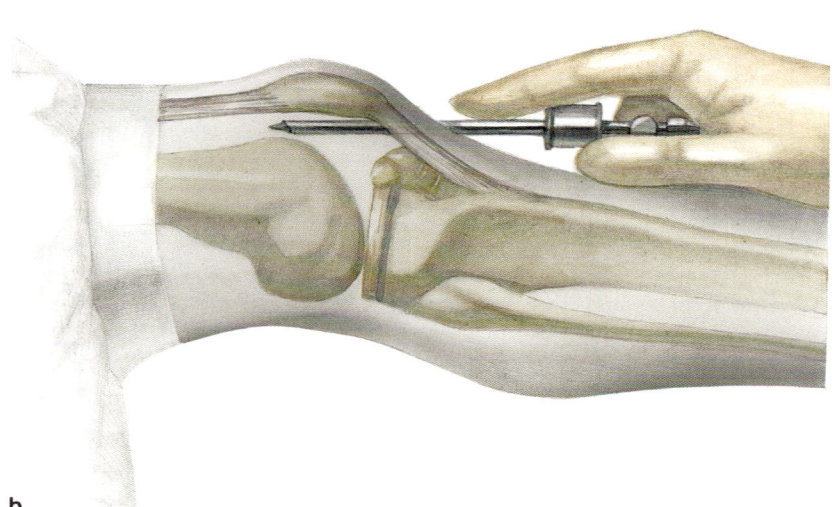

Abb. **18a–d** Gelenkzugänge für die Optik.
Die Optik wird nach Penetration der gelenkbegrenzenden Weichteile durch das Patellagleitlager in den oberen Rezessus vorgeschoben; das Kniegelenk befindet sich zunächst in Beugestellung (**a**), anschließend in voller Streckstellung (**b**); vom oberen Rezessus aus beginnt die intraartikuläre Inspektion; wichtig ist es, eine Beschädigung des Patellagleitlagerknorpels beim Einbringen des Trokars bzw. der Optik zu vermeiden; läßt sich bei engen Gelenkspaltverhältnissen (z.B. fortgeschrittener Chondropathia patellae bzw. Streckdefizit des Kniegelenkes) der Trokar nicht zwanglos durch das Patellagleitlager in den oberen Rezessus einbringen, muß in Beugestellung des Gelenkes zunächst der Interkondylärraum angesteuert werden; der dorso-mediale Optikzugang wird in Beugestellung des Kniegelenkes angelegt, dabei läßt sich die dorsale Kondylenkante hinter und über dem Meniskushinterhorn tasten; oberhalb des Meniscus medialis wird dorsal der Kondylenkante eingegangen; der dorso-laterale Zugang hat für die Routineoperationen keine Bedeutung.

c Zugang von vorne.
d Zugang von medial.

1 zentraler Zugang
2 antero-lateraler Zugang
3 dorso-medialer Zugang

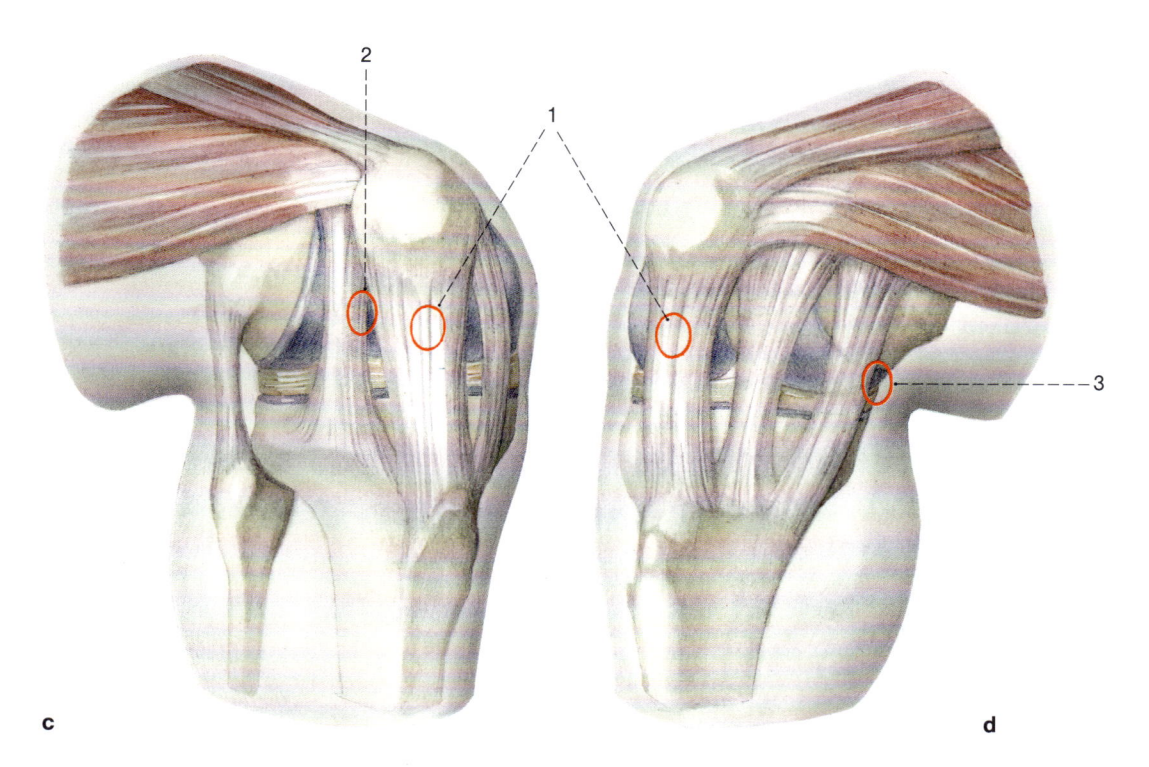

Zugangswege Instrumente

Für das Einbringen der Instrumente ist jeweils der Zugang zu wählen, welcher unter Berücksichtigung der bevorstehenden Operation die beste, biegungsfreie Handhabung gewährleistet. Prinzipiell sind die Zugänge unter Beachtung der extraartikulären Anatomie nahezu komplett variabel, es haben sich jedoch 7 Standardzugänge (6 ventrale, ein dorso-medialer) als besonders praktikabel erwiesen (Abb. **19a** u. **b**). Unter Nutzung dieser Zugänge lassen sich praktisch alle in den einzelnen Kapiteln beschriebenen Operationsschritte durchführen.

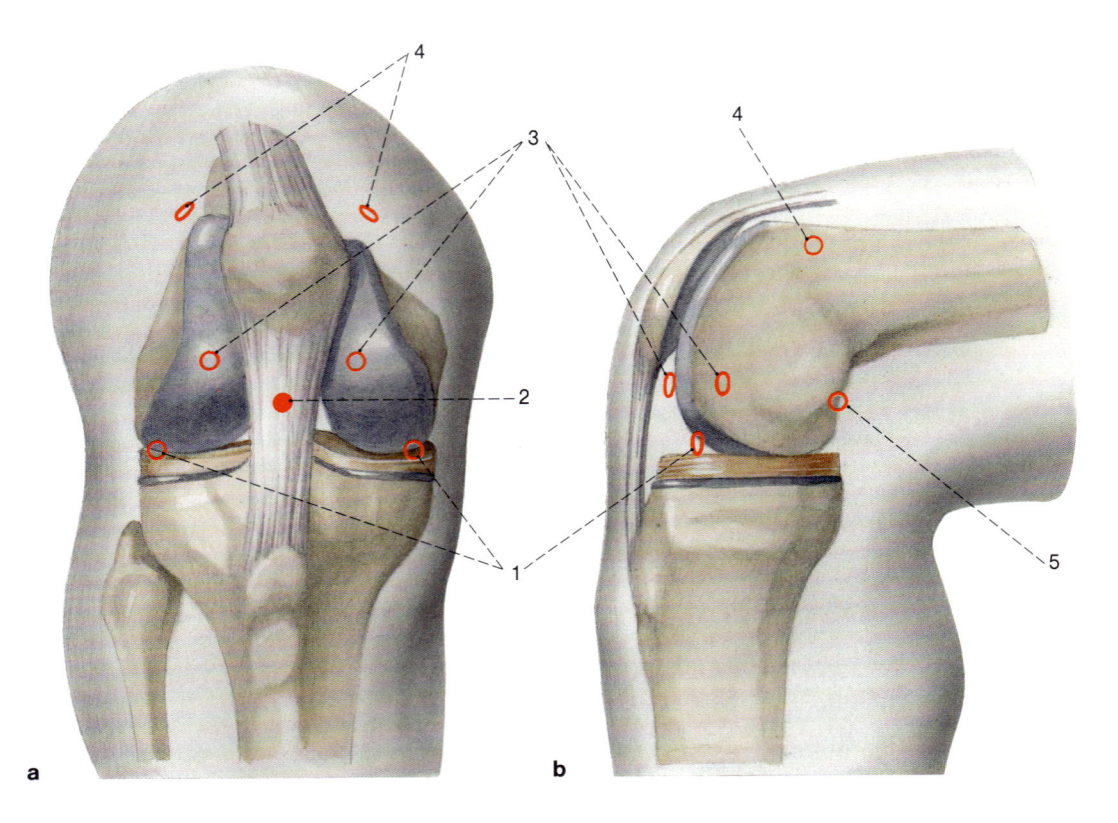

Abb. **19a** u. **b** Gelenkzugänge für die Instrumente.

1 suprameniskal
2 zentral
3 infrapatellar
4 suprapatellar
5 dorso-medial

Folgende Zugänge sind standardisiert:
1. suprameniskal medial und lateral: Der Zugang liegt direkt oberhalb des Meniskus-Kapselansatzes ca. 2 cm ventral der jeweiligen Kondylenkante.
2. infrapatellar medial und lateral: Der Zugang liegt in Verlängerung der Patellakante ca. 2 cm distal; für Arbeiten am Patellagleitlager wird der Zugang mehr ventral, für Arbeiten an der Patellagelenkfläche mehr dorsal angelegt.
3. suprapatellar medial und lateral: Der Zugang liegt in Verlängerung der Patellakante ca. 2 cm proximal.
4. dorsal: Der Zugang liegt ca. 1,5 cm ventral von dem beschriebenen gleichseitigen dorsalen Optikzugang.

Um Verletzungen intraartikulärer Strukturen zu vermeiden, wird besonders bei den suprameniskalen Zugängen zunächst unter arthroskopischer Kontrolle eine Kanüle in den Gelenkbinnenraum eingebracht. Der punktförmige Zugang wird nach Überprüfen der korrekten Lage anschließend mittels Skalpell so erweitert, daß die Operationsinstrumente zwanglosen Zugang zum Gelenk haben. Um intraartikuläre und auch extraartikuläre Einblutungen zu vermeiden, muß durch vorherige Transillumination der Haut einer Verletzung von Haut- und Subkutangefäßen soweit wie möglich vorgebeugt werden.

Für Operationen im Patellagleitlager und im oberen Rezessus – teilweise auch an der Patellarückfläche – ist der Zugang in bezug auf die Seitenlokalisation vom Operateur häufig frei wählbar, da das Operationsgebiet von medial und lateral in gleicher Weise erreichbar ist. Es hat sich als günstig herausgestellt, die Zugänge so zu wählen, daß mit der „besseren" Arbeitshand operiert werden kann (beim Rechtshänder rechts, beim Linkshänder links). Dementsprechend wäre am rechten Knie eher ein medialer Zugang, am linken Knie eher ein lateraler Zugang zu wählen.

Topographie der Zugangswege   183

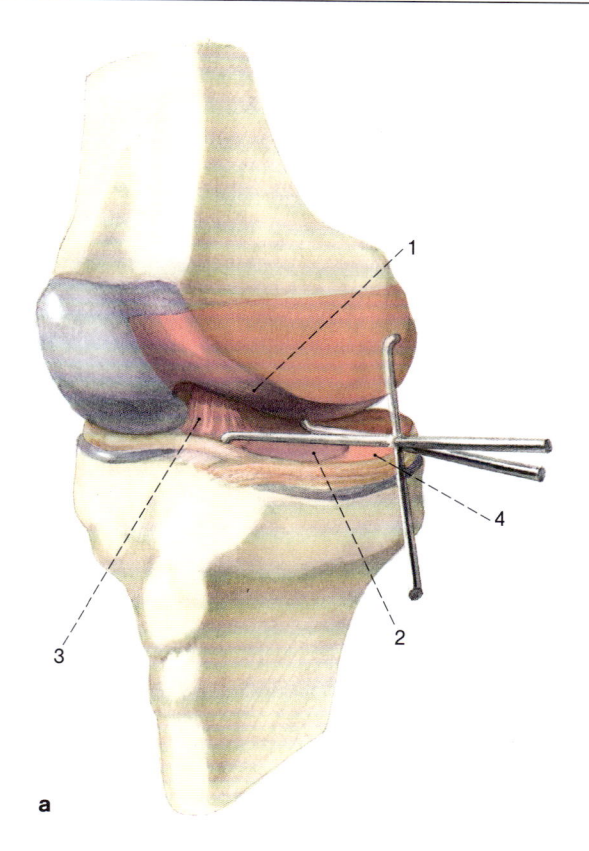

Abb. 20a u. b Darstellung der über den Instrumentenzugang 1 (suprameniskal) erreichbaren Strukturen.
Das Gelenk wird durch den Operateur mit Hilfe des Beinhalters im Untersuchungsbereich aufgeweitet, die Beugestellung kann dabei variiert werden; in der Regel ist eine leichte Beugestellung des Gelenkes für die Routinedarstellung sinnvoll.

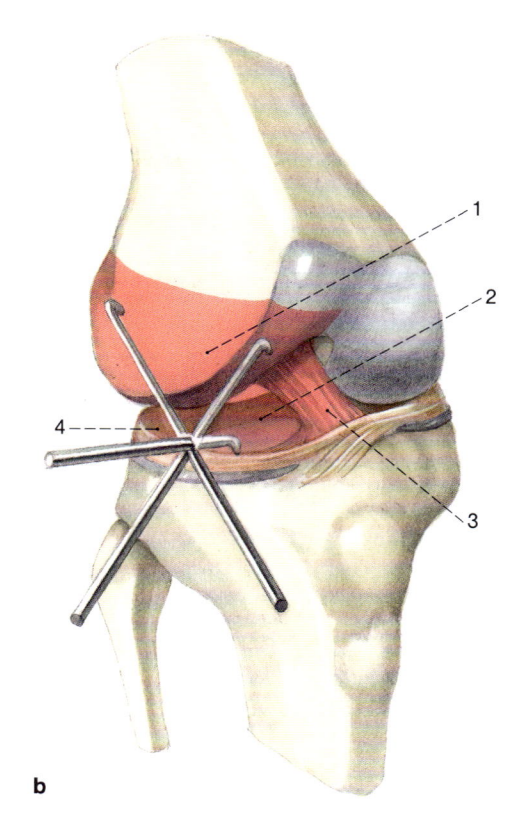

1 ventraler distaler Kondylusanteil
2 Schienbeinkopf
3 vorderes Kreuzband
4 jeweiliger Meniskus
benachbart liegende Gelenkkapselanteile (nicht dargestellt)

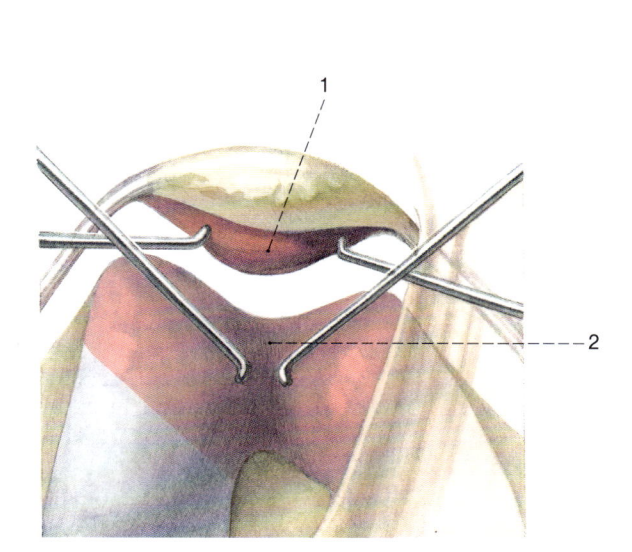

Abb. 21 Darstellung der über den Instrumentenzugang 2 (infrapatellar) erreichbaren Strukturen.
Auf mögliche Variation in bezug auf mehr ventrale oder mehr dorsale Lokalisation wurde bereits hingewiesen.

1 Patellagelenkfläche
2 Patellagleitlager
gleichseitiges Retinakulum (nicht dargestellt)

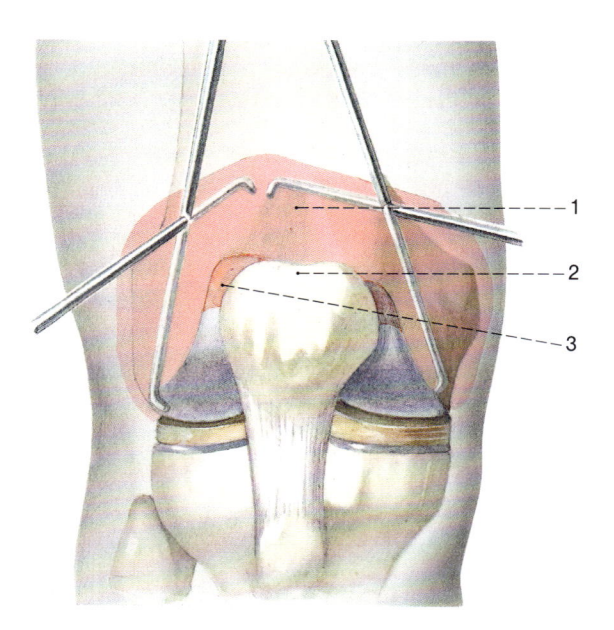

Abb. 22 Darstellung der über den Instrumentenzugang 3 (suprapatellar) erreichbaren Strukturen.
Auf mögliche Variation in bezug auf mediale oder laterale Lokalisation wurde bereits hingewiesen.

1 oberer Rezessus
2 oberer Apex patellae
3 oberes Patellagleitlager
gleichseitiges Retinakulum (nicht dargestellt)

184 Kniegelenk

a

b

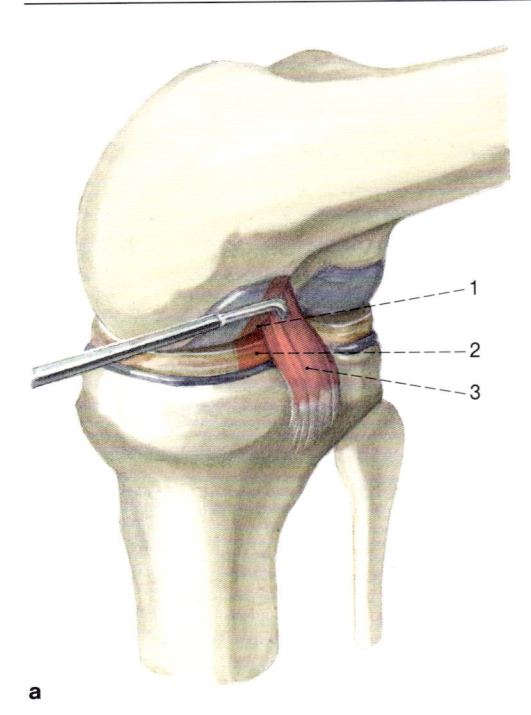

Abb. 23a u. b Darstellung der über den Instrumentenzugang 4 (dorsal) erreichbaren Strukturen.
Der Zugang wird nur bei speziellen Indikationen mit dezidierter Fragestellung benötigt; das Kniegelenk befindet sich in stärkerer Beugestellung.

a Medial.
b Lateral.

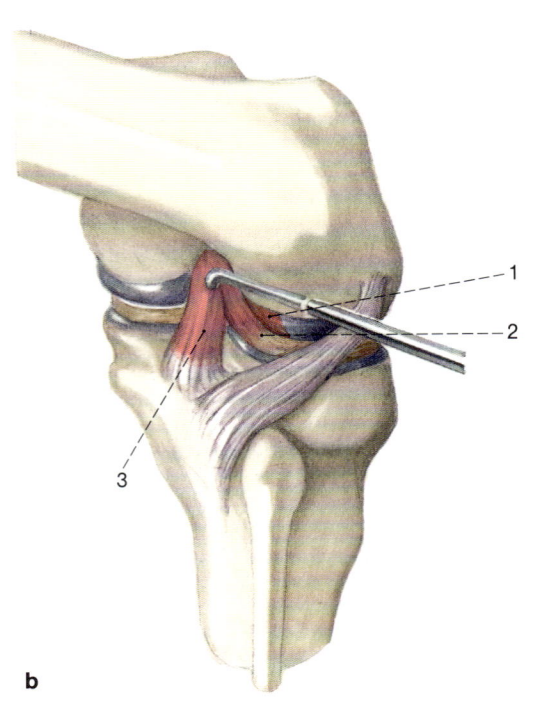

1 gleichseitige dorsale Kondylen
2 Meniskushinterhorn
3 hinteres Kreuzband, tibianahe

Verletzungen, spezielle Erkrankungen und Behandlungsmethoden

Meniskusschäden

Arthroskopisch gesteuerte Operationen an den Menisken sind aufgrund des umschriebenen Operationsfeldes leicht standardisierbar und gehören zu den Routineeingriffen. Die Operationsergebnisse sind in der Regel ausgezeichnet, da die sichere Ausschaltung eines mechanischen Schädigungsareales möglich ist. Zahlenmäßig konzentrieren sie sich auf die weitaus häufigeren Läsionen des Meniscus medialis. Resektive Maßnahmen stehen aufgrund der in nahezu allen Fällen hohen degenerativen Schädigungskomponente gegenüber rekonstruktiven Operationsverfahren weitaus im Vordergrund. Da die Meniskusschädigungen überwiegend in den dorsal gelegenen Abschnitten lokalisiert sind, ist die exakte Wahl des Instrumentenzugangs besonders wichtig. Iatrogene Knorpelschäden an Schienbeinkopf und Oberschenkelrolle sind ansonsten – ebenso wie bei der Benutzung ungeeigneter Operationsinstrumente – nicht zu vermeiden.

Ziele und Methoden

Medialer und lateraler Meniskus spielen in der Kniegelenkkinematik eine relevante Rolle. Ihr Erhalt trägt zur exakten Lastübertragung zwischen Oberschenkelrollen und Schienbeinkopf bei, darüber hinaus sichern sie zusammen mit dem Bandapparat eine stabile Gelenkführung. Die dorsalen Meniskusanteile sind dabei von biomechanisch entscheidender Bedeutung, so daß postoperative Substanzdefekte in diesem Bereich – zumindest prinzipiell – zur lokalen Knorpelüberlastung und damit zur Arthrose prädisponieren.

Meniskusschäden entstehen in der Regel anlagebedingt, nur selten im Rahmen von Verletzungen. Eine exakte Abgrenzung dieser beiden theoretisch möglichen Schadensursachen ist in der Regel nicht möglich und medizinisch-operationstechnisch unwesentlich. Versicherungsrechtliche Aspekte bleiben dabei unberührt.

Prinzipiell sind in der Meniskuschirurgie resektive und rekonstruktive Verfahren möglich. Dabei gilt tendenziell:
– kapselnahe und frische Schäden sind eher rekonstruktionsfähig,
– schneidennahe und veraltete Schäden sind eher resektionspflichtig.

Medialer und lateraler Meniskus unterscheiden sich in bezug auf diese Gesichtspunkte nur marginal. Der Recessus subpopliteus bietet allerdings lateral operationstechnische Besonderheiten.

Ein möglichst vollständiger Erhalt der Meniskussubstanz ist das prinzipielle Ziel jeder Meniskuschirurgie. Die Grenze der Erhaltungsmöglichkeit von Substanzanteilen wird dabei durch die schmerzfreie Tragfähigkeit vorgegeben. Angesichts der auf arthroskopischem Wege eindeutig besseren Differenzierungsmöglichkeit von erhaltungsfähiger und resektionspflichtiger Meniskussubstanz sind offene Verfahren heute in der Meniskuschirurgie nicht mehr konkurrenzfähig.

Es lassen sich mehrere Schädigungsformen der Menisken unterscheiden (Abb. 24).

Meniskusschäden

I. Vertikalrupturen (längs)

a) inkomplett proximal

b) inkomplett distal

c) komplett

d) Korbhenkel

II. Vertikalrupturen (quer)

III. Horizontalrupturen

IV. Kombinationsschäden, häufig mit Lappenbildung

V. Substanzschäden ohne sichtbare Ruptur

a) Oberflächenschäden

b) intrameniskale Schäden

c) Ganglienbildung

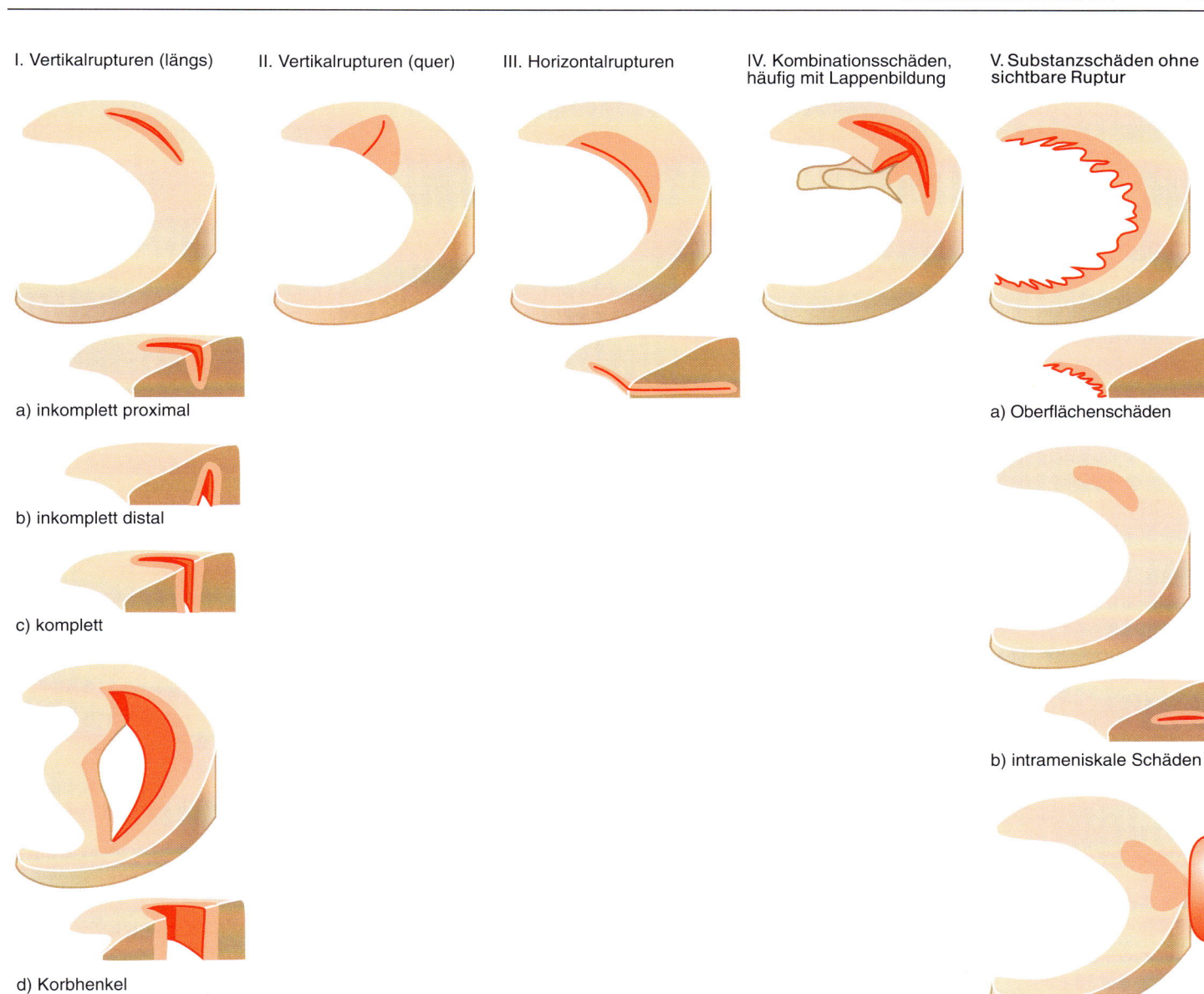

Abb. 24 (I–V)   Schädigungsformen der Menisken.

Die arthroskopisch sichtbaren Rupturen sind so gut wie immer von degenerativ verändertem Gewebe umgeben; dieses muß in die Resektionsplanung einbezogen werden.
Die typische Meniskusschädigung ist in den dorsalen Anteilen lokalisiert. Dieser Bereich ist mechanisch am stärksten belastet und bei medialem und lateralem Meniskus dementsprechend gleichermaßen am häufigsten betroffen. Substanzschäden des vorderen Intermediär- und Vorderhornbereiches sind an beiden Menisken eher selten und meist als subklinische Varianten zu deuten. Ein derartiger Schaden darf vom Operateur erst als klinisch relevant angesehen werden, wenn andere intraartikuläre Ursachen für die vom Patienten angegebenen Beschwerden ausscheiden.

Indikationen

Die Indikation zur Operation am Meniskus liegt vor bei Auftreten eines schmerzhaften Substanzschadens, welcher in der Regel im Hinterhornbereich des jeweiligen Meniskus lokalisiert ist. Die Veränderungen entstehen prinzipiell auf degenerativer Basis. Werden initial auslösende Traumen geschildert, bewirken diese nahezu immer eine Verdeutlichung bereits vorliegender Schäden.
Die zur Operation führende klinische Symptomatik eines Meniskusschadens hat folgende Komponenten:
— Schmerzen über dem betroffenen Gelenkspalt und der gleichseitigen Kniekehle,
— Rotationsschmerz im Bereich des betroffenen Kompartments,
— Gelenkblockaden mit zwischenzeitlichen symptomfreien Intervallen (**Achtung**: Differentialdiagnose „reaktive" Blockade nach Distorsion!),
— das Gefühl des „Ein- und Ausrastens",
— „Giving-way"-Phänomene,
— intermittierend, meist nach Belastung auftretende reaktiv-seröse Ergußbildungen.

Die geschilderten Einzelsymptome sind individuell mit unterschiedlicher Deutlichkeit ausgeprägt; aufgrund des Beschwerdebildes ist eine *klinische* Diagnose nahezu immer möglich. Differentialdiagnostisch kommt auch das Vorliegen gleichseitiger femoraler Knorpelschäden oder freier Gelenkkörper in Betracht.
Ist ein Meniskusschaden einmal diagnostiziert, steht damit die Indikation zur arthroskopischen Therapie prinzipiell fest. Konservative Behandlung führt nicht zum Ziel, allenfalls temporäre Remissionen sind denkbar. Langes Zuwarten fördert das Risiko von sekundären Knorpelschäden durch Scheuerphänomene und das Auftreten von reaktiven Synovitiden. Absolute und relative Indikationsstellung lassen sich von daher kaum voneinander abgrenzen, letztere sind allenfalls in zusätzlich vorhandenen allgemeinen Risiken zu sehen. Besonders differenziert werden muß bei intrastrukturellen Schäden ohne Rupturbildung; die Indikation zur Substanzresektion muß sich hier immer am klinischen Bild orientieren, nicht an technischen Befunden. Die Begradigung von schneidennahen Substanzschäden ohne Ruptur hat keine klinische Relevanz, ist jedoch – wenn ohne zeitlichen und technischen Aufwand sowie ohne Komplikationsrisiko durchführbar – unter Umständen sinnvoll, um einer sekundären lokalen Schadensausweitung sowie langfristig auch reaktiven Synovitiden durch Freisetzung von degenerativ verändertem Meniskussubstanzmaterial vorzubeugen.
Bei akuten Distorsionsverletzungen des Kniegelenkes geht der frische Schaden des Meniscus medialis nahezu immer in einer begleitenden Bandverletzung unter. Die isolierte – oder aber eine Kreuzbandverletzung begleitende – traumatische Meniskusruptur ohne degenerativen Vorschaden ist ein seltenes Ereignis, bedarf allerdings aufgrund der Notwendigkeit rekonstruktiver Maßnahmen in besonderer Weise einer frühzeitigen Intervention. Frische kapselnahe Rupturen von weniger als einem Zentimeter Länge – meist an der Unterseite des betroffenen Meniskus lokalisiert – bleiben aufgrund ihrer guten Heiltendenz untherapiert.
Achtung: In etwa einem Drittel der Fälle sind Kreuzbandrupturen mit Schäden des lateralen Meniskus kombiniert, häufig werden ausgedehnte Quetschungen des Hinterhornes gefunden. Die Indikation zur Operation ist hier in Abhängigkeit vom individuellen Befund und mit besonderer Vorsicht zu stellen, da bei guter Heiltendenz die Gefahr einer zu ausgedehnten primären Resektion besteht.
Nach Distorsionstraumen des Kniegelenkes und bei über mehrere Wochen persistierender medialer Symptomatik muß genau differenziert werden, ob die Indikation zur Arthroskopie unter der Verdachtsdiagnose eines Meniskusschadens gegeben ist. Mediale Bandverletzungen benötigen häufig mehrere Wochen zur beschwerdefreien Ausheilung; innerhalb dieses Zeitraumes verbleibende Beschwerden – welche nicht in genügender Weise zwischen Gelenkspalthöhe und Oberschenkelrolle differenziert werden – führen häufig unter der Verdachtsdiagnose einer medialen Meniskusschädigung zur frustranen arthroskopischen Diagnostik.
Zur Indikationsstellung bei Meniskusschäden gehört die präoperative Röntgenaufnahme, heute in der Regel auch weiterführende strukturabbildende Untersuchungen (z.B. MRT). Mit Hilfe des Kernspintomogramms sind Meniskusschäden in der Regel sicher feststellbar; die Indikation zur Durchführung spezifischer operativer Maßnahmen bleibt allerdings immer der endoskopischen Diagnostik vorbehalten. Häufig werden Schäden verdeutlicht, welche kein klinisches Korrelat besitzen und damit *per se* noch keine Indikation zur Operation darstellen. Ergeben klinische und technische Befundbeschreibung differente Ergebnisse, entscheidet immer der subjektive Beschwerdedruck über die Indikation.
Die Indikation zur Re-Arthroskopie nach durchgeführter Meniskusoperation liegt in der Regel in der Beschwerdepersistenz. Verantwortlich sind ungenügende Resektionen im Hinterhorn- oder Intermediärbereich, primär nicht erkannte Begleitschäden des Knorpels, häufig allerdings auch reaktive intraartikuläre Anschlußveränderungen an bisher nur subklinisch geschädigten Gelenkknorpel- bzw. Kapselstrukturen. Wird ein Patient nach durchgeführter Meniskusoperation nicht beschwerdefrei, muß vor der Re-Arthroskopie exakt differenziert werden, ob das zum Zweiteingriff führende Beschwerdebild dem früheren gleicht oder anders gelagert ist. Diese Feststellung dient nicht nur dem Schutz des Erstoperateurs, sondern auch der exakteren Operationsplanung.

Kontraindikation

Nicht bekannt.

Operationsrisiko, Aufklärungshinweise, Komplikationen

Die Ergebnisse bei Therapie einer isolierten Meniskusschädigung sind gut, intra- bzw. postoperative Komplikationen selten. Da degenerative Meniskusschäden jedoch häufig mit Knorpelschäden und reaktiven Synovitiden kombiniert sind, müssen operative Eingriffe zur Sanierung dieser Zusatzschäden unter Umständen ausgeweitet werden. Die Zahl postoperativ möglicher Komplikationen steigt dadurch deutlich an.

Die folgenden intra- und postoperativen Operationsrisiken sollten mit dem Patienten besprochen werden; sie gelten überwiegend auch für die übrigen arthroskopischen Eingriffe am Kniegelenk:

1. Gefäßverletzung: Bei Einhalten der vorgeplanten Resektionslinie innerhalb des Meniskusgewebes sind keine derartigen Probleme zu erwarten; Kniekehlengefäße sind durch die Operation nicht gefährdet. Blutungen aus Zugangswegen können durch Transillumination der Haut weitgehend vermieden werden. Nachblutungen kommen besonders bei zusätzlicher Resektion im Bereich des Hoffa-Gelenkkörpers oder der Membrana synovialis in Frage. Bei derartigen – ergänzend zur Meniskuschirurgie erforderlichen – Operationsschritten sollte die Blutsperre anschließend bei liegender Optik geöffnet werden, um unter Umständen größere Gefäße mittels Elektromesser koagulieren zu können. Redon-Drainagen sind nach unkomplizierten Meniskusoperationen nicht erforderlich.

2. Nervenverletzung: Selten kann bei Anlegen eines medialen Zuganges der R. infrapatellaris geschädigt werden; derartige Schädigungen – auch im Rahmen der Meniskusrefixation – lassen sich jedoch bei korrekter Technik und Beachtung der Anatomie nahezu sicher vermeiden.

3. Mediale iatrogene Bandverletzung: Bei älteren Patienten und rigiden Kapsel-Band-Verhältnissen kann es beim mechanischen Aufweiten des medialen Gelenkspaltes zur oberschenkelrollennahen Ruptur des medialen Seitenbandes kommen. Die Verletzung ist nicht therapiebedürftig und heilt – meist ohne klinische Relevanz – im Rahmen der normalen postoperativen Rehabilitation spontan aus. Gelegentlich verbleiben im Bereich der Oberschenkelrolle für 2–3 Wochen lokale Druckbeschwerden.

4. Infektion: Angesichts des im Rahmen der Operation eher geringen zeitlichen und instrumentellen Aufwandes besteht nur ein minimales Risiko. Die Frühinfektion zeigt sich an einer extrem ausgeprägten, nach Punktionen sofort rezidivierenden serösen Ergußbildung bereits wenige Tage nach der Operation. Bei der arthroskopischen Reintervention findet man intraartikulär gerötete Schleimhautanteile und Fibrinansammlungen. Voll ausgebildete Kniegelenkempyeme können bei konsequenter Beobachtung des postoperativen Verlaufes durch frühzeitige Reintervention sicher vermieden werden. Gelegentlich kommt es bei ungenügender Primärbehandlung eines larvierten Frühinfarktes und ausbleibender Heilung zur chronischen Synovitis mit belastungsabhängiger chronischer Ergußbildung.

5. Rezidiv nach Resektion: Bei ungenügender Resektion im Bereich der dorsalen bzw. ventralen Schnittführung oder der Kapselrandleiste können Rezidive auftreten. Richtige Beurteilung des Schadensausmaßes bei der Primäroperation vermeidet derartige Komplikationen.

6. Rezidiv nach Rekonstruktion: Da das Ausmaß der im Rupturbereich vorhandenen degenerativen Vorschädigung und damit die Potenz der Heilungsvorgänge bei akuten Verletzungen nicht immer mit Sicherheit eingeschätzt werden kann, sind Rezidivrupturen besonders nach postoperativen Bagatell-Rotationstraumen denkbar.

7. Arthrofibrose: Das Risiko ist minimal, Komplikationen in dieser Hinsicht haben eine larvierte Infektion zur Grundlage.

8. Reaktive Chondropathia patellae: Beim primären Vorliegen eines Knorpelschadens im Bereich des Femoropatellargelenkes kann jede mechanische Irritation im Gelenkbinnenraum – z. B. auch eine Operation am Meniskus – zu einer reaktiven Chondropathie führen. Die Ursache liegt wahrscheinlich in einer nach Schwellung der Gelenkkapsel resultierenden narbigen Retraktion und dadurch verursachten Druckerhöhung im Kniescheibengleitlager. Die Patienten werden häufig – ohne postoperative Differenzierung des klinischen Bildes – unter der Diagnose eines Meniskusschadenrezidivs erneut arthroskopiert; bei exakter klinischer Befunderhebung lassen sich die beiden Krankheitsbilder jedoch immer unterscheiden. Die Beschwerden sind häufig außerordentlich hartnäckig und erzwingen ggf. nach frustranen konservativen Behandlungsversuchen eine Reintervention zur operativen Sanierung des Patellagleitlagers.

9. Postoperative Ergußbildung: Bei bereits längerer Zeit bestehenden Meniskusschäden findet man immer eine reaktive Synovitis unterschiedlichen Ausmaßes. Diese ist im oberen Rezessus am stärksten ausgebildet. Postoperative Reizergüsse sind beim Vorliegen einer hypertrophen Synovia nicht selten und bedürfen auch nach Ausschaltung des eigentlichen Störfaktors (hier: Meniskusschaden) einer häufig länger dauernden symptomatischen Therapie. Wird die Indikation zur arthroskopischen Meniskusoperation im wesentlichen durch eine präoperativ bestehende belastungsbedingte Ergußbildung bestimmt, muß der Patient darüber aufgeklärt werden, daß die Meniskusoperation unter Umständen mit einer partiellen Synovektomie kombiniert werden muß. Die Rehabilitationszeit wird durch diesen Operationsschritt entscheidend verlängert.

10. Reaktive Baker-Zystensymptomatik: Anlagemäßig vorhandene – bisher areaktive – Baker-Zysten als arthroskopisch primär nicht erkennbarer Teil eines komplexen intraartikulären Schadensbildes können nach Eingriffen am Meniskus klinisch manifest werden. Der Patient spürt kurze Zeit nach der Operation ein Druckgefühl in der Kniekehle; die Zyste läßt sich sonographisch eindeutig differenzieren. Konservative Behandlungsversuche ergeben meist keinen Erfolg, so daß eine Resektion mit arthroskopischem Gelenkkapselverschluß oder offener Resektion der Zyste erfolgen muß.

11. Iatrogene Knorpelschäden: Derartige Komplikationen sollten sich bei guter Ausbildung des Operateurs und Nutzung eines adäquaten Instrumentariums auf ein Minimum reduzieren lassen. Abschilferungen des Knorpels durch eine zu nah an die Kondylen geführte Optik oder durch den Knorpel tangierende Operationsinstrumente kommen allerdings immer wieder vor. Sind derartige Schäden aufgetreten, sollten sie zum Schluß der Operation mittels Elektromesser oder Laser geglättet werden. Klinische Relevanz wird bei adäquater Operationstechnik nicht erreicht.

12. Posttraumatische Arthrose: Als Langzeitkomplikation nach Meniskusresektionen ist die Arthrose statistisch relevant; die Indikation wird dadurch nicht beeinflußt, da immer akute klinische Probleme eine Operation erzwingen. Bei präoperativ bestehendem Knorpelschaden des gleichseitigen Gelenkkompartments ist die Prognose deutlich ungünstiger.

Spezielle Vorbereitungen

Das Anlegen einer Oberschenkelblutsperre ist zwingend erforderlich. Diese kann geöffnet bleiben, solange keine Sichtbehinderung durch intraartikuläre Blutungen besteht. Bei Verschluß ist ein Manschettendruck von ca. 350 mmHg sinnvoll.

Narkose

Allgemeinnarkose und Teilnarkose sind in bezug auf die Ansprüche des Operateurs gleichwertig, eine Entscheidung kann daher von anästhesiologiespezifischen Fragen abhängig gemacht werden.

Rückenmarknahe Anästhesieformen haben insoweit einen gewissen Vorteil, als die Patienten vom Operateur während der Operation direkt über den Befund und die durchzuführenden operativen Maßnahmen informiert werden können. Im Rahmen der Videoarthroskopie kann der Bildschirm so plaziert werden, daß sowohl Operateur als auch Patient die Operation verfolgen können. Insbesondere bei präoperativ unklaren Befunden kann eine direkte, optisch unterstützte Aufklärung vorgenommen werden. Das Verständnis des Patienten für die medizinischen Zusammenhänge wird dadurch entscheidend verstärkt, die postoperative Compliance verbessert.

Operationen in Lokalanästhesie haben sich nicht durchgesetzt. Sie bleiben dem Spezialfall vorbehalten, in welchem die beiden routinemäßigen Anästhesieformen aus spezifischen Gründen nicht durchführbar sind, eine Operation aber dringend erforderlich ist.

Resektive Operationsverfahren

Degenerativ bedingte Meniskussubstanzschäden sind nicht rekonstruktionsfähig. Damit betreffen die resektiven Operationsverfahren weit über 90% aller Meniskusoperationen. Die Eingriffe verfolgen das Ziel einer möglichst sparsamen Substanzresektion unter sicherer Stabilisierung der kapselnahen Randleiste und Vermeidung von Kantenbildungen im verbleibenden Restmeniskus. Die Operationstechnik ist daher bei allen resektiven Eingriffen ähnlich, die Resektatgröße wird von der Schadensform bestimmt.

Dorsale Teilresektion des medialen Meniskus

Zugangswege: Ventraler Optikzugang; suprameniskaler Instrumentenzugang; gelegentlich weiterer anteromedialer Zugang zum Einbringen einer Faßzange (bei Operationen nach dem Triangulationsprinzip); der korrekt angelegte Instrumentenzugang entscheidet – besonders bei engen Gelenkverhältnissen – über Operationsdauer, Qualität der Resektion und Ausmaß iatrogener Schäden.

Arbeitsschritte

1 Diagnostischer Rundgang mit spezifischer Suche nach alternativen Schmerzursachen.
2 Erweiterung des betroffenen Kompartments unter Nutzung des Beinhalters als Hypomochlion.
3 Untersuchung der Knorpelstrukturen von Kondylus (besonders in Kniebeugung!) und Schienbeinkopf im gleichen Kompartment.
4 Tasthakenuntersuchung des Meniskus mit Abklärung des Schädigungsbefundes.
5 Festlegung der Resektionslinie.
6 Ventrale Schnittführung.
7 Dorsale Schnittführung.
8 Zusammenführen der Schnitte unter Belassen einer Meniskusrandleiste (gelegentlich Variante in Form präliminarer Teilresektion von Substanzanteilen).
9 Entnahme des Resektates mittels Zange.
10 Nachtasten der Resektionslinie in bezug auf verbliebene Instabilitäten.
11 Ggf. Nachresektion instabilen Gewebes bis zum Erreichen einer glatten Randleiste.
12 Ggf. Sanierung von Begleitschäden an Knorpel oder Gelenkkapsel.

Spezielle Technik

Die Darstellung der Operation erfolgt aus didaktischen Gründen in den wesentlichen Anteilen unter Nutzung eines einfachen schneidenden Instrumentes (hier: Elektromesser). Selbstverständlich sind im Alltag die verschieden geformten substanzabtragenden Instrumente (Zangen, Punch, Shaver usw.) genauso effektiv; die Auswahl der sich im Design ständig ändernden Instrumente ist dem Operateur überlassen. Auch Lasersysteme können vorteilhaft verwendet werden.

Das Kniegelenk befindet sich zur Meniskusoperation in leichter Beugestellung.

Liegen gleichzeitig sichtbehindernde Knorpelschäden des Kondylus vor, werden diese zunächst so weit provisorisch bearbeitet, daß der Meniskus im Hinterhornbereich eingesehen werden kann, die Restsanierung erfolgt zum Schluß des Eingriffs.

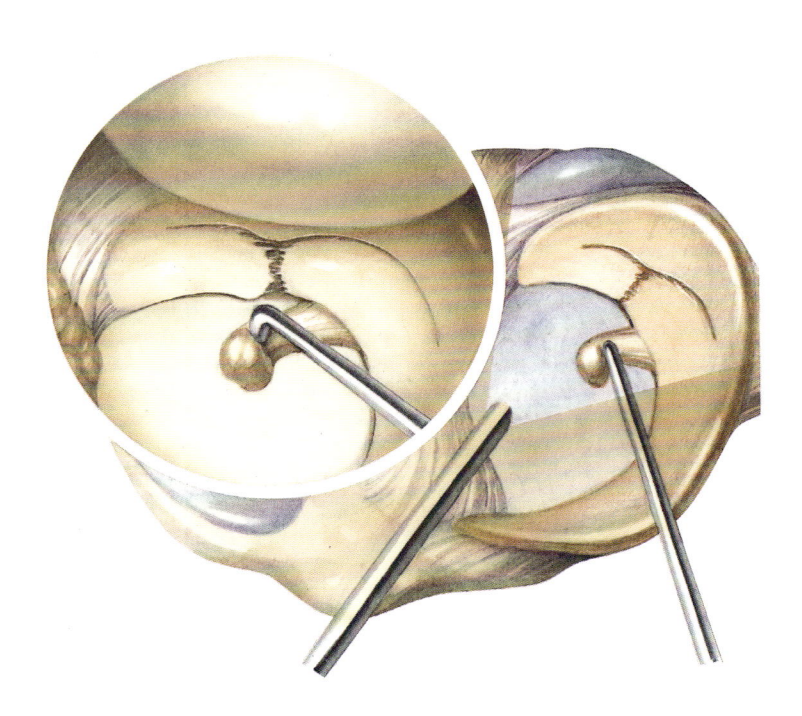

Abb. 25 Tasthakendiagnostik, Planung der Resektionslinie.
Die genaue Schadensform muß obligat mittels Tasthaken festgestellt werden, die optische Überprüfung reicht nicht aus. Am häufigsten sind kombinierte Rupturformen (s. Abb. 24). Zusätzliche rupturnahe degenerative Substanzveränderungen, welche in die Resektion einbezogen werden müssen, sind zu beachten. Da das Hinterhorn durch den gleichseitigen Kondylus teilweise überdeckt wird, ist hier eine besonders sorgfältige Untersuchung notwendig. Erscheint der Meniscus medialis sehr schmal und bestehen ohne Voroperation Substanzdefekte, muß besonders subtil mittels Tasthaken untersucht werden, da partiell abgelöste Anteile unter den Restmeniskus bzw. in den dorsalen Rezessus verlagert lokalisiert sein können. Nach Diagnose von Schädigungsform und -ausdehnung sowie in Kenntnis des Ausmaßes der zusätzlich vorliegenden degenerativen Substanzveränderungen wird die Resektionslinie geplant. Die Ruptur kann unter Umständen bei entsprechender Form zunächst als Ausgangslinie der Resektion gewählt werden. Dieses entspricht jedoch nahezu nie der endgültigen Randleistenbegrenzung, da weitere intrameniskale Substanzschäden vorliegen, welche von der Oberfläche her zunächst nicht zu erkennen sind. Mittels Tasthaken wird überprüft, ob von einem einzigen Instrumentenzugang aus die komplette, in drei Schritten vorzunehmende Resektion erfolgen kann, dieses ist in der Regel möglich. Nur gelegentlich sind zusätzliche Zugänge notwendig, über deren Lokalisation individuell entschieden werden muß.

Achtung:
1. Es genügt keinesfalls, nur einen luxierten Meniskuslappen zu resezieren; dieser ist immer Zeichen einer weiteren schweren Substanzschädigung. Ausgedehnte Lappen werden zunächst allerdings isoliert reseziert, um eine bessere Sicht auf das übrige Operationsgebiet zu haben.

2. Bei Horizontalrupturen kann gelegentlich eine (obere oder untere) Lippe erhalten bleiben, wenn diese ausreichend groß, sicher stabil und ohne degenerativen Schaden ist, ansonsten erfolgt die Resektion in typischer Weise.

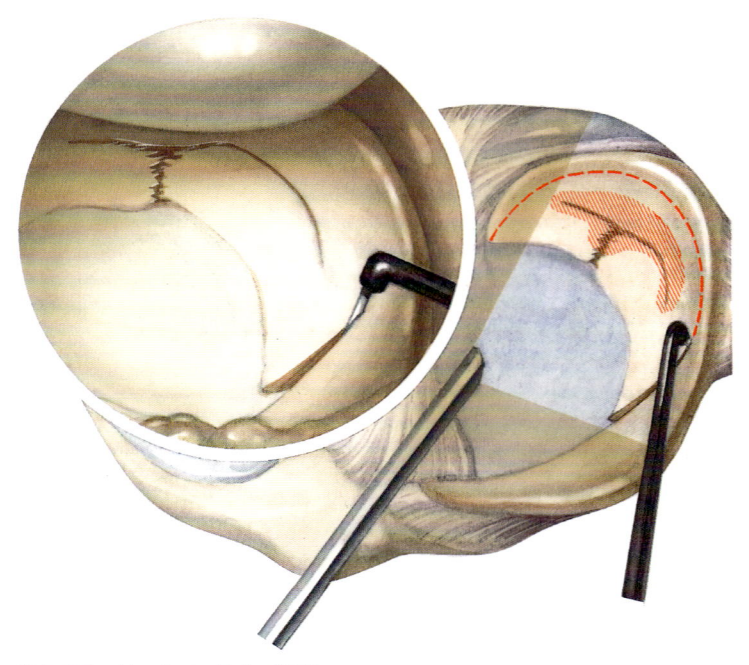

Abb. 26 Ventrale Schnittführung.
Die geplante Resektionslinie ( ) dient als Orientierung für die weitere Operation, sie berücksichtigt bereits das Vorliegen einer allfälligen Meniskusdegeneration (schraffiert). Schneidende Instrumente, wie z. B. Elektromesser und Scheren, folgen dieser Linie, substanzabtragende Instrumente erreichen sie, indem von der Schneide über die Ruptur hinaus nach dorsal vorgearbeitet wird. Eine Triangulation mit Fassen des abzutragenden Meniskusanteils erfolgt nur, wenn aus Übersichtsgründen nötig, da zusätzlich im medialen Gelenkspalt liegende Instrumente die Sicht behindern. Zunächst wird ein Schnitt von der intermediären Schneide ausgehend schräg nach hinten angelegt, der Schnitt endet einige Millimeter vor dem Kapselansatz unter der Kondylenrundung. Die Breite der verbleibenden Randleiste wird durch das Ausmaß des Schadens individuell vorgegeben.

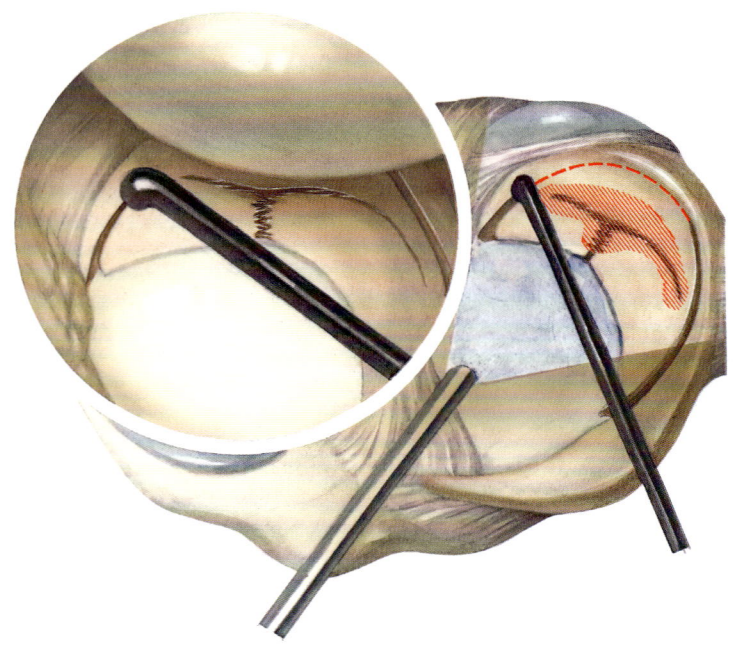

Abb. 27 Dorsale Schnittführung.
Nach Durchführung der ventralen Schnittführung wird die Optik über den Interkondylärraum auf das Hinterhorn gerichtet. In der Regel ist dorsal eine Schnittführung erforderlich, welche am vorderen Ende der Hinterhornaufhängung beginnt, von dort aus schräg in Richtung medialen Kondylenrand verläuft und ebenfalls einige Millimeter vom Kapselansatz entfernt endet. Die Größe des erhaltungsfähigen Hinterhornanteils richtet sich nach der Schädigungsform. Querverlaufende, von der Schneide in Richtung Gelenkkapsel führende Schnitte unter Belassen eines eckigen Hinterhornfragmentes sind unter allen Umständen zu vermeiden.
Achtung: Bei Operationsschritten im Bereich des Hinterhornes besteht die größte Gefahr einer iatrogenen Schädigung des Kondylus durch Optik bzw. Instrument.

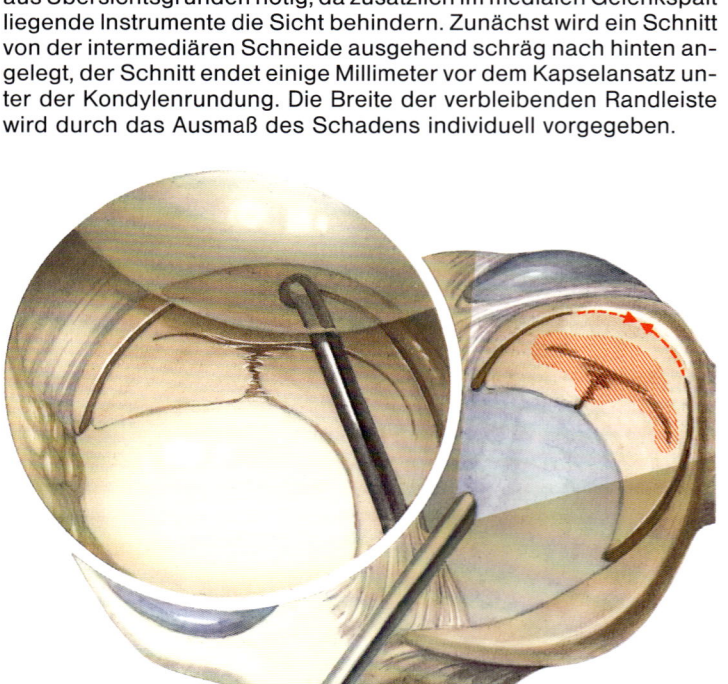

Abb. 28 Zusammenführen der Schnitte hinter dem Kondylus.
Die beiden zuvor angelegten Teilschnitte müssen nunmehr in dem vorgegebenen Abstand zum Kapselansatz zusammengeführt werden, dabei ist auch bei maximalem Aufklappen des Gelenkspaltes ein Arbeiten hinter dem Kondylus nicht immer zu vermeiden. Die vorgegebenen Teilschnitte werden abwechselnd von ventral und dorsal aus verlängert, so daß sie schließlich zentral unter dem Kondylus verbunden werden können. Bei Nutzung von substanzabtragendem mechanischem Instrumentarium sollte dieses nach oben gebogen sein.

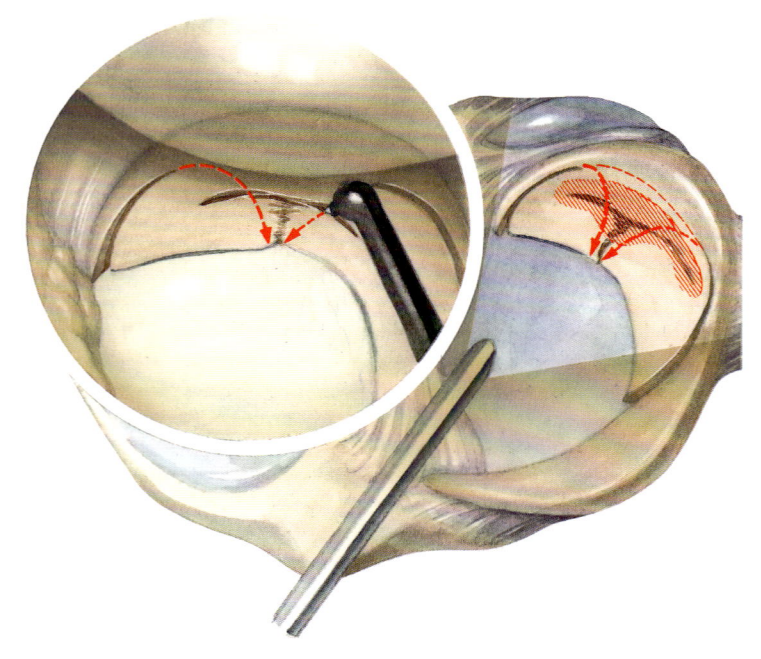

Abb. 29 Variante zu Abb. 28 bei engem Gelenkspalt.
Es wird immer die Resektion des Meniskus unter Schaffung eines einzelnen Resektates bevorzugt. Bei unübersichtlichen lokalen Verhältnissen ist anstatt der direkten kapselnahen Vereinigung der beiden Teilschnitte zunächst auch ein Zusammenführen der Schnitte im Bereich der Hinterhornschneide möglich, dadurch lassen sich zwei oder mehr große Substanzanteile des Meniskus getrennt vom noch an der Kapsel befindlichen Rest entfernen. Der Vorteil liegt in einer deutlich besseren Sicht auf den kapselnah unter dem Kondylus belassenen Rest, welcher dann sukzessive abgetragen werden kann.

Resektive Operationsverfahren 193

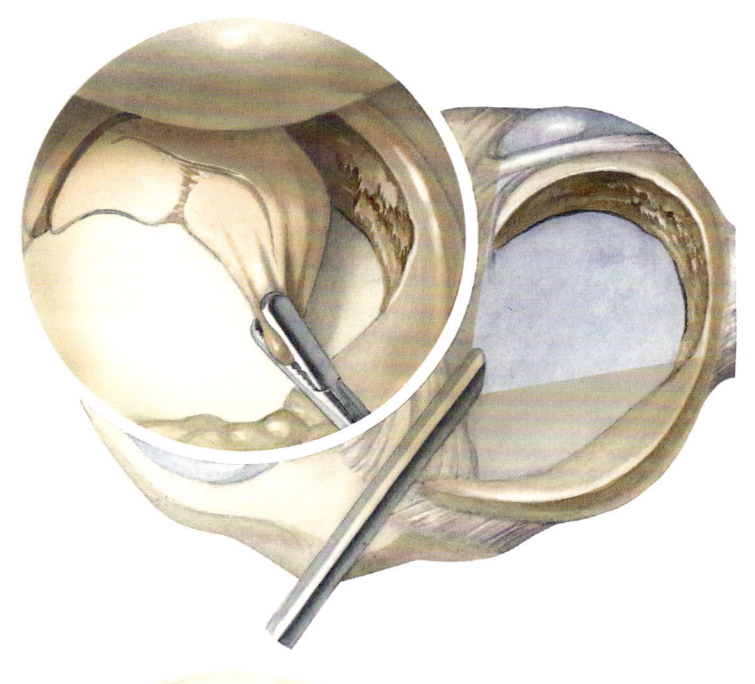

Abb. 30 Entnahme des Resektates.
Nach Zusammenführen der beiden Teilschnitte (vor oder nach Entfernen von bereits gelösten Meniskusanteilen) wird das Resektat mittels Zange extrahiert. Wichtig ist es, den gelösten Meniskusanteil an einem schmalen Ende zu fassen, damit eine Extraktion über den vorgegebenen Weichteilzugang möglich ist. Die Extraktion durch die Kapsel muß mit der Optik verfolgt werden, da durch den hier evtl. vorliegenden Weichteilwiderstand Meniskusanteile intraartikulär oder in den paraartikulären Weichteilen verlorengehen können. Intraartikulär verlorene Meniskusanteile müssen nach Verlagerung in andere Gelenkabschnitte – meist den oberen Rezessus – durch einen individuell anzulegenden weiteren Zugang von dort aus extrahiert werden.

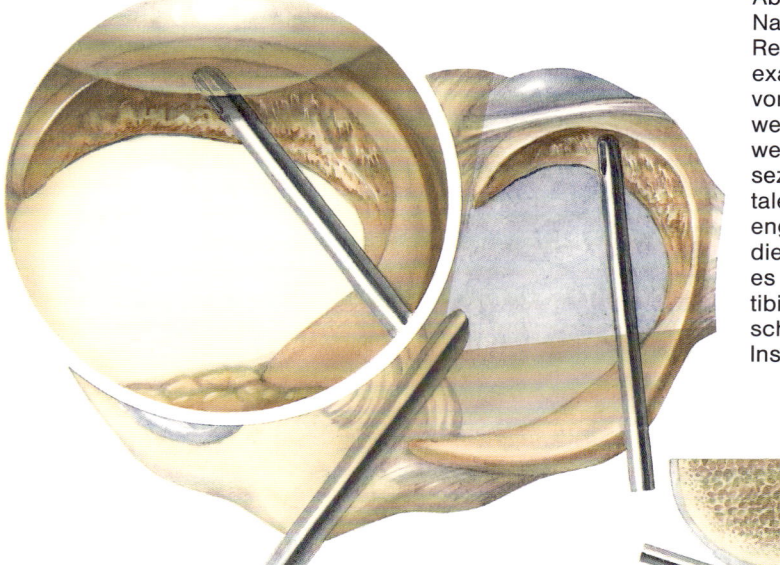

Abb. 31 Nacharbeiten der Kapselrandleiste.
Nach Resektion der abgelösten Meniskusanteile verbleiben in der Regel noch instabile Substanzreste im Bereich der Randleiste. Durch exakte Untersuchung mittels Tasthaken müssen diese bzw. noch vorhandene Restrupturen lokalisiert werden. Die instabilen Reste werden, am besten beginnend von der Hinterhornmitte, unter abwechselndem Nacharbeiten nach ventral und dorsal stückweise reseziert, bis eine glatte Resektionsfläche vorliegt. Besonders horizontale Restrupturen in der Randleiste müssen vermieden werden. Bei engem Gelenkspalt ist auch durch instrumentellen Zug am Meniskus die Oberfläche des Hinterhornes nicht immer komplett darstellbar; es kann daher zu einer (gegenüber den kondylennahen Anteilen) tibiakopfnah ausgedehnteren Resektion kommen. Eine derartige schräge Randleistenbegrenzung ist unproblematisch, solange keine Instabilitäten vorliegen.

Ventrale Teilresektion des medialen Meniskus

Außerhalb des Hinterhornes lokalisierte Schäden des Meniscus medialis sind eher selten und betreffen den Intermediär- oder vorderen Abschnitt. Sie sind prognostisch günstig, da das biomechanisch wichtige Hinterhorn erhalten werden kann. Die Operationstechnik unterscheidet sich nicht grundsätzlich von der oben geschilderten.

Zugangswege: Siehe dorsale Teilresektion des medialen Meniskus, S. 190; gelegentlich kann es vorteilhaft sein, einen zusätzlichen Instrumentenzugang 1–2 cm ventral und proximal zu legen, um dem Operationsinstrument intraartikulär mehr Bewegungsfreiheit zu verleihen; auch von kontralateral eingebrachte Operationsinstrumente sind zur Vorderhornresektion einsetzbar.

Arbeitsschritte

1–4 Siehe dorsale Teilresektion des medialen Meniskus, S. 190.
5 Ggf. Abtragung störender, dem Meniskusvorderhorn vorgelagerter Hoffa-Anteile mittels Shaver.
6 Festlegung der Resektionslinie, welche je nach Schädigungslokalisation den Intermediär- oder Vorderhornbereich umfaßt.
7 Bogenförmiges Umschneiden des jeweiligen Schädigungsareales im vorher festgelegten Ausmaß.
8 Entnahme des Resektates mittels Zange.
9 Ggf. Sanierung von Begleitschäden an Knorpel oder Gelenkkapsel.

Spezielle Technik

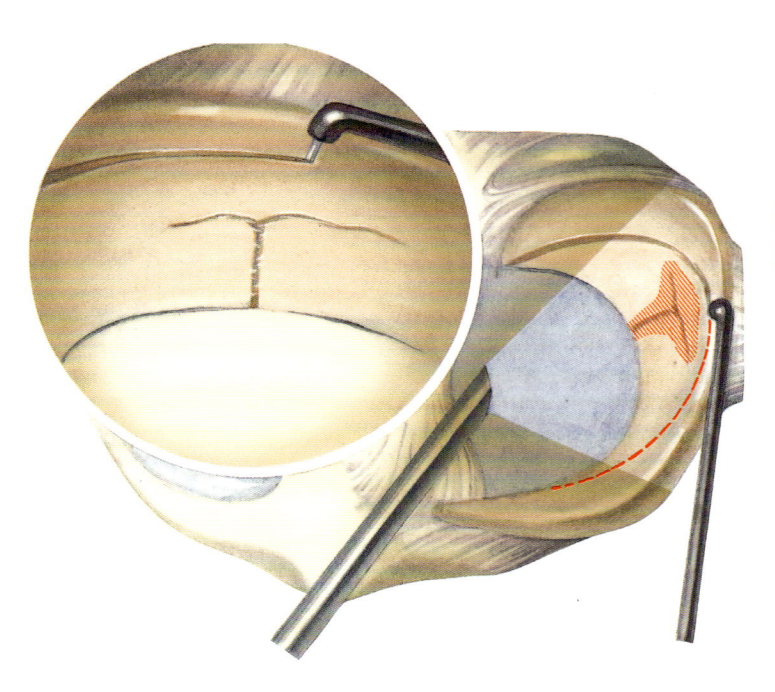

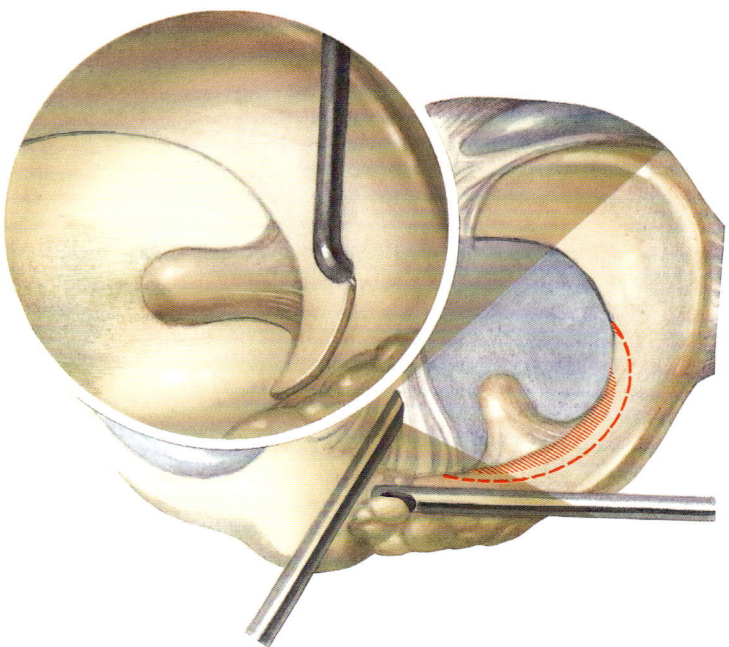

Abb. 32 Teilresektion bei intermediärer Schädigung.
Die intermediäre Meniskusschädigung ist meist T-förmig konfiguriert und hat nahezu immer eine wesentliche radiäre Komponente. Das Rupturende reicht gelegentlich bis zum Kapselansatz und muß mittels Tasthaken exakt dargestellt und mit der Resektion erfaßt werden. Die bogenförmige Resektion beläßt Vorderhorn- und Hinterhornansatz; das Ausmaß der belassenen intermediären Kapselrandleiste richtet sich nach dem vorliegenden Schaden. Besonders ventral der radiären Rupturkomponente liegende Substanzanteile sind schwierig einzusehen. Das Vorderhorn kann dabei mit der Optik etwas nach außen gedrängt werden, um bessere Sicht und eine bogenförmige, stufenfreie Resektion zu gewährleisten.

Abb. 33 Teilresektion bei Vorderhornschädigung.
Symptomatische Vorderhornschäden sind selten, werden allerdings leicht übersehen, da sich der ventro-mediale Hoffa-Gelenkkörper über das Meniskusvorderhorn vorwölben kann. Erlaubt die dadurch eingeschränkte Sicht keine eindeutige Beurteilung, so wird der Hoffa-Gelenkkörper zunächst über den Instrumentenzugang mittels Shaver soweit reseziert, bis das Vorderhorn komplett einsehbar ist. Da die operativen Maßnahmen relativ nah vor der liegenden Optik erfolgen müssen, ist das Arthroskop während der Vorderhornresektion zwischenzeitlich immer wieder etwas zurückzuziehen, um bei dadurch größerem Bildausschnitt eine einwandfreie Orientierung zu ermöglichen. Das Ausmaß der Resektion richtet sich nach dem Schaden. Die Vorderhornaufhängung kann in der Regel erhalten bleiben. Bei ungünstigem Führungswinkel können die Operationsinstrumente auch von antero-lateral oder kontralateral eingebracht werden.

Korbhenkelresektion am medialen Meniskus

Zugangswege: Siehe dorsale Teilresektion des medialen Meniskus, S. 190.

Arbeitsschritte

1–2 Siehe dorsale Teilresektion des medialen Meniskus, S. 190.
3 Bei Einklemmung des Korbhenkels Reposition mittels Tasthaken.
4 Untersuchung der Knorpelstrukturen von Kondylus und Schienbeinkopf im gleichen Kompartment.
5 Tasthakenuntersuchung des Meniskus mit Abklärung des Schädigungsbefundes.
6 Ventrales Abtragen des Korbhenkels vom Rupturende aus.
7 Dorsales Abtragen des Korbhenkels vom Rupturende aus.
8 Entnahme des Resektates mittels Zange.
9 Ggf. Nachtasten der Resektionslinie in bezug auf verbliebene Instabilitäten.
10 Nachresektion instabilen Gewebes bis zum Erreichen einer glatten Randleiste.
11 Ggf. Sanierung von Begleitschäden an Knorpel oder Gelenkkapsel.

Spezielle Technik

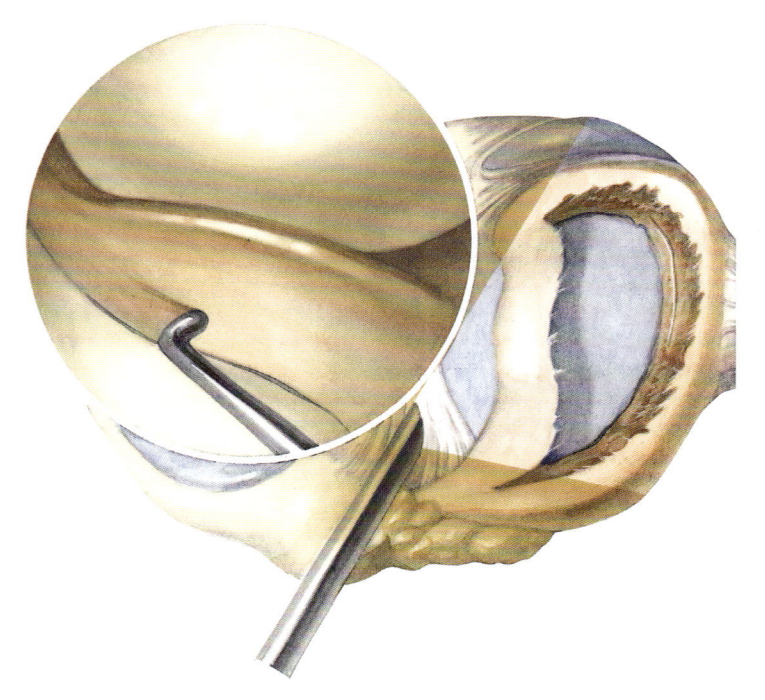

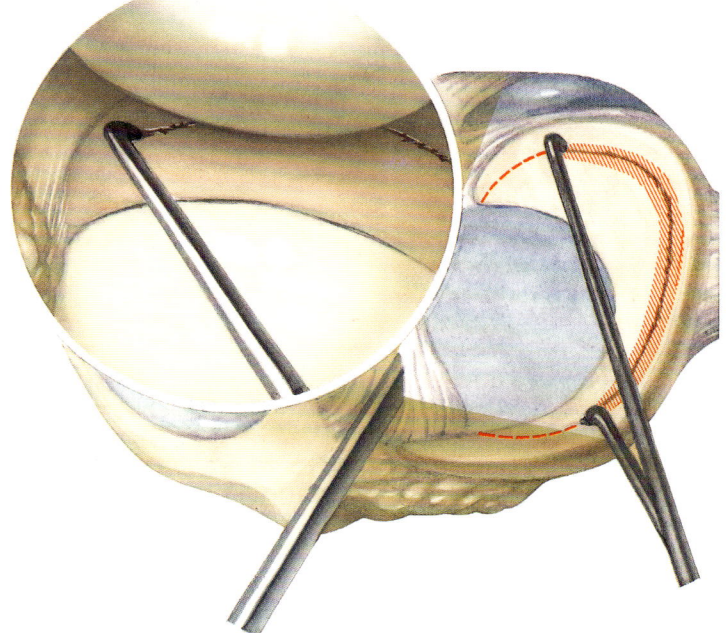

Abb. 34 Reposition des eingeschlagenen Korbhenkels.
Die Einklemmung des Meniskusgewebes ist optisch immer an einer Verlegung des Zugangs zum Gelenksspalt durch das Meniskusgewebe zu erkennen. Vor Reposition kann bereits durch Inspektion der bei bestehender Meniskusluxation gut einsehbaren Rupturlinie festgestellt werden, ob die Randleiste stabil ist oder ob weitere Schäden vorliegen. Nicht selten bestehen zusätzliche korbhenkelartige oder auch horizontale Rupturen im kapselnahen Meniskusrand.

Abb. 35 Überprüfen der Rupturausdehnung und Resektion.
Nach Reposition des Korbhenkels werden die Rupturenden exakt mittels Tasthaken markiert. Die Lage des ventralen und dorsalen Schnittes ist durch die Länge des Korbhenkels vorgegeben, damit auch die Größe des primären Resektates. Von den Rupturenden aus wird der Schnitt in schräger Verlängerung zur Meniskusschneide weitergeführt, so daß ein harmonischer Defekt ohne Stufenbildung entsteht. Der Korbhenkel kann erst ventral, oder aber erst dorsal abgetragen werden, dieses ist individuell zu entscheiden. Eine zunächst dorsal ausgeführte Resektion hat gelegentlich den Vorteil, daß der ventral noch fixierte Korbhenkel nicht frei flottierend die Sicht auf das Hinterhorn versperrt. Bei längerer dorsaler Substanzbrücke erfolgt die Resektion zunächst von der Ruptur aus. Bei kurzer Substanzbrücke kann das Rupturende u. U. unter dem Kondylus nicht direkt eingesehen werden, dann wird vom Hinterhornansatz ausgehend in Richtung zuvor markiertem Rupturende reseziert. Die Resektionstechnik gleicht prinzipiell derjenigen beim Vorliegen vertikaler Längsrupturen ohne Korbhenkeldislokation; auch hier folgt die Erstresektion der vorliegenden Rupturlinie.

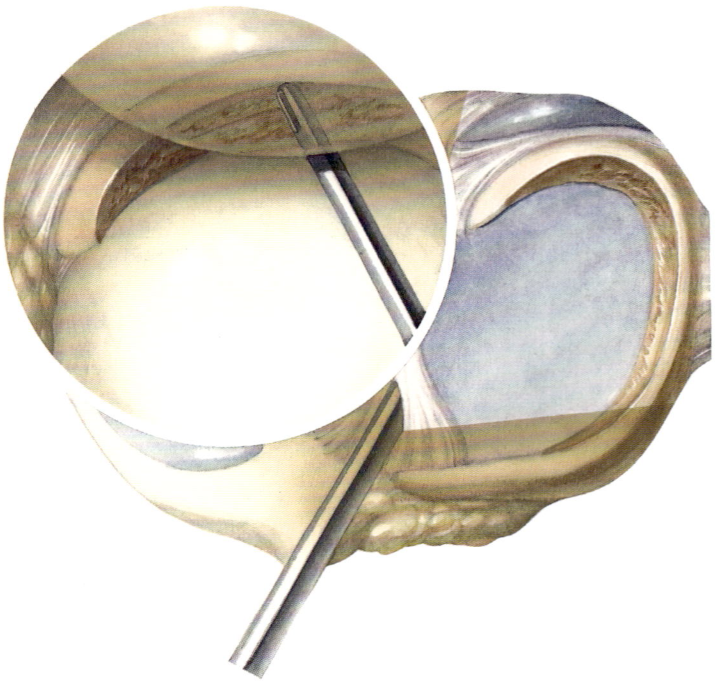

Abb. 36 Nachresektion der Randleiste.
Nach Entfernen des Resektates ist die Kapselrandleiste exakt zu inspizieren. Nur bei bereits lange bestehenden Meniskusrupturen ist diese glatt und abgeschliffen, ansonsten finden sich immer instabile, degenerative Substanzreste. Besonders auf stummelförmige ventral oder dorsal lokalisierte Meniskusanteile im Bereich der Abtragungsstellen ist zu achten. Ein Nacharbeiten mittels Shaver oder anderen Resektionsinstrumenten ist dann erforderlich; das Vorgehen dabei entspricht dem letzten Schritt der Hinterhornresektion, wobei etwa von der Mitte des Hinterhornes ausgehend nach ventral und dorsal vorgearbeitet wird. Gelegentlich ist bei schwerer Meniskusdegeneration und kapselnaher Position der Ruptur eine komplette Meniskusresektion erforderlich. Im Bereich des Hinterhornes kann unter Umständen eine verbesserte Übersicht durch manuellen Druck auf die gleichseitige Kniekehle erreicht werden.

Teilresektion des lateralen Meniskus

Der Meniscus lateralis kann prinzipiell ähnlich vielfältige Schädigungsformen aufweisen wie der mediale Meniskus; dementsprechend gleichen sich auch die Schritte der durchzuführenden Resektion. Eine Besonderheit bietet der Recessus subpopliteus, welcher spezifische Ansprüche an das Belassen einer ausreichend breiten Substanzleiste zur Bedeckung der Popliteussehne stellt. Spezielle Krankheitsbilder des lateralen Meniskus sind der Scheibenmeniskus und das Meniskusganglion.

Intermediäre Radiärrupturen des lateralen Meniskus sind bei Zweikampfsportarten (besonders Fußball) typisch; multiple Quetschungen des Hinterhornes finden sich in Kombination mit Kreuzbandverletzungen.

Zugangswege: Siehe dorsale Teilresektion des medialen Meniskus, S. 190; der Instrumentenzugang wird nur spiegelbildlich lateral angelegt.

Arbeitsschritte

1–4 Siehe dorsale Teilresektion des medialen Meniskus, S. 190 (nur spiegelbildlich).
5 Festlegung der Resektionslinie unter Beachtung des Recessus subpopliteus bzw. zusätzlicher Veränderungen (z. B. Ganglion).
6 Bogenförmiges Abtragen der geschädigten Substanzanteile.
7 Entnahme des Resektates mittels Zange.
8 Überprüfen der Stabilität der Gewebsbrücke vor dem Recessus subpopliteus, eventuell Nachresektion unter Freilegen der Sehne.
9 Nachtasten und ggf. Begradigen der restlichen Kapselrandleiste.
10 Ggf. Sanierung von Begleitschäden an Knorpel oder Gelenkkapsel.

Resektive Operationsverfahren

Spezielle Technik

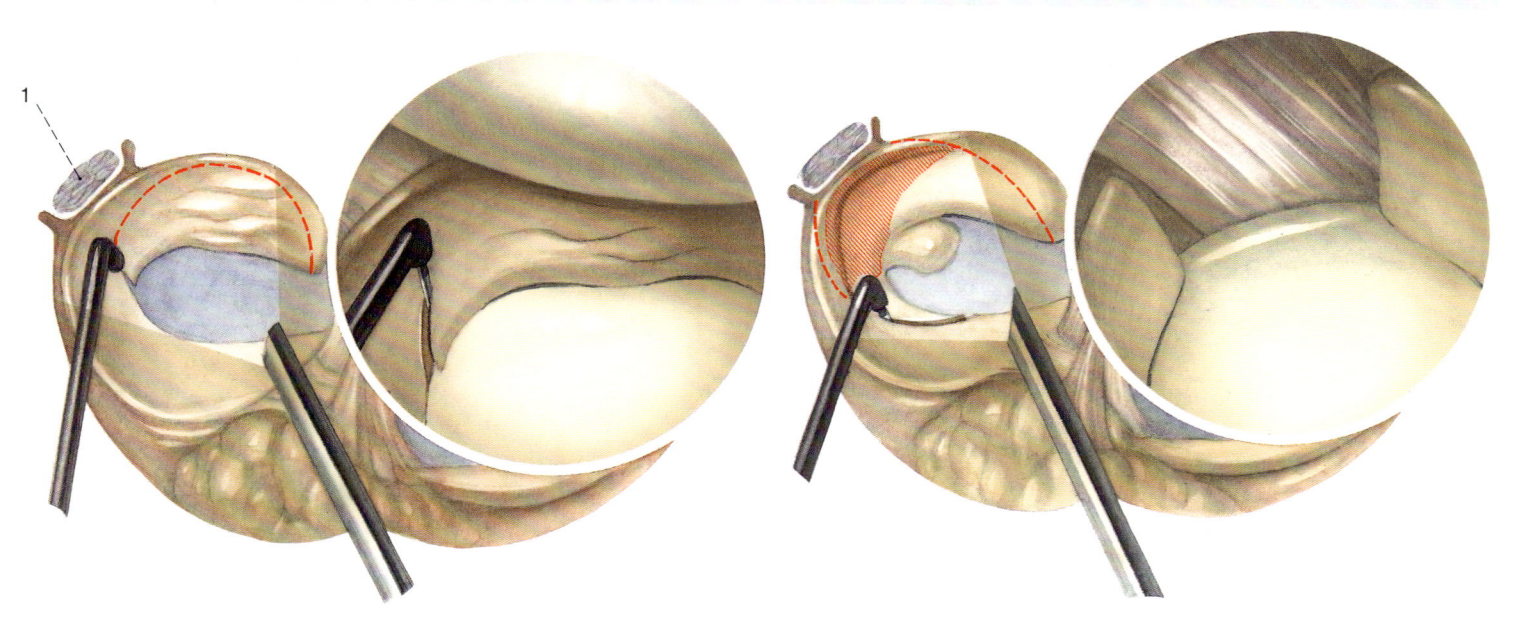

Abb. 37 Hinterhornresektion (bei Quetschung).
Das Hinterhorn des lateralen Meniskus ist von frischen oder älteren multiplen Quetschverletzungen durchzogen, welche besonders im Rahmen von Distorsionsverletzungen mit Beteiligung des vorderen Kreuzbandes auftreten. Kapselnahe Rupturen haben eine sehr gute Heilungstendenz – auch bei konservativer Behandlung; die übrigen Schäden müssen durch Austastung exakt lokalisiert werden. Die Schnittführung ist bei Komplexschäden immer individuell und richtet sich nach der Lokalisation der einzelnen Rupturanteile. Bei frischen traumatischen Veränderungen sollte die Resektion eher zurückhaltend durchgeführt werden. Die einzelnen, erhaltungswürdigen Substanzbrücken zwischen den Rupturen können nicht immer sicher diagnostiziert werden, wodurch unter Umständen eine primär zu ausgedehnte Substanzresektion bedingt ist. Nach bogenförmiger Resektion unter Mitnahme der traumatisch bzw. degenerativ veränderten Substanz abschließend bogenförmiges Ausrichten der Resektionslinie unter Belassen eines mindestens 0,5 cm breiten Substanzstreifens vor dem Recessus subpopliteus.

1 Popliteussehne

Abb. 38 Intermediäre Teilresektion (bei Korbhenkelschaden).
Unterschreitet die noch vorhandene intakte Substanzleiste vor dem Recessus subpopliteus 0,5 cm, so wird eine Resektion unter Freilegen der Popliteussehne erforderlich, da sonst klinisch relevante Rupturrezidive zu erwarten sind. Dazu zunächst Resektion des Korbhenkels unter Komplettierung der vorliegenden Ruptur zur ventralen und dorsalen Schneide. Nach Entnahme des Resektates Beseitigung der degenerativ veränderten schmalen Substanzleiste mittels Shaver unter Freilegen der Popliteussehne. Das Verbleiben instabiler Substanzreste an der ventralen und dorsalen Kante des Rezessus muß vermieden werden.

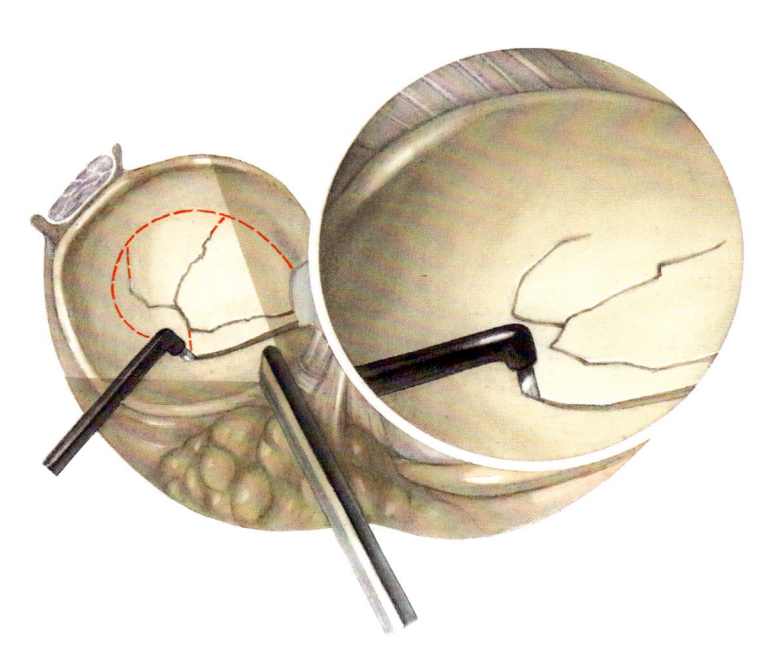

Abb. 39 Teilresektion bei Scheibenmeniskus.
Der degenerativ bzw. durch Rupturen veränderte Scheibenmeniskus weist Schäden immer im zentralen Bereich auf; diese können an der Oberseite, gelegentlich aber auch nur an der Unterseite lokalisiert sein, so daß immer eine Tasthakenuntersuchung notwendig ist. Zunächst wird nur das geschädigte zentrale Gewebe unter Mitnahme der Rupturen reseziert, anschließend eine stabile, den Restmeniskus circumferent begrenzende Randleiste geschaffen. Diese sollte idealerweise in etwa der Form des normalen Meniskus entsprechen. Sind die Resektionsränder aufgrund des hier vorliegenden Durchmessers des Scheibenmeniskus sehr steil, können diese entsprechend der Form einer Meniskusschneide keilförmig zugerichtet werden. Aus Gründen einer besseren Übersicht und den relativ großen resektionspflichtigen Substanzmassen ist beim Scheibenmeniskus in der Regel eine Resektion und Extraktion in mehreren Portionen angebracht (schraffiert). Bei schweren Substanzveränderungen muß der Meniskus komplett reseziert werden.

Achtung: Ein Scheibenmeniskus ohne sichtbaren Substanzschaden sollte nicht operativ angegangen werden.

Kniegelenk

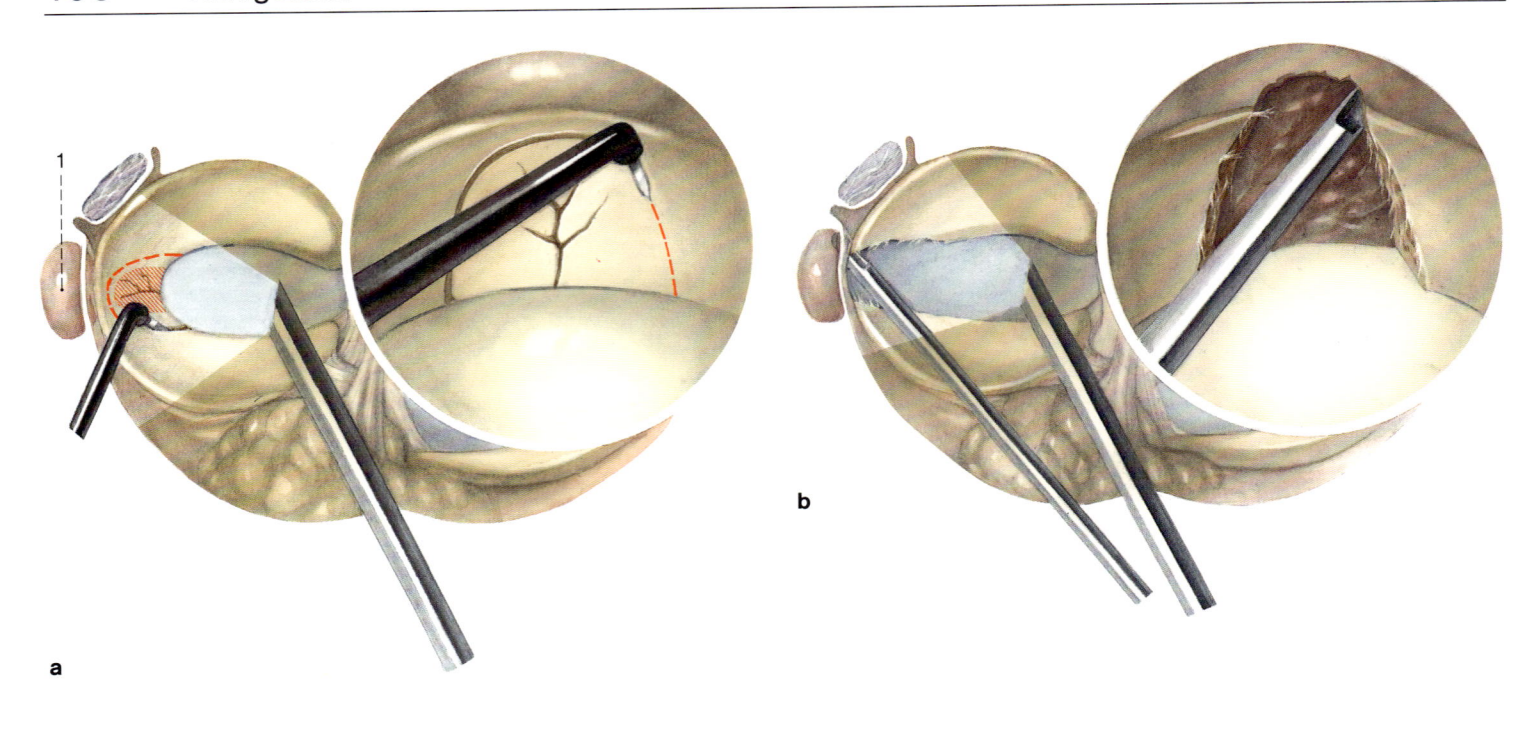

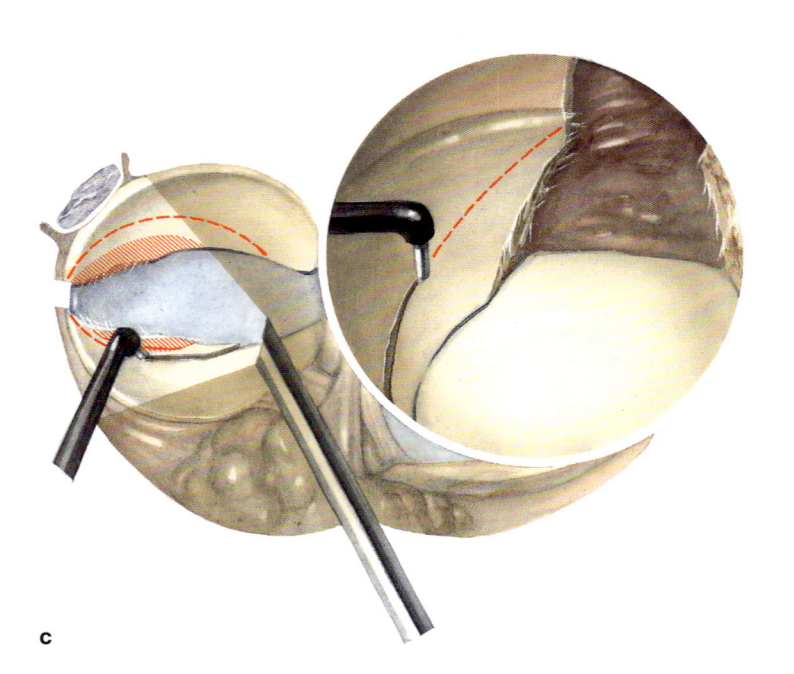

Abb. 40a–c Teilresektion bei Ganglion.
Ein Ganglion ist zunächst immer als Ausdruck einer Meniskussubstanzschädigung anzusehen. Es ist intraartikulär bereits an einer mit ihm im direkten räumlichen Zusammenhang bestehenden Schadenszone – meist im Intermediärbereich vor der Popliteussehne – zu erkennen. Die geschädigte Meniskussubstanz wird zunächst provisorisch entfernt (**a**). Unter anschließender Nachresektion bis zum Kapselansatz wird dann die Basis des Ganglions freigelegt und die sich unter der Membrana synovialis vorwölbende Ganglionvorderwand reseziert (**b**). Die hintere Ganglionbegrenzung kann belassen bleiben. Nach Sanierung des Ganglions wird die Endversorgung des degenerativ veränderten Meniskusgewebes durch bogenförmige Nachresektion vorgenommen (**c**). Nahezu immer verbleibt vor der Popliteussehne eine ausreichend stabile Substanzleiste, da die Veränderungen weiter ventral lokalisiert sind.
Seltener können Meniskusganglien auch medial lokalisiert sein.

1 Ganglion

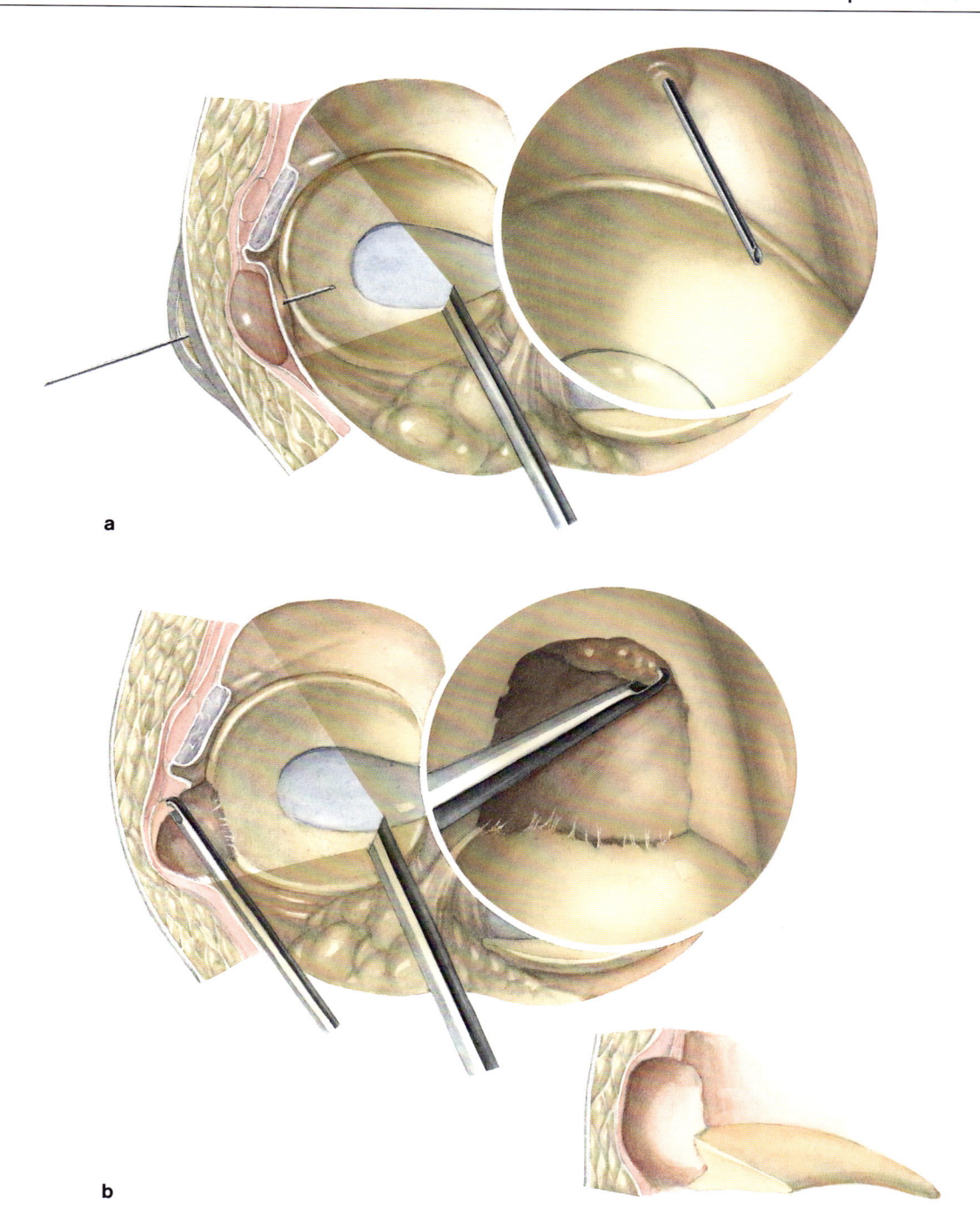

Abb. 41a u. b Ganglionresektion ohne sichtbaren Substanzschaden des Meniskus.
Ganglien ohne arthroskopisch sichtbaren Meniskusschaden sind selten. Sie sind oberhalb oder unterhalb des intern geschädigten Meniskus häufig allerdings bereits durch unregelmäßige, rötliche Struktur der Membrana synovialis zu lokalisieren. Es erfolgt eine perkutane Punktion mittels Nadel, welche durch das tastbare Ganglion hindurch in den Kniebinnenraum eingebracht wird und oberhalb oder unterhalb des Meniskus die Membrana synovialis perforiert (**a**). Die Nadel lokalisiert die vordere Ganglionwand, welche anschließend mittels Shaver reseziert werden kann (**b**). Wichtig ist es, die Ganglionhöhle bis hinter die Meniskussubstanz nach distal zu verfolgen, um von hier aus eventuell an der Meniskusoberfläche nicht sichtbare, für das Entstehen des Ganglion aber verantwortliche, degenerative Substanzanteile resezieren zu können.

Rekonstruktive Operationsverfahren

Die hier geschilderten Operationsverfahren beziehen sich auf den medialen Meniskus. Traumatisch bedingte, rekonstruktionsfähige Hinterhornschäden im Bereich des lateralen Meniskus sind außerordentlich selten und spielen in der Routine bisher keine Rolle. Spezialverfahren sind allerdings angegeben.

Besondere Bedeutung hat der Erhalt des Meniscus medialis bei gleichzeitig vorliegenden Kreuzbandschäden, da zwei wichtige Gelenkstabilisatoren betroffen sind. Die gegenseitige Abhängigkeit der beiden Stabilisatoren (Kreuzband bzw. medialer Meniskus) wird auch dadurch deutlich, daß die Prognose nach Operationen am Kreuzbandapparat bei gleichzeitig fehlendem Meniskus als sehr viel ungünstiger einzustufen ist; in gleicher Weise ist auch die Heilung der durch Naht behandelten Meniskusruptur bei vorliegender Kreuzbandinstabilität gefährdet. Akute Kombinationsverletzungen werden daher möglichst durch gemeinsame Versorgung beider Strukturen therapiert, auch wenn sich die Prinzipien der Nachbehandlung nach Kreuzbandstabilisation bzw. Meniskusnaht im Detail entgegenstehen.

Naht des medialen Meniskus

Eine Meniskusnaht ist prinzipiell immer dann möglich, wenn drei Voraussetzungen vorliegen:
- Schädigung weniger als ca. 5 mm vom Kapselrand entfernt,
- frische Verletzung ohne wesentliche degenerative Komponente (nicht älter als ca. 3 Wochen),
- Patient nicht älter als ca. 30 Jahre.

Diese Angaben sind kursorisch und im Einzelfall variabel. Rekonstruktionsfähige Meniskusverletzungen sind nahezu immer dorso-medial lokalisiert. Genutzt wird in der Regel die Inside-Out-Technik, seltener auch die Outside-In-Technik. Von der Rupturform her gibt es für beide Techniken keine spezielle Indikation.

Zugangswege: Ventraler Optikzugang; suprameniskaler Tasthakenzugang; antero-medialer Trokarzugang neben dem Lig. patellae; seltener sind auch lateral des Lig. patellae lokalisierte Trokarzugänge notwendig, um die Rupturstelle sicher zu erreichen.

Arbeitsschritte

Inside-Out-Technik

1–4 Siehe dorsale Teilresektion des medialen Meniskus, S. 190.
5 Anlegen eines parapatellar-medialen, in Höhe des zentralen Optikzuganges gelegenen weiteren Weichteilzuganges.
6 Einbringen eines doppelläufigen, gebogenen Trokars und Plazieren des Trokarendes vor der Mitte der Rißbildung.
7 Einführen von zwei biegsamen, vorn angespitzten und hinten über eine Öse mit einem PDS-Faden (Stärke 0) verbundenen Drähten durch den Trokar.
8 Einstechen der Drähte durch Meniskus, Faszie und Haut.
9 Ausziehen der Drähte nach medial.
10 Entfernen der doppelläufigen Kanüle durch den ventromedialen Weichteilzugang.
11 Anziehen der Fäden nach medial; es bildet sich intraartikulär über dem Meniskus eine Fadenschlinge.
12 Anlegen einer weiter dorsal gelegenen, das hier befindliche Ende der Rupturstelle sichernden zweiten Schlaufe (unter Umständen Nutzung eines Führungstrokars mit anderem Biegungsradius).
13 Anlegen einer ventral gelegenen, das hier befindliche Ende der Rupturstelle sichernden dritten Schlaufe.
14 Anziehen der drei Fäden und optische Kontrolle regelrechter Adaptation im Rißbereich.
15 Ggf. Anbringen zusätzlicher Nähte – falls keine komplette Adaptation erfolgt ist; eventuell können diese auch von der Unterseite des Meniskus eingebracht werden.
16 Knüpfen der Fäden auf der Faszie nach Anlegen von kleinen Hautinzisionen.
17 Ggf. Sanierung von Begleitschäden an Knorpel oder Gelenkkapsel.

Outside-In-Technik

1–4 Siehe dorsale Teilresektion des medialen Meniskus, S. 190.
5 Einbringen von zwei parallel laufenden Kanülen durch Haut, Faszie, kapselnahen Meniskusanteil, Ruptur und schneidennahen Meniskusanteil in das Gelenkinnere; die weiter dorsal liegende Kanüle wird mit einem Faden, welcher ca. 2 cm in das Gelenkinnere vorragt, armiert (PDS Stärke 0); die ventrale Kanüle wird mit einer Fadenschlaufe besetzt, wobei das zweite Fadenende entweder in oder neben der Kanüle durch den gleichen Weichteilzugang geführt wird.
6 Intraartikuläres Durchziehen des dorsalen Fadens durch die ventrale Schlaufe mittels von antero-medial eingebrachter Faßzange.
7 Ausziehen der Nadeln und damit der Fäden nach medial; der dorsale Faden bildet dabei die Nahtschlaufe über dem Meniskus.
8 Anziehen des dorsalen Fadens, welcher (durch die Schlaufe ventral nach außen gezogen) bei Anspannung den Meniskus fixiert.
9 Anlegen von weiteren Schlaufen entsprechend dem vorliegenden Rupturausmaß bzw. der -form; die beiden außenliegenden Schlaufen sichern jeweils das Rupturende.
10 Knüpfen der Fäden auf der Faszie nach Anlegen von kleinen Hautinzisionen.
11 Optische Kontrolle regelrechter Adaptation im Rupturbereich; ggf. Anbringen zusätzlicher Nähte; auch hier sind prinzipiell unterschiedliche Schlaufenverläufe möglich.
12 Ggf. Sanierung von Begleitschäden an Knorpel oder Gelenkkapsel.

Spezielle Technik

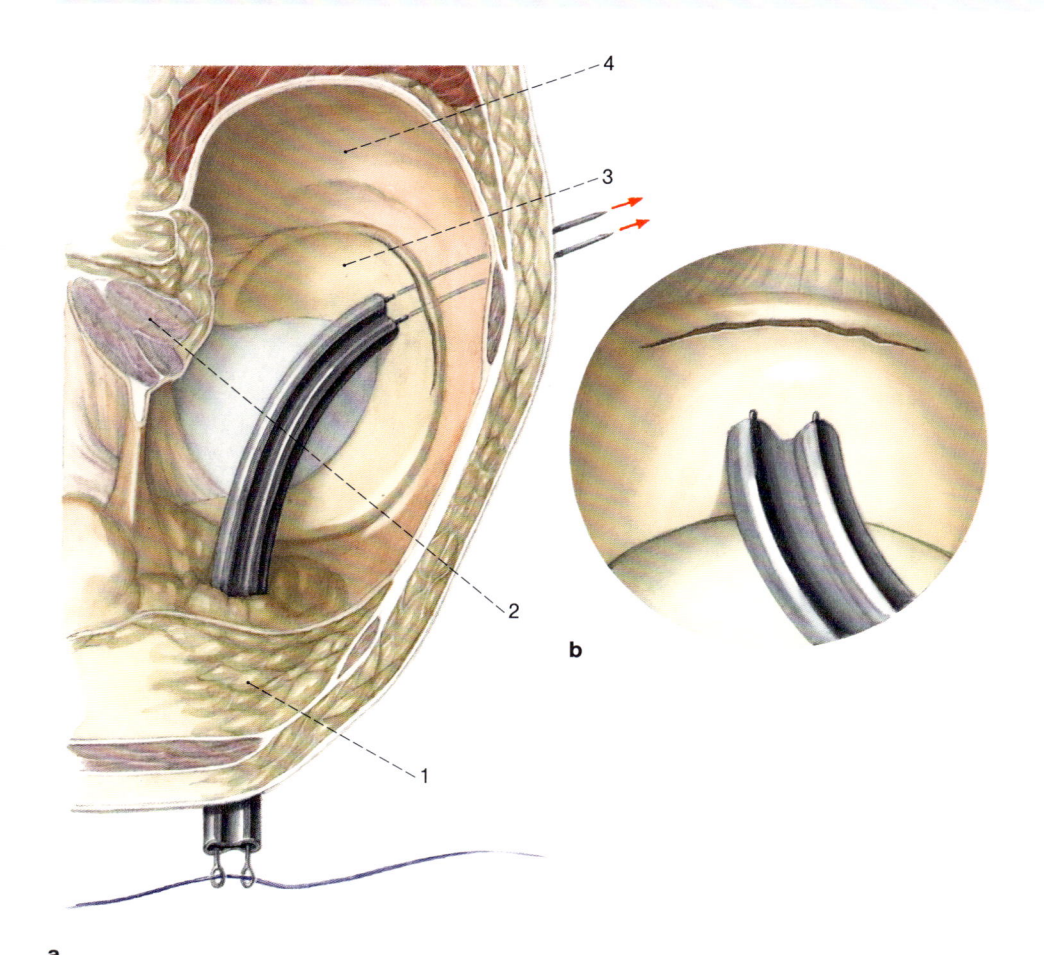

Abb. **42a** u. **b** Meniskusnaht Inside-Out I. Einbringen des gebogenen doppelläufigen Trokars durch medialseitigen parapatellar-medialen Weichteilzugang. Die Biegung des Trokars kann innerhalb bestimmter Variationsbreiten gewählt werden, sie soll ein soweit wie möglich nach medial und soweit wie nötig nach dorsal gerichtetes Ausleiten der Drähte ermöglichen. Die beiden Nadeln werden etwa mittig in bezug auf die Rißlänge sowie den Abstand Schneide-Ruptur durch das Meniskusgewebe, die Ruptur sowie die kapselnahen Weichteile eingestochen und nach außen ausgeführt. Anzustreben ist ein möglichst nach medial gerichteter Verlauf der Drähte, damit von der Fadenschlaufe dorsal nicht zu viel extraartikuläre Weichteile erfaßt werden. Auf ein Anfrischen der Ruptur kann bei frischen Läsionen verzichtet werden.

1 Hoffa-Fettkörper
2 hinteres Kreuzband
3 medialer Meniskus
4 dorsale Gelenkkapsel

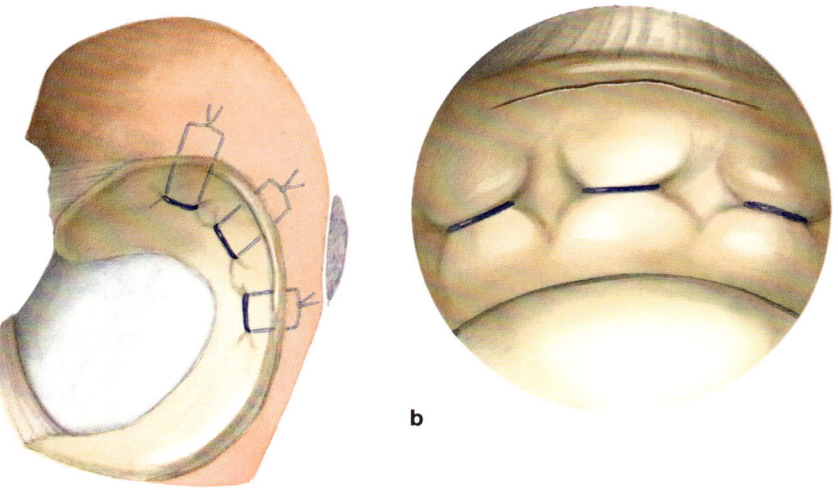

Abb. **43a** u. **b** Meniskusnaht Inside-Out II. Die Nähte sind fertiggestellt. Die Lage der Schlaufen ist normalerweise horizontal. Die endständigen Nähte sichern die Rißenden. Kippmomente des Meniskus müssen vermieden werden, unter Umständen Anlegen weiterer, unterschiedlich lokalisierter bzw. angeordneter Nähte. Nach Knoten der Fadenenden über der Faszie erfolgt regelrechte Adaptation im Rupturbereich.

Kniegelenk

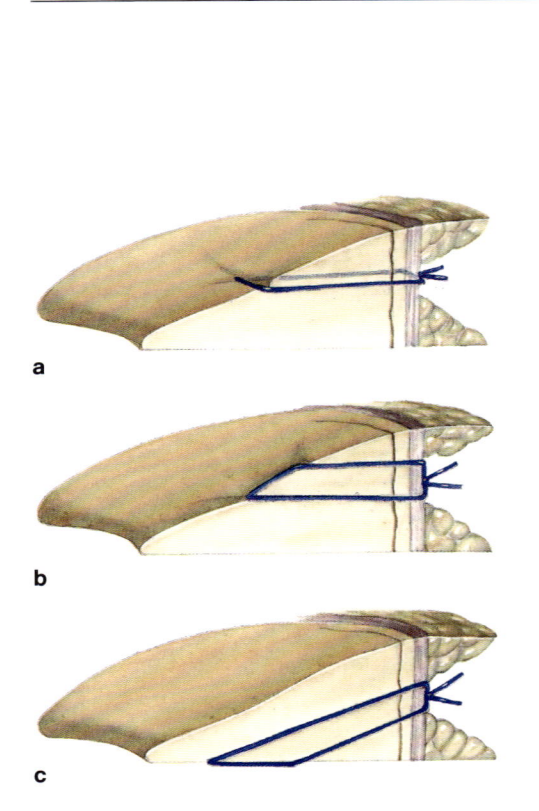

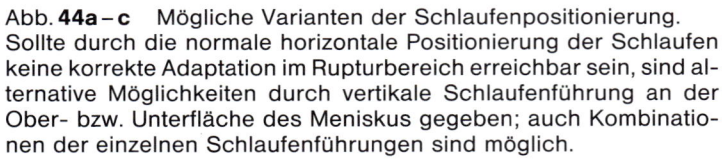

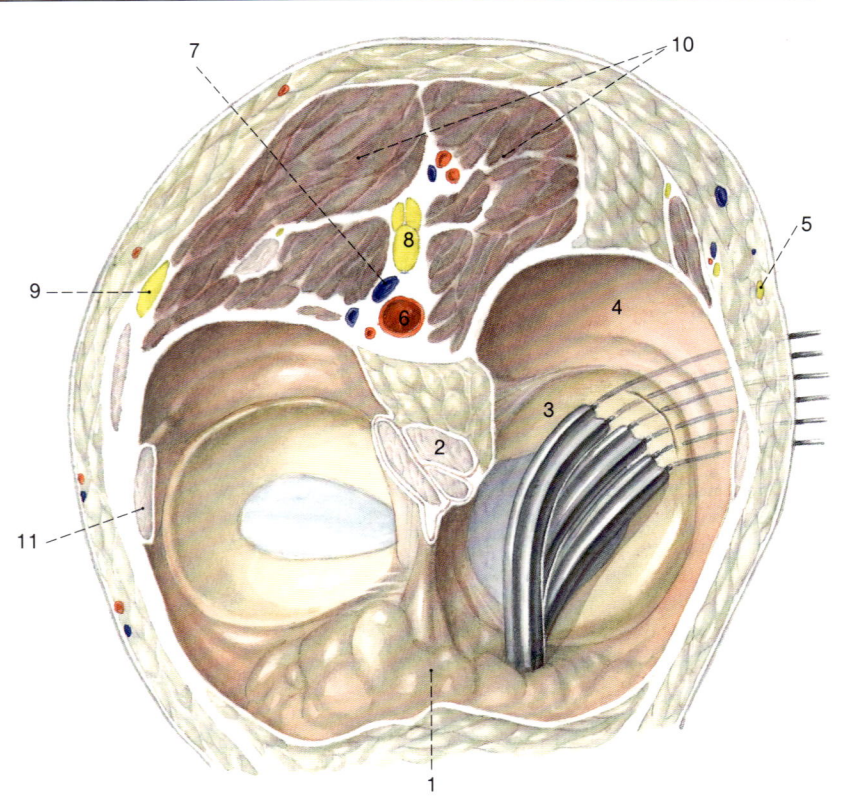

Abb. 44a–c Mögliche Varianten der Schlaufenpositionierung. Sollte durch die normale horizontale Positionierung der Schlaufen keine korrekte Adaptation im Rupturbereich erreichbar sein, sind alternative Möglichkeiten durch vertikale Schlaufenführung an der Ober- bzw. Unterfläche des Meniskus gegeben; auch Kombinationen der einzelnen Schlaufenführungen sind möglich.

Abb. 45 Darstellung der Führungstrokare für dorsale, intermedäre und ventrale Schlaufennähte in ihrer Beziehung zu den Weichteilen der Kniekehle.
Die Krümmungsradien der Trokare werden nach dorsal hin kleiner, um ein zu starkes Abweichen der Drähte in die Kniekehle zu vermeiden. Schädigungen von Nerven bzw. Gefäßen sind bei korrekter Positionierung der Trokare nicht zu erwarten.

1 Hoffa-Fettkörper
2 hinteres Kreuzband
3 medialer Meniskus
4 dorsale Gelenkkapsel
5 N. saphenus
6 A. poplitea
7 V. poplitea
8 N. tibialis
9 N. peronaeus communis
10 M. gastrocnemius
11 Popliteussehne

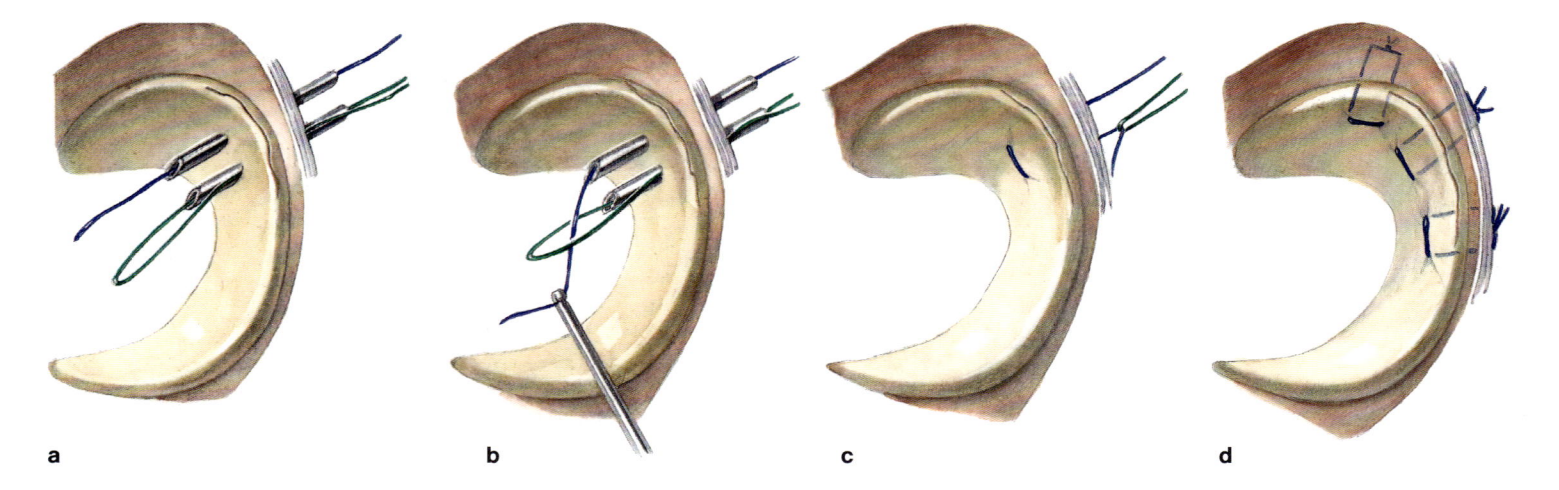

Abb. 46a–d Meniskusnaht Outside-In.
Unter arthroskopischer Kontrolle werden zwei getrennte Hohlnadeln von außen parallel durch den Meniskus plaziert. Die dorsal gelegene Nadel ist mit einem Faden, die zweite mit einer Schlaufe armiert. Nach intraartikulärem Durchziehen des Fadens durch die Schlaufe kann der zunächst dorsal gelegene Faden unter Zug nach ventral wieder ausgeleitet werden. Es werden in der Regel 3 Nähte erforderlich — wesentlich ist die optisch stabile Refixation unter Sicherung der Rupturränder. Die Nahtschlaufen liegen in der Regel horizontal auf der Oberseite des Meniskus.

Begleit- und Nachbehandlung

Nach *resektiven* Meniskusoperationen ist schnelle Rekonvaleszenz die Regel. Redon-Drainagen sind nicht erforderlich; falls im Einzelfall genutzt, können sie am Abend des Operationstages oder am ersten postoperativen Tag entfernt werden. Ausnahmen sind bei gleichzeitig durchgeführter partieller Synovektomie gegeben; die Drainagen müssen in diesen Fällen länger intraartikulär verbleiben. Mit physiotherapeutischen Maßnahmen wird in der Regel am ersten postoperativen Tag mit Durchführung von muskulären Anspannungsübungen und leichten aktiven Bewegungen begonnen. Aufstehen ist unter Teilbelastung des Beines erlaubt.

Die weitere Rehabilitation richtet sich ausschließlich nach subjektivem und objektivem Zustand des Patienten. Schmerz und Schwellung gelten als Maßstab. Prinzipiell gibt es keine Vorgabe in bezug auf Bewegungseinschränkung oder Belastungsminderung, die Patienten können normalerweise zügig (innerhalb weniger Tage) an die normale Funktion herangeführt werden. Das koordinative Zusammenspiel der Muskulatur ist allerdings nicht selten für längere Zeit gestört, so daß auch einfache Bewegungen des Alltags wieder erlernt werden müssen. In jedem Fall hat in der ersten postoperativen Woche die Wiederherstellung eines reizfreien, nicht geschwollenen Operationsgebietes Vorrang vor der Wiederherstellung von Bewegung und Belastung.

Nach *rekonstruktiven* Operationen richtet sich die Weiterbehandlung nach der erreichten intraoperativen Stabilität. Gewöhnlich wird das Kniegelenk für die Dauer von 3–4 Wochen unter Vermeidung von Rotationsbewegungen und forcierter Beugung teilbelastet. Anschließend können Bewegung und Belastung normalisiert werden. Sportverbot für die Dauer von mindestens drei Monaten ist sinnvoll. Bei Sportarten mit hoher rotatorischer Komponente sind Rezidive zu erwarten. Bei gleichzeitig durchgeführter Kreuzbandstabilisierung muß individuell entschieden werden. Nach spezieller Anweisung muß unter Berücksichtigung der im Einzelfall durchgeführten Operationstechniken bzw. des erreichten intraoperativen Ergebnisses eine Kombination zwischen Mobilisation zur Kreuzbandnachbehandlung und Ruhigstellung zum Schutz des medialen Meniskus gefunden werden.

Gelenkkapselschäden

Operative Eingriffe an der Gelenkkapsel kommen bei anlagemäßigen Veränderungen, häufiger allerdings bei reaktiven Schäden in Frage.
Die Membrana synovialis der Gelenkkapsel ist an allen im Gelenkbinnenraum ablaufenden physiologischen und pathophysiologischen Vorgängen beteiligt. Sie wirkt als hochreaktiver Partner aller intraartikulär ablaufenden Prozesse. Bei der Arthroskopie ergibt die erste Inspektion des oberen Rezessus somit immer bereits Hinweise auf im Gelenkbinnenraum ablaufende pathologische Prozesse.

Hypertrophe Anteile der Membrana synovialis sind verantwortlich für die vermehrte Produktion von Gelenkflüssigkeit. Diese muß bei Punktionen oder aber zu Beginn eines arthroskopischen Eingriffes auf ihre Qualität überprüft, ggf. einer labortechnischen Untersuchung unterzogen werden.
Zur arthroskopischen Therapie im Bereich des medialen bzw. lateralen parapatellaren Retinakulums s. Abschnitt Gelenkkörperschäden, S. 224ff.

Operationsverfahren bei anlagemäßigen Kapselveränderungen

Ziele und Methoden

Ziel der Operation ist es, hypertrophe, die Gelenkkinematik störende Kapselstrukturen zu beseitigen, soweit sie subjektive Beschwerden verursachen oder aber durch Kontaktphänomene für relevante Strukturveränderungen des Knorpelgewebes verantwortlich zu machen sind.

Indikationen

Plica mediopatellaris

Die Plica mediopatellaris ist ein Residuum embryonaler Gelenksepten und Folge inkompletter Rückbildung. Sie hat prinzipiell zunächst keine pathologische Bedeutung; das Vorliegen einer den Kondylus nicht oder nur eben berührenden Plica mediopatellaris berechtigt keinen Eingriff, auch darüber hinaus muß ein Zusammenhang zwischen Plika und Beschwerdebild gesichert sein. Gegeben ist dieses besonders bei strangartigen, hypertrophen Veränderungen der Plika, welche dann häufig den gesamten medialen Kondylus überstreicht und zum Auftreten von lokalen Knorpelschäden im Bereich des darunterliegenden ventromedialen Kondylus beitragen kann. Darüber hinaus sind reaktive Veränderungen im Bereich der Plika nach Distorsionstraumen – insbesondere bei Sportlern – bekannt; bei sicherer Korrelation zu einem entsprechenden Beschwerdebild ist auch hier eine Resektion indiziert. Differentialdiagnostisch sind gleichseitige Schäden des medialen Meniskus bzw. Knorpelschäden im Bereich des Patellagleitlagers zu beachten.

Plica suprapatellaris

Eingriffe im Bereich der Plica suprapatellaris sind umstritten. Es ist nicht genau bekannt, ob sie per se Beschwerden verursacht, oder aber für kinematische Veränderungen im Bereich des Patellagleitweges verantwortlich ist. Immerhin ist eindeutig, daß bei Knorpelschäden im Bereich des Patellagleitweges und Patellalateralisation derartige Plicae gehäuft vorkommen. Reseziert werden sie dann, wenn ausgeprägte, strangartige Verdickungen in ihrem Ansatzbereich zur übrigen Gelenkkapsel vorliegen.

Hypertrophe Hoffa-Zotten

Hypertrophe Hoffa-Zotten – häufig erkennbar an lokaler Fibrosierung, Kontusionierung bzw. Rötung – können sich in benachbarte Gelenkspaltanteile einschlagen und für ein Impingement sorgen. Gleichzeitig sind sie im Rahmen arthroskopischer Diagnostik häufig sichtbehindernd bei der Überprüfung der ventralen Gelenkstrukturen. Eine Resektion ist daher gelegentlich auch aus Gründen der Übersicht notwendig.

Weichteiltumoren

Weichteiltumoren der Gelenkkapsel sind gutartig und meist gestielt. Sie sind von außen bei entsprechender Ausbildung unter Umständen zu tasten und können Einklemmungserscheinungen verursachen. Das Beschwerdebild läßt sich durch einfache Resektion kausal beeinflussen.

Baker-Zyste

Symptomatische Baker-Zysten verursachen erhebliche Druckbeschwerden in der medialseitigen Kniekehle. Sie sind durch einfache Punktion nicht kausal zu therapieren. Eine arthroskopisch gesteuerte Therapie ist durch Verschluß des Zysteneinganges in der dorso-medialen Gelenkkapsel möglich. Da der Zysteneingang jedoch nicht immer mit genügender Sicherheit in seiner gesamten Ausdehnung lokalisiert werden kann, wird heute vorwiegend noch die offene Resektion der Baker-Zyste vorgenommen.

Nach klinischer Diagnose – ergänzt durch MRT und Sonogramm – muß vor Sanierung der Zyste zwingend eine arthroskopische Überprüfung des Gelenkbinnenraumes erfolgen, da die Baker-Zyste nahezu immer nur Anteil eines kombinierten intraartikulären Schadensbildes darstellt. Auch wenn keine entsprechende Symptomatologie vorhanden ist, werden normalerweise therapiepflichtige Schäden an Menisken bzw. Knorpel gefunden. Ob diese Anteil eines primären, genetisch bedingten Kombinationsschadens sind, oder aber ob die bereits ausgebildete Baker-Zyste durch pathologische Verschiebung der Gelenkflüssigkeit zu einer sekundären Veränderung der intraartikulären Biologie mit konsekutiven Gewebsschäden führt, bleibt dabei zunächst offen.

Baker-Zysten werden häufig nach arthroskopischen Operationen erst symptomatisch und therapiepflichtig. Sie müssen dann von Kniekehlenbeschwerden anderer Genese (z. B. Lymphknotenschwellungen bei postoperativen Frühinfektionen) abgegrenzt werden.

Kontraindikation

Nicht bekannt.

Operationsrisiko, Aufklärungshinweise, Komplikationen

Das Hauptrisiko jeder Operation an einer synovialen Struktur besteht im Auftreten einer Nachblutung. Da die Operationen immer in Blutsperre durchgeführt werden müssen, lassen sich diese Komplikationen auch nicht sicher vermeiden. Redon-Drainagen sind postoperativ empfehlenswert. Im übrigen gelten die bereits aufgezählten allgemeinen Komplikationen und Aufklärungshinweise für arthroskopische Operationen.

Spezielle Vorbereitungen

Operationen immer in Oberschenkelblutsperre.

Narkose

Vollnarkose oder Teilnarkose; keine Lokalanästhesie.

Resektion der Plica mediopatellaris

Zugangswege: Ventraler Optikzugang; infrapatellarmedialer Instrumentenzugang; auch suprapatellarer und suprameniskaler Zugang können genutzt werden, falls für vorherige diagnostische Maßnahmen schon angelegt.

Arbeitsschritte

1. Diagnostischer Rundgang mit spezifischer Suche nach alternativen Schmerzursachen.
2. Optische Darstellung der Plica mediopatellaris.
3. Funktionsuntersuchung unter der Fragestellung des Kontaktes der Gelenkflächen bei Beugung.
4. Tasthakenuntersuchung der Kondylenkante.
5. Präzisierung von Knorpelaufbrüchen.
6. Resektion der Plica mittels Shaver bis zum Kapselansatz.
7. Funktionsuntersuchung, wobei die Kapselreste die Gelenkfläche nicht mehr berühren dürfen.
8. Ggf. Sanierung von Begleitschäden am Kondylenknorpel.
9. Blutstillung nach Öffnen der Blutsperre unter Sichtkontrolle.
10. Intraartikuläre Redon-Drainage.

Spezielle Technik

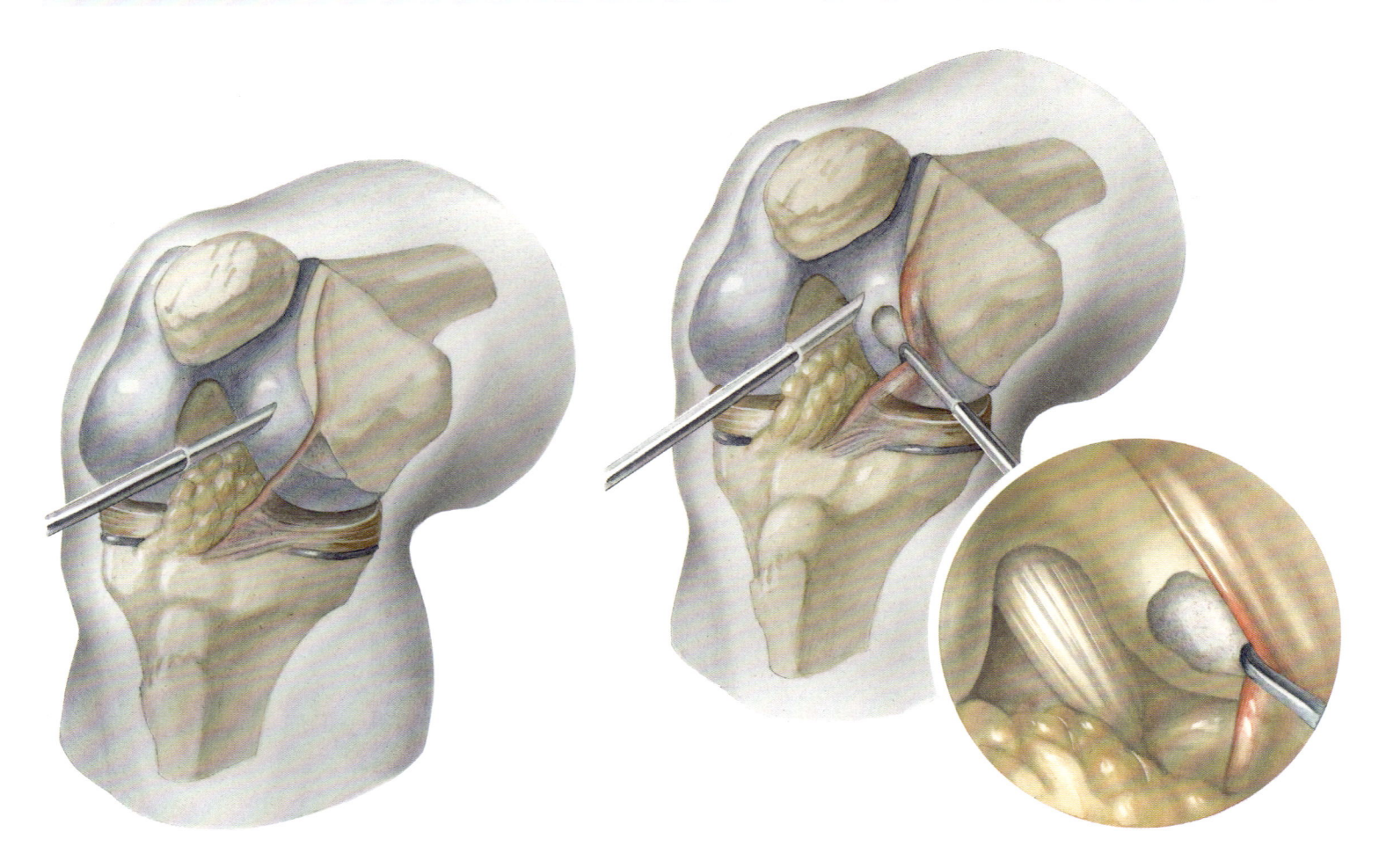

Abb. 47 Normdarstellung einer Plica mediopatellaris.
Im arthroskopischen Bild zeigt sich bei verschiedenen Beugegraden des Kniegelenkes der Abstand der Plika von der Knorpelkante. Die darunterliegende Kondylenkante weist ggf. eine dreieckförmige Erweichungszone auf; operative Maßnahmen sind nicht sinnvoll.

Abb. 48 Sanierung einer hypertrophen Plica mediopatellaris mit reaktivem Knorpelschaden I.
Die Resektion einer – auch hypertrophen – Plica mediopatellaris ist nur bei medial betontem Beschwerdebild indiziert. Alternative Schmerzursachen müssen ausgeschlossen oder zusätzlich therapiert werden. Hypertrophe, strangförmige Plicae führen allerdings gelegentlich zu Knorpelschäden an dem medialen Kondylus, diese sind unter der Plica zunächst verborgen. Erst bei Tasthakenüberprüfung werden sie sichtbar. Instrumenteller Zugang von suprameniskal oder infrapatellar.

Resektion der Plica mediopatellaris

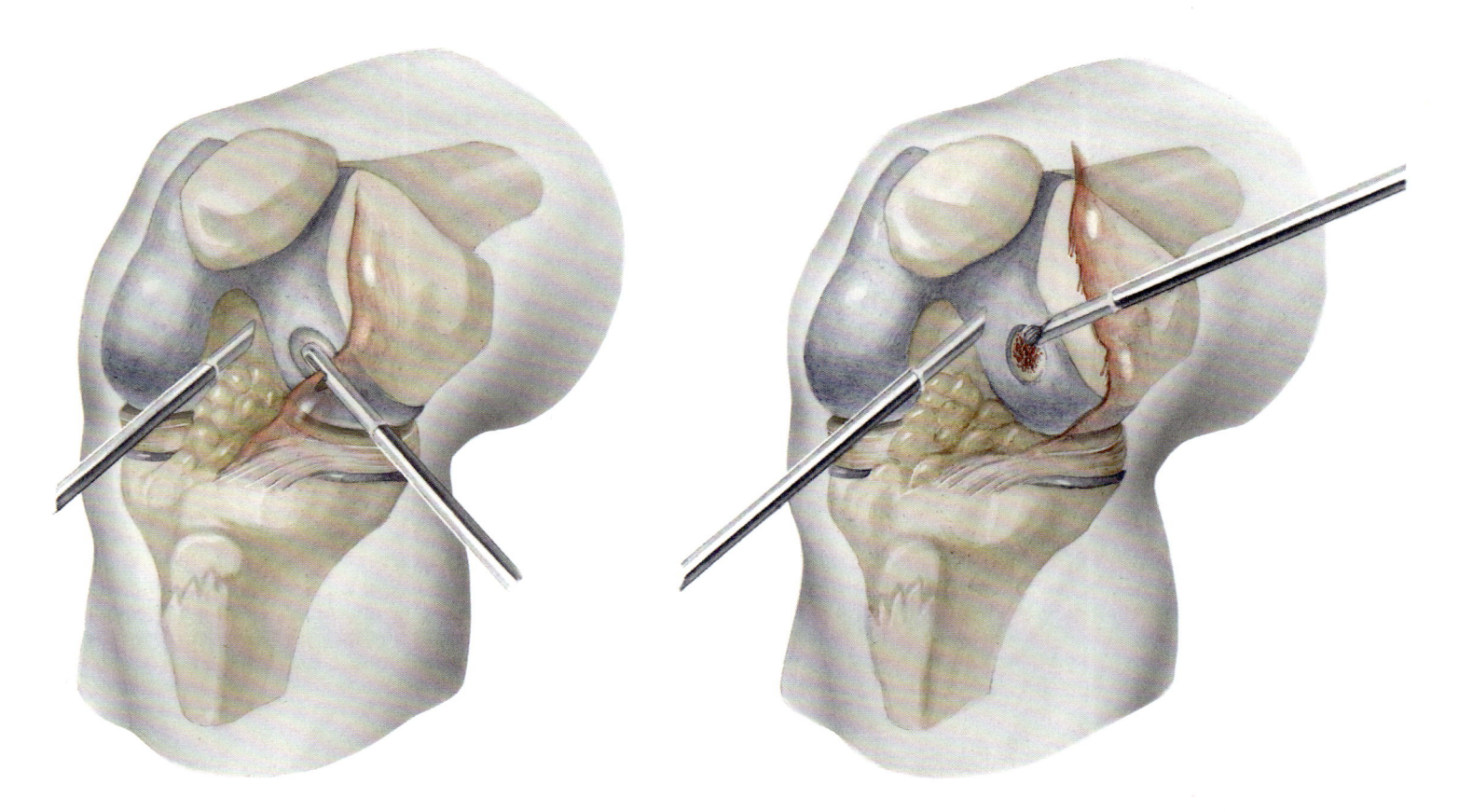

Abb. 49 Sanierung einer hypertrophen Plica mediopatellaris mit reaktivem Knorpelschaden II.
Die Resektion erfolgt hier vom suprameniskalen Zugang aus. Die Plika wird – am besten nach mehrfacher vorheriger Quereinkerbung – mittels Shaver komplett bis zum Kapselansatz entfernt. Eine einfache Durchtrennung reicht nicht, da die Rezidivgefahr durch Narbenbildung groß ist; postoperativ bei liegendem Arthroskop Öffnen der Blutsperre und Blutstillung mittels Elektromesser.

Abb. 50 Sanierung einer hypertrophen Plica mediopatellaris mit reaktivem Knorpelschaden III.
Zur Knorpelsanierung wird hier der infrapatellare Zugang genutzt, von welchem aus der Knorpeldefekt instrumentell besser erreichbar ist. Der Knorpelschaden wird entsprechend dem vorliegenden Stadium (hier Stadium III) therapiert; Details dazu s. Gelenkkörperschäden S. 226ff. Wichtig ist, daß keine synovialen Kontaktzonen zur Knorpelläsion verbleiben; unter Umständen zusätzliche ventromediale Teilresektion des Hoffa-Gelenkkörpers.

Resektion der Plica suprapatellaris

Zugangswege: Ventraler Optikzugang; suprapatellarer (medialer oder lateraler) Instrumentenzugang.

Arbeitsschritte

1 Diagnostischer Rundgang mit spezifischer Suche nach alternativen Schmerzursachen unter spezieller Berücksichtigung des Patellagleitlagers.
2 Optische Darstellung der Plica suprapatellaris.
3 Funktionsuntersuchung des Patellagleitlagers.
4 Resektion der Plika mittels Shaver bis zum Kapselansatz.
5 Ggf. zusätzliche Sanierung des Patellagleitweges.
6 Blutstillung nach Öffnen der Blutsperre unter Sichtkontrolle.
7 Intraartikuläre Redon-Drainage.

Spezielle Technik

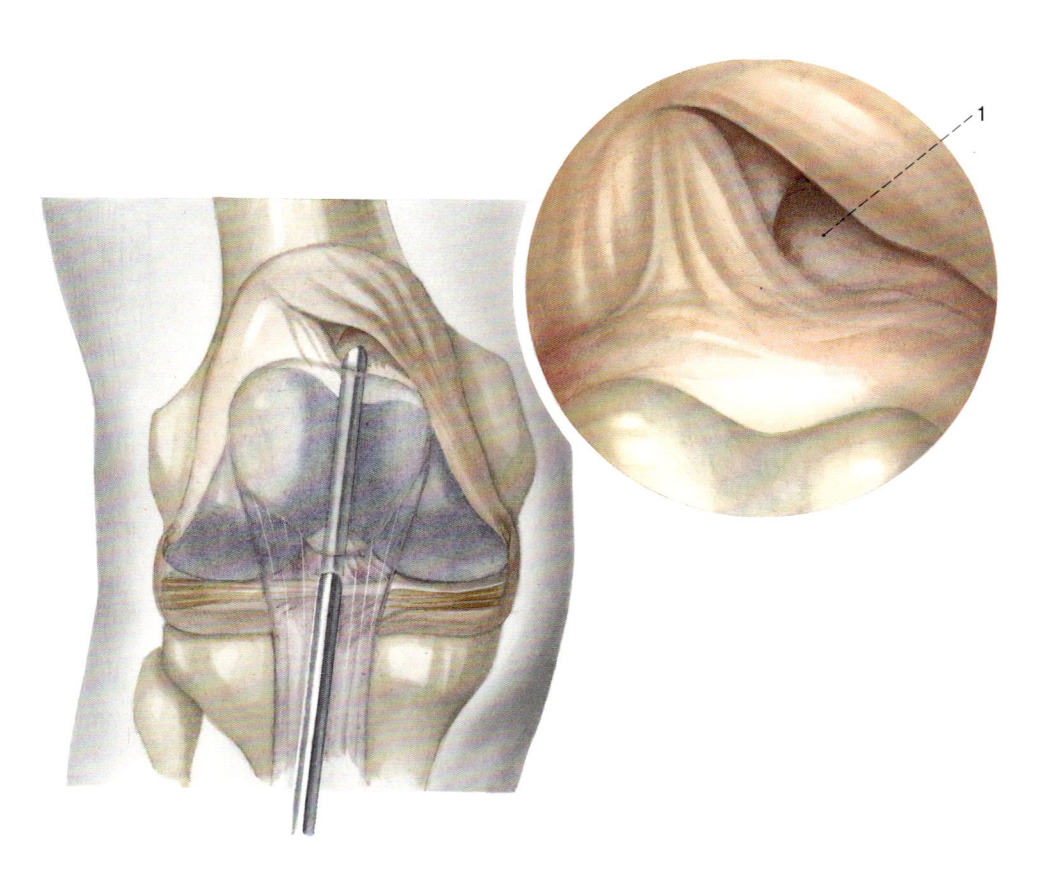

Abb. 51 Sanierung einer hypertrophen Plica suprapatellaris I.
Die Plica suprapatellaris wird bereits zu Beginn des diagnostischen Rundgangs erkennbar, da sie den oberen Rezessus partiell oder vollständig verlegt. Gelegentlich ist die Plika durch das Einbringen des Trokars in den oberen Rezessus zu Beginn der Operation bereits perforiert. Indikation zur Resektion bei strangförmiger, mechanisch relevanter Verdickung und korrelierender ventraler Kniesymptomatik unter gleichzeitiger Sanierung des Patellagleitweges (s. Gelenkkörperschäden, S. 225ff).

1 oberer Rezessus

Resektion der Plica suprapatellaris

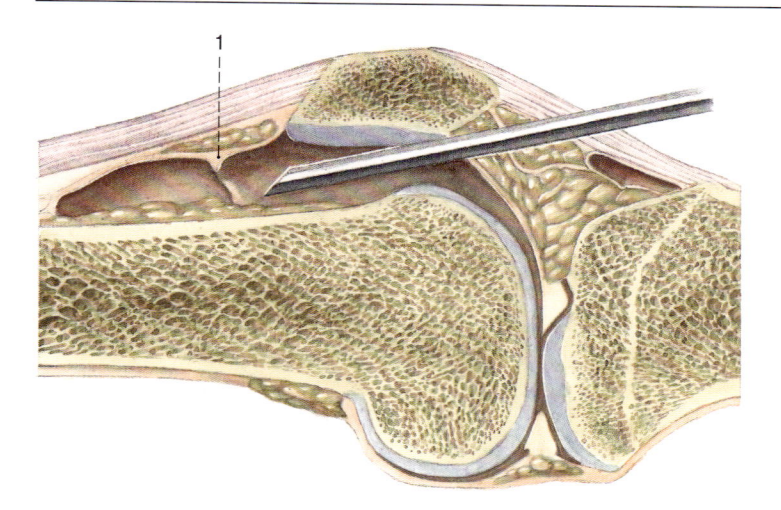

Abb. 52 Sanierung einer hypertrophen Plica suprapatellaris II.
Die – partielle oder komplette – Abtrennung des oberen Rezessus vom übrigen Gelenkbinnenraum durch die Plika wird im Seitenbild deutlich.

1 Plica suprapatellaris

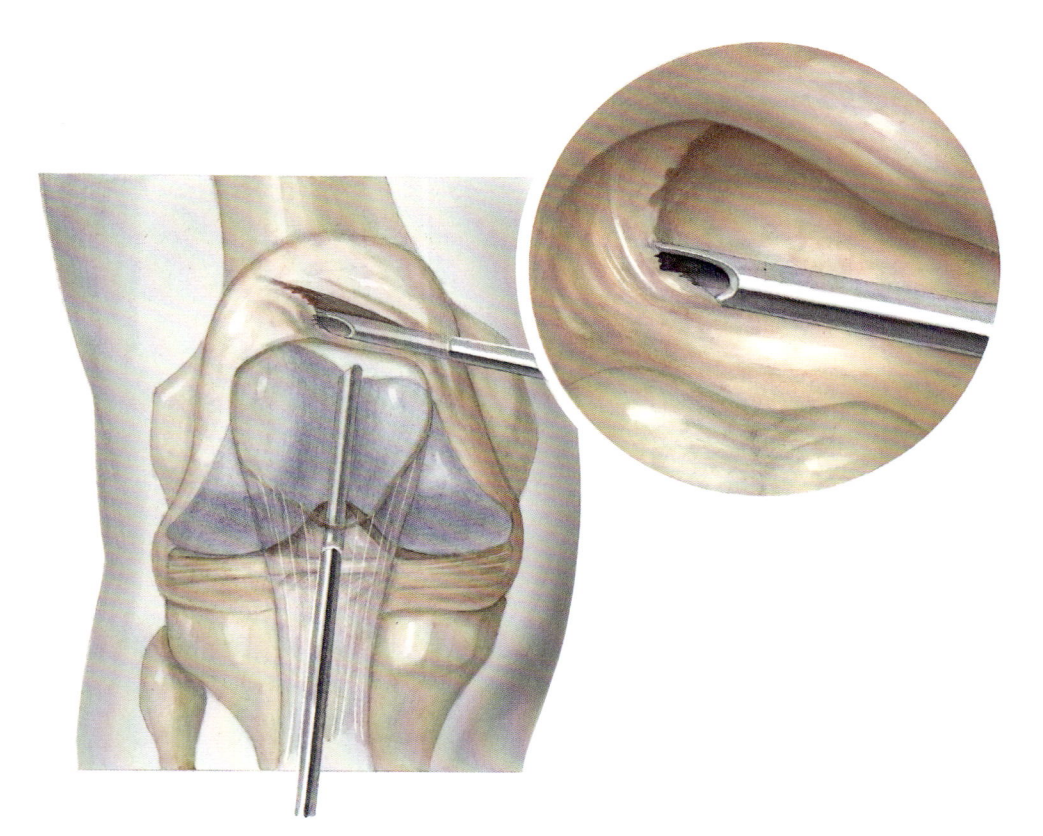

Abb. 53 Sanierung einer hypertrophen Plica suprapatellaris III.
Einbringen des Shavers vom suprapatellaren Zugang aus. Die Seite des Zuganges kann nach Händigkeit des Operateurs gewählt werden. Die Plika muß komplett reseziert werden, um Rezidiven vorzubeugen. Anschließend Sanierung des Patellagleitweges postoperativ bei liegendem Arthroskop, Öffnen der Blutsperre und Blutstillung. Intraartikuläre Drainage obligat.

Teilresektion des Hoffa-Gelenkkörpers

Zugangswege: Ventraler Optikzugang; infrapatellarer Instrumentenzugang.

Arbeitsschritte

1 Diagnostischer Rundgang mit spezifischer Suche nach Beschwerdekorrelaten.
2 Optische Darstellung des vergrößerten Hoffa-Gelenkkörpers mit Sichtbehinderung auf den Kondylus bzw. einzelner hypertropher Hoffa-Zotten mit Knorpelimpingement.
3 Resektion der Hoffa-Anteile bis zum Erreichen einer korrekten Sicht auf die Kondylen bzw. bis zur Beseitigung des Impingements.
4 Ggf. Sanierung von Knorpelschäden.
5 Blutstillung nach Öffnen der Blutsperre unter Sichtkontrolle.
6 Intraartikuläre Redon-Drainage.

Spezielle Technik

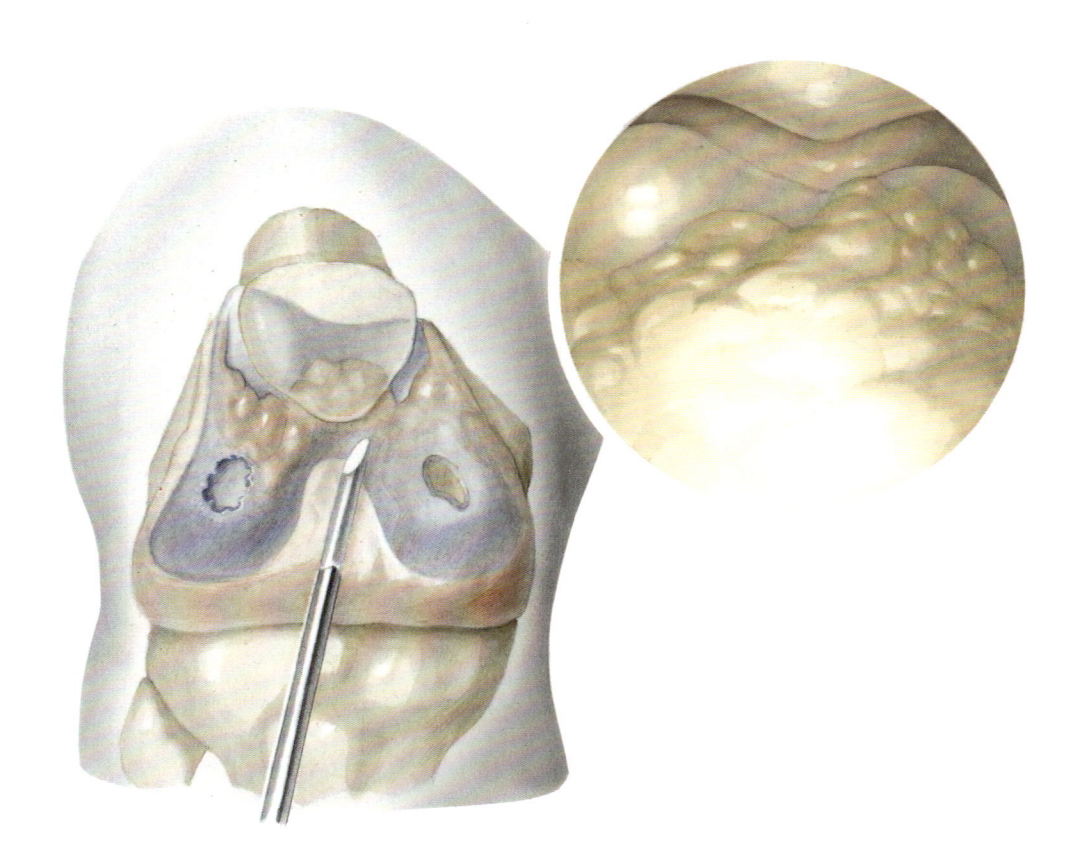

Abb. 54 Hypertropher Hoffa-Gelenkkörper mit Sichtbehinderung auf die Kondylen und reaktivem Knorpelschaden.
Bei dem Versuch, die ventralen Kondylenanteile optisch oder mittels Tasthaken zu untersuchen, werden diese von Hoffa-Anteilen völlig verdeckt; auch mit Hilfe des Tasthakens ist keine ausreichende Sicht zu erhalten. Bei ventraler Kniesymptomatik finden sich häufig Knorpelschäden an dem Kondylus mit Kontaktsynovitis. Korrekte Darstellung der Kondylenvorderflächen ist daher obligat und nur nach partieller Resektion des Hoffa-Gelenkkörpers zu erreichen.

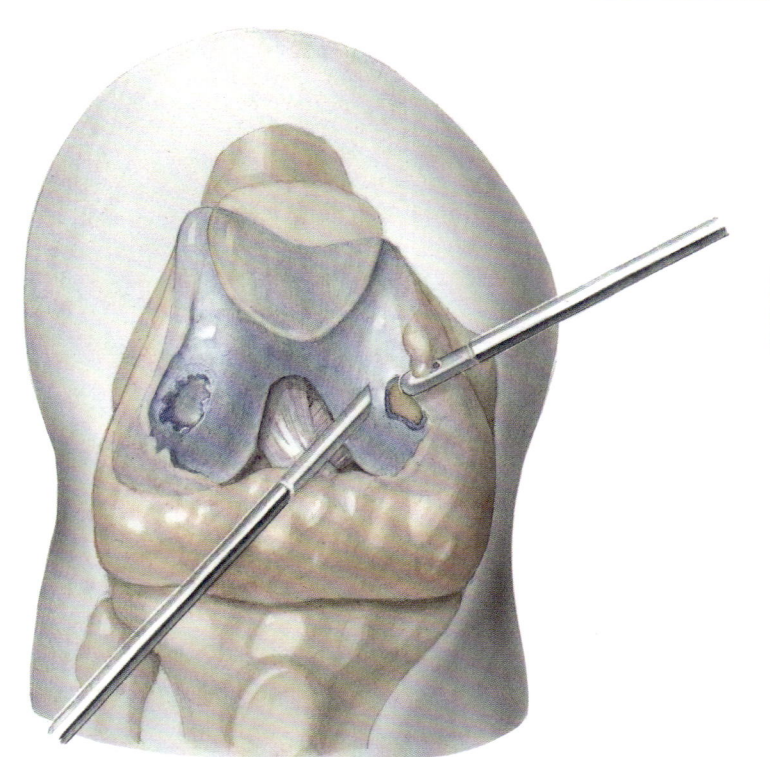

Teilresektion des Hoffa-Gelenkkörpers

Abb. 55 Sanierung bei hypertrophem Hoffa-Gelenkkörper I. Resektion der hypertrophen Gewebsanteile (Membrana synovialis und Fettgewebe) mittels Shaver vom intrapatellaren Zugang aus; Darstellung der Kondylen; Beseitigung der Synoviastümpfe insoweit, daß keine späteren narbigen Kontakte mit dem Knorpel mehr möglich sind.

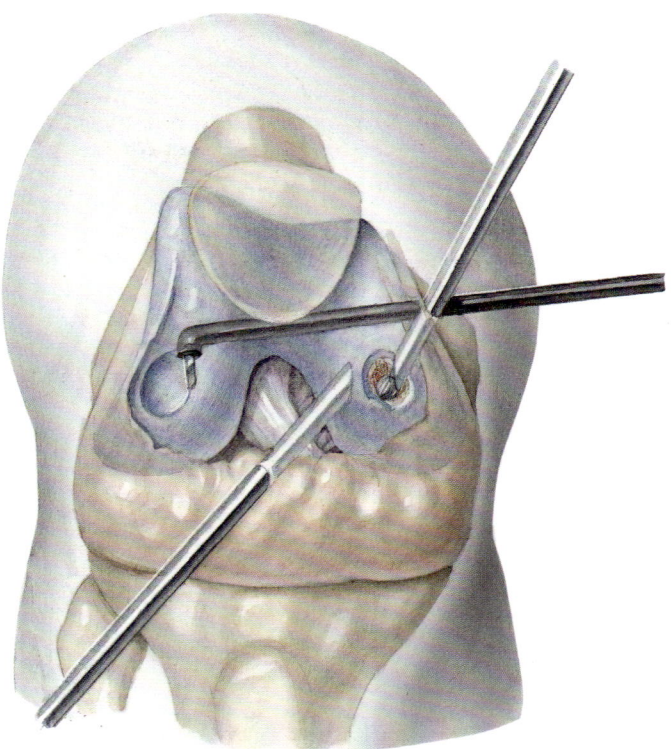

Abb. 56 Sanierung bei hypertrophem Hoffa-Gelenkkörper II. Sanierung der Knorpelschäden entsprechend dem jeweiligen Stadium (s. Gelenkkörperschäden, S. 225ff); im vorliegenden Fall lateral zweitgradiger, medial drittgradiger Knorpelschaden.

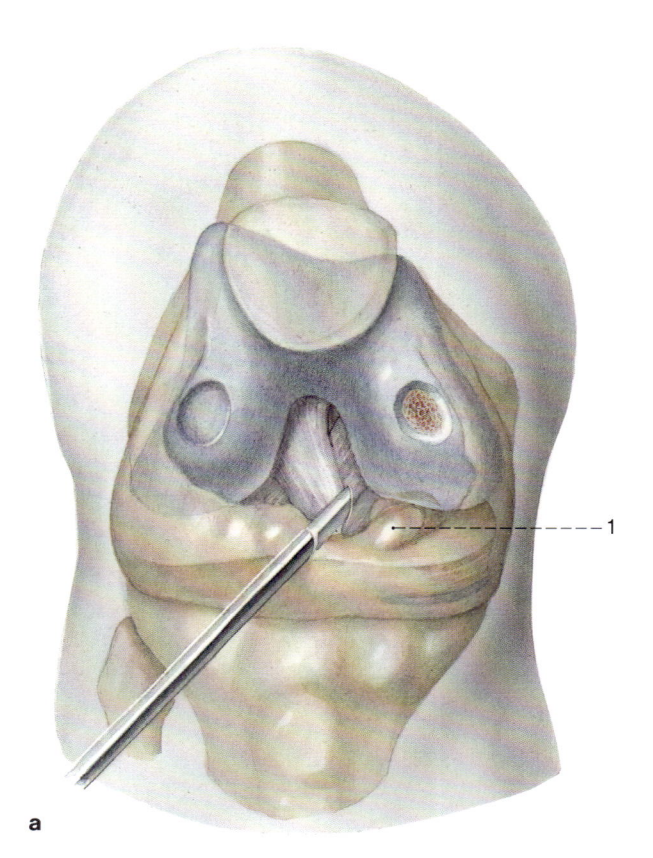

Abb. 57a u. b Ergänzende Resektion einer in den medialen Gelenkspalt eingeschlagenen Hoffa-Zotte.
Bei Vorliegen einer allgemein hypertrophen Weichteilsituation muß der Belastungsbereich auf eingeschlagene Zotten untersucht werden. Diese rufen gelegentlich eine (hier mediale) Einklemmung hervor und müssen von Meniskusschäden bzw. freien Gelenkkörpern differenziert werden. Resektion der Zotten mittels Shaver, bis freie Sicht auf den jeweiligen Gelenkspalt vorliegt.

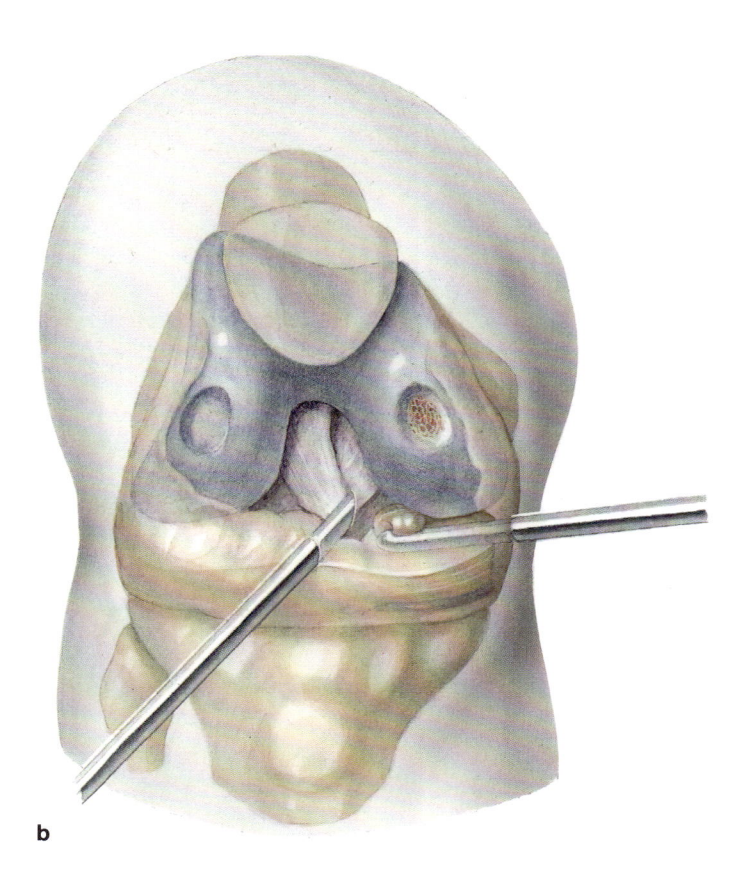

1 Hoffa-Zotte

Tumorresektion

Zugangswege: Ventraler Optikzugang; instrumenteller Zugang beliebig entsprechend der Lokalisation der zu resezierenden Struktur.

Arbeitsschritte

1. Diagnostischer Rundgang mit Präzisierung von Größe und Lokalisation des Tumors.
2. Resektion über individuell gelegten Zugang.
3. Ggf. Sanierung von Begleitschäden.
4. Blutstillung nach Öffnen der Blutsperre unter Sichtkontrolle.
5. Intraartikuläre Redon-Drainage.

Spezielle Technik

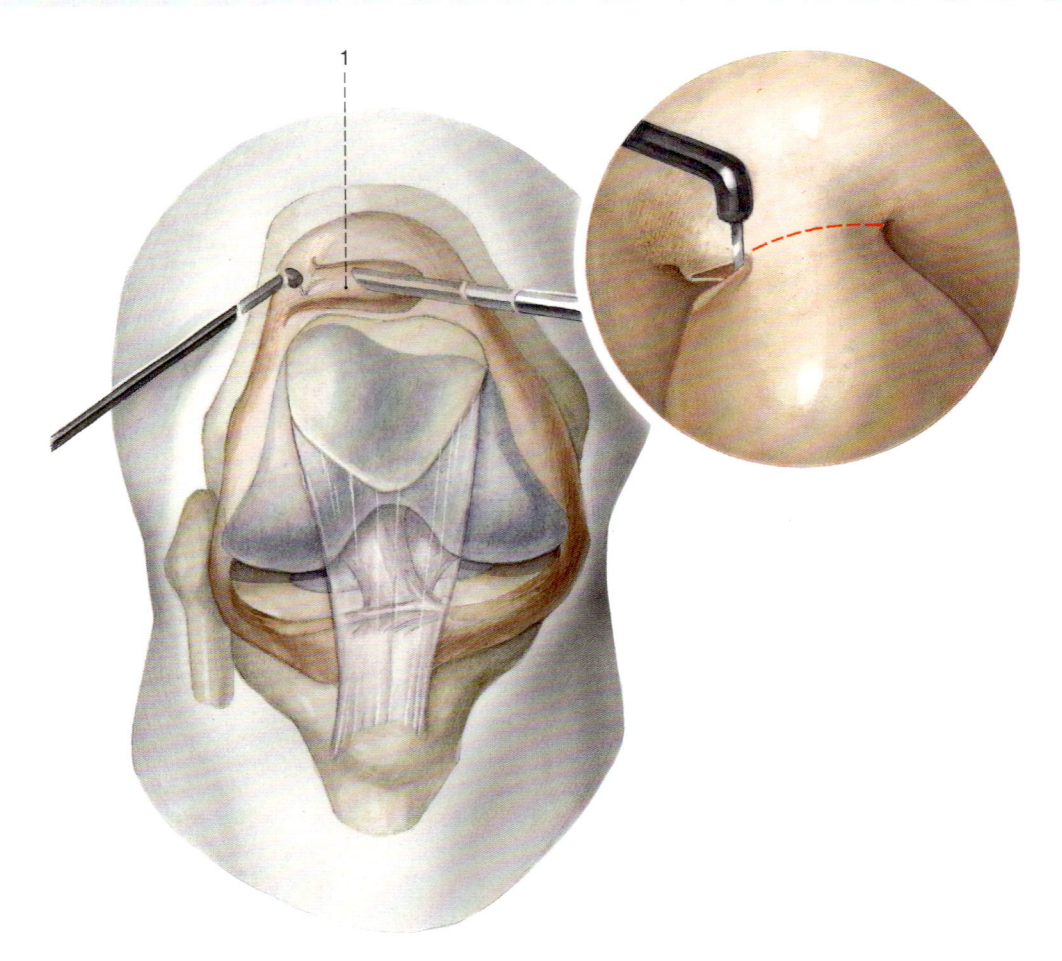

Abb. 58 Weichteiltumorresektion aus dem oberen Rezessus. Weichteiltumoren der Wand der Membrana synovialis sind in der Regel gutartig und einwandfrei darstellbar; häufige Lokalisation ist der obere Rezessus. Die Resektion erfolgt über individuellen, hier suprapatellar-lateral angelegten Instrumentenzugang. Abtragung, wenn möglich in Gelenkniveauhöhe ohne Belassen von stummelförmigen Resten und Resektion (eventuell portionsweise) mittels Zange; histologische Untersuchung ist erforderlich.

1 Weichteiltumor

Verschluß eines Baker-Zystenzuganges

Zugangswege: Dorso-medialer Optik- und Instrumentenzugang.

Arbeitsschritte

1. Diagnostischer Rundgang mit Suche nach zusätzlich vorhandenen, anlagemäßigen Schäden an Gelenkknorpel bzw. Menisken.
2. Umsetzen der Optik in den dorso-medialen Zugang.
3. Überprüfen der dorso-medialen Gelenkkapsel und Darstellen des Baker-Zysteneinganges.
4. Anlegen eines gleichseitigen dorsalen Instrumentenzuganges.
5. Verschluß der Gelenkkapsellücke.
6. Sanierung von Begleitschäden.

Spezielle Technik

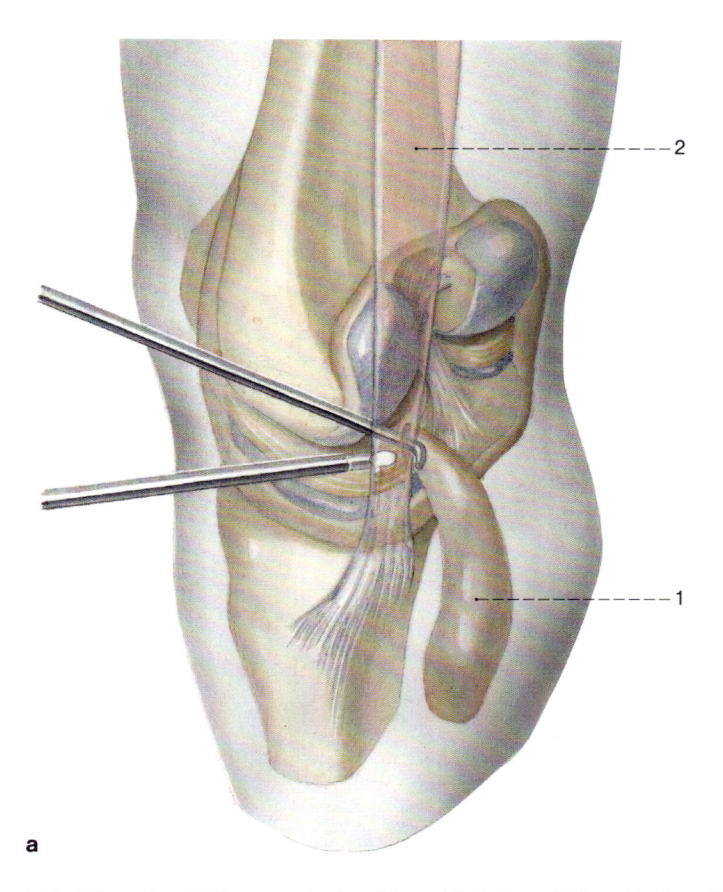

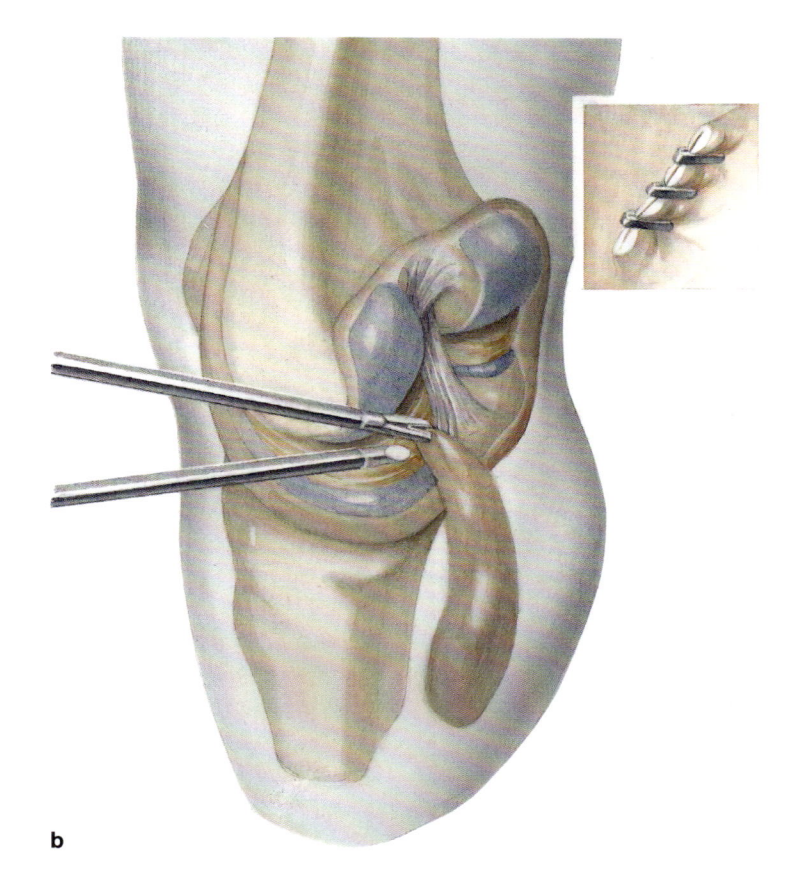

a

b

Abb. **59a** u. **b** Arthroskopischer Verschluß eines Baker-Zysteneinganges.
Nach klinischer Diagnose einer symptomatischen, therapiebedürftigen Baker-Zyste wird arthroskopisch zunächst immer der gesamte Gelenkbinnenraum nach zusätzlich vorliegenden Schäden an Knorpel bzw. Menisken abgesucht. Die Baker-Zyste ist regelhaft Bestandteil eines komplexeren intraartikulären Schadensbildes. Der von intraartikulär her durchgeführte Verschluß des Zysteneinganges führt zur sekundären Zystenverödung – die komplette Resektion kann damit vermieden werden. Der arthroskopische Zystenverschluß ist nur bei einwandfreier Darstellung im Bereich der dorso-medialen Gelenkkapsel und sicherer Lokalisation des Zysteneinganges möglich. Er erfolgt mittels Clips (Insert) über dorso-medialen – gelegentlich auch infrapatellar-medialen – Zugang und Vorschieben der Operationsinstrumente in den dorsalen Rezessus. Eine Verödung des Zysteneinganges mittels Fibrin-Kleber ist ebenfalls möglich.

1 Baker-Zyste
2 Semimembranosussehne

Operationsverfahren bei reaktiven Kapselveränderungen (Synovektomie)

Ziele und Methoden

Bei den nachfolgend geschilderten Eingriffen liegen Veränderungen an der Synovialmembran vor, welche als Sekundärschäden anzusehen sind.
Ursächlich sind entweder
— auf degenerativer Basis entstandene Veränderungen von Knorpel bzw. Meniskus mit konsekutivem Gewebeabrieb
— Allgemeininfektionen bzw. Stoffwechselerkrankungen
— bakteriell induzierte Infektionen/Adhäsionen nach operativen Eingriffen

Die Gelenkkapsel reagiert auf diese Erkrankungen mit Schwellung, reaktiver Ergußbildung und sekundärer Vernarbung. Je nach Ausgangssituation sind diese einzelnen Komponenten in unterschiedlicher Weise ausgeprägt, dadurch sind verschiedene klinische Bilder bedingt. Die Hauptsymptome sind in *akuteren* Stadien sich durch Belastung verschlimmernde Verdickungen der Gelenkkapsel mit intraartikulärer Ergußbildung, bei *chronischen* Verläufen narbige Retraktionen mit eingeschränktem Patellaspiel und unterschiedlich stark behinderter Kniegelenkbeweglichkeit.

Das Ziel der Operation besteht in einer arthroskopisch gesteuerten Beseitigung der bei der vorhergehenden Inspektion als erkrankt diagnostizierten Gelenkkapselanteile. Dementsprechend kann eine Synovektomie je nach Ausdehnung der erforderlichen Resektionsfläche partiell oder total durchgeführt werden.

Bereits zu Beginn der Arthroskopie erlaubt die Inspektion der Membrana synovialis des oberen Rezessus einen Hinweis auf das Vorliegen von lokalen oder allgemeinen Primärerkrankungen an anderer Stelle. Diese Grunderkrankungen müssen diagnostiziert und mitbehandelt werden, ggf. dient die Synovial-PE als Grundlage einer exakteren Diagnose und gezielten systemischen Therapie.

Indikationen

Synovitis infolge degenerativer Substanzveränderungen an Knorpel- bzw. Meniskusgewebe

Beim Vorliegen chronischer Meniskus- bzw. Knorpelschäden kommt es zum Abrieb von Substanzanteilen, welche über die Synovialmembran entsorgt werden müssen. Diese dekompensiert und bildet büschelförmige Ausstülpungen, die überwiegend im oberen Rezessus lokalisiert sind. Betroffene Gelenke neigen besonders nach Belastung zur Produktion vermehrter Gelenkflüssigkeit, so daß die belastungsbedingte Ergußbildung bei Synovitis häufig das erste Symptom eines intraartikulären degenerativen Schadens darstellt. Bei langjährig bestehenden Schäden verselbständigt sich der synoviale Prozeß, so daß auch nach operativer Sanierung der Grunderkrankung (z.B. Meniskusteilresektion) Ergußbildungen bestehen bleiben können. Nicht selten wird als auslösendes Moment für die erste Gelenkschwellung ein Bagatelltrauma (meist Distorsion) angegeben. Ein derartiges Trauma ist jedoch immer nur als Gelegenheitsursache und damit letztlich symptomauslösendes Moment eines seit längerer Zeit bestehenden Vorschadens anzusehen. Versicherungsrechtliche Diskussionen sind – ebenso wie im Rahmen von Meniskusschäden – in diesem Zusammenhang häufig.

Synovitis infolge von Allgemeininfektionen bzw. Stoffwechselerkrankungen

Bestimmte Allgemeinerkrankungen – besonders des rheumatischen Formenkreises – zeigen lokale gelenkspezifische Symptome auf dem Boden einer Synovitis. Ergußbildungen in diesem Rahmen sind stark ausgeprägt und auch in Ruhe vorhanden. Die Veränderungen betreffen den gesamten Gelenkbinnenraum (auch dorsal!) und sind in bezug auf die Hypertrophie der Gelenkkapsel sehr deutlich ausgeprägt und grobzottig. Spontane intraartikuläre Hämatome können auftreten. Die Indikation zur Operation ist gegeben, wenn nach entsprechender Diagnostik und Präzisierung der Grunderkrankung konservative Therapiemaßnahmen ausgeschöpft sind.

Synovitis bei bakterieller Infektion

Frühsymptom einer postoperativen Infektion (entweder nach arthroskopischen oder offenen Gelenkeingriffen) ist die innerhalb der ersten Tage auftretende pralle Ergußbildung, welche nach Punktion umgehend rezidiviert. Der Erguß überschreitet das normale Maß einer postoperativen Schwellung in bezug auf die Menge der intraartikulär vorhandenen Gewebsflüssigkeit (Punktionsmengen von über 100 cm^3 sind nicht selten) deutlich. Gewonnen wird bei der Punktion zunächst seröses Exsudat, gelegentlich mit Fibrinflocken. Das erste Auftreten dieser Veränderungen liegt zwischen dem 4. und 8. Tag. Weitere lokale Infektzeichen fehlen zunächst. Eine möglichst umgehende Rearthroskopie zur Sanierung des Gelenkbinnenraumes ist erforderlich. Wird die Anfangssituation unterschätzt, kommt es entweder zum voll ausgebildeten Empyem oder aber durch Chronifizierung des Prozesses zur rezidivierenden Gelenkschwellung mit Belastungsminderung und Bewegungseinschränkung – später zur Arthrofibrose. Intraartikulär finden sich große Mengen freien Fibrins, die Synovia ist hyperämisiert.

Arthrofibrose

Adhäsive Gelenkkapselveränderungen nach Operationen sind Ausdruck einer sympathischen reaktiven Entgleisung (Gewebsschwellung mit anschließender Fibrose) auf dem Boden larvierter Infektionen, welche in der Frühphase nicht adäquat therapiert wurden. Der Keimnachweis aus dem Punktat ist allerdings meist negativ, gelegentlich werden Hautkeime gefunden. Die konsekutive adhäsive Bewegungseinschränkung zeichnet sich bereits innerhalb der ersten Wochen durch Schwellung und Überwärmung ab und führt trotz adäquater krankengymnastischer Therapie infolge großflächiger intraartikulärer Narbenbildungen zur Verödung des Gelenkes und damit zur manifesten Bewegungseinschränkung. Die narbigen Veränderungen betreffen überwiegend den oberen und medialen Rezessus. Eine Sonderform stellt das Cyclops-Syndrom dar; es handelt sich um eine lokalisiert den Interkondylärraum betreffende Narbenbildung, welche besonders häufig nach vorderen Kreuzbandrekonstruktionen auftritt und eine relevante Streckhemmung zur Folge hat.

Eine Indikation zur Adhäsiolyse besteht immer dann, wenn nach durchgeführter arthroskopischer Operation (insbesondere nach Kreuzbandrekonstruktionen) eine krankengymnastisch nicht weiter beeinflußbare Beuge- bzw. Streckhemmung mit festem Anschlag vorliegt. Es ist bedeutsam, den richtigen Zeitpunkt für den Eingriff zu finden, da einerseits zu langes Abwarten die narbigen Veränderungen im Gelenk chronifiziert – wodurch die Operationsergebnisse deutlich verschlechtert werden –, auf der anderen Seite aber durch Aufdehnen der Narben spontane Bewegungsbesserungen möglich sind. In der Regel werden Adhäsiolysen bei aggressivem Verlauf innerhalb der ersten 2–3 Monate, bei milderem Verlauf nach ca. 6 Monaten durchgeführt – vorausgesetzt, relevante Bewegungsdefizite sind verblieben. Auch jeweils frühzeitigere Interventionen sind angemessen, wenn anhand verstrichener Gelenkkonturen, schmerzbedingter Bewegungshemmung und objektiv faßbarer narbig-solider Verödung trotz adäquater konservativer Therapie keine lokale Besserung erreichbar ist.

Kontraindikationen

Angesichts der Tatsache, daß bei der Synovektomie großflächige intraartikuläre Wundflächen entstehen, muß das Gerinnungssystem präoperativ überprüft werden. Gerinnungshemmende Medikamente sollten – wenn möglich – einige Tage zuvor abgesetzt werden. Die normale Medikation zur Thromboseprophylaxe ist dadurch nicht betroffen.

Operationsrisiko, Aufklärungshinweise, Komplikationen

Jeder Eingriff an der reaktiv veränderten Gelenkkapsel schafft große Wundflächen im Gelenk. Dementsprechend besteht das Hauptrisiko im Auftreten von postoperativen Blutungen, diesen muß durch Einlegen von Redon-Drainagen begegnet werden.

Ein entscheidendes weiteres Operationsrisiko ist das Rezidiv. Auch nach postoperativer Ausbildung neuer synovialer Strukturen sind rezidivierende Ergußbildungen denkbar, ebenso kann es bei entsprechender Disposition des Patienten nach einer Synovektomie zu erneuten Verklebungen kommen, welche auch durch frühzeitige Übungsbehandlung nicht sicher vermieden werden können. Auf diese Punkte muß im Rahmen der Operationsaufklärung besonders hingewiesen werden, da trotz einem erheblichen operativen und postoperativen Aufwand ungenügende Operationsergebnisse resultieren können. Angesichts der häufig bakteriellen Genese ist es sinnvoll, unter systemischem Antibiotikaschutz zu operieren.

Spezielle Vorbereitungen

Operationen immer in Oberschenkelblutsperre.

Narkose

Vollnarkose oder Teilnarkose; keine Lokalanästhesie. Bewährt hat sich die Nutzung eines Periduralkatheters; damit kann postoperativ eine adäquate Schmerztherapie betrieben und eine frühzeitige Übungsbehandlung eingeleitet werden.

Synovektomie bei Gelenkbinnenschäden und systemischen Allgemeininfektionen

Zugangswege: Die Wahl der Zugangswege richtet sich nach dem Ausmaß der synovialen Veränderungen und der dadurch bestimmten Resektionsfläche.

Kniegelenk

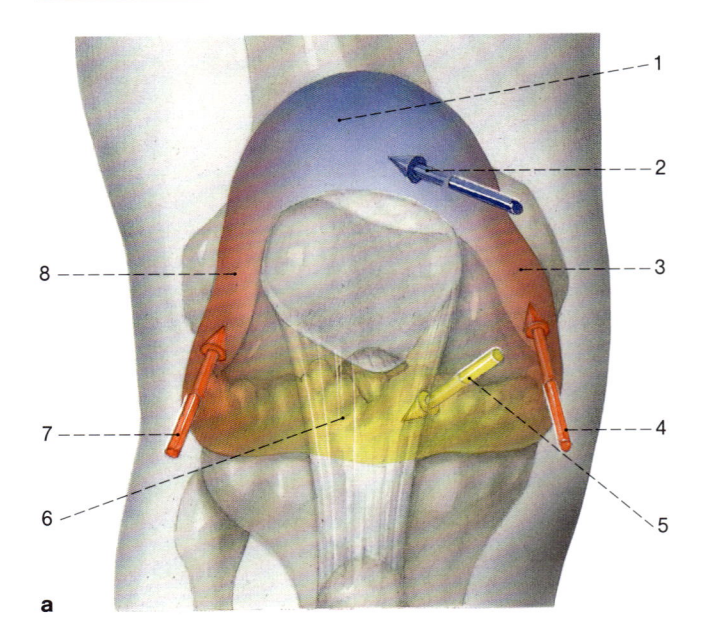

Abb. 60a u. b Instrumentelle Arbeitsareale bei kompletter Synovektomie.
Darstellung der verschiedenen Gelenkkompartimente, welche bei Durchführung einer kompletten Synovektomie erreicht werden, drei bis vier ventrale Zugänge reichen in der Regel aus. Die dorsalen Gelenkabschnitte werden nur dann einbezogen, wenn hier relevante Veränderungen vorliegen.

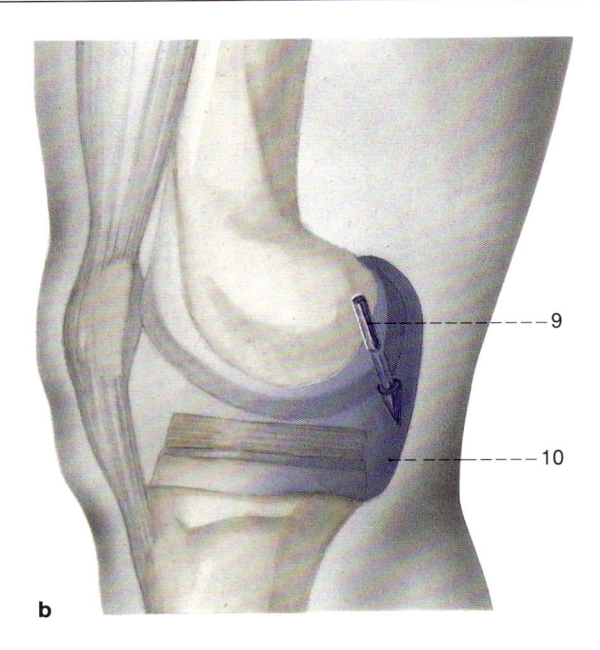

1 oberer Rezessus
2 suprapatellarer Zugang
3 medialer Rezessus
4 suprameniskaler Zugang medial
5 infrapatellarer Zugang medial
6 Hoffa-Gelenkkörper ventral
7 suprameniskaler Zugang lateral
8 lateraler Rezessus
9 dorso-medialer Zugang
10 dorsaler Rezessus

Arbeitsschritte

1 Überprüfen der aus dem Gelenkbinnenraum bei Einbringen des Arthroskopes ablaufenden Gelenkflüssigkeit.
2 Ggf. Darstellung von Fibrinbelägen – besonders im oberen Rezessus.
3 Überprüfen des Synovialzustandes in bezug auf Form (Schwellung, Rötung, büschelförmige Synovitis) und Ausdehnung dieser Veränderungen.
4 Diagnostischer Rundgang zum Aufsuchen eventuell vorhandener Zusatzschäden im Bereich von Meniskus- bzw. Knorpelstrukturen.
5 Festlegung der Zugänge zur Sanierung der betroffenen Gewebsareale.
6 Resektion der Membrana synovialis – ggf. intraartikulärer Fibrinbeläge – über die festgelegten Zugänge; benutzt wird in der Regel ein Shaver-System.
7 Beseitigung von Zusatzschäden zur Stabilisierung der Gelenkphysiologie.
8 Blutstillung nach Öffnen der Blutsperre unter Sichtkontrolle.
9 Ggf. Anbringen einer Spül-Saug-Drainage (intraoperative Überprüfung auf Funktionsfähigkeit erforderlich).
10 Ggf. postoperative Flüssigkeitsbilanzierung der Spül-Saug-Drainage; Antibiotikagabe.

Synovektomie bei Gelenkbinnenschäden und systemischen Allgemeininfektionen

Spezielle Technik

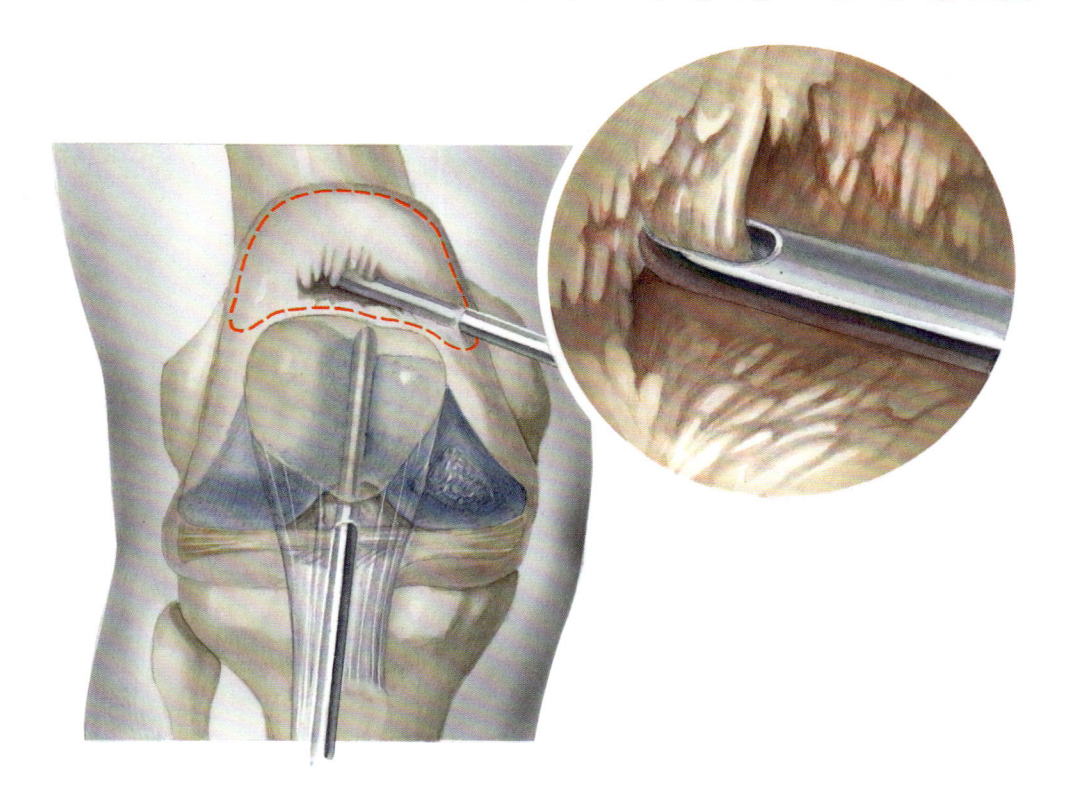

Abb. 61 Synovektomie im oberen Rezessus bei reaktiver Synovitis.
Im oberen Rezessus finden sich büschelförmige Veränderungen als typisches Merkmal einer reaktiven Synovitis bei Vorliegen von chronischen Knorpelschäden (hier im Bereich des medialen Kondylus) oder Meniskusläsionen. Sind die Veränderungen an der Synovia lediglich proximal lokalisiert, reicht eine partielle Synovektomie im betroffenen Bereich aus. Rasenartige, feinstrukturelle Veränderungen an den übrigen synovialen Oberflächenanteilen können belassen bleiben. Die Resektion der Membrana synovialis erfolgt über einen suprapatellaren Zugang, wobei die Seite entsprechend der Händigkeit des Operateurs gewählt werden kann. Bei hoher Arbeitsgeschwindigkeit des Shavers werden die büschelförmigen Synovialzotten unter weitgehendem Erhalt der fibrösen Kapsel reseziert. Bedeutungsvoll ist die subtile Suche nach ursächlichen Primärschäden und deren konsequente Therapie zur Stabilisierung des Gelenkmilieus. Die Synovialmembran wird innerhalb weniger Wochen neu gebildet.

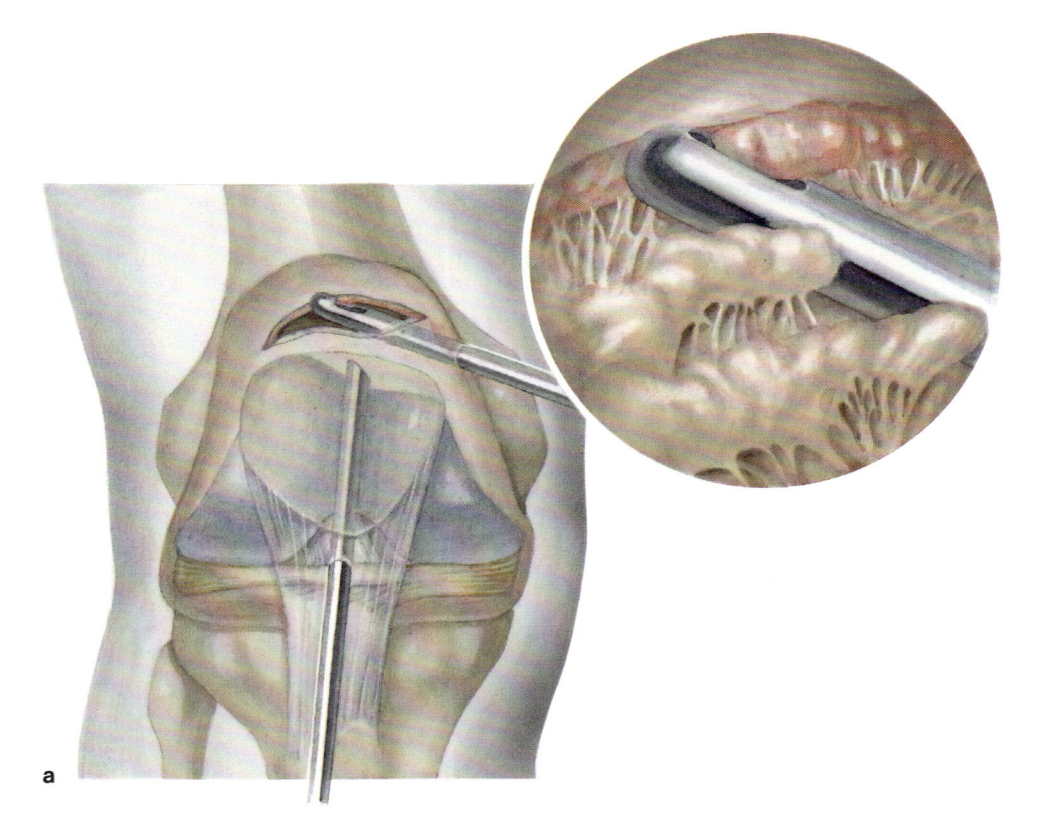

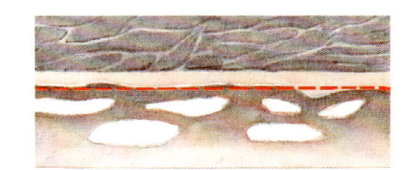

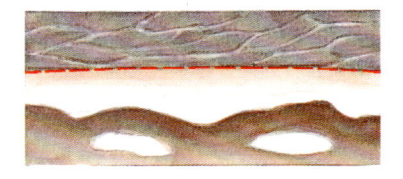

Abb. 62a u. b Synovektomie bei akuter postoperativer Infektion I. Nach Ablassen des serösen Ergusses erkennt man bereits zu Beginn der Operation im oberen Rezessus größere Mengen freier Fibrinansammlungen; diese werden mittels Tasthaken über den suprapatellaren Zugang von der Synovialmembran abgestreift und mit Hilfe eines Shavers aus der freien Gelenkhöhle reseziert. Die Synovia ist bei wirklicher Frührevision hyperämisch, aber mit den Fibrinansammlungen noch nicht konnektiert. Je später der operative Eingriff, um so fester sind die Adhäsionen zwischen Fibrin und sich verändernder Gelenkkapsel. Die Tiefe der Resektion verändert sich dadurch zunehmend unter erforderlicher Mitnahme tieferer Synovialstrukturen bis hin zur kompletten Resektion im Spätstadium. Nach Beendigung der Arbeiten im oberen Rezessus müssen auch die übrigen Gelenkanteile auf Veränderungen in bezug auf freie Fibrinniederschläge bzw. synoviale Reaktionen überprüft werden.

218 Kniegelenk

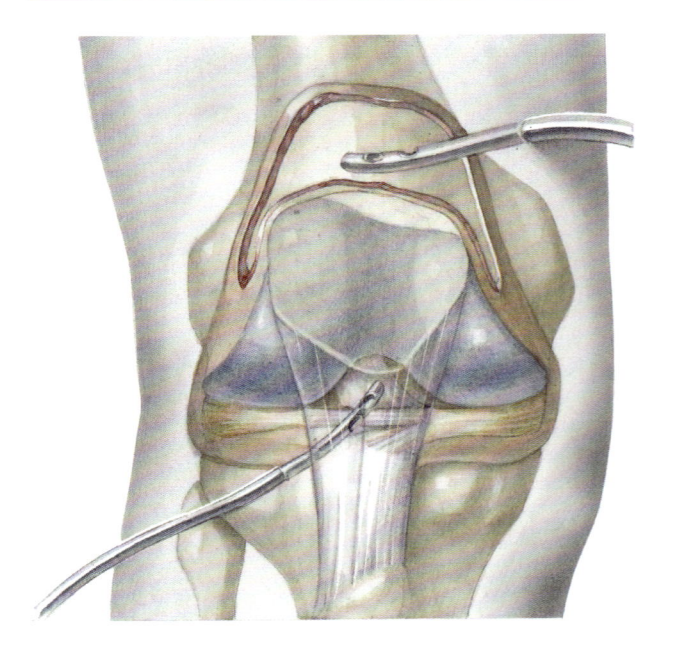

Abb. 63 Synovektomie bei akuter postoperativer Infektion II.
Nach Beendigung der Synovektomie Einbringen von zwei Redon-Drainagen zur postoperativen Spülung; die Spülung ist obligat bei Synovektomien im akuten Infekt, wird vorteilhaft jedoch auch bei abakteriellen Zustandsbildern eingesetzt, um die Entstehung einer intraartikulären Hämatombildung innerhalb der ersten postoperativen Tage zu vermeiden. Sind keine stärkeren postoperativen Blutungen zu erwarten, reicht die alleinige Saugdrainage. Entsprechend der postoperativen Lagerung des Beines auf schräger Ebene wird die dünnere Spüldrainage (Redon 10) distal, die Saugdrainage (Redon 14–16) proximal eingebracht, um eine Bewegung der Flüssigkeit in Richtung Saugung zu erleichtern. Die Spülung muß intraoperativ noch während der Narkose auf ihre Funktionstüchtigkeit überprüft werden.

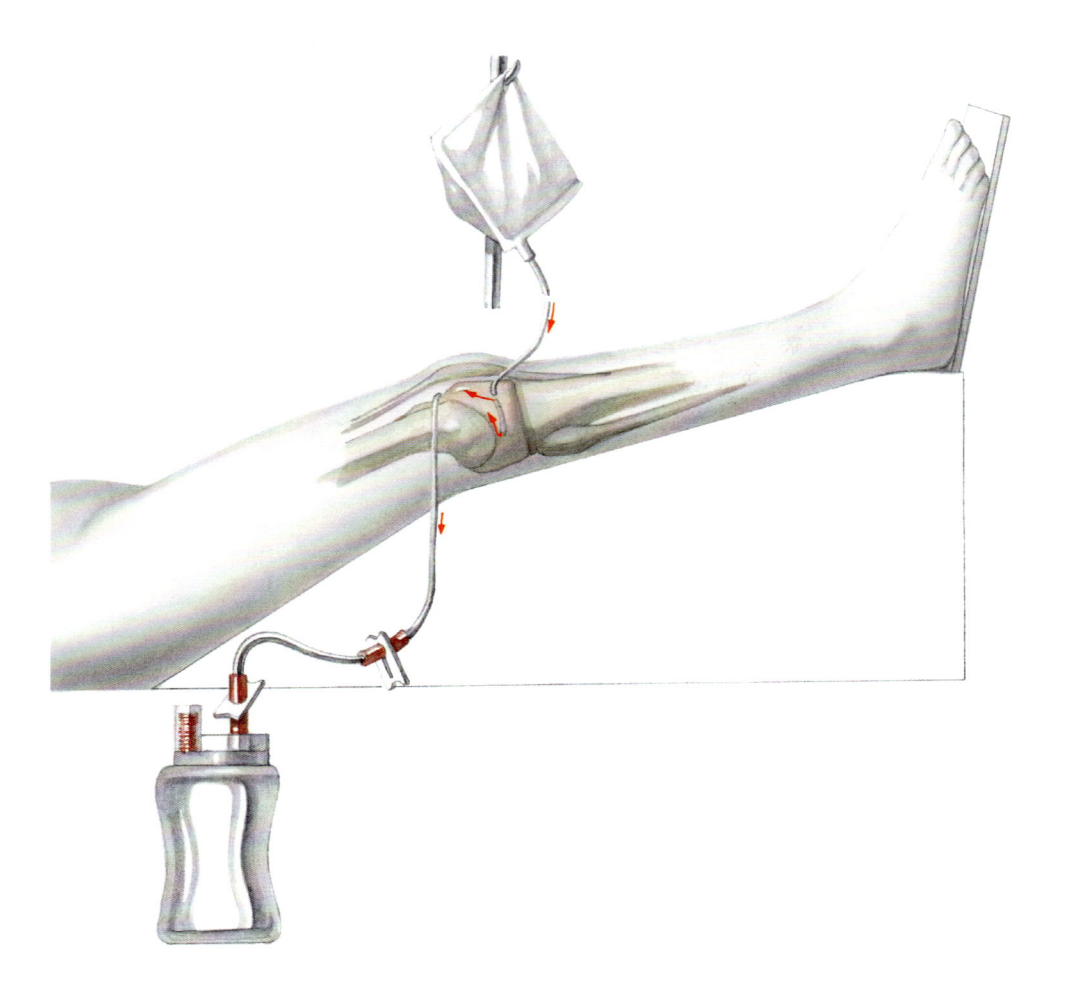

Abb. 64 Synovektomie bei akuter postoperativer Infektion III.
Die postoperative Hochlagerung des Beines verbessert die intraartikuläre Zirkulation und dient gleichzeitig dem mechanischen Abstrom der Gewebsflüssigkeit über die Lymphwege. Die Spül-Saug-Drainage wird 1–3 Tage belassen, anschließend auf Saugung umgeschaltet. Die Drainagen werden je nach Sekretproduktion 2–3 Tage später entfernt. Eine Bilanzierung der Flüssigkeit ist obligat. Die Gefahr eines postoperativen Flüssigkeitsverlustes in den paraartikulären Weichteilen ist gering.

Adhäsiolyse

Zugangswege: Siehe Synovektomie, S. 215; immer ist eine auf Ausmaß und Lokalisation der intraartikulären Veränderungen basierende individuelle Planung erforderlich.

Arbeitsschritte

1. Einbringen der Optik in das Gelenk; bei kompletter Verlötung des Gelenkbinnenraumes muß dieses unter Umständen durch atypischen Zugang im oberen Rezessus geschehen.
2. Einbringen eines Operationsinstrumentes in Sichtverbindung zur Optik; auch hier ggf. atypischer Zugang notwendig.
3. Schaffung eines vor der Optik gelegenen Freiraumes mittels Shaver bzw. Elektromesser.
4. Resektion der Narbenstränge zunächst nach distal zum Erreichen des oberen Kondylenrandes als Leitstruktur.
5. Freilegen des restlichen oberen Rezessus.
6. Freilegen der ventralen Kondylenanteile.
7. Freilegen des medialen und lateralen Parakondylärraums.
8. Freilegen des Interkondylärraums einschließlich der Kreuzbänder.
9. Säubern der Gelenkflächen von aufgewachsenem Bindegewebe.
10. Überprüfen der verschiedenen Gelenkkompartimente auf tiefere Knorpel- bzw. Meniskusschäden; ggf. Sanierung.
11. Überprüfen der Stabilität.
12. Narkosemobilisation.
13. Intraartikuläre Redon-Drainage; ggf. kurzfristige Spül-Saug-Drainage.

Achtung:

Die einzelnen Operationsschritte sollten immer wieder von einer dosierten Narkosemobilisation unterbrochen werden, da rein optisch nie exakt festzulegen ist, an welcher Stelle die im wesentlichen bewegungsbehindernden Veränderungen lokalisiert sind. Durch dosierte Kraftanwendung können bewegungsbehindernde Adhäsionen zwischen den einzelnen Operationsschritten zum Zerreißen gebracht werden, wodurch sich die Beweglichkeit umgehend verbessert. Es ist damit möglich, die weiteren Schritte der Narbenresektion auf diese Gelenkbereiche zu konzentrieren; betroffen sind besonders der Interkondylärraum und der mediale Parakondylärraum, weniger laterales und proximales Gelenkkompartment.

Spezielle Technik

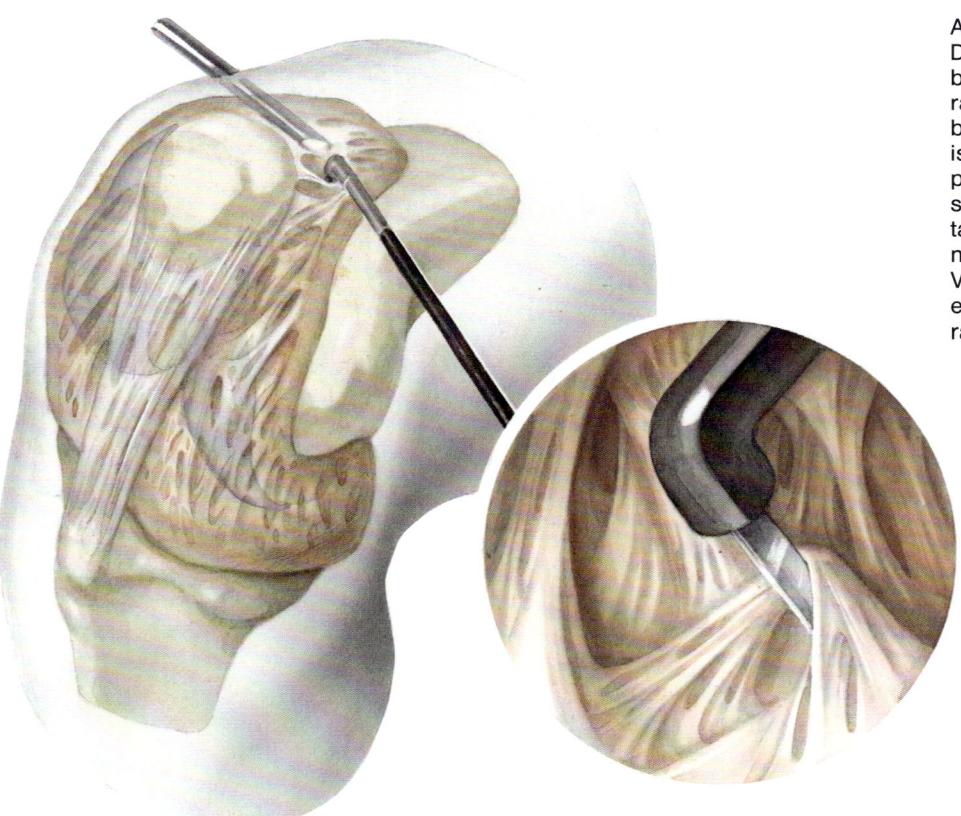

Abb. 65 Adhäsiolyse I.
Das gesamte Gelenk ist von adhäsiven Narbenbildungen ausgekleidet, ein relevanter Hohlraum ist intraartikulär nicht mehr vorhanden. Es besteht eine Beugekontraktur, die Beweglichkeit ist nahezu aufgehoben. Die Optik ist von suprapatellar-lateral eingebracht, das Resektionsinstrument erhält von suprapatellar-medial Kontakt mit der Optik. Von dort aus wird bei zunächst noch ungenügender Gesamtübersicht ohne Verletzungsgefahr wichtiger Gelenkstrukturen ein rundlicher, vor der Optik gelegener Hohlraum geschaffen.

220 Kniegelenk

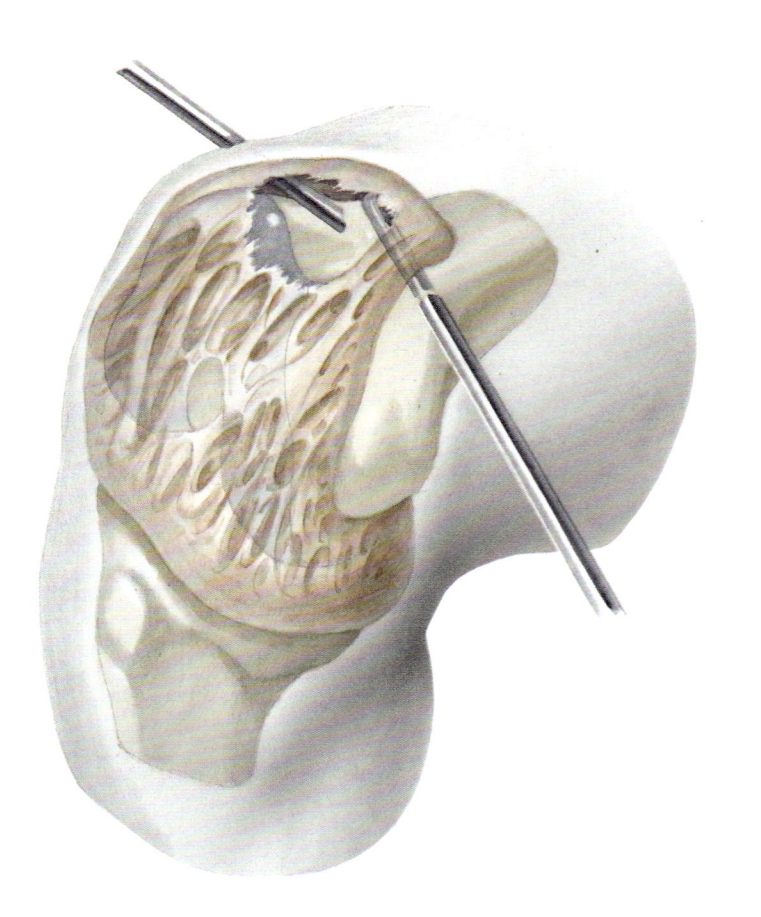

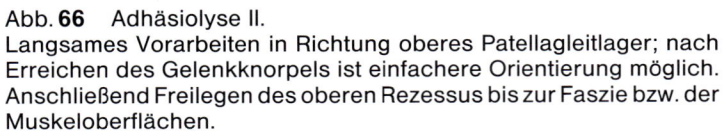

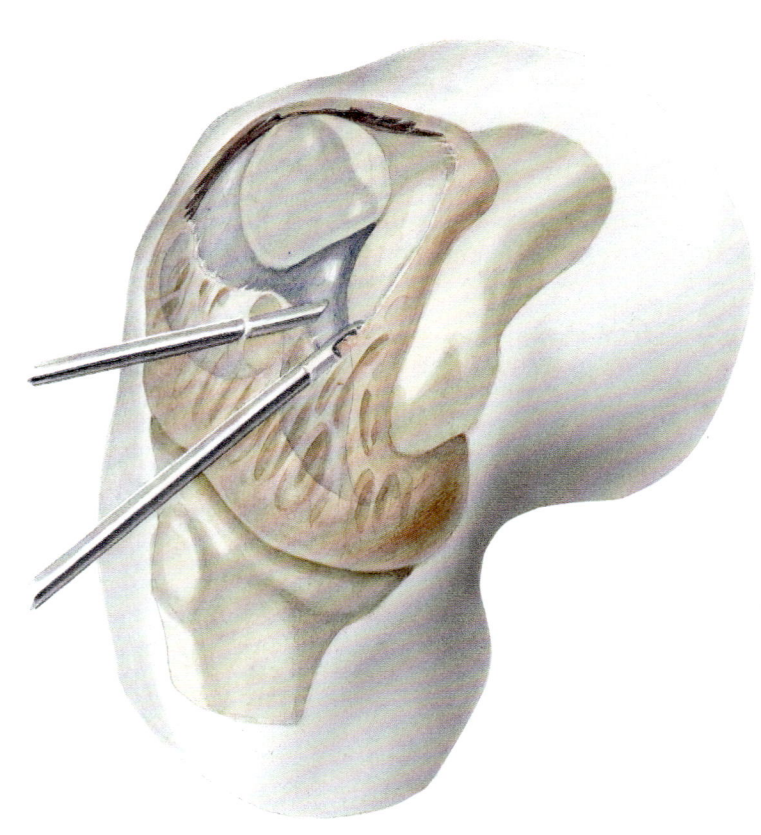

Abb. 66 Adhäsiolyse II.
Langsames Vorarbeiten in Richtung oberes Patellagleitlager; nach Erreichen des Gelenkknorpels ist einfachere Orientierung möglich. Anschließend Freilegen des oberen Rezessus bis zur Faszie bzw. der Muskeloberflächen.

Abb. 67 Adhäsiolyse III.
Nach Umpositionieren der Optik in den ventralen Zugang Freilegen des Patellagleitlagers; der Instrumentenzugang liegt nunmehr infrapatellar. Feste narbige Strukturen werden zunächst mittels Elektromesser eingeschnitten und anschließend mittels Shaver reseziert, weichere Strukturen lassen sich unmittelbar mit dem Shaver entfernen.

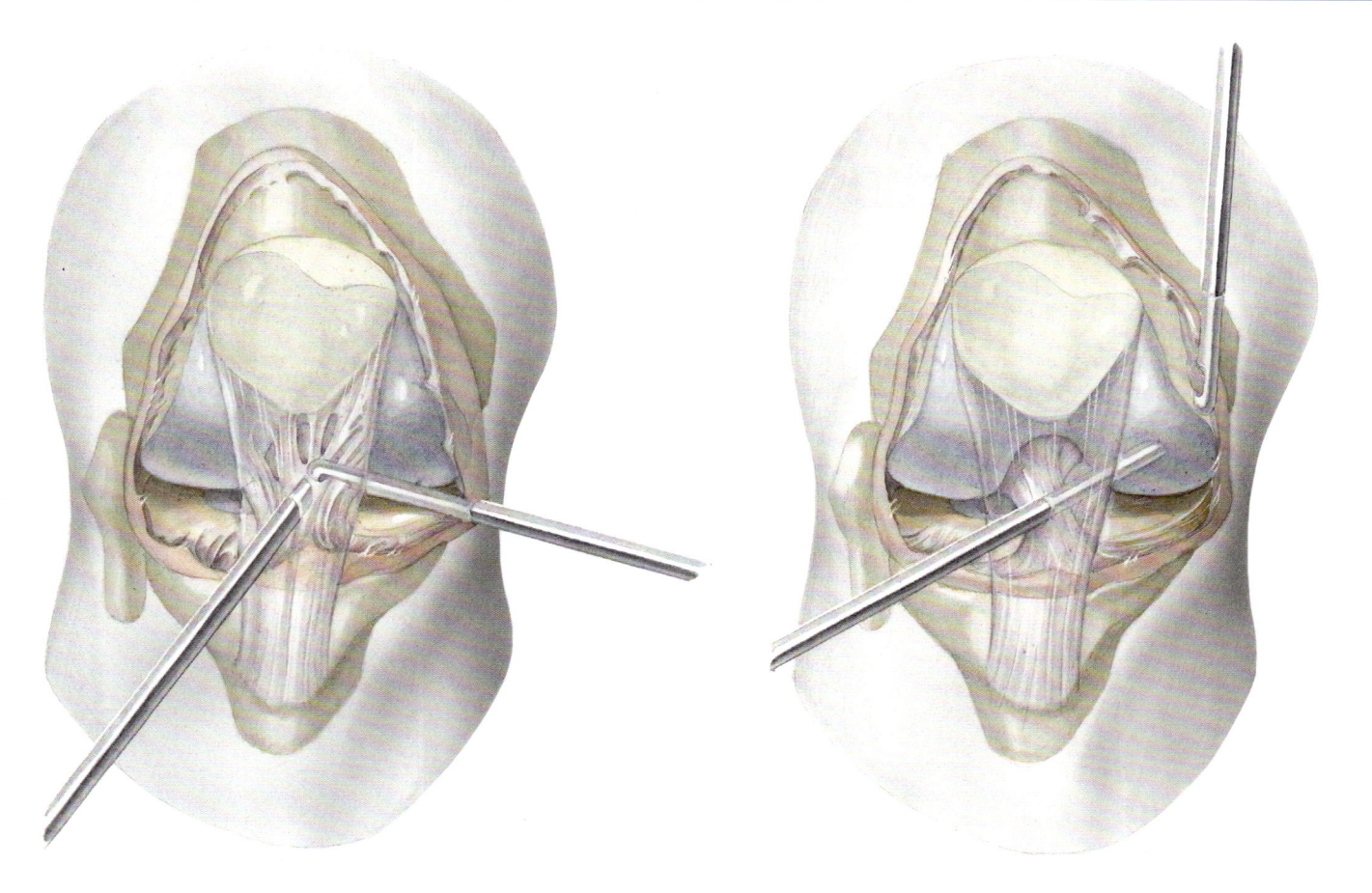

Abb. 68 Adhäsiolyse IV.
Vom gleichen Optik- bzw. Instrumentenzugang aus erfolgt die Resektion der Narbenstränge im Interkondylärraum, hierzu wird eventuell ein zusätzlicher Zugang suprameniskal angelegt. Die Resektion in diesem Bereich muß mit besonderer Vorsicht vorgenommen werden, da eine Beschädigung der Kreuzbänder – welche in den fibrösen Narben verbacken sein können – vermieden werden muß. Die Revision des Interkondylärraumes ist für die Wiederherstellung der Beweglichkeit von besonderer Bedeutung.

Abb. 69 Adhäsiolyse V.
Die Revision des medialen und lateralen Parakondylärraums erfolgt vom jeweiligen supra- bzw. infrapatellaren Zugang aus. Die Narbenbildungen sind lateral in der Regel deutlich geringer ausgeprägt als medial. Eine extensive mediale Adhäsiolyse unter Freilegung der Kondylenwange ist – wie im Bereich des Interkondylärraumes – von besonderer Bedeutung für das Erlangen einer postoperativ freien Beweglichkeit.

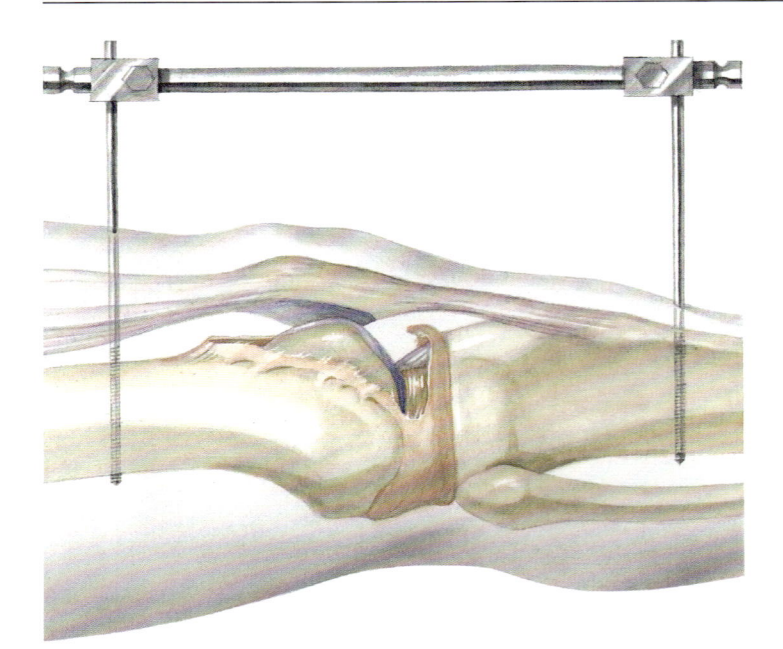

Abb. 70 Adhäsiolyse VI.
Nach Beendigung der Adhäsiolyse und Narkosebewegung muß die Streckung frei sein. Verbleibt ein relevantes, federndes Streckdefizit, muß dieses unter Umständen durch temporäre gelenküberbrückende Fixation mittels streckseitig angebrachtem Fixateur externe für die Dauer von 14 Tagen mechanisch erzwungen werden. Anschließend kann das Gelenk funktionell behandelt werden. Zum Erreichen freier Streckfähigkeit muß als Kompromiß auf die ansonsten erforderliche primäre Bewegungstherapie verzichtet werden; auch sekundäre Beugeeinschränkungen werden in Kauf genommen – ggf. im Rahmen einer Reintervention erneut operativ angegangen. Die Beseitigung des Streckdefizits hat in jedem Fall Priorität vor dem Erreichen freier Beugefähigkeit; dorsale Kapsulotomien haben sich nicht bewährt.

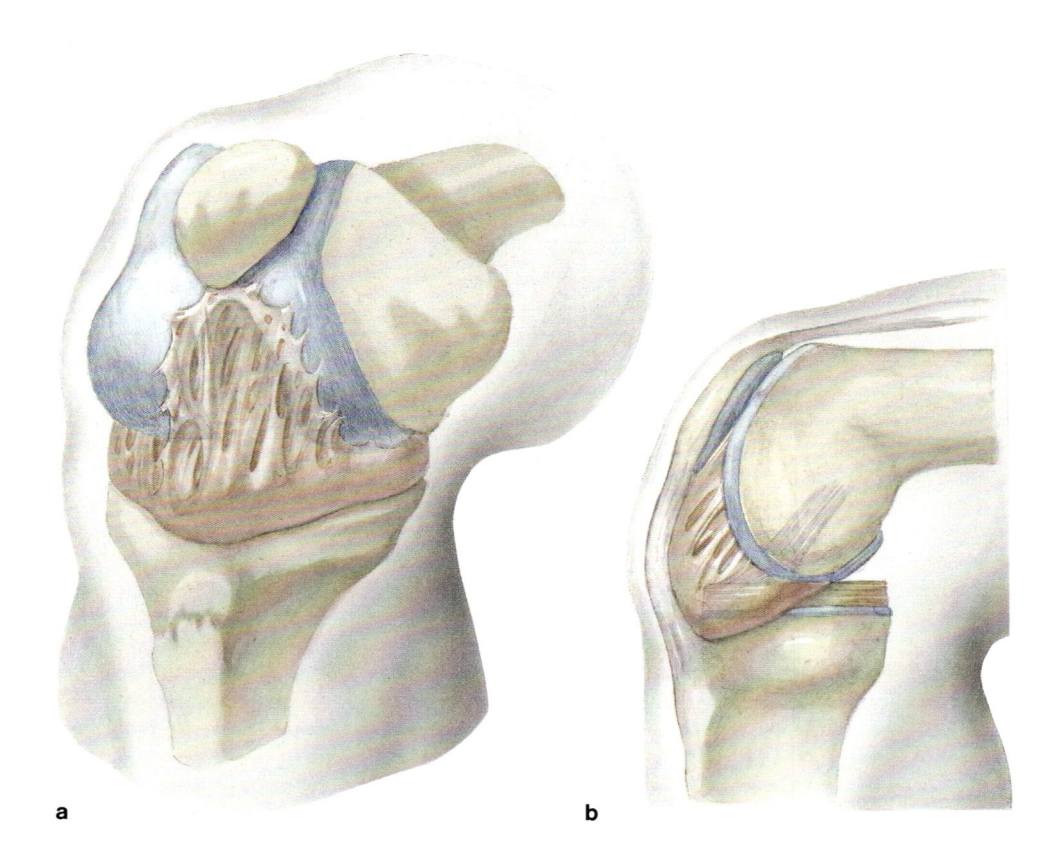

Abb. 71a u. b Cyclops-Phänomen.
Der gesamte Interkondylärraum ist kugelförmig narbig ausgefüllt, Veränderungen in den übrigen Gelenkkompartimenten sind demgegenüber nicht oder nur dezent vorhanden. Vorkommen insbesondere innerhalb der ersten 3–4 Monate nach Kreuzbandtransplantation mittels Sehnen. Nahezu immer liegt eine deutlich eingeschränkte Beweglichkeit mit relevantem Streckdefizit vor. Arthroskopisch finden sich feste Verwachsungsstränge zwischen den Kondylen und Schienbeinkopf unter vollständiger Verlegung des Interkondylärraumes.

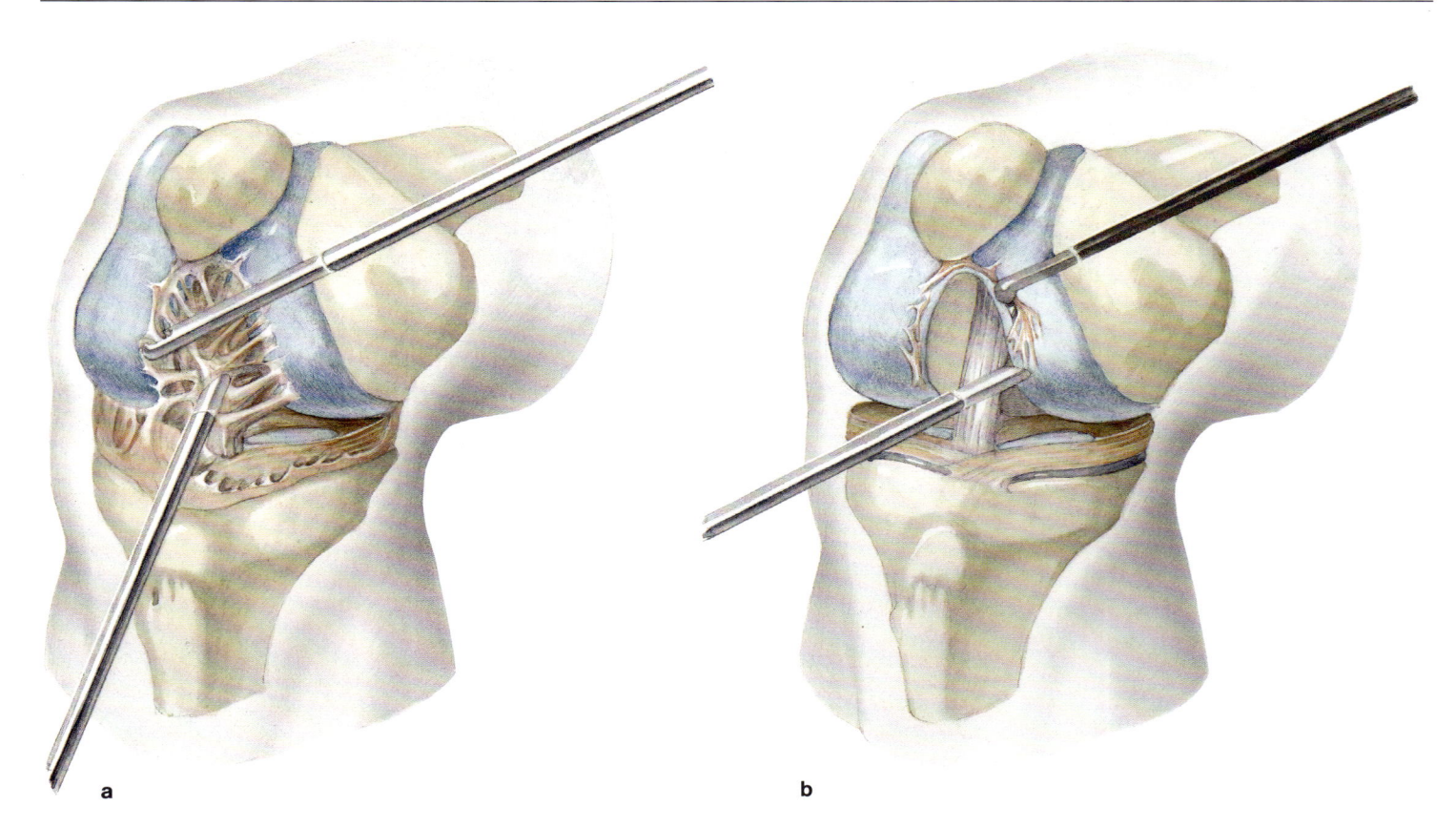

Abb. 72a u. b Adhäsiolyse bei Cyclops-Phänomen.
Zunächst werden die Adhäsionen im Randbereich zum Kondylenknorpel mittels Tasthaken bzw. Elektromesser gelöst und anschließend mittels Shaver reseziert. Dadurch erfolgt stückweises Freilegen der Notch sowie der darunterliegenden Kreuzbänder. Zum Abschluß der Operation muß freier Einblick auf die Kreuzbänder sowie auf beide Gelenkspalte möglich sein; das ventral des Interkondylärraumes auf dem Schienbeinkopf befindliche Narbenpolster muß besonders sorgfältig saniert werden, um ein freies Spiel der Kondylen zu ermöglichen. Nach Kreuzbandrekonstruktion wird das Transplantat auf korrekte Positionierung bzw. Stabilitätserhalt überprüft. Abschließend Glättung der Übergangsbereiche am vorderen Kondylenrand mittels Elektromesser. Wolkenartige, den Kondylus häufig in größeren Bereichen überziehende weißliche Bindegewebsstrukturen müssen mittels Tasthaken und Elektromesser ebenfalls reseziert werden. Die darunterliegende Kondylenoberfläche ist in der Frühphase meistens unversehrt erhalten, lediglich in späteren Stadien finden sich durch feste Verwachsungen zwischen Narben und Knorpel Defektzustände der Gelenkoberfläche. Zur Beendigung der Adhäsiolyse muß das Streckdefizit beseitigt sein. Ergänzende Maßnahmen an den Gelenkkörpern können im Sinne einer Notch-Plastik erforderlich werden, falls – ggf. durch zu weit ventral eingebrachtes Kreuzbandtransplantat – ein Impingement zum Notch-Dach besteht.

Begleit- und Nachbehandlung

Während die Eingriffe bei anlagemäßigen Gelenkkapselveränderungen keine großen Ansprüche an eine besondere Begleit- und Nachbehandlung stellen, da immer in kürzester Zeit volle Bewegungs- und Belastungsfähigkeit erreicht wird, müssen im Anschluß an Operationen bei reaktiven Kapselveränderungen (Synovektomien bzw. Adhäsiolysen) konsequente krankengymnastische Maßnahmen angeschlossen werden.
Die Patienten haben postoperativ – insbesondere im Vergleich zu offenen Operationen – relativ wenig Beschwerden, intraartikulär besteht jedoch eine große Wundfläche, häufig mit entsprechendem Kapselschwellungszustand oder auch intraartikulären Restergüssen. Auch wenn das primäre Ziel nach Synovektomie bzw. Adhäsiolyse in dem Erhalt bzw. der Wiederherstellung freier Funktion liegt, sollte postoperativ zunächst eine kurzfristige Hochlagerung und Ruhigstellung erfolgen. In dieser Zeit sind lediglich isometrische Übungen angemessen; Lymphdrainagen sind zum Abschwellen förderlich.

Erst nach Entfernen der Drainageschläuche und Erreichen weitgehend schmerzfreier, schwellungsarmer Verhältnisse im Bereich des operativ behandelten Kniegelenkes dürfen – nach wenigen Tagen – krankengymnastische Maßnahmen in Form von Bewegungsübungen angeschlossen werden. Rezidive sowohl in bezug auf Ergüsse als auch auf narbige Verlötungen ereignen sich besonders leicht dann, wenn die Nachbehandlung zu früh und unter Schmerzen durchgeführt wird. Immer ist das primäre Erreichen einer vollen Streckung bedeutsam, damit das Bein möglichst frühzeitig im Stand belastet werden kann. Auf koordinative Wiederherstellung der Muskulatur ist größter Wert zu legen, darüber hinaus steht die Wiederherstellung der Beweglichkeit mittels krankengymnastisch assistierter Übungsprogramme und mechanischer Bewegungsschienen im Mittelpunkt. Als Behandlungsdauer sind in der Regel mehrere Wochen vorzusehen.
Die postoperative Rehabilitation kann durch Nutzung anästhesiologischer Techniken (Leitungsanästhesie, Periduralkatheter) gefördert werden; auch hier gilt jedoch der Grundsatz, daß die operativ behandelten Gelenke in der postoperativen Frühphase nicht überreizt werden dürfen.

Gelenkkörperschäden

Knorpelzellen haben keine Fähigkeit zur organidentischen Reproduktion, einmal eingetretene Schäden der Gelenkoberfläche sind daher nur über eine Ersatzgewebsbildung reparabel. Mit dieser prinzipiellen Feststellung sind die operativen Ergebnisse an Knochen-Knorpel-Strukturen eingegrenzt. Immerhin hat die Entwicklung der Arthroskopie zu einer exakteren Differenzierung der verschiedenen Knochen-Knorpel-Schädigungen beigetragen und damit die Möglichkeiten einer individuellen Therapie entscheidend verbessert.

Arthroskopisch therapierbare Gelenkkörperschäden lassen sich in anlagemäßige und posttraumatische Veränderungen einteilen. Die arthroskopisch gesteuerte Sanierung von anlagemäßig bedingten Schäden nimmt dabei zahlenmäßig den bei weitem größeren Raum ein. Die meisten Eingriffe betreffen nur die Knorpelstrukturen, aber auch der darunterliegende Knochen muß gelegentlich in die Operation einbezogen werden.

Operationsverfahren bei anlagemäßig bedingten Gelenkkörperschäden

Ziele und Methoden

Ziel der Operation ist prinzipiell die Schaffung möglichst kongruenter, stabiler und damit schmerzfrei/schmerzarm artikulierender Gelenkflächen. Da die Beschwerden, welche die Patienten zur Operation führen, nahezu immer durch instabile Unebenheiten der Knorpeloberfläche und dadurch bedingte Druckphänomene zustande kommen, müssen diese Unregelmäßigkeiten und Instabilitäten beseitigt werden. Gleichzeitig sollen durch die Operation die laufenden Abbauprozesse möglichst in ihrer Progredienz aufgehalten werden.

Die Ursachen anlagemäßiger Knorpelschäden sind gleichermaßen biologisch und biomechanisch, die intraartikuläre Lokalisation – bei Bevorzugung des medialen Kompartments sowie der lateralen Patellagleitlageranteile – prinzipiell unterschiedlich. Entsprechend diesen prädisponierten Lokalisationen rücken Varuskonstellation und Patellalateralisation als biomechanisch relevante Begleitfaktoren der Knorpelschäden in den Mittelpunkt der Diagnostik. Eine adäquate präoperative Röntgendiagnostik ist daher obligat. Kernspintomographische Befunde bringen zwar Hinweise auf vorhandene Störungen, erlauben jedoch keine Detailinformation über die Effektivität eines späteren arthroskopischen Eingriffes.

Methodisch-operativ wird so vorgegangen, daß die instabilen Knorpelteile reseziert werden, um eine stabile, muldenförmige Gleitfläche zu schaffen. Ist in fortgeschritteneren Stadien der Knochen einbezogen (Knorpelschäden Stadium III, Osteochondrosis dissecans), wird dieser ebenfalls unter Schaffung stabiler Restoberflächen saniert. Instrumentell haben sich Elektromesser und Laser besonders bewährt, da mechanische Geräte, wie z. B. Shaver-Systeme, nur zur relativ groben Oberflächenbearbeitung geeignet sind.

Klinische Dauererfolge sind eher selten; die Resultate sind um so besser, je eher operiert wird, da die Knorpelveränderungen mit der Zeit in ihrem Ausmaß linear zunehmen und intraartikuläre Sekundärveränderungen an der Gelenkkapsel entstehen.

Möglichkeiten zur Züchtung und Transplantation autogenen Knorpelgewebes verbessern unter Umständen in Zukunft die Effektivität arthroskopischer Eingriffe, da bei umschriebenen Schäden eine kausal bessere Therapie ermöglicht wird. Biomechanische Störfaktoren müssen dabei allerdings auch weiterhin ausgeschaltet werden.

Indikationen

Die Indikation zu Sanierungsmaßnahmen im Bereich der Knorpeloberfläche liegt in der Regel in Schmerzen bei Belastung. Bemerkenswert ist die hohe Varianz in bezug auf eine Korrelation von subjektivem Beschwerdebild und intraartikulärem Befund; dementsprechend sind klinisch asymptomatische intraartikuläre Veränderungen, welche als Zufallsbefund im Rahmen von arthroskopischen Operationen an anderer Stelle erhoben werden (z.B. Knorpelschaden laterales Kompartment bei medialer Symptomatik), nur mit großer Zurückhaltung operativ anzugehen. Biomechanische Fehlkonstellationen müssen in das Therapiekonzept einbezogen werden. Unikompartimentäre Veränderungen stärkeren Ausmaßes erfordern neben der lokalen Sanierung unter Umständen die gleichzeitige mechanische Entlastung über Osteotomien; Valgusosteotomien sind dabei deutlich effektiver als varisierende Verfahren. Besonders der ventrale Knieschmerz der Jugendlichen bei Patellalateralisation verdient in diesem Zusammenhang ebenfalls Erwähnung, da eine mechanische Entlastung der lateralen Hyperpression zur Beschwerdebesserung führt. Auf Kombinationsschäden muß im Rahmen anlagemäßiger Knorpelerkrankungen besonders geachtet werden. So sind beim Vorliegen von Knorpelschäden besonders in den Stadien II und III regelhaft reaktive Synovitiden vorhanden, welche je nach klinischem Bild mit zu therapieren sind. Die zu Beginn der Arthroskopie im oberen Rezessus erkennbare Synovitis weist somit unter Umständen bereits auf das Vorliegen von Knorpelschäden hin. Ebenso müssen beim Vorliegen eines Knorpelschadens gleichzeitige Meniskusschäden bzw. Baker-Zysten (im Rahmen einer anlagemäßigen Komplexerkrankung des Gelenkes) diagnostiziert bzw. ausgeschlossen werden.

Knorpelschäden des Stadiums I – III

Anlagemäßig bedingte Knorpelschäden durchlaufen spezifische Krankheitsstadien. Der normalerweise prall-elastische und glatte Knorpel verändert sich dabei zunehmend. Verschiedene Stadieneinteilungen sind in der Literatur angegeben. Folgende Einteilung entspricht am ehesten den klinisch-operativen Erfordernissen (Abb. 73):

Stadium I: Knorpelödembildung aus nicht näher bekannter, offensichtlich zunächst biologischer Grundursache. Bei zusätzlicher mechanischer Belastung des in seiner Tragfähigkeit reduzierten, aufgeweichten Knorpels resultieren strukturelle Folgeschäden, zunächst in Form von Fissuren.

Stadium II: Ausgehend von Fissuren entsteht eine Unterminierung des Knorpels mit zottiger Strukturauflockerung; der subchondrale Knochen wird noch nicht erreicht.

Stadium III: Bei Totalabrieb des mechanisch minderbelastbaren Restknorpels findet sich freiliegender sklerosierter, subchondraler Knochen; unter Umständen kommt es zur Ausbildung randständiger Osteophyten, welche als Versuch des Gelenkes anzusehen sind, bei lokaler Substanzschädigung die Vergrößerung einer funktional ausreichenden, druckaufnehmenden Gelenkfläche zu bewirken.

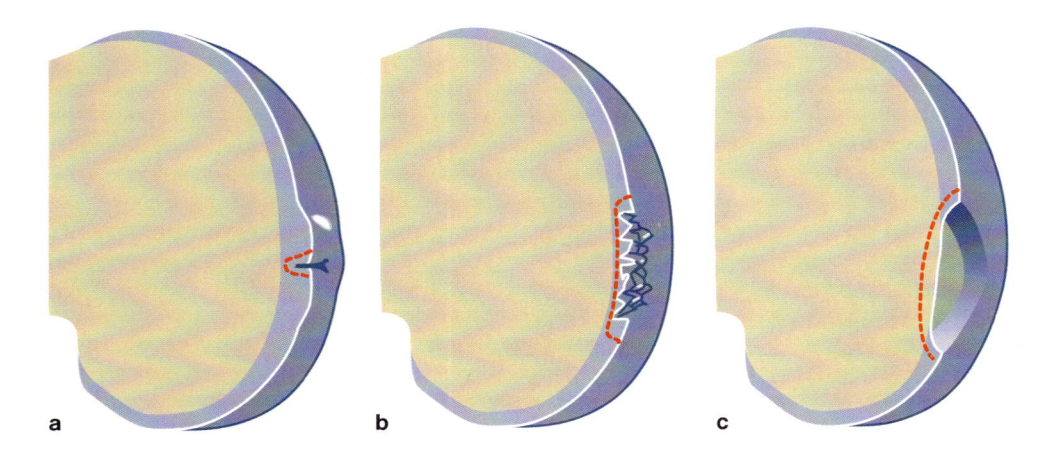

Abb. **73a–c** Schematische Darstellung der Knorpelschädigungsstadien.
Die dargestellten Schädigungsstufen entwickeln sich in unterschiedlichen Zeitabständen nacheinander, gezeigt sind die operativen Resektionsgrenzen (rot), welche im Stadium I und II in der Knorpelsubstanz, im Stadium III im subchondralen Knochen lokalisiert sind; zusätzlich entwickeln sich im Stadium III im weiteren Verlauf osteophytäre Randzacken.

Osteochondrosis dissecans

Die Osteochondrosis dissecans ist typischerweise in dem den Interkondylärraum begrenzenden medialen Oberschenkelrollenanteil lokalisiert. Sie betrifft damit den medialen Belastungsbereich und führt immer zu Belastungsbeschwerden, später bei Zerstörung der Knorpeloberfläche auch zu reaktiven Ergußbildungen. Operative Maßnahmen in Abhängigkeit von dem jeweils vorliegenden lokalen Bild sind unumgänglich. Die Diagnose ist präoperativ mittels Röntgenaufnahmen bzw. MRT problemlos zu stellen. Ursache der Veränderungen ist die lokale Ischämie eines halbmondförmigen Knochensegmentes unterschiedlicher Größe mit konsekutivem Schaden des zugehörigen Knorpels. Therapiemaßnahmen richten sich nach der Größe der Nekrosezone, dem Grad der Instabilität des Dissekates bzw. dem Erhaltungszustand des Gelenkknorpels.

Freie Gelenkkörper

Freie Gelenkkörper bilden sich nach Ablösung randständiger Gelenkflächenanteile entweder im Rahmen von anlagemäßigen Veränderungen (z.B. Chondromatose, Osteophyten) oder aber nach Traumen (z.B. Patellaluxation). Das Vorliegen freier Gelenkkörper führt zu wechselnd in unterschiedlichen Gelenkanteilen auftretenden, sehr schmerzhaften Giving-way-Phänomenen mit beschwerdefreien Intervallen. Die arthroskopisch gesteuerte Entfernung der Gelenkkörper ist zur Beseitigung der Beschwerden unumgänglich und führt immer zu einwandfreien Ergebnissen.

Kontraindikationen

Nicht bekannt.

Operationsrisiko, Aufklärungshinweise, Komplikationen

Der Effekt einer arthroskopischen Knorpelsanierung ist naturgemäß vom Ausmaß der vorliegenden Schädigung abhängig. Die Erfolgsraten liegen weit unter denen bei Meniskusoperationen. Der präoperative Hinweis auf unter Umständen postoperativ persistierende Beschwerden oder aber die Notwendigkeit von Anschlußoperationen (Osteotomie bzw. TEP) bei nicht mehr therapiefähigen Knochen-Knorpel-Schäden ist bedeutsam. Immer sind die Patienten nach Beendigung der Operation über das intraartikuläre Zustandsbild, die getroffenen Maßnahmen und die sich daraus ergebende Prognose explizit aufzuklären.

Da bei Knorpelschäden im fortgeschrittenen Stadium nahezu immer reaktive Synovitiden vorliegen, ist der Hinweis auf das mögliche Auftreten länger dauernder postoperativer reaktiver Schwellungszustände erforderlich. Ist die Indikation zur Operation aufgrund belastungsabhängiger Schwellungszustände getroffen worden, muß ein Aufklärungshinweis in bezug auf eine unter Umständen erforderliche partielle Synovektomie erfolgen. Die Morbidität des Gesamteingriffes wird dadurch deutlich erhöht.

Spezielle Vorbereitungen

Operation fakultativ in Oberschenkelblutsperre.

Narkose

Vollnarkose oder Teilnarkose; keine Lokalanästhesie.

Knochen-Knorpel-Sanierung bei Chondropathie der Stadien I – III

Zugangswege: Ventraler Optikzugang; Instrumentenzugang in Abhängigkeit von der Schadenslokalisation.

Arbeitsschritte

1 Diagnostischer Rundgang.
2 Darstellung des Schädigungsbereiches (Relation zur Klinik wichtig!).
3 Lokalisation des Schädigungsausmaßes und Festlegung der Sanierungstechnik.
4 Schaffung eines adäquaten Zuganges je nach Lokalisation des Schadens.
5 Sanierung
   a) *Stadium I:* keine lokale Therapie; bei Patellalateralisation unter Umständen laterales Release.
   b) *Stadium II:* Knorpelglättung mittels Elektromesser, Laser oder mechanischem Gerät; Resektion der instabilen Knorpelanteile unter Schaffung einer stabilen Knorpelmulde ohne Tangieren des subchondralen Knochens.
   c) *Stadium III:* flächenhaftes Aufbohren mit Durchbrechen der Sklerosezone bei kleineren Herden; ggf. Osteophytenabtragung und Sanierung gegenüberliegender Kontaktschäden; bei größeren Schäden ist keine kausale arthroskopische Therapie möglich; hier unter Umständen mechanische Korrektur (Release, OT, TEP).
6 Ggf. Therapie von Begleitschäden der Menisken.
7 Ggf. (partielle) Synovektomie.
8 Intraartikuläre Redon-Drainage nur bei Eröffnung des subchondralen Knochens bzw. gleichzeitig durchgeführter Synovektomie.

Spezielle Technik

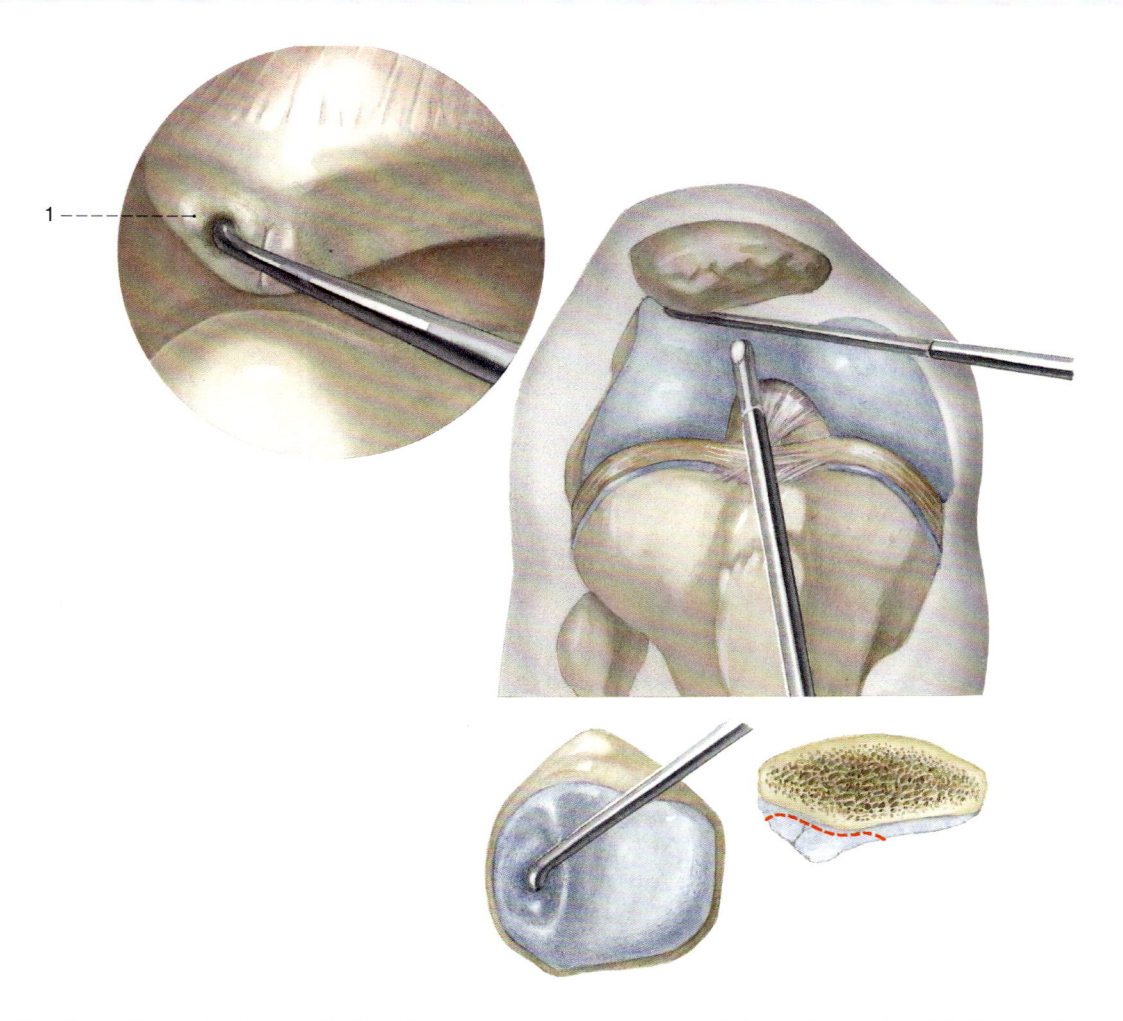

Abb. 74 Patellarer Knorpelschaden Stadium I.
Die Patella steht lateralisiert; bei Beurteilung der Patellaposition in verschiedenen Beugegraden stellt sich diese nicht wie normal zwischen 30 und 60° zentrisch in das Patellagleitlager ein, sondern erst später. Der Patellaknorpel ist lateralseitig ödematös (auch mediale Veränderungen kommen vor). Die optische Beurteilung reicht nicht aus, eine Tasthakenüberprüfung ist bei entsprechender vorderer Kniesymptomatik obligat. Das Tastinstrument liegt infrapatellar, der Zugang mehr dorsalseitig, um eine biegungsfreie Untersuchung der Patellagelenkfläche zu ermöglichen. Bei tangentialer Betrachtung der Gelenkoberfläche findet sich diese etwas unregelmäßig – „beulenartig" – aufgeworfen; häufig bereits beginnende Fissurbildung; die Substanzveränderungen überschreiten die Tidemark nicht (gestrichelte rote Linie: Grenze zum normalen Knorpel).
Vor Indikationsstellung zu einem knorpelsanierenden Eingriff muß die muskuläre Führung der Patella überprüft werden. Muskuläre Dysbalancen mit Hypotonie des M. vastus medialis sind vor der Operation – evtl. auch im Rahmen der postoperativen Physiotherapie – zu beseitigen.

1 laterale Patellafacette

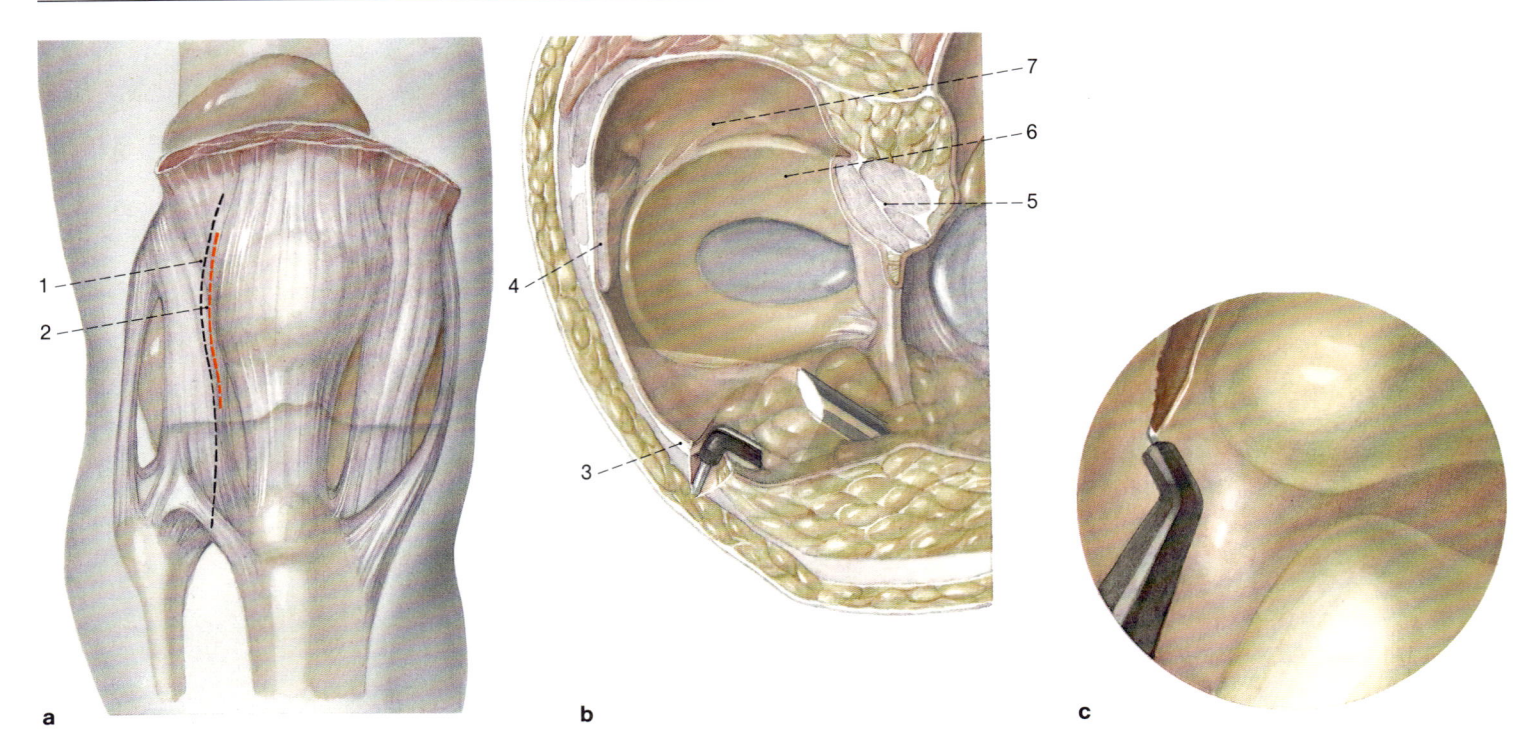

Abb. 75a–c Laterales Release bei patellarem Knorpelschaden Stadium I.

Da ein direktes Angehen des Knorpels – mit Ausnahme der vorsichtigen grabenförmigen Abschmelzung tieferer Fissuren – nicht möglich ist, kommt bei lateraler retropatellarer Strukturstörung und gleichzeitiger Hyperpression therapeutisch nur eine Druckentlastung über eine laterale Retinakulumspaltung in Frage. Wichtig ist eine konsequente Durchtrennung des Retinakulums unter Sicht bis zum Subkutangewebe. Die Operation kann entweder arthroskopisch mittels parapatellarer-lateraler Durchtrennung der Membrana synovialis und der Faszie bis zum Subkutangewebe durchgeführt werden oder aber offen. Die offene Retinakulumspaltung erlaubt eine exaktere Präparation und Blutstillung sowie aufgrund der nach proximal und distal ausladender möglichen Faszienspaltung eine bessere Entspannung des Patellagleitweges. Die Entscheidung, ob offen oder geschlossen vorgegangen wird, muß vom Operateur getroffen werden. Residuen aufgrund erneuter Vernarbungen sind postoperativ nicht selten. Auf Valguspositionierung des Kniegelenkes mit dadurch bedingter Patellalateralisation muß geachtet werden, in diesen Fällen ist unter Umständen eine frühzeitige Korrektur der Beinachse erforderlich.

1 offen
2 geschlossen
3 laterales Retinakulum
4 Popliteussehne
5 hinteres Kreuzband
6 lateraler Meniskus
7 dorsaler Rezessus

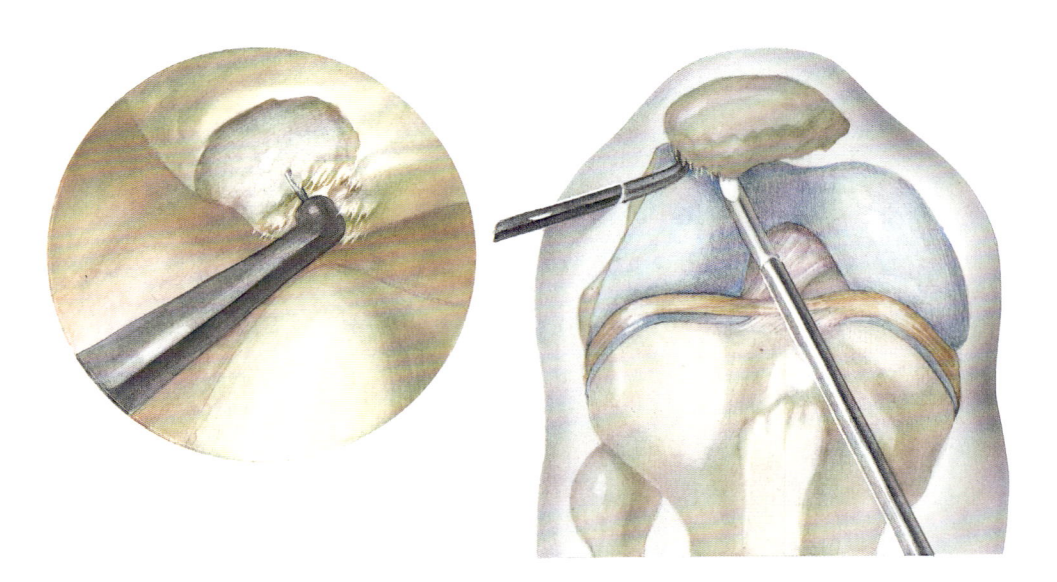

Abb. 76 Knorpelglättung bei patellarem Knorpelschaden Stadium II.

Es finden sich zottenartige Strukturauflockerungen der lateralen Patellafacette mit ödematöser Umgebung des Knorpels. Die Zotten werden mittels Elektromesser oder Laser (weniger geeignet sind mechanische Instrumente) unter Schaffung einer stabilen Mulde mit erhaltenem Basisknorpel abgetragen. Eine zusätzliche Retinakulumspaltung zur Entlastung ist nur erforderlich, wenn eine deutliche Patellalateralisation vorliegt.

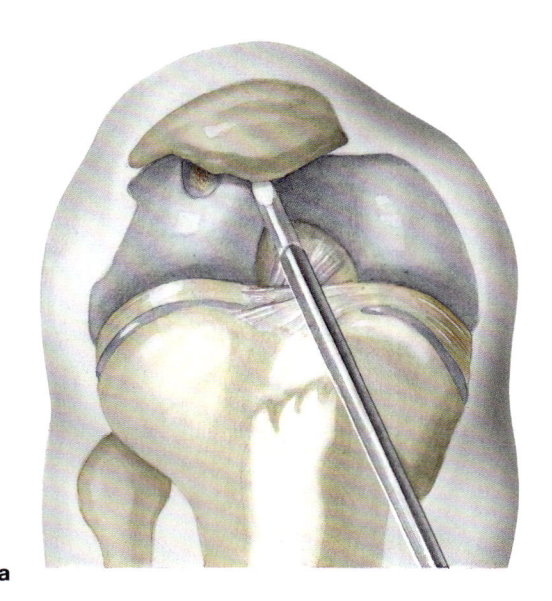

Operationsverfahren bei anlagemäßig bedingten Gelenkkörperschäden

Abb. 77a u. b Patellarer Knorpelschaden Stadium III.
Der Knochen an Patellarückfläche und gegenüberliegendem lateralem Kondylus bei seit langem bestehender lateraler Hyperpression und bereits abgelaufenen Schädigungsstufen I und II liegt frei und ist sklerosiert. Röntgenologisches Korrelat in Form eines ausgeprägt verschmälerten Gelenkspaltes. Osteophytenbildung an der lateralen Patellakante und der gegenüberliegenden Oberschenkelrolle als Zeichen einer Abstützungsreaktion.

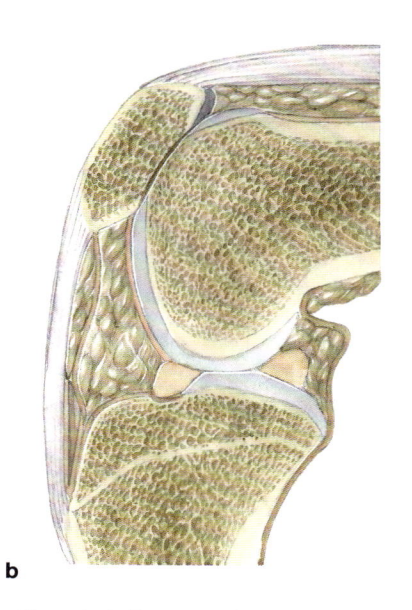

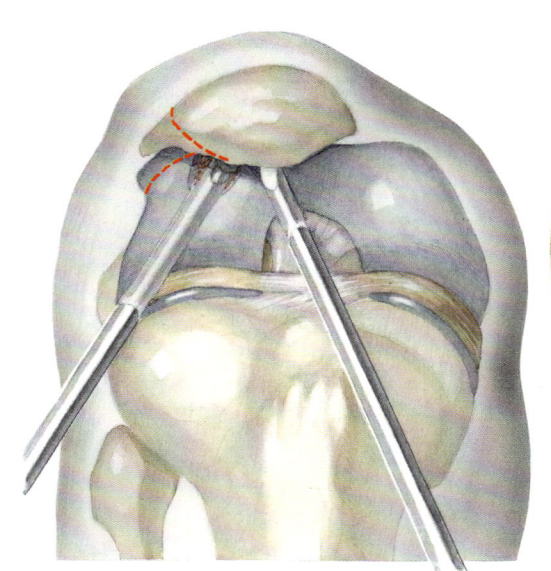

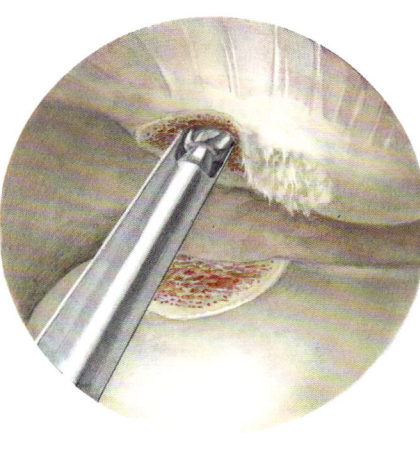

Abb. 78 Knorpelglättung und Osteophytenabtragung bei patellarem Knorpelschaden Stadium III.
Bei umschriebenen Defektzonen erfolgt die Sanierung der Sklerosezonen durch Aufbohren, die Knorpelumgebung wird geglättet. Gleichzeitig Abtragen der osteophytären Randzacken mittels Shaver-Fräse. Instrumenteller Zugang von infrapatellar-lateral. Die Knochen-Knorpel-Sanierung wird soweit geführt, bis bei verschiedenen Beugegraden des Kniegelenkes keine mechanische Irritation der Kontaktflächen mehr möglich ist. Zur zusätzlichen Druckentlastung und Normalisierung des Patellagleitweges ist eine laterale Retinakulumspaltung empfehlenswert. Bei großflächigen, die gesamte laterale Patellafacette und den gegenüberliegenden Knorpel betreffenden Veränderungen ist keine lokale Therapie möglich, hierbei kann zur Entlastung lediglich eine laterale Retinakulumspaltung erfolgen.
Achtung: Bei fortgeschrittenen Zustandsbildern im Rahmen eines patellaren drittgradigen Knorpelschadens ist regelhaft auch das Kniehauptgelenk reaktiv beteiligt, so daß der Ursprung der Pangonarthrose u. U. nicht mehr eindeutig in das Patellagleitlager zu lokalisieren ist. Trotzdem bleibt dieses klinisch führend. Auch bei fortgeschrittenen Gonarthrosen mit röntgenologischen Veränderungen in mehreren Gelenkkompartimenten muß daher vor Entschluß zur Implantation einer TEP ausgeschlossen werden, ob nicht bei überwiegend ventraler Symptomatik eine Beschwerdereduktion durch Patellagleitlagerentlastung möglich ist.

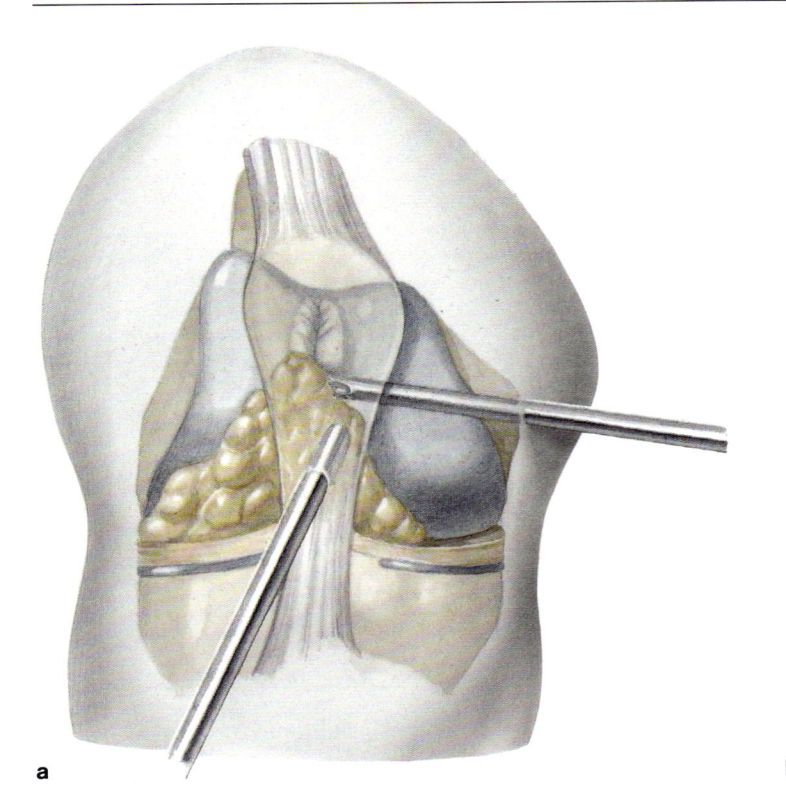

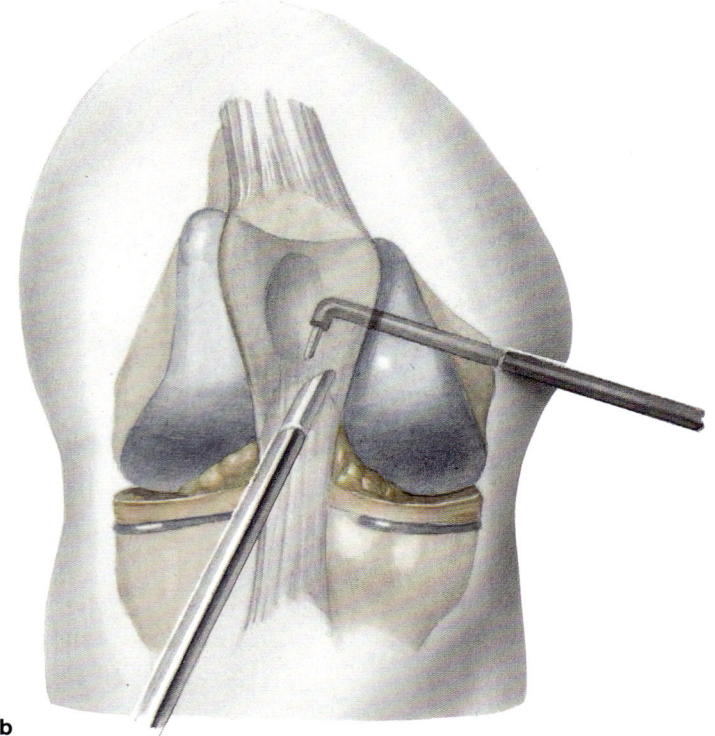

Kniegelenk

Abb. 79a u. b Knorpelglättung bei Knorpelschaden des Patellagleitlagers Stadium II.

Knorpelschäden des Patellagleitlagers sind häufig und bei zentraler Lokalisation unabhängig von gleichzeitig vorliegenden Schäden oder Fehlpositionierungen im Bereich der Patella. Die Sanierung erfolgt entsprechend dem Schädigungsstadium, bei vorliegendem Stadium II über muldenförmige Abtragung der Instabilitäten. Zur besseren Übersicht ist häufig eine partielle Resektion des Hoffa-Gelenkkörpers erforderlich, in jedem Fall muß ein einwandfreier Überblick über die gesamten ventralen Kondylenflächen gewährleistet sein, um die nach distal zum Interkondylärraum reichende Begrenzung des Schadens darstellen zu können. Bei Übergang des Schadens auf die mediale oder laterale Kondylenvorderseite muß unter Umständen eine zusätzliche Druckentlastung über gleichseitige Retinakulumspaltung angeschlossen werden, tiefere Schäden des Stadiums III benötigen eine zusätzliche Aufbohrung zur Eröffnung des subchondralen Knochens.

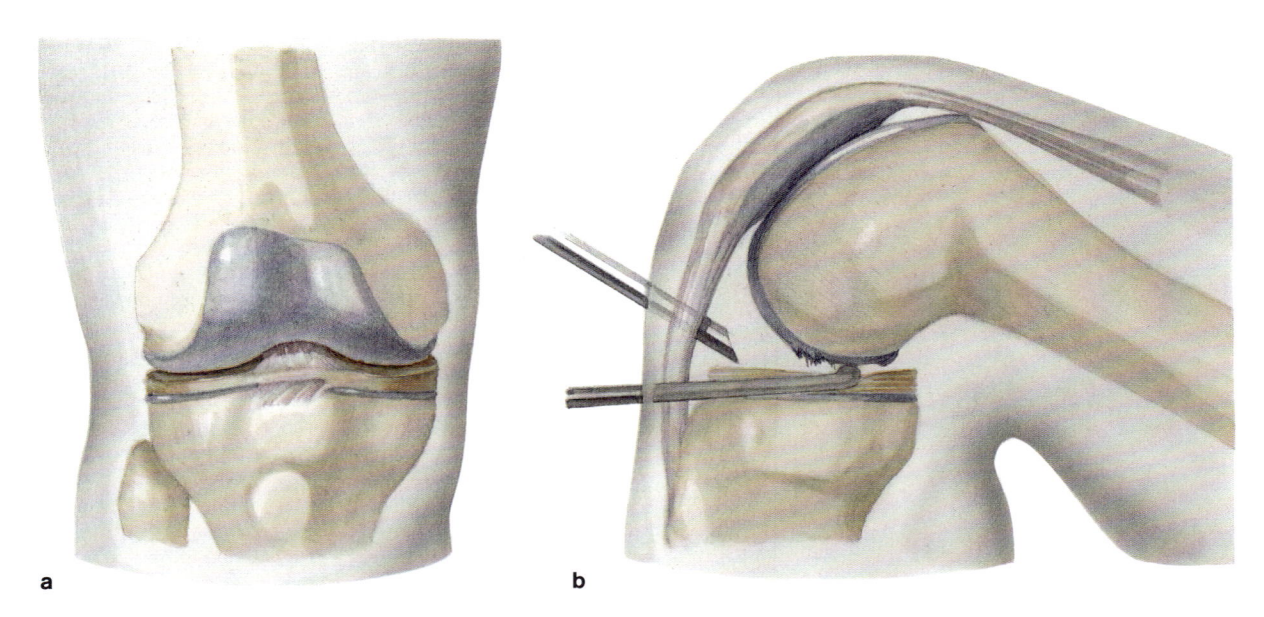

Abb. 80a u. b Knorpelglättung bei Knorpelschaden Stadium II der medialen Oberschenkelrolle.

Knorpelschäden im Bereich der medialen Oberschenkelrolle sind häufig sehr weit dorsal lokalisiert, die Symptomatik entspricht dann der eines Meniskusschadens. Zur Diagnose muß das Bein extrem gebeugt werden, erst so lassen sich die Schäden mittels Tasthaken darstellen. Die Sanierung erfolgt bei gebeugtem Kniegelenk fortlaufend von dorsal nach ventral unter Abtragung der zottenförmigen Instabilitäten und Begradigung der Schädigungsränder. Nach Beendigung der Operation entsteht eine den Kondylus mehr oder weniger weit umfassende Mulde mit erhaltener Knorpelbasisschicht.

Operationsverfahren bei anlagemäßig bedingten Gelenkkörperschäden

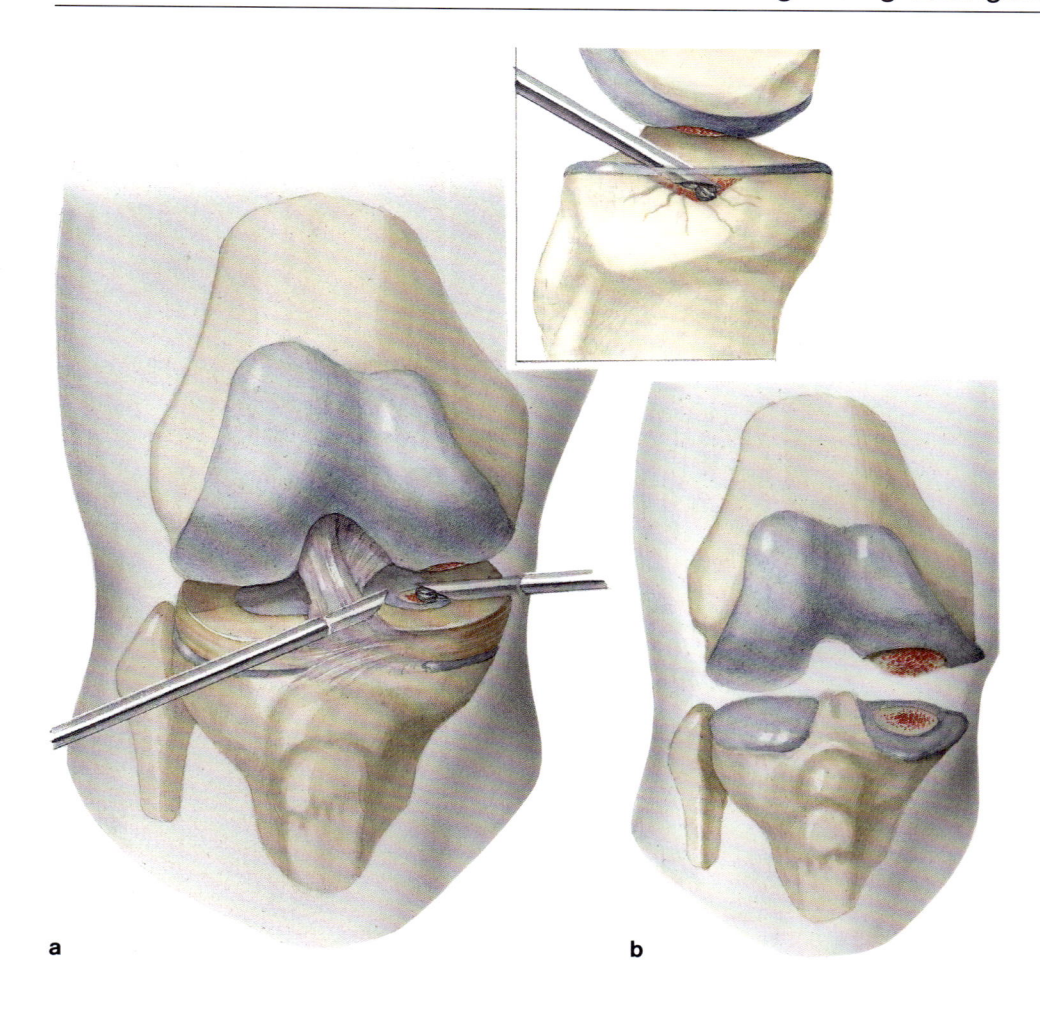

Abb. 81a u. b Knorpelschaden Stadium III mediales Kompartment. Insgesamt sind Ergebnisse nach Knorpeloperationen des Stadiums III im Bereich des medialen Kompartments häufig klinisch unbefriedigend, da die mechanische Belastung dieses Gelenkbereiches besonders hoch ist. Bei kleinflächigen Sklerosezonen im Bereich von Schienbeinkopf bzw. Kondylus (**a**) ist die Knochenmuldung mittels Shaver-Fräse zur Druckentlastung möglich. Großflächige Knorpeldefekte (**b**) erlauben keine kausale arthroskopische Therapie mehr; hier ist bei gleichzeitiger Varuspositionierung eine Entlastung über valgisierende Osteotomie oder aber der prothetische Gelenkersatz erforderlich.

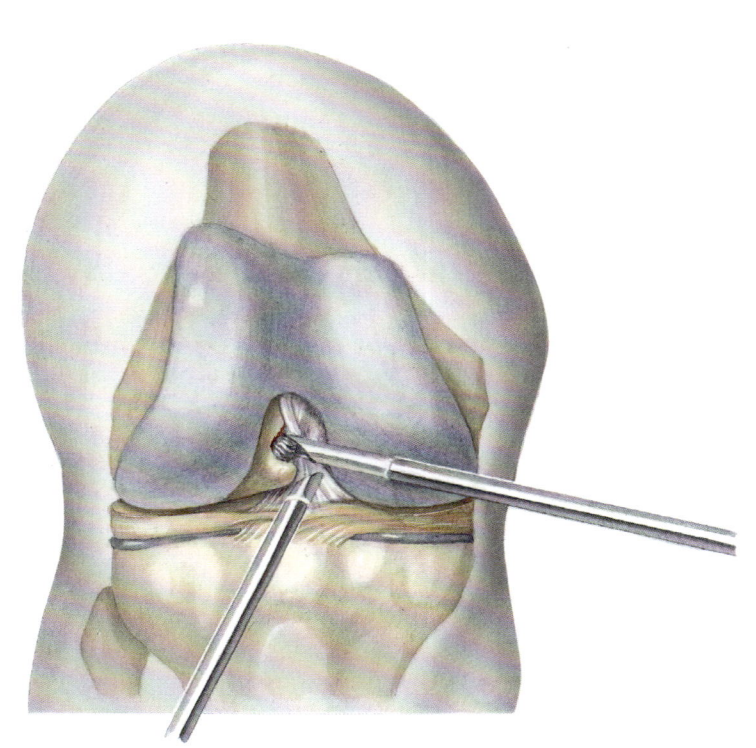

Abb. 82 Sanierung von Notch-Osteophyten.
Osteophyten bei Verengung der Notch müssen beseitigt werden, wenn sie eine mechanische Beeinträchtigung des Kreuzbandapparates oder aber des gegenüberliegenden Schienbeinkopfes und damit klinische Symptome verursachen. Eine generelle Aufweitung der Notch bei Verengung ohne Impingement ist nicht indiziert. Der Osteophyt wird von einem suprameniskalen oder infrapatellarmedialen Zugang aus mittels Shaver-Fräse reseziert.

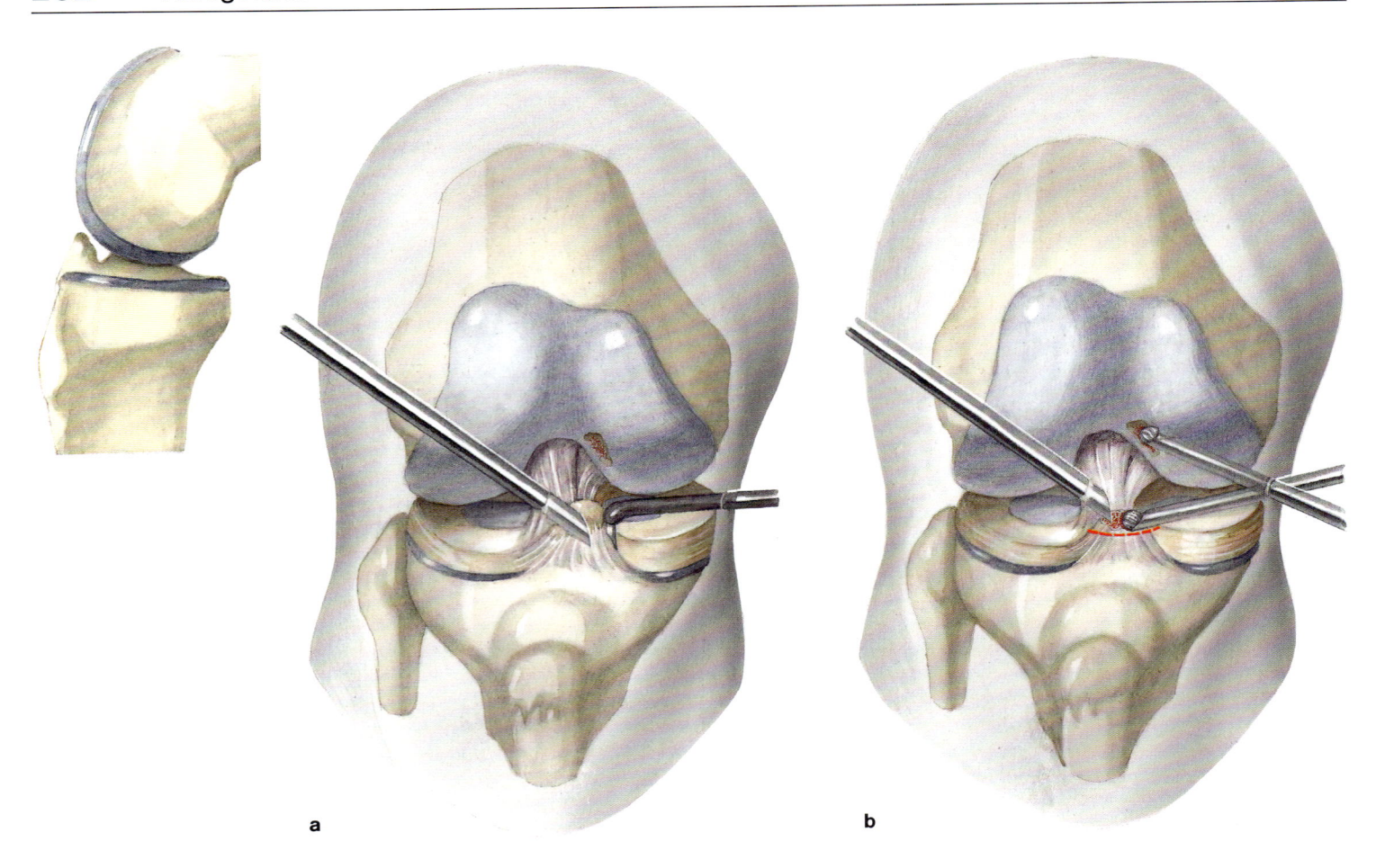

Abb. 83a u. b   Sanierung von Schienbeinkopfosteophyten.
Der ventrale, dem Interkondylärraum gegenübergelegene, spornartige Osteophyt des Schienbeinkopfes ist ein typisches Zeichen fortgeschrittener Arthrose, er führt zum Impingement an der Oberschenkelrolle und entsprechenden Beschwerden. Es erfolgt zunächst das Herausarbeiten des Osteophyten aus den Weichteilen bis zur Schienbeinkopfbasis (unter Umständen nach Teilresektion des Hoffa-Gelenkkörpers), anschließende Abtragung mittels Shaver-Fräse bis auf Knochenniveau; ggf. ist Nachglätten der gegenüberliegenden Oberschenkelrollenschäden je nach Schädigungsstadium zur Beseitigung von Strukturinstabilitäten erforderlich.

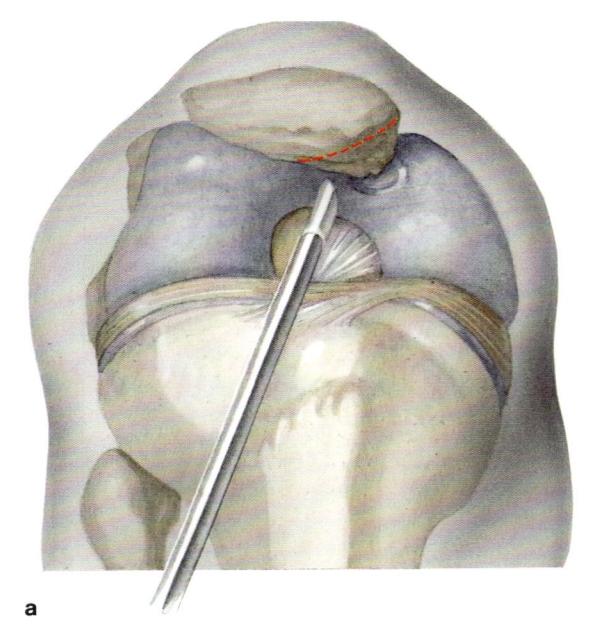

Abb. 84a u. b   Sanierung distaler Patellaosteophyten.
Distale – häufig medial lokalisierte – Patellaosteophyten führen zu Druckusuren im Bereich des gleichseitigen ventralen Kondylusanteiles; auf derartige Veränderungen besteht bereits primär ein Hinweis, wenn ein Einbringen der Optik in das Femoropatellargelenk nicht möglich ist. Bei entsprechendem ventro-medial lokalisiertem klinischen Beschwerdebild wird der Apex patellae mittels Elektromesser oder Shaver großzügig freigelegt und anschließend soweit reseziert, daß das Femoropatellargelenk in Streckstellung frei einsehbar ist; u. U. muß dabei ein wesentlicher Teil der betroffenen Patellafacette entfernt werden; abschließend erfolgt die Sanierung des Kontaktschadens an dem Kondylus entsprechend dem jeweils vorliegenden Stadium.

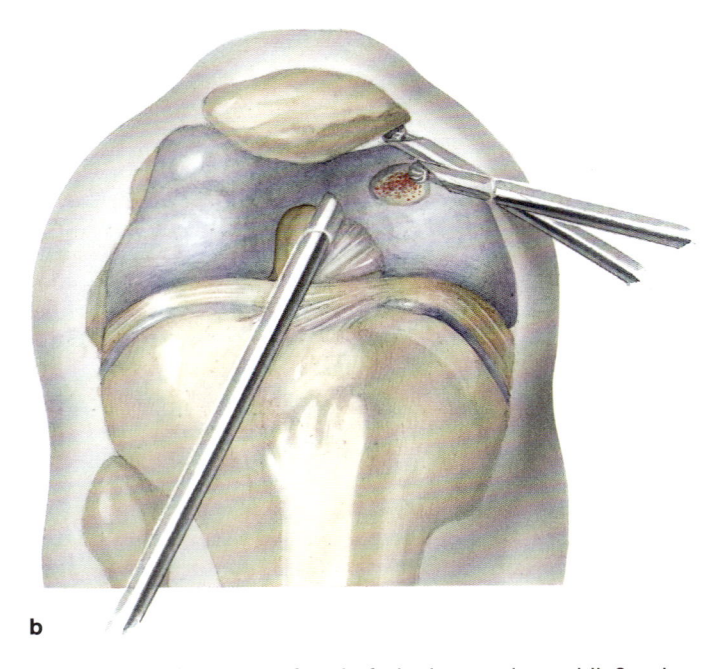

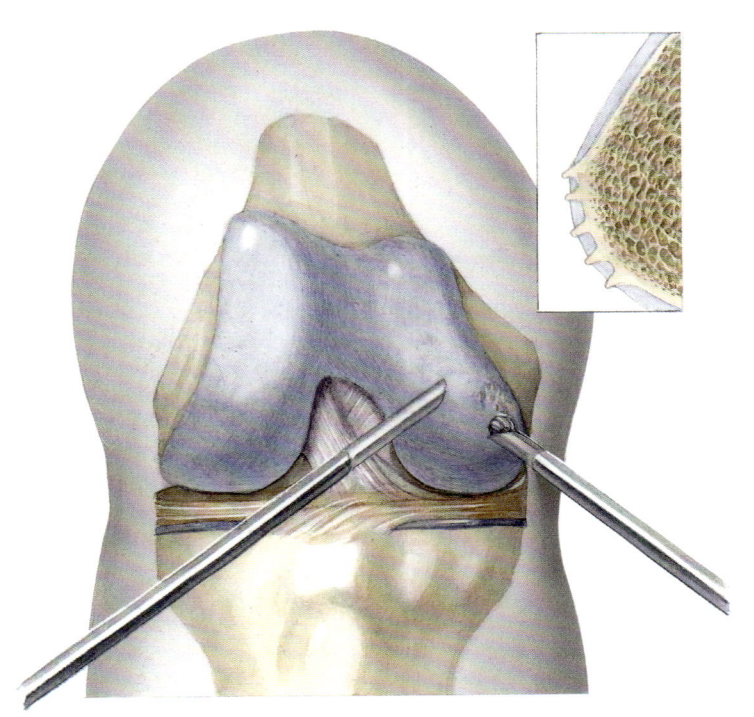

Abb. 85 Sanierung von Condylenosteophyten bei Chondrokalzinose.
Im Rahmen einer Chondrokalzinose kommt es zu lokalen Ausdünnungen der Knorpeloberfläche mit kristallinen Substrateinlagerungen (Ca-Pyrophosphat) und spornartig aus dem subchondralen Knochen vorragenden kleinen Osteophyten. Die Veränderungen sind meist über dem medialen Kondylus lokalisiert und führen zu Kontaktbeschwerden mit der Membrana synovialis, ggf. mit einer hypertrophen Plica mediopatellaris. Sanierung durch Beseitigung der spornartigen Osteophyten mittels Shaver-Fräse; anschließend ggf. Resektion von synovialen Kontaktflächen an der Oberfläche des Hoffa-Gelenkkörpers bzw. der Plica mediopatellaris.

Knochen-Knorpel-Sanierung bei Osteochondrosis dissecans

Es handelt sich meist um jugendliche Patienten mit typischerweise im Bereich des medialen Kondylus interkondylärnah lokalisiertem Herd. Zur Osteochondrosis dissecans sind verschiedene Stadieneinteilungen in der Literatur angegeben worden. Folgende Einteilung entspricht am ehesten den klinisch-operativen Erfordernissen:

Stadium I: Knorpelödem ohne destruktive Veränderungen mit glattem Übergang zur intakten Umgebung; röntgenologisch feine Skleroselinie mit beginnender Strukturverdichtung; keine Instabilität.

Stadium II: Knorpelödem mit beginnender Destruktion; Knorpelstrukturen jedoch noch erhaltungswürdig; zunehmende Abgrenzung zur intakten Umgebung, röntgenologisch kompakte Verdichtung einer bogenförmig unter dem Knorpelschädigungsareal gelegenen Knochenzone ohne Dislokation.

Stadium III: Weitgehende oder komplette Dissekatbildung.

Durch die unten geschilderten Therapiemaßnahmen wird in früheren Stadien versucht, die Knorpeloberfläche zu erhalten und durch eine Verbesserung der subchondralen Durchblutung auf Dauer zu stabilisieren. Fortgeschrittenere Stadien erlauben bei beginnender oder komplettierter Ablösung des Knochen-Knorpel-Fragmentes nur noch resektive Maßnahmen. Die Refixation partiell abgelöster, verdichteter Dissekate ist aufgrund der knöchernen Durchblutungsstörung sowie der bereits eingetretenen Knorpeldestruktion weniger erfolgversprechend.

Zugangswege: Ventraler Optikzugang, infrapatellar-medialer Instrumentenzugang; übrige Zugänge je nach Operationsverfahren.

Arbeitsschritte

1. Diagnostischer Rundgang mit spezifischer Suche nach alternativen Schmerzursachen.
2. Abtasten des Kondylus an typischer Stelle ventro-medial.
3. Abgrenzung der Dissekatfläche.
4. Festlegung des Stadiums unter Berücksichtigung des Röntgenbildes.
5. Sanierung entsprechend dem jeweils vorliegenden Stadium
   a) *Stadium I:* fächerhaftes Aufbohren mit Durchbrechen der Skleroselinie.
   b) *Stadium II:* retrogrades Aufbohren über vom Gelenk aus eingebrachten Führungsdraht, subchondrale Spongiosaplastik nach Ausräumen der Nekrosezone.
   c) *Stadium III:* Resektion des Dissekates und Nachmulden des Defektes.
6. Ggf. Sanierung von Begleitschäden.
7. Redon-Drainage.

Spezielle Technik

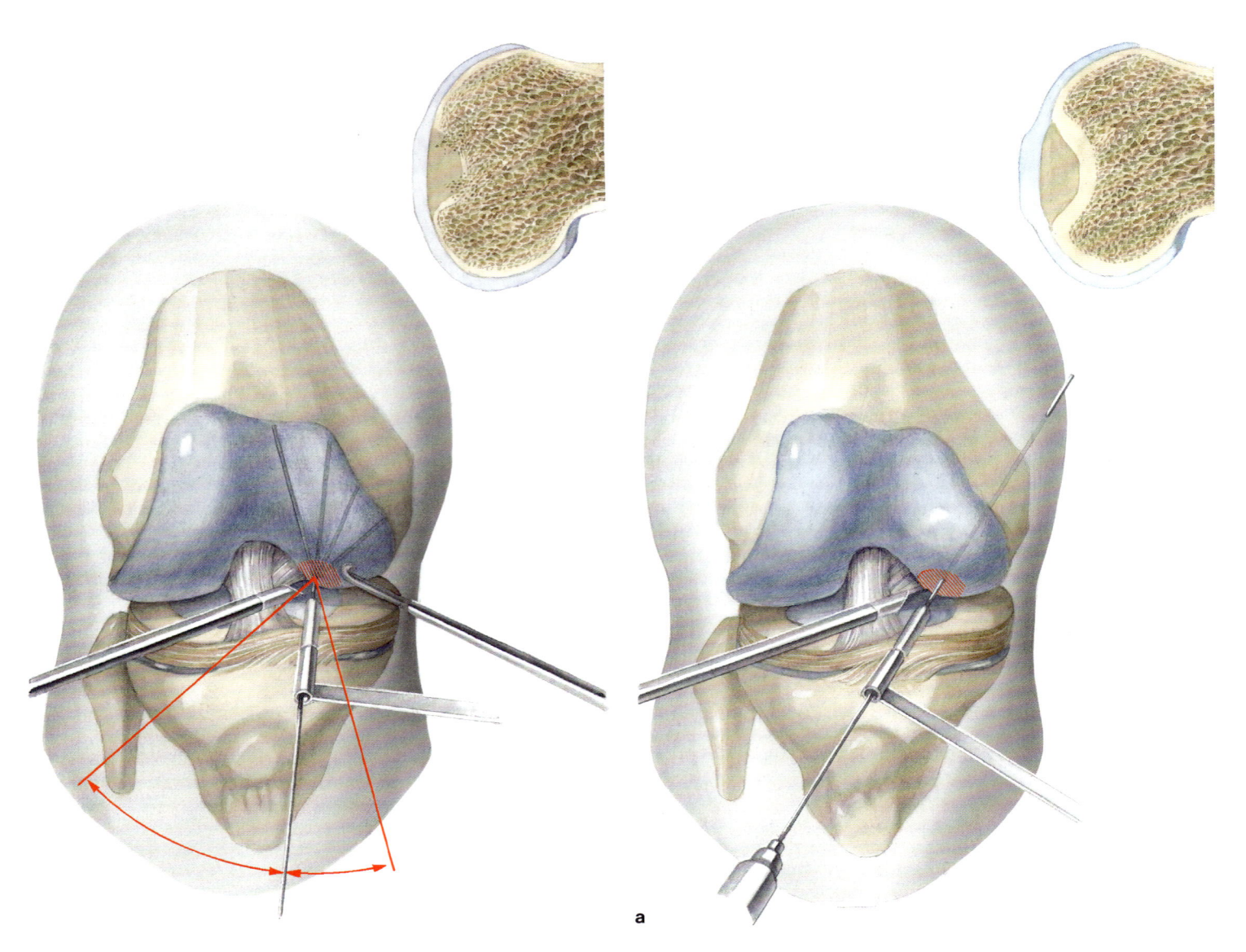

Abb. 86 Subchondrale Bohrung bei Osteochondrosis dissecans Stadium I.
Arthroskopisch findet sich eine rundliche Ödemzone mit intakter Knorpelumgebung, röntgenologisch eine kaum erkennbare, bogenförmige Sklerosezone als Abgrenzung zum übrigen Kondylenknorpel (Insert); typische Lage ventro-medial am Übergang zum Interkondylärraum. Nach Abgrenzung der Schadenszone mittels Tasthaken Therapie durch fächerförmiges Anbohren der abgrenzenden knöchernen Sklerosezone zur Verbesserung der subchondralen Blutzirkulation. Zwei bis drei den Knorpel penetrierende 2-mm-Bohrkanäle sind ausreichend. Die Plazierung der Bohrlöcher erfolgt möglichst vom nicht belasteten Bereich aus (Interkondylärrand).
Schraffiert: veränderte Knorpeloberfläche.

Abb. 87a–d Subchondrale Spongiosaplastik bei Osteochondrosis dissecans Stadium II.
Arthroskopisch findet sich eine rundliche Knorpelödemzone mit intakter Knorpelumgebung und allenfalls geringfügig beginnender Knorpeldestruktion (Insert). Röntgenologisch deutliche Knochenstrukturverdichtung ohne Dislokation. Das Therapieziel liegt in der Beseitigung der subchondralen Nekrosezone unter Erhalt der Knorpeloberfläche; dazu von ventral bei gebeugtem Kniegelenk Einbringen eines Bohrdrahtes zentral durch den veränderten Knorpelbezirk zur medialen Oberschenkelrolle – ggf. unter Beachtung der Wachstumszone. Dort Schnittführung über dem Bohrdraht und Überbohren mit kanüliertem Bohrer unter arthroskopischer Kontrolle der Gelenkfläche – eine Schädigung des Knorpels muß vermieden werden. Aufweitung des Bohrkanales von außen mittels scharfem Löffel; Spongiosaentnahme vom gleichen Zugang aus der medialen Oberschenkelrolle. Auffüllen der subchondralen Defektzone mit der entnommenen Spongiosa. Bei bereits erkennbarer Knorpeldestruktion muß eine Knorpelglättung angeschlossen werden.
Achtung: Die Schraubenfixation eines beginnend abgelösten Dissekates von intraartikulär aus ist ebenfalls möglich, das Risiko besteht allerdings in einer Beschädigung des Knorpels – beim Bewegen auch der gegenüberliegenden Gelenkfläche – sowie in mangelnder Konsolidierung aufgrund der subchondralen Durchblutungsstörung.

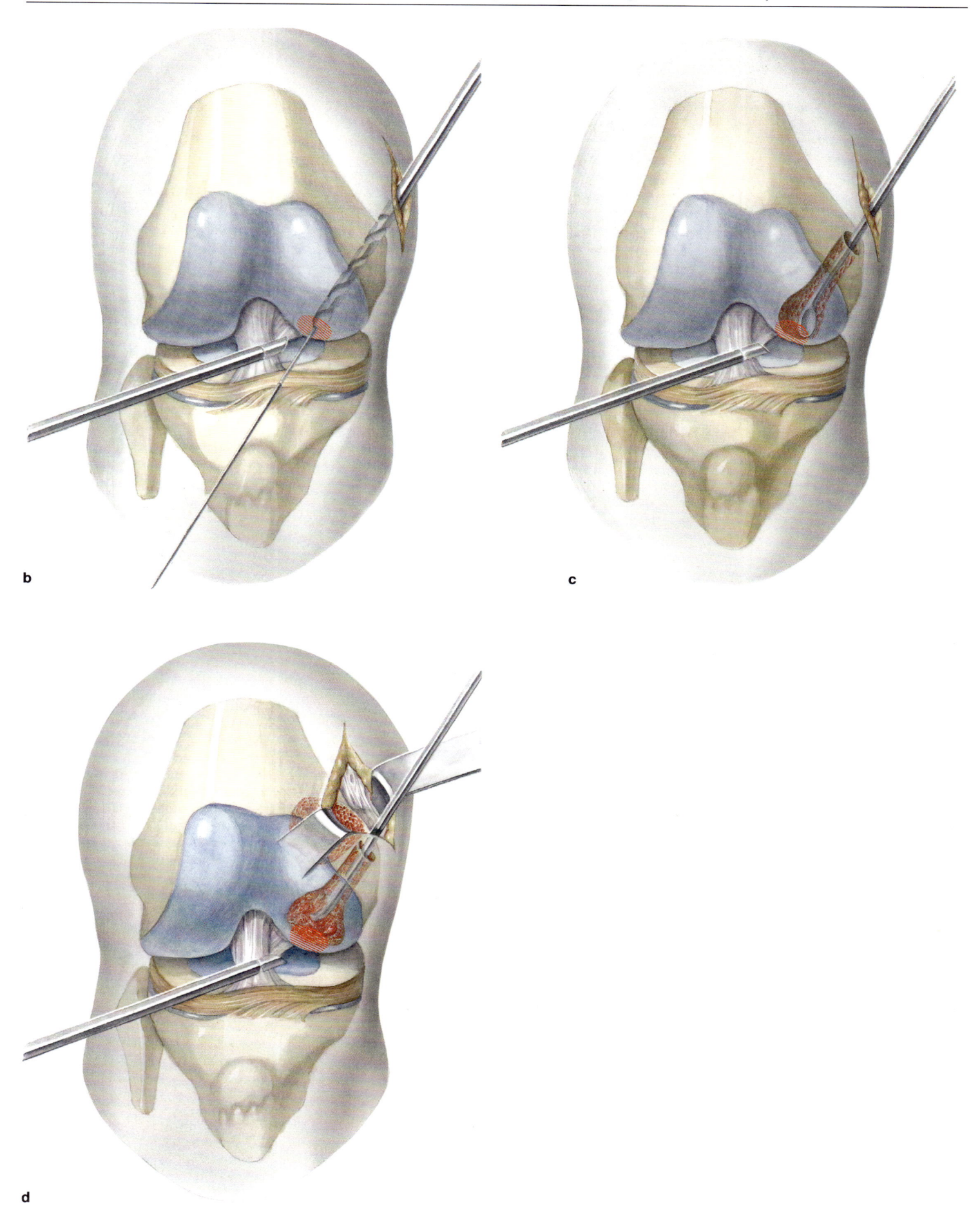

Operationsverfahren bei anlagemäßig bedingten Gelenkkörperschäden   235

b

c

d

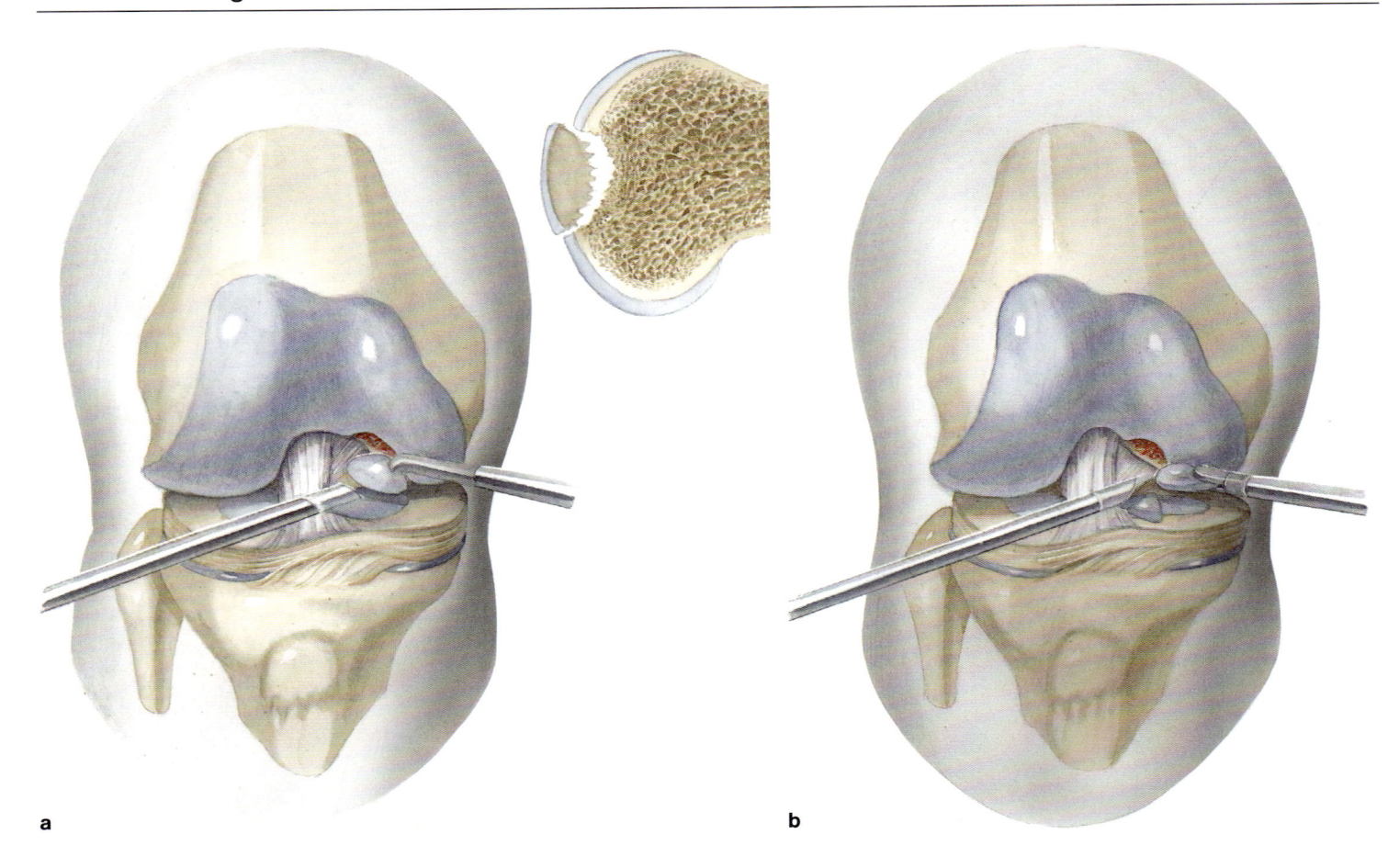

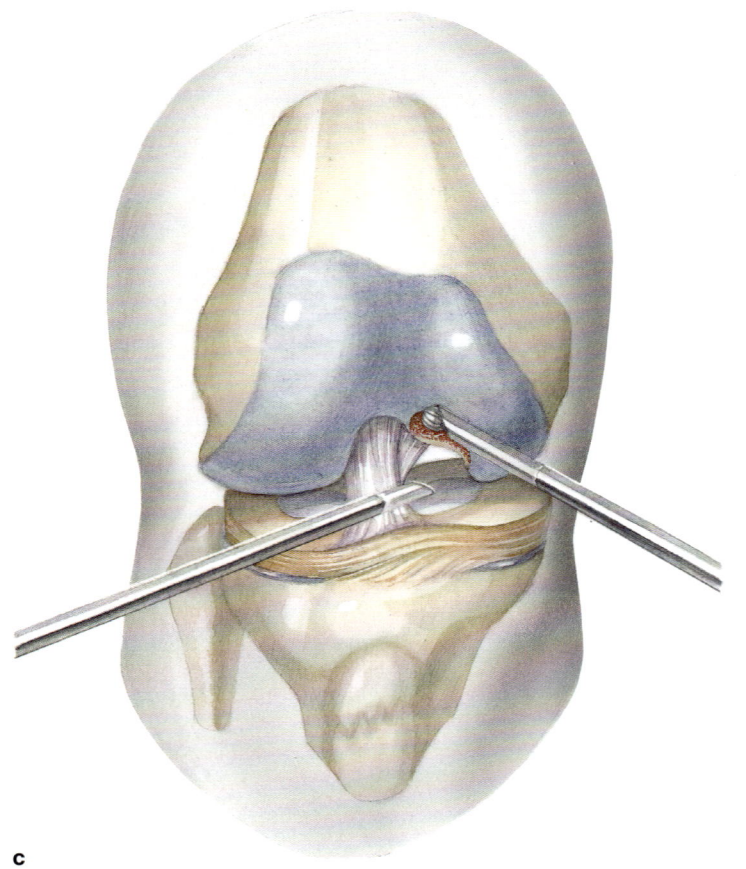

Abb. 88a–c Dissekatentfernung bei Osteochondrosis dissecans Stadium III.

Das Dissekat ist von der Oberschenkelrolle partiell oder vollständig abgelöst (Insert). Die Knorpeloberfläche ist strukturell deutlich geschädigt. Aufgrund der subchondralen Nekrosezone ist eine Reinsertion und Schraubenfixation nicht mehr erfolgversprechend. Es erfolgt das Auslösen des Dissekates aus dem Mausbett und die Resektion mittels Zange. Größere Resektate müssen intraartikulär zerkleinert werden. Nachmulden des Mausbettes zur Beseitigung von randständigen Instabilitäten, soweit nicht bereits glatte Ersatzgewebsverhältnisse vorliegen. Bei großen Defektzonen ist eine arthroskopische Sanierung nicht mehr möglich. Offene Therapiemöglichkeiten bestehen durch Knochen-Knorpel-Transplantation, Umstellungsosteotomie oder medial-prothetischen Ersatz.

Resektion freier Gelenkkörper

Freie Gelenkkörper führen zu Blockadephänomenen an unterschiedlicher Stelle im Gelenk. Röntgenologisch ist in der Regel ein Korrelat mit Dokumentation des Ortswechsels vorhanden. Daher müssen sinnvollerweise Röntgenbilder aus verschiedenen Zeiträumen des Krankheitsverlaufes vorliegen.

Ideal ist ein Operationszeitpunkt, wenn der Gelenkkörper subkutan in einem Kompartment tastbar ist. Ansonsten muß mit dem Patienten präoperativ besprochen sein, daß der freie Körper aufgrund der Größe und Form des Gelenkbinnenraumes unter Umständen nicht auffindbar ist.

Therapeutisch sind nur resezierende, keine refixierenden Möglichkeiten vorhanden. Das Mausbett ist nicht immer abgrenzbar; da freie Körper häufig nach Patellaluxationen und Ausbildung von Knochen-Knorpel-Flakes entstehen, muß das Patellagleitlager mit besonderer Sorgfalt überprüft werden.

Auch Fremdkörper können „freie" Körper sein.

Zugangswege: Individuell über intraartikulär lokalisiertem Körper.

Arbeitsschritte

1 Diagnostischer Rundgang mit spezifischer Suche nach alternativen Schadensursachen (Giving-way!); der diagnostische Rundgang beginnt in diesem Ausnahmefall immer an der klinisch relevanten Stelle, da ansonsten durch die Spülflüssigkeit ein klinisch bereits lokalisierter freier Körper disloziert werden kann.
2 Aufsuchen des freien Gelenkkörpers (unter Umständen liegen auch mehrere Gelenkkörper vor).
3 Extraktion mittels über dem Gelenkkörper individuell angelegtem Zugang; ggf. präliminare Fixation mit Kanüle.

Spezielle Technik

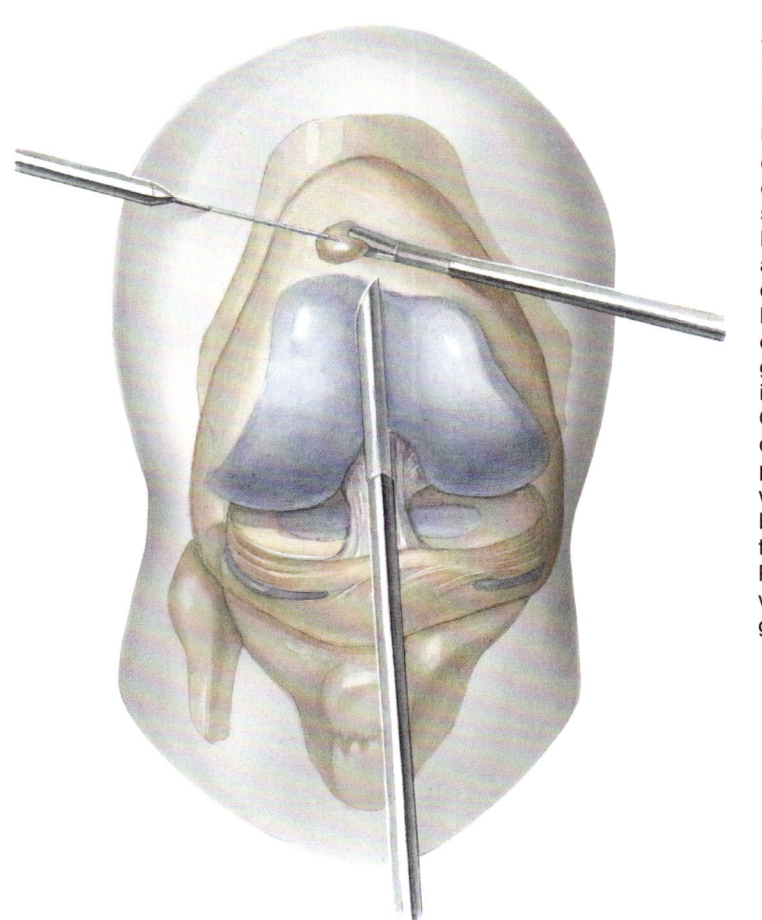

Abb. 89 Resektion eines freien Gelenkkörpers im oberen Rezessus (Bursa suprapatellaris).
Nach Lokalisieren des rundlichen Gelenkkörpers erfolgt Fixation mittels Kanüle und Extraktion über suprapatellar-medialen Zugang. Unter Umständen muß der Zugang zur Extraktion erweitert werden, damit der Körper in den Weichteilen nicht verlorengeht. Entsprechende Faßzangen sind bei größeren Körpern erforderlich. Bedeutsam ist die Suche nach weiteren Körpern (z.B. Chondromatose). Alle Rezessus müssen schematisch abgesucht werden, insbesondere auch der Recessus subpopliteus. Typische Nischen sind weiterhin der Interkondylärraum, die Meniskusunterflächen sowie die dorsalen Rezessus unter Einschluß des Baker-Zysteneingangs. Läßt sich ein freier Körper an einem für die Resektionszange nur schlecht zugänglichen Kompartment auffinden, wird er zunächst mit Tasthaken in den oberen Rezessus verbracht und dann reseziert. Läßt sich ein Gelenkkörper bei eindeutiger präoperativer Diagnose nicht auffinden, muß auch eine diagnostische Arthroskopie des dorsalen Kompartments durchgeführt werden. Mehrfache intraoperative Probebewegungen – Kapselmassage – erleichtern unter Umständen die Mobilisation des Gelenkkörpers aus Gelenknischen. Bei röntgendichten Körpern muß ein Röntgenbildverstärker benutzt werden. Liegt im Rahmen einer Chondromatose eine Vielzahl kleiner Gelenkkörper vor, werden diese vorteilhaft mit über dem Instrumentenzugang eingebrachtem Sauger entfernt.

Operationsverfahren bei traumatisch bedingten Gelenkkörperschäden

Ziele und Methoden

In Kombination mit Röntgenbild (bzw. Bildverstärker) kann mittels arthroskopischer Untersuchung das Ausmaß des intraartikulären Schadens festgelegt werden. Betroffen sein kann prinzipiell nur der Knorpel, oder aber – bei intraartikulären Frakturen – auch der subchondrale Knochen. Contre-Coup-Verletzungen müssen ausgeschlossen werden. Eignet sich der Schaden zur Beseitigung unter arthroskopischer Kontrolle, so ist eine Operation mit deutlich kleineren Zugangswegen und damit unter verbesserten Rehabilitationsbedingungen möglich.

Die Arthroskopie dient – insbesondere bei der Therapie von Frakturen – ausschließlich der besseren optischen Darstellung des Schädigungsbereiches und begünstigt damit die exakte Wiederherstellung der Knorpeloberfläche. Prinzipien der Biomechanik bleiben unberührt; genau wie bei herkömmlichen Verfahren ist eine übungsstabile Osteosynthese anzustreben, Kompromisse sind in dieser Hinsicht nicht sinnvoll. Ein Übergang auf offene Verfahren muß vorbereitet sein.

Indikationen

Die Indikation zur arthroskopisch gesteuerten Sanierung von Verletzungen der Gelenkkörper liegt vor bei Kontusionen mit Knorpelschäden (besonders im Bereich des Patellagleitlagers) und einfacheren Frakturformen von Patella und Schienbeinkopf. Die Frakturbereiche sind unter arthroskopischer Kontrolle exakt zu analysieren; die OP-Schritte in bezug auf Repositionsmanöver und Stabilisierung müssen minimal-invasiv unter Nutzung von Schrauben bzw. Drähten durchführbar sein. Traumatisch entstandene gelockerte kleine Fragmente werden unter Begradigung des Mausbettes reseziert, bei adäquater Größe stabil refixiert.

Eine Sonderindikation bietet die Patellaluxation, welche als Kombinationsverletzung von medialer parapatellarer Kapselruptur und lateraler Kondylenkantenfraktur anzusehen ist; seltener liegen auch Knochen-Knorpel-Verletzungen an der medialen Patellakante vor. Es wird hierbei also eine Kombinationsversorgung von Gelenkkapsel- und Gelenkkörperverletzungen erforderlich. Bei der Versorgung der medialen Kapselruptur entscheidet Lokalisation und Ausmaß der Verletzung über die Indikation zur arthroskopisch gesteuerten Retinakulumnaht. Ist die Patellaluxation traumatisch entstanden, liegen eher patellaferne größere Rupturen vor, welche sich zur arthroskopischen Versorgung eignen; bei vorbestehender Hypoplasie des Gleitweges führen Bagatelltraumen meist zu knochennahen, kleineren Rupturen, welche konservativ behandelt werden können. Chronische retinakuläre Instabilitäten müssen offen durch Umlagerung (Medialisierung) der Patella therapiert werden.

Kontraindikationen

Nicht geeignet sind alle ausgedehnteren Frakturformen, die entweder arthroskopisch nicht ausreichend einsehbar sind oder aber deren Reposition und Retention ein offenes Vorgehen mit Plattenstabilisierung erfordert.

Operationsrisiko, Aufklärungshinweise, Komplikationen

Die Therapie einfacher Knorpelkontusionen unterscheidet sich im Risiko nicht von den Operationen bei anlagemäßigen Knorpelveränderungen. Der Erfolg der arthroskopisch kontrollierten Osteosynthesen hängt von der Komplexität der Frakturform und der Mobilisationsfähigkeit dislozierter Fragmente ab. Die Option zum Wechseln auf ein offenes Verfahren muß gegeben und mit dem Patienten vorbesprochen sein. Wasseraustritte aus Frakturspalten müssen beachtet werden, da Weichteilschwellungen im Bereich des Unterschenkels resultieren können.

Spezielle Vorbereitungen

Vorkehrungen für den Übergang auf offene Operationsverfahren müssen getroffen sein; die Operation ist unter kombinierter Nutzung des Bildverstärkers durchzuführen.

Narkose

Vollnarkose oder Teilnarkose; keine Lokalanästhesie.

Sanierung von Verletzungen im Bereich des Patellagleitlagers und der Oberschenkelkondylen

Zugangswege: Ventraler Optikzugang; Instrumentenzugang über dem Schaden, meist infrapatellar gleichzeitig.

Arbeitsschritte

1 Diagnostischer Rundgang nach Ausspülen des intraartikulären Hämatoms.
2 Darstellen des Schädigungsbereiches.
3 Festlegen der Operationstaktik (Knochen-Knorpel-Glättung, Fragmentresektion, Osteosynthese).
4 Schaffen instrumenteller Zugänge über dem Verletzungsbereich.
5 Sanierung der Schäden.
6 Ggf. Sanierung von Begleitschäden.
7 Intraartikuläre Redon-Drainage.

Spezielle Technik

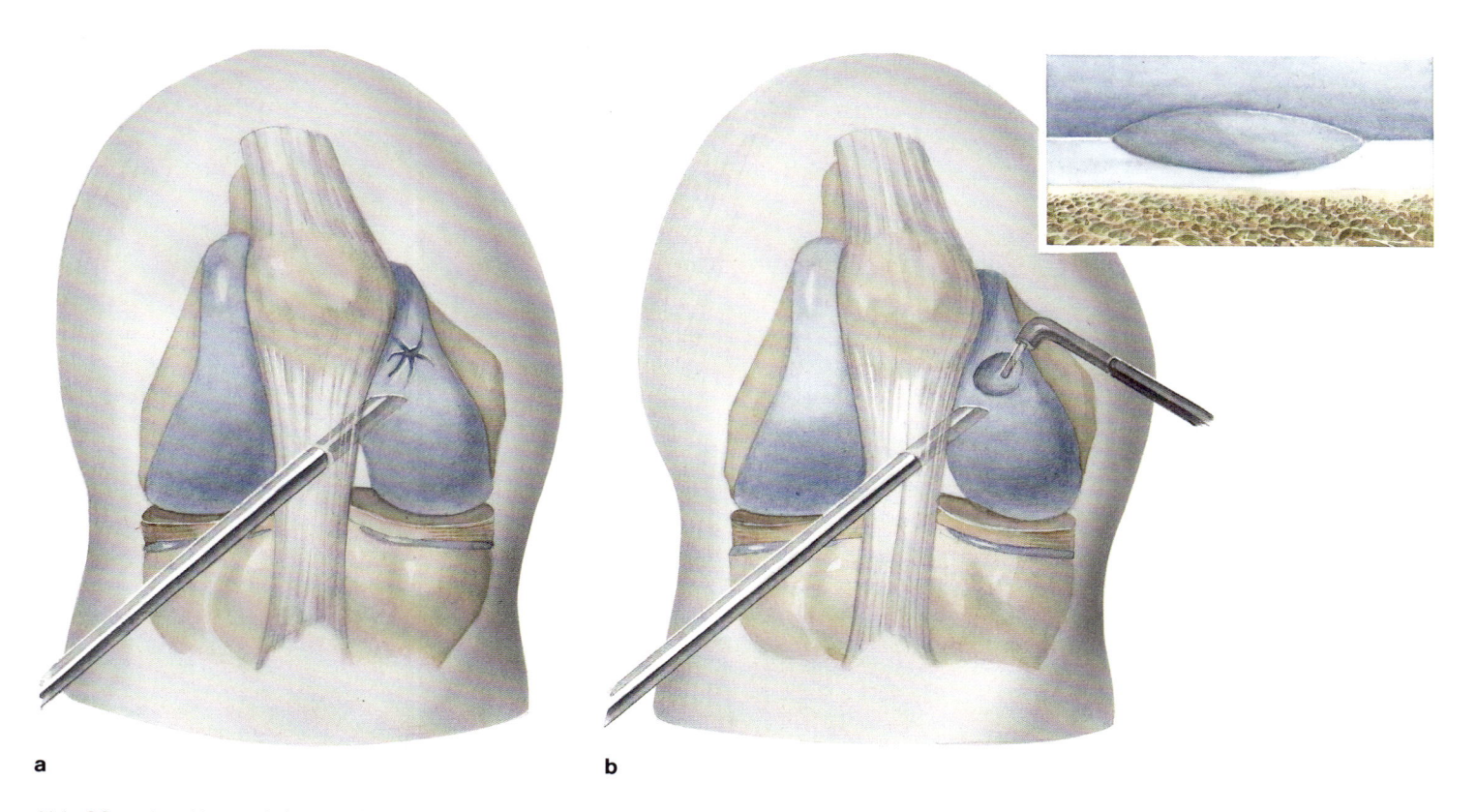

Abb. 90a u. b Knorpelglättung bei Kontusion des medialen Kondylus.
Zunächst optische Darstellung der Schädigungszone und Ausspülen des Hämatoms. Bei einfacheren Verletzungsformen finden sich sternförmige Aufbrüche der Knorpeloberfläche durch Anpralltrauma ohne Beteiligung des subchondralen Knochens oder mit nicht therapiebedürftigen kleinen Fissuren. Degenerative und traumatische Veränderungen sind mehrere Wochen nach Unfall nicht mehr differenzierbar. Es erfolgt die Knorpelglättung unter Mitnahme der instabilen Gewebsanteile. Die Resektion erreicht die subchondrale Knochenschicht nicht. Ist keine traumatische Eröffnung der subchondralen Knochenstrukturen vorhanden, dient die Knorpelglättung der Stabilisierung der Gleitfläche und der Prophylaxe zusätzlicher, vom Verletzungsbereich ausgehender Unterminierung der Umgebung.

240 Kniegelenk

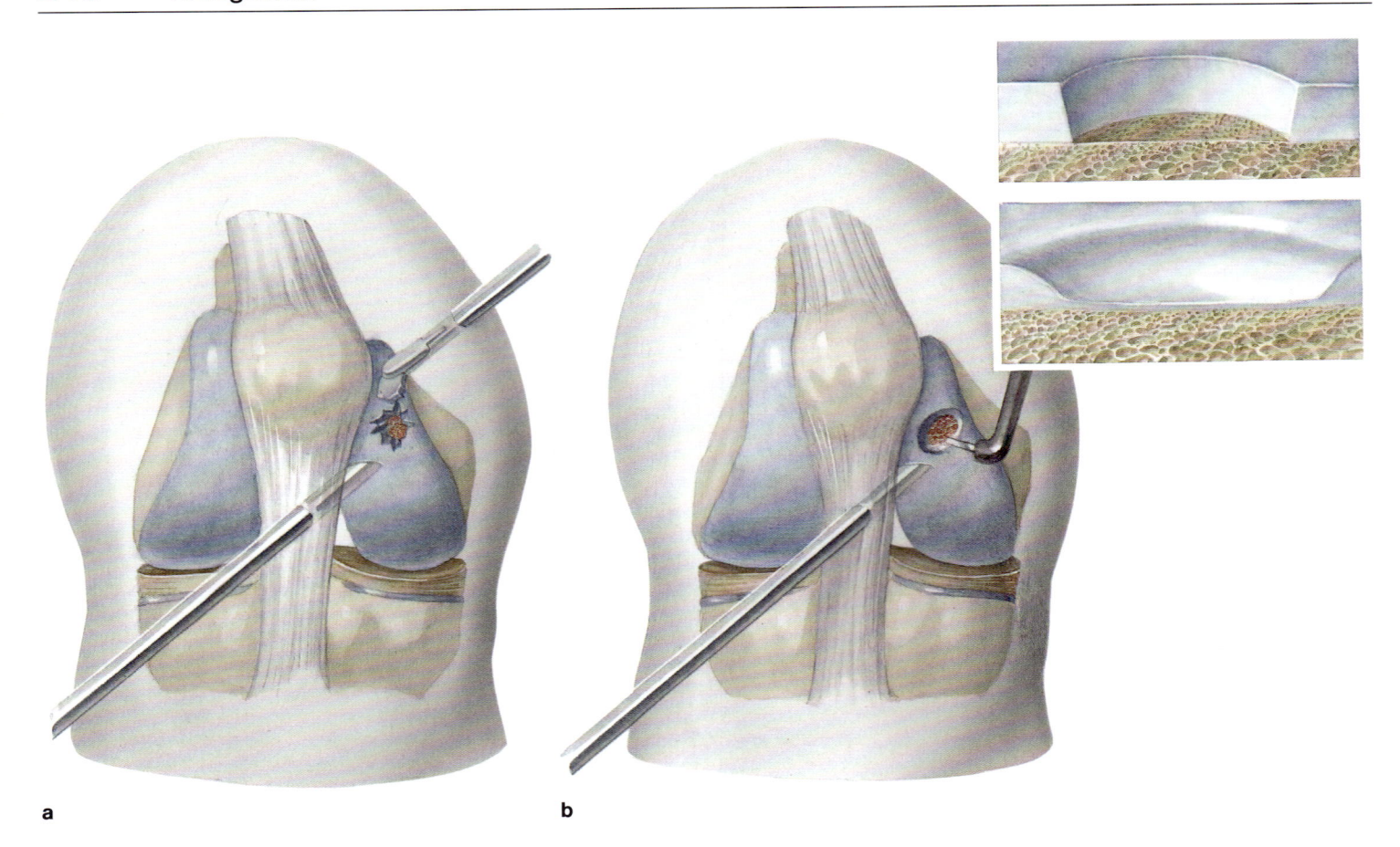

Abb. 91a u. b Sanierung einer Knochen-Knorpel-Mulde am medialen Kondylus.

Nach Anpralltrauma ist eine ventrale Schädigung im Bereich des medialen Kondylus unter Beteiligung der subchondralen Knochenschicht entstanden. Der Knochen-Knorpel-Flake wird entfernt, nur bei mehr als markstückgroßen, mit breiterer subchondraler Knochenschuppe versehenen Fragmenten im gelenktragenden Bereich ist die Refixation indiziert. Diese wird in der Regel nach Gelenkeröffnung über Pinnung oder Fibrinklebung durchgeführt; ansonsten erfolgt Glätten der instabilen Randbezirke unter leichtem Anschrägen der Mulde. Durch das Anschrägen wird der im Defektbereich freiliegenden subchondralen Spongiosa ein gewisser Schutz gewährt; im Verlauf von wenigen Wochen kommt es zur muldenförmigen Glättung mit Ausbildung von Ersatzknorpel.

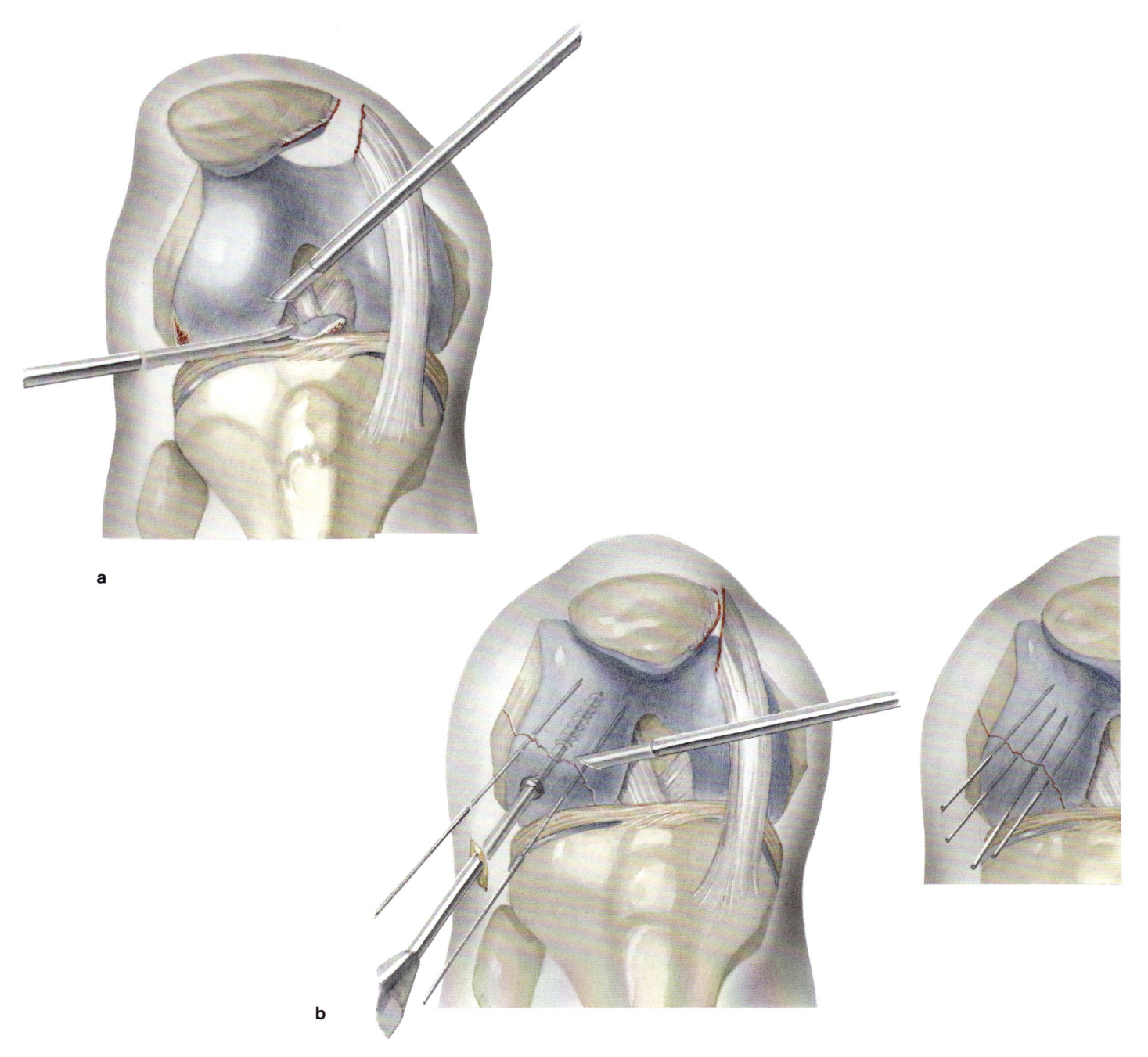

Operationsverfahren bei traumatisch bedingten Gelenkkörperschäden   241

Abb. 92a u. b Knöcherne Sanierung der Oberschenkelrolle nach Patelluxation.
Typische mediale parapatellare Ruptur des Retinakulums mit kleinem Abschlagfragment an der lateralen Kondyluskante und Einblutung in die Weichteile der Kondylenwange. Ein kleines Knochen-Knorpel-Fragment wird reseziert, eine Beteiligung der Belastungsfläche am lateralen Kondylus besteht nicht. Bei relevanter Größe des Kantenfragmentes am lateralen Kondylus erfolgt die Reposition mit von lateral suprameniskal eingebrachten Tasthaken. Anschließend präliminare Fixation über 1–2 Bohrdrähte und in Beugung des Kniegelenkes Fixation mittels freier Zugschraube. Die Schraube sollte von möglichst weit ventro-lateral eingebracht werden, um beim Bewegen keinen Kontakt zum Schienbeinkopf zu provozieren. Die Drähte werden anschließend wieder entfernt. Eine Fixation ist auch über resorbierbare Pins möglich, welche auf Knorpelniveau gekürzt werden. Die Stabilität einer derartigen Versorgungsform ist jedoch der Schraubenfixation unterlegen.

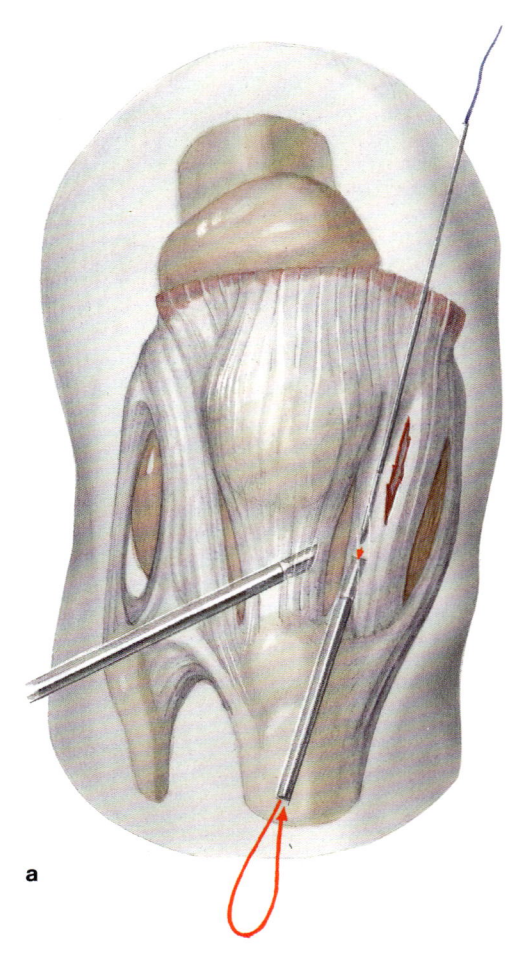

Abb. 93a u. b Arthroskopische Naht des Retinakulums I.
Eine Versorgung des rupturierten medialen Retinakulums nach Patellaluxation ist nur sinnvoll, wenn zwischen Patellakante und Rupturbereich ein ausreichend breiter Gewebsstreifen erhalten ist und die Ruptur nach echter traumatischer Einwirkung relevante Ausdehnung besitzt. Zur Naht zunächst Einbringen einer spitzen, mit Nadel armierten Kanüle zwischen medialer Patellakante und Ruptur; von distal Einbringen einer Knopfkanüle, durch welche die Nadel nach distal-ventral ausgeleitet wird. Extraartikuläres Wenden der Nadel und Wiedereinführen in die gleiche Kanüle von distal. Schwenken der Kanüle mit der Nadel insoweit, daß die anschließend in das Gelenkinnere vorgeschobene Nadel den lateralen Rupturrand faßt. Ausstechen der Nadel nach außen und Durchziehen des Fadens, welcher sich als Schlaufe von intraartikulär her um die Ruptur legt. Nach Legen von 3–4 Fäden Knüpfen derselben über der Faszie nach Hautinzision.

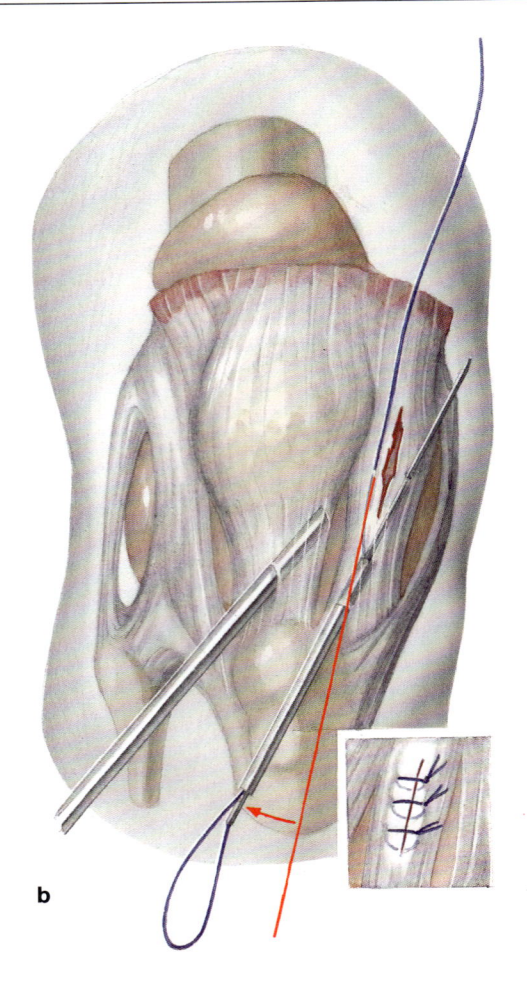

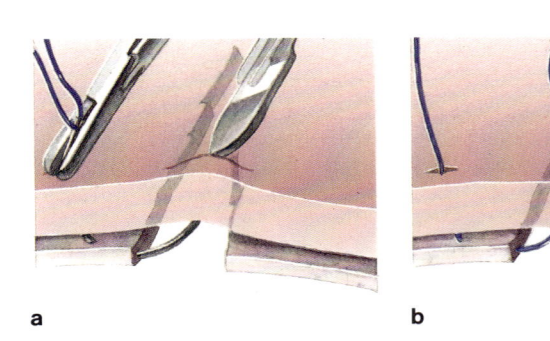

Abb. 94a–d Arthroskopische Naht des Retinakulums II.
Die Rupturränder werden von außen mittels Naht gefaßt. Die Nadel wird über der Ruptur aus- und an gleicher Stelle wieder eingestochen, um eine sichere Stabilisierung zu ermöglichen. Nach Rückstich oberhalb des Retinakulums werden die Fäden auf der Faszie geknotet; auch hier werden 3–4 Fäden gelegt.

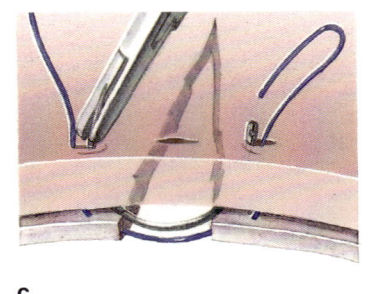

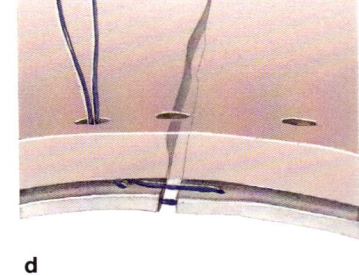

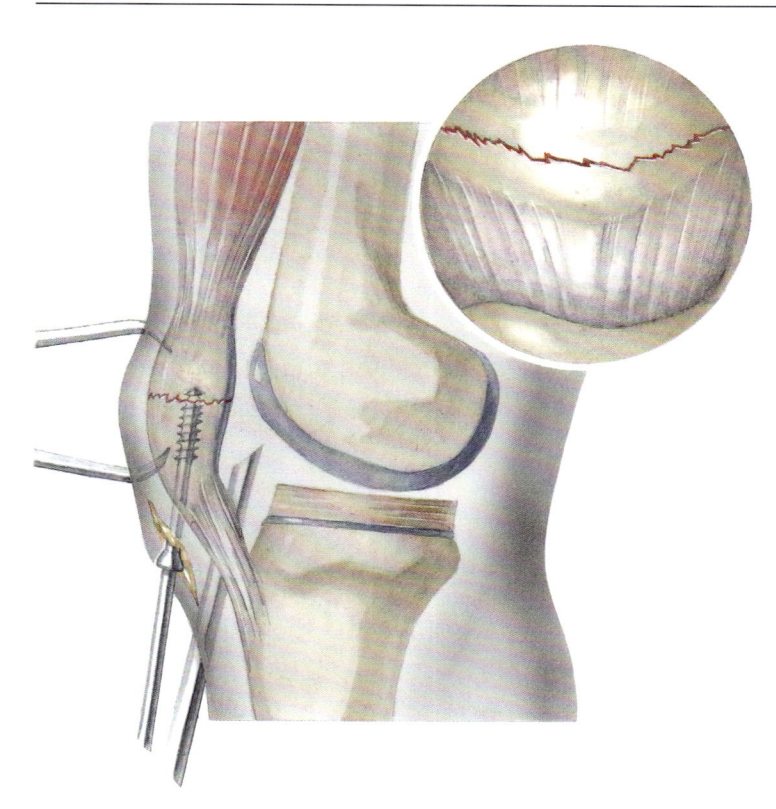

Abb. 95 Osteosynthese bei Patellafraktur.
Bei nicht oder nur geringfügig verschobenen Patellaquerfrakturen erfolgt zunächst eine perkutane Fixation mittels spitzer Repositionszange zur Sicherung der vorhandenen Stellung. Unter arthroskopischer Kontrolle und gleichzeitiger Bildwandlernutzung Einbringen von ein oder zwei Kleinfragmentspongiosaschrauben von distal. Die Kompression der Fraktur kann arthroskopisch verfolgt werden. Aufgrund fehlender ventraler Zuggurtung ist diese Osteosyntheseform nur bei Frakturen mit vorbestehender hoher innerer Stabilität und guter Knochenstruktur einsetzbar. Die Nachbehandlung muß entsprechend überwacht werden.

Schienbeinkopfosteosynthese

Zugangswege: Ventraler Optikzugang; Instrumentenzugang individuell.

Arbeitsschritte

1. Diagnostischer Rundgang nach Ausspülen des intraartikulären Hämatoms.
2. Aufsuchen der vom Röntgenbild her bekannten Schädigungsstelle; diese liegt in der Regel entweder am lateralen Schienbeinkopf oder im Bereich des vorderen Kreuzbandhöckers.
3. Überprüfen der benachbarten Strukturen auf Unversehrtheit.
4. Reposition dislozierter Frakturanteile.
5. Überprüfen einwandfreier Artikulationsverhältnisse im Bruchbereich.
6. Osteosynthese
   a) *Schienbeinkopf:* horizontal zur Schienbeingelenkfläche eingebrachte Spongiosaschraube – ggf. mit Gelenkunterfütterung durch Spongiosa.
   b) *Kreuzbandhöckerausriß:* Anlegen von Bohrkanälen zum vorderen Kreuzbandansatz und unter Umschlingung des Kreuzbandes Einbringen einer Drahtcerclage, welche ventral am Schienbeinkopf zusammengefügt und komprimiert wird.
7. Bildwandlerkontrolle.
8. Intraartikuläre Redon-Drainage.

Spezielle Technik

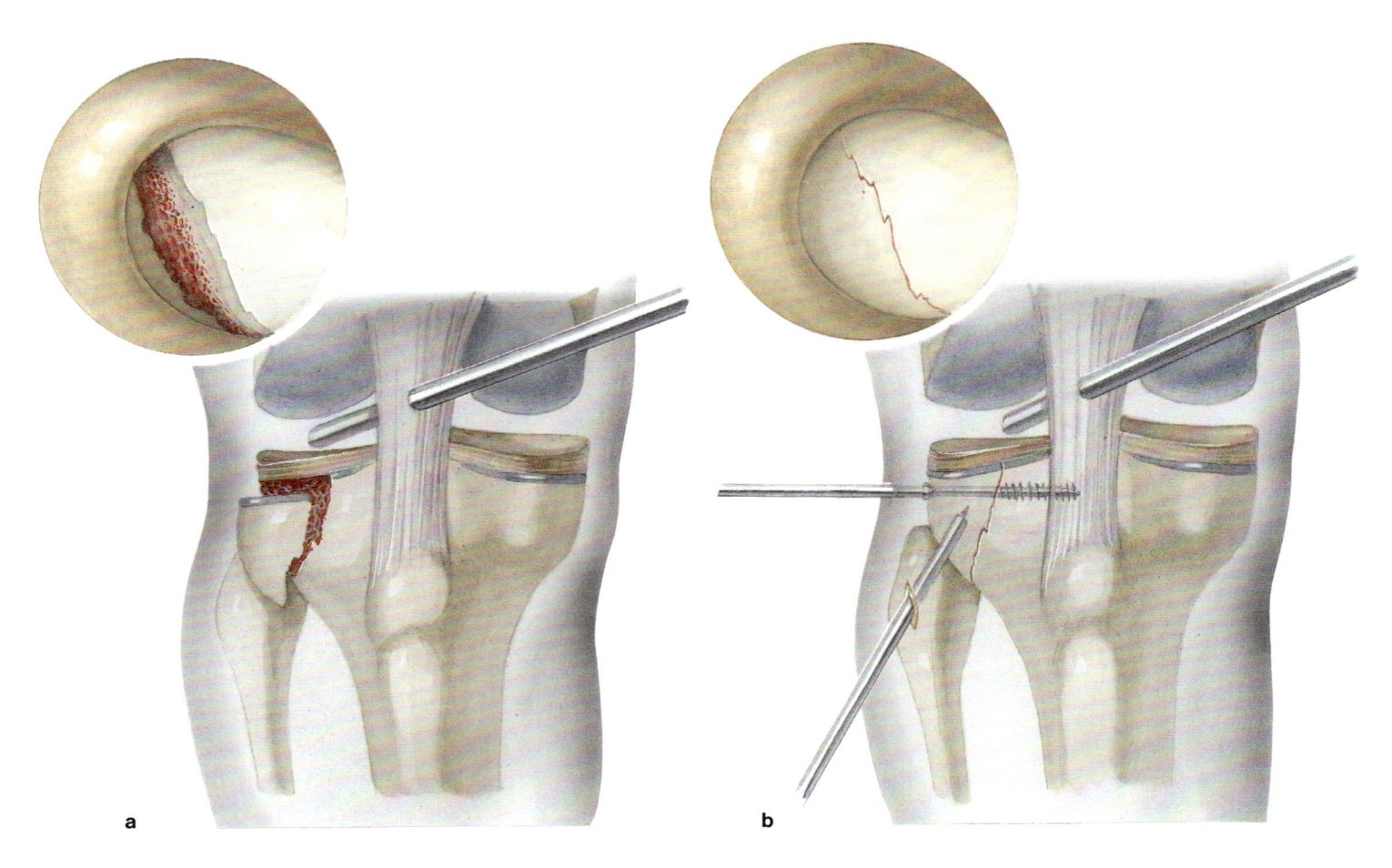

Abb. **96a** u. **b** Osteosynthese bei lateraler Schienbeinkopfkantenfraktur.
Bei arthroskopischer Inspektion zeigt sich ein leicht disloziertes laterales Kantenfragment, die Fraktursituation ist einwandfrei beurteilbar. Über eine vor dem Kantenfragment gelegte Stichinzision wird mittels Pfriem die Reposition durchgeführt und unter Bildwandler überwacht. Nach unter optischer Kontrolle einwandfreier Wiederherstellung der Gelenkfläche Fixation des Kantenfragmentes mit horizontal subchondral eingebrachter Spongiosazugschraube.

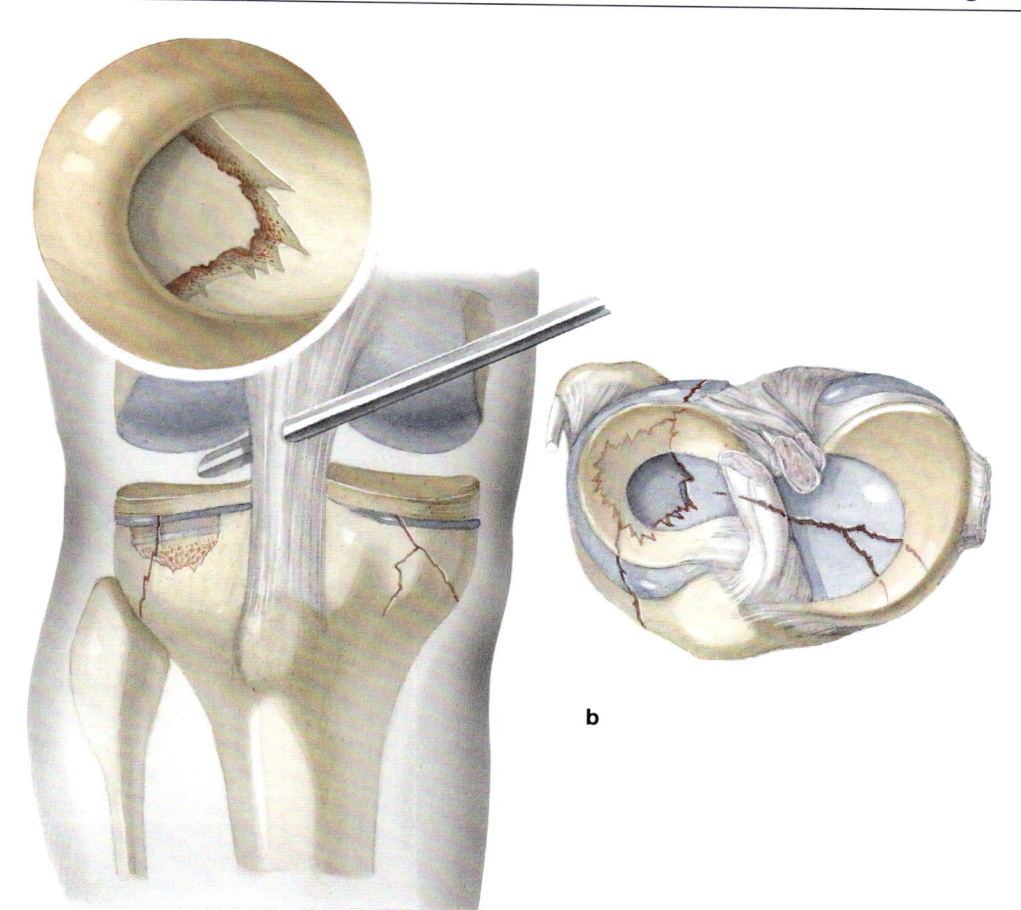

Abb. 97a–d Osteosynthese bei lateraler Schienbeinkopfstückfraktur mit Impression.

Bei Inspektion der Stückfraktur zeigt sich ein zentrales Imprimat mit erhaltener Gelenkkante; zusätzlich finden sich Frakturausläufer im medialen Gelenkspalt. Mittels Stichinzision über dem lateralen Schienbeinkopf erfolgt nach Anlegen eines kortikalen Knochenfensters das Aufhebeln des Imprimates bis auf Gelenkspalthöhe unter Nutzung eines feinen Stößels. Das Instrument muß zur subtilen Reposition relativ dünn sein, es eignen sich z.B. Bohrdrähte von 2,5 mm Durchmesser. Anschließend Kontrolle der Wiederherstellung der Gelenkfläche mittels Arthroskop. Auffüllen des nach Hebung des Imprimates entstandenen Defektes mit Spongiosa, welche vom gleichseitigen Schienbeinkopfanteil entnommen wird. Die Fixation erfolgt durch horizontal eingebrachte Spongiosazugschraube. Die mediale Schienbeinkopffraktur wird ebenfalls mittels Spongiosazugschraube gesichert. Die Versorgung ist bei nicht disloziertem Kantenfragment übungsstabil.

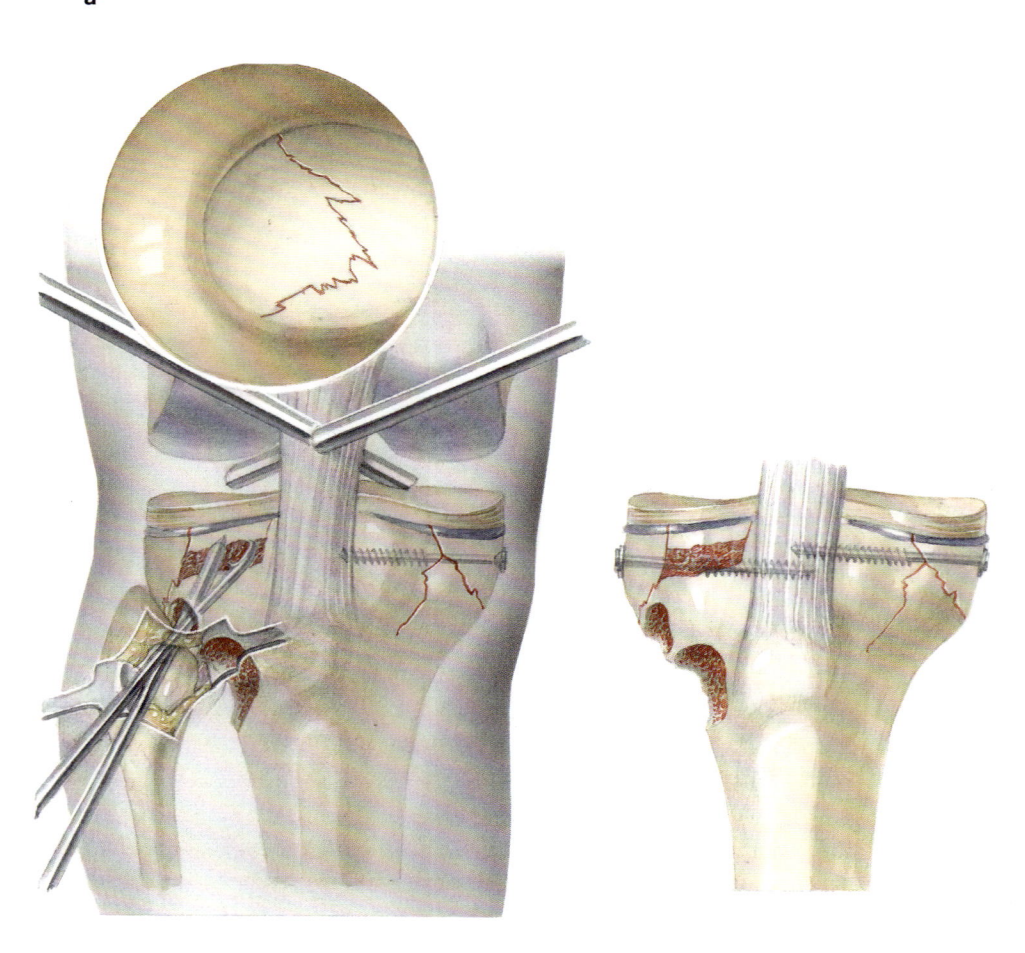

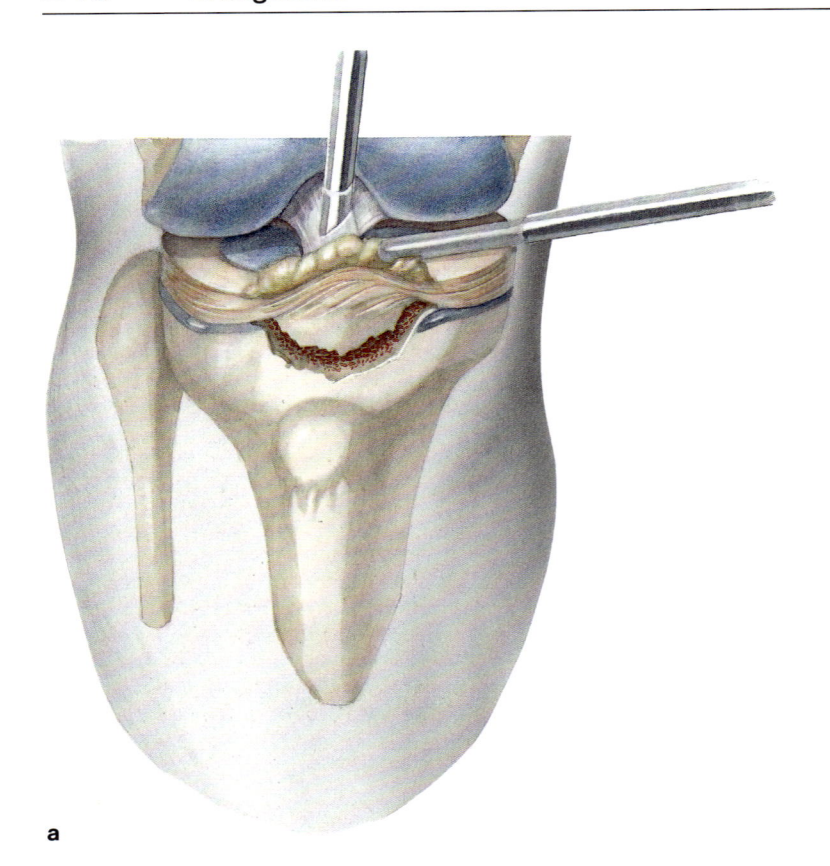

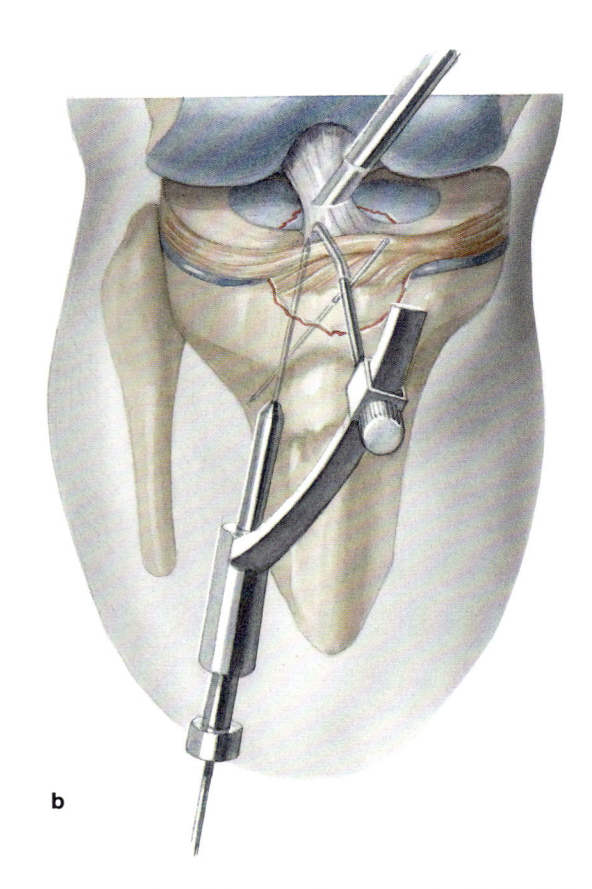

Abb. 98a–d Osteosynthese einer dislozierten vorderen Kreuzbandhöckerruptur.
Es handelt sich in der Regel um eine Verletzung beim Kind, da der Knochen vor Abschluß der Wachstumsfugen unter mechanischer Belastung eher geschädigt wird als der Bandapparat. Liegt keine oder nur eine geringe Dislokation vor, ist eine Osteosynthese nicht erforderlich. Die Überprüfung wird in Streckstellung vorgenommen, dadurch tritt häufig eine spontane Reposition ein; Ruhigstellung in diesen Fällen im Gipsverband. Bei dislozierten, durch Streckung des Kniegelenkes nicht komplett reponiblen Frakturen zunächst Resektion ventral den Interkondylärraum begrenzender Hoffa-Gelenkkörper-Strukturen zum Erreichen regelrechter Einsicht auf die Fraktur. Nach Reposition des Kreuzbandfragmentes und präliminarer Fixation durch Bohrdraht von antero-medial wird ein 2-mm-Bohrkanal mittels Zielgerät zum lateralen Aspekt des vorderen Kreuzbandes unter Querung des Fragmentes angelegt; parallel dazu Anlegen eines weiteren 5-mm-Bohrkanales zum medialen Aspekt des vorderen Kreuzbandes unter Querung des Fragmentes. Durch einen medio-patellaren Weichteilzugang Einbringen eines Dechamps, welcher das vordere Kreuzband von dorsal her umrundet. Durch den

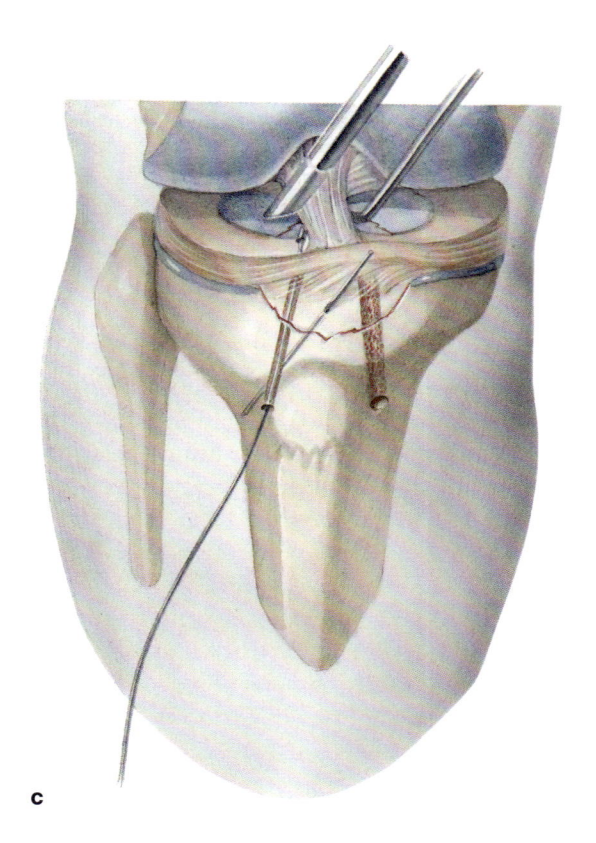

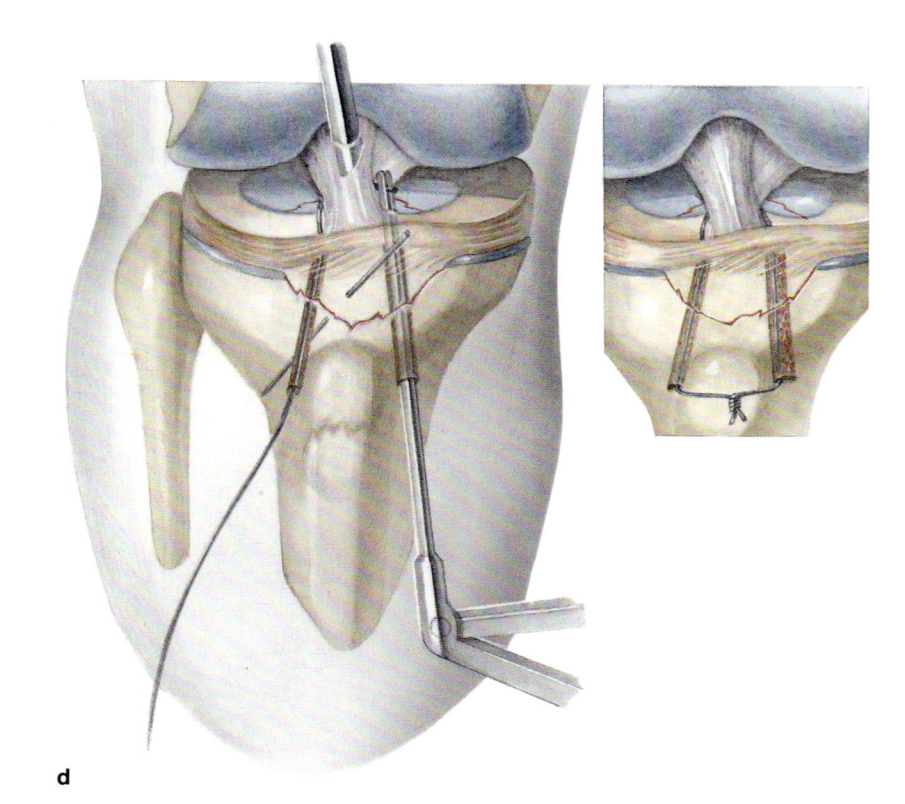

lateralen Bohrkanal Einschieben eines Bohrdrahtes, welcher in den Dechamps geführt wird. Nach Zurückziehen des Dechamps zum lateralen Kreuzbandaspekt wird das Drahtende freigegeben und von einer durch den 5-mm-Bohrkanal eingebrachten Zange gefaßt und zum medialen Schienbeinkopf ausgezogen. Verbinden und Komprimieren der Drahtenden über der Tuberositas tibiae. Die Versorgung ist nur bei Vorliegen größerer Kreuzbandhöckerfragmente möglich, kleinere Fragmente müssen individuell – konservativ oder nach Arthrotomie – versorgt werden. Auch Verschraubungen von proximal oder distal her sind unter arthroskopischer Kontrolle möglich, allerdings erweist sich bei flacheren Fragmenten der mögliche Fixationswinkel als relativ ungünstig, so daß eine korrekte Stabilisierung schwierig sein kann.

Achtung: Auch bei röntgenologisch korrekter Wiederherstellung müssen postoperative Stabilitätsverluste im Bereich des Kreuzbandapparates einkalkuliert werden, da im Rahmen des Unfallgeschehens vor Fraktur des Kreuzbandhöckers offensichtlich bereits eine plastische Deformierung des Bandapparates eintritt.

Begleit- und Nachbehandlung

Für alle in diesem Abschnitt beschriebenen Operationsverfahren ist eine frühzeitige Bewegungsfähigkeit gegeben. Einschränkungen (z. B. nach Osteosynthese) müssen vom Operateur speziell festgelegt werden. Die operativ behandelten Gelenke sollten in jedem Fall postoperativ einige Tage hochgelagert werden, um eine Abschwellung zu erreichen. Frühzeitiger Beginn mit isometrischer Muskelaktivierung ist sinnvoll. Insbesondere bei anlagemäßigen Schäden mit reaktiver Synovitis besteht die Gefahr einer postoperativen Ergußbildung, der es auch durch lokale und systemische antientzündliche Maßnahmen vorzubeugen gilt.

Bandschäden

Ziele und Methoden

Das Kniegelenk ist aufgrund seiner fehlenden knöchernen Führung auf einen intakten Bandapparat angewiesen. Instabilitäten nach Verletzungen führen zu einem Verlust an Gelenkkongruenz durch bewegungsinduziert vermehrte Translation der Tibia gegenüber dem Femur und dadurch bedingte pathologische Veränderungen des Roll-Gleit-Mechanismus. Konsekutive Schäden an Knorpel- und Meniskusgewebe sind bei natürlichem Verlauf nach Kreuzbandverletzungen die Regel, auch wenn für den Einzelfall zutreffende Vorgaben für das Ausmaß eines eintretenden Folgeschadens nicht möglich sind. Das Risiko steigt dabei mit dem Ausmaß der Belastung an; unvermittelte, muskulär nicht geschützte Bewegungselemente sind besonders ungünstig.

Gleichzeitige Instabilitäten am peripheren Kapsel-Band-Apparat verschlechtern zusätzlich die Gelenkmechanik; Kombinationsverletzungen verschiedener Bandstrukturen sind damit in besonderer Weise therapiepflichtig. Auch die Menisken sind medial oder lateral häufig beteiligt und müssen je nach lokaler Situation saniert werden. Meniskusschäden entstehen durch Friktion der Hinterhörner im Rahmen der Distorsion. Sie sind häufig primär arthroskopisch nicht erkennbar, da ohne Oberflächenbeteiligung in der Substanz lokalisiert, werden jedoch nicht selten innerhalb kurzer Zeit klinisch relevant, wobei ein nicht mehr physiologischer Mechanismus des Kreuzbandapparates unterstützend wirkt. Bei Stabilitätsverlust durch gleichzeitig vorliegenden Kreuzband- und Meniskusschaden besteht eine deutlich erhöhte Arthroserate, da der Meniskus – besonders medial – als zusätzlicher Gelenkstabilisator wirkt. Bei frischen Rupturen ist daher – wenn möglich – ein Erhalt durch Rekonstruktion anzustreben.

Das Ziel der arthroskopischen Chirurgie liegt damit in der Wiederherstellung einer möglichst physiologischen Gelenkführung, wobei das vordere Kreuzband als Zentralpfeiler der Stabilität im Mittelpunkt kinematischer Überlegungen steht. Aufgrund seiner komplizierten Anatomie ist allerdings eine vollständige Normalisierung des Kreuzbandapparates unter biomechanischen Gesichtspunkten nicht möglich; jeder Eingriff kann lediglich in einer Annäherung an den Normalzustand resultieren. Die Bündelanordnung beider Kreuzbänder ist höchst kompliziert und unter Gesichtspunkten der „Isometrie" nicht nachzuahmen. Während isolierte Kreuzbandverletzungen zu geraden Instabilitäten führen, kommt es bei gleichzeitigem Vorliegen von Seitenband-Kapsel-Verletzungen zu komplexen Instabilitätsformen, wobei auch vorderes und hinteres Kreuzband simultan beteiligt sein können. Bei der arthroskopischen Überprüfung findet sich dann aufgrund einer mangelnden Lokalisationsmöglichkeit des „Nullpunktes" der Eindruck einer „Elongation" des vorderen Kreuzbandes durch Zurücksinken des Schienbeinkopfes in die hintere Schublade.

Das Ausmaß der nach Kreuzbandverletzungen resultierenden klinischen Instabilität ist selbst bei arthroskopisch vergleichbaren intraartikulären Befunden häufig unterschiedlich. Auch technische Zusatzuntersuchungen mittels MRT haben dieses Phänomen bisher nicht klären können.

Zur Rekonstruktion des vorderen Kreuzbandes wird eine Vielzahl von arthroskopisch gesteuert durchführbaren Operationsmethoden angegeben; sie werden in bezug auf operationstechnische Details ständig weiterentwickelt und beschrieben, entsprechend sind hier nur Grundzüge darstellbar. Folgende Operationsverfahren werden abgehandelt:

- Rekonstruktion mittels Lig. patellae,
- Semitendinosussehnenrekonstruktion,
- Naht (plus Augmentation).

Zusätzliche extraartikuläre Stabilisationstechniken haben sich insgesamt nicht durchsetzen können.

Eine *Naht* des vorderen Kreuzbandes ist nur bei oberschenkelrollennahen Verletzungen sinnvoll. Die Ergebnisse werden beeinträchtigt durch die Blutversorgung, welche nach Naht der Bandstrukturen eine adäquate Wiederherstellung der Funktion des Verletzungsbereiches gefährdet. Technisch entscheidend ist die Rekonstruktion der ventralen und lateralen synovialen Wand, verschiedene technische Möglichkeiten sind dazu beschrieben. Die hinter der synovialen Oberfläche zusammengedrängten Bandfasern können sich bei Kontakt zur Oberschenkelrolle unter funktioneller Behandlung narbig ausreichend fest verbinden. Eine zusätzliche Augmentation ist sinnvoll, um die Primärstabilität zu erhöhen. Augmentationsbänder sollten dabei „Over the top" geführt werden, um eine Aufteilung der Lastübertragung zu gewährleisten. Ebenso wird durch diese Bandanordnung eine Gefahr femoraler Rupturen der Augmentationsstrukturen minimiert. Die unphysiologische Führung der Augmentationsbänder kann tibial ausgeglichen werden. Auch wenn durch diese Form der Versorgung die ursprüngliche Stabilität nicht völlig wiederhergestellt werden kann, erhält man die nerval-rezeptorische Versorgung und damit die Chance der weitgehenden Normalisierung intraartikulär-reflektorischer Antworten auf mechanische Störfaktoren. Ob diese theoretischen Gedankengänge allerdings klinische Relevanz besitzen, ist unsicher.

Die seltenen vorderen Kreuzbandverletzungen beim Kind werden ebenfalls mittels Naht – eventuell mit zusätzlicher Augmentation – versorgt.

Unter der Vorstellung, daß genähte Kreuzbandstrukturen keine regelrechte Dauerfestigkeit ergeben, und in Kenntnis der Tatsache, daß die meisten Bandverletzungen intermediär lokalisiert sind, wurden operative Ersatzverfahren entwickelt. Die Implantation von körpereigenen Sehnen bzw. Bändern (Lig. patellae, Semitendinosussehne) hat sich dabei als Methode der Wahl herauskristallisiert. Auch wenn zur Ersatzplastik benutzte Sehnen durch den erforderlichen Transplantatumbau in ihren biomechanischen Fähigkeiten ebenfalls nicht mit unverletzten Kreuzbändern konkurrieren können, haben sie sich durch ständige Weiterentwicklung der Operationstechnik – insbesondere in bezug auf korrekte Implantation sowie stabile Primärfixation – insgesamt ausreichend bewährt.

Kombinationsverletzungen von vorderem und hinterem Kreuzband verschlechtern – ungeachtet der durchgeführten Stabilisierungstechnik – die Prognose. Kombinierte oder isolierte Rupturen des hinteren Kreuzbandes sind auf arthroskopischem Wege besonders schwierig zu therapieren; sowohl die intraartikulär-dorsale Positionierung als auch die komplizierte Kinematik dieses Bandes engen die Operationsmöglichkeiten ein. Die arthroskopisch gesteuerte hintere Kreuzbandstabilisierung ist bis heute ein Spezialeingriff mit begrenztem Effekt geblieben.

Alle Operationsverfahren an den Kreuzbändern müssen die Voraussetzungen für eine umgehende funktionelle Nachbehandlung bei freier Streckfähigkeit und – mindestens – Teilbelastungsfähigkeit erfüllen. Nur so lassen sich die verletzungs- und operationstechnisch bedingten Sekundärschäden im Bereich der Muskulatur im überschaubaren Rahmen halten.

Indikationen

Die Diagnose einer Kreuzbandschädigung beruht auf der Anamnese (Rotation, Überstreckung), dem subjektiven Primärempfinden des Patienten („Knacken", stechender Schmerz) und dem Lokalbefund. Medialer Druckschmerz am Oberschenkelrollenansatz und Hämarthros als klinisch typische Befundkonstellation weisen auch bei negativem Instabilitätstest auf eine Kreuzbandverletzung hin. Solange technische Untersuchungen keine wirklich eindeutige Aussage zum intraartikulären Status ergeben, bedeutet dieses die Indikation zur Arthroskopie. Es ist festzustellen, daß weder klinische Untersuchung noch MRT oder andere technische Untersuchungsverfahren die Arthroskopie in der Diagnostik der Kreuzbandverletzung bisher endgültig verdrängt haben.

Kreuzbandverletzungen sind nahezu immer komplette dislozierte Rupturen beider Bündel mit Aufriß der Membrana synovialis. Die seltenen intrasynovialen Verletzungen haben in der Regel einen höheren Stabilitätsgrad als dislozierte Rupturen und sind prognostisch günstiger. Partielle Rupturen kommen vor, sind aber unter der Annahme einer „Einbündelverletzung" meist als Fehldiagnose anzusehen, da in der Regel eine intrasynoviale Verletzung auch des zweiten Bündels mit entsprechendem Stabilitätsverlust vorliegt. Derartige Verletzungen werden häufig als „Elongation" fehlgedeutet. Jede Einblutung in die Membrana synovialis – auch bei erhaltenem synovialen Überzug (unter Umständen auch normalem MRT-Befund) – muß daher immer zur weiteren exakten Abklärung Anlaß geben, unbeschadet der sich daraus ergebenden Indikation.

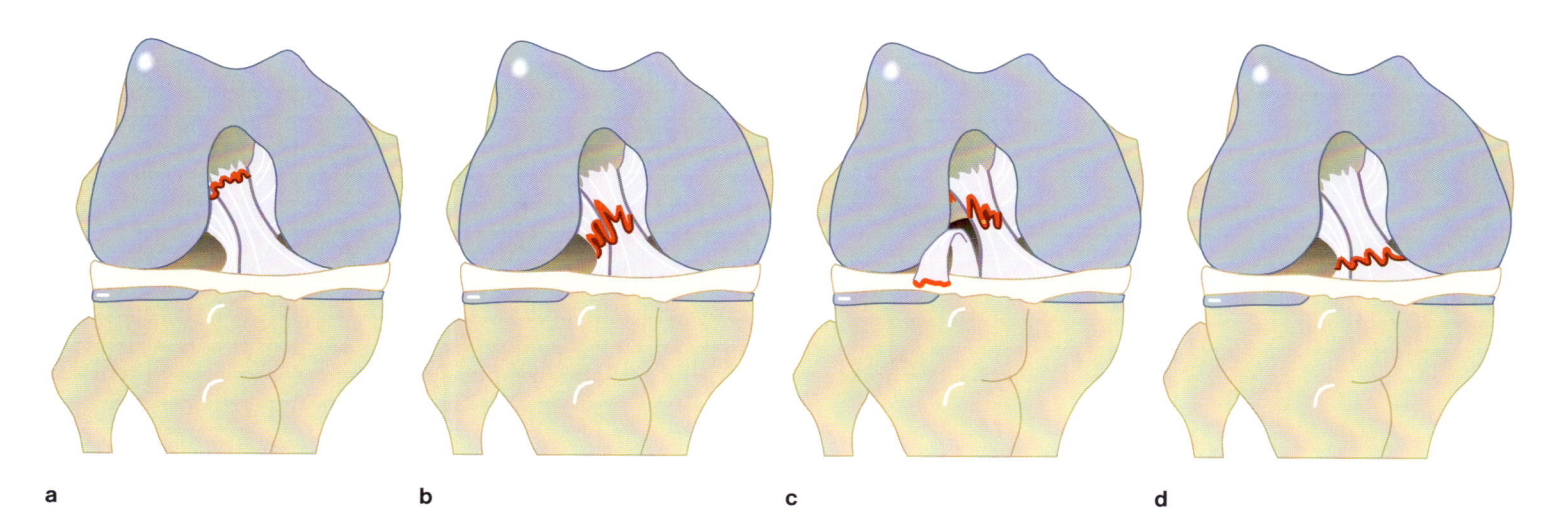

a b c d

Abb. 99a–d Rupturformen des vorderen Kreuzbandes.
Am häufigsten sind intermediäre Verletzungen mit Dislokation von Synovia- und Faserbündelanteilen. Direkt oberschenkelrollennah bzw. schienbeinkopfnah gelegene Rupturen sind die Ausnahme; intrasynoviale Verletzungen erkennt man an der synovialen Einblutung. Partielle Rupturen sind selten und beruhen meist auf einer Fehlbeurteilung (bei Dislokation des dorso-lateralen Bündels ist das antero-mediale Bündel in der Regel ebenfalls rupturiert, auch wenn es in seiner Kontinuität optisch erhalten scheint). Neben dem vorderen muß auch das hintere Kreuzband arthroskopisch beurteilt werden. Zusätzlich vorliegende proximale, extraartikulär lokalisierte Verletzungen des medialen Seitenbandes bedürfen nach Versorgung des Kreuzbandes keiner weiteren Therapie und bleiben unbeachtet.

Kniegelenk

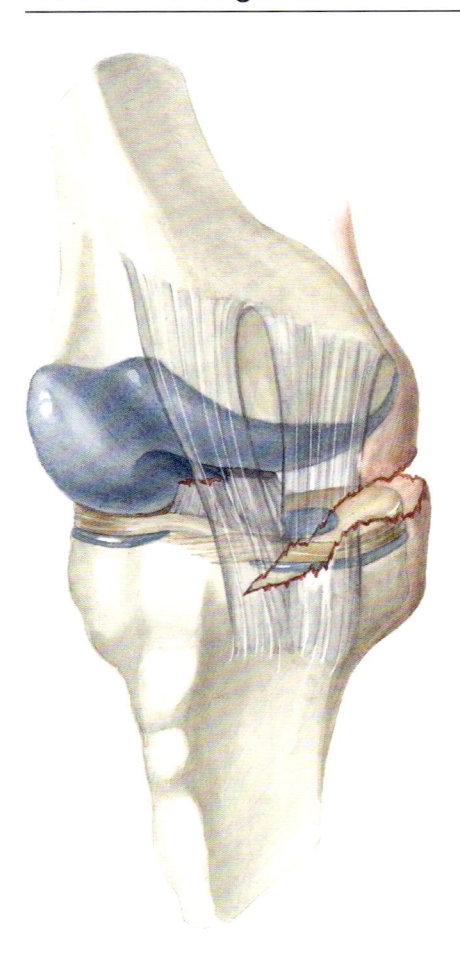

Abb. 100 Beteiligte Strukturen bei antero-medialer Instabilität. Zugleich medial versorgungspflichtige antero-mediale Instabilitäten zeigen ausgedehnte, den Gelenkbinnenraum erreichende Kapsel-Band-Verletzungen mit relevanter Aufklappbarkeit. Dieses ist arthroskopisch an einem deutlichen Auseinanderweichen der Gelenkflächen bei Valgusstreß erkennbar. Bleibt nach Versorgung des Kreuzbandes unter arthroskopischer Kontrolle eine relevante mediale Restinstabilität, muß das mediale Seitenband im Gegensatz zur extraartikulär lokalisierten proximalen Verletzung – welche arthroskopisch *nicht* direkt erkennbar ist – offen versorgt werden. Auch bei der distal des Gelenkspaltes lokalisierten extraartikulären Verletzung des medialen Seitenbandes ist eine operative Revision vorzuziehen, da ein isolierter periostaler Ansatzzügel unter dem Pes anserinus ausgerissen und nach proximal disloziert ist. Durch offene Reinsertion läßt sich hier eine bessere Primärstabilität erreichen.

Die Indikation zum Kreuzbandersatz ist prinzipiell dann gegeben, wenn sich der Patient nicht nur auf koordinierte Tätigkeiten zu ebener Erde beschränken will. Übersieht man die dazu vorliegende Literatur der letzten Jahre, so muß man feststellen, daß eine stringente, naturwissenschaftlichen Argumenten folgende Indikationsstellung allerdings bisher nicht erarbeitet werden konnte. Die vorgelegten Operationsergebnisse differieren stark und werden neben statistischen Ungereimtheiten (z. B. Personalunion Operateur – Untersucher) von der mangelnden Kenntnis biologisch und biomechanisch wirklich relevanter Fakten bestimmt. Immerhin kann als Tendenz festgehalten werden, daß Bewegungs- und Belastungsansprüche – weniger das absolute Patientenalter – entscheidende Faktoren in bezug auf die Indikation zur Kreuzbandrekonstruktion sind. Alle Indikationen müssen im Einzelfall gestellt und mit dem Patienten in Kenntnis seiner persönlichen Ansprüche abgestimmt sein.

Die Frage, ob zusätzlich zu Kreuzbandverletzungen vorliegende Seitenbandschäden operativ oder konservativ behandelt werden, ist ebenfalls im Einzelfall abzuwägen. Laterale Verletzungen sind aufgrund ihres hohen Instabilitätsgrades immer offen rekonstruktionspflichtig, während die mediale Bandzusatzverletzung nach einwandfreier Rekonstruktion des Kreuzbandapparates unter funktioneller Weiterbehandlung eher ausheilt.

Bei kindlichen Verletzungen ist die Indikation zur operativen Rekonstruktion weitgehend ungeklärt. Die Frage, ob eine aufwendige Rekonstruktion mit unsicherem Ergebnis vorgenommen wird, sollte in Abhängigkeit vom Ausmaß der primären Instabilität sowie von der Rupturform beantwortet werden.

Die Indikation zur Versorgung chronischer Bandschäden liegt in der Regel nur bei komplexen Instabilitäten vor. Die Nahtrekonstruktion fällt aus Mangel an rekonstruktionsfähigem Material aus, operativ ist nur eine Ersatzplastik möglich. Chronische Instabilitäten führen eher über eine klinische Meniskussymptomatik zur Diagnose; „Giving-way"-Phänomene durch Meniskusdislokation dürfen nicht als Bandinstabilitäten fehlgedeutet werden. Die Indikation muß besonders sorgfältig abgewogen werden; der Vorteil einer theoretisch erhöhten Gelenkstabilität mit verbesserter Dauerprognose in bezug auf Knorpelverschleiß muß der langen Rehabilitationszeit und dem relativ unsicheren Operationsergebnis gegenübergestellt werden.

Kreuzbandverletzungen sind nicht selten mit Femurschaftfrakturen kombiniert. Die Bandläsion geht dabei in der klinischen Fraktursymptomatik unter, so daß die korrekte Diagnose häufig erst bei Belastungsbeginn gestellt wird.

Insgesamt sind angesichts der derzeitigen Kenntnis naturwissenschaftlicher Fakten und der erreichten Qualität rekonstruktiver Verfahren sinnvollerweise folgende Operationsindikationen bei akuten Kreuzbandverletzungen festzuhalten:

Absolute Indikation: Isolierte vordere Kreuzbandruptur beim Sportler; antero-mediale bzw. antero-laterale Instabilität.

Relative Indikation: Isolierte vordere Kreuzbandruptur beim weniger aktiven Patienten; hintere Kreuzbandruptur beim Sportler.

Kontraindikationen

Bandverletzungen erfordern nach deren Rekonstruktion ein hohes Maß an Patientencompliance. Ist diese nicht gewährleistet, kann ein befriedigendes Operationsergebnis nicht erwartet werden. Von der Operation ausgeschlossen werden müssen daher Patienten, bei denen eine vernünftige Mitarbeit nicht gewährleistet ist.

Operationsrisiko, Aufklärungshinweise, Komplikationen

Bei Kreuzbandoperationen handelt es sich immer um ausgedehnte, technisch aufwendige Eingriffe. Entsprechend hoch ist das Risiko von Komplikationen bzw. Fehlergebnissen. Dem Patienten müssen folgende Komplikationsmöglichkeiten benannt werden:
- Postoperative Ergußbildung (besonders nach Belastungen).
- Infektion (besonders problematisch nach Nutzung von Kunstbändern).
- Reaktive Chondropathia patellae (durch: intraartikulär-narbige Retraktion, Quadrizepsatrophie mit extensorischer muskulärer Dysbalance, Beugemuskelspastik, vorbestehende Chondropathia patellae, Eingriffe am ventralen Sehnenapparat).
- Reaktive Baker-Zyste (postoperative Symptomatik bedingt durch das intraoperative Auffüllen der subklinisch vorhandenen Zyste mit Spülflüssigkeit).
- Mangelndes Stabilitätsergebnis (primär, sekundär).
- Bewegungsdefizit (meist durch Arthrofibrose).
- Funktionsdefizit der Muskulatur (Atrophie: durch Blutsperre, mangelnde postoperative zerebrale Ansteuerung, Ergußbildung, Inaktivität).
- Schaden des medialen Meniskus (Auftreten meist früh-sekundär durch Komplettierung einer primär in der Substanz vorhandenen Ruptur, seltener spät-sekundär durch verbleibende Instabilität des Kreuzbandapparates).
- Bei Verwendung von Kunstbändern Hinweis auf mögliche Rupturen bzw. reaktive Synovitiden.

Achtung: Der Schaden des medialen Meniskus nach vorderer Kreuzbandrekonstruktion wird häufig als vordere Kreuzbandinstabilität mißdeutet und damit dem Operateur bzw. dem Operationsverfahren angelastet.

Spezielle Vorbereitungen

Zu Beginn der diagnostisch-arthroskopischen Überprüfung des Gelenkes sollte die Frage geklärt sein, welche Technik zur Stabilisierung angewandt werden soll. Da es nach Sehnen- bzw. Band-Ersatzplastiken gehäuft zu Bewegungseinschränkungen durch Arthrofibrose kommen kann, wird gelegentlich der rekonstruktive Eingriff von der diagnostischen Maßnahme getrennt und erst einige Wochen später durchgeführt. Der Vorteil eines reaktionsärmeren Gelenkbinnenraumes muß gegen den Nachteil einer sich bis dahin unter Umständen entwickelnden komplexeren Instabilität abgewogen werden. Ebenso muß verhindert werden, daß sich Patienten, welche in der ersten posttraumatischen Phase unter koordinierten Bedingungen gut bewegen und belasten können, einer sinnvollen rekonstruktiven Operation entziehen. Bei Planung einer vorderen Kreuzbandrekonstruktion durch Naht muß in jedem Falle ein frühzeitiger Operationstermin innerhalb der ersten 10 Tage ins Auge gefaßt werden; die Folgeprobleme – in bezug auf das Entstehen einer Arthrofibrose – sind bei diesem Operationsverfahren deutlich geringer.

Vor Operationsbeginn in Narkose ist das Gelenk jeweils einem differenzierten Stabilitätstest zu unterziehen.

Narkose

Vollnarkose oder Teilnarkose; es muß berücksichtigt werden, daß der Eingriff je nach technischem Schwierigkeitsgrad und Ausbildungsstand des Operateurs einen Zeitraum von bis zu 2 Stunden in Anspruch nehmen kann.

Operationsverfahren am vorderen Kreuzband

Das jeweilige Operationsverfahren ist vom Operateur in Kenntnis der von ihm für relevant gehaltenen operationstechnischen Details und der eigenen Operationserfahrung auszuwählen. Das klinische Ergebnis korreliert eng mit einer korrekten Operationstechnik, insbesondere der Plazierung der Bohrkanäle und der damit erreichten Primärstabilität. Viele Operationsverfahren sind für akute und chronische Verletzungen beschrieben; beim Vorliegen chronischer Instabilitäten reduziert sich die Verfahrenswahl auf Ersatzplastiken.

Lig.-patellae-Plastik

Zugangswege: Antero-lateraler Optikzugang (*nicht* zentral!); antero-medialer parapatellarer Instrumentenzugang zur Vorbereitung der Notch; längsverlaufender Zugang über dem medialen Anteil des Schienbeinkopfes zum Anlegen des Schienbeinkopfbohrkanales; unter Umständen lateralseitiger distaler Zugang am Femur zum Ausleiten des Transplantates.

Arbeitsschritte

1. Diagnostischer Rundgang nach Ausspülen des intraartikulären Hämatoms unter Präzisierung des interkondylären Schadens.
2. Überprüfung von Begleitverletzungen an Seitenbändern und Menisken.
3. Festlegung der Operationstaktik.
4. Transplantatentnahme aus dem Lig. patellae.
5. Kalibrierung des Transplantates.
6. Resektion der Kreuzbandreste.
7. Ggf. Beseitigung von Notch-Osteophyten.
8. Anlegen des tibialen Bohrkanales.
9. Anlegen des femoralen Bohrkanales.
10. Intraartikuläres Abrunden der Bohrkanäle.
11. Einziehen des Transplantates.
12. Fixation des Transplantates mit Interferenzschrauben.
13. Ggf. Therapie von intraartikulären Begleitschäden.
14. Überprüfen der Seitenbandinstabilität und ggf. operative Versorgung.
15. Intraartikuläre Redon-Drainage.

Spezielle Technik

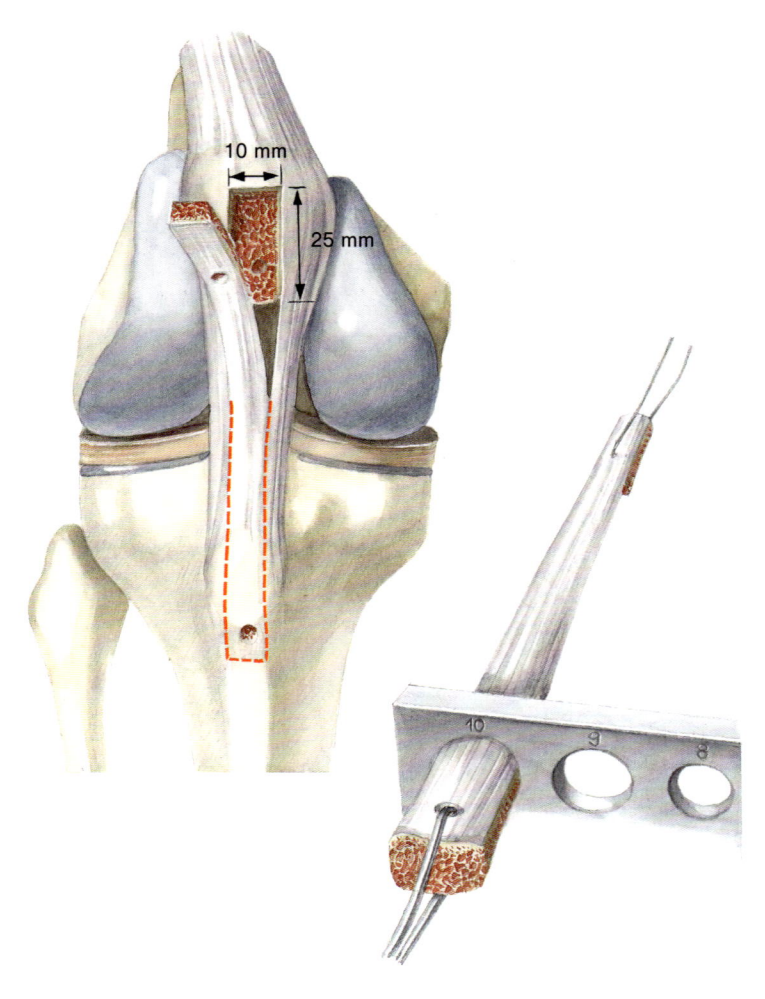

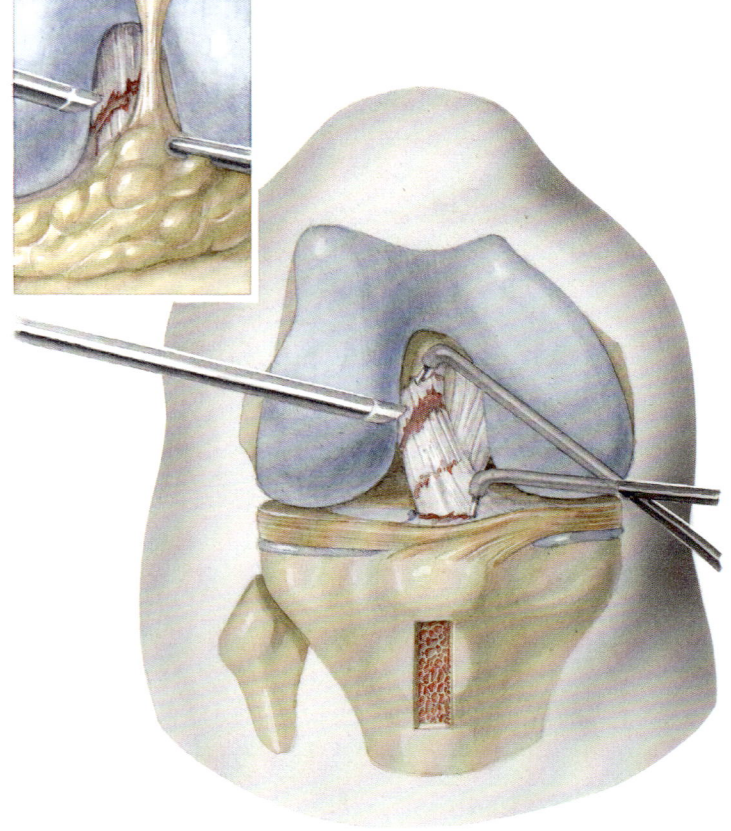

Abb. 101 Transplantatentnahme.
Schnittführung entweder längs- oder querverlaufend über dem Lig. patellae und – unter Umständen untertunnelndes – Entnehmen des mittleren Banddrittels unter gleichzeitiger Resektion von zwei endständigen Knochenblöcken. Bei längsverlaufender Schnittführung wird distal begonnen und der Schnitt nur soweit nach proximal geführt, daß bei gleichzeitigem Zug an der Patella nach distal das Transplantat entnommen werden kann. Die Knochenblöcke haben eine Länge von ca. 25 mm und eine Breite von 9–10 mm; in beide Knochenblöcke wird vor Entnahme ein 2-mm-Bohrloch zur späteren Armierung mit Zugfaden (Zugdraht) angebracht. Das Transplantat wird mit 9–10 mm kalibriert und anschließend proximal mit nicht resorbierbarem Faden, distal mit Drahtcerclage armiert. Unter Umständen kann das Transplantat auch von der Gegenseite entnommen werden – die Gefahr von chondropathischen Problemen am operierten Knie ist dadurch geringer. Unumgänglich ist dieser Schritt bei vorgängig bereits durchgeführter Entnahme des Lig. patellae.

Abb. 102 Aufarbeiten der Notch I.
Nach Durchführen einer unter Umständen zum Erlangen eines regelrechten Überblickes erforderlichen Teilresektion des Hoffa-Gelenkkörpers wird die Plica infrapatellaris reseziert und das rupturierte vordere Kreuzband dargestellt. Die Ansatzstellen des Kreuzbandes an Tibia und Femur werden markiert, anschließend das rupturierte Restkreuzband reseziert. Die Markierung erleichtert die anschließend erforderliche zentrische Plazierung des Bohrdrahtes. Bei chronischen Instabilitäten bereitet die zur korrekten Insertion des Transplantates wichtige Lokalisierung der femoralen Ansatzstelle gelegentlich Probleme, da keine Restfasern mehr zur Orientierung vorhanden sind.

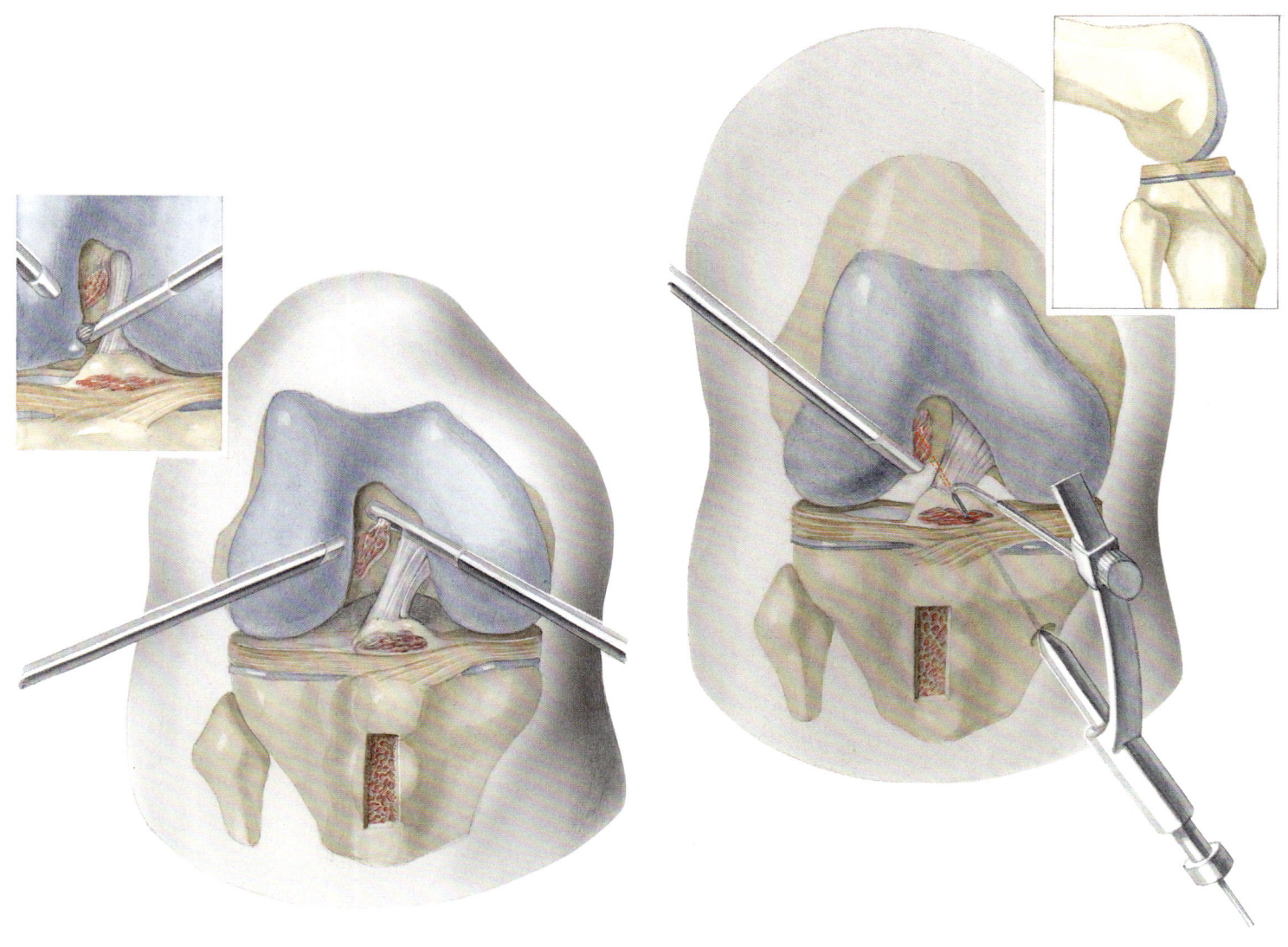

Operationsverfahren am vorderen Kreuzband 253

Abb. 103 Aufarbeiten der Notch II.
Eine Beseitigung von Notch-Osteophyten ist nur bei Impingementsituationen erforderlich. Eine generelle Notch-Plastik wird nicht durchgeführt. Tibia- und femurnahe Restfasern werden mittels Shaver reseziert.

Abb. 104 Anlegen des tibialen Bohrkanales.
Über antero-mediale Stichinzision Einbringen des Zielgerätes und Plazieren des Bohrdrahtes vom medialen Teil des Schienbeinkopfes aus zentrisch – eventuell etwas posterior-medial – durch den tibialen vorderen Kreuzbandansatz. Der Abstand des distalen Bohrlochaustrittes am Schienbeinkopf von der Medianlinie einerseits und von der Gelenkfläche andererseits ist nicht streng vorgegeben, damit ist der Schwenkwinkel des Zielgerätes variabel. Bei längeren Transplantaten muß der Abstand von der Gelenkfläche vergrößert werden, um ein Vorragen des distalen Knochenblockes nach außen zu vermeiden. Der eingebrachte Bohrdraht zielt in Beugestellung des Gelenkes bereits auf den Isometriepunkt an der Oberschenkelrolle, dazu muß zuvor der femorale Bandansatzpunkt exakt vom Bindegewebe befreit und identifiziert worden sein. Anschließend Überbohren des Drahtes nach Absichern einwandfreier Positionierung mit 10-mm-Bohrer; entscheidend ist, daß nach Überbohren ein Abstand von ca. 1 mm zur dorsalen Notch-Kante verbleibt. Abstandshalter können beim Einbringen des Bohrdrahtes diese Distanz vorgeben (z. B. 6 mm Abstand bei Nutzung eines 10-mm-Bohrers).

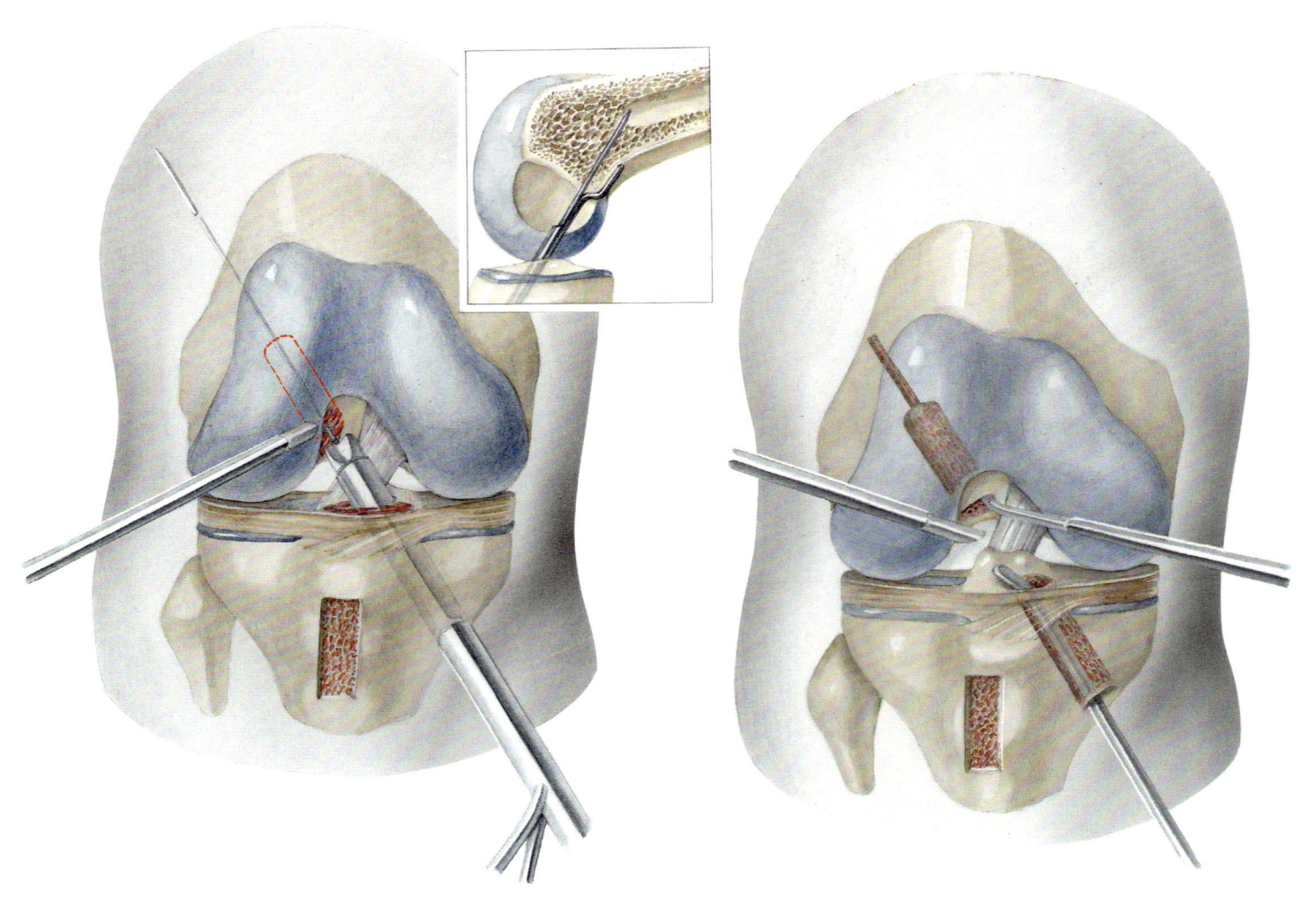

Abb. 105 Anlegen des femoralen Bohrkanales.
In 70° – 80° Beugung des Femurs Vortreiben des Bohrdrahtes in das Zentrum der Kreuzbandansatzmarkierung an der Oberschenkelrolle und nach Durchtritt durch den lateralen Kondylus durch die Haut nach außen. Nach Überprüfen zentrischer Lage Aufbohren mit 10-mm-Bohrer über eine Länge von ca. 30 mm. Der Bohrer wird über den tibialen Bohrkanal eingebracht. Intraartikulär wird er bis zum Erreichen der femoralen Ansatzstelle nur vorgeschoben, um eine Verletzung des direkt benachbarten hinteren Kreuzbandes zu vermeiden. Nach Beendigung des Bohrvorganges wird der Bohrdraht nach proximal ausgezogen.

Abb. 106 Intraartikuläres Glätten der Bohrlöcher mittels Feile.
Nach sorgfältigem Säubern der Bohrkanäle werden die intraartikulären Austrittsstellen abgerundet; von Bedeutung ist dieses Vorgehen insbesondere tibio-dorsal sowie femoro-ventral, um ein Impingement des Transplantates zu vermeiden. Proximal-ventral wird vorteilhaft eine kleine Nut angebracht, um die spätere Implantation der Interferenzschraube zu erleichtern.

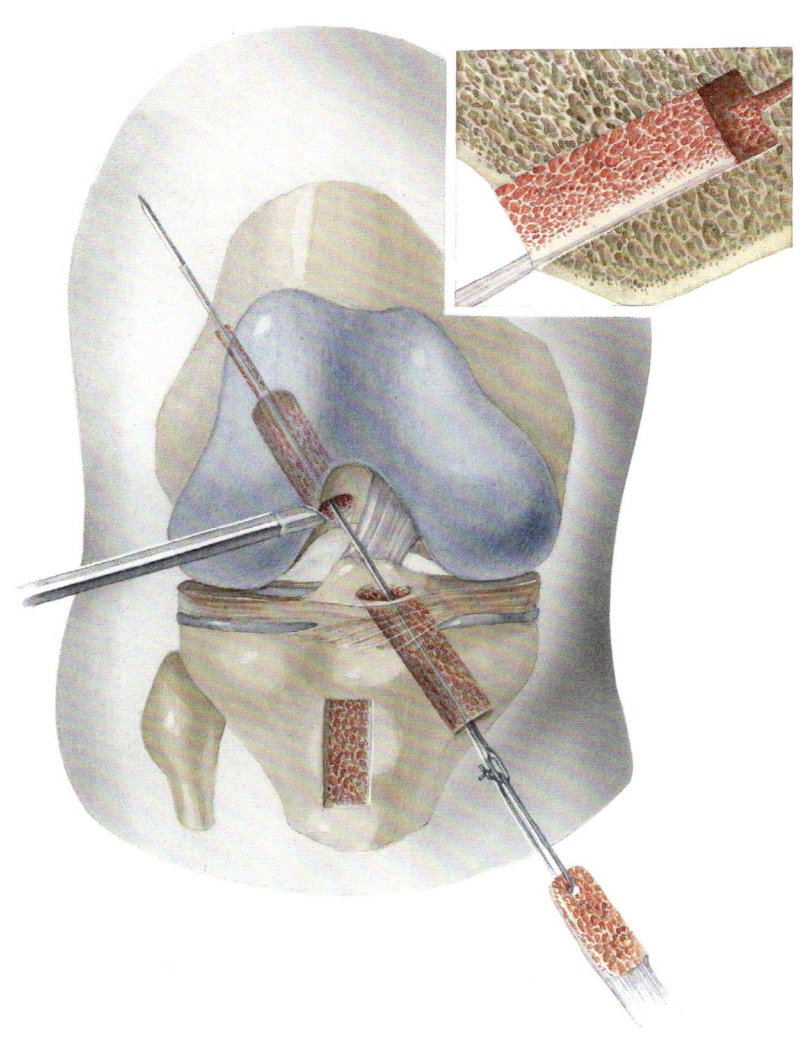

Operationsverfahren am vorderen Kreuzband 255

Abb. 107 Einziehen des Transplantates.
Durch den tibialen und femoralen Bohrkanal wird ein weiterer distal mit Öse armierter Bohrdraht eingebracht. Das proximale Transplantatende wird über die Zugfäden an die Öse fixiert und der Draht nach proximal ausgezogen. Das Transplantat wird dabei mit dem Schienbeinkopfende zuerst eingezogen, um den biologisch vollwertigeren Knochenblock für das wichtigere femorale Bohrloch zu nutzen. Der kortikale Anteil des Knochenblocks liegt dorsal. Das Transplantat wird so weit eingezogen, daß das Ende des Knochenblocks exakt mit der Notch-Begrenzung übereinstimmt.

Kniegelenk

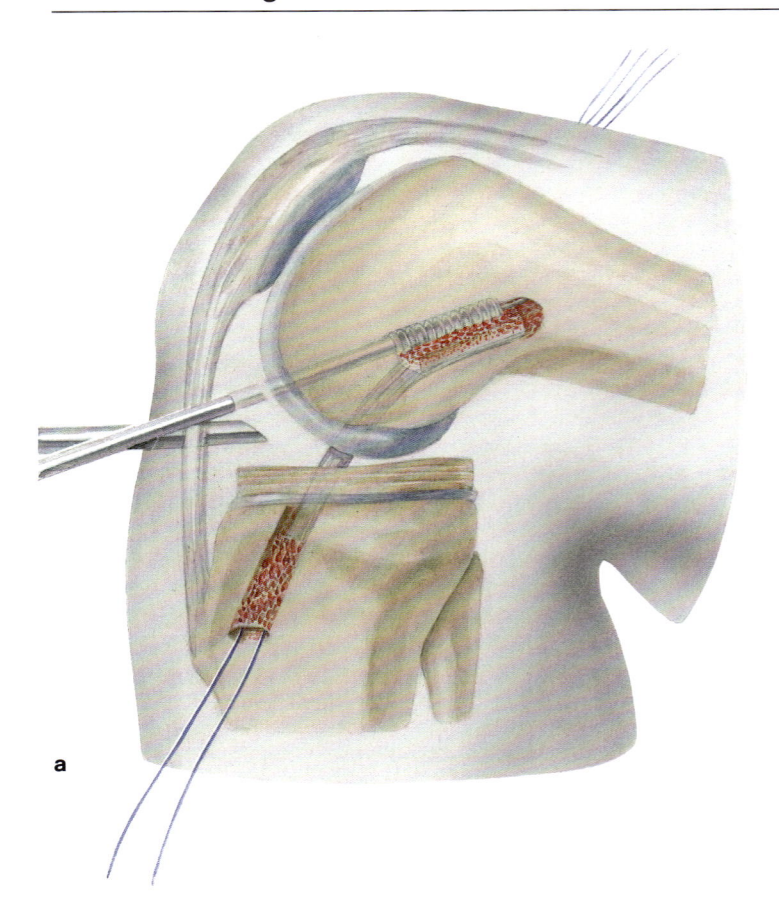

Abb. 108a–c Fixation des Transplantates.

Nach endgültiger Plazierung wird das Transplantat zunächst proximal in maximaler Beugestellung des Kniegelenkes mittels 7-mm-Interferenzschraube am Oberschenkel fixiert. Die Schraube liegt ventral des Knochenblocks. Das Transplantat wird dabei mittels schmalem Blech geschützt. Nach proximaler Fixation nochmalige arthroskopische Kontrolle zur Vermeidung eines Transplantatimpingements an der Notch. Gegebenenfalls Isometrieprüfung. Von der korrekten femoralen Position des Transplantates hängt das Stabilitätsergebnis ganz entscheidend ab. Beim Fixieren der distalen Interferenzschraube muß das Transplantat weiter unter Zug gehalten werden, um eine Verschiebung des Knochenblockes in den Kanal zu vermeiden. Überragt das Transplantatende die Tibia außenseitig, muß zur Fixation unter Umständen eine Krampe benutzt werden. Abschließend Entfernen des Zugfadens proximal sowie des Zugdrahtes distal. Vor endgültiger Fixation des Transplantates sollte eine unter Umständen notwendige Refixation des medialen Meniskus vorgenommen werden, da die Sicht auf das Operationsgebiet günstiger ist. Nach endgültiger Positionierung und Fixation des Transplantates Überprüfen desselben unter Bewegung. Bei Gefährdung durch das Notch-Dach wird unter Umständen eine abschließende Notch-Plastik durchgeführt. Bei gleichzeitiger medialer Seitenbandverletzung erfolgt eine offene Versorgung, wenn nach Abschluß der Stabilisierung des vorderen Kreuzbandes eine relevante Seitenbandinstabilität verblieben ist.

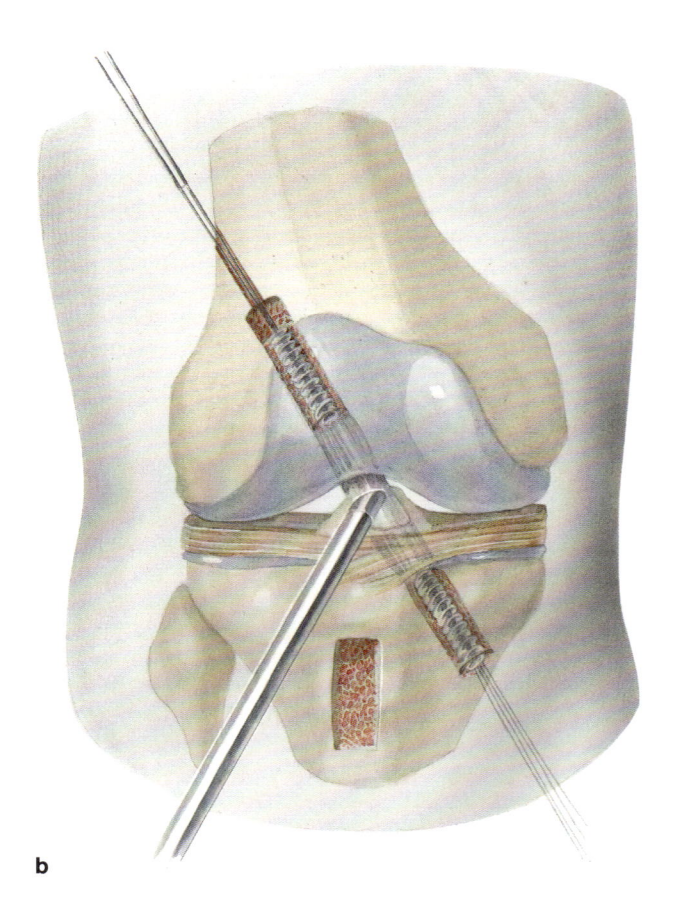

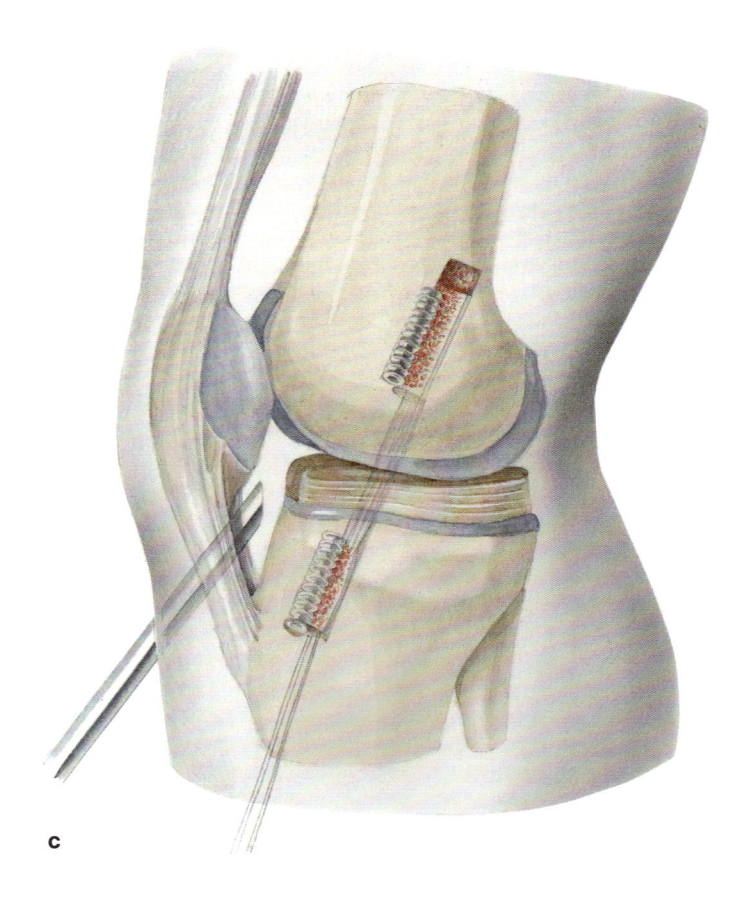

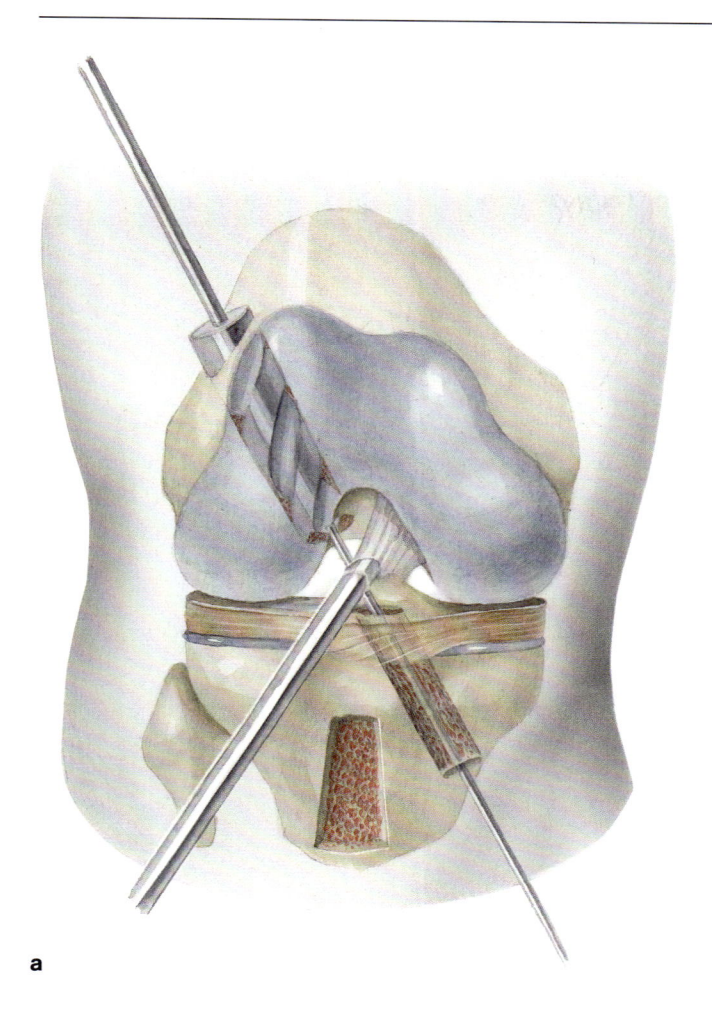

Operationsverfahren am vorderen Kreuzband 257

Abb. 109a u. b Transplantatfixation über konische proximale Verklemmung.
Prinzipiell ist durch konisches Aufbohren des proximalen Bohrkanales eine einseitige Fixation ohne Metall möglich, die Stabilität läßt sich unter Umständen dadurch verbessern. Der tibiale Knochenblock wird entsprechend dem konisch vorbereiteten Kanal zugerichtet und unter Zug des Transplantates zur Gegenseite verklemmt. Interferenzschraubenfixation ist dann nur noch distal notwendig.

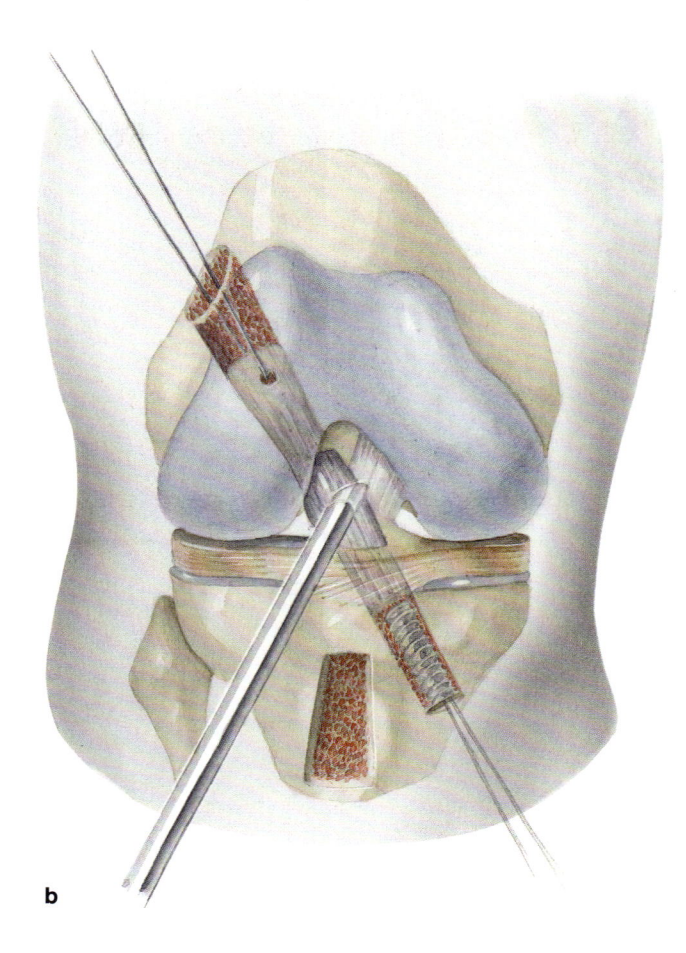

Semitendinosussehnenplastik

Zugangswege: Ventraler Optikzugang; Instrumentenzugänge s. Lig.-patellae-Plastik, S. 251; die Transplantatentnahme erfolgt vom tibialen Zugang aus.

Arbeitsschritte

1–3 Siehe Lig.-patellae-Plastik, S. 252.
4 Entnahme der Semitendinosussehne und Vorbereitung in vierfacher Lagerung.
5 Kalibrierung des Transplantates.
6 Resektion der Kreuzbandreste.
7 Ggf. Beseitigung von Notch-Osteophyten.
8 Anlegen des tibialen Bohrkanales.
9 Anlegen des femoralen Bohrkanales.
10 Intraartikuläres Abrunden der Bohrkanäle.
11 Einziehen des Transplantates.
12 Fixation des Transplantates.
13 Ggf. Therapie von intraartikulären Begleitschäden.
14 Überprüfen der Seitenbandstabilität und ggf. operative Versorgung.
15 Intraartikuläre Redon-Drainage.

Spezielle Technik

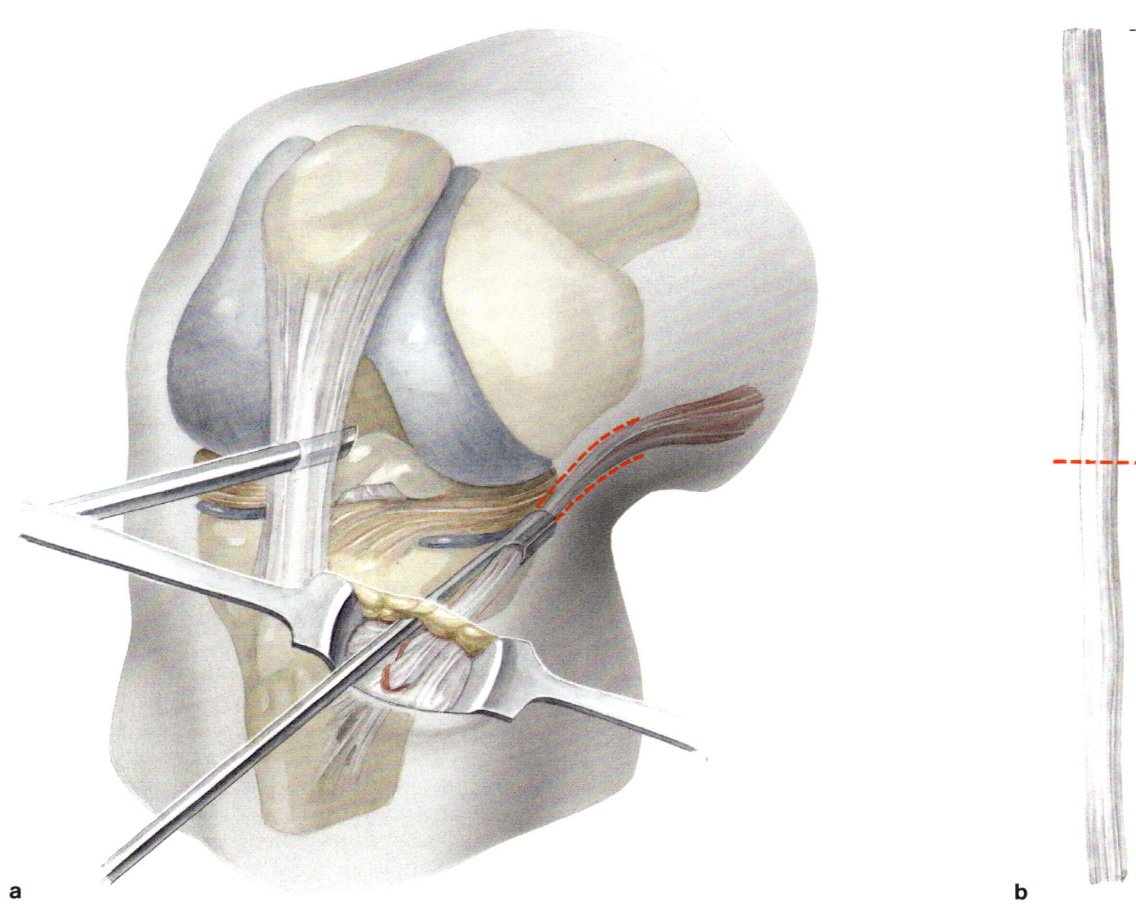

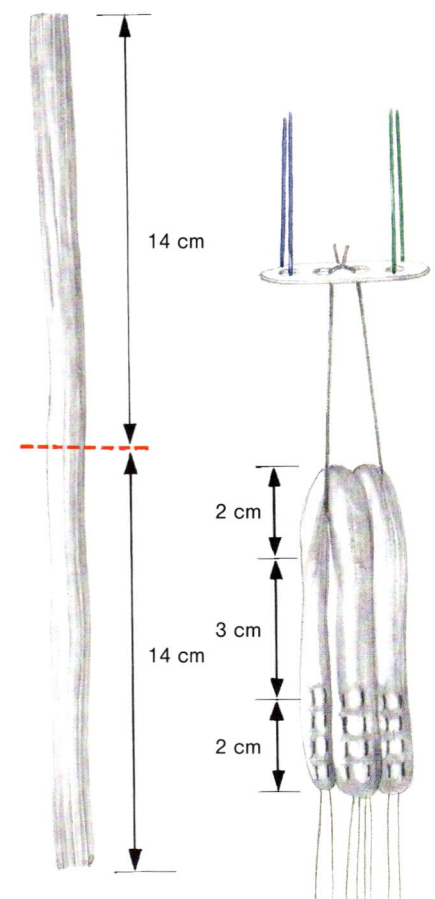

Abb. 110a u. b Entnahme und Vorbereitung der Semitendinosussehne.
Der Zugang über dem medialen Teil des Schienbeinkopfes wird so geplant, daß gleichzeitig das tibiale Bohrloch angelegt und die Semitendinosussehne entnommen werden kann. Eine leicht schräge Schnittführung ist daher unter Umständen vorteilhaft. Die Semitendinosussehne wird präpariert und nach proximal hin von Verwachsungen befreit. Anschließend wird mittels Sehnenstripper eine Resektion so weit proximal wie möglich vorgenommen. Die Sehne wird aus ihrem Lager entnommen und von Muskelfasern befreit. Nach distal erfolgt die Präparation bis zum Knochenansatz, anschließend die Abtragung. Die Sehne sollte mindestens 25 cm lang sein, ansonsten muß unter Umständen eine zweite Sehne zusätzlich entnommen werden. Anschließend wird die Sehne halbiert und zu zwei Schlaufen zusammengelegt. Proximal Anschlingen mit Mersilenefaden über Endo-Button, distal erfolgt eine durchflechtende Naht der vier Sehnenenden; das vierfach gelagerte Transplantat wird in der Regel mit 8–9 mm kalibriert.

Operationsverfahren am vorderen Kreuzband

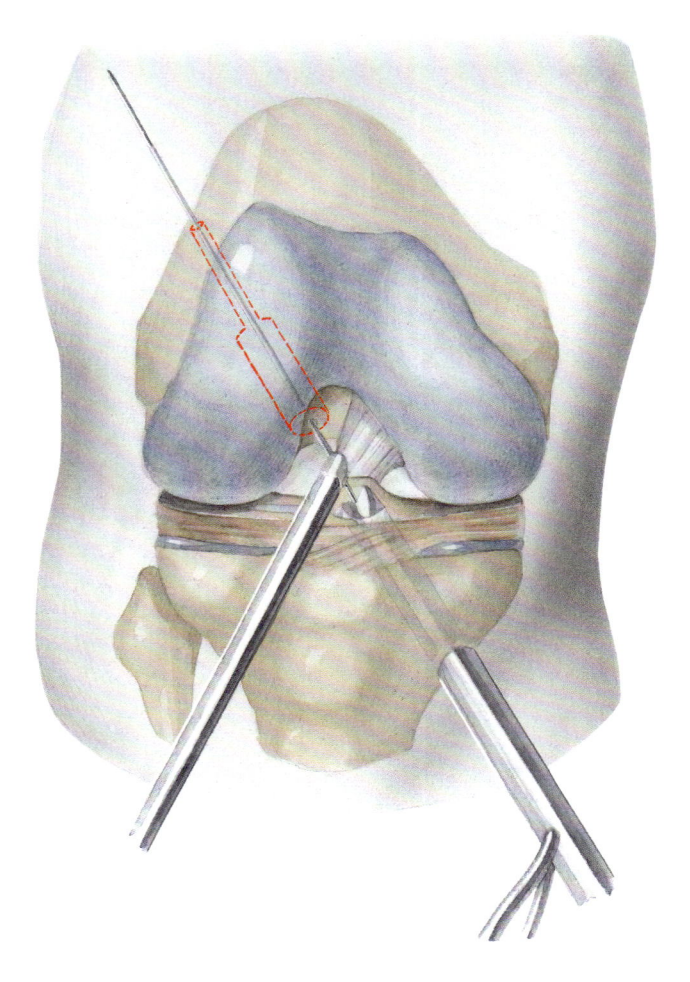

Abb. 111   Anlegen des femoralen Bohrkanales.
Nach Fertigstellung des tibialen Bohrkanales (s. S. 253, Abb. **104**) mit einem Durchmesser entsprechend dem kalibrierten Transplantat (bei Semitendinosussehne meist 9 mm) wird der femorale Bohrkanal von intraartikulär bis zu einer Tiefe von 25 mm vorbereitet. Der den Restkondylus nach außen querende Bohrdraht wird mit 3,5-mm-Bohrer überbohrt; daraufhin Entfernen des Bohrdrahtes; Ausmessen des 3,5-mm-Bohrkanales mittels Häkchen. Die Länge dieses Kanales wird auf die Mersilenefadenlänge am oberen Ende der Transplantatschlaufen übertragen – der Endo-Button also in entsprechender Entfernung vom Schlaufenende fixiert.

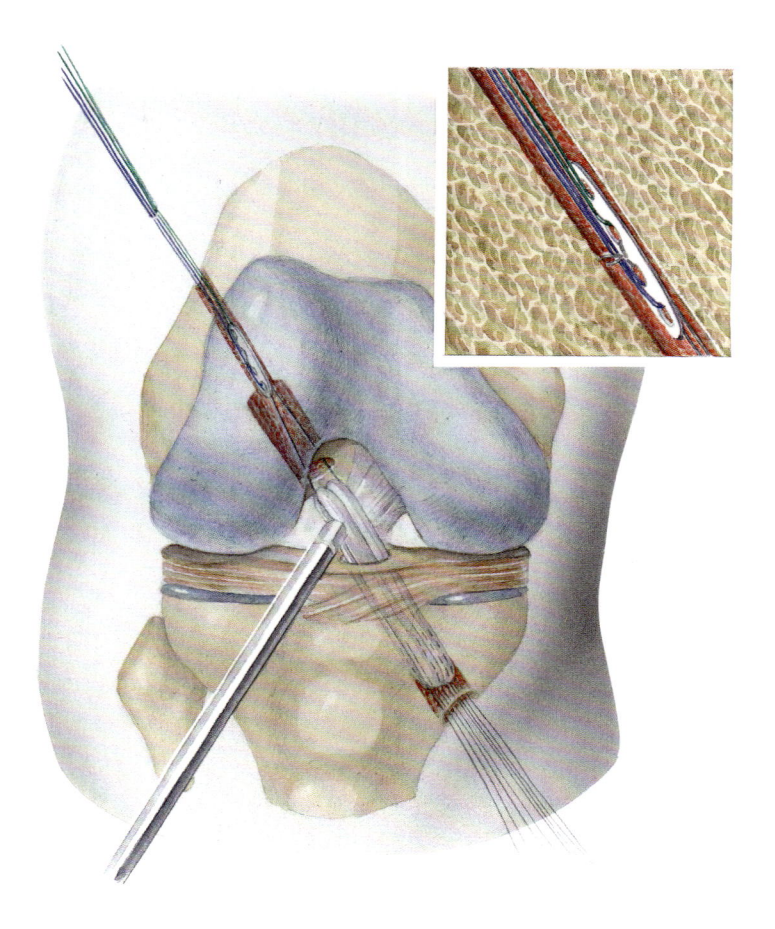

Abb. 112   Einziehen des Transplantates.
Das Transplantat wird an den Zugfäden über den Endo-Button nach proximal eingezogen. Einseitiges Ziehen an den Zugfäden kippt den Button, der so nach Durchtritt durch den 3,5-mm-Bohrkanal in eine flache Position über der Kortikalis manipuliert werden kann.

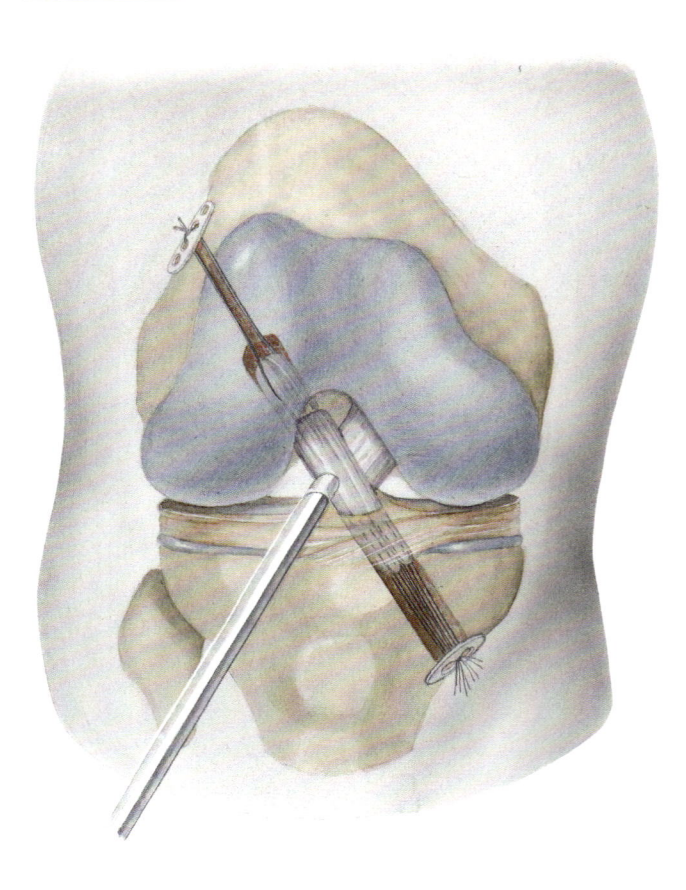

Abb. 113 Fixation des Transplantates.
Nach proximaler Fixation durch den flach über der Kortikalis liegenden Endo-Button erfolgt unter Zug an den distalen Schlaufenfäden ein mehrfaches Durchbewegen zum Vorspannen des Transplantates. Die distalen Fäden werden unter maximalem Zug über einer Stegplatte geknotet, ggf. über einer querverlaufenden Schraube. Das Transplantat hat in beiden Knochenkanälen jeweils ca. 2 cm Kontakt.

Naht und Augmentation

Akute oberschenkelrollennahe vordere Kreuzbandverletzungen mit einer rekonstruktionsfähigen ventralen und lateralen synovialen Wand lassen sich mittels Naht versorgen. Beschrieben wird hier die gleichzeitige Augmentation mittels Kunstband, welches zur Aufteilung der Lastübernahme „Over the Top" geführt wird. Intraoperativ wird zunächst das Kunstband eingebracht, erst anschließend erfolgt die Bandrekonstruktion. Entscheidend ist, daß die vulnerablen Strukturen des vorderen Kreuzbandes weder durch das Anlegen des Bohrkanales noch durch das Einziehen des Bandes oder durch die bei der Naht erforderlichen Manipulationen beschädigt werden. Von daher sind weit nach distal geführte, durchflechtende Nähte, welche eine Mobilisation des Kreuzbandes erforderlich machen, nicht sinnvoll. Ebenso sind Kreuzbandfaßzangen, welche das Band einschließlich des synovialen Überzuges iatrogen lädieren, nachteilig. Die Versorgung eignet sich nicht für chronische Instabilitäten. Das Ziel dieser Operation liegt in der narbigen Verfestigung des Bandapparates hinter der wiederhergestellten synovialen Vorder-Seitenwand unter primärer funktioneller Belastung und strecknahem Schutz durch das Kunstband.

Bei Verwendung biologisch und biomechanisch verantwortungsvoll getesteten Kunstbandmaterials ist – adäquate OP-Technik vorausgesetzt – ein Strukturversagen nicht wahrscheinlich. Ebenso ist das Risiko fremdkörperbedingter Synovitiden überschaubar, da praktisch keine Verbindung des Bandes zur freien Gelenkhöhle vorliegt.

Zugangswege: Ventraler Optikzugang; medio-patellaler Instrumentenzugang zur Bearbeitung der Notch; längsverlaufende Schnittführung über dem medialen Teil des Schienbeinkopfes zum Anlegen des tibialen Bohrkanales; laterale Schnittführung am distalen Femur zum Ausleiten der Zugfäden aus der Kniekehle.

Arbeitsschritte

1–3 Siehe Lig.-patellae-Plastik, S. 252.
4 Resektion der Plica infrapatellaris, ggf. von in den Interkondylärraum vorragenden Hoffa-Gelenkkörper-Anteilen.
5 Abtrennen von Adhäsionen zwischen den Kreuzbändern schienbeinkopfnah.
6 Einbringen eines 2-mm-Bohrdrahtes mittels Zielgerät zum dorso-medialen Aspekt des vorderen Kreuzbandes (zwischen die Kreuzbänder).
7 Aufbohren mit 5-mm-Bohrer.
8 Einbringen einer vorn leicht gebogenen Kanüle zwischen den Kreuzbändern in den dorsalen Rezessus.
9 Laterale distale Schnittführung am Femur und extraartikuläres Eingehen mittels Finger in die Kniekehle.
10 Perforation der gebogenen Kanüle unter Fingerschutz.
11 Einführen eines Cerclagedrahtes von distal in die gebogene Kanüle und Ausleiten nach proximal lateral in die Kniekehle.
12 Einbringen einer Gigli-Säge unter Fixation am distalen Cerclageende und Aufraspeln der Notch unter besonderer Berücksichtigung des dorso-lateralen Kondylenanteiles.
13 Einziehen des Kunstbandes von distal nach Fixation desselben am distalen Ende der Gigli-Säge.
14 Arthroskopische Überprüfung des Kunstbandverlaufes zwischen den Kreuzbändern (Kunstband ist normalerweise arthroskopisch nicht mehr zu sehen).
15 Kontrolle korrekter Lage des Bandes über dem Femurkondylus und proximale Fixation mittels Krampe.
16 Reposition des Kreuzbandstumpfes unter besonderer Berücksichtigung der synovialen Vorder- und Seitenwand.
17 Naht des Kreuzbandes mit – in der Regel – drei Schlaufenfäden.
18 Ggf. Therapie von intraartikulären Begleitschäden.
19 Knüpfen der Fäden in leichter Beugestellung über der dorsalen Gelenkkapsel.
20 Vorspannen des Kunstbandes und Fixation in Streckstellung mittels Krampe am Schienbeinkopf.
21 Überprüfen der Seitenbandstabilität und ggf. operative Versorgung.
22 Redon-Drainage.

Spezielle Technik

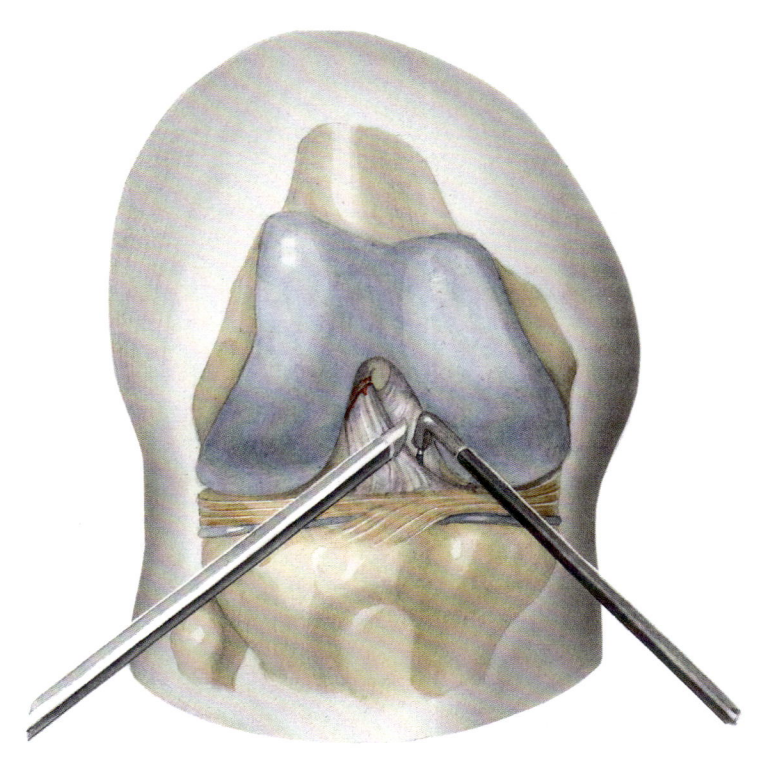

Abb. 114 Ablösen von Adhäsionen zwischen den Kreuzbändern. Nach interkondylärer Diagnostik, welche sowohl das vordere als auch das hintere Kreuzband umfaßt, wird die proximal lokalisierte vordere Kreuzbandruptur dargestellt. Entschluß zur Naht einschließlich Kunstbandaugmentation. Zunächst Entfernen von Adhäsionen zwischen den Kreuzbändern schienbeinkopfnah mittels Elektromesser zur Vorbereitung der Eintrittsstelle des tibialen Bohrkanales dorso-medial des vorderen Kreuzbandes.

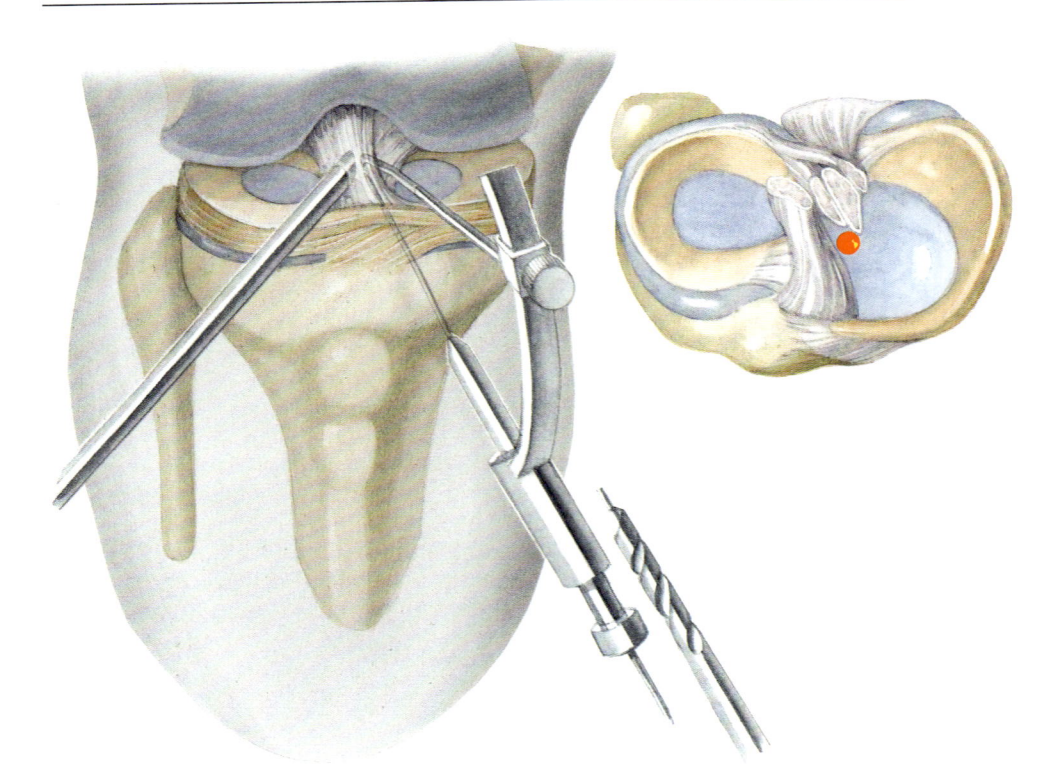

262 Kniegelenk

Abb. 115 Anlegen des tibialen Bohrkanales.
Das Tibiazielgerät wird über den antero-medialen Zugang zwischen vorderem und hinterem Kreuzband plaziert. Nach Anlegen eines längsverlaufenden Schnittes über dem medialen Teil des Schienbeinkopfes Einbringen eines 2-mm-Bohrdrahtes mittels Zielgerät. Die Spitze des Bohrdrahtes muß exakt dorso-medial des vorderen Kreuzbandes – also vor die ventrale Begrenzung des hinteren Kreuzbandes – positioniert werden. Nach Überprüfen korrekter Lage erfolgt das Aufbohren von distal her mittels 5-mm-Bohrer.

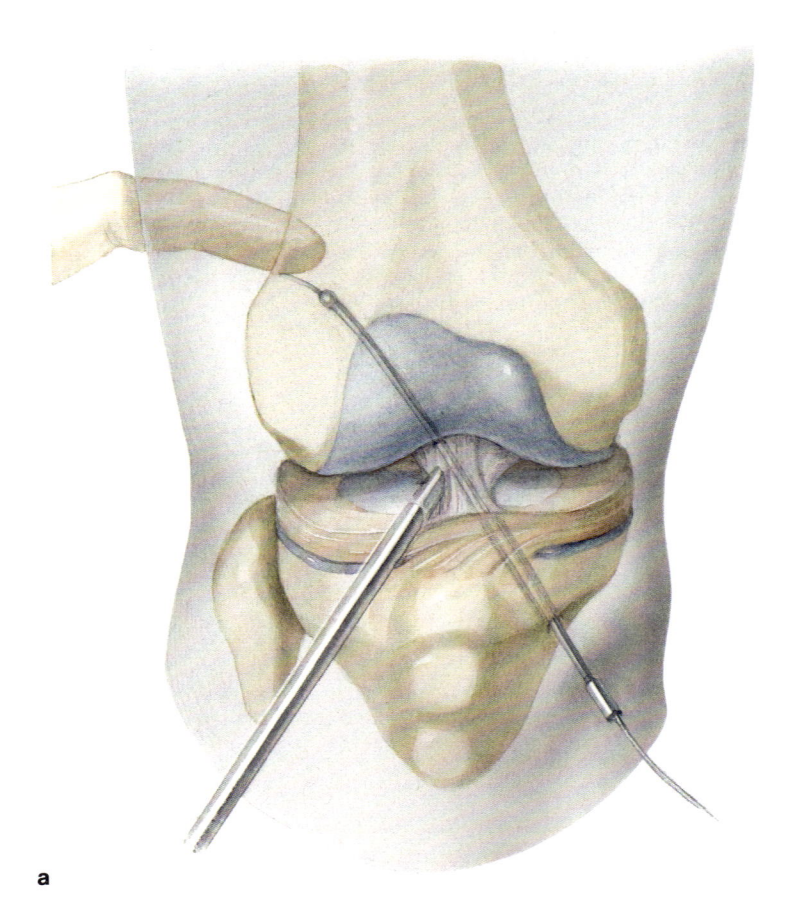

a

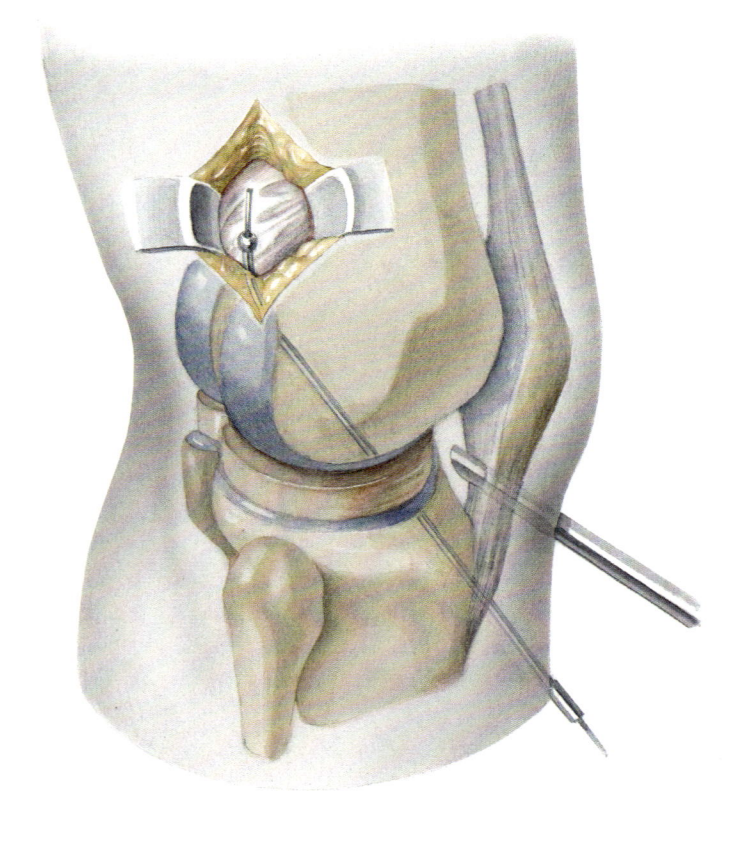

b

Abb. 116a u. b Einbringen der gebogenen Kanüle in den dorsalen Rezessus.
Eine vorn etwas gebogene Kanüle wird durch den Tibiabohrkanal zwischen den Kreuzbändern in den dorsalen Rezessus eingebracht. Durch die Biegung der Kanüle wird eine einfachere Führung zum „Over the Top"-Punkt ermöglicht. Die Kanüle wird nach Anlegen einer lateralen femoralen Inzision extraartikulär unter Fingerschutz durch die Gelenkkapsel nach außen geführt. Durch die liegende Kanüle wird von distal her eine Drahtcerclage eingebracht und nach proximal ausgeleitet.

Operationsverfahren am vorderen Kreuzband 263

a

b

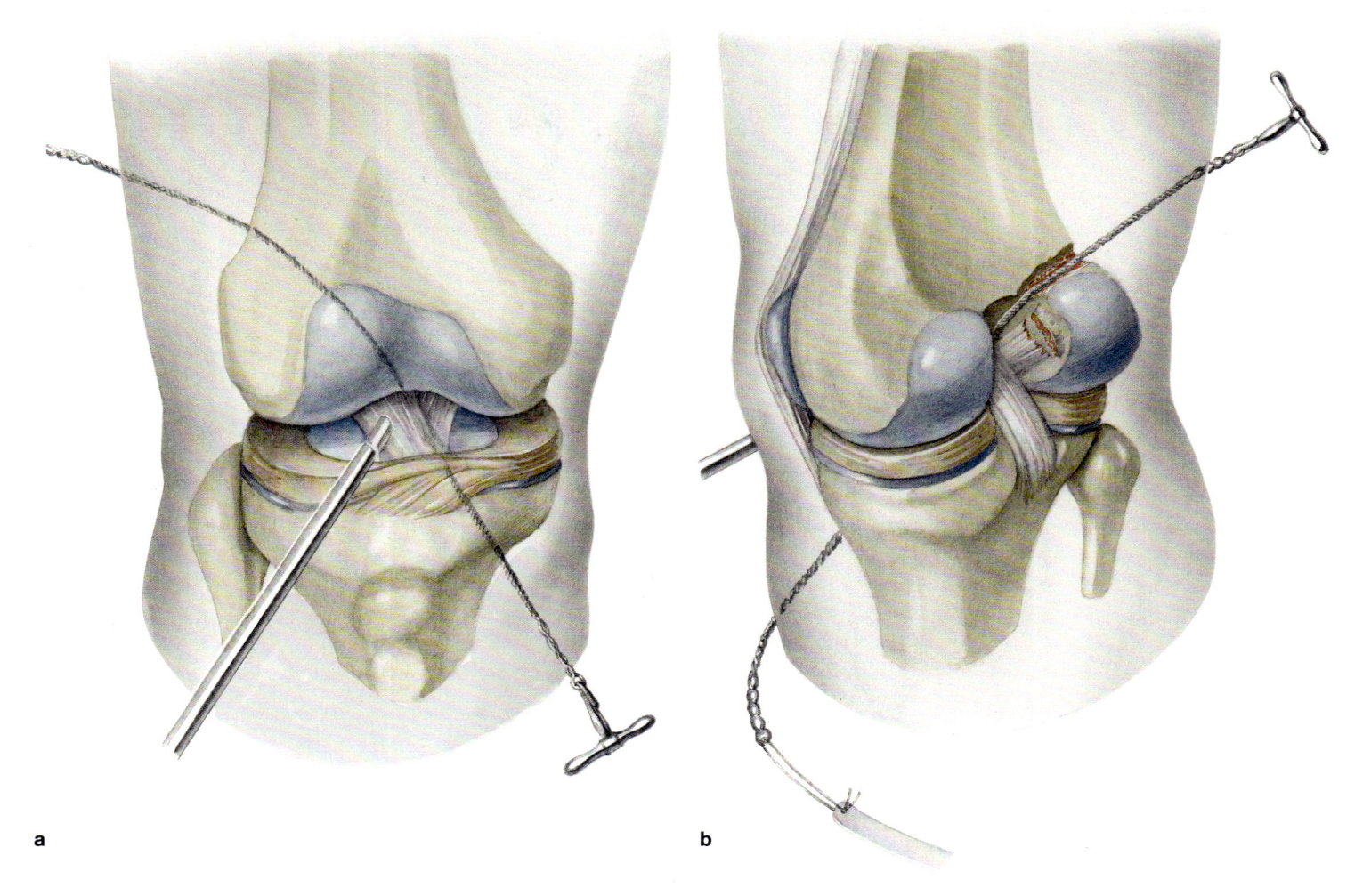

Abb. 117a u. b Vorbereiten des Transplantatlagers mittels Gigli-Säge.
Die Drahtcerclage wird distal mit einer Gigli-Säge verbunden und diese zwischen den Kreuzbändern in die Notch eingezogen. Unter vorsichtigen, kreisenden Bewegungen Aufraspeln des Transplantatlagers unter besonderer Berücksichtigung der dorso-lateralen Anteile der Kondylen. Die Kreuzbänder dürfen dabei nicht beschädigt werden.

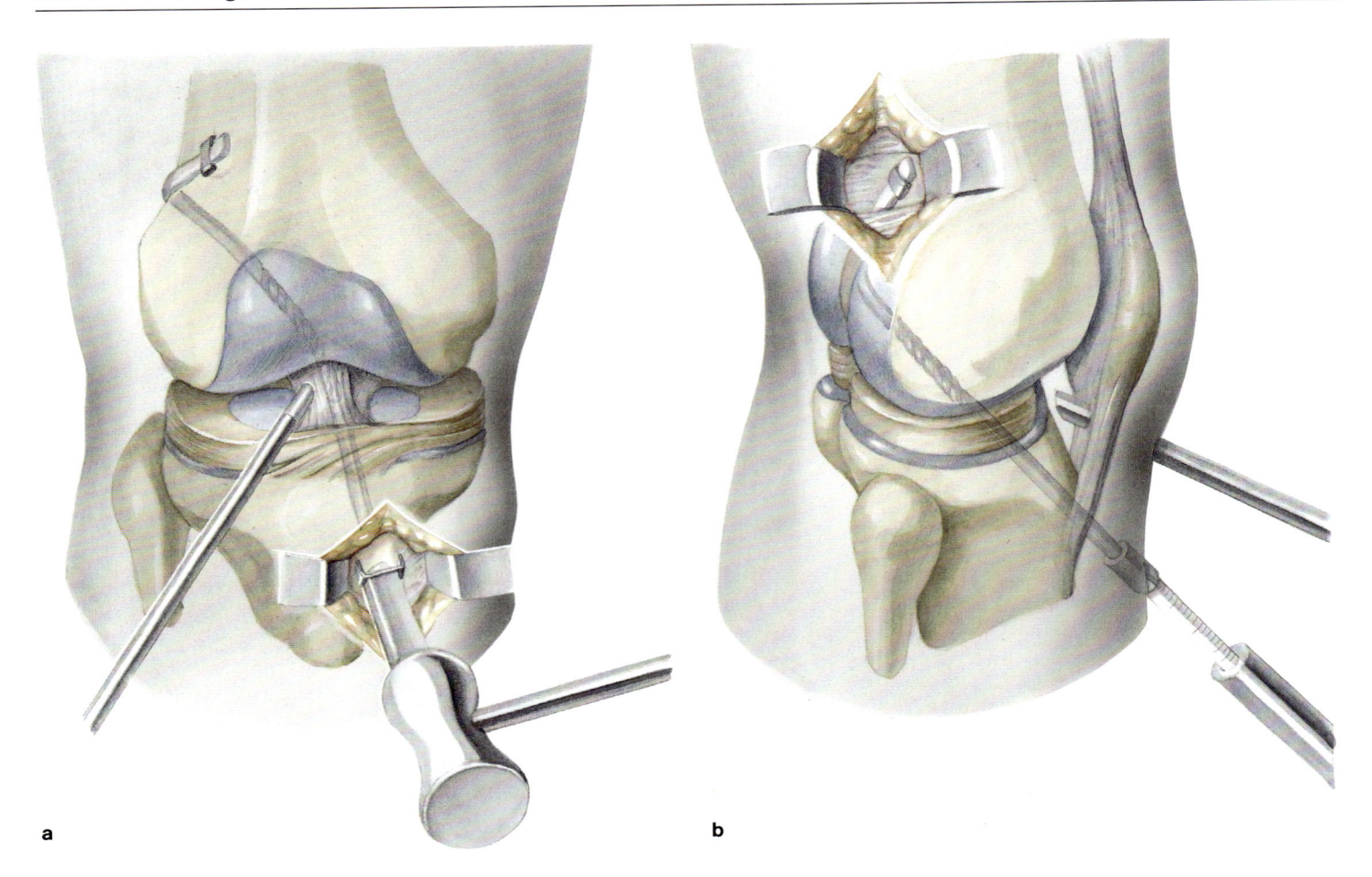

Abb. 118a u. b Einziehen des Kunstbandes.
Das Kunstband wird mittels nichtresorbierbarer Fäden an das distale Ende der Gigli-Säge fixiert und diese nach proximal ausgeleitet; dadurch erfolgt das Einziehen des Kunstbandes in den vorgegebenen tibialen Bohrkanal, den intraartikulären Weichteilkanal zwischen den Kreuzbändern und über den dorsalen Rezessus sowie den lateralen Kondylus durch die Gelenkkapsel nach außen. Das Band wird – wegen seiner flachen Struktur – nur distal vorgewendelt, so daß über dem Kondylus ein glatter, verwindungsfreier Verlauf gewährleistet ist. Von ventral her ist das Band arthroskopisch nicht erkennbar. Der vordere Kreuzbandstumpf ist weder durch den Bohrkanal noch durch die Arbeitsgeräte kompromittiert. Abschließend Fixation des Kunstbandes in definierter Vorspannung (ca. 70 N) und in Streckstellung des Kniegelenkes mittels Krampe am Schienbeinkopf. Vor endgültiger Fixation der Schienbeinkopfkrampe werden unter Umständen gleichzeitig vorliegende Meniskusschäden saniert.

Operationsverfahren am vorderen Kreuzband 265

a

b

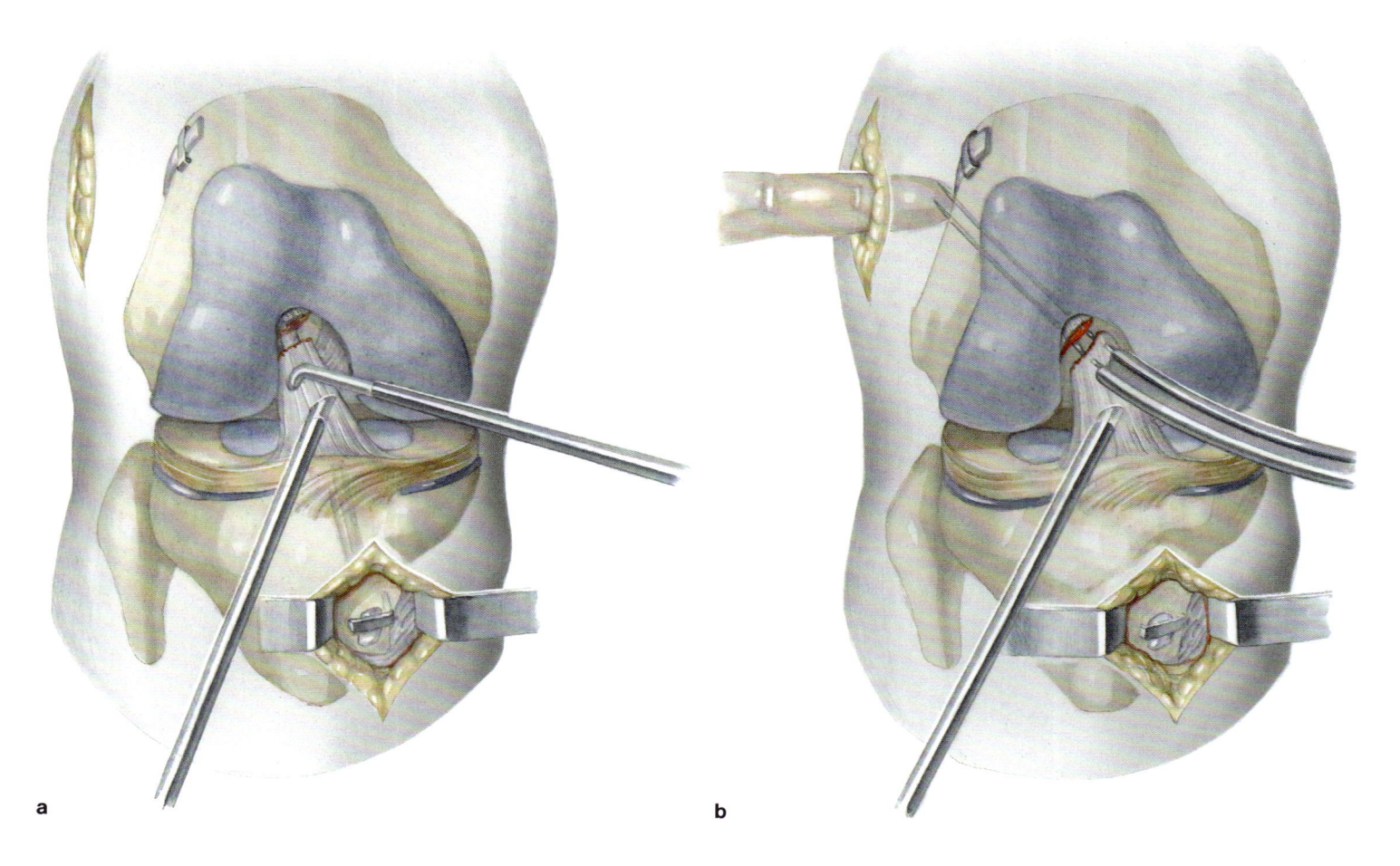

Abb. 119a u. b   Naht des vorderen Kreuzbandes.
Die synoviale Oberfläche einschließlich daran haftender Faserstrukturen wird mit Tasthaken nach proximal reponiert. Mittels Meniskusnahtinstrumentarium (vorn leicht gebogener, doppelläufiger Kanüle) werden zwei dünne Bohrdrähte oberschenkelrollennah durch die Membrana synovialis gestochen und unter gleichzeitigem Fassen von Fasersubstanz nach dorso-lateral proximal ausgeleitet. Beide Kreuzbandbündel werden oberschenkelrollennah mit jeweils einer Schlaufennaht gefaßt, eine dritte vertikal stehende Naht sichert die laterale Kreuzbandwand. Alternative Nahttechniken sind beschrieben, in jedem Fall muß eine iatrogene Schädigung der Wandstrukturen durch mechanische Geräte oder strangulierende Nähte vermieden werden.

Kniegelenk

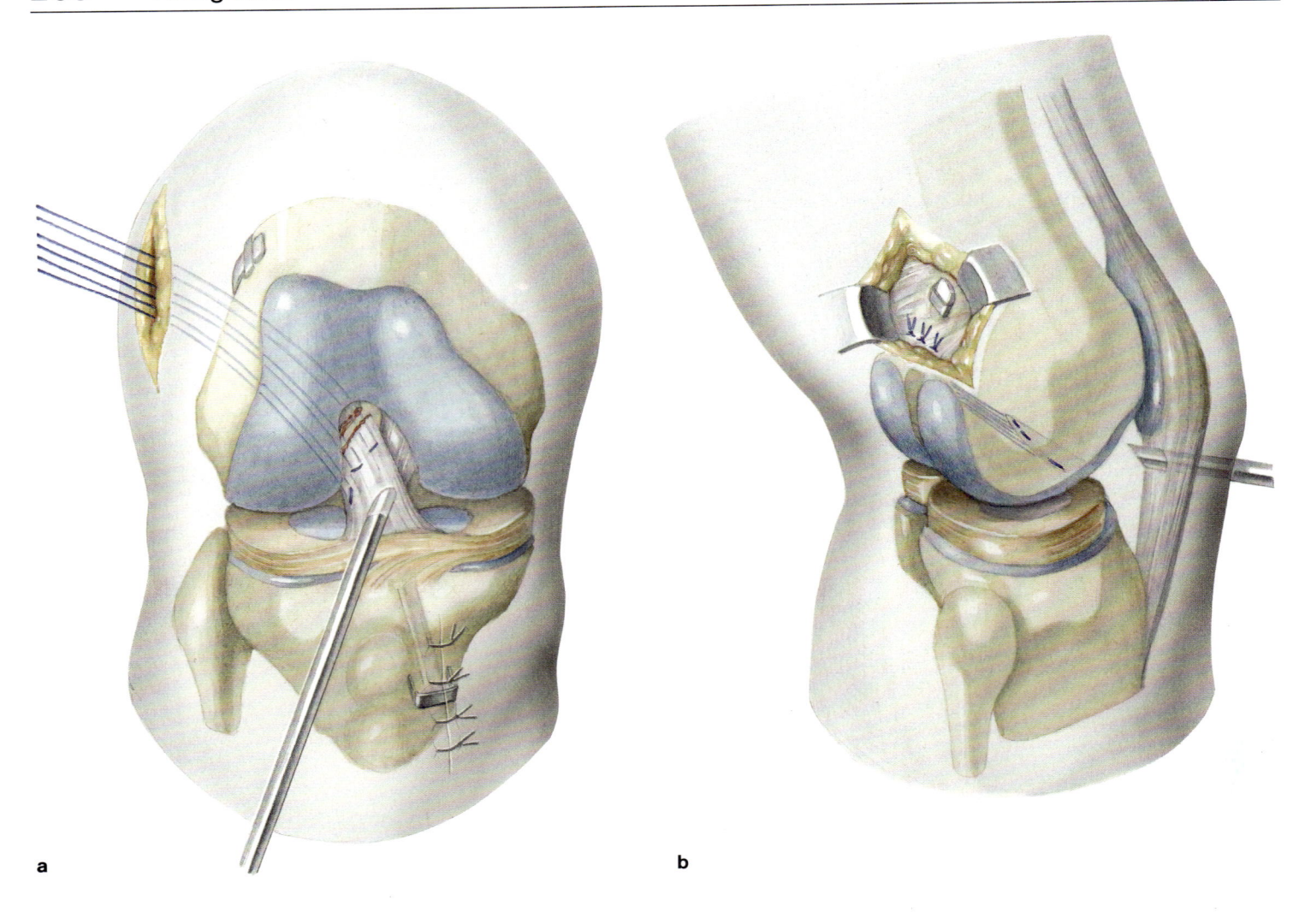

Abb. 120a u. b   Knoten der Fäden.
Nach Legen der Schlaufennähte werden diese entsprechend dem zuvor eingebrachten Kunstband nach lateral aus der Kniekehle ausgezogen und in leichter Beugestellung über der Gelenkkapsel geknotet. Dadurch kommt es zur Reposition der synovialen Vorder- und Seitenwand mit anhängenden Faserbandanteilen. Die Fasern erhalten Kontakt zur Oberschenkelrolle. Bedeutsam ist aber besonders die Fixation der Membrana synovialis, damit eine spätere Dislokation von Faseranteilen nach ventral vermieden wird. Die nach dorsal reponierten Fasern können bei räumlichem Kontakt und unter funktioneller Beanspruchung vernarben; ggf. ist das Anlegen weiterer Nähte erforderlich.

Operationsverfahren am vorderen Kreuzband 267

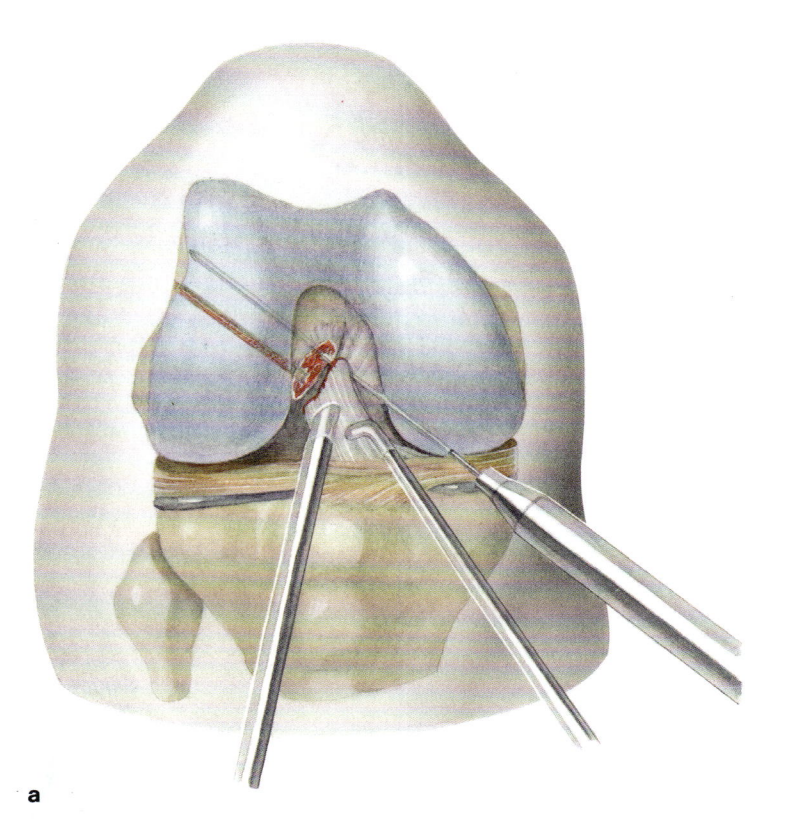

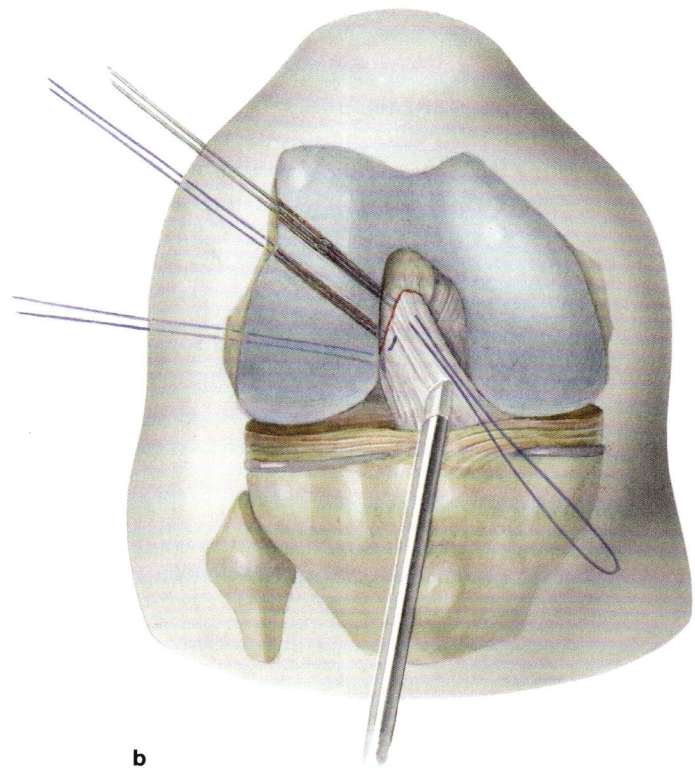

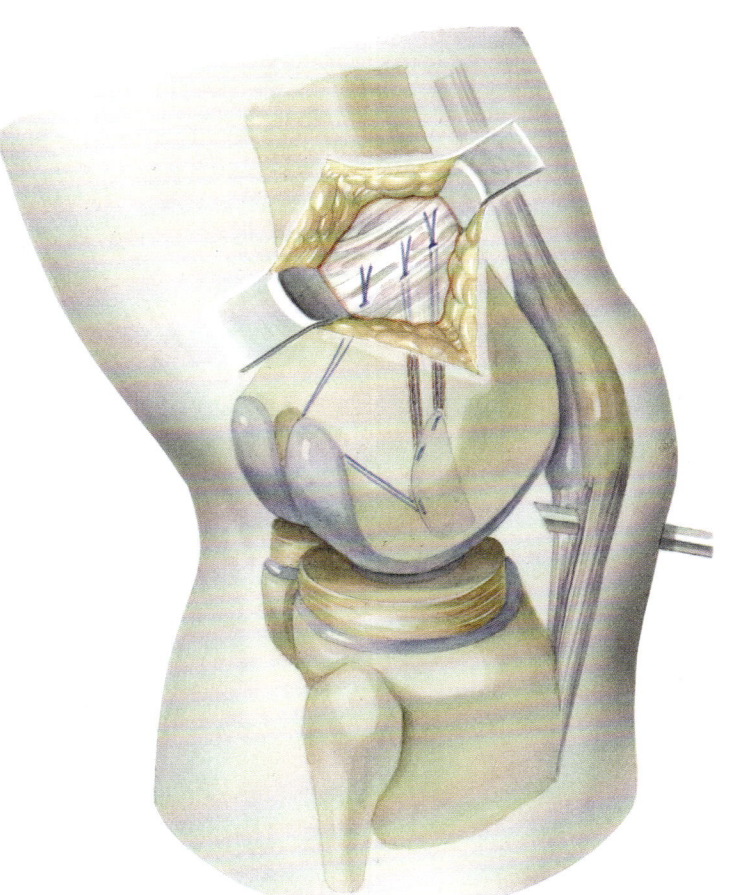

Abb. 121a–c Alternative Fixation des Bandes über femorale Bohrkanäle.
Bei der – eher selteneren – direkten Abscherung des vorderen Kreuzbandes von der Oberschenkelrolle verbleibt das Band in Zusammenhang mit seinem synovialen Überzug. Der Kreuzbandansatz wird mittels Häkchen vorsichtig von der Oberschenkelrolle distrahiert. Durch die femorale Bandansatzstelle werden zwei 2,5-mm-Bohrlöcher gelegt. Die durch die beiden Kreuzbandbündel zur Naht eingebrachten Fäden werden nicht „Over the Top", sondern über die Bohrkanäle geführt. Die Fäden werden über dem Periost geknotet. Die Naht der lateralen Seitenwand – wenn erforderlich – wird „Over the Top" geführt, die Fäden über der Gelenkkapsel dorsal geknotet.

Operationsverfahren am hinteren Kreuzband

Lig.-patellae-Plastik

Die nur relativ selten angewandte OP-Technik wird hier nur kursorisch dargestellt; die Operationsergebnisse sind nicht immer optimal. Bedeutsam wird die Rekonstruktion, wenn gleichzeitig relevante Seitenbandverletzungen vorliegen, welche – besonders lateral – offen rekonstruiert werden müssen. Isolierte Verletzungen des hinteren Kreuzbandes ergeben nach konservativer Therapie eher gute Ergebnisse, da strecknah eine ausreichende Reststabilität vorhanden ist, welche die Belastung absichert.

Zugangswege: Ventraler Optikzugang; ventro-medialer längsverlaufender Zugang über dem Schienbeinkopf zum Anlegen des Tibiabohrloches; medio-patellarer Zugang zum Einbringen des Tibiazielgerätes; ventro-medialer längsverlaufender Zugang über der Oberschenkelrolle für Femurzielgerät und Anbringen des femoralen Bohrloches.

Arbeitsschritte

1–4 Siehe Lig.-patellae-Plastik, S. 252.
5 Resektion des hinteren Kreuzbandes.
6 Anlegen des tibialen Bohrloches mittels Tibiazielgerät.
7 Anlegen des femoralen Bohrloches mittels Femurzielgerät.
8 Einziehen des Transplantates von distal in die Kniekehle und Ausleiten durch das femorale Bohrloch nach außen.
9 Fixation der Zugfäden durch Knoten über proximaler und distaler Schraube.
10 Ggf. Therapie von intraartikulären Begleitschäden.
11 Überprüfen der Seitenbandstabilität und ggf. operative Versorgung.
12 Intraartikuläre Redon-Drainage.

Spezielle Technik

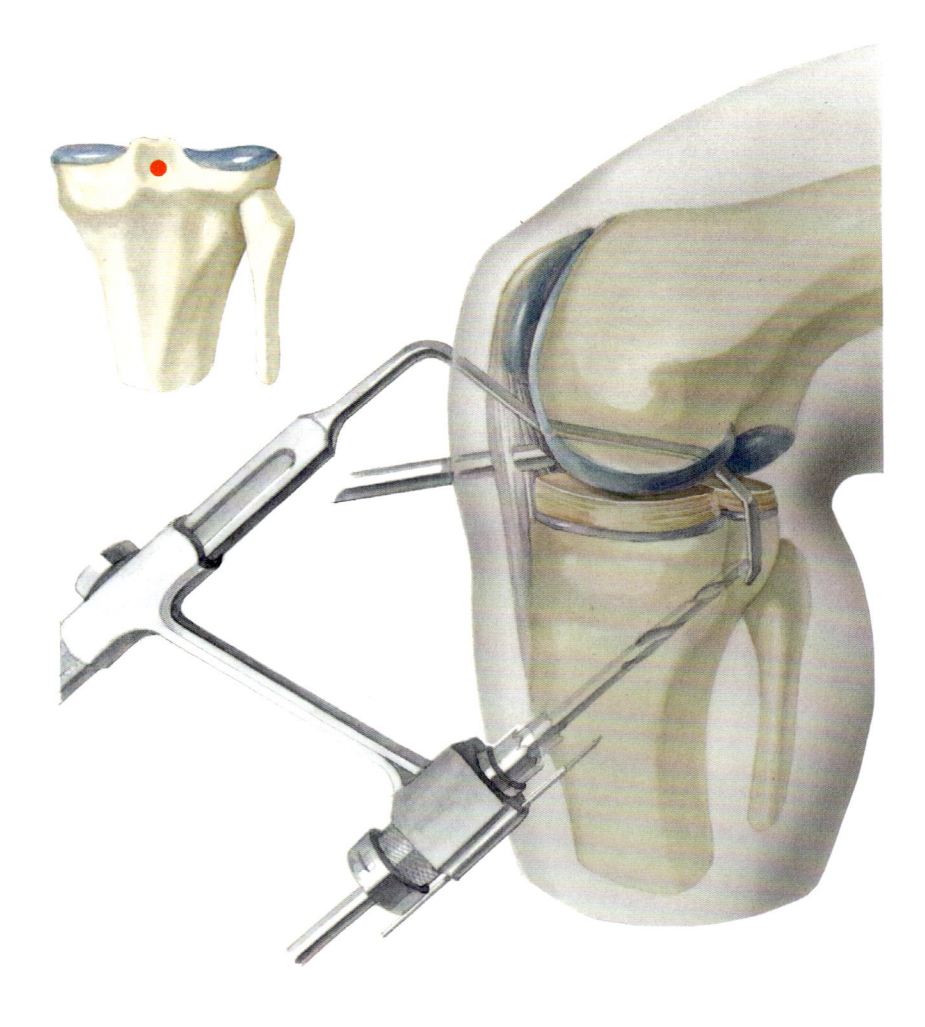

Abb. 122 Anlegen des tibialen Bohrkanales.
Nach längsverlaufender Schnittführung über dem medialen Teil des Schienbeinkopfes wird das tibiale Zielgerät mittels antero-medialen Zugang in die Notch eingebracht und der Zieldorn am isometrischen Punkt ca. 1,5 cm distal der Tibiagelenkfläche dorsalseitig plaziert; der Bohrkanal wird mittels 10-mm-Bohrer aufgeweitet.

Operationsverfahren am hinteren Kreuzband 269

Abb. 123 Anlegen des femoralen Bohrkanales.
Nach längsverlaufender Inzision über der medialen Oberschenkelrolle wird das femorale Zielgerät unter arthroskopischer Kontrolle zum Oberschenkelrollenansatz des hinteren Kreuzbandes eingebracht; der Bohrdraht wird plaziert und mit 10-mm-Bohrer aufgebohrt.

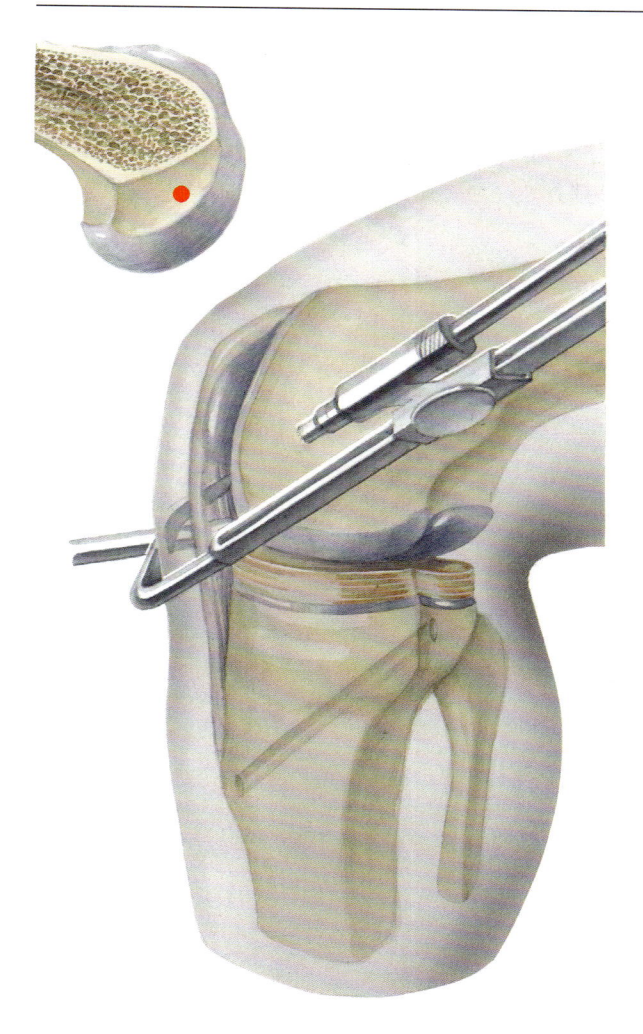

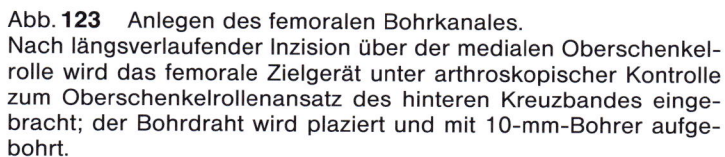

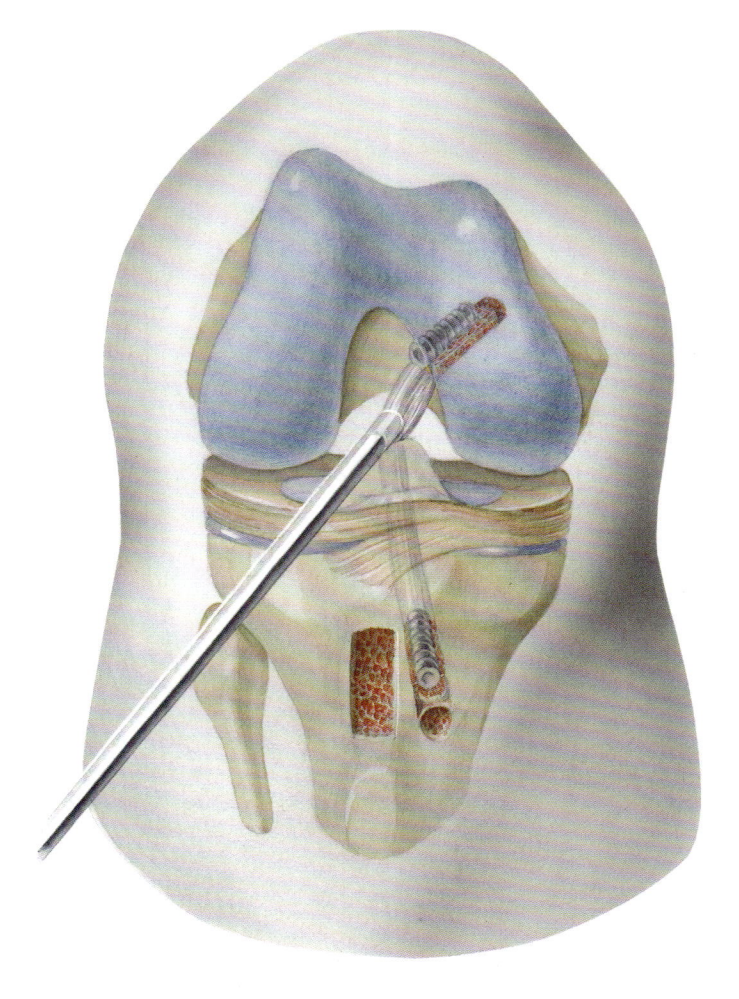

Abb. 124 Transplantatfixation mit Interferenzschrauben.
Das Patellabandtransplantat ist von distal her eingezogen und an korrekter Stelle plaziert, die Fixation erfolgt mittels proximaler und distaler Interferenzschraube in angedeuteter Beugestellung des Gelenkes.

Begleit- und Nachbehandlung

Alle Physiotherapiebemühungen nach vorderen Kreuzbandoperationen sind von der Normalisierung der muskulären Fähigkeiten bestimmt. Diese werden entscheidend durch mental gesteuerte Innervationsdefizite (im Sinne einer evolutionär entwickelten Schonung verletzter Strukturen) dezimiert. Die Operation verstärkt diesen durch Verletzungen eingeleiteten Mechanismus, den es zu korrigieren gilt. Die immer relevante muskuläre Atrophie ist zunächst Folge dieser pathologischen Ansteuerung, nicht so sehr einer Immobilisation.

Dezidierte Nachbehandlungsmaßnahmen müssen dementsprechend der Operation umgehend folgen. In den ersten Tagen werden interkurrente Schwellungszustände im Bereich des operativ behandelten Kniegelenkes sorgfältig therapiert, da sich daraus unter Umständen narbige Retraktionen entwickeln können. Überbelastungen, welche sich in Überwärmung, Schwellung und Schmerzen äußern, müssen vermieden werden. Eine adäquate Schmerztherapie ist besonders innerhalb der ersten postoperativen Tage bedeutsam. Nach Abklingen der normalen posttraumatischen bzw. postoperativen Gelenkschwellung kann innerhalb der ersten 3–4 Tage bereits mit einer Übungsbehandlung begonnen werden. Zuvor ist nur isometrisches Training am Platze. Im Mittelpunkt der anschließenden Physiotherapie stehen koordinative Übungen zum Wiedererlernen der Alltagsbewegungen. Von entscheidender Bedeutung ist das direkte Erreichen der vollen Streckung und die möglichst frühzeitige Aktivierung der Fußsohle im Stand, da sich alle Bewegungsmuster auf diesen beiden Funktionsmerkmalen aufbauen. Streckdefizite entstehen dabei eher durch muskuläre Beugerspastik, als durch interkondyläres Impingement. Mittels Elektrostimulation und aktiven Intentionsübungen wird das muskuläre Defizit zusätzlich aufgefangen. Ein mehrwöchiges Muskeltraining ist zur funktionellen Normalisierung erforderlich; bis zum Erreichen komplizierterer sportartspezifischer Tätigkeiten sind mehrere Monate anzusetzen. Orthesen sind nicht erforderlich. Verbleibende Bewegungsdefizite erfordern unter Umständen eine frühzeitige Rearthroskopie zur Arthrolyse.

Sprunggelenk

Von H. Anetzberger, H. Hempfling und R. Putz

Allgemeines

Ausrüstung und Instrumentarium

Als diagnostisches Arthroskop zur Spiegelung des oberen Sprunggelenkes empfiehlt sich das 5,5-mm-Rundarthroskop. Die in besonderen Situationen notwendige Distraktion kann durch einen internen Distraktor oder durch ein Fixateur-externe-System vorgenommen werden. Zu operativen Maßnahmen bedarf es spezieller Zangen sowie evtl. eines Shaversystems.

Allgemeine Maßnahmen zur Verhinderung der Blutungsneigung

Für arthroskopische Operationen ist die Blutsperre ausreichend.

Operative Strategie

Das obere Sprunggelenk ist ein extrem belastetes Gelenk mit relativ kleinen Gelenkflächen. Schon kleinste Frakturen führen unbehandelt zu Stufenbildungen und – ebenso wie Instabilitäten – zur Arthrose. Daher kommt den rekonstruktiven Maßnahmen am oberen Sprunggelenk eine besondere Bedeutung zu. Arthroskopisch sind resektive Verfahren und rekonstruktive Operationen möglich. Resektive Eingriffe überwiegen bei weitem, insbesondere bei der Gelenkdestruktion, bei primären Arthrosen oder auch posttraumatisch. Rekonstruktionen sind am Lig. talofibulare anterius möglich, aber auch bei der Osteochondrosis dissecans im Sinne der subchondralen Bohrung sowie zur Durchführung der Arthrodese des oberen Sprunggelenkes. Weitere Operationen am oberen Sprunggelenk sind denkbar, aber derzeit noch nicht standardisiert. Das Ziel aller Verfahren ist, entweder krankhafte Veränderungen zu entfernen oder die Gelenkkongruenz wiederherzustellen; dazu gehört auch die Stabilisierung des ligamentären Apparates.

Spezielle Anatomie

Allgemeines

Das obere Sprunggelenk (OSG) und das untere Sprunggelenk (USG) stellen zusammen als eine Art Kardangelenk eine funktionelle Einheit dar, deren Zusammenhalt durch den gemeinsamen Bandapparat und insgesamt 10 über die Gelenke hinwegziehende Muskelsehnen gewährleistet wird. Die besondere Situation der Sprunggelenke besteht darin, daß auf der einen Seite der Fuß fest im Boden verhaftet bleibt, während die bewegte träge Masse des Körpers vor allem unter dynamischen Bedingungen eine beträchtliche Auslenkung erfährt und somit über die unterschiedlich langen Hebelarme hohe Kräfte auf die Verbindung zwischen Fuß und Unterschenkel einwirken. Eine wichtige Rolle spielt dabei der Talus, der als zentrales Schaltstück einer adäquaten Kraftverteilung wesentlicher Garant einer die biologische Leistungsfähigkeit der beteiligten Strukturen nicht überfordernden Belastungsübertragung vom Unterschenkel auf den Fuß anzusehen ist.

Gelenkkörper

Der proximale Gelenkkörper des OSG wird von der aus Tibia und Fibula aufgebauten Malleolengabel gebildet. Den größten Flächenanteil bildet die Facies articularis inferior der Tibia, die rechtwinklig auf die Facies articularis malleoli medialis umbiegt. Der um etwa 1 cm weiter nach distal reichende Malleolus fibulae trägt an seiner Innenseite die Facies articularis malleoli lateralis. Die Facies articularis inferior ist schwach konkav, besitzt aber einen sagittalen stumpfen Knorpelfirst (Abb. 1 u. 24). Der Krümmungsradius dieses Firstes beträgt etwa 24 mm, die Radien der medial und lateral davon verlaufenden Vertiefungen etwa 20 mm. Die größte sagittale Ausdehnung der Facies articularis inferior weist nach Schmidt eine Länge von ca. 28 mm auf. Die vordere Breite beträgt etwa 30 mm, nach hinten zu verringert sich die Breite um einige Millimeter.

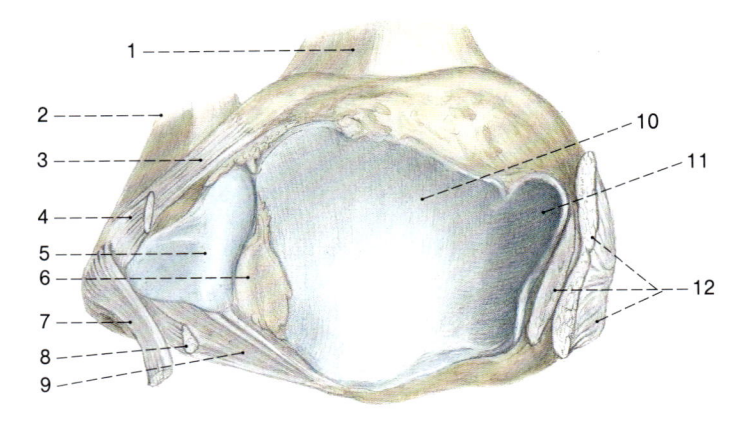

Abb. 1 Oberes Sprunggelenk, Articulatio talocruralis, Ansicht der Malleolengabel von distal.

1 Tibia
2 Fibula
3 Lig. tibiofibulare anterius (vordere Syndesmose)
4 Lig. talofibulare anterius
5 Facies articularis malleoli lateralis
6 Plica synovialis sagittalis
7 Lig. calcaneofibulare
8 Lig. talofibulare posterius
9 Lig. tibiofibulare posterius (hintere Syndesmose)
10 Facies articularis inferior tibiae
11 Facies articularis malleoli medialis
12 Lig. mediale (Lig. deltoideum)

Spezielle Anatomie

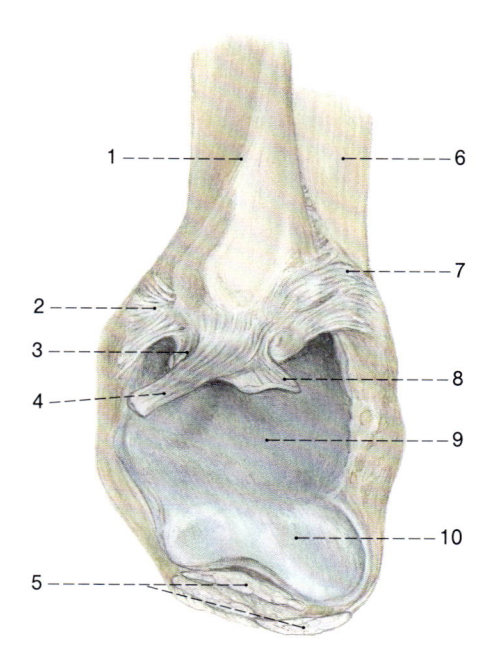

Abb. 2 Oberes Sprunggelenk, Articulatio talocruralis, Ansicht der Malleolengabel von lateral distal.

1 Fibula
2 Lig. tibiofibulare posterius (hintere Syndesmose)
3 Lig. talofibulare posterius
4 Lig. calcaneofibulare
5 Lig. mediale (Lig. deltoideum)
6 Tibia
7 Lig. tibiofibulare anterius (vordere Syndesmose)
8 Lig. talofibulare anterius
9 Facies articularis inferior
10 Facies articularis malleoli medialis

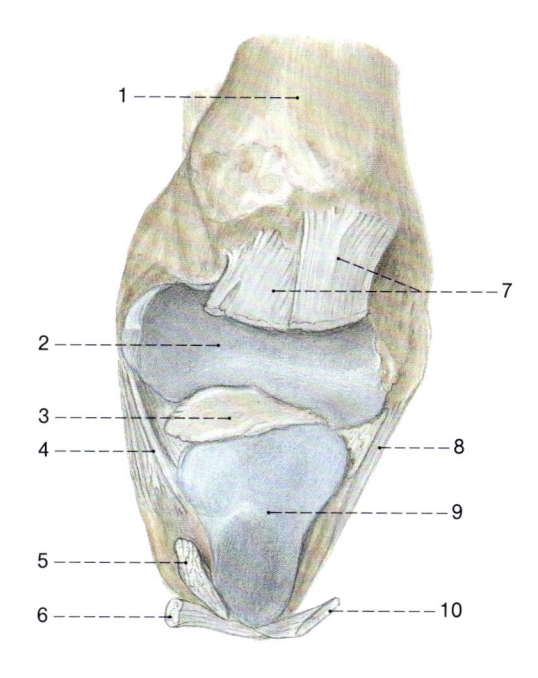

Abb. 3 Oberes Sprunggelenk, Articulatio talocruralis, Ansicht der Malleolengabel von medial distal.

1 Tibia
2 Facies articularis inferior
3 Plica synovialis sagittalis
4 Lig. tibiofibulare anterius (vordere Syndesmose)
5 Lig. calcaneofibulare
6 Lig. talofibulare anterius
7 Lig. mediale (Lig. deltoideum)
8 Lig. tibiofibulare posterius (hintere Syndesmose)
9 Facies articularis malleoli lateralis
10 Lig. talofibulare posterius

Die Facies articularis malleoli medialis ist in einem Winkel von etwa 110° zur Facies articularis inferior eingestellt und ist sagittal ausgerichtet (Abb. 2). Dorsal ist diese Gelenkfläche etwas eingezogen und besitzt eine Ausdehnung von etwa 13 mm (longitudinal) × 24 mm (sagittal).
Die Facies articularis malleoli lateralis ist proximal ebenfalls sagittal ausgerichtet, weicht aber nach distal hin bis zu einem Winkel von etwa 120° zur Facies articularis inferior der Tibia hin ab (Abb. 3). Sie erreicht nicht die Spitze des Malleolus lateralis, sondern ist von dieser durch eine Kerbe getrennt, die in eine dorsal ansteigende Bandfurche ausläuft. Die Gelenkfläche hat eine Ausdehnung von etwa 23 mm (longitudinal) × 18 mm (sagittal).
Die Fibula liegt der Tibia in deren Incisura fibularis an, die aber keine Knorpelbedeckung aufweist.
Die proximale Gelenkfläche des Talus besteht aus der Facies superior und den nach rechts und links abfallenden Facies malleolares (Abb. 4). Die Facies superior weist vorn und bis zu ihrer Mitte hin eine Breite von etwa 30 mm auf, verjüngt sich aber nach hinten auf etwa 21 mm. Dadurch entsteht eine gewisse Keilform, die Auswirkungen auf den Gelenkschluß mit sich bringt. Mit zunehmender Plantarflexion verringert sich die sagittale Führung des Talus, wodurch ein gewisses Gelenkspiel entsteht.
Von der Facies superior biegt annähernd senkrecht die Facies malleolaris lateralis ab, die eine Ausdehnung von etwa 25 mm (longitudinal) × 27 mm (sagittal) besitzt. Die Facies malleolaris medialis ist dagegen in einem stumpfen Winkel gegen die Facies superior eingestellt, ihre Ausdehnung beträgt etwa 14 mm (longitudinal) × 28 mm (sagittal).
Wichtig erscheint darauf hinzuweisen, daß die Facies superior entsprechend der Facies articularis inferior der Tibia eine flache, sagittal ausgerichtete Rinne aufweist. Zu deren Beschreibung wird der „Talusprofilquotient" nach Riede benützt. Beim jüngeren Menschen ist die Rinne tiefer (Profilquotient 0,1), beim älteren Menschen wird sie wesentlich flacher (Profilquotient bis 0,01).
Die Schicht des hyalinen Gelenkknorpels ist im Bereich der Tibia am Übergang der Facies articularis inferior zur Facies malleolaris medialis am dicksten, an der fibularen Gelenkfläche erreicht sie gegen die Spitze hin ihre größte Stärke. Im Bereich der Trochlea tali ist die Knorpelbedeckung entlang der medialen Kante besonders dick und fällt von dort nach lateral ab.

Sprunggelenk

Das USG besteht im Regelfall aus zwei Kammern. Die hinter dem Lig. talocalcaneum interosseum gelegene wird von der Facies articularis calcanea posterior und der Facies articularis talaris posterior gebildet. Vor dem Sinus tarsi liegen die beiden Facies articulares calcaneae media und anterior, die mit den Facies articulares talares media und anterior artikulieren (Abb. 5 u. 6). Der Gelenkspalt dieses Bereiches geht nach vorn in die Articulatio talonavicularis über. Aus dieser Konstellation heraus hat sich für den hinteren Abschnitt dieses Gelenkes der Begriff Articulatio subtalaris und für den vorderen der Begriff Articulatio talocalcaneonavicularis eingeführt.

Die beiden beteiligten Gelenkflächen der Articulatio subtalaris entsprechen jeweils einer zylinderförmigen Krümmung, deren Krümmungsachse in etwa durch die Mitte des Caput tali und des Processus lateralis tuberis calcanei zu denken ist. Die Ausdehnung der Gelenkfläche ist etwa 30 mm (sagittal) × 25 mm (transversal).

Abb. 4 Oberes Sprunggelenk. Ansicht des Talus von proximal.

1 Processus posterior tali, Tuberculum laterale
2 Lig. talofibulare anterius
3 Gelenkkapsel und Lig. talonaviculare
4 Processus posterior tali, Tuberculum mediale
5 Lig. mediale (Lig. deltoideum), Pars tibiotalaris posterior
6 Facies malleolaris medialis
7 Facies superior
8 Facies malleolaris lateralis
9 Trochlea tali
10 Lig. mediale (Lig. deltoideum), Pars tibiotalaris anterior
11 Caput tali, Facies articularis navicularis

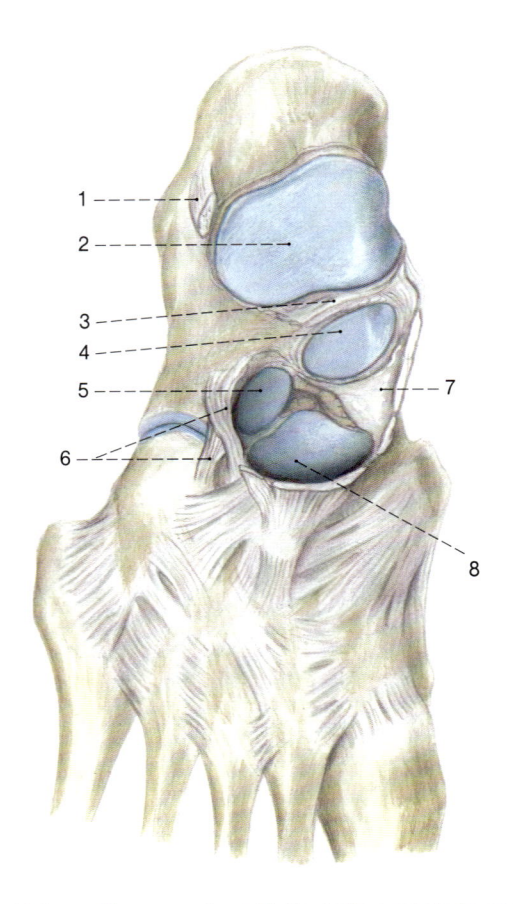

Abb. 5 Unteres Sprunggelenk (Articulatio subtalaris und Articulatio talocalcaneonavicularis), distale Gelenkkörper von proximal.

1 Lig. calcaneofibulare
2 Facies articularis talaris posterior
3 Lig. talocalcaneum interosseum
4 Facies articularis talaris media
5 Facies articularis talaris anterior
6 Lig. bifurcatum
7 Lig. calcaneonaviculare plantare (sog. „Pfannenband")
8 Os naviculare, Facies articularis talaris

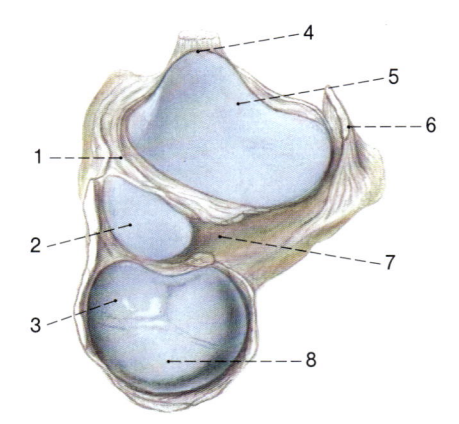

Abb. 6 Unteres Sprunggelenk (Articulatio subtalaris und Articulatio talocalcaneonavicularis), proximale Gelenkkörper von plantar.

1 Lig. talocalcaneum interosseum
2 Facies articularis calcanea media
3 Facies articularis calcanea anterior
4 Processus posterior tali
5 Facies articularis calcanea posterior
6 Lig. calcaneofibulare
7 Collum tali
8 Facies articularis navicularis

Die an der Articulatio talocalcaneonavicularis beteiligten Gelenkflächen von Talus und Calcaneus sind relativ klein und haben jeweils ein Ausmaß von etwa 1 cm². Sie sind in einem flachen Winkel gegeneinander versetzt, die Facies articularis talaris anterior biegt in einem rechten Winkel zur kugelförmigen Gelenkfläche des Caput tali um. Die Facies articularis talaris des Os naviculare hat entsprechend dem Caput tali die Form einer Hohlkugel. Die Ausdehnung dieses Gelenkbereiches beträgt etwa 25 mm (longitudinal) × 35 mm (transversal).

Gelenkfunktion

Beide Sprunggelenke zusammen stellen eine Art Kardangelenk dar. Eine isolierte Bewegung in der Sagittalebene findet großteils im OSG statt, und zwar um eine Achse, die durch die Spitze des Malleolus medialis und durch das Zentrum des Malleolus lateralis und damit durch den Krümmungsmittelpunkt der Trochlea tali zieht. Ihr Umfang wird mit 20° für die Dorsalflexion (Extension) und 45° für die Plantarflexion (Flexion) angegeben. Mit zunehmender Plantarflexion ist im OSG allerdings wegen der keilförmigen Einstellung der beiden sagittalen Gelenkflächen eine gewisse Verkantung möglich, die sich als Ab- und Adduktion auswirkt und beim Abrollen des Fußes unter dynamischen Bedingungen eine wesentlich günstigere Druckübertragung im Gelenk ermöglicht.

Die Hauptbewegung des USG ist eine Drehbewegung um eine Achse, die in etwa durch das Zentrum des Caput tali und den Processus lateralis des Tuber calcanei verläuft. In der Nullstellung des OSG ist damit eine Pronation von etwa 40° möglich und eine Supination von etwa 20°. In Plantarflexion des OSG wird daraus – bezogen auf die Längsachse des Unterschenkels – eine Ad- bzw. eine Abduktion.

Bandapparat

Tibiofibulare Verbindung

Tibia und Fibula werden durch einen komplexen Bandapparat aneinander fixiert (Abb. 1, 7, 9 u. 10). Die nach distal steiler werdenden Faserbündel der Membrana interossea ziehen von der Tibia proximal zur Fibula distal. Im distalen Berührungsbereich von Tibia und Fibula befindet sich kein Fasermaterial, sondern nur mehr lockeres Binde- und Fettgewebe, von dem aus eine sagittal eingestellte Plica synovialis in den Gelenkraum vorragt. Häufig findet man einen Spalt, der bis zu 1 cm tief in den Bereich der Kontaktzone vordringen kann. Vorn und hinten sind Tibia und Fibula durch die beiden Ligg. tibiofibularia anterius und posterius verbunden. Beide Bänder haben eine Ausrichtung von ca. 45° zur Transversalachse. Sie setzen damit – allerdings etwas flacher – die Zugrichtung der Membrana interossea fort.

Abb. 7   Bänder des Rück- und des Mittelfußes, Ansicht von vorn.

1 Lig. tibiofibulare anterius
2 Lig. talofibulare anterius
3 Lig. calcaneofibulare
4 Lig. talocalcaneum laterale
5 Lig. calcaneonaviculare ⎫ Lig. bi-
6 Lig. calcaneocuboideum ⎭ furcatum
7 Lig. cuneocuboideum
8 Ligg. tarsometatarsalia dorsalia
9 Lig. mediale (Lig. deltoideum), Pars tibionavicularis
10 Lig. talonaviculare
11 Ligg. cuneonavicularia dorsalia
12 Ligg. intercuneiformia dorsalia
13 Ligg. metatarsalia dorsalia

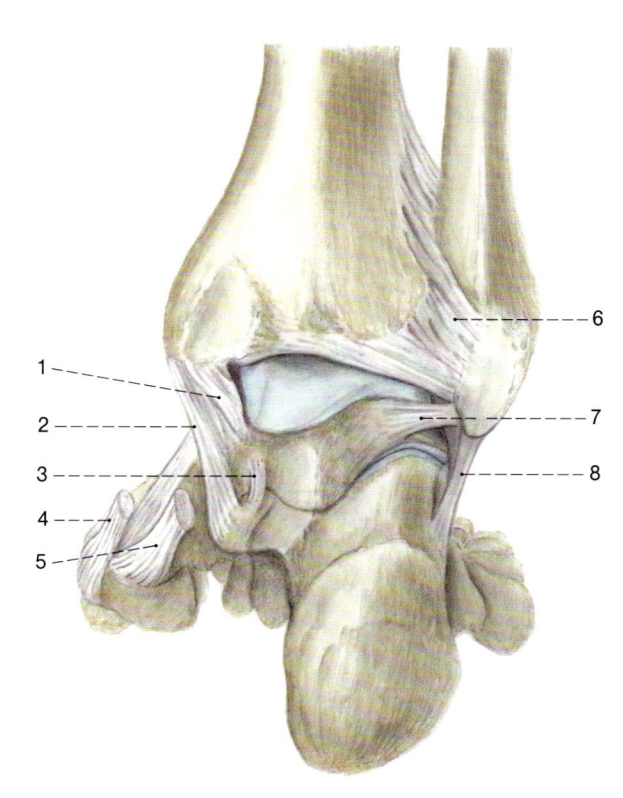

Abb. 8   Bänder des Fußes, Ansicht von hinten.

1 Lig. mediale (Lig. deltoideum), Pars tibiotalaris posterior
2 Lig. mediale (Lig. deltoideum), Pars tibiocalcanea
3 Lig. talocalcaneum mediale
4 M. tibialis anterior, Tendo
5 M. tibialis posterior, Tendo
6 Lig. tibiofibulare posterius
7 Lig. talofibulare posterius
8 Lig. calcaneofibulare

Nach Schmidt erreicht das vordere Band eine Dicke von etwa 4 mm. Das hintere Band erreicht Werte von etwa 6,3 mm und besteht immer aus zwei Anteilen. Der oberflächliche Anteil wird durch einen schmalen Recessus von dem tiefen abgerundeten, dicken Anteil getrennt.

Mediale Bänder

Eine breite Verbindung des Malleolus medialis zum Calcaneus stellt das Retinaculum mm. flexorum (auch Lig. laciniatum) dar, dem schon aufgrund seiner flächenhaften Ausdehnung und des günstigen Hebelarmes eine beträchtliche mechanische Bedeutung zukommt. Direkt dem Knochen anliegend ist in der Tiefe das Lig. mediale (Lig. deltoideum) etwa trapezförmig ausgebreitet (Abb. 9). Es umgreift die gesamte Spitze des Malleolus medialis und entspringt auch tangential von dessen medialer Oberfläche. Vom Lig. mediale läßt sich einerseits eine oberflächliche von einer tiefen Schicht unterscheiden, andererseits sind in sagittaler Ausrichtung vier Anteile zu unterscheiden. Die Pars tibionavicularis und die Pars tibiotalaris anterior entspringen von der Vorderkante und von der Spitze des Malleolus medialis und ziehen breit divergierend entlang des Collum tali bis unter die mediale Facette der Trochlea tali. Ihr hinterer Anteil wird von der Pars tibiocalcanea überlagert, die bis zur Oberkante des Sustentaculum tali zieht. Etwas versetzt liegt am tiefsten die Pars tibiotalaris posterior, die von der Hinterkante des Malleolus medialis zum Tuberculum mediale des Processus posterior tali verläuft. Zwischen dem oberflächlichen und dem tiefen Teil des Lig. mediale besteht eine flache Lücke, die mit Bindegewebe und Blutgefäßen gefüllt ist.

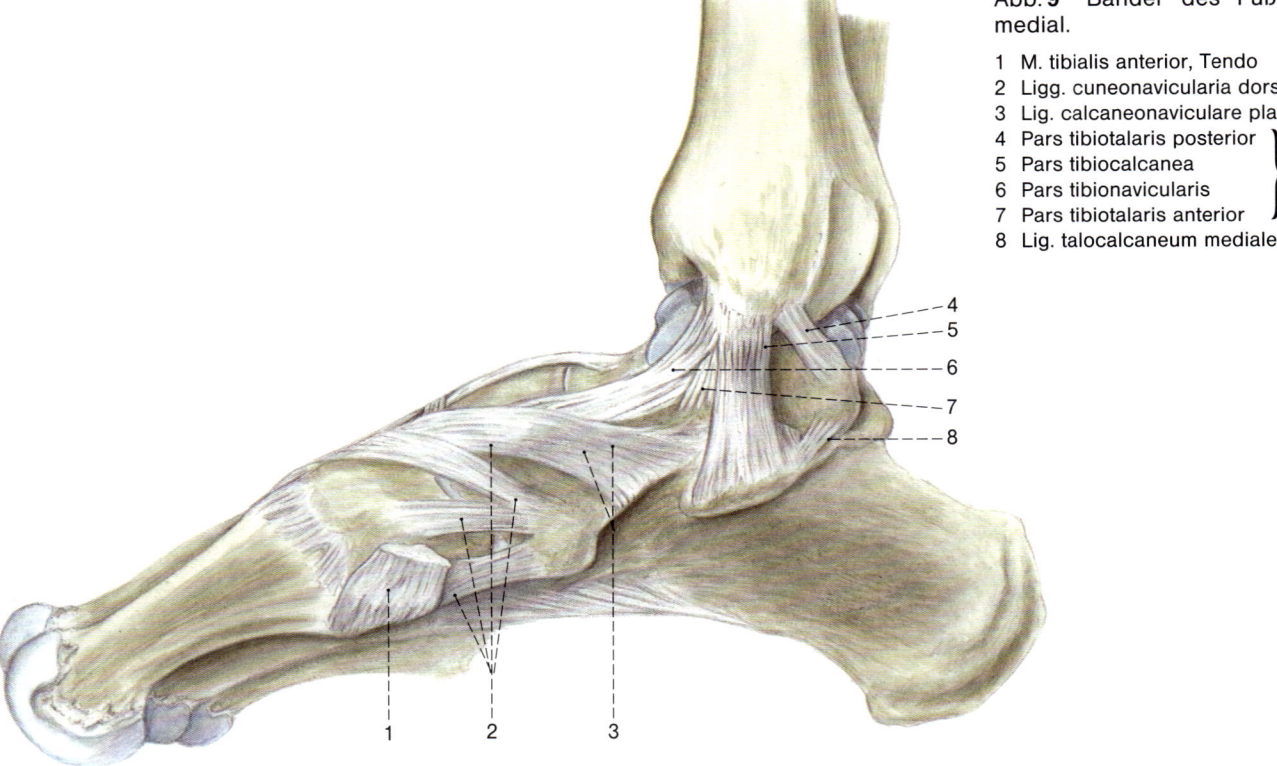

Abb. 9 Bänder des Fußes, Ansicht von medial.

1 M. tibialis anterior, Tendo
2 Ligg. cuneonavicularia dorsalia et plantaria
3 Lig. calcaneonaviculare plantare
4 Pars tibiotalaris posterior ⎫
5 Pars tibiocalcanea   ⎬ Lig. mediale
6 Pars tibionavicularis   ⎪ (Lig. deltoideum)
7 Pars tibiotalaris anterior   ⎭
8 Lig. talocalcaneum mediale

Spezielle Anatomie

Laterale Bänder

Der laterale Bandapparat wird in drei Anteile gegliedert (Abb. 10). Innerhalb des Vorderrandes der Spitze des Malleolus lateralis entspringt das Lig. talofibulare anterius, das leicht deszendierend zum proximalen Teil des Talushalses zieht. Das Lig. calcaneofibulare entspringt exakt am Unterrand der Spitze des Malleolus, läßt aber dessen Spitze frei.

Es fällt schräg nach hinten und unten zur Außenfläche des Calcaneus ab bis etwa 1 cm hinter die Trochlea fibularis/peronealis. Das Lig. talofibulare posterius wiederum ist nahezu in der Transversalebene ausgerichtet. Es entspringt nahe der Spitze des Malleolus in einer Rinne zwischen diesem und dem Hinterrand der Gelenkfläche und zieht zum Tuberculum laterale des Processus posterior tali.

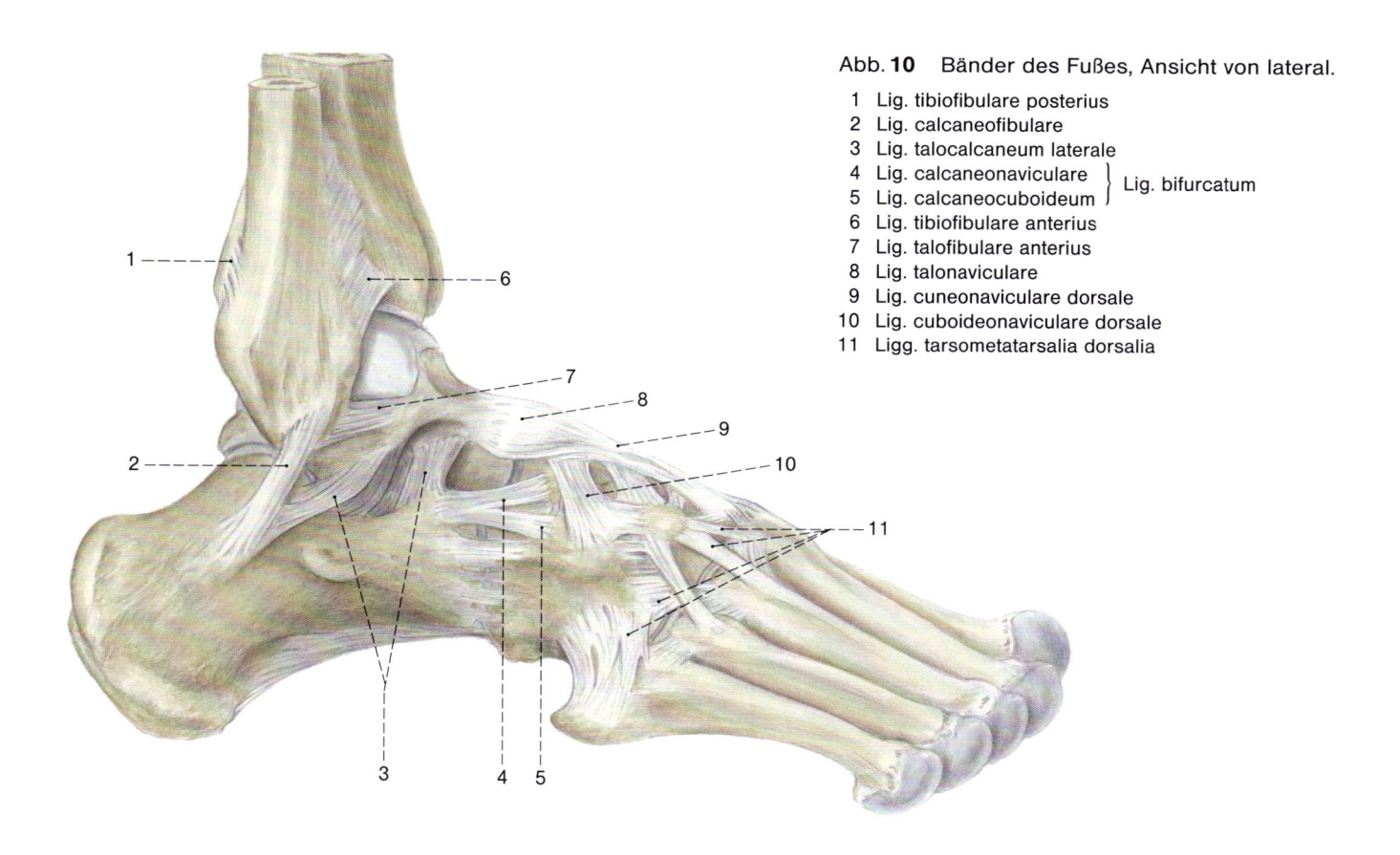

Abb. 10 Bänder des Fußes, Ansicht von lateral.

1 Lig. tibiofibulare posterius
2 Lig. calcaneofibulare
3 Lig. talocalcaneum laterale
4 Lig. calcaneonaviculare ⎫ Lig. bifurcatum
5 Lig. calcaneocuboideum ⎭
6 Lig. tibiofibulare anterius
7 Lig. talofibulare anterius
8 Lig. talonaviculare
9 Lig. cuneonaviculare dorsale
10 Lig. cuboideonaviculare dorsale
11 Ligg. tarsometatarsalia dorsalia

Faszien

Im Bereich der Sprunggelenke und der hinteren Fußwurzel ist die Fascia dorsalis pedis durch das Retinaculum musculorum extensorum inferius verstärkt, das X-förmig die Extensoren bzw. deren Sehnenscheiden eng an das Skelett fixiert. Häufig fehlt allerdings der laterale obere Schenkel des X, so daß eine ≺-Form entsteht. Die Anheftungspunkte sind lateral der Talushals, über den hinwegziehend es in das Retinaculum mm. fibularium/peroneorum inferius übergeht, medial der Malleolus medialis und das Os naviculare.

Auf der medialen Seite des Fußes überbrückt das auch als Lig. laciniatum bezeichnete Retinaculum mm. flexorum die Rinne zwischen Malleolus medialis und Calcaneus. Der dadurch begrenzte Raum wird auch als Tarsaltunnel bezeichnet.

Die entsprechende Rinne auf der lateralen Seite des Fußes wird von zwei Faszienstreifen bedeckt, die über die beiden Mm. fibulares/peronei hinwegziehen. Proximal verbindet das Retinaculum mm. fibularium/peroneorum superius die Außenfläche des Malleolus lateralis mit dem oberen Anteil der Außenkante des Tuber calcanei, das Retinaculum mm. fibularium/peroneorum inferius liegt ca. 2 cm distal davon und geht in das Retinaculum mm. extensorum inferius über.

Funktion der Bänder

Die komplexe Anordnung des Bandapparates der beiden Sprunggelenke spiegelt die außerordentlich vielseitige Beanspruchung dieses Gelenkbereiches wider. Je nach Einstellung des Fußes in Varus- oder Valgusstellung wird eher der mediale oder der laterale Bandapparat beansprucht. Im Normalfall zeigt der Fuß im Laufe seiner Abrollbewegung eine leichte Valgusabknickung, so daß die in diesem Gelenkbereich auftretende Zugbeanspruchung vornehmlich vom Lig. mediale aufgenommen wird. In der Endphase der Plantarflexion werden die vorderen Bänder, in der Endphase der Dorsalflexion die hinteren Bänder gespannt.

Gelenkkapseln

Die Gelenkkapsel des OSG ist ein in der Mitte, vorn und hinten schlaffer, an beiden Seiten aber strafferer Schlauch, der die Malleolengabel umsäumt, die Spitzen der Knöchel selbst jedoch freiläßt (Abb. 11–14). An der Vorderkante der Tibia rückt die Anheftungszone der Gelenkkapsel einige Millimeter von der Knorpel-Knochen-Grenze nach proximal. Distal ist die Gelenkkapsel mit Ausnahme des Collum tali, wo sie etwa 10 mm weit nach distal rückt, an der Knochen-Knorpel-Grenze befestigt. Charakteristischerweise liegen einander die beiden Anteile der Gelenkkapsel des OSG, die Membrana fibrosa und die Membrana synovialis, im vorderen und im hinteren Umfang des Gelenkes nicht an, sondern sind durch eine einige Millimeter dicke Fett- und Bindegewebsschicht getrennt (s. Abb. 17 u. 18).

Abb. 11 Anheftung der Gelenkkapsel (grüne Linien) des oberen Sprunggelenkes, Ansicht von vorn, kapselverstärkende Bänder grün.

1 Lig. tibiofibulare anterius (vordere Syndesmose)
2 Lig. talofibulare anterius
3 Lig. mediale (Lig. deltoideum), Pars tibiotalaris anterior

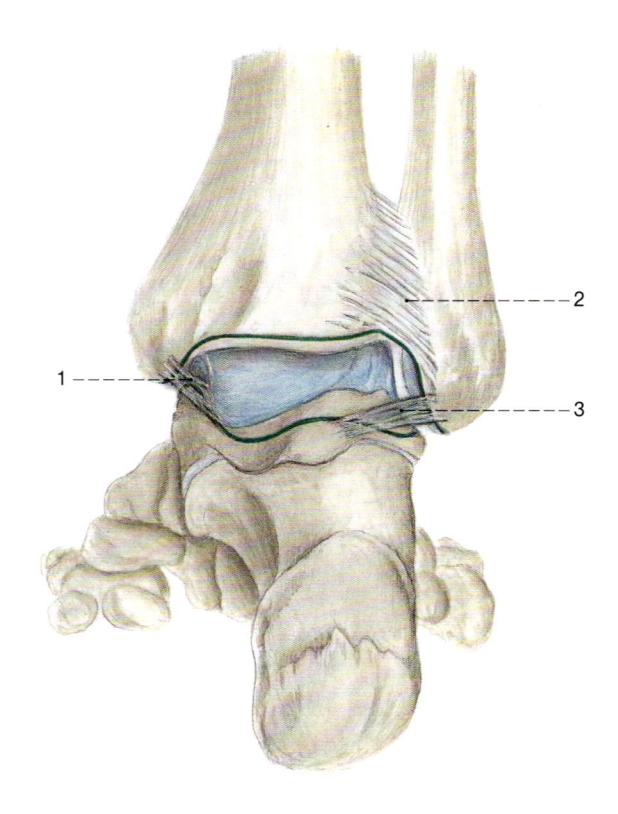

Abb. 12 Anheftung der Gelenkkapsel (grüne Linien) des oberen Sprunggelenkes, Ansicht von hinten, kapselverstärkende Bänder grün.

1 Lig. mediale (Lig. deltoideum), Pars tibiotalaris posterior
2 Lig. talofibulare posterius
3 Lig. tibiofibulare posterius (hintere Syndesmose)

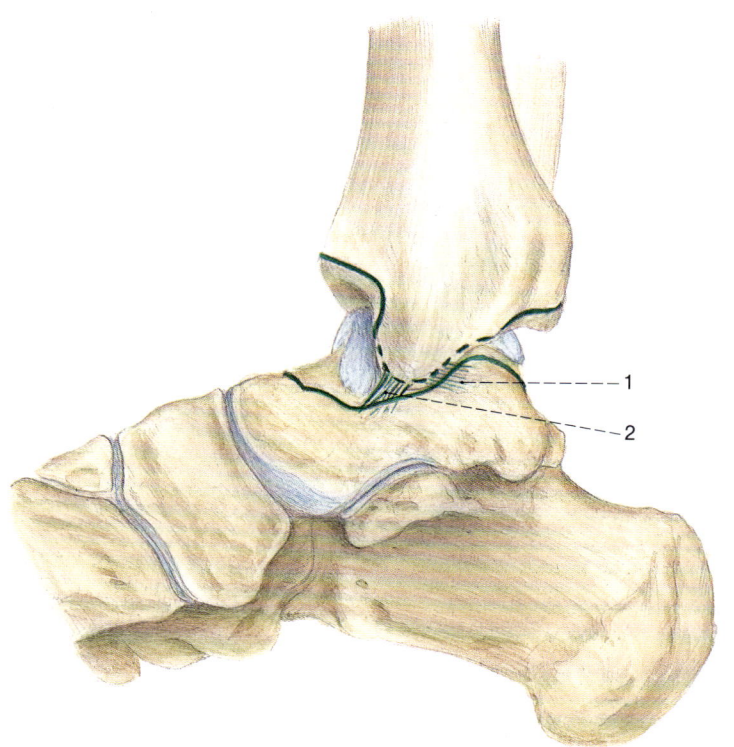

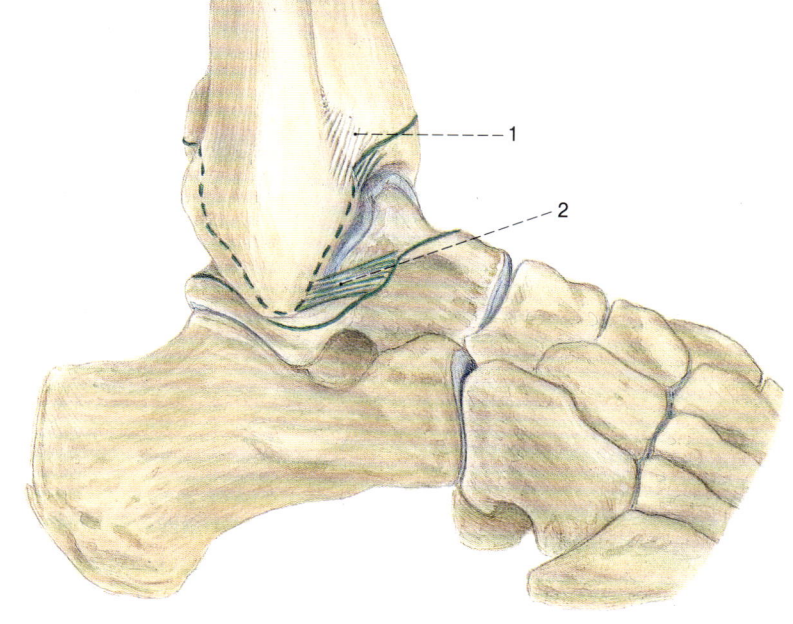

Abb. 13 Anheftung der Gelenkkapsel (grüne Linien) des oberen Sprunggelenkes, Ansicht von medial, kapselverstärkende Bänder grün.

1 Lig. mediale (Lig. deltoideum), Pars tibiotalaris posterior
2 Lig. mediale (Lig. deltoideum), Pars tibiotalaris anterior

Abb. 14 Anheftung der Gelenkkapsel (grüne Linien) des oberen Sprunggelenkes, Ansicht von lateral, kapselverstärkende Bänder grün.

1 Lig. tibiofibulare anterius (vordere Syndesmose)
2 Lig. talofibulare anterius

Die beiden Gelenke des USG werden dicht von der Gelenkkapsel umsäumt.

Intraartikuläre Anatomie (allgemein)

Gelenkspalte und Recessus

Der Gelenkspalt des OSG zeigt vielfältige Aussackungen (Abb. 15 u. 16). Nach vorn und nach hinten ist ein Reserveraum für die Plantar- bzw. Dorsalflexion von etwa 0,5–1 cm Tiefe ausgebildet. Von dort aus ragen einzelne Taschen nach proximal und distal, der Recessus tibiofibularis ist mit einer sagittalen Ausdehnung von etwa 20 mm am bedeutendsten. Einzelne fingerförmige Aussackungen finden sich auch hinten, sie werden als hintere Taschen bezeichnet. Nicht so selten haben sie Verbindung zu den einzelnen Sehnenscheiden.

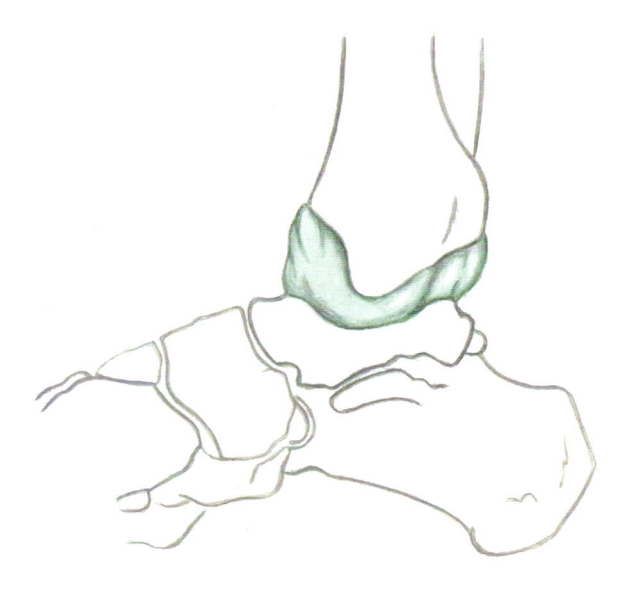

Abb. 15 Ausdehnung der Gelenkkapsel, Ansicht von medial.

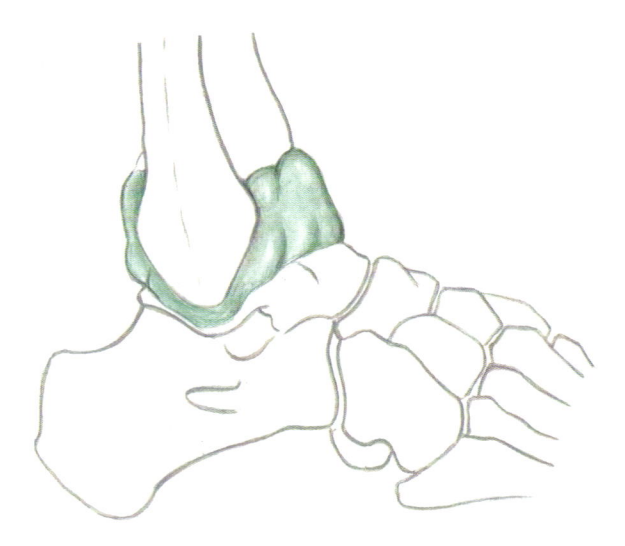

Abb. 16 Ausdehnung der Gelenkkapsel, Ansicht von lateral.

Im Bereich des USG finden sich keine nennenswerten Recessus.

Innenrelief der Gelenkkapseln

Bei der Aufdehnung des Gelenkspaltes stellen sich nur die der Kapsel anliegenden Bänder dar (Abb. 17–20). Beim Zugang von vorn medial sind daher nur die Ligg. talofibulare anterius und posterius als Vorwölbungen der Membrana synovialis zu sehen, während das Lig. calcaneofibulare wegen seiner größeren Entfernung von der Kapsel nicht zur Darstellung kommt. Auf der medialen Seite ist die Pars tibionavicularis des Lig. mediale durch ihre scharfe Vorderkante abzugrenzen. Die Pars tibiotalaris anterior schließt als breite, feste Platte daran an, deren Hinterrand von der Pars tibiotalaris posterior gebildet wird. Die Pars tibiocalcanea dagegen ist von der artikulären Seite her nicht darzustellen. Sie bildet, durch lockeres Bindegewebe von den übrigen Bändern der medialen Seite des OSG getrennt, die oberflächliche Schicht.

Spezielle Anatomie 283

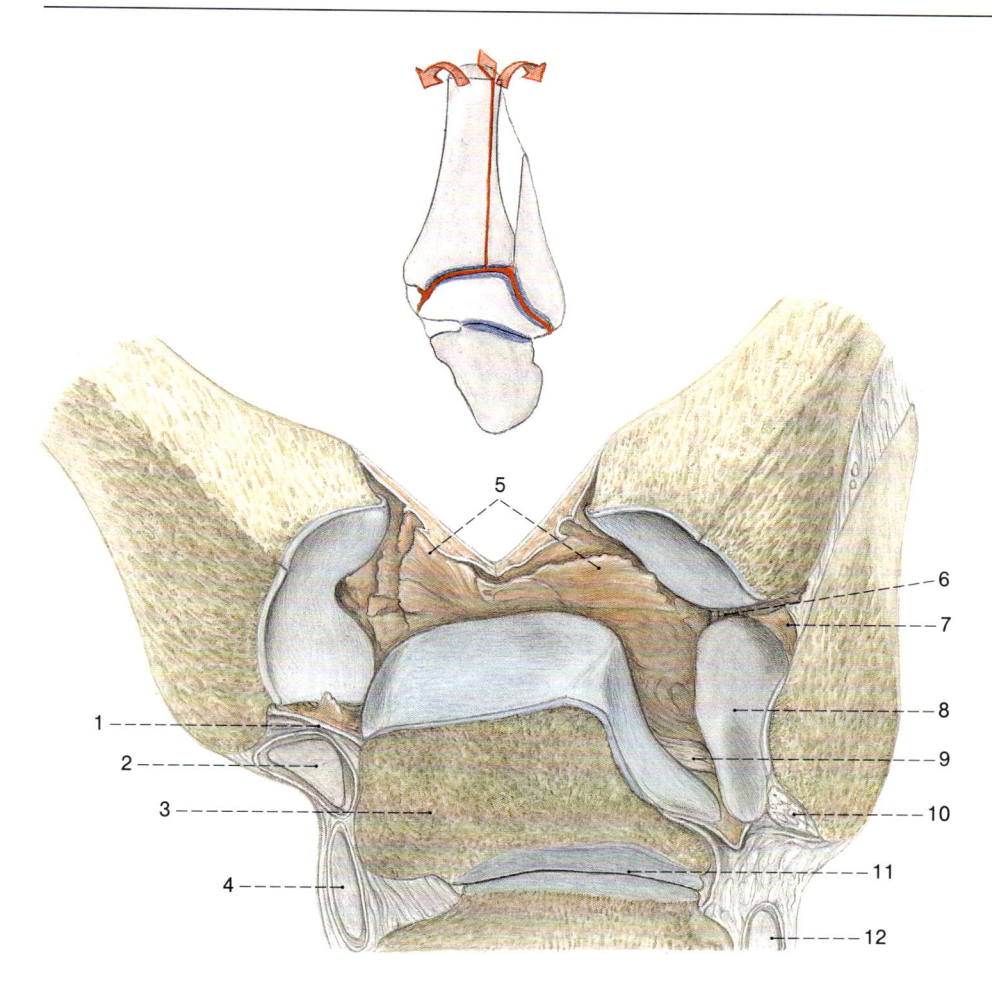

Abb. 17 Vorderer Gelenkbinnenraum des oberen Sprunggelenkes, Ansicht von hinten, zur besseren Einsicht Tibia sagittal gespalten (Insert).

1 Lig. mediale (Lig. deltoideum), Pars tibiotalaris anterior
2 M. tibialis posterior, Tendo
3 Talus
4 M. flexor digitorum longus, Tendo
5 Plica synovialis anterior
6 Lig. tibiofibulare anterius (vordere Syndesmose)
7 Plica synovialis sagittalis
8 Facies articularis malleoli lateralis
9 Lig. talofibulare anterius
10 Lig. talofibulare posterius
11 Articulatio subtalaris
12 M. fibularis/peroneus brevis, Tendo

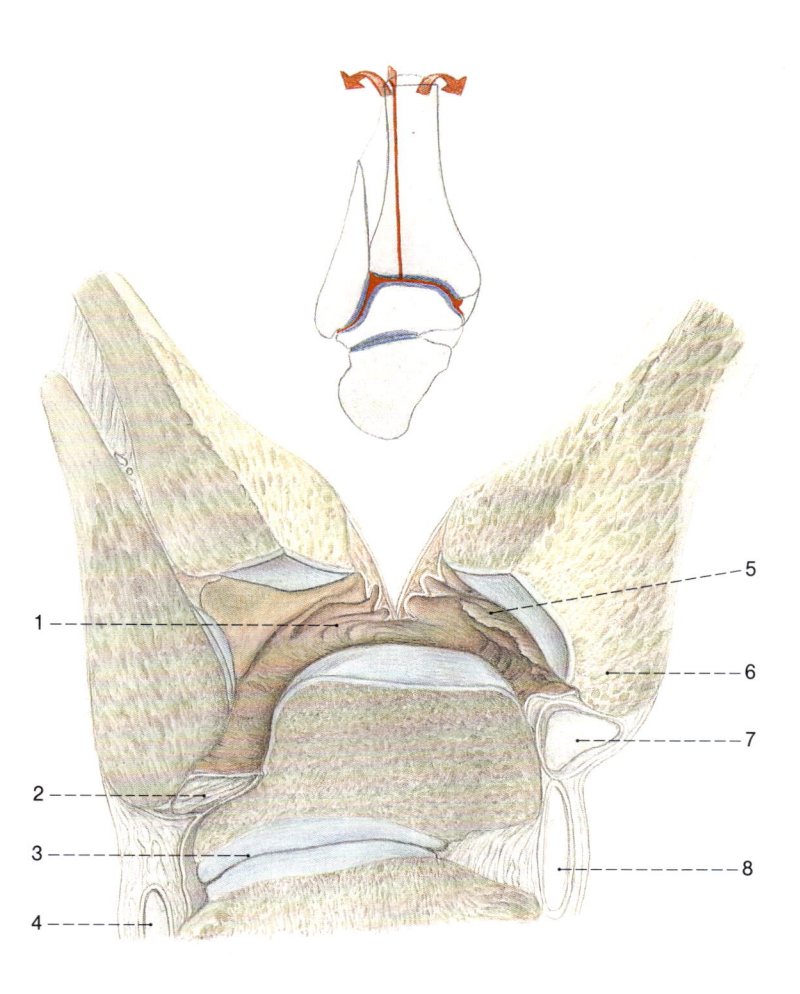

Abb. 18 Hinterer Gelenkbinnenraum des oberen Sprunggelenkes, Ansicht von vorn, zur besseren Einsicht Tibia sagittal gespalten (Insert).

1 Plica synovialis posterior
2 Lig. talofibulare posterius
3 Articulatio subtalaris
4 M. fibularis/peroneus brevis, Tendo
5 Plica synovialis dorsomedialis
6 Malleolus medialis
7 M. tibialis posterior, Tendo
8 M. flexor digitorum longus, Tendo

Sprunggelenk

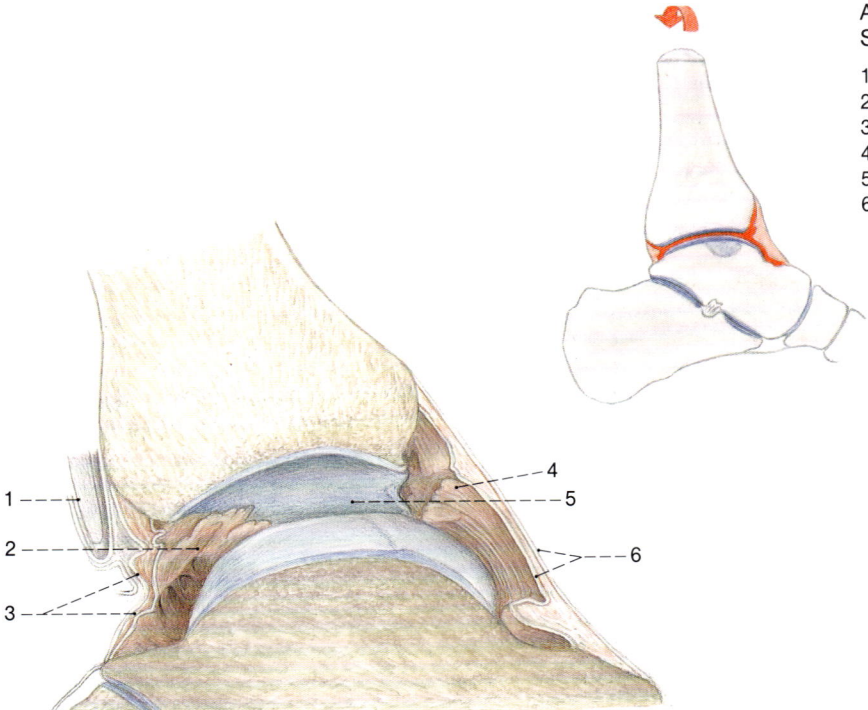

Abb. 19 Medialer Gelenkbinnenraum des oberen Sprunggelenkes, Ansicht von lateral.

1. M. flexor hallucis longus, Tendo
2. Plica synovialis posterior
3. Schnittrand der hinteren Gelenkkapsel
4. Plica synovialis anterior
5. Facies articularis malleoli medialis
6. Schnittrand der vorderen Gelenkkapsel

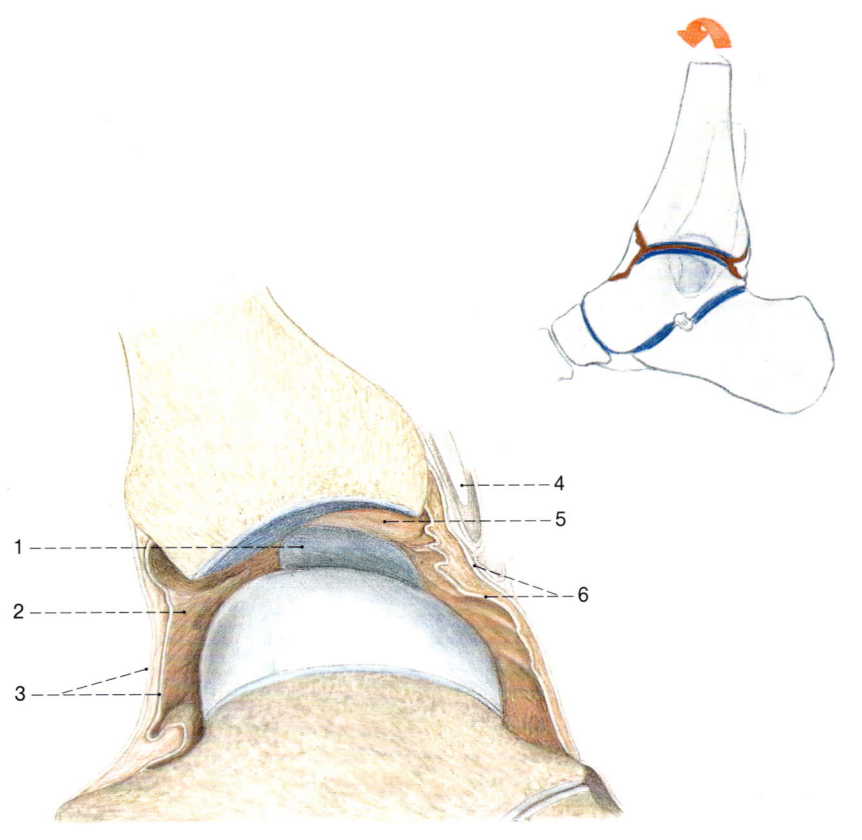

Abb. 20 Lateraler Gelenkbinnenraum des oberen Sprunggelenkes, Ansicht von medial.

1. Facies articularis malleoli lateralis
2. Plica synovialis anterior
3. Schnittrand der vorderen Gelenkkapsel
4. M. flexor hallucis longus, Tendo
5. Plica synovialis posterior
6. Schnittrand der hinteren Gelenkkapsel

Dem Arthroskopiker imponieren besonders die manchmal recht mächtigen synovialen Falten des OSG. Konstant ist die sagittale Falte, die den Recessus zwischen Incisura fibularis der Tibia und der Fibula bis auf einen schmalen Spalt ausfüllt (s. Abb. 1 u. 24). Den vorderen Abschluß des Gelenkspaltes bildet eine quere vordere Falte (s. Abb. 17–20), von der aus gelegentlich einige kleinere septenartige Stege senkrecht nach oben ziehen. Weitere Vorstülpungen der Membrana synovialis finden sich dorsal bzw. dorsomedial und lateral (s. Abb. 15 u. 16).

Aktiver Bewegungsapparat

Muskeln

Über die Sprunggelenke verlaufen Muskeln, deren Bäuche am Unterschenkel liegen und deren Sehnen unterschiedlich weit auf den Fuß ziehen. Auf der Ventralseite betrifft dies von medial nach lateral den M. tibialis anterior, den M. extensor hallucis longus und den M. extensor digitorum longus. Alle drei Muskeln ziehen unter dem Retinaculum mm. extensorum hindurch und besitzen dort ausgedehnte Sehnenscheiden. Der M. tibialis anterior inseriert an der medialen Fläche des Os naviculare und an der Basis des Os metatarsale I. Die beiden langen Zehenextensoren ziehen jeweils zu den dorsalen Kanten der Endphalangen.

Auf der dorsalen Seite des Malleolus medialis verlaufen der M. tibialis posterior, der M. flexor hallucis longus und der M. flexor digitorum longus. Auch diese drei Muskeln besitzen ausgedehnte Sehnenscheiden, vor allem in dem Bereich, wo sie zwischen Lig. mediale in der Tiefe und Lig. laciniatum oberflächlich eingezwängt sind. Am weitesten vorn liegt der M. tibialis posterior, der zur Tuberositas ossis navicularis zieht und zur Innenseite der Ossa cuneiformia ausstrahlt. Er wird noch proximal des Malleolus medialis vom M. flexor digitorum longus überkreuzt (Chiasma crurale), der im proximalen Drittel der Fußsohle auch über den M. flexor hallucis longus hinwegzieht (Chiasma plantare). Unterhalb des Sustentaculum tali liegt der M. flexor hallucis longus im entsprechenden Sulcus am tiefsten. Die beiden langen Zehenbeuger inserieren an den plantaren Kanten der jeweiligen Endphalangen.

Hinter dem Malleolus lateralis ziehen die Mm. fibulares/peronei longus und brevis. Ihre Sehnen sind hier von den Retinacula mm. fibularium/peroneorum bedeckt und besitzen Sehnenscheiden. Die des M. fibularis/peroneus longus begleitet dessen Sehne entlang des Calcaneus durch den Sulcus tendinis m. fibularis longi am Os cuboideum unter dem Lig. plantare longum hindurch bis zur plantaren Fläche der Basis des Os metatarsale I. Der M. fibularis/peroneus brevis verbleibt am lateralen Fußrand und inseriert an der Tuberositas ossis metatarsalis V.

Sehnenscheiden

Am Fuß sind vier Gruppen von Sehnenscheiden zu definieren (Abb. 21–23). Im Bereich des Tarsus finden sich eine vordere, eine mediale und eine laterale Gruppe, an den Zehen sind plantare Sehnenscheiden ausgebildet. Die vorderen tarsalen Sehnenscheiden, die getrennt voneinander die

Mm. tibialis anterior, extensor hallucis longus und extensor digitorum longus umhüllen, beginnen bereits am Unterschenkel wenige Zentimeter oberhalb des OSG und ziehen unter den Retinacula mm. extensorum superius und inferius unterschiedlich weit auf den Mittelfuß. Am weitesten nach distal bis auf Höhe des Köpfchens des ersten Mittelfußknochens wird die Sehne des M. extensor hallucis longus begleitet. Die Sehnenscheide des M. extensor digitorum longus verbreitert sich entsprechend der Divergenz der Einzelsehnen zum 2. bis zum 5. Zehenstrahl und zieht mit diesen bis auf Höhe der Tarsometatarsalgelenke. Die Sehnenscheide des M. tibialis anterior schließlich reicht nur bis zum Os naviculare.

Die medialen Sehnenscheiden liegen getrennt voneinander in Sehnenscheidenfächern, die durch fibröse Stege ge-

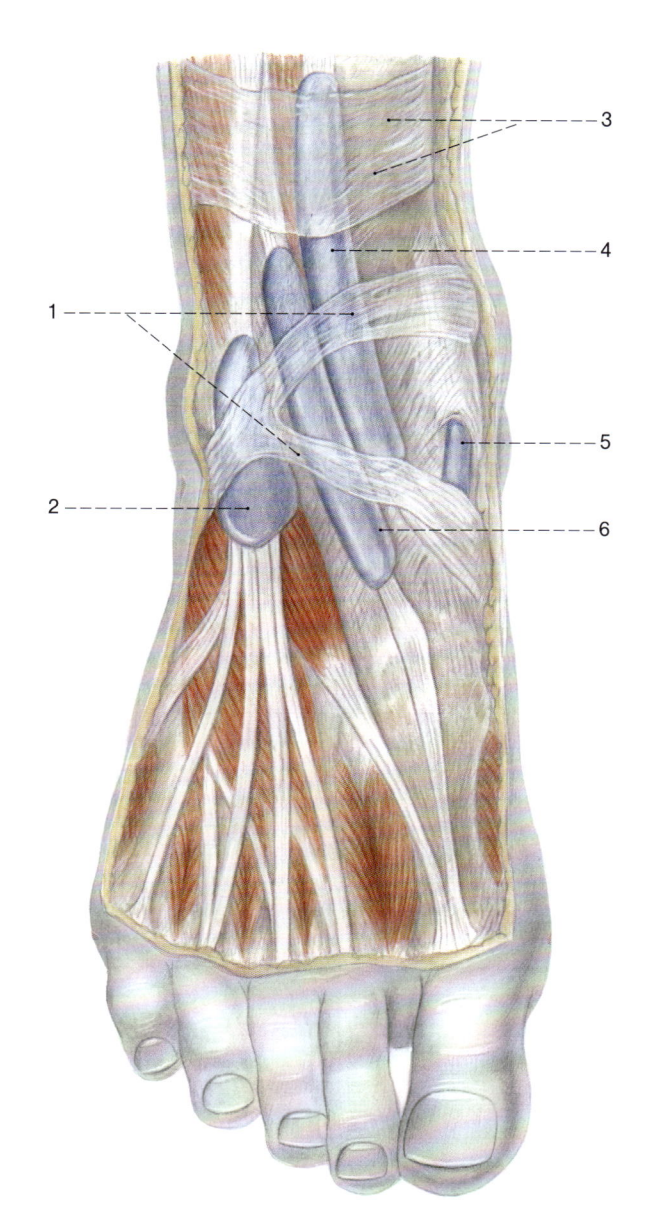

Abb. 21 Sehnenscheiden des Fußes, Ansicht von vorn.

1 Retinaculum mm. extensorum inferius
2 Vagina tendinum m. extensoris digitorum pedis longi
3 Retinaculum mm. extensorum superius
4 Vagina tendinis m. tibialis anterioris
5 Vagina tendinis m. tibialis posterioris
6 Vagina tendinis m. extensoris hallucis longi

Sprunggelenk

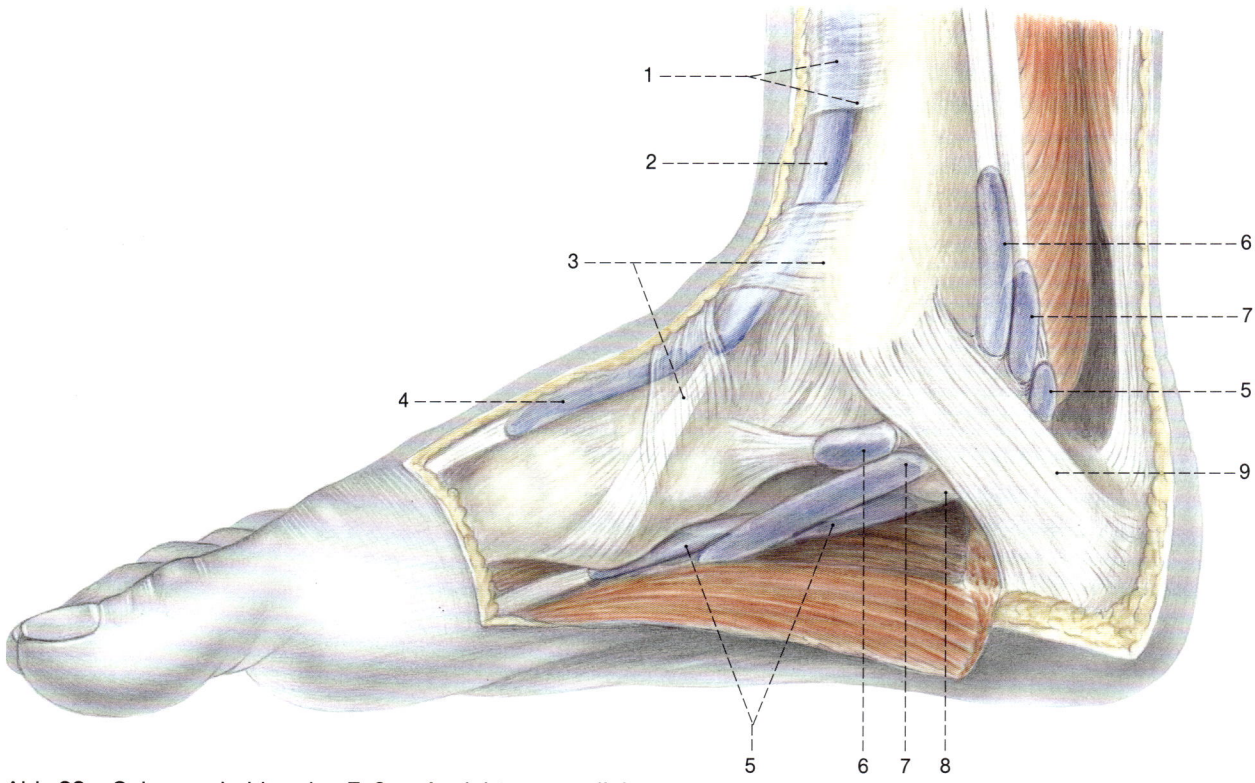

Abb. 22 Sehnenscheiden des Fußes, Ansicht von medial.

1 Retinaculum mm. extensorum superius
2 Vagina tendinis m. tibialis anterioris
3 Retinaculum mm. extensorum inferius
4 Vagina tendinis m. extensoris hallucis longi
5 Vagina tendinis m. flexoris hallucis longi
6 Vagina tendinis m. tibialis posterioris
7 Vagina tendinis m. flexoris digitorum pedis longi
8 Sustentaculum tali
9 Retinaculum mm. flexorum

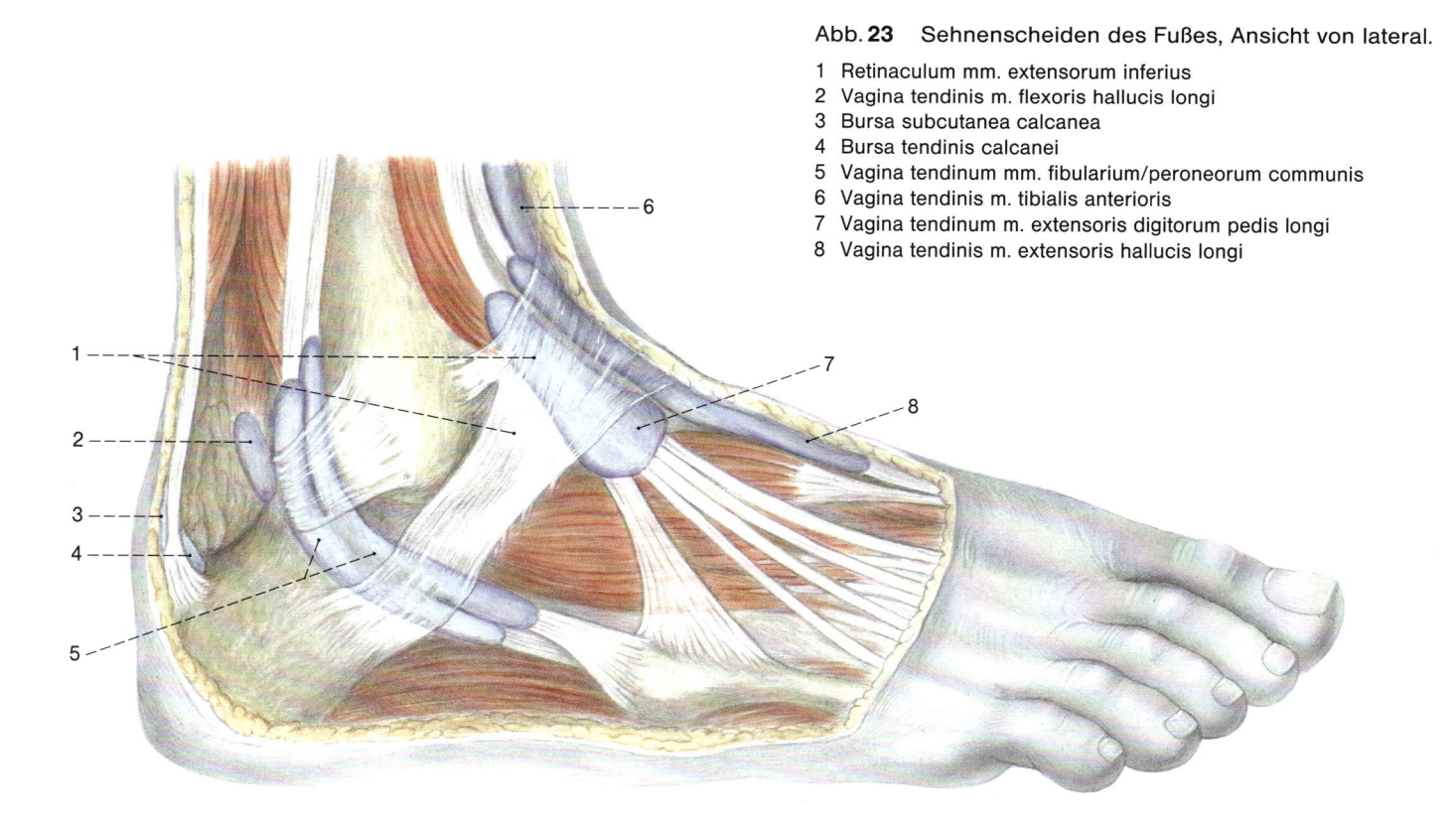

Abb. 23 Sehnenscheiden des Fußes, Ansicht von lateral.

1 Retinaculum mm. extensorum inferius
2 Vagina tendinis m. flexoris hallucis longi
3 Bursa subcutanea calcanea
4 Bursa tendinis calcanei
5 Vagina tendinum mm. fibularium/peroneorum communis
6 Vagina tendinis m. tibialis anterioris
7 Vagina tendinum m. extensoris digitorum pedis longi
8 Vagina tendinis m. extensoris hallucis longi

Spezielle Anatomie 287

trennt werden, die vom Retinaculum mm. flexorum ausgehen. Sie beginnen ebenfalls am Unterschenkel knapp oberhalb des Retinakulums. Der M. tibialis posterior weist die kürzeste Umhüllung auf, die beiden Mm. flexores (hallucis longus und digitorum longus) dagegen werden bis in die Mitte der Fußsohle hinein von ihren Sehnenscheiden begleitet.

Auf der lateralen Seite sind die Sehnenscheiden für die beiden Mm. fibulares/peronei im proximalen Bereich, wo sie knapp oberhalb des Knöchels beginnen, häufig verschmolzen und teilen sich erst nach distal hin auf. Während die Scheide für den M. fibularis/peroneus brevis nur etwa bis auf Höhe des Kuboids reicht, wird die Sehne des M. fibularis/peroneus longus über das Kuboid hinweg unter dem Lig. plantare longum hindurch bis zu ihrem Ansatz an der Unterfläche des Os naviculare begleitet.

Schnittanatomie (Abb. 24–26)

Abb. 24 Frontalschnitt durch die Mitte der Trochlea, Ansicht von vorn.

1 Plica synovialis sagittalis
2 Fibula
3 Articulatio subtalaris
4 M. fibularis/peroneus brevis, Tendo
5 M. fibularis/peroneus longus, Tendo
6 Tibia
7 M. tibialis posterior, Tendo
8 M. flexor digitorum longus, Tendo
9 Lig. talocalcaneum interosseum
10 M. flexor hallucis longus, Tendo
11 Nn. plantares lateralis et medialis

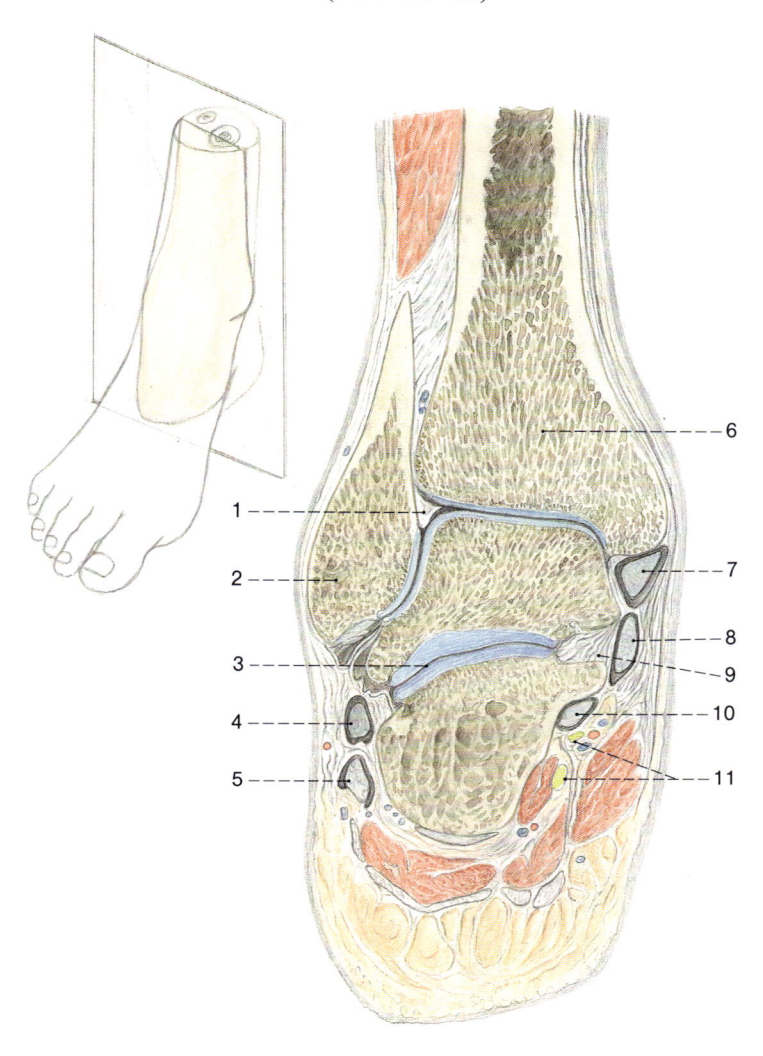

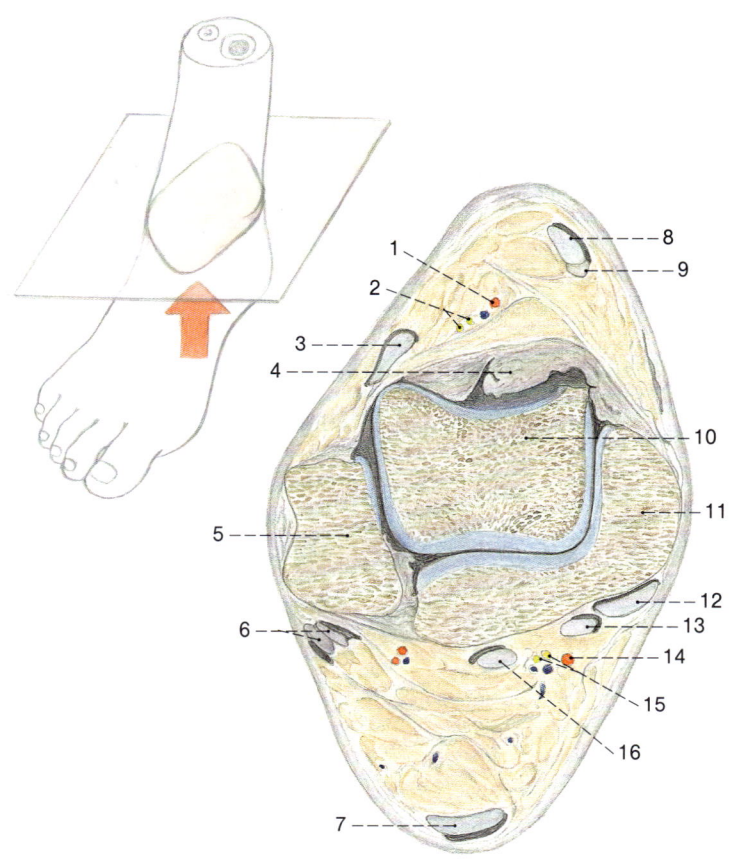

Abb. 25 Transversalschnitt durch die Mitte der Trochlea, Ansicht von unten.

1 A. tibialis anterior
2 N. fibularis/peroneus profundus
3 M. extensor digitorum longus, Tendo
4 Plica synovialis anterior
5 Malleolus lateralis
6 Mm. fibulares/peronei brevis et longus
7 Tendo calcaneus
8 M. extensor hallucis longus, Tendo
9 M. tibialis anterior, Tendo
10 Talus
11 Malleolus medialis
12 M. tibialis posterior, Tendo
13 M. flexor digitorum longus, Tendo
14 A. tibialis posterior
15 Nn. plantares medialis et lateralis
16 M. flexor hallucis longus, Tendo

288 Sprunggelenk

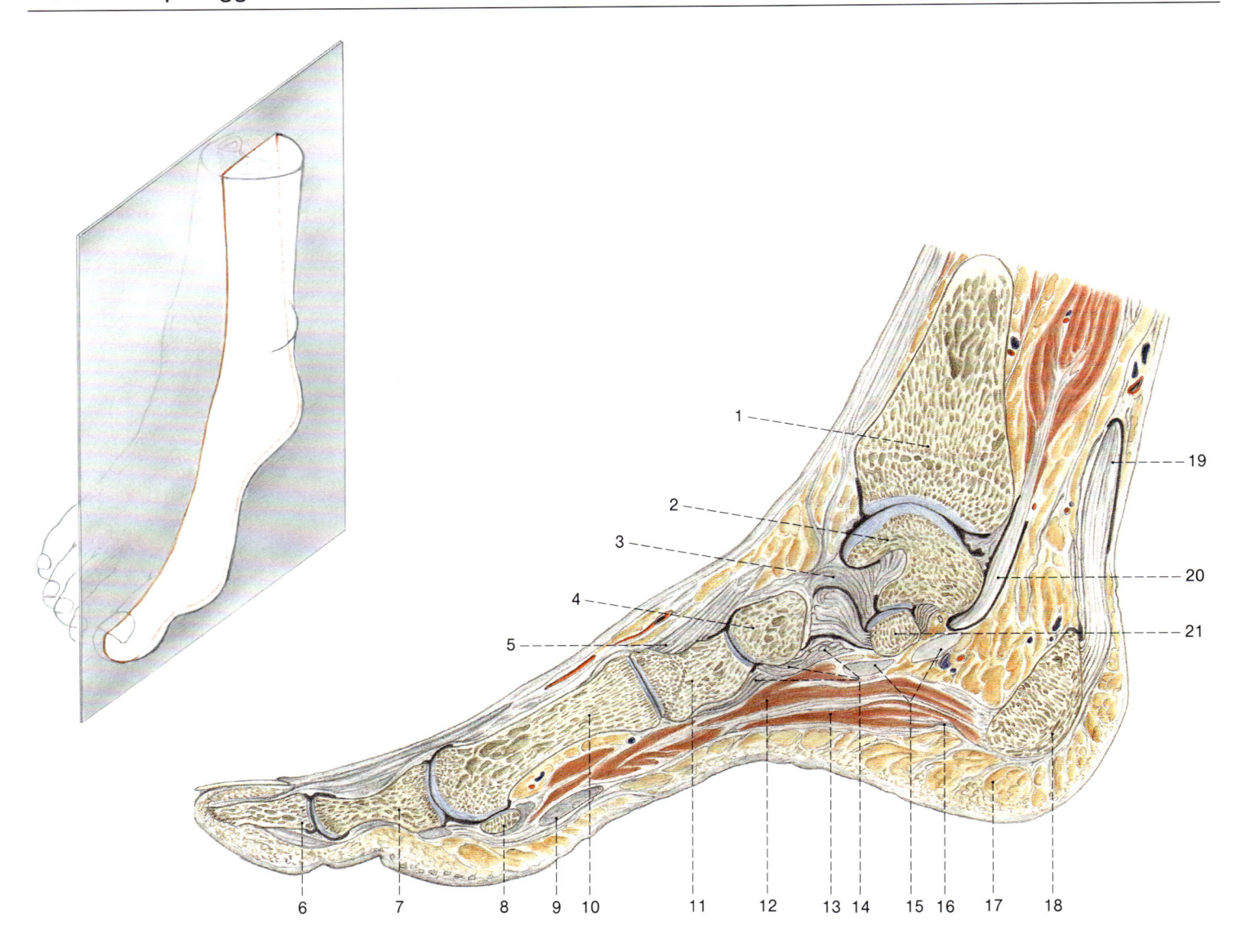

Abb. 26   Sagittalschnitt durch den 1. Metatarsalstrahl, Ansicht von medial.

1 Tibia
2 Talus
3 Lig. talocalcaneum interosseum
4 Os naviculare
5 M. tibialis anterior, Tendo
6 Phalanx distalis
7 Phalanx proximalis
8 Os sesamoideum laterale
9 M. flexor hallucis longus, Tendo
10 Os metatarsale I
11 Os cuneiforme mediale
12 M. quadratus plantae
13 M. flexor digitorum brevis
14 Lig. calcaneonaviculare plantare; Lig. plantare longum
15 M. flexor digitorum longus, Tendines
16 Aponeurosis plantaris
17 Fersenfettpolster
18 Calcaneus
19 Tendo calcaneus
20 M. tibialis posterior, Tendo
21 Sustentaculum tali

Intraartikuläre Anatomie (arthroskopisch)

Bei Betrachtung von anterolateral erkennt man dem Zugang gegenüberliegend das mediale Taluseck mit der Gelenkfläche des Innenknöchels (Abb. 27) bis hin zur tiefen Schicht des Lig. deltoideum (Abb. 28). Durch vorsichtiges Zurückziehen des Arthroskops zeigt sich die Articulatio talocruralis mit der Schienbeinvorderkante und dem Talushals (Abb. 29), bis sich schließlich die vordere Syndesmose, also das Lig. tibiofibulare anterius, mit Impression darstellt (Abb. 29). Durch geeignete Arthroskopführung kann von dieser Stelle aus der laterale, von Facies malleolaris lateralis und von Facies articularis malleoli lateralis gebildete Teil des Gelenkspaltes (Abb. 30) und bei geringer Laxität in diesem Bereich auch das Lig. talofibulare posterius erkannt werden.

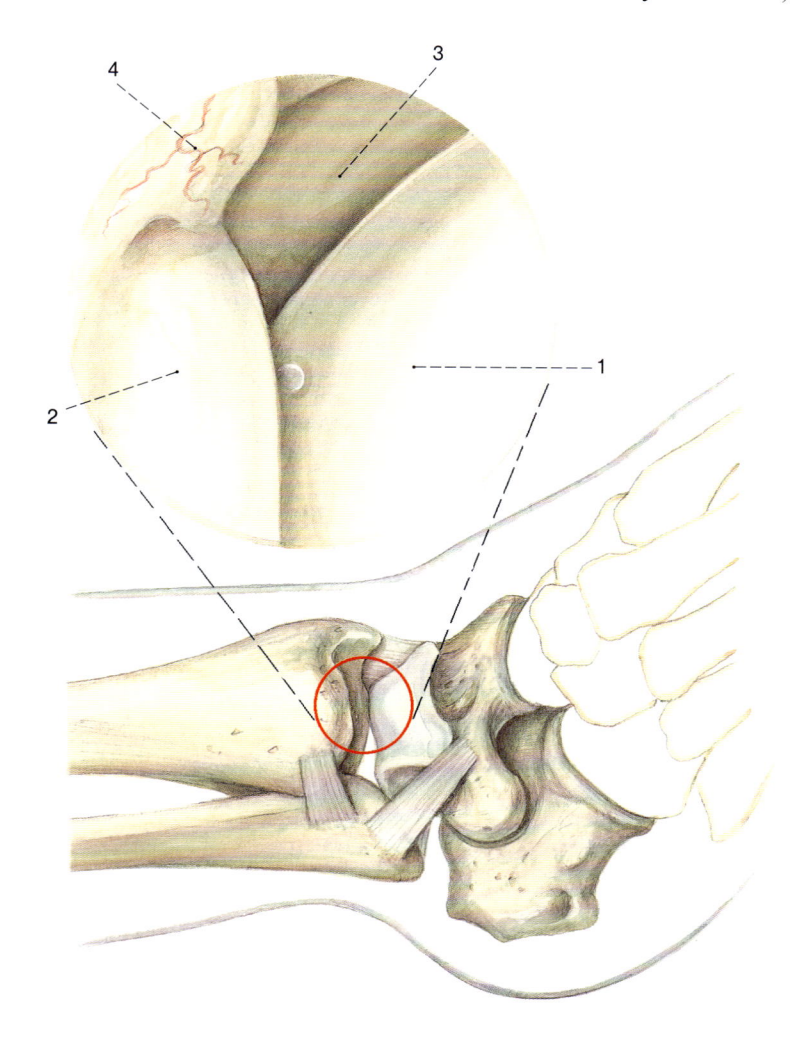

Abb. 27 Arthroskopischer Normalbefund – mediales Kompartiment.
1 mediales Taluseck
2 Tibiavorderkante
3 Gelenkfläche des Innenknöchels
4 typisches Fettpolster am Übergang von der Tibiavorderkante zum Innenknöchel

Abb. 28 Arthroskopischer Normalbefund – mediales Kompartiment.
1 Talusrolle
2 Innenknöchelspitze intraartikulär
3 tiefe Schicht des Lig. deltoideum intraartikulär, aber extrasynovial
4 typisches Fettpolster im Bereich des Innenknöchels

290 Sprunggelenk

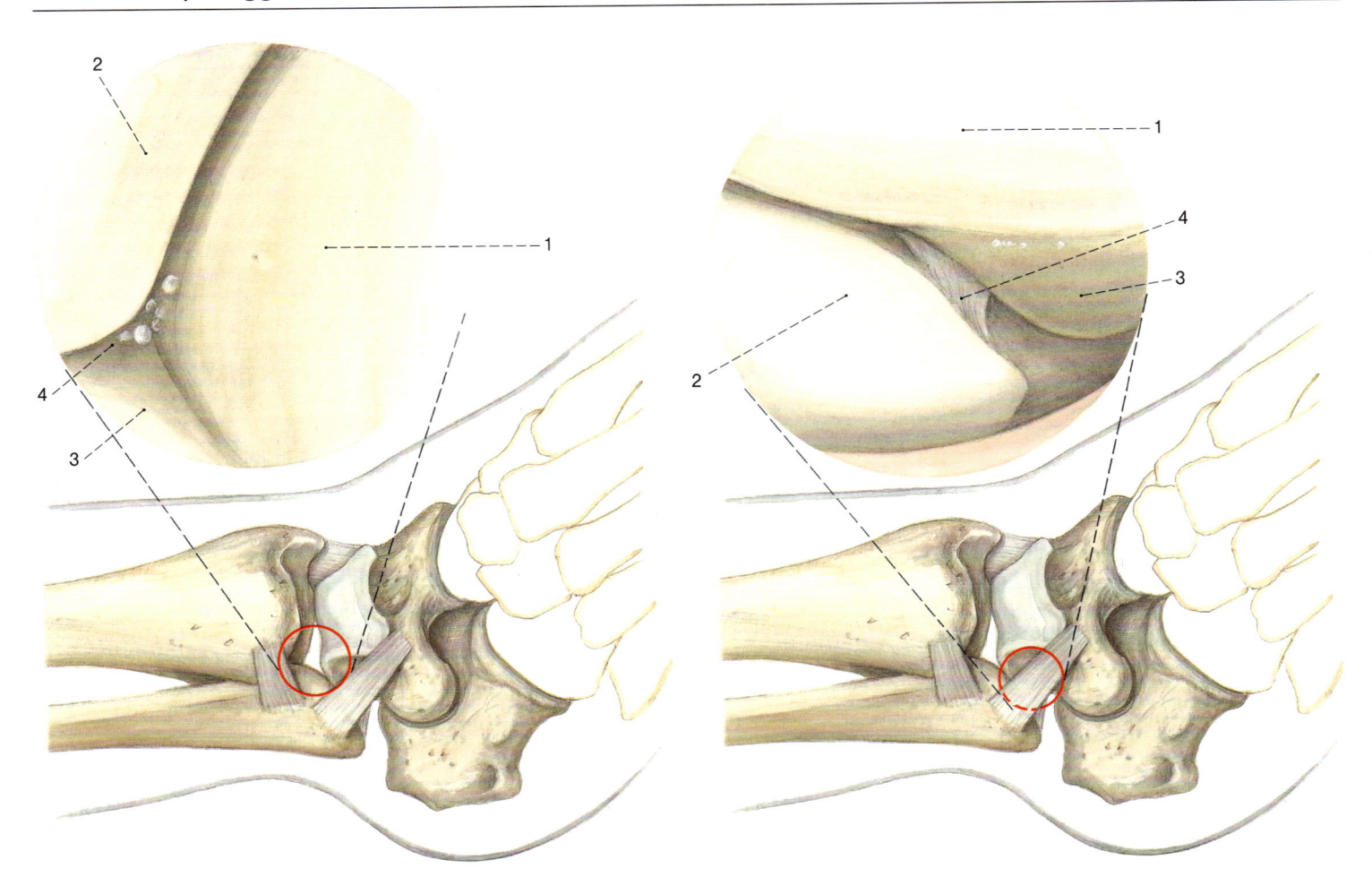

Abb. **29** Arthroskopischer Normalbefund – laterales Kompartiment.
1 Talus, lateraler Bereich
2 Tibiavorderkante
3 Außenknöchelgelenkfläche
4 tibiofibulare Syndesmose

Abb. **30** Arthroskopischer Normalbefund – laterales Kompartiment.
1 laterale Taluskante
2 intraartikulärer Teil des Außenknöchels
3 Processus lateralis tali
4 Lig. talofibulare posterius

Zur Inspektion der Unterseite der Tibia (Plafond tibial) sowie der zentralen Teile des Talus ist eine interne Distraktion notwendig (vgl. Abb. 42–44). Mit der internen Distraktion, durchgeführt mit einem elevatoriumartigen Instrument von anteromedial, können auch dorsale Gelenkabschnitte eingesehen werden.

Pathomorphologisches Substrat

Arthroskopisch findet man am oberen Sprunggelenk chondrale bzw. ossäre Veränderungen sowie Weichteilschäden. Neben isolierten Exophytenbildungen an der Schienbeinvorderkante (Abb. 31a), die auch an allen anderen Stellen des Sprunggelenkes gefunden werden können (insbesondere am ossär-chondralen Übergang), zeigen sich alle Schweregrade von Knorpelschäden, aber auch Knorpelfrakturen (Abb. 31b). Bei den chondral-ossären Veränderungen muß die Osteochondrosis dissecans am medialen Taluseck (s. Abb. 56) mit ihren 4 Schweregraden genannt werden. Beim Schweregrad 4 liegt ein freier Gelenkkörper vor. Wenn ossär-chondrale oder rein chondrale Körper im Gelenk gefunden werden (Abb. 32), bedarf es immer der Herkunftsabklärung.

An Weichteilschäden, abgesehen von den verschiedenen Synovialitiden, erkennt man im oberen Sprunggelenk laterale und mediale Weichteilimpingementsyndrome (s. Abb. 48), die einer geeigneten arthroskopischen Resektion zugeführt werden können. An rekonstruktiven Maßnahmen bietet sich die arthroskopisch kontrollierte Naht des Lig. talofibulare anterius (s. Abb. 45) an, da das Lig. talofibulare anterius zwar extrasynovial, aber teilweise intrakapsulär liegt. Bei Arthrosen ist eine arthroskopisch kontrollierte Arthrodese möglich.

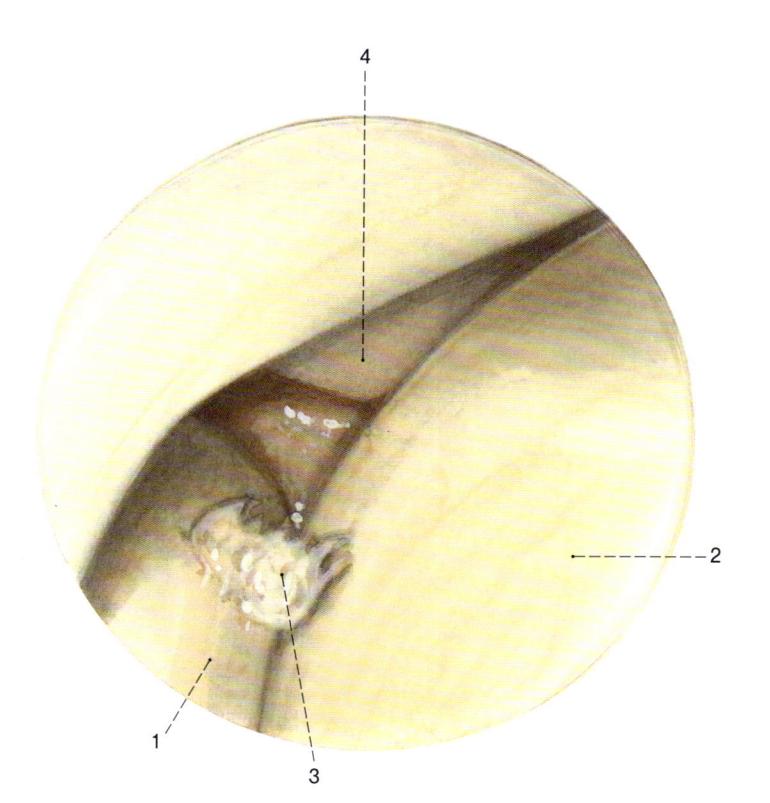

Abb. 31a Exophyt an der Tibiavorderkante.
1 Tibiavorderkante
2 Talus
3 Exophyt an der Tibiavorderkante
4 Innenknöchelbereich

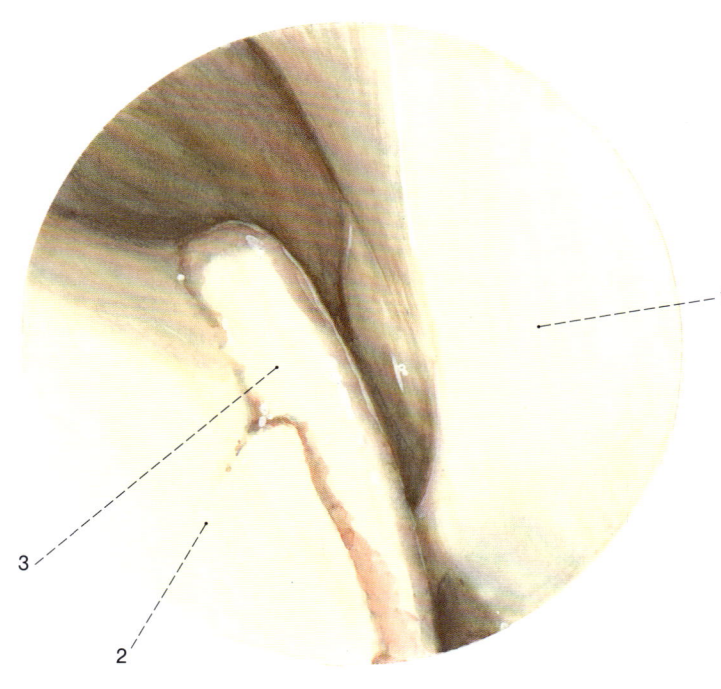

Abb. 31b Laterales Kompartiment mit Flake fracture von anteromedial aus gesehen.
1 Tibiavorderunterkante
2 Talus
3 aus dem Knorpelverbund abgehobene Flake fracture

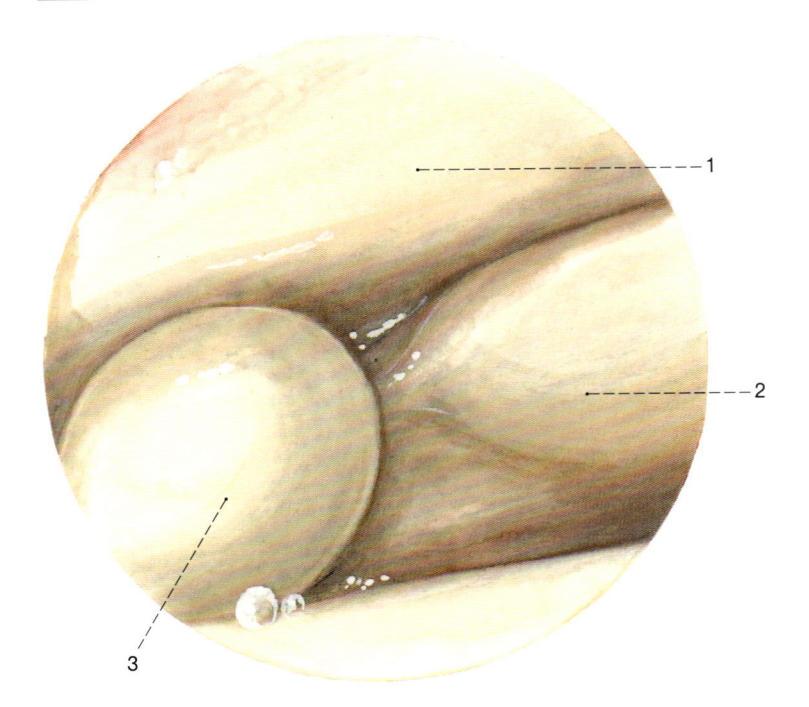

Abb. 32 Gelenkkörper im lateralen Kompartiment an der Spitze des Außenknöchels.

1 laterale Talusgelenkfläche
2 Außenknöchelspitze intraartikulär
3 freier Gelenkkörper

Topographie der Zugangswege

Lagerung

Für die Sprunggelenkarthroskopie befindet sich der Patient in Rückenlage, das zu untersuchende Sprunggelenk ist auf einem sterilen, zusammengerollten OP-Tuch erhöht positioniert (Abb. 33), so daß sowohl der anterolaterale als auch anteromediale Zugang möglich werden (Abb. 34).

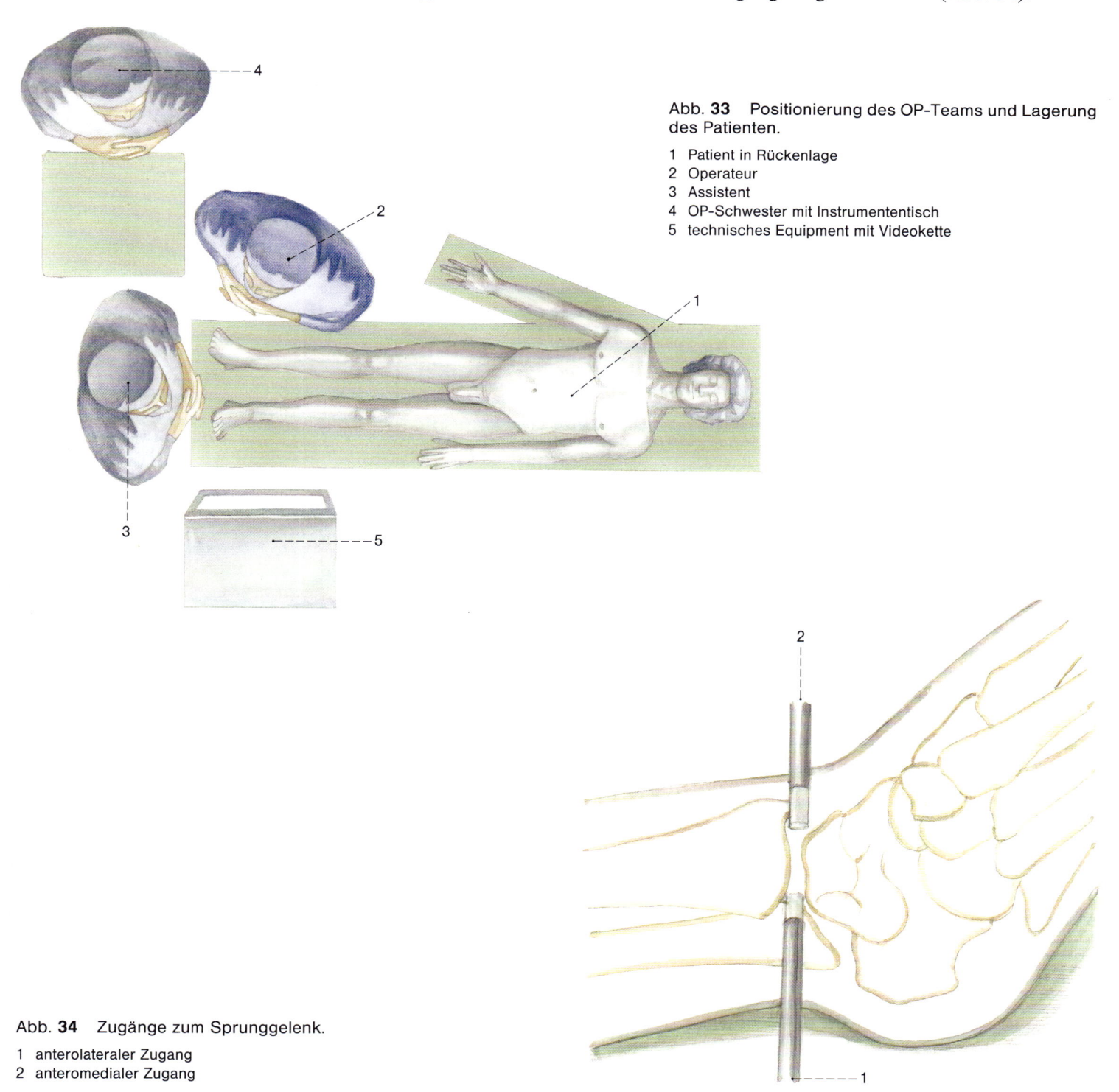

Abb. 33 Positionierung des OP-Teams und Lagerung des Patienten.

1 Patient in Rückenlage
2 Operateur
3 Assistent
4 OP-Schwester mit Instrumententisch
5 technisches Equipment mit Videokette

Abb. 34 Zugänge zum Sprunggelenk.

1 anterolateraler Zugang
2 anteromedialer Zugang

Zugangswege

Arterielle Versorgung

Die Hauptversorgung erfolgt über die direkt dem Knochen anliegende A. tibialis anterior. Knapp oberhalb der Syndesmosis tibiofibularis entläßt sie einen R. perforans, der eine direkte Anastomose mit der A. fibularis/peronea aufbaut. Außerdem findet sich ein R. communicans zur A. tibialis posterior. Der laterale wie auch der mediale Malleolus tragen an ihrer Oberfläche ein ausgedehntes Rete malleolare, das von den drei genannten Arterien gespeist wird.

Venöse Entsorgung

Die venöse Entsorgung erfolgt über die vorn liegende V. saphena magna und die hinten liegende V. saphena parva. Rund um das Sprunggelenk befindet sich ein dichtes subkutanes Venennetz, Rete venosum malleolare, das nahtlos in das Rete venosum calcaneare übergeht.

Ventromedialer Zugang

In der epifaszialen Schicht der medialen Fußseite (Abb. 35 u. 36) breitet sich ein Venennetz aus, das zur V. saphena magna abfließt. In derselben Schicht verlaufen die Endverzweigungen des N. saphenus, der von der medialen Seite des Unterschenkels entlang des medialen Fußrandes ausläuft. Unterhalb des Retinaculum mm. flexorum, jedoch getrennt von den Sehnenscheiden der drei langen Beuger ziehen die Leitungsbahnen vom Unterschenkel zur Fußsohle. Die A. tibialis posterior teilt sich im Regelfall erst unterhalb ihres Durchtrittes unter dem M. abductor hallucis in die beiden plantaren Arterien auf. Die Aufteilung des N. tibialis dagegen findet meist noch im Bereich des Unterschenkels statt.

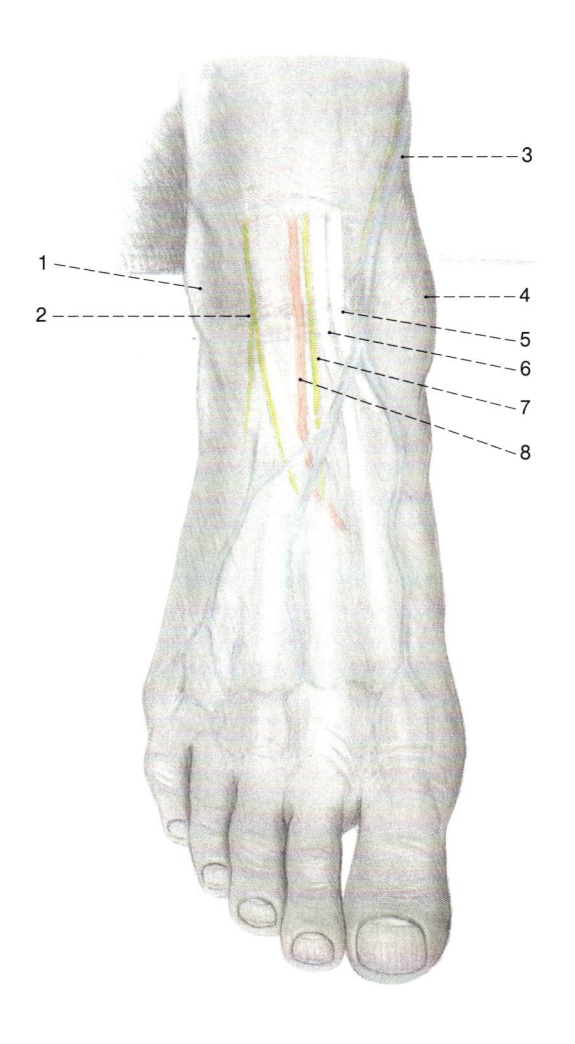

Abb. 35 Oberflächenanatomie, Ansicht von vorn.

1 Malleolus lateralis
2 N. fibularis/peroneus superficialis
3 V. saphena magna, N. saphenus
4 Malleolus medialis
5 M. tibialis anterior, Tendo
6 M. extensor hallucis longus, Tendo
7 N. fibularis/peroneus profundus
8 A. tibialis anterior

Topographie der Zugangswege 295

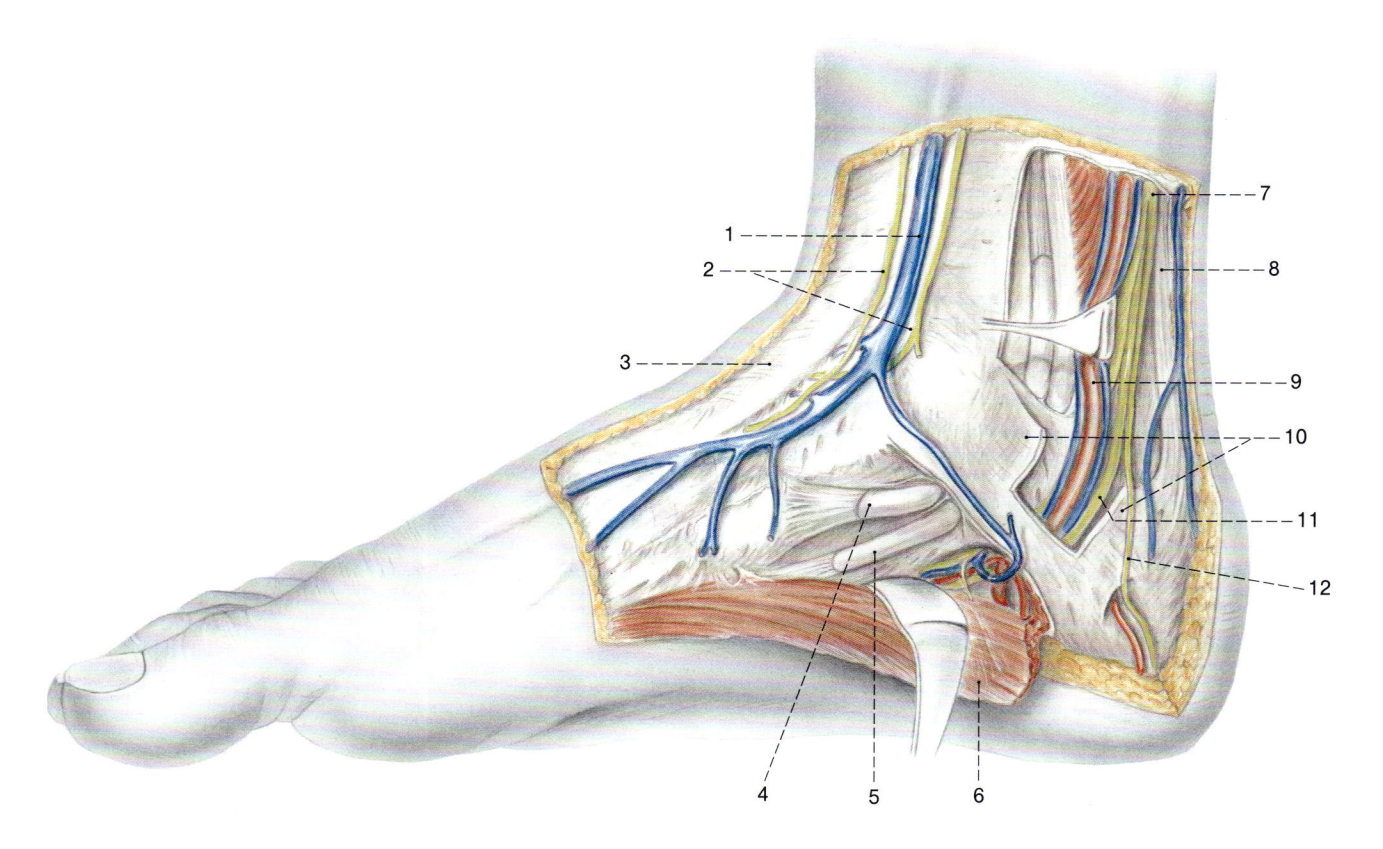

Abb. 36 Regio malleolaris medialis nach Abtragung der Fascia cruris und teilweiser Entfernung des Retinaculum mm. flexorum (Stratum superficiale).

1 V. saphena magna
2 N. saphenus
3 Vagina tendinis m. tibialis anterioris
4 M. tibialis posterior, Tendo
5 M. flexor digitorum longus, Tendo
6 M. abductor hallucis
7 N. tibialis
8 Tendo calcaneus
9 A. tibialis posterior
10 Retinaculum mm. flexorum (Stratum superficiale)
11 N. plantaris medialis (N. tibialis)
12 R. calcaneus (N. tibialis)

Ventraler Zugang

An der Vorderseite des Fußes (Abb. 35, 37 u. 38) liegen epifaszial einige Ausläufer der V. saphena magna sowie der bereits am Unterschenkel durch die Faszie hindurchtretende N. fibularis/peroneus superficialis.

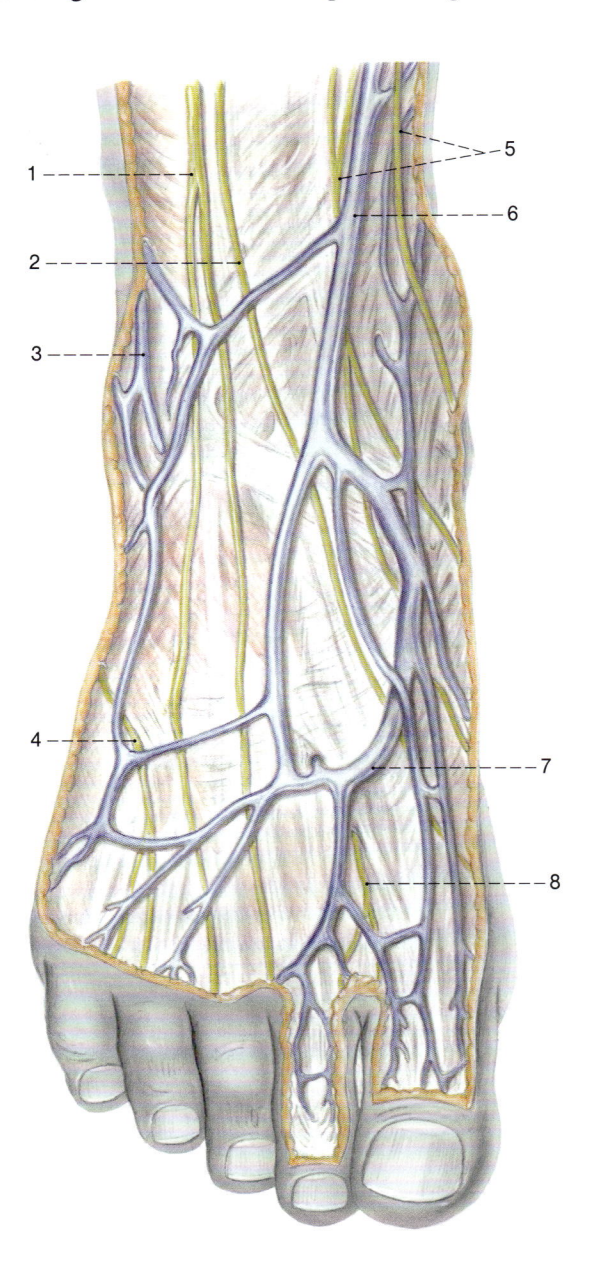

Abb. 37 Subkutane (epifasziale) Schicht des Fußrückens.

1 N. cutaneus dorsalis intermedius (N. fibularis/peroneus superficialis)
2 N. cutaneus dorsalis medialis (N. fibularis/peroneus superficialis)
3 V. saphena parva
4 N. cutaneus dorsalis lateralis (N. suralis)
5 N. saphenus (N. femoralis)
6 V. saphena magna
7 Arcus venosus dorsalis pedis
8 Nn. digitales dorsales pedis hallucis lateralis et digiti secundi medialis (N. fibularis/peroneus profundus)

Topographie der Zugangswege 297

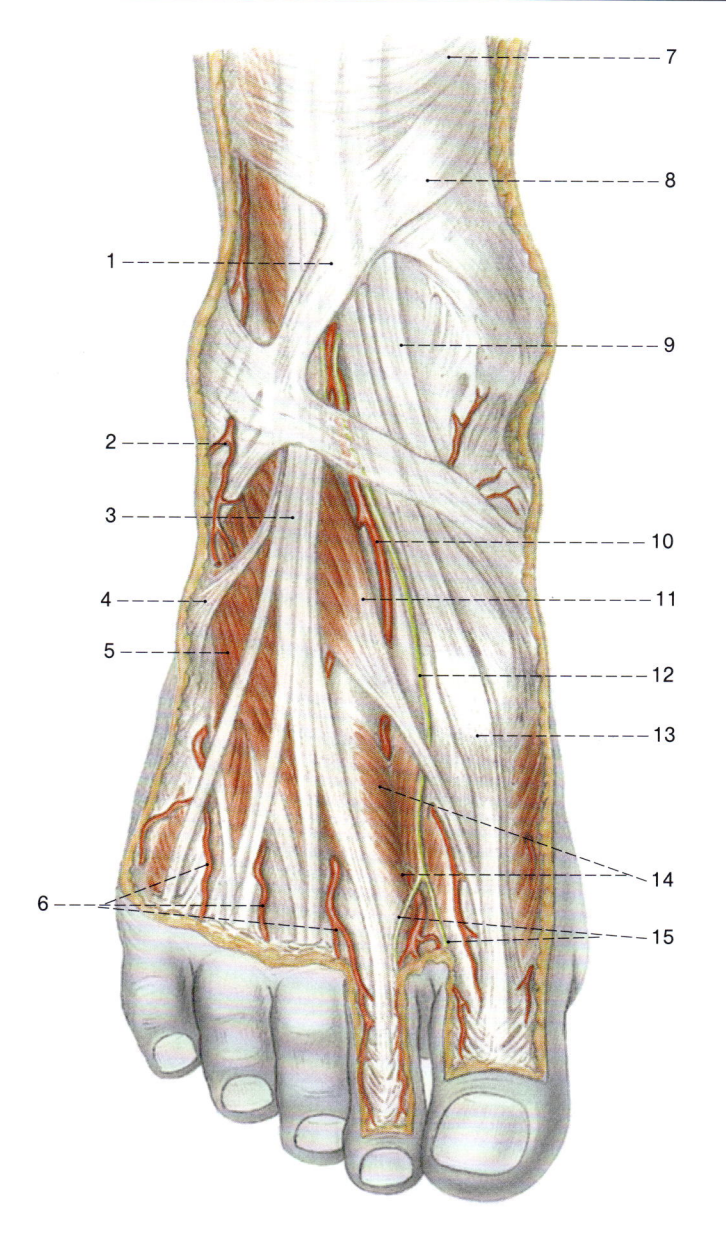

Abb. 38 Tiefe Schicht des Fußrückens.

1 Retinaculum mm. extensorum inferius
2 A. malleolaris anterior lateralis (A. fibularis/peronea)
3 M. extensor digitorum longus, Tendo
4 M. fibularis/peroneus tertius, Tendo
5 M. extensor digitorum brevis
6 Aa. metatarsales dorsales
7 Fascia cruris
8 Retinaculum mm. extensorum superius
9 M. tibialis anterior, Tendo
10 A. dorsalis pedis
11 M. extensor hallucis brevis
12 N. fibularis/peroneus profundus
13 M. extensor hallucis longus, Tendo
14 M. interosseus dorsalis I
15 Nn. digitales dorsales pedis hallucis lateralis et digiti secundi medialis (N. fibularis/peroneus profundus)

Unterhalb des Retinaculum mm. extensorum inferius liegen die drei langen Strecksehnen. Zwischen der Sehne des M. extensor hallucis longus und der des M. extensor digitorum longus verlaufen gemeinsam die A. tibialis anterior, die in die A. dorsalis pedis übergeht, und der N. fibularis/peroneus profundus.

Lateraler Zugang

Dorsal des lateralen Malleolus (Abb. 39–41) liegen die Ausläufer des N. suralis, die von dort entlang des lateralen Fußrandes entlangziehen. Proximal findet sich zudem ein Venengeflecht, das zur V. saphena parva abfließt. Unterhalb des Retinaculum mm. fibularium/peroneorum sind keine nennenswerten Nerven und Gefäße zu finden.

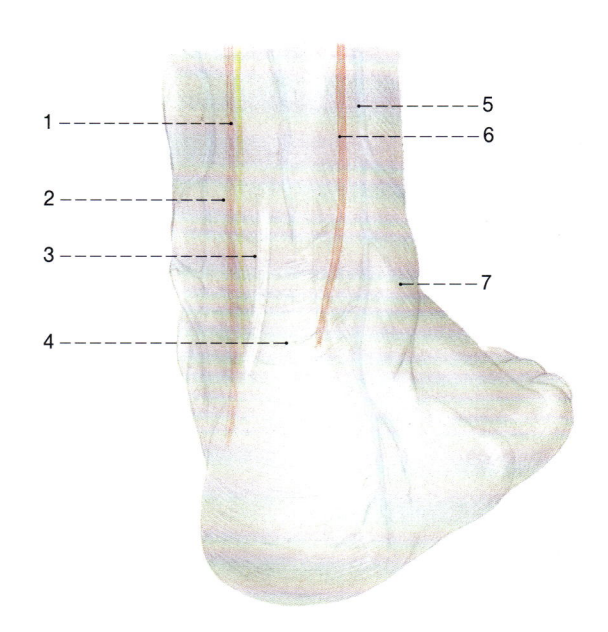

Abb. 39 Oberflächenanatomie, Ansicht von hinten.

1 N. tibialis
2 A. tibialis posterior
3 M. flexor hallucis longus, Tendo
4 Tendo calcaneus
5 V. saphena magna
6 A. fibularis/peronea
7 Malleolus lateralis

Sprunggelenk

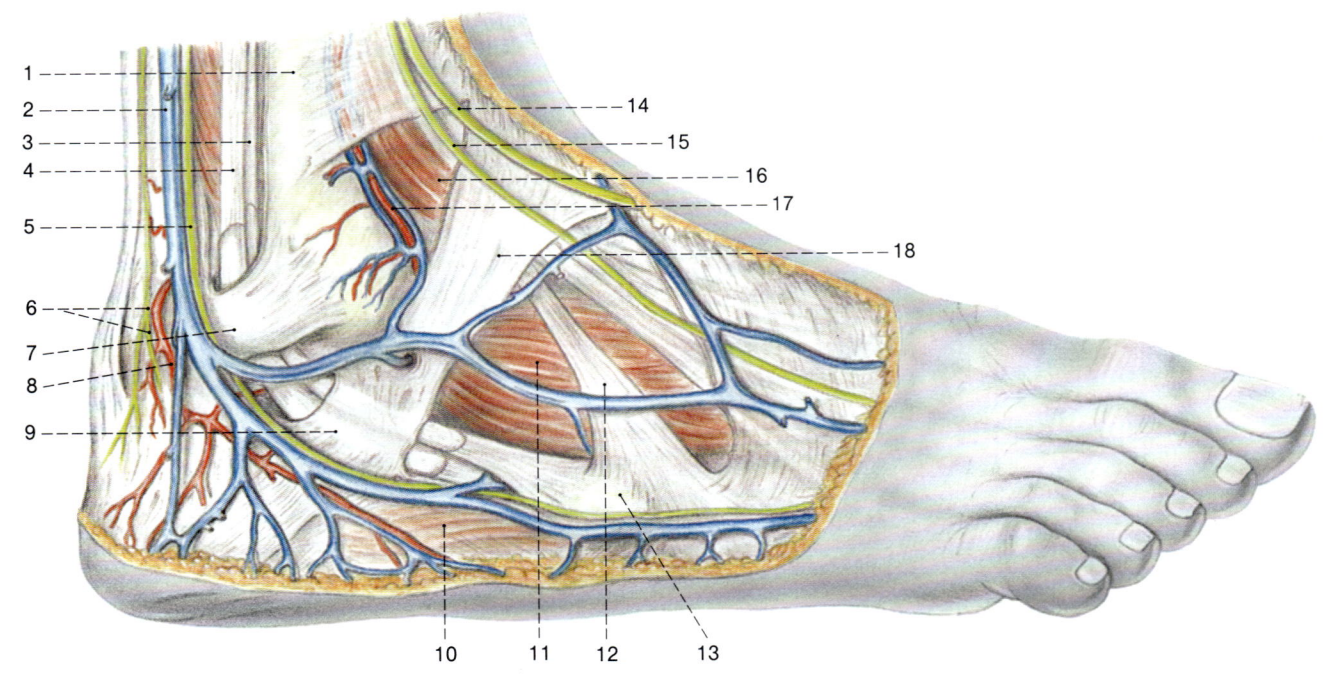

Abb. 40 Regio malleolaris lateralis nach teilweiser Abtragung der Fascia cruris.

1 Fascia cruris
2 V. saphena parva
3 M. fibularis/peroneus brevis
4 M. fibularis/peroneus longus
5 N. cutaneus dorsalis lateralis (N. suralis)
6 Rr. calcanei (N. cutaneus surae medialis)
7 Retinaculum mm. fibularium/peroneorum superius
8 R. calcaneus (A. fibularis/peronea)
9 Retinaculum mm. fibularium/peroneorum inferius
10 M. abductor digiti minimi
11 M. extensor digitorum brevis
12 M. fibularis/peroneus tertius, Tendo
13 Tuberositas ossis metatarsalis V
14 N. cutaneus dorsalis medialis (N. fibularis/peroneus superficialis)
15 N. cutaneus dorsalis intermedius (N. fibularis/peroneus superficialis)
16 M. extensor digitorum longus
17 R. malleolaris lateralis (A. fibularis/peronea)
18 Retinaculum mm. extensorum inferius

Abb. 41 Regio malleolaris posterior nach teilweiser Abtragung der Fascia cruris und der Achillessehne.

1 Retinaculum mm. flexorum, Schnittrand
2 M. tibialis posterior, Tendo
3 M. flexor digitorum longus, Tendo
4 N. plantaris medialis (N. tibialis)
5 A. tibialis posterior
6 N. plantaris lateralis (N. tibialis)
7 M. flexor hallucis longus
8 Septum intermusculare cruris posterius mit R. communicans
9 M. fibularis/peroneus brevis
10 M. fibularis/peroneus longus
11 N. suralis
12 V. saphena parva
13 Retinaculum mm. fibularium/peroneorum superius
14 Tendo calcaneus

Technik

Nach Lagerung auf dem OP-Tisch in Rückenlage und mit Unterpolsterung des zu untersuchenden Sprunggelenkes wird zunächst der vordere Sprunggelenkraum von anterolateral mit einer dünnen Nadel punktiert und mit Ringerlösung (etwa 20 ml) aufgefüllt. Über eine kleine Stichinzision kann das diagnostische Arthroskop eingebracht werden, die Inspektion des vorderen Gelenkraumes ist gut möglich (vgl. Abb. 27–30).

Für die Betrachtung der Unterseite der Tibia sowie der zentralen Talusanteile bedarf es einer internen Distraktion, über einen anteromedialen Zugang bringt man ein Elevatorium mit Quergriff ein (Abb. 42), mit dem durch Druck auf den Querstab (Abb. 43) der Gelenkraum aufgedehnt werden kann, bis die Unterseite der Tibia, aber auch der Recessus tibiofibularis sowie die synoviale Falte erkannt werden (Abb. 44). Bei geeigneter Technik gelingt der Einblick bis in den dorsalen Gelenkraum.

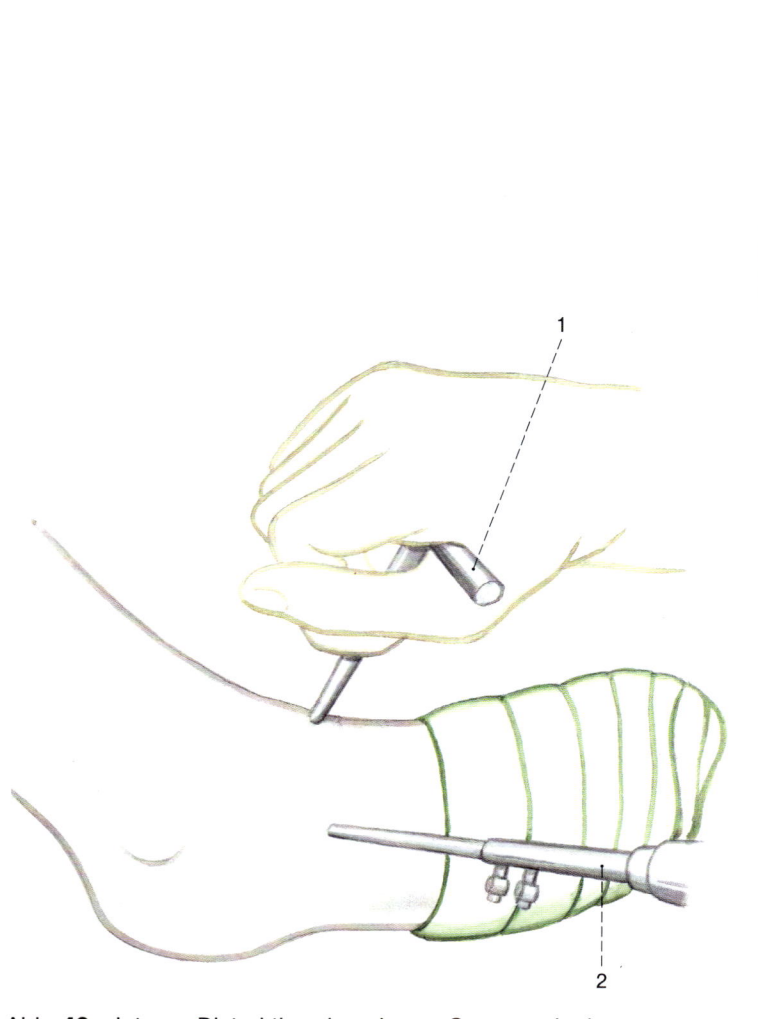

Abb. 42 Interne Distraktion des oberen Sprunggelenkes.
1 von anteromedial eingebrachter Distraktor, vergleichbar mit einem herkömmlichen Operationselevatorium mit Quergriff
2 diagnostisches Arthroskop von anterolateral

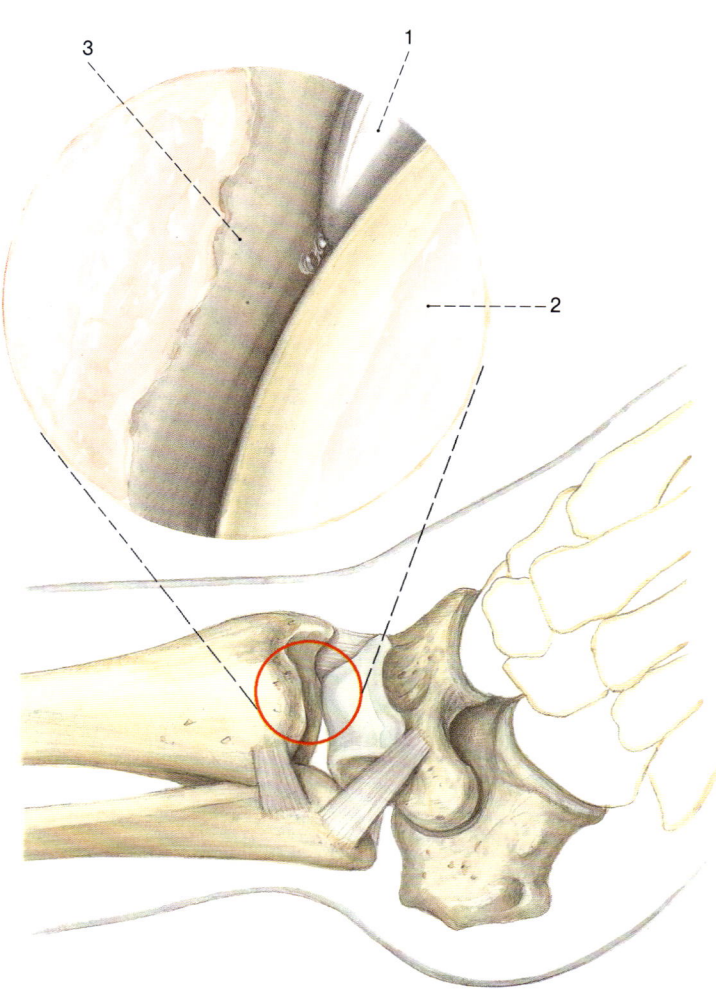

Abb. 43 Interne Distraktion des oberen Sprunggelenkes.
1 von anteromedial eingebrachtes Elevatorium zur Distraktion des oberen Sprunggelenkspaltes
2 Talus
3 Tibiaunterfläche

300 Sprunggelenk

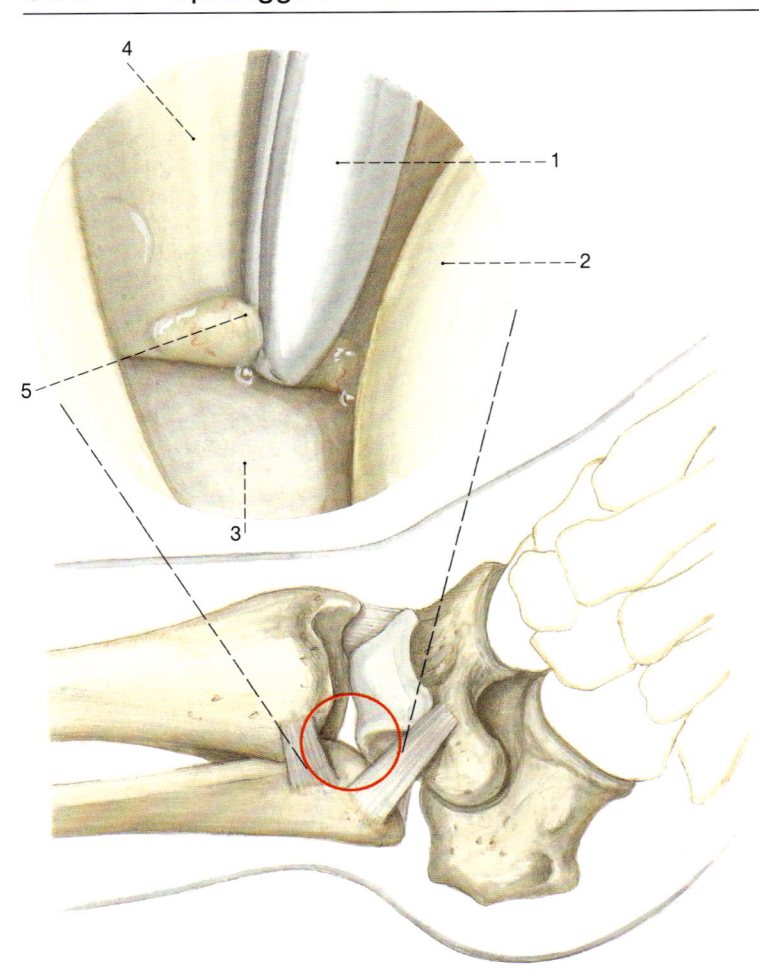

Abb. 44 Interne Distraktion des oberen Sprunggelenkes – laterales Kompartiment.

1 Elevatorium im oberen Sprunggelenk
2 Talus
3 Außenknöchelgelenkfläche
4 Unterseite der Tibia
5 tibiofibularer Meniskus im Bereich der Syndesmose

Verletzungen, spezielle Erkrankungen und Behandlungsmethoden

Verletzungen

Kapsel-Band-Verletzungen

Ziele und Methoden

Das sog. Distorsionstrauma am oberen Sprunggelenk ist eine der häufigsten Verletzungen überhaupt. Im hohen Prozentsatz entstehen dabei Einrisse oder Durchtrennungen der lateralen Bänder in verschiedenen Kombinationsmustern. Diese Bänder (Lig. talofibulare anterius et posterius, Lig. calcaneofibulare) sind für die Stabilität des oberen Sprunggelenkes von großer Bedeutung. Unbehandelt entsteht nach Rupturen der Bänder eine chronische Instabilität mit der Folge der Instabilitätsarthrose. Frühe rekonstruktive Maßnahmen, aber auch die konservative Therapie können zum Ausheilen der Bandruptur führen.

Indikationen

Die Indikation zur arthroskopisch kontrollierten Bandnaht am oberen Sprunggelenk bei der isolierten Ruptur des Lig. talofibulare anterius besteht beim Patienten diesseits des 30. Lebensjahres, da in diesem Lebensabschnitt die rezidivierenden Luxationen mit der Folge der chronischen Instabilität am häufigsten sind. Es liegt eine relative Indikation vor, da konservative Maßnahmen auch zur Bandheilung führen können. Der Vorteil der arthroskopischen Methode liegt darin, daß die Ausspülung des notwendigerweise mit der Ruptur verbundenen Hämarthros vorgenommen werden kann, gleichzeitig können Knorpelbrüche vorwiegend am lateralen Taluseck erkannt und einer adäquaten Therapie zugeführt werden.

Kontraindikationen

Allgemeine Kontraindikationen sowie höheres Lebensalter.

Operationsrisiko und Aufklärungshinweise

Intraoperative Risiken

Die intraoperativen Risiken liegen in der Läsion des oberflächlichen Hautastes des N. peroneus superficialis mit möglicher postoperativer Neurombildung. Beim Nichtauffinden der Bandstümpfe des Lig. talofibulare anterius bedarf es der offenen Revision.

Aufklärungsgespräch

Im Aufklärungsgespräch muß der Patient auf die Problematik der aus einer nicht adäquaten Behandlung resultierenden chronischen Instabilität hingewiesen werden, gleichzeitig auf die Möglichkeit der konservativen Behandlung. Der Hinweis auf die Invasivität des Eingriffs darf nicht außer acht gelassen werden, insbesondere bedarf es der Erwähnung der Gefahr, Nerven und Gefäße zu verletzen. Der Patient sollte auf die Möglichkeit der postoperativen funktionellen Behandlung im Brace aufmerksam gemacht worden sein.

Spezielle Vorbereitungen

Neben der diagnostischen Arthroskopie sind weitere Vorbereitungen nicht notwendig, lediglich geeignetes Fadenmaterial (Vicryl 1,0) mit großer Nadel wird benötigt.

Arthroskopisch kontrollierte Naht des Lig. talofibulare

Narkose: Allgemeinnarkose, Spinalanästhesie, Periduralanästhesie.

Lagerung: Rückenlage, Tuchrolle unter der Achillessehne, geringe Kippung des OP-Tisches zur Gegenseite.

Zugangswege: Anterolateraler Zugang für das diagnostische Arthroskop, Stichinzisionen im Verlauf des Lig. talofibulare anterius.

Kapsel-Band-Verletzungen 303

Arbeitsschritte

1 Rückenlage mit Tuchrolle unter der Achillessehne, OP-Tisch leicht zur Gegenseite gekippt.
2 Anterolateraler Zugang für das diagnostische Arthroskop.
3 Ausspülen des Hämarthros und diagnostischer Untersuchungsgang.
4 Stabilitätsprüfung des Sprunggelenkes mit Darstellung des Lig. talofibulare anterius.
5 Subkutane U-Naht im Verlauf des Lig. talofibulare anterius.
6 Subkutane Knotung.
7 Entfernung der Instrumente, Hautnaht.
8 Anlegen einer Sprunggelenkorthese zur Vermeidung der Supination.

Spezielle Technik

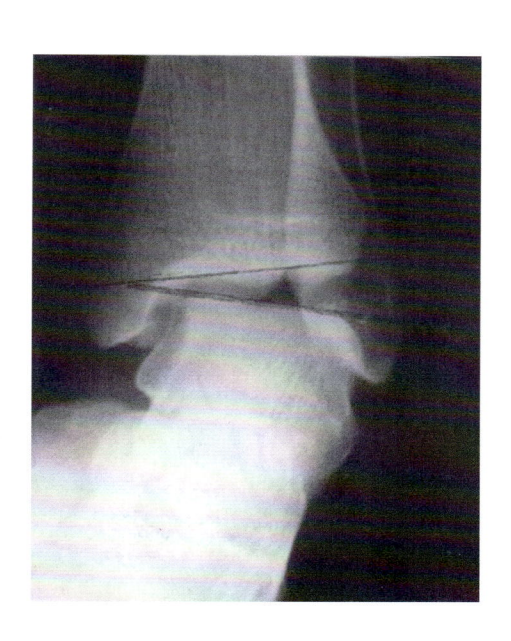

Abb. **45a** Laterale Instabilität des oberen Sprunggelenkes – Röntgenbild, gehaltene Aufnahme a.-p.

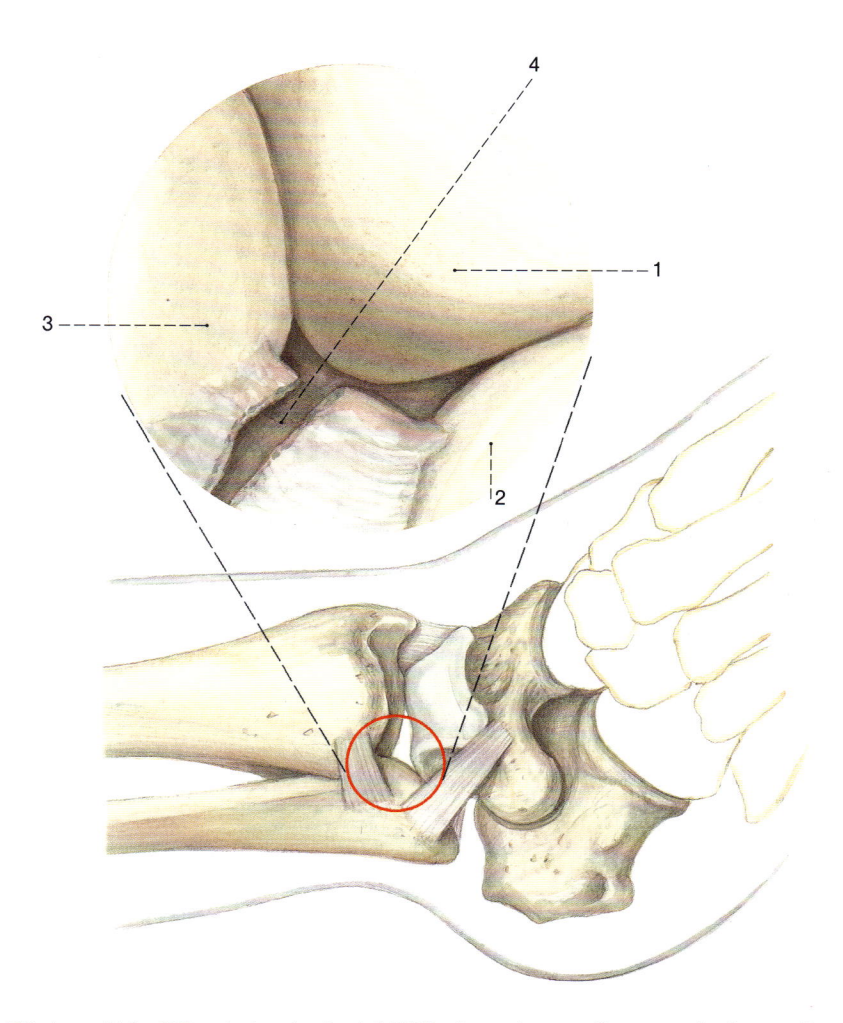

Abb. **45b** Laterale Instabilität des oberen Sprunggelenkes mit Ruptur des Lig. talofibulare anterius – arthroskopisches Bild.

1 laterale Talusecke
2 Außenknöchelgelenkfläche intraartikulär
3 Tibiavorderkante
4 Ruptur des Lig. talofibulare anterius

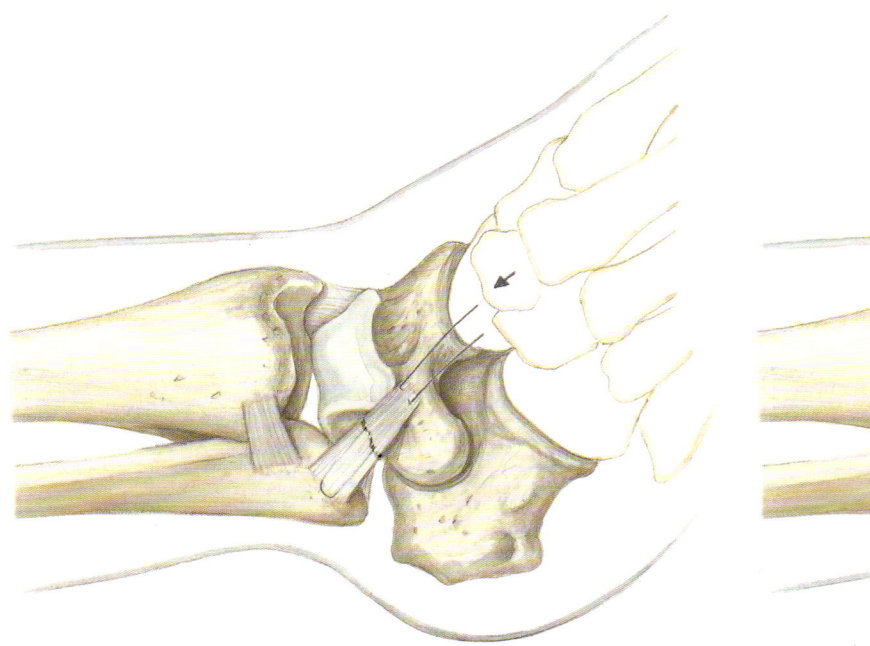

Abb. 46 Arthroskopisch kontrollierte Naht des Lig. talofibulare anterius – durch eine perkutan gelegte Rahmennaht zur Adaptierung der rupturierten Bandenden im Sinne einer U-Naht, die arthroskopisch kontrolliert die Rupturstelle unterfaßt.

Abb. 47 Arthroskopisch kontrollierte Naht des Lig. talofibulare anterius – nach Führen der perkutan gelegten U-Naht Verknotung über einer 2–3-mm-Hautinzision.

Komplikationen

Neben der dennoch verbleibenden Instabilität postoperative Infektbildung möglich.

Nachbehandlung

Bei Wundkonsolidierung Vollbelastung im Brace für 6 Wochen.

Verletzungsfolgen

Weichteile

Bewegungseinschränkung, Einsteifung

Sie sind Folge von Distorsionstraumen mit Einblutung ins Gelenk oder Sprunggelenkosteosynthesen und vergleichbaren Eingriffen mit Narbenbildungen, die die Gelenkfunktion beeinträchtigen können, bis hin zur fibrösen Ankylose. Lokalisierte Narben und Weichteileinklemmungen nach Distorsionen bzw. lateralen Kapsel-Band-Verletzungen führen zum lateralen Weichteilimpingement-Syndrom.

Ziele und Methoden

Funktionsverbessernde Eingriffe mit Weichteilresektionen am oberen Sprunggelenk im Sinne der Arthrolyse bzw. Impingementresektion führen, wenn nicht eine begleitende Arthrose einhergeht, zu akzeptablen Resultaten. Voraussetzung ist eine schonende Operationstechnik (minimalinvasiv) mit gezielter funktioneller Weiterbehandlung.

Indikationen

Eine absolute Operationsindikation besteht nicht. Die Indikation ist immer relativer Natur, mit dem Ziel der Funktionsverbesserung.

Kontraindikationen

Fortgeschrittene begleitende arthrotische Veränderungen, insbesondere im hohen Lebensalter. Hier muß die Indikation zur Arthrodese überlegt werden. Allgemeine Kontraindikationen.

Operationsrisiko und Aufklärungshinweise

Intraoperative Risiken

Wegen schlechter Sicht bei ausgedehnten Narbenbildungen kann der Gelenkraum mit resezierenden Instrumenten verlassen werden, und es besteht die Gefahr, die das Gelenk umgebenden Nerven, Sehnen und Gefäße zu verletzen.

Aufklärungsgespräch

Das Gespräch muß sich auf die Verletzung von Nerven, Gefäßen und Sehnen konzentrieren und zudem den Hinweis geben, daß eine Sicherheit der Funktionsverbesserung nicht besteht.

Spezielle Vorbereitungen

Spezielle Vorbereitungen sind nicht erforderlich, geeignete resezierende Instrumente sowie der interne Distraktor sind ausreichend.

Adhäsiolyse und Weichteilimpingement-Resektion

Narkose: Allgemeinnarkose, Spinalanästhesie, Periduralanästhesie

Lagerung: Rückenlage mit Rolle unter der Achillessehne, OP-Tisch leicht zur Gegenseite gekippt.

Zugangswege: Diagnostisches Arthroskop anterolateral, Arbeitskanal anteromedial.

Arbeitsschritte

1. Anterolateraler Zugang in Rückenlage.
2. Diagnostische Arthroskopie.
3. Anteromedialer Zugang unter Flüssigkeitsfüllung (Inflow über das Arthroskop, Outflow über den anteromedialen Zugang).
4. Freipräparation des vorderen Gelenkraumes mit einem Rongeur.
5. Darstellung des Gelenkspaltes und interne Distraktion.
6. Darstellung der Syndesmose.
7. (Evtl. Meniskoid- oder laterale Impingementresektion).
8. (Abtragen von Osteophyten.)
9. Darstellung der Schienbeinvorderkante durch Abtragung mit dem kleinen Meißel.
10. Spülen des Gelenkes und Öffnen der Blutsperre.
11. Entfernen der Instrumente, Hautnähte, Verband.

Sprunggelenk

Spezielle Technik

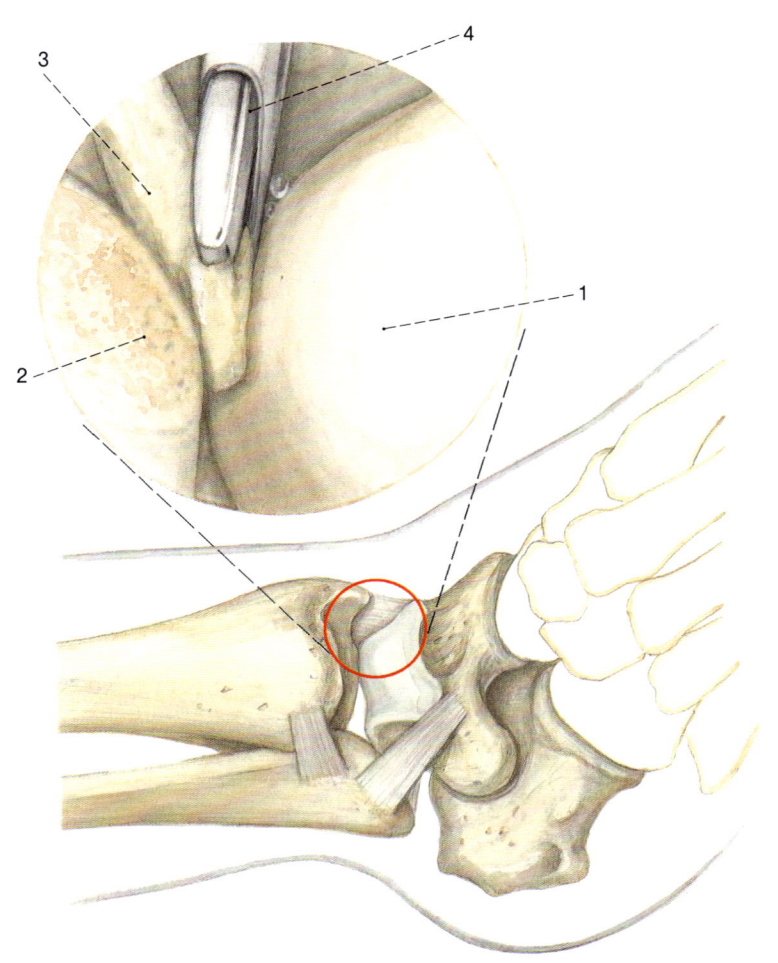

Abb. 48 Mediales Narbenimpingement, eingeklemmte Narbe im medialen Taluseck.

1. mediale Taluskante
2. Tibiavorderkante
3. im Gelenkspalt eingeklemmte Narbenfalte
4. durchgreifende Knipszange

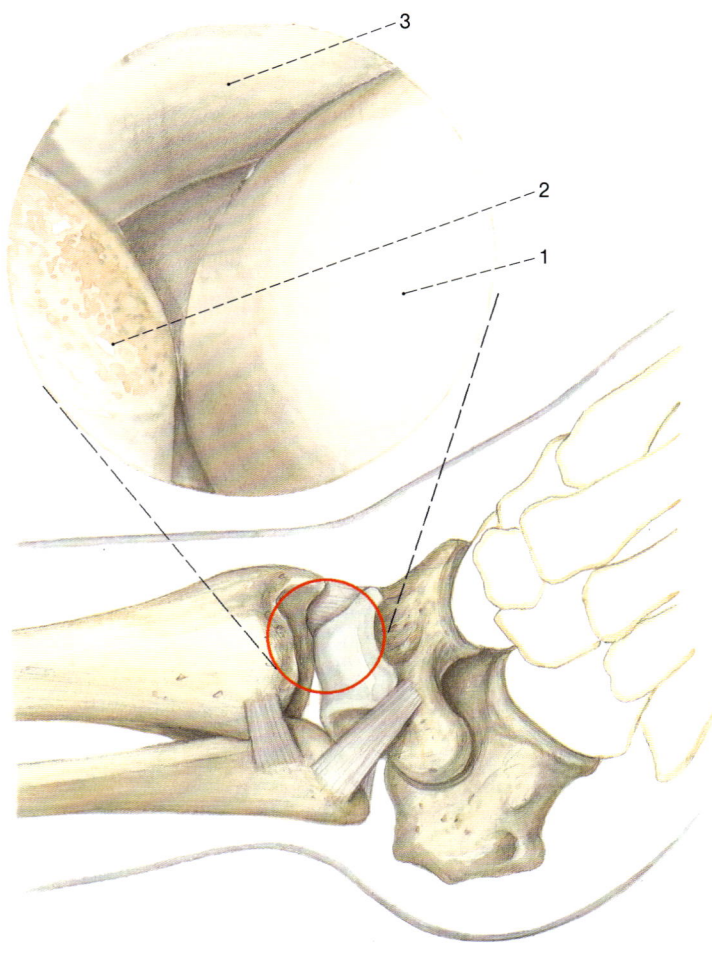

Abb. 49 Zustand nach Resektion eines medialen Narbenimpingements – freier medialer Gelenkspalt.

1. Talus
2. Tibiavorderkante
3. Innenknöchelgelenkfläche

Komplikationen

Nerven-, Gefäß- und Sehnenschäden, Nachblutungen sind möglich, daher vor Abschluß der Operation Öffnen der Blutsperre.

Nachbehandlung

Sofortige funktionelle Behandlung, Belastung entsprechend den Weichteilverhältnissen erst bei Wundkonsolidierung.

Knorpel

Gelenkdestruktionen

Gelenkdestruktionen entstehen posttraumatisch, als primäre Arthrose oder als Folge eines ossären Schienbeinvorderkanten-Impingementsyndroms.

Ziele und Methoden

Liegen irreparable Schäden an den Gelenkflächen vor und bestehen ausgeprägte funktionelle Behinderungen sowie starke Schmerzen, ist die Indikation zum Gelenkdébridement und in Ausnahmefällen auch zur Arthrodese angezeigt. Sie wird vom Schweregrad der Knorpel- bzw. Gelenkdestruktion abhängen. Neben nichtinvasiv diagnostischen Maßnahmen ist der nächste Schritt die Arthroskopie am oberen Sprunggelenk zur Abklärung der Gelenksituation mit dem Ziel, neben der Diagnostik auch das Débridement des Gelenkes vorzunehmen. Es liegen typisch resezierende Maßnahmen vor: 1. partielle Synovektomie, 2. Gelenkkörperentfernung, 3. Knorpeldébridement, 4. Resektion von Exophyten (ossäres Impingement), 5. die Arthrodese des oberen Sprunggelenkes.

Indikationen

Die Indikation zum Gelenkdébridement besteht bei der schmerzhaften Belastung des Gelenks mit Teileinsteifung. Eine weitere Indikation ist die Blockade, z.B. durch Gelenkkörper oder beim ossären Impingement, das sowohl ventral als auch dorsal lokalisiert sein kann. Bei der ventralen Lokalisation kommt es zur Einschränkung der Abrollfunktion im oberen Sprunggelenk, daher wird hier die Indikation öfter gestellt als bei einer dorsalen Exophytenbildung. Liegt ein radiologisch fast nicht mehr einsehbarer Gelenkspalt vor, so hat ein arthroskopisches Débridement keine Aussicht auf Erfolg und dem Patienten sollte die Arthrodese angeraten werden.
Es handelt sich um relative Indikationen. Der OP-Zeitpunkt wird entsprechend dem Schmerzzustand gewählt.

Kontraindikationen

Kontraindikationen für das Gelenkdébridement oder die Arthrodese am oberen Sprunggelenk kommen anästhesiologisch bedingt vor. Ohne Infektzeichen bei gesunden Patienten besteht gegen die Gelenkkörperentfernung sowie die Resektion des ossären Impingement keine Kontraindikation. Eine Kontraindikation für das Débridement ist die ossäre Ankylose, für die Arthrodese der Wunsch des Patienten, ein funktionstüchtiges Gelenk zu erhalten.

Operationsrisiko und Aufklärungshinweise

Intraoperative Risiken

Beim Gelenkdébridement, bei der Gelenkkörperentfernung und der Resektion von Exophyten sind operationstechnische Risiken zu nennen, wie Nerven-, Gefäß- und Sehnenläsionen, insbesondere dann, wenn der Fixateur externe als Distraktor zur Anwendung kommen soll. Trifft dies zu, so besteht zusätzlich das Risiko, Bandläsionen am oberen Sprunggelenk herbeizuführen, aber auch Frakturen an der Eintrittsstelle der Schanzschen Schrauben für die Distraktion. Gleiches trifft für die arthroskopisch kontrollierte Arthrodese des oberen Sprunggelenkes zu, unabhängig vom allgemeinen Infektrisiko der oft voroperierten Gelenke. Ein Fixateur externe als Distraktor muß beim osteoporotischen Knochen besonders kritisch überdacht werden.

Aufklärungsgespräch

Neben den intraoperativen Risiken müssen die Patienten besonders auf Mißerfolge hingewiesen werden. Erwartungsgemäß zeigt das Röntgenbild nicht den wahren Zustand des Knorpels, so daß die Indikation zum Débridement gestellt wird, postoperativ dem Patienten aber dann die Indikation zur Arthrodese genannt werden muß. War die Indikation zur Arthrodese gestellt, so bedarf es der ausführlichen Erklärung, daß eine Funktion im oberen Sprunggelenk nicht mehr möglich ist. Als Alternativmethoden sollten die Interpositionsarthroplastik sowie auch der Gelenkersatz genannt werden. Bei abgelaufenen Infekten verbieten sich beide letztgenannten Methoden.
Dazu muß immer auch auf andere Techniken der Sprunggelenkversteifung hingewiesen werden.

Spezielle Vorbereitungen

Für resektive arthroskopische Verfahren am oberen Sprunggelenk ist die interne oder externe Distraktion erforderlich. Daher sollten der interne Distraktor sowie ein geeignetes Fixateursystem bereitliegen. Der interne Distraktor ist ein mit Handgriff versehenes herkömmliches Elevatorium, das, über den anteromedialen Zugang zwischen Tibia und Talus eingebracht, die Aufweitung des Gelenkes erlaubt. Sind längerdauernde Operationen oder auch resektive Maßnahmen im medialen Taluseckbereich vorgesehen, so empfiehlt sich der von lateral einzubringende externe Distraktor, bei dem über eine Schanzsche Schraube im Talus und in der Tibia die externe Distraktion möglich wird. Die Distraktion nimmt man unter Bildwandlerkontrolle vor, eine Aufweitung über mehr als 7 mm im Gelenkspalt muß unterbleiben, da sonst Bandrupturen zu erwarten sind. Für die Resektionen der Gelenkflächen, die Knorpelglättung sowie Synovektomie stehen geeignete Rongeure oder auch Shaversysteme zur Verfügung. Gelenkkörperentfernungen sind mittels Rongeur oder Faßzange möglich. Für die Resektion des ossären Impingements benötigt man kleine Meißel.

Ist eine Arthrodese geplant, so bedarf es neben der externen Distraktion der Vorbereitung von kanülierten Schrauben sowie von dazu passenden Kirschner-Drähten.

Gelenkdébridement

Narkose: Allgemeinnarkose, Spinalanästhesie, Periduralanästhesie.

Lagerung: Rückenlage mit Tuchrolle unter der Achillessehne, leichtes Kippen des OP-Tisches zur Gegenseite.

Zugangswege: Anterolateraler Zugang für das diagnostische Arthroskop, anteromedialer Zugang für resezierende Instrumente, dorsale Zugänge nur in Ausnahmesituationen.

Arbeitsschritte

1 Diagnostisches Arthroskop von anterolateral mit Inflow über den Arthroskopschaft.
2 Diagnostischer Untersuchungsgang.
3 Anteromedialer Zugang für Instrumente und/oder internen Distraktor.
4 Partielle oder subtotale Synovektomie zur Sichtverbesserung und postoperativen Ergußreduktion.
5 Gelenkkörperentfernung.
6 Knorpelglättung (Débridement).
7 Resektion von ossären Exophyten (beim ossären Impingement der Schienbeinvorderkante).
8 Einsatz des internen Distraktors zur Beurteilung der Schienbeinunterkante sowie der Taluskuppe.
9 Knorpelglättung im Talokruralgelenk (Plafond tibial).
10 Resektion von Osteophyten an der Schienbeinvorderkante und am Talushals mit dem Meißel.
11 (Einsatz des externen Distraktors bei längerdauernden Operationen, s. arthroskopisch kontrollierte Arthrodese.)
12 Spülen des Gelenkes, Extraktion der Instrumente, Hautnähte, Verband.

Komplikationen

Bei unzureichender Sicht evtl. Erweitern des Eingriffs zur offenen Arthrotomie.

Nachbehandlung

Sofort funktionell, Belastung entsprechend der Beschwerdesymptomatik.

Arthroskopisch kontrollierte Arthrodese des oberen Sprunggelenkes

Narkose: Wie beim arthroskopischen Débridement.

Lagerung: Wie beim arthroskopischen Débridement.

Zugangswege: Diagnostisches Arthroskop anterolateral, Arbeitskanal anteromedial, Fixateur externe lateral, plaziert mit Schanzscher Schraube in Talus und Tibia.

Arbeitsschritte

1 Rückenlage, Tuchrolle unter der Achillessehne, OP-Tisch leicht zur Seite gekippt.
2 Über Stichinzision Schanzsche Schraube in Talus und Tibia, Montage des Fixateur-Systems (externer Distraktor).
3 Diagnostisches Arthroskop über den anterolateralen Zugang.
4 Diagnostische Arthroskopie zur Orientierung.
5 Distraktion unter Bildwandlerkontrolle und unter arthroskopischer Kontrolle.
6 Stichinzision von anteromedial zum Einbringen von resezierenden Instrumenten, z. B. Rongeur oder Shaversystem.
7 Resektion des Knorpels an der distalen Tibiafläche sowie am Talus bis zum spongiösen Knochen.
8 Knorpelresektion im medialen Talomalleolargelenk.
9 Austauschen des diagnostischen Arthroskops nach anteromedial.
10 Resektion der Knorpelflächen im lateralen Talomalleolargelenk.
11 Débridement hypertropher Synovialis.
12 Aufheben der Distraktion und Durchführen der Kompression.
13 Unter Bildwandlerkontrolle Einbringen von Kirschner-Drähten kranial des medialen und des lateralen Knöchels.
14 Unter Bildwandlerkontrolle Aufbohren 3,2 mm mit kanüliertem Bohrer.
15 Bestimmung der Schraubenlänge.
16 Eindrehen von kanülierten Spongiosaschrauben mit kurzem Gewinde.
17 Kontrolle der Kompression, abschließendes Röntgenbild.
18 Entfernen der Instrumente, Hautnähte, Verband, Gipsschiene.

Spezielle Technik

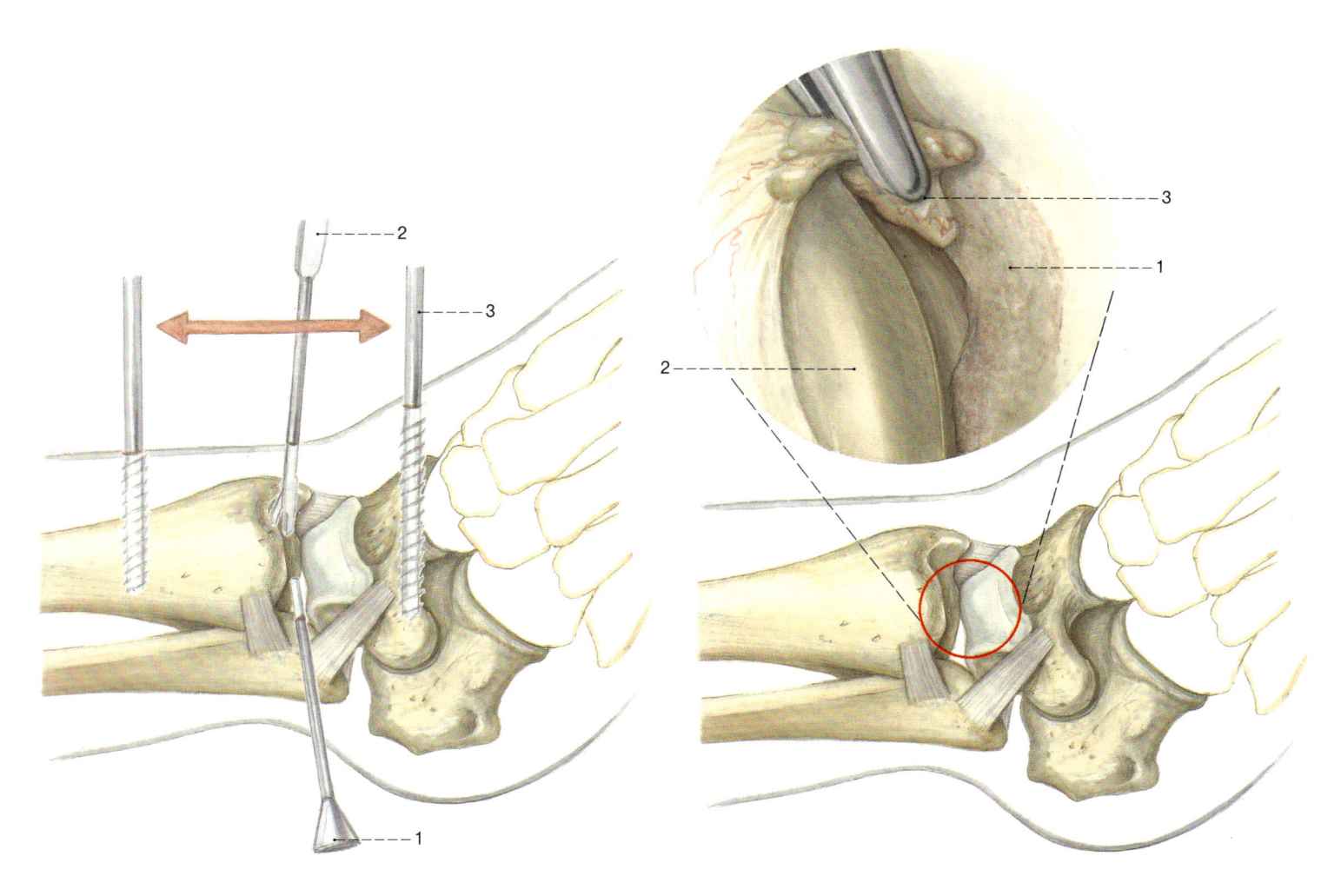

Abb. **50a** Arthroskopisch kontrollierte Arthrodese des oberen Sprunggelenkes.

1 diagnostisches Arthroskop
2 resezierende, durchgreifende Zange, Rongeur
3 zwei von medial eingebrachte Schanzsche Schrauben in der distalen Tibia sowie im Talus zur Distraktion des oberen Sprunggelenkes

Abb. **50b** Arthroskopisch kontrollierte Arthrodese des oberen Sprunggelenkes – Resektion der hypertrophen Synovialis.

1 Talusgelenkfläche
2 Tibiavorderunterkante
3 hypertrophe Synovialis gefaßt zur Entfernung mit einer durchgreifenden Knipszange

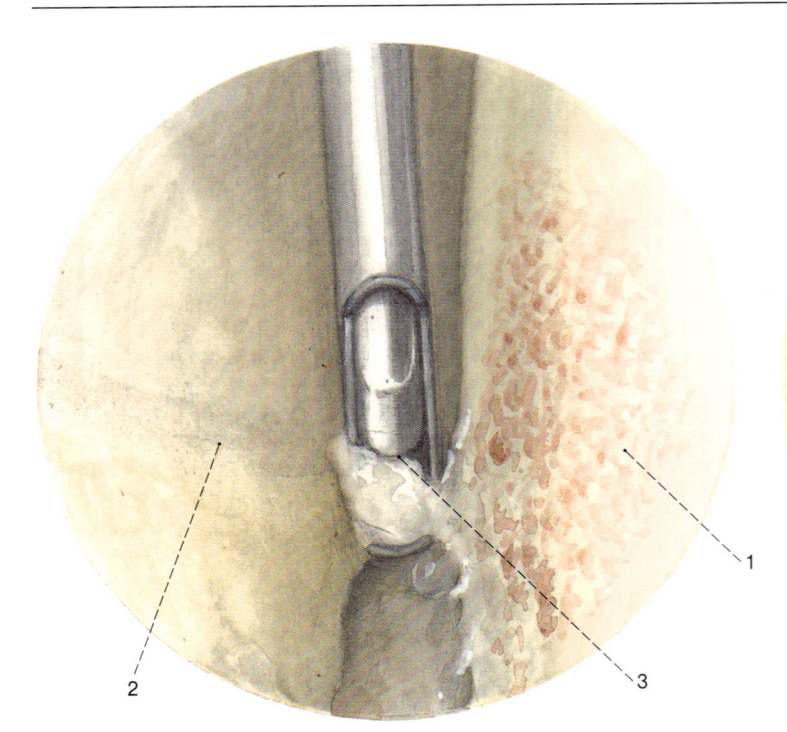

Abb. 51 Arthroskopische Arthrodese des oberen Sprunggelenkes – Resektion restlicher Knorpelbeläge am Talus.

1 Talusbereich mit freiliegender Spongiosa
2 Tibiaunterfläche
3 durchgreifende Knipszange

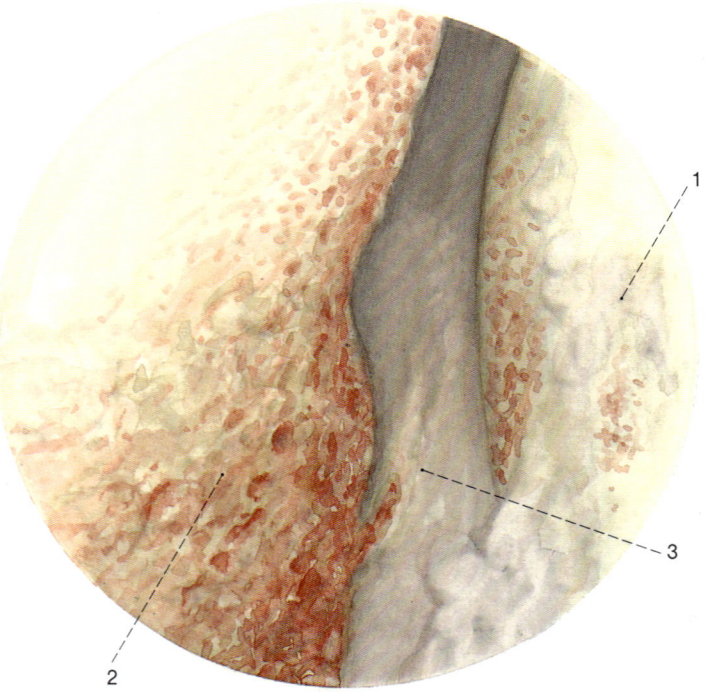

Abb. 52 Arthroskopisch kontrollierte Arthrodese des oberen Sprunggelenkes – Zustand nach Resektion der Tibiaunterfläche.

1 Talusbereich mit freiliegender Spongiosa
2 Tibiaunterfläche mit freiliegender Spongiosa
3 hintere Gelenkkapsel

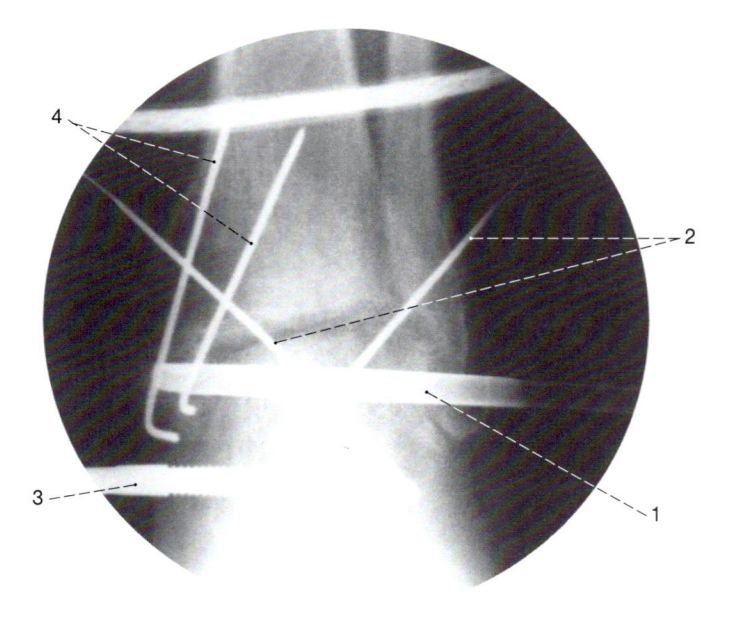

Abb. 53 Röntgenbild nach Resektion der tibialen und talaren Knorpelflächen mit einliegendem Arthroskop (1), die spongiös freigelegten Knochenflächen sind mit 2 gekreuzten Kirschner-Drähten überbrückt (2), diese Kirschner-Drähte werden kanülierte Schrauben zur Kompression aufnehmen. Das Gelenk ist mit einem externen Distraktor distrahiert (3), es handelt sich um eine operativ versorgte Innenknöchelfraktur (Kirschner-Drähte im Innenknöchel, 4) mit folgender posttraumatischer Arthrose.

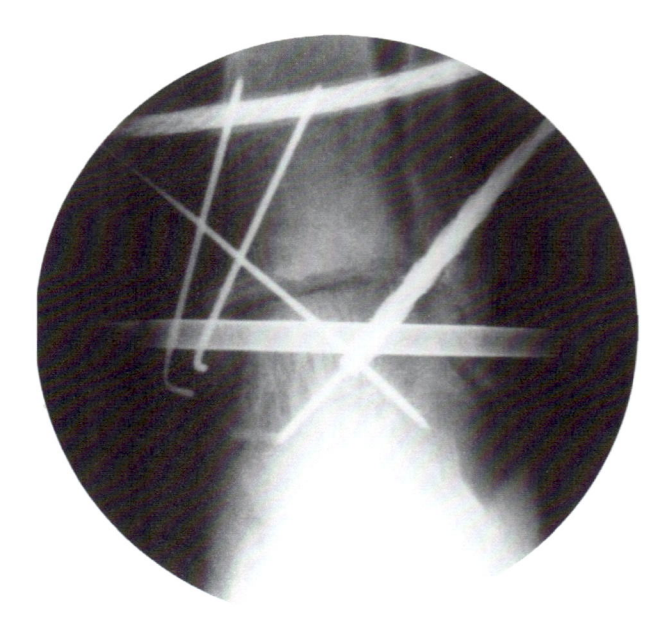

Abb. 54 Die beiden gekreuzten Kirschner-Drähte (s. Abb. 53) werden mit einem kanülierten Bohrer zur Aufnahme von Kompressionsschrauben überbohrt.

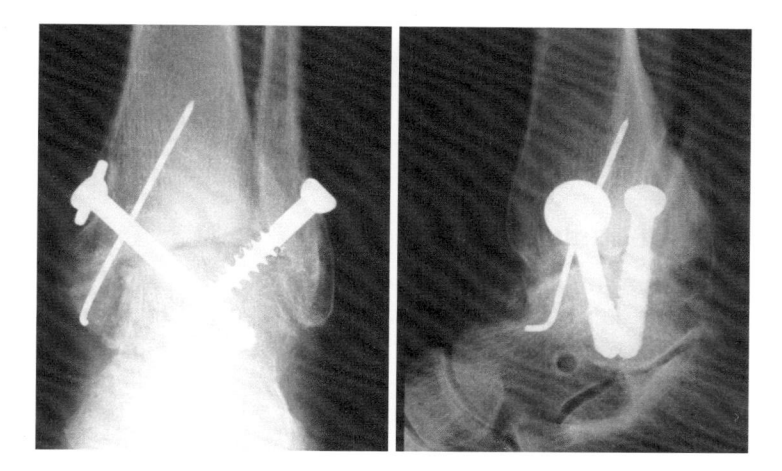

Abb. 55 A.-p.-Bild und seitliches Röntgenbild nach Verschraubung der entknorpelten Gelenkflächen der Tibiaunterfläche sowie des Talus.

Komplikationen

Bei ungenügender Kompression Erweiterung der Operation zur herkömmlichen offenen Arthrodese, evtl. mit äußerem Spanner oder anderen Verfahren. Postoperativ sollten die Eintrittstellen der Schanzschen Schrauben für die Distraktion überprüft werden, ob Frakturlinien aufgetreten sind. Ist durch die Einzelschraubenosteosynthese nicht genügend Kompression entstanden, so besteht die Gefahr der Pseudarthrose mit der Notwendigkeit der Nachoperation.

Nachbehandlung

Gipsschiene bis zur Wundheilung, dann Gipsstiefel und Beginn der Belastung.

Spezielle Erkrankungen

Osteochondrosis dissecans

Ziele und Methoden
Die Arthroskopie dient zur Stadieneinteilung und zur stadienabhängigen Behandlung der Osteochondrosis dissecans. Es sollte immer das Ziel sein, die Gelenkflächenkongruenz zu erhalten. Die häufigste Lokalisation der Osteochondrosis dissecans am Talus ist dorsomedial, so daß auch für die Beurteilung des dorsomedialen Talusecks die interne Distraktion notwendig wird. Standardisierte Verfahren sind zur Dissekaterhaltung die subchondrale Bohrung sowie im Stadium 4 die Kürettage und das Débridement des Mausbetts (vgl. Abschnitt „Gelenkdestruktion", S. 307 ff.).

Indikationen
Die Indikation zu einem arthroskopischen Vorgehen bei der Osteochondrosis dissecans am medialen Taluseck wird arthroskopisch gestellt nach Klassifikation des Schadens. Beim Schweregrad 1 und 2 kann die subchondrale Bohrung mit Spongiosaunterfütterung, ohne daß der Knorpelbelag weiter geschädigt wird, sinnvoll sein. Die Indikation zu diesem Vorgehen besteht beim jungen Patienten mit dem Ziel der gelenkerhaltenden Operation.

Kontraindikationen
Allgemeine Kontraindikationen. Eine Kontraindikation für die subchondrale Bohrung besteht beim Schweregrad 3 und 4 der Osteochondrosis dissecans. Hier sind andere Maßnahmen notwendig.

Operationsrisiko und Aufklärungshinweise

Intraoperative Risiken
Neben Nerven- und Gefäßläsionen besteht die Möglichkeit der Knorpelschädigung (Suchen des Dissekats). In einigen Fällen kann beim Schweregrad 1 auch eine Fehllokalisation erfolgen, da der Knorpelbelag intakt ist.

Aufklärungsgespräch
Der Patient muß vor der Operation einer Osteochondrosis dissecans dahingehend aufgeklärt sein, daß erst intraoperativ (durch die diagnostische Arthroskopie) der Schweregrad festgestellt und somit die Art der Operation entschieden werden kann. Eine Sicherheit des Einheilens bei der subchondralen Bohrung gibt es nicht, auch nicht bei Verwendung einer Spongiosaplastik. Alternativverfahren, auch die offene Operation, müssen dem Patienten genannt werden.

Spezielle Vorbereitungen
Neben den herkömmlichen arthroskopischen Instrumentarien bedarf es einer Bildwandlerkontrolle (C-Bogen) in 2 Ebenen, gelegentlich wird ein Kirschner-Draht notwendig.

Subchondrale Bohrung bei der Osteochondrosis dissecans tali

Narkose: Allgemeinnarkose, Periduralanästhesie, Spinalanästhesie.

Lagerung: Rückenlage mit erhöht gelagertem, betroffenem Sprunggelenk (seitliche Bildwandlerkontrolle), der Operationstisch ist etwas zur Gegenseite gekippt.

Zugangswege: Anterolateraler Zugang für das diagnostische Arthroskop, anteromedialer Zugang für die interne Distraktion, kleine Stichinzision in Höhe des Processus lateralis tali für die Bohrung.

Osteochondrosis dissecans 313

Arbeitsschritte

1. Präoperative Röntgenkontrolle zur sicheren Lokalisation des Dissekats.
2. Anterolateraler Zugang für die diagnostische Arthroskopie zur Stadieneinteilung.
3. Anteromedialer Zugang für den internen Distraktor zur Lokalisation des dorsomedialen Talusecks.
4. Beim Stadium 1 und 2 der Osteochondrosis dissecans unter Bildwandlerkontrolle Stichinzision über der Spitze des Processus lateralis tali.
5. Einbohren eines Kirschner-Drahtes in das dorsomediale Dissekat (Bildwandlerkontrolle).
6. Aufbohren 5 mm mit kanüliertem Bohrer bis in das Dissekat.
7. Entfernen von Bohrer und Kirschner-Draht.
8. Mit einem Stößel Unterfütterung des Bohrkanales mit Spongiosa aus der Umgebung (evtl. auch aus dem Schienbeinkopf oder Beckenkamm).
9. Abschließende Röntgenkontrolle.
10. Entfernen der Instrumente und Hautnähte, Verband

Spezielle Technik

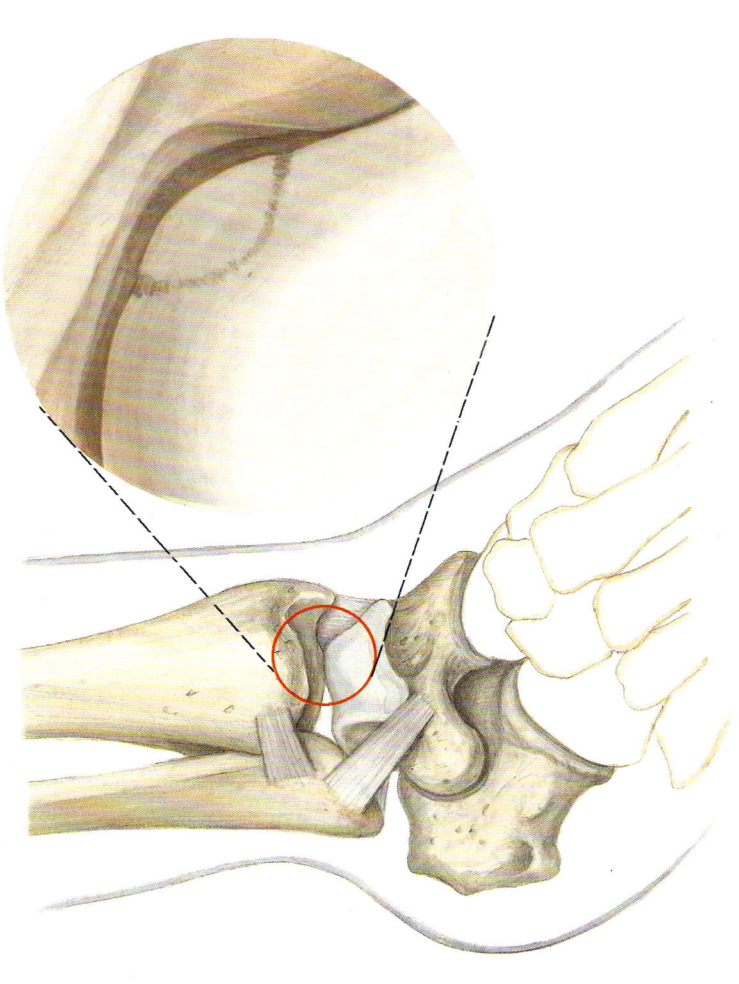

Abb. **56** Osteochondrosis dissecans Stadium II. Mediales Taluseck, arthroskopischer Situs.

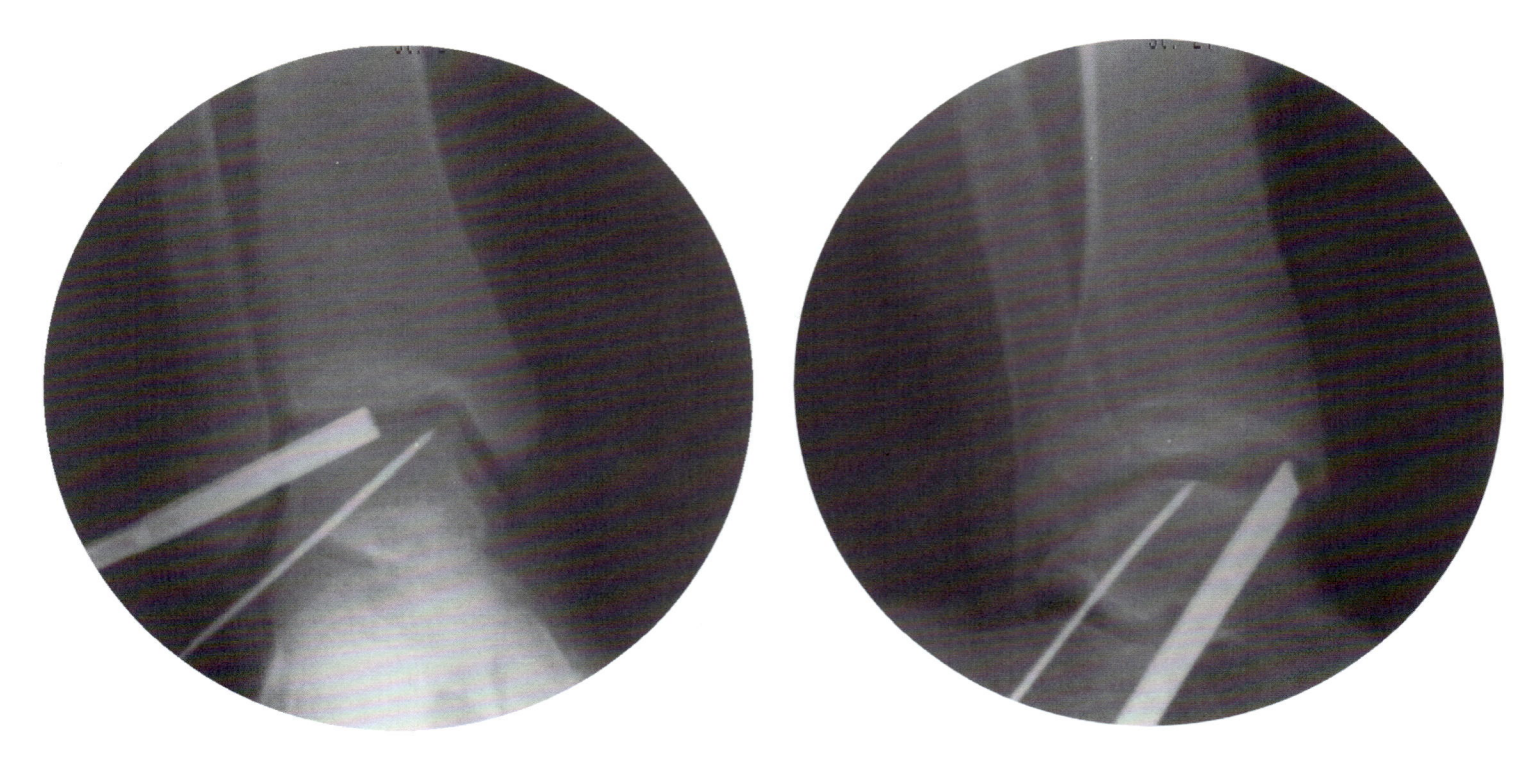

Abb. 57a Intraoperatives Röntgenbild a.-p., zur Lokalisation des Kirschner-Drahtes für die subchondrale Bohrung.

Abb. 57b Intraarthroskopisches Röntgenbild, seitliche Ansicht, zur Lokalisation des Kirschner-Drahtes für die subchondrale Bohrung.

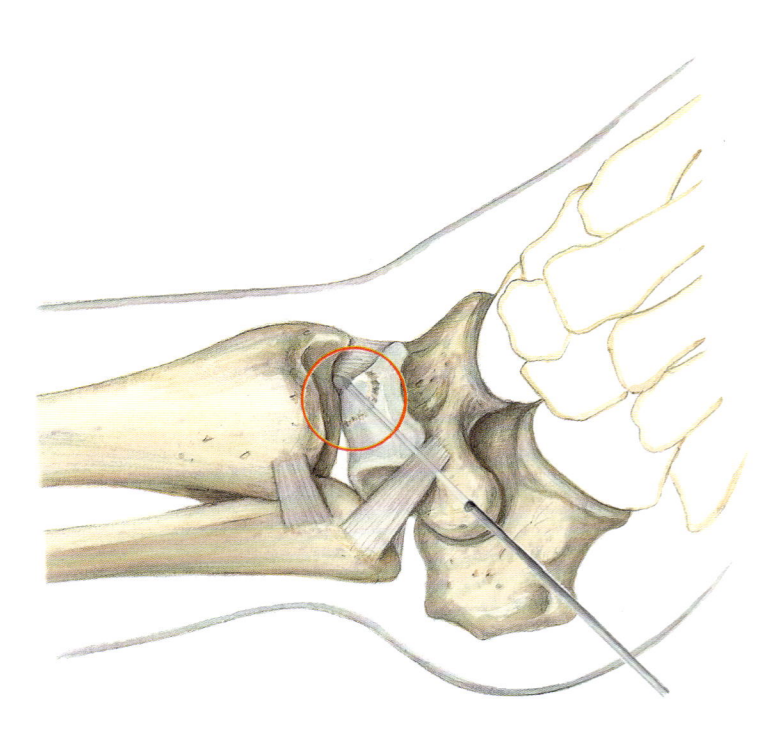

Abb. 57c Operationssitus: Kirschner-Draht über den Processus lateralis tali in das Dissekat eingebracht.

Osteochondrosis dissecans 315

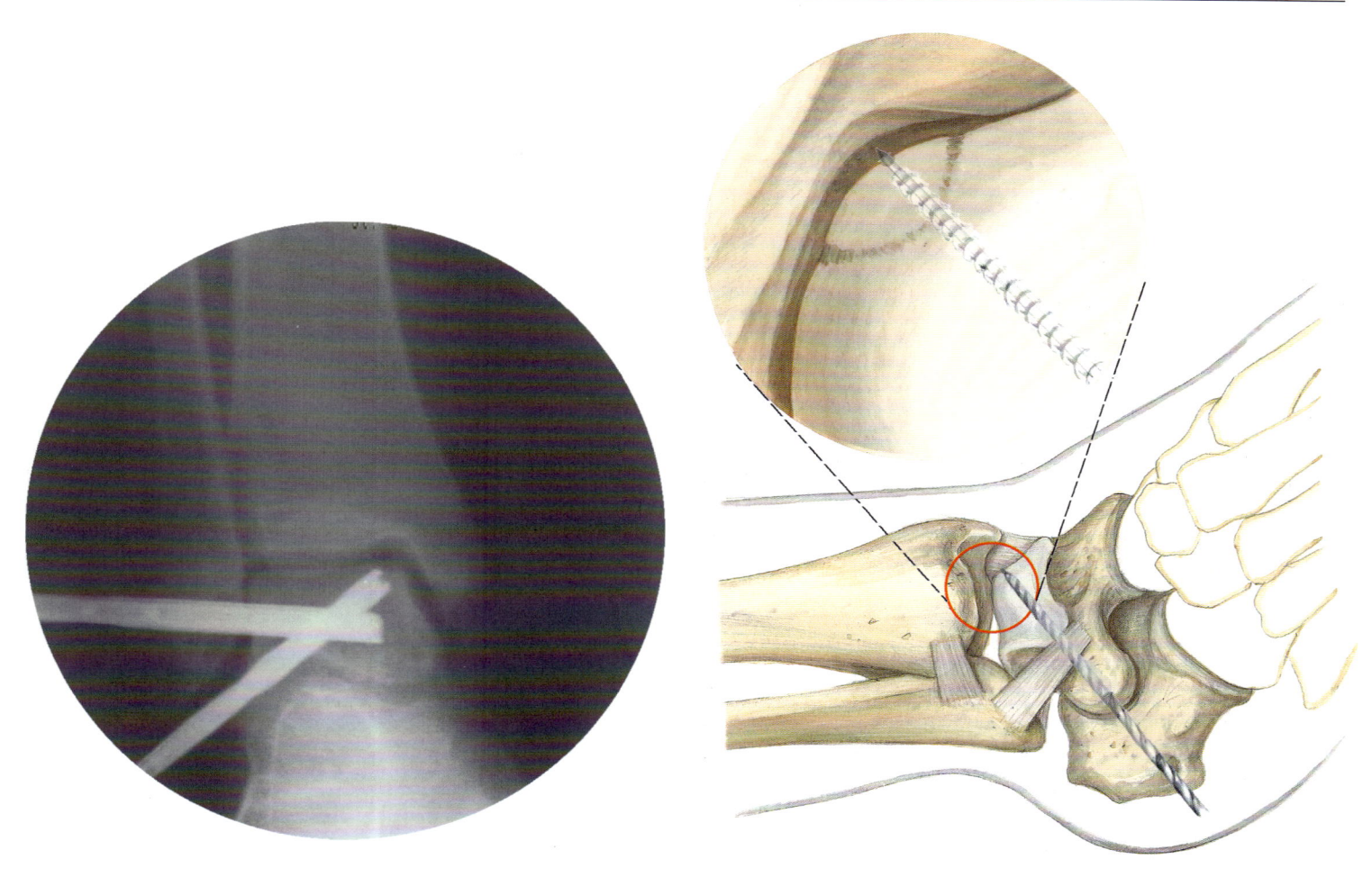

Abb. **58a** Intraarthroskopisches Röntgenbild mit Bohrer im Talus, eingebracht über den Kirschner-Draht.

Abb. **58b** Operationssitus: subchondrale Bohrung zur Eröffnung der Sklerosezone bei der Osteochondrosis dissecans am medialen Taluseck.

Komplikationen

Neben den allgemeinen Komplikationen, wie Nerven-, Gefäß- und Sehnenläsionen, besteht die Gefahr der Fehlplazierung des Kirschner-Drahtes. Evtl. muß dann auf ein offenes Vorgehen übergegangen werden, unter Umständen mit Innenknöchelosteotomie.

Nachbehandlung

Funktionelle Weiterbehandlung bis zum knöchernen Durchbau.

Literatur

Arthroskopie – allgemein

Ekkernkamp, A.: Qualitätssicherung in der Unfallchirurgie – Bedeutung, Merkmale und Methoden. Unfallchirurgie 22 (1996) 273–277 (Nr. 6)
Hempfling, H.: Farbatlas der Arthroskopie großer Gelenke. G. Fischer, Stuttgart 1987
Hempfling, H.: Einführung in die Arthroskopie großer Gelenke. G. Fischer, Stuttgart 1989
Hempfling, H.: Arthroskopie – Indikation, Bedeutung, Begutachtung. G. Fischer, Stuttgart 1990
Hempfling, H.: Arthroskopie – Diagnostik und Therapie. K. Storz GmbH, Tuttlingen 1990
Hempfling, H.: Die Arthroskopie am Handgelenk. Indikation, Technik und therapeutische Konsequenzen. Wissenschaftliche Verlagsgesellschaft, Stuttgart 1992
Hempfling, H.: Mikroarthroendoskopie – Synovialisdiagnostik. K. Storz GmbH, Tuttlingen 1993
Hempfling, H.: Farbatlas der Arthroskopie großer Gelenke (2 Bände). G. Fischer, Stuttgart 1995
Hempfling, H.: Arthroskopie – Diagnostik und Therapie. ecomed, Landsberg 1995
Hempfling, H.: Arthroskopie des Handgelenkes. ecomed, Landsberg 1995
Hempfling, H., C. Burri: Diagnostische und operative Arthroskopie aller Gelenke. Huber, Bern 1991
Hempfling, H., B. Gekeler-Steinle: Die Arthroskopie aller Gelenke. Ein Leitfaden für das OP-Personal. G. Fischer, Stuttgart 1990
Hempfling, H., H. Schäfer: Arthrographie und Arthroskopie des Kniegelenks. G. Fischer, Stuttgart 1995

Schultergelenk

Spezielle Anatomie

Benedetto K. P., W. Glötzer, K. H. Künzel: Anatomische Grundlagen für die Arthroskopie des Schultergelenkes. In Hofer, H., W. Glinz: Fortschritte in der Arthroskopie, Bd. 3. Enke, Stuttgart 1987
Biomechanik der gesunden und kranken Schulter: Ergebnisse praxisbezogener Grundlagenforschung. 7. Münchner Symposium für Experimentelle Orthopädie, hrsg. von Refior, H.J. Thieme, Stuttgart, 1985
Braus, H., C. Elze: Anatomie des Menschen, Bd. 1: Bewegungsapparat Springer, Berlin 1954
Fick, R. in Bardeleben, K. v.: Handbuch der Anatomie des Menschen, Bd. 2, 3. Teil: Spezielle Gelenk- und Muskelmechanik. G. Fischer, Jena 1911
Gächter, A.: Fortschritte in der Arthroskopie, Bd. 3: Arthroskopie der Schulter. Enke, Stuttgart 1987
Hollinshead, W. H., D. B. Jenkins: Functional Anatomy of the Limbs and Back, 5. ed. Saunders, Philadelphia 1981
Kapandji, I. A.: Funktionelle Anatomie der Gelenke, Bd. 1: Obere Extremität. In: Bücherei des Orthopäden, Bd. 40. Enke, Stuttgart 1984
Lanz, v. T., W. Wachsmuth: Praktische Anatomie, Bd. 1, 3. Teil: Arm, 2. Aufl. Springer, Berlin 1959
Maurer, H.: Anatomische Grundlagen. In Resch, H., E. Beck: Praktische Chirurgie des Schultergelenkes. Eigenverlag, Innsbruck 1988
Maurer, H.: Deskriptive und funktionelle Anatomie des Schultergelenkes. Unfallheilk. 204 (1988) 1
Maurer, H., M. Lener: Anatomy of the Shoulder Joint. In Resch, H., E. Beck: Arthroscopy of the Shoulder. Springer, Berlin 1992
Müller, W.: Biomechanik der Schulter. In Hofer, H., W., Glinz: Fortschritte in der Arthroskopie, Bd. 3. Enke, Stuttgart 1987
Pernkopf, E.: Atlas der topographischen und angewandten Anatomie des Menschen, 3. Aufl., Bd. II, hrsg. von W. Platzer. Urban & Schwarzenberg, München 1989
Platzer, W.: Atlas der topographischen Anatomie. Thieme, Stuttgart 1982
Platzer, W.: Taschenatlas der Anatomie, Bd. 1: Bewegungsapparat, 6. Aufl. Thieme, Stuttgart 1991
Putz, R.: Biomechanik des Schultergürtels. Manuelle Med. 24 (1986) 1 Stuttgart
Putz, R., J. Liebermann, A. Reichelt: Funktion des Ligamentum coracoacromiale. Acta Anat. 131 (1988) 140
Rauber-Kopsch: Anatomie des Menschen, Bd. 1: Bewegungsapparat, hrsg. von Tillmann, B., G. Töndury. Thieme, Stuttgart 1987
Ravelli, A.: Die sogenannte Rotatorenmanschette. Österr. Ärztez. 13/14 (1974) Tichy, P., B. Tillmann, A. Schleicher: Funktionelle Beanspruchung des Fornix humeri. In Biomechanik der gesunden und kranken Schulter. Thieme, Stuttgart 1985
Tillmann, B., P. Tichy: Funktionelle Anatomie der Schulter. Unfallchirurg 89 (1986) 389
Wasmer, G., F.-W. Hagena, M. Bergmann, T. Mittlmeier: Anatomische und biomechanische Untersuchungen des Lig. coracoacromiale am Menschen. In: Biomechanik der gesunden und kranken Schulter. Thieme, Stuttgart 1985

Verletzungen, spezielle Erkrankungen und Behandlungsmethoden

Andrews, J. R., S. P. Kupferman, C. J. Dillman: Labral tears in throwing and raquet sports. Clin. Sports Med. 10 (1991) 901
Caspari, R. B., F. M. Savoie: Arthroscopic Reconstruction of the Shoulder Bankart repair. In McCinty, J.B.: Operative Arthroscopy. Raven Press, New York, 1991 (p. 507)
Ellman, H.: Arthroscopic subacromial decompression a preliminary report. Orthop. Trans. 9 (1985) 49
Ellman, H., S. P. Kay: Arthroscopic subacromial decompression for chronic impingement; 2–5 year results: J. Bone Joint Surg. 73B (1991) 395
Flatow, E. L., A. D. Xavier, P. Gregory, P. Nicholson, R. G. Pollock, L. U. Bigliani: Arthroscopic resection of the distal clavicle with the superior approach. J. Shoulder Elbow Surg. 4 (1995) 41–49
Morgan, C., A. Bodenstab: Arthroscopic transglenoid Bankart suture repair. Oper. Tech. Orthop. 1 (1991) 171
Mumford, E. B.: Acromioclavicular dislocation – a new operative treatment. J. Bone Joint Surg. 23 (1941) 799
Neer, C. S.: Anterior acromioplasty for the chronic impingement syndrome in the shoulder: a preliminary report. J. Bone Joint Surg. 54A (1972) 41
Resch, H., E. Beck: Arthroscopy of the Shoulder. Springer, Berlin 1992
Snyder, S. J., R. P. Karzel, W. Del Pizzo, R. D. Ferkel, M. J. Fiedman: S.L.A.P. lesions of the shoulder. Arthroscopy 6 (1990) 274
Warner, J. P. et al.: Arthroscopic Bankart repair with the Suretac device. Part. I: clinical observations. Arthroscopy 11 (1995) 2
Wolf, P. M.: Arthroscopic Bankart repair using suture anchors. Oper. Tech. Orthop. 1 (1991) 184

Ellbogengelenk

Spezielle Anatomie

Braus, H., C. Elze: Anatomie des Menschen, Bd. 1: Bewegungsapparat. Springer, Berlin 1954
Lanz, v.T., W. Wachsmuth: Praktische Anatomie, Bd. 1, 3. Teil: Arm, 2. Aufl. Springer, Berlin 1959
Pernkopf, E.: Atlas der topographischen und angewandten Anatomie des Menschen, 3. Aufl., Bd. II, hrsg. von W. Platzer, Urban & Schwarzenberg, München 1989
Platzer, W.: Atlas der topographischen Anatomie, Georg Thieme, Stuttgart, New York 1982
Platzer, W.: Taschenatlas der Anatomie, Bd. 1: Bewegungsapparat, 6. Aufl. Thieme, Stuttgart 1991
Rauber-Kopsch: Anatomie des Menschen, Bd. 1: Bewegungsapparat, hrsg. von Tillmann, B., G. Töndury. Thieme, Stuttgart 1987

Verletzungen, spezielle Erkrankungen und Behandlungsmethoden

Andrews, J. K., P. J. McKenzie: Arthroscopic surgical treatment of elbow pathology. In McGinty, J.B.: Operative Arthroscopy. Raven Press, New York 1991 (p. 595)
Hempfling, H.: Einführung in die Arthroskopie. G. Fischer, Stuttgart 1989
Lindenfield, T. N.: Medial approach in elbow arthroscopy. Amer. J. Sports Med. 18 (1990) 413
Lynch, G. J., J. F. Meyers, T. L. Whipple, R. B. Caspari: Neurovascular anatomy and elbow arthroscopy: inherent risks. Arthroscopy 2 (3) (1986) 191

Handgelenk

Bade, H., J. Koebke, M. Klumpp: Accessory ossifications in the ulnocarpal wrist region. Ann. Anat. 178 (1996) 263
Bade, H., J. Koebke, R. Stangier: Der Recessus ulnaris im Arthrogramm des proximalen Handgelenks. Handchir. Mikrochir. Plast. Chir. 25 (1993) 171
Beikert, R., H. Hempfling: Arthroskopie in der Diagnostik karpaler Instabilitäten. Arthroskopie 8/6 (1995) 268
Berger, R. A., W. F. Blair: The radioscapholunate ligament: A gross and histologic description. Anat. Rec. 210 (1984) 393
Bowers, W. H.: Problems of the distal radio-ulnar joint. Adv. Orthop. Surg. 7 (1984) 289
Feldkamp, G., P. Preissler, J. Koebke: Atlas der Handarthroskopie. Hippokrates, Stuttgart 1996
Fick, R.: Handbuch der Anatomie der Gelenke. 1. Teil: Anatomie der Gelenke. In Bardelebens, K.v.: Handbuch der Anatomie des Menschen. G. Fischer, Jena 1904
Fisk, G. R.: The influence of the transverse carpal ligament (flexor retinaculum) on carpal stability. Ann. Chir. Main 3 (1984) 297
Förstner, H.: Das distale Radio-Ulnar-Gelenk (DRU). Morphologische Überlegung und chirurgisch-orthopädische Konsequenzen. Unfallchirurgie 9 (1987) 512
Gilford, W. W., R. H. Bolton, C. Lambrinudi: The mechanism of the wrist joint with special reference to fractures of the scaphoid. Guy's Hosp. Rep. 92 (1943) 52
Hempfling, H.: Die arthroskopische Untersuchung des Schultergelenkes und des Ellenbogengelenkes, des oberen Sprunggelenkes, des Hand- und des Hüftgelenkes. Orthop. Praxis 22 (1986) 97
Hempfling, H.: Neue Techniken der Arthroskopie. 2. Handgelenkarthroskopie. Chir. Praxis 39 (1988) 231
Hempfling, H.: Die Arthroskopie des Handgelenkes. In Feldmeier, Ch.: Sporttraumatologie 1 - Verletzungen und Schäden der Hand. Zuckschwerdt, München 1988
Hempfling, H.: Arthroskopische Operationen am Handgelenk. Klinische Arthrologie. Diagnostik – Klinik – Behandlung. Handbuch und Atlas für Klinik und Praxis. ecomed Verlag, Landsberg 1991
Hempfling, H.: Die Arthroskopie am Handgelenk. Indikation, Technik und therapeutische Konsequenzen. Wissenschaftliche Verlagsgesellschaft, Stuttgart 1992
Hempfling, H.: Arthroskopische Chirurgie des Ellenbogen- und Handgelenks. Langenbecks Arch. Chir. Suppl., Kongreßbericht 1995 (S. 467)
Hempfling, H.: Arthroskopischer Nachweis und Klassifikation interkarpaler Instabilitäten. Frühjahrstagungen der Österreichischen Gesellschaft für Unfallchirurgie. Zusammengestellt von H. Kuderna. Huber, Bern 1995 (S. 187)
Hempfling, H.: Arthroskopie des Handgelenkes. ecomed, Landsberg 1995
Hempfling, H.: Farbatlas der Arthroskopie großer Gelenke (2 Bände). G. Fischer, Stuttgart 1995
Hempfling, H., K. Bauer: Arthroskopische Chirurgie von Diskusschäden. Arthroskopie 8/6 (1995) 281
Hempfling, H., R. Beickert: Ergebnisse der Handgelenksarthroskopie anhand von 199 Fällen unter Berücksichtigung der Diskuspathologie sowie interkarpaler Instabilitäten. In Hackenbruch, W., H.-U. Stäubli: Arthroskopie des Sprung- und Handgelenkes. Enke, Stuttgart 1993 (S. 74)
Hempfling, H., R. Beickert, A. Ishida, K. Bauer: Stand der Handgelenksarthroskopie heute. Arthroskopie 8/6 (1995) 254
Kauer, J. M. G., A. de Lange: The carpal joint. Hand Clin. 3 (1987) 23
Koebke, J.: Leitthematik Radius und Handwurzel. Anatomie des Handgelenkes und der Handwurzel. Unfallchirurgie 14/2 (1988) 74
Kuhlmann, N., R. Tubiana: Mécanismes du Poignet Normal. In Razemon, J. P., G. Fisk: Le Poignet. Expansion Scientifique Francaise, Paris 1983
Lewis, O. J., R. J. Hamshere, T.M. Buckmill: The anatomy of the wrist joint. J. Anat. 106 (1969) 539
Linscheid, R. L.: Kinematic considerations of the wrist. Clin. Orthop. Res. 202 (1986) 27
Mayfield, J. K., R. P. Johnson, R.F. Kilcoyne: The ligaments of the human wrist and their functional significance. Anat. Rec. 186 (1976) 417
Palmer, A. K., F.W. Werner: The triangular fibrocartilage complex of the wrist – Anatomy and function. J. Hand Surg. 6/2 (1981) 153
Schmidt, H.-M., U. Lanz: Chirurgische Anatomie der Hand. Hippokrates, Stuttgart 1992
Sennwald, G.: Anatomie des Radio-Karpalcomplexes. In: Das Handgelenk. Springer, Berlin 1987
Stangier, R.: Zur topographischen Anatomie des Recessus ulnaris des proximalen Handgelenkes. Med. Diss., Köln 1987
Taleisnik, J.: The ligaments of the wrist. J. Hand Surg. 1 (1976) 110
Taleisnik, J.: The Wirst. Churchill Livingstone, Edinburgh 1985
Whipple, T. L.: Arthroscopic surgery. The Wrist. Lippincott, Philadelphia 1992

Hüftgelenk

Benninghoff, A.: Anatomie: Makroskopische und mikroskopische Anatomie des Menschen, Bd. 1, 14. Aufl. Urban & Schwarzenberg, München 1985
Braus, H., C. Elze: Anatomie des Menschen, Bd. 1, 3. Aufl. Springer, Berlin 1954
Breul, R., W. Oberländer, H.-J. Kurrat: Eine morphologische und funktionelle Analyse der Ausdehnung der Knorpelbedeckungen am menschlichen Hüftgelenk. Gegenbaurs morph. Jahrb. 125 (1979) 779
Fick, R: Anatomie und Mechanik der Gelenke. In Fick, R., Eisler, K. von Bardeleben: Handbuch der Anatomie des Menschen. G. Fischer, Jena 1904
Hempfling, H.: Farbatlas der Arthroskopie großer Gelenke. G. Fischer, Stuttgart 1987
Hempfling, H.: Arthroskopische Empyemtherapie am Knie und an der Hüfte. H. Unfallheilk. 200 (1988) 226
Hempfling, H.: Neue Techniken der Arthroskopie. 5. Hüftgelenksarthroskopie. Chir. Praxis 40 (1989) 93
Hempfling, H., J. Probst: Empyemtherapie am Knie und an der Hüfte. Z. unfallchir. Vers. med. Berufskr. 81 (1988) 21
Kapandji, I. A.: Funktionelle Anatomie der Gelenke, Bd.2: Untere Extremität. In Otte, P., K.-F. Schlegel: Bücherei des Orthopäden. Enke, Stuttgart 1985
Lang, J., W. Wachsmuth: Bein und Statik. In Lanz, T. von, W. Wachsmuth: Praktische Anatomie, Bd. 1, 4. Teil. Springer, Berlin 1972
Oberländer, W.: Die Beanspruchung des menschlichen Hüftgelenkes. Die Verteilung der Knorpeldicke im Acetabulum und ihre funktionelle Bedeutung. Anat. Embryol. 150 (1977) 141

Oberländer, W., H.-J. Kurrat, R. Breul: Untersuchungen zur Ausdehnung der knöchernen Facies lunata. Z. Orthop. 116 (1978) 675

Poirier, P., A. Charpy, A. Nicolas: Traite d'Anatomie Humaine, vol. 1. Masson, Paris 1911

Rauber/Kopsch: Anatomie des Menschen, Bd. 1. Thieme, Stuttgart 1987

Tillmann, B.: Die Beanspruchung des menschlichen Hüftgelenks. Z. Anat. Entwickl.-Gesch. 128 (1969) 329

Williams, P. L., R. Warwick: Gray's Anatomy, 36. Aufl., Churchill Livingstone, Edinburgh 1980

Kniegelenk

Spezielle Anatomie

Benedetto, K. P.: Der Ersatz des vorderen Kreuzbandes mit dem vasculär gestielten zentralen Drittel des Lig. patellae, Teil 1. Unfallchirurg (1985) 182

Hafferl, A.: Lehrbuch der topographischen Anatomie, 3. Aufl. Springer, Berlin 1969

Hennerbichler, A.: Der Einfluß des Zeitpunktes der vorderen Kreuzbandrekonstruktion auf die Entwicklung der postoperativen Beweglichkeit, Dissertation. Leopold Franzens-Universität, Innsbruck 1996

Inderster, A.: Isometriemessungen zur anatomisch korrekten Doppelbündelrekonstruktion des Ligamentum cruciatum anterius, Dissertation. Leopold Franzens-Universität, Innsbruck 1991

Inderster, A., K. P. Benedetto, K. H. Künzel, O. Gaber, R. A. Bacik: Fiber orientation of anterior cruciate ligament, Part 1. Clin. Anat. 26 (1993) 6

Inderster, A., K. P. Benedetto, T. Klestil, K. H. Künzel, O. Gaber: Fiber orientation of posterior cruciate ligament, Part 2. Clin. Anat. 8 (1995) 315

von Lanz, T., W. Wachsmuth: Praktische Anatomie, Bd. I: Bein und Statik. Springer, Berlin 1972

Platzer, W.: Atlas der topographischen Anatomie. Thieme, Stuttgart 1982

Platzer, W.: Zur Anatomie des Femoropatellargelenkes. In Hofer, A.: Fortschritte in der Arthroskopie. Enke, Stuttgart 1985

Platzer, W.: Taschenatlas der Anatomie, Bd. 1: Bewegungsapparat, 6. Aufl. Thieme, Stuttgart 1991

Poisel, S., O. Gaber: Blutversorgung des Kniegelenkes mit besonderer Berücksichtigung der Haut über dem Gelenk. Unfallheilkunde 167 (1984) 7

Putz, R.: Anatomie des Kniegelenkes in Rehabilitation nach orthopädisch-chirurgischen Eingriffen bei Cox- und Gonarthrose. Bohmann, Wien 1985

Verletzungen, spezielle Erkrankungen und Behandlungsmethoden

Aglietti, P., R. Buzzi, S. D'Andria, G. Zaccherotti: Long term study of anterior cruciate ligament reconstruction for chronic instability using the central-third patella tendon and a lateral extraarticular tenodesis. Amer. J. Sports Med. 20 (1992) 38

Albertson, M., J. Gillquist: Discoid lateral meniscus: A report of 29 cases. Arthroscopy 4 (1988) 211

Altmann, R. D.: Overview of osteoarthritis. Amer. J. Med. 83 (1987) 65

Appel, M. H., H. Seigel: Treatment of transverse fractures of the patella by arthroscopic percutaneous pinning. Arthroscopy 9 (1993) 119

Arnoczky, S. P., M. Rubin, J. L. Marshall: Microvasculature of the cruciate ligaments and its response to injury. J. Bone Jt Surg. A 61 (1979) 1221

Arnoczky, S. P., G. B. Tarvin, J. L. Marshall: Anterior cruciate ligament replacement using patellar tendon. J. Bone Jt Surg. A 64 (1982) 217

Arnoczky, S. P., R. F. Warren, M. A. Ashlock: Replacement of the anterior cruciate ligament using a patella tendon allograft. An experimental study. J. Bone Jt Surg. A 68 (1986) 376

Bosch, U., W. J. Kasperczyk, H.-J. Oestern, H. Tscherne: Die Einheilungsphasen beim autogenen hinteren Kreuzbandersatz. Unfallchirurg 93 (1990) 187

Boszotta, H., W. Helperstorfer: Langzeitergebnisse nach arthroskopischer Implantation des Trevirabandes zum Ersatz des vorderen Kreuzbandes. Akt. Traumatol. 24 (1994) 91

Boszotta, H., W. Helperstorfer, G. Köhndorfer, K. Prünner: Ergebnisse nach arthroskopischer Reinsertion des vorderen Kreuzbandes; Naht versus PDS-Augmentation. Arthroskopie 6 (1993) 174

Buess, E., A. Imhoff, J. Hodler, M. Rodriguez: Hintere Kreuzbandruptur: Resultate, Arthrosebildung und MR-Befunde nach primärer und sekundärer operativer Behandlung. Arthroskopie 6 (1993) 218

Cameron, M. L., F. H. Fu, H. H. Paessler, M. Schneider, C. H. Evans: Synovial fluid cytokine concentrations in the ACL-deficient knee. Knee Surg. Sports Traumatol. Arthroscopy 2 (1994) 38

Clancy, W. G., D. A. Nelson, B. Reider et al: Anterior cruciate ligament reconstruction using one-third of the patellar ligament, augmented by extraarticular tendon transfers. J. Bone Jt Surg. A 64 (1982) 352

Contzen, H.: Material requirements and biological conditions for the alloplastic knee ligament substitution. Unfallchirurg 11,5 (1985) 242

Daniel, D., W. Akeson, J. O'Connor: Knee ligaments: Structure, Function, Injury and Repair. Raven Press, New York 1990

De Haven, K. E.: Meniskusentfernung versus Meniskusrefixation. Orthopäde 23 (1994) 133

Del Pizzo, W., J. M. Fox: Results of arthroscopic meniscectomy. Clin. Sports Med. 9 (1990) 633

Feagin, J. A.: The Crucial Ligaments. Churchill Livingstone, Edinburgh 1988

Fetto, J. F., J. L. Marshall: The natural history and diagnosis of the anterior cruciate ligament insufficiency. Clin. Orthop. 147 (1980) 29

Fink, C., C. Hoser, K. P. Benedetto: Arthroseentwicklung nach Ruptur des vorderen Kreuzbandes. Unfallchirurg 97 (1994) 357

Finsterbush, A., U. Frankl, Y. Matan: Secondary damage to the knee after isolated injury of the anterior cruciate ligament. Amer. J. Sports Med. 18 (1990) 475

Fisher, S. E., K. D. Shelbourne: Arthroscopic treatment of symptomatic extension block complicating anterior cruciate ligament reconstruction. Amer. J. Sports Med. 21 (1993) 558

Fowler, P. J., S. S. Messieh: Isolated posterior cruciate ligament injuries in athletes. Amer. J. Sports Med. 15 (1987) 353

Friederich, N. F., W. Müller, W. R. O'Brien: Klinische Anwendung biomechanischer und funktionell anatomischer Daten am Kniegelenk. Orthopäde 21 (1992) 41

Funk, F. J.: Osteoarthritis of the knee following ligamentous injury. Clin. Orthop. 172 (1983) 154

Gerber, C., R. P. Jakob: Das Femoro-Patellargelenk bei vorderer Kreuzbandinsuffizienz. H. Unfallheilk. 165 (1983) 231

Giove, T. P., S. J. Miller, B. E. Kent, T. L. Sanford, J. G. Garrick: Non operative treatment of the torn anterior cruciate ligament. J. Bone Jt Surg. A 65 (1983) 184

Glasgow, M. M. S., P. W. Allen, C. Blakeway: Arthroscopic treatment of cysts of the lateral meniscus. J. Bone Jt Surg. B 72 (1993) 299

Glinz, W.: Diagnostische Arthroskopie und arthroskopische Operationen am Kniegelenk. Huber, Bern (1987)

Glinz, W.: Arthroskopische Operationstechniken bei degenerativen Meniskus- und Gelenkflächenschäden des Kniegelenks. Chirurg 64 (1993) 371

Glinz, W., M. Ghafier: Postoperative Nachbehandlung und Frühverlauf nach arthroskopischer Meniskusresektion. Arthroskopie 4 (1991) 169

Gotzen, L., J. Petermann: Rupture of the anterior cruciate ligament in athlete. Chirurg 65 (1994) 910

Grifka, J.: Arthroskopische Therapie der Gonarthrose in Abhängigkeit vom Grad der Chondromalazie. Arthroskopie 6 (1993) 201

Gross, D. E., S. L. Brenner, I. Esformes, M. L. Gross: Arthroscopic treatment of degenerative joint disease of the knee. Orthopedics 14 (1991) 1317

Guanche, C. A., A. W. Markman: Arthroscopic management of tibial plateau fractures. Arthroscopy 9 (1993) 467

Halata, Z., J. Haus: The ultrastructure of sensory nerve endings in human cruciate ligament. Anat. and Embryol. 179 (1989) 415

Hanks, G. A., T. D. Gause, J. A. Handal, A. Kalenak: Meniscus repair in the anterior cruciate deficient knee. Amer. Sports Med. 18,6 (1990) 606

v. Hasselbach, C., M. A. Scherer: Wiederherstellende Chirurgie des vorderen Kreuzbandes. Demeter, Gräfelfing 1995

Hede, A., E. Larsen, H. Sandberg: The long term outcome of open total and partial meniscectomy related to the quantity and site of the meniscus removed. Int. Orthop 16 (1992) 122

Hornung, H., Y. Moazami-Goudarzi, M. Bernard, P. Hertel: Dissekatentfernung als Therapie der Osteochondrosis dissecans. Arthroskopie 6 (1993) 234

Imhoff, A.: Arthroskopische vordere Kreuzbandplastik mit selbstverblockendem freiem Ligamentum-patellae Transplantat. Arthroskopie 6 (1993) 153

Imhoff, A., F. Cattaneo: Langzeitergebnisse nach arthroskopischen Meniskusoperationen. Arthroskopie 2 (1989) 161

Irvine, G. B., M. M. S. Glasgow: The natural history of the meniscus in anterior cruciate insufficiency. Arthroscopic analysis. J. Bone Jt Surg. B 74 (1992) 403

Jakob, R. P., H. U. Stäubli: Kniegelenk und Kreuzbänder. Springer, Berlin 1990

Jennings, J. E.: Arthroscopic management of tibial plateau fractures. Arthroscopy 1 (1985) 160

Jerosch, J., H. Drescher, M. Schröder, B. Lewejohann: Current treatment modalities in acute and chronic ACL-insufficiencies in Germany-results of a nationwide survey. Sportmedizin 95 (1994) 48

Johnson, D. P., D. M. Eastwood, P. J. Witherow: Symptomatic synovial plicae of the knee. J. Bone Jt Surg. A 75 (1993) 1485

Johnson, L. L.: Arthroscopic abrasion arthroplasty; historical and pathological perspective: present status. Arthroscopy 2 (1986) 54

Johnson, L. L.: Arthroscopic Surgery: Principles and Practice. Mosby, St. Louis 1986

Jones, K. G.: Reconstruction of the anterior cruciate ligament: a technique using the central one-third of the patellar ligament. J. Bone Jt Surg. A 45 (1963) 925

Keene, G., D. Bickerstaff, P. J. Rae, R. S. Paterson: The natural history of meniscal tears in anterior cruciate ligament insufficiency. Amer. J. Sports Med. 21 (1993) 672

Keller, P. M., K. D. Shelbourne, J. R. M. Carroll, A. C. Rettig: Nonoperatively treated isolated posterior cruciate ligament injuries. Amer. J. Sports Med. 21 (1993) 132

Kennedy, G. C., I. J. Alexander, K. C. Hayes: Nerve supply of the human knee and its functional importance. Amer. J. Sports Med. 10 (1982) 329

Kesenheimer, E., M. Kolb, B. Rosemeyer: Spätresultate nach Meniskektomie. Sportverletzung Sportschaden 4 (1990) 79

Klein, W.: Die maschinelle arthroskopische Chirurgie der Gonarthrose. Arthroskopie 1 (1988) 109

Kock, H. J., K. M. Stürmer, R. Letsch: Biologische Gewebereaktion nach alloplastischem Ersatz des vorderen Kreuzbandes durch PET-Band (Trevira hochfest). Unfallchirurg 94 (1991) 594

Kohn, D., W. Siebert: Meniscus suture techniques: A comparative biomechanical cadaver study. Arthroscopy 5 (1989) 324

Kohn, D., C. J. Wirth: Grundsätze zur Nachbehandlung nach autoplastischer Kreuzbandrekonstruktion. Sportverletzung Sportschaden 3 (1989) 67

Krüger-Franke, M., H.-H. Trouillier, C. Strähnz, B. Rosemeyer: Arthroskopisch assistierte Osteosynthese proximaler Tibiagelenkfrakturen. Arthroskopie 8 (1995) 35

Kurosawa, M., S. Yoshiya, J. T. Andrish: A biomechanical comparison of different surgical techniques of graft fixation in anterior cruciate ligament reconstruction. Amer. J. Sports Med. 15 (1987) 225

Letsch, R., K. M. Stürmer, H. J. Kock, K. P. Schmit-Neuerburg: Primary repair of acute tears of the anterior cruciate ligament and protection by synthetic augmentation (Trevira hochfest). Indication, technique and results of a five-year-study. Unfallchirurg 96 (1993) 499

Lobenhoffer, P.: Arthroscopic cruciate ligament reconstruction. Langenbecks Arch. Chir. (Suppl) 376 (1991) 443

Lobenhoffer, P., H. Tscherne: Die Ruptur des vorderen Kreuzbandes; heutiger Behandlungsstand. Unfallchirurg 96 (1993) 150

Lobenhoffer, P., A. Gogus, T. Gerich: Die Therapie der Arthrofibrose nach Bandeingriffen am Kniegelenk. Orthopäde 22 (1993) 392

Lynch, M. A., C. E. Henning, K. R. Glick: Knee joint surface changes; long term follow-up meniscus tear treatment in stabile anterior cruciate ligament reconstructions. Clin. Orthop. 172 (1983) 148

Malek, M. M., G. C. Fanelli: Technique of arthroscopically assisted PCL reconstruction. Orthopedics 16 (1993) 961

Mariani, P. P., E. Adriani: Arthroskopische Naht des Ligamentum alare mediale bei der akuten Patellaluxation. Arthroskopie 6 (1993) 169

Marshall, J. L., R. F. Warren, T. L. Wickiewicz: Primary surgical treatment of anterior cruciate ligament injuries. Amer. J. Sports Med. 10 (1982) 103

Menke, W., T. Schneider, B. Schmitz, I. Michiels: Nachuntersuchungsergebnisse bei unbehandelter vorderer Kreuzbandruptur. Sportverletzung Sportschaden 4 (1990) 169

Meyers, M. H., F. M. Mc Keever: Fracture of the intercondylar eminence of the tibia. J. Bone Jt. Surg. A 52 (1970) 1677

Meystre, J.-L.: Rekonstruktion mittels der Semitendinosussehne. In Jacob, R. P., H.-W. Stäubli: Kniegelenk und Kreuzbänder. Springer, Berlin 1990 (S. 385)

Miller, D. B.: Arthroscopic meniscus repair. Amer. J. Sports Med. 16 (1988) 315

Mohr, W.: Morphogenese der Gonarthrose. Arthroskopie 6 (1993) 195

Mohr, W.: Pathogenese der Arthrose – primäre Ereignisse und Folgen. Med. Orthop. Tech. 113 (1993) 54

Müller, W.: Das Knie. Springer, Berlin 1982

Nitzschke, E., M. Moraldo: Die Osteochondrosis dissecans des Kniegelenkes mit geschlossener Knorpeldecke: Spongiosaplastik oder Anbohrung? Arthroskopie 3 (1990) 116

Noyes, F. R., D. L. Butler, E. S. Grood, R. F. Zernicke, M. S. Hefzy: Biomechanical analysis of human ligament graft used in knee ligament repairs and reconstructions. J. Bone Jt Surg. A 66 (1984) 344

Odensten, M., J. Gillquist: Functional anatomy of the anterior cruciate ligament and a rationale for reconstruction. J. Bone Jt Surg. A 67 (1987) 257

O'Meara, P. M.: Surgical techniques for arthroscopical meniscus repair. Orthop. Rev. 22 (1993) 781

Outerbridge, R. E.: The etiology of chondromalacia patellae. J. Bone Jt Surg. B 43 (1961) 752

Parisien, J. S.: Role of arthroscopy in the treatment of postoperative fibroarthrosis of the knee joint. Clin. Orthop. Rel. Res. 229 (1988) 185

Parisien, J. S.: Arthroscopic treatment of cysts of the menisci. Clin. Orthop. 257 (1990) 154

Parisien, S.: Therapeutische Arthroskopie. Chapman & Hall, London 1994

Passier, J., W. Seggl, M. Fellinger: Arthroskopische Versorgung einfacher intraartikulärer Kniegelenksfrakturen. Arthroskopie 3 (1990) 172

Pässler, H. H.: Die posttraumatische Arthrose – Folge einer biomechanischen Störung? In v. Hasselbach, C., M. A. Scherer: Wiederherstellende Chirurgie des vorderen Kreuzbandes. Demeter, Gräfelfing 1995 (S. 38)

Pässler, H. H., J. Deneke, L. E. Dahners: Augmented repair and early mobilisation of acute anterior cruciate ligament injuries. Amer. J. Sports Med. 20 (1992) 667

Paulos, L. E., J. Cherf, T. D. Rosenberg, C. L. Beck: Anterior cruciate ligament reconstruction with autografts. Clin. Sports Med. 10 (1991) 469

Poigenfürst, J., H. Pelinka: Rekonstruktion des vorderen Kreuzbandes – Methodenvergleich. Enke, Stuttgart 1991

Pournaras, J., P. P. Symeonides: The results of surgical repair of acute tears of the posterior cruciate ligament. Clin. Orthop. 267 (1991) 103

Richmond, J. C., M. Al Assal: Arthroscopic management of arthrofibrosis of the knee, including infrapatellar contraction syndrome. Arthroscopy 7 (1991) 144

Rosenberg, T. D., G. L. Rasmussen: The function of the anterior cruciate ligament during anterior drawer and Lachman's testing. Amer. J. Sports Med. 12 (1984) 318

Rosenberg, T. D., S. Scott, L. Paulos: Arthroscopic surgery: repair of peripheral detachment of the meniscus. Contemp. Orthop. 10/3 (1985) 43

Rosenthal, A., J. Eichhorn, E. Nitzschke: Ergebnisse der arthroskopischen Chirurgie bei Gonarthrose. Arthroskopie 1 (1988) 116

Schäfer, H., H. Hempfling: Arthrographie und Arthroskopie des Kniegelenkes. G. Fischer, Stuttgart 1995

Scherer, M. A.: Experimentelle und klinische Nachuntersuchungen zur autogenen Rekonstruktion des vorderen Kreuzbandes. Habil-schrift, TU München 1992

Schreiber, A., J. Brandenberg, H. Zollinger: Therapie der chronischen Knorpelschäden an Knie- und Sprunggelenk. H. Unfallheilk. 163 (1984)

Shapiro, M.: The biomechanical effects of geometric configuration. Arthroscopy 8 (1992) 453

Shelbourne, K. D., J. R. Boule: Treatment of combined anterior cruciate ligament and medial collateral ligament injuries. Amer. J. Knee Surg. 1 (1988) 56

Shelbourne, K. D., P. Nitz: Accelerated rehabilitation after anterior cruciate ligament reconstruction. Amer. J. Sports Med. 4 (1991) 332

Sherman, M. F., L. Lieber, J. R. Bonamo, L. Podesta, I. Reiter: The long term follow-up of primary anterior cruciate ligament repair. Defining a rationale for augmentation. Amer. J. Sports Med. 19 (1991) 243

Strobel, M., J. Eichhorn: Present state and surgical technique in the reconstruction of the anterior cruciate ligament. Akt. Chir. 30 (1995) 210

Strobel, M., J. Eichhorn, W. Schießler: Arthroskopie des Kniegelenkes. Deutscher Ärzteverlag, Köln 1996

Swenson, T. M., F. H. Fu: Anterior cruciate ligament reconstruction: long term results using autograft tissue. Clinic Sports Med. 12 (1993) 709

Tegner, Y., J. Lysholm: Rating systems in the evaluation of knee ligament injuries. Clin. Orthop. 198 (1985) 43

Tiling, T.: Arthroskopische Meniskuschirurgie. Enke, Stuttgart 1986

Tiling, T., K. Röddecker: Knieinstabilität und Meniskusschaden. Enke, Stuttgart 1986

Torg, J. S., T. M. Barton, H. Pavlov, R. Stine: Natural history of the posterior cruciate ligament-deficient knee. Clin. Orthop. 246 (1989) 208

Vahasarja, V., P. Kinnunen, W. Serlo: Arthroscopy of the acute traumatic knee in children. Acta orthop. scand. 64 (1993) 580

Vandermeer, R. D., F. K. Cinningham: Arthroscopic treatment of the discoid lateral meniscus: Results of long-term follow-up. Arthroscopy 5 (1989) 101

Wagner, M., R. Schabus: Synthetische Verstärkung bei Rekonstruktion des vorderen Kreuzbandes. In Jacob, R. P., H.-W. Stäubli: Kniegelenk und Kreuzbänder. Springer, Berlin 1990 (S. 543)

Weise, K., S. Weller: Kapselbandverletzungen des Kniegelenkes. Springer, Berlin 1991

Wirth, T., G. Rauch: Die Bedeutung der Arthroskopie für die Differentialtherapie der Osteochondrosis dissecans im Vergleich zur Röntgendiagnostik. Arthroskopie 5 (1992) 2

Wirth, C., M. Rodriguez, K. A. Milachowski: Meniskusnaht-Meniskusersatz. Thieme, Stuttgart 1988

Witzel, U.: Considerations on the biomechanics of the knee joint with regard to ligament reconstruction, especially with a Polyethylene-Terephtalate Alloplastic Ligament (Trevira). In Yahia, L.: Ligaments and Ligamentoplasties. Springer, Berlin 1997 (p. 227)

Woo, S. L.-Y.: Die Heilung des medialen Seitenbandes. Sportverletzung Sportschaden 7 (1993) 3

Woo, S. L.-Y., M. A. Gomez: The biomechanical and morphological changes in the medial collateral ligament of the rabbit after immobilization and remobilization. J. Bone Jt Surg. A 69 (1987) 1200

Yahia, L. (Ed): Ligaments and Ligamentoplasties. Springer, Berlin 1997

Yamamoto, R. K.: Arthroscopic repair of the medial retinaculum and capsule in acute patellar dislocations. Arthroscopy 2 (1986) 125

Sprunggelenk

Spezielle Anatomie

Debrunner, H.-U.: Biomechanik des Fußes. Enke, Stuttgart 1985

Lanz, v. T., W. Wachsmuth: Bein und Statik. Praktische Anatomie, Bd. 1, Teil 4. Springer, Berlin 1972

Meyer, R.-P., U. Kappeler: Fußchirurgie in der Praxis. Springer, Berlin 1996

Müller-Gerbl, M., R. Putz: Funktionsbezogene Anatomie des oberen Sprunggelenkes. In Heim, U.: Die Pilon-tibial-Fraktur. Springer, Berlin 1990

Schmidt, H.-M.: Die Artikulationsflächen der menschlichen Sprunggelenke. Adv. Anat. Embryol. Cell Biol. 6: 1-81

Zwipp, H.: Chirurgie des Fußes. Springer, Berlin 1994

Verletzungen, spezielle Erkrankungen und Behandlungsmethoden

Engler, J., H. Hempfling: Therapie und Ergebnisse der frischen lateralen Instabilität am oberen Sprunggelenk. Unfallchirurg 20/3 (1994) 150

Hempfling, H.: Die endoskopische Untersuchung des oberen Sprunggelenkes. Klinikarzt 11/2 (1982) 111

Hempfling, H.: Arthroskopie zur Diagnostik der Instabilität am oberen Sprunggelenk. Klinikarzt 12/3 (1983) 171

Hempfling, H.: Die Arthroskopie des oberen Sprunggelenkes. In Hofer, H.: Fortschritte in der Arthroskopie. Enke, Stuttgart 1985 (S. 104)

Hempfling, H.: Arthroskopie von Gelenken: Schulter, Ellenbogen und oberes Sprunggelenk. Dtsch. Ärztebl. 82/11 (1985) 736

Hempfling, H.: Die Arthroskopie großer Gelenke. Klinikarzt 14 (1985) 816

Hempfling, H.: Die Arthroskopie des oberen Sprunggelenkes. In Hempfling, H.: Das Trauma des oberen Sprunggelenkes. Verlag medical concept, Neufahrn 1985

Hempfling, H.: Die arthroskopische Untersuchung des Schultergelenkes und des Ellenbogengelenkes, des oberen Sprunggelenkes, des Hand- und Hüftgelenkes. Orthop. Praxis 22 (1986) 97

Hempfling, H.: Farbatlas der Arthroskopie großer Gelenke. Das obere Sprunggelenk. G. Fischer, Stuttgart 1987 (S. 267)

Hempfling, H.: Neue Techniken der Arthroskopie: 3. Sprunggelenksarthroskopie. Chirurg. Praxis 39 (1988) 435

Hempfling, H.: Arthroskopische Operationen am Sprunggelenk. Klinische Arthrologie. Diagnostik - Klinik - Behandlung. Handbuch und Atlas für Klinik und Praxis. ecomed, Landsberg 5. Erg. Lfg. 2 (1993)

Hempfling, H.: Diagnostische Arthroskopie am Sprunggelenk. Klinische Arthrologie. Diagnostik – Klinik – Behandlung. Handbuch und Atlas für Klinik und Praxis. ecomed, Landsberg 5. Erg. Lfg. 2 (1993)

Hempfling, H.: Farbatlas der Arthroskopie großer Gelenke (2 Bände). G. Fischer, Stuttgart 1995

Hempfling, H.: Das Sinus tarsi-Syndrom. Chir. Praxis 49 (1995) 273

Hempfling, H., C. Burri: Diagnostische und operative Arthroskopie aller Gelenke. Huber, Bern 1991

Hempfling, H., O. Gonschorek, T. Mückley: Arthroskopie am oberen Sprunggelenk – Ergebnisse von 1112 Fällen. Arthroskopie (im Druck)

Sachverzeichnis

A

Abdecken, steriles 3
Acetabulum 142 ff
AC-Gelenk, instabiles 77
- Markierung 64
- Zugang 33
- - dorsaler 79
- - ventraler 77 f
AC-Gelenkresektion 33, 77
- Gesamtresektionsbreite 78
- Komplikation 79
- Nachbehandlung 79
Achillessehne 172
Acromion 18 f
Adapter 8 f, 13
Adhäsiolyse 215, 219 ff
- Cyclops-Phänomen 223
- Interkondylärraum 221
- Kniegelenk 215, 219 ff
- Parakondylärraum 221
- Patellagleitlager 220
- Sprunggelenk, oberes 305 f
Akromion 61
- Sklerosierung 62
Akromionizer 65
Akromionunterfläche, Begradigung 66
- Weichteilkoagulation 64
Akromioplastik 68 f
- Indikation 62
Allgemeinanästhesie 5 f
- Nachsorge 5
- Nachteil 6
- Vorteil 6
Amphiarthrose 107
Anästhesieverfahren 5 f
- Auswahlkriterien 5
- Nachsorge 5
- Operationsdauer 5 f
Andrews-Läsion 27
- Refixation 54
Angulus acromialis 30, 66
- inferior scapulae 19
- superior scapulae 19
Ankerknoten 46
Ankernahttechnik 36, 48 f
- nach Habermeyer 68 ff
- Komplikation 49
- nach Snyder 66 ff
Apex capitis fibulae 170
- patellae 164, 183
Aponeurosis musculi bicipitis brachii 89 f
- plantaris 288
Arcuatumkomplex 170
Arcus tendineus musculi solei 173
- venosus dorsalis pedis 296
Area intercondylaris anterior 164 f, 171
- posterior 164 f
Arm, Abduktions-Außenrotationsbewegung 27
- Außenrotation 27
Arteria axillaris 25 f
- brachialis, Regio cubitalis anterior 87, 89 f, 94

Arteria brachialis
- - Schulterregion 25, 32
- circumflexa femoris lateralis 153
- - - medialis 153
- - humeri anterior 23
- - - posterior 23, 25, 32
- - scapulae 23
- collateralis radialis 87 f
- - ulnaris proximalis 88
- dorsalis pedis 297
- epigastrica inferior 153
- femoralis 173
- - Topographie 153
- fibularis/peronea 294, 297
- - Ramus calcaneus 298
- genus descendens 173
- - inferior lateralis 173
- - - medialis 173
- - media 173
- - superior lateralis 173
- - - medialis 173
- glutaealis inferior 153
- - superior 153
- iliaca communis 153
- - externa 153
- - interna 153
- interossea anterior 107
- - communis 89 f
- malleolaris anterior lateralis 297
- obturatoria 153
- peronaea 174
- poplitea 165, 202
- - Astabgabe 173 f
- - Fossa poplitea 174
- - profunda femoris 153
- pudenda interna 153
- radialis 121
- - Regio cubitalis anterior 89 f
- - recurrens radialis 88 f
- - - Topographie 90
- - ulnaris 90
- suprascapularis 22 f
- - Topographie 25
- thoracoacromialis 25
- - Ast 26
- tibialis anterior 287, 294
- - - Fossa poplitea 174
- - - Ramus perforans 294
- - posterior 287, 294 f, 297 f
- - - Fossa poplitea 174
- ulnaris 121
- - Discus-articularis-Versorgung 107
- - Topographie 90
Arthrodese, arthroskopisch kontrollierte 273, 308 ff
Arthrofibrose 189, 215
- Band-Ersatzplastik 251
Arthrographie 2
- Handgelenk 105
- Hüftgelenk 154
Arthrolyse, arthroskopische 3
- - Ellbogengelenk 98 f
Arthroplasty Burr 71
Arthropneugerät 6
Arthroskop 12
- Wechsel, atraumatischer 10

Arthroskopie, Anästhesieverfahren 5 f
- Aufklärungsgespräch 3
- Ausrüstung, instrumentelle 6 ff
- diagnostische 2
- Dokumentation 13
- Flüssigkeitsfüllung 9
- Gelenkpunktion 8
- Indikation 2 f
- Instrumententisch 13
- Kontraindikation 3
- Lagerungsform 3 f
- Operationsrisiko 3
- Qualitätssicherung 3
- Technik 3 ff
- Untersuchungsablauf 11
- Voraussetzung 2 f
- Voruntersuchung 2
Arthroskopie-Befundbericht 13
Arthroskopieeinheit, unsterile 6 f
Arthroskopieset 11
Arthroskopisches System 8 f
- - stabiles 8
Arthroskopoptik 6 ff
- Blickwinkel 6 f
- Gesichtsfeld 6 f
- Öffnungswinkel 6 f, 10
- Rotation 7
- Videkamera 8 f
- Zentralstrahl 6 f
Arthroskopschaft 8 f
Articulatio acromioclavicularis 18, 22
- carpometacarpalis 107
- coxae 142
- cubiti 84
- ellipsoidea condylaris 107
- humeroradialis 88
- humeroulnaris 88
- intercarpalis 109
- mediocarpalis 107 f, 111, 116
- - Zugang 121 f
- radiocarpalis 106 ff
- - Gelenkkörper-Mißverhältnis 108
- - Zugang, dorsaler 121 f
- radioulnaris distalis 106 ff
- - - Zugang 121
- - proximalis 87
- subtalaris 276, 283
- - Frontalschnitt 287
- talocalcaneonavicularis 276 f
- talocruralis 274 f
- - Normalbefund, arthroskopischer 289
- talonavicularis 276
Aufklärungsgespräch 3
Augmentation 248, 260 ff
Außenknöchelgelenkfläche 300, 303

B

Baker-Zyste, Diagnose 205
- Operationsindikation 205

Baker-Zyste
- reaktive 189, 251
Baker-Zystengang, Verschluß 213
Bakterienfilter 9
Band-Ersatzplastik 251
Bandruptur, lunotriquetrale 105
Bandschaden, Schweregradeinteilung 117
- skapholunärer 105, 118
Bandstruktur, beugeseitige, radiale 112
- - ulnare 113
- - zentrale 113
Bandsystem, karpales 109 f
Bankart-Läsion, knöcherne 27
- Nahttechnik nach Caspari 42 ff
- pathomorphologisches Substrat 27
- Sanierung 36
Bankart-Operation, extraartikuläre, arthroskopische 37 ff
- - - Abbruch 39
- - - Arbeitsschritte 37
- - - Dübellage 42
- - - Kapselperforationsstelle 40
- - - Kapsel-T-Shift, offener 39
- - - Komplikation 42
- - - Lagerung 38
- - - Nachbehandlung 42
- - - Narkose 37
- - - Pfannenrandpräparation 37
- - - Probepunktion 38
- - - Zugang 31, 37 ff
Basis patellae 164
Bauchlage 4
Beugemuskelspastik 251
Biersche Regionalanästhesie, intravenöse 5
Biopsiezange 13
Bizepsanker 28
- Refixation 50 ff
Bizepsursprung, Längsriß 50
Blickwinkel 6 f
Blutsperre 5
Blutstillung 16
Bohrung, subchondrale, Femurkopf 141, 151, 158 ff
- - Kniegelenk 234
- - Osteochondrosis dissecans tali 312 ff
Bursa anserina 172
- bicipitoradialis 85, 87
- infrapatellaris profunda 165
- musculi semimebranosi 165, 172
- olecrani subcutanea 87
- praepatellaris 165
- subacromialis 20, 23
- - Frontalschnitt 22
- - Sehnenkappe 24
- subcoracoidea 23
- - Verbindung 23
- subcutanea calcanea 286
- - infrapatellaris 165
- subdeltoidea 23
- - Sehnenkappe 24

Sachverzeichnis

Bursa
- subtendinea musculi bicipitis femoris 172
- – – gastrocnemii lateralis 172
- – – medialis 165, 172
- – – subscapularis 21
- – – – Eingang 20
- – – – Verbindung 23
- – suprapatellaris 165
- – – Gelenkkörper, freier 237
- – tendinis calcanei 286
Bursektomie 61 f

C

Canalis adductorius 173
Capitulum humeri 85 ff
- – Beurteilung 95
- – Osteochondrosis dissecans 101
- – Topographie 89
Capsulitis adhaesiva 59
Caput femoris s. Femurkopf
- fibulae 171
- humeri 20, 60
- – Fraktur 80
- – Instabilität 54
- radii 84 f, 87
- – Beurteilung 95
- – Topographie 89
- tali 276
Caspari-Suture-Punch 67
Cavitas glenoidalis 20 f
- – Transversalschnitt 22
Chiasma crurale 285
- plantare 285
Chondrokalzinose 117
- Osteophytenabtragung 233
Chondromalazie 117
Chondromatose, synoviale 96, 98
- – Handgelenk 117
- – Hüftgelenk 151, 157
- – Operationsindikation 157
- – Operationsrisiko 157
- – Operationsziel 157
Chondropathia patellae, reaktive 189, 251
Chondropathie, Knochen-Knorpel-Sanierung 226 ff
Chorda obliqua 86
Circumferentia articularis radii 85
- – ulnae 108
Clavicula 18 ff
Collum anatomicum humeri 20 f
- radii 87
- scapulae 24
- tali 276
Condylenosteophyt 233
Condylus femoris 164
- – Knorpelauflage 164
- – Knorpelschaden 210
- – Krümmung 164
- – lateralis femoris 167 f
- – medialis femoris 167 f
- – – Knochen-Knorpel-Mulde 240
- – – Knorpelglättung 239
- – – Knorpelschaden 217
- – – Kontusion 239
- – – Osteochondrosis dissecans 233 ff
- – tibiae 164, 170
- – – Knorpelauflage 164
Cooperscher Streifen 88
Corkscrew Rotatorenmanschettennaht 68 ff
Corpus adiposum articulare 85 ff
- – infrapatellare 165
Cortisoninjektion, intraartikuläre 80

Crista tuberculi minoris 24
Cyclops-Phänomen 215, 222
- Adhäsiolyse 223

D

Débridement, Handgelenk 135 ff
- Sprunggelenk 307 f
- subakromiales 76
- – Indikation 76
Dekompression, subakromiale 64 ff
- – Knochenresektion 65 f
- – Komplikation 66
Dilatationshülse 13
Dilatationsset 9 f
Diskusabrißverletzung, ulnare 132 f
Diskusdefekt, degenerativer 118
Diskusrefixation, ulnare, Aufklärungsgespräch 131
- – Indikation 131
- – Komplikation 134
- – Lagerung 132
- – Nachbehandlung 134
- – Naht, U-förmige 134
- – Operationsrisiko 131
- – Vorbereitung 131
- – Zugangsweg 132
Diskusruptur, Einteilung 132
- zentrale, veraltete 136
Diskusteilresektion 135 ff
Dissekat 233
Dissekatentfernung 236
Distraktor 299
Dokumentation 13
Doppel-U-Naht 48
Drehscharniergelenk 165
Drei-Punkt-Naht, transglenoidale 45 ff
- – Komplikation 47
- – Nachbehandlung 47
DRUG-Portal 122

E

Eigelenk 107
Elektrokauter 16
Elevatorium 299 f
Ellbogenarthroskopie, Anästhesieverfahren 6, 82
- Aufklärungshinweis 96
- Bauchlagerung 4, 92
- – Nachteil 92
- – Vorteil 92
- 90°-Beugestellung 82, 90 f
- Biersche Regionalanästhesie, intravenöse 5
- Blutsperre 91
- Gefäßverletzung 82
- Gelenkdistension 82, 91, 93
- Gelenkkörperentfernung 96 ff
- – Komplikation 98
- Gelenkpunktion 82, 92
- Indikation 96
- Instrumentarium 82
- Kontraindikation 96
- Miniarthrotomie 97
- Operationsrisiko 96
- operative Strategie 83
- Optik 12
- Rückenlagerung 4, 91
- – Nachteil 92
- – Vorteil 92
- therapeutische 83
- Ziel 96
- Zugang 92 ff
- – anterolateraler 93

Ellbogenarthroskopie, Zugang
- – anteromedialer 94
- – dorsoradialer 95
- – posteriorer, zentraler 95
- – posterolateraler 95
- – superomedialer 94
Ellbogengelenk 81 ff
- – Anatomie 84 ff
- – Arthrolyse 98 f
- – Komplikation 99
- – Nachbehandlung 99
- – Beugestellung 85 f
- – Bewegungseinschränkung 96
- – Gelenkfläche 85 ff
- – Gelenkkapsel 87
- – Kapsel-Band-Läsion 96 ff
- – Knochen, tastbarer 85
- – Knorpelverletzung 96
- – Luxation 96 ff
- – Plica synovialis 88
- – Querschnitt 87
- – Schleimhautveränderung 96
- – Seitenband, radiales 88
- – ulnares 88
- – Synovektomie, partielle 100
- – Topographie, spezielle 88 ff
- – Versorgung, arterielle 88
Ellbogenhalterung 30
Ellbogenluxation 96
- Arthrolyse 98 f
Ellbogensteife 96
Embolie 9
Eminentia carpi radialis 109
- – ulnaris 109
- intercondylaris 164
Emphysembildung 9
Empyem 215
- Behandlung, arthroskopische 3
- Kniegelenk 189
Enarthrosis 142
Endo-Button 259
Epicondylitis radialis 96
Epicondylus lateralis femoris 167 f
- – humeri 84 ff, 90
- medialis humeri 84 f, 90, 94
Ergußbildung, postoperative 189, 247
Ersatzknorpel 240
Exophyt 291
Extremitas acromialis claviculae 22
- – – Resektion 77 ff
- – – – Gesamtresektionsbreite 78
- – – – Komplikation 79
- – – – Nachbehandlung 79

F

Fabella 172
Facies articularis calcanea anterior 276
- – – media 276
- – – posterior 276
- – inferior tibiae 274 f
- – malleoli lateralis 274 ff, 283 f
- – – medialis 274 f, 284
- – navicularis 276
- – patellae 167
- – talaris 277
- – – anterior 276 f
- – – media 276
- – – posterior 276
- – lunata, Anatomie, spezielle 144
- – – Hinterhorn 148 ff
- – – Normalbefund, arthroskopischer 148 ff
- – – Variante 145
- – – Vorderhorn 148, 150

Facies
- patellaris femoris 164
Fascia clavipectoralis 19, 31, 39
- cruris 297 f
- dorsalis pedis 279
- infraspinata 23 f
- lata 173
Fasciculus lateralis 25, 32
- medialis 25
- posterior 25
Fastag-Technik 47 f
- Komplikation 48
Femoropatellargelenk 164 f, 171
Femorotibialgelenk 164
Femur, Subluxation, vordere 172
Femurkopf 142 f
- Anatomie, spezielle 146
- Knorpelüberzug 146
- Normalbefund, arthroskopischer 148 f
- Osteochondrosis dissecans, Bohrung, subchondrale 141, 158 ff
- – – Röntgenbild 159
- – – Schweregradeinteilung 151
Fiberglaslichtleitkabel 6, 8
Fibrin 214 f
Fibula 171, 274
Fingerzugvorrichtung 120
Fischermann-Knoten 49
Fixateur externe 307
Flake fracture 156, 240, 291
Flüssigkeitsdurchflußverfahren 140
Flüssigkeitsfüllung, Nachteil 9
- Vorteil 9
Flüssigkeitslichtkabel 6, 8
Foramen axillare laterale 26
Fornix humeri 21 ff
Fossa acetabuli 142 ff
- – Anatomie, spezielle 145
- – Fettpolster 145
- axillaris 26
- coronoidea 87
- cubitalis 84 f
- – Topographie 88 ff
- infraspinata 24
- intercondylaris 165, 168
- olecrani 85 ff
- – Gelenkkörper, freier 96
- – Zugang 95
- poplitea 173 f
- – Arterienverzweigung 174
- – Begrenzung 174
- radialis 87
- subscapularis 24
- supraspinata 24
Fovea capitis femoris 143
- – – Anatomie 146 f
- – – Normalbefund, arthroskopischer 148
- – radii 85 ff
- – lunata 106, 108
- – radii 121
- – radialis 121 f
- – scaphoidea 106, 108, 121 f
Frenula capsulae 142
Frenulum Amantini 142
Full-Radius-Resektoraufsatz 62
Fuß, Sehnenscheiden 285 ff
- Valgusabknickung 280
Fußrücken, Schicht, subkutane 296
- – tiefe 297

G

Ganglionresektion 198 f
Gasfilter 9
Gaszufuhrschlauch 9
Gelenk, interkarpales 109

Sachverzeichnis

Gelenkbinnenraum 2
Gelenkdébridement 135 ff, 307 f
Gelenkeröffnung, Propriozeptorzerstörung 16
Gelenkinfektion, postoperative 214, 217 f
- Meniskusoperation 189
Gelenkinnenhaut, Anfärbung 11 f
Gelenkinspektion 9
Gelenkkapselveränderung, adhäsive 215
Gelenkknorpelchirurgie 163
Gelenkkörper, freier 211
- - Entfernung, arthroskopische 3
- - Ellbogengelenk 96 ff
- - Hüftgelenk 157 f
- - Kniegelenk 178, 226, 237
- - Sprunggelenk, oberes 291 f, 307
Gelenkpunktion 8
Gelenkspalt, skapholunärer, verbreiterter 118
Gerdy-Tuberculum 173
Getriebegelenk 165
Gicht 117
Gigli-Säge 263
Giving-way-Phänomen 188, 226
- Differentialdiagnose 250
Gleitknoten 49
- nach Melzer und Bueß 74
Gleitraum, subakromialer 23
Glenohumeralgelenk, Arthroskopie 60 ff
Gonarthrose 225
- Befund, arthroskopischer 177
Griffelfortsatz s. Processus styloideus

H

Habermeyer-Technik 47 f
Hämarthros 2, 249, 302
Hämatom, intraartikuläres 214
Hand, Umwendebewegung 106
Handgelenk 103 ff
- Anatomie 106 ff
- - intraartikuläre 111 ff
- Bandschaden 117 f
- Chondromalazie 117
- Discus articularis 106 f, 111
- - - Gefäßversorgung 107
- - - Perforation 107
- - - Unterseite 116
- - - Verletzung 105, 128
- Diskusdefekt, anlagebedingter 114
- - degenerativer 117 f
- - zentraler 117
- Diskusrefixation, Indikation 131
- - Ziel 131
- Diskusruptur 117
- - Einteilung 132
- - veraltete 136 f
- Diskusteilresektion 135 ff
- distales 107 f, 116
- Gelenkfläche 111
- Gelenkkopf 108
- - Zugang, distaler 122
- - - dorsaler 121 f
- Distorsionsverletzung 131
- Erkrankung, synoviale 117
- Kapsel-Band-Verletzung 131 ff
- Operationsziel 131
- Knorpelpathologie 117
- Kompartiment, radiales 111
- - ulnares 113 f
- pathomorphologisches Substrat 117 ff
- proximales 106 ff
- - Zugang, dorsaler 121 f

Handgelenk
- Verbreiterung 117
- Verletzungsfolge 135 ff
- - Operationsindikation 135
- - Operationsrisiko 135
- - Operationsziel 135
- - Zugang, radialer, streckseitiger 111
Handgelenkarthrographie 105
Handgelenkarthrose 117
Handgelenkarthroskopie, Anästhesieverfahren 6
- Biersche Regionalanästhesie, intravenöse 5
- Blutsperre 104, 124
- diagnostische 105
- Extension 4, 104
- Fingerzugvorrichtung 120
- Gelenkdistension 124
- Instrumentarium 104
- Lagerung 120
- operative Strategie 105
- Optik 12
- Positionierung des OP-Personals 120
- Technik 122
- Zugang 121 f
- - dorsoradialer 122
- - dorsoulnarer 122
Handgelenkdébridement, arthroskopisches 135 ff
- - Aufklärungsgespräch 135
- - Nachbehandlung 137
- - Vorbereitung 135
- - Zugangsweg 135
Handgelenkverletzung 105, 124 ff
- Verfahren, rekonstruktives 105
- - resektives 105
Handwurzel 107
- Querschnitt 121
Handwurzelknochen 107
- Gleit-/Torsionsbewegung 110
- Stabilität 109
- Stufenbildung 117 f
Hiatus basilicus 90
- popliteus 11
- tendineus 173
Hinterhornquetschung 197
Hinterhornresektion 197
Hinterhornschaden 177
Hoffa-Gelenkkörper 165
- hypertropher 210 f
- Teilresektion 207, 210 f
Hoffa-Zotte, eingeschlagene 211
- hypertrophe 205
Hopkins-Stablinsensystem 12
Hüftgelenk 139 ff
- Anatomie 142 ff
- - intraartikuläre 148 ff
- Arthrographie, präarthroskopische 154
- Chondromatose, synoviale 151, 157
- Frontalschnitt 142
- Gelenkkapsel 145
- Osteochondrosis dissecans, Bohrung, subchondrale 158 ff
- - - Operationsindikation 158
- - - Schweregradeinteilung 151
- Randzackenbildung, exophytäre 151
- Synovialmembranfalte 142
- Synovialschlauch, äußerer 142
- - innerer 143, 146
- Verletzung 156
Hüftgelenkarthroskopie, Anästhesieverfahren 6
- Arthrographie, präarthroskopische 154
- Aufklärungsgespräch 157
- Blutungsneigung 140

Hüftgelenkarthroskopie
- Extension 4, 140
- Flüssigkeitsdurchflußverfahren 140, 157
- Gelenkkörperentfernung 157
- Instrumentarium 140
- Lagerung 152
- Normalbefund 148 ff
- Optik 12, 148
- pathomorphologisches Substrat 151
- Positionierung des OP-Teams 152
- Punktionsrichtung 154
- Risiko, intraoperatives 157
- Röntgenkontrolle 140
- Technik 154
- Vorbereitung 157
- Ziel 141
- Zugang 152 f
- - anterolateraler 152 f
- - dorsolateraler 152 f
- - lateraler 152 f
Hüftgelenkextension 140
Hüftgelenkkörper, freier, Entfernung 157 f
- - - Komplikation 158
Hüftpfanne 142 f
- Facies lunata 142 f
- - Anatomie, spezielle 144
- - Variante 145
- Hinterhorn 144 f
- Knorpelinzisur 144
- Vorderhorn 144 f
Humeruskopf 20
- Instabilität 54
Humeruskopffraktur 80
Humeruskopfzentrierung 60

I

Impingementsyndrom, Befund, arthroskopischer 60
- hinteres 27, 54
- mechanisches 62
- - Dekompression, subakromiale 64 ff
- Tibiavorderkante 307
- ulnares 105
- - Ulnakopfteilresektion 135
Implantat, metallisches 36
Incisura acetabuli 142 f
- fibularis tibiae 275
- glenoidalis 20
- radialis ulnae 85, 87
- trochlearis ulnae 85 ff
- ulnaris radii 107
Inflow-Kanüle 162
Innenknöchelgelenkfläche 289, 306
Innenmeniskusnaht 200
Inside-Out-Technik 200 f
Instrumententisch 13
Interkondylärraum, Narbenbildung 217
- Normbefund, arthroskopischer 177
IXL-Instrumentarium 37, 50

J

J-Span-Technik 42

K

Kalkherdpunktion 63
Kapselrelease, oberer 75
- unterer 60

Kapsel-Schneideinstrument 60
Kardangelenk 274
Karpalknochen 107
Karpaltunnel 109
Karpus, Rotationsstabilität 109
Kniebänkchen 4
Kniegelenk 161 ff, 173
- Adhäsiolyse 215, 219 ff
- - Nachbehandlung 223
- - Streckdefizit 222
- Anatomie 164 ff
- - intraartikuläre 175 ff
- Arthrofibrose 189, 215
- Aufklappbarkeit 250
- - laterale 166, 170, 172
- - mediale 166, 170, 172
- Außenrotation 165, 170 ff
- Bandschaden 248 ff
- - chronischer 250
- - iatrogener 189
- - beim Kind 250
- - medialer 188
- - Operationskomplikation 251
- - Operationskontraindikation 251
- - operative Strategie 163
- Beugehemmung 215
- Bewegungseinschränkung 214 f, 251
- Bewegungsumfang 165
- Blockade 188
- Bursen, kommunizierende 165
- Distorsionsverletzung 188, 197
- Extension 165
- Flexion 165 f
- Gefäßversorgung 173 f
- Gelenkkapsel 165
- - Ruptur, parapatellare, mediale 238
- - Veränderung, anlagemäßige 204
- - - reaktive 214 ff
- - Weichteiltumor 205
- Gelenkkapselschaden 163, 204 ff
- Gelenkkörper 164 f
- - freier 178, 226
- - - Differentialdiagnose 211
- - - Resektion 237
- Gelenkkörperschaden, anlagemäßiger 224 ff
- - - Operationsindikation 225 f
- - - Valgusosteotomie 225
- Gelenkkörperverletzung 238 ff
- - Operationsindikation 238
- - Operationskomplikation 238
- - Operationsverfahren, offenes 238
- Hämarthros 249
- Hautinnervation 173
- Hyperextension 165
- Infektion, postoperative 217 f
- Innenrotation 165, 171 f
- Kapsel-Band-Struktur, dorsale 170 f
- - mediale 168
- Knochen-Knorpel-Schaden 163
- Knorpelsanierung, arthroskopische 226 ff
- Kombinationsverletzung 248
- Membrana fibrosa 165
- - synovialis 165
- - - Einblutung 249
- Narbenbildung 219
- Normbefund, arthroskopischer 175 ff
- Operation, arthroskopische 162 f
- Osteochondrosis dissecans 226
- - - Sanierung 233 ff
- Osteophytenbildung 177
- pivot central 166

Kniegelenk
- Plica mediopatellaris 204 ff
- – suprapatellaris 204
- Regio genus anterior 173
- – – posterior 173 f
- Rezessus, dorsaler 216
- – oberer, Narbenbildung 215
- – – Weichteiltumor 212
- Rotationsstabilisierung 171
- Schwellung 214 f
- Stabilisator, dynamischer 171 ff
- – statischer 166 ff
- Stabilität, Frontalebene 166, 168 ff
- – Sagittalebene 166, 170, 172
- – Transversalebene 166, 168, 170 ff
- Streckhemmung 215
- Synovektomie 214 ff
- – Antibiotikaschutz 215
- – Aufklärung 215
- – Beinhochlagerung 218
- – Indikation 214 f
- – Komplikation 215
- – Kontraindikation 215
- – Nachbehandlung 223
- – Operationsrisiko 215
- – partielle 189
- – Periduralkatheter 215
- – Spül-Saug-Drainage 216, 218
- – Zugang 216
- Synovitis 175, 214
- – reaktive 188, 217
- Transversalschnitt 173
- Valguspositionierung 228
- Valgusstreß 166, 168, 172
- Varusstreß 166, 170, 172
- Weichteiltumorresektion 212
- Zugang, dorso-medialer 216
- – infrapatellarer 216
- – suprameniskaler 216
- – suprapatellarer 216

Kniegelenkarthrose 190, 248
Kniegelenkarthroskopie, Anästhesieverfahren 6
- Anordnung des OP-Teams 180
- Beinhalter 179
- Blutsperre 162, 179
- diagnostische 163
- Flüssigkeitsfüllung 11
- Ganglionresektion 198 f
- Gasfüllung 11
- Gelenkdistension 162
- Instrumentarium 162
- Instrumentenzugang 182 ff
- Interkondylärraum 178
- Knorpelschaden, iatrogener 186, 190
- Komplikation 189 f
- Lagerung 4, 179 f
- operative Strategie 163
- Optik 12
- Optikzugang 180 f
- Parakondylärraum, lateraler 178
- – medialer 176
- Patello-Femoralgelenk 176
- Pathomorphologie 175 ff
- Recessus suprapatellaris 175
- Sichtfenster 175 ff
- Tasthakentest 175
- Tibio-Femoralgelenk, laterales 178
- – mediales 177
- Zugang 175
- – anterolateraler 180 f
- – dorsaler 182, 184
- – dorsomedialer 181
- – infrapatellarer 182 f
- – suprameniskaler 182 f
- – suprapatellarer 182 f
- – zentraler 180 f

Kniegelenkarthroskopie
- Zweiteingriff 163

Kniegelenkempyem 189
Kniegelenkerguß 188
- infektbedingter 214
- postoperativer 189
- Synovitis 214
- Ursache 214
Kniegelenkinstabilität 248
- antero-laterale 250
- antero-mediale 250
- chronische 250
Kniegelenkverletzung 185 ff
Kniekehle, Druckgefühl 189
- Schmerz 188
Kniescheibe 8
Kniesymptomatik, ventrale 210, 225
Knochen, subchondraler, sklerosierter 225
Knochen-Knorpel-Flake 240
Knorpel, hyaliner, Fehlen 117
- Strukturauflockerung, zottige 225
- weicher 119
Knorpeldestruktion 234
Knorpelglättung 228 ff
Knorpelödem 225, 233
Knorpelsanierung, arthroskopische 226 ff
Knorpelschaden 224 ff
- Klassifikation 119
- – nach Outerbridge 151
- – patellarer 227 f
- – – Knorpelglättung 228 ff
- – Stadium I 225, 227
- – Stadium II 225, 228, 230
- – Stadium III 225, 229, 231
Knotenschieber 47
Kohlendioxidfüllung 9
- Nachteil 9
- Vorteil 9
Kompartiment, radiokarpales 108
- ulnares 113 f
- – Synovialitis, hypertrophe 117
- ulnokarpales 108
Kompartmentsyndrom 9
Komplex, ulnokarpaler 106, 109, 122
Kondylenkantenfraktur, laterale 238
Kondylenkappe 172
Korbhenkelresektion 195 f
Korbhenkelriß 187
- Teilresektion, intermediäre 197
Koxarthrose 151
Kreuzband 166 ff
- hinteres, Ansatz 166
- – Bündel, anterolaterales 166, 168
- – – isometrisches 166
- – – posteromediales 166, 168
- – Schrägbündel, hinteres 166, 168
- – Stabilisierung 249
- – Überprüfung 177
- – Ursprung 166
- vorderes, Ansatz 166
- – Anspannung 166
- – Bündel, anteromediales 166
- – – anteromedialis 167
- – – posterolaterales 166
- – – posteromedialis 167
- – Defekt 177
- – Elongation 248
- – Funktion, stabilisierende 166
- – Naht 248
- – Ursprung 166
Kreuzbandersatz 249
- Cyclops-Phänomen 222
- Indikation 250

Kreuzbandfaßzange 260
Kreuzbandhöckerausriß 243
Kreuzbandhöckerruptur, vordere 246 f
Kreuzbandinstabilität 200
Kreuzbandoperation 163
- Komplikation 251
- Nachbehandlung 269
- Narkose 251
- Schmerztherapie 269
- Vorbereitung 251
Kreuzbandruptur, hintere 249
- – Ligamentum-patellae-Plastik 268 f
- – Operationsindikation 250
- – Therapie, konservative 268
- komplette 249
- partielle 249
- vordere, Formen 249
- – isolierte, Operationsindikation 250
- – Ligamentum-patellae-Plastik 251 ff
- – Naht und Augmentation 248, 260 ff
- – – – Bandansatzstelle, femorale 267
- – – – Bohrkanal, tibialer 262
- – – – Membrana-synovialis-Fixation 266
- – – – Operationstermin 251
- – – – Schlaufennaht 265
- – – – Transplantatlager 263
- – Operationsverfahren 251 ff
- – Semitendinosussehnenplastik 257 ff
Kreuzbandverletzung 188
- Diagnose 249
- Ersatzplastik 249
- intrasynoviale 249
- isolierte 248
- kombinierte 249
- Femurschaftfraktur 250
- vordere, beim Kind 249
- – oberschenkelrollennahe, akute 260
Kristallsynovialitis 117
Kugelgelenk 20, 142
- substituierbares 107 f
Kugelspitz-Repositionsinstrument 126 f
Kunstbandaugmentation 260 f, 264 f

L

Labrum acetabulare 144
- – Anatomie, spezielle 145
- – Ansatz 149
- – Normalbefund 150
- glenoidale 20 f
- – Spaltung 28
- – Veränderung, degenerative 28
Labrumablösung 27
- posteriore, Refixation 54 ff
- – – Instrumentenanordnung 55
- vordere, Refixation 54
Labrum-Kapsel-Komplex, Fixation 45 ff
- Refixation, Ankernahttechnik 48 f
- – Drei-Punkt-Naht 45 ff
- – Dübel 41 f
- – extraartikuläre 42, 54, 56
- – intraartikuläre 42, 57
- – Nahttechnik nach Caspari 43 ff
- – U-Naht 47 f
Labrumteilabriß 50
Lacertus fibrosus 90

Lagerung 3 f
Lichtleitkabel 6, 13
Ligamentum anulare radii 85 f
- – – Querschnitt 87
- – – Topographie 90
- bifurcatum 276 f, 279
- calcaneocuboideum 277, 279
- calcaneofibulare 274 ff
- – Ursprung 279
- calcaneonaviculare 277, 279
- – plantare 276, 288
- capitatohamatotriquetrum 108, 110
- capitis femoris 142, 144
- – – Anatomie, spezielle 146 f
- – – fehlendes 146
- – – Normalbefund, arthroskopischer 148
- – – Wurzel, hintere, weiße 146 f
- – – – vordere, rote 146 f
- carpometacarpale dorsale 109
- – dorsoradiale 109
- – obliquum anterius 110
- – – posterius 109
- – palmare 109
- collaterale carpi radiale 106, 109 ff
- – – ulnare 106, 109
- – fibulare 167 ff
- – mediale posterius superius 168
- – radiale 85 f, 90
- – tibiale 167 ff, 170 f
- – ulnare 85 f
- – – Ansatz 88
- – – Impression 114
- – – Ursprung 88
- conoideum 77
- coracoacromiale 21, 23
- – Ablösung, indirekte 65
- – Auffaserung 62
- – Transversalschnitt 22
- coracoclaviculare 77
- coracohumerale 21
- coronarium 168
- cruciatum anterius 166 ff
- – posterius 166 ff
- cuboideonaviculare dorsale 279
- cuneocuboideum 277
- cuneonaviculare dorsale 277 ff
- – plantare 278
- deltoideum s. Ligamentum mediale
- glenohumerale inferius 21, 30 f
- – – medium 21
- – – superius 21
- inguinale 153
- intercarpale dorsale 109 f
- intercuneiforme dorsale 277
- laciniatum s. Retinaculum musculorum flexorum
- lunotriquetrum 110
- – interosseum 108
- mediale 274 ff
- – Ansatz 278
- – Gelenkkapselverstärkung 280 f
- – Normalbefund, arthroskopischer 289
- – Pars tibiocalcanea 277 f
- – – tibionavicularis 277 f, 282
- – – tibiotalaris anterior 276, 278, 280 f
- – – – Befund arthroskopischer 282 f
- – – – posterior 276 ff, 280 ff
- – – Ursprung 278
- meniscofemorale anterior 168
- – posterior 168
- metacarpale dorsale I 109

Ligamentum metacarpale
– – palmare 109
– metatarsale dorsale 277
– patellae 165, 167, 169
– – Funktion 171
– – Nervenversorgung 173
– pisohamatum 109
– pisometacarpale 109
– plantare longum 287 f
– popliteum arcuatum 170
– – obliquum 170
– radiocarpale dorsale 109 f
– radiolunatum 109 f
– radiolunotriquetrum 109 f, 112 f, 115
– radioscaphocapitatum 106, 108 ff, 112
– radioscaphoideum 109 f
– radioscapholunatum 106, 109 ff, 113
– – Querschnitt 121
– radiotriquetrum dorsale 109 f
– radioulnare dorsale 106, 109
– – palmare 106, 109
– scapholunatum interosseum 108, 110
– scaphotrapezium 109
– talocalcaneum interosseum 276, 287 f
– – laterale 277, 279
– – mediale 277 f
– talofibulare anterius 274 ff
– – – Befund arthroskopischer 282 f
– – – Gelenkkapselverstärkung 280 f
– – – Naht 291, 302
– – – – Indikation 302
– – – – Technik 303 f
– – – Rekonstruktion 273
– – – Ruptur 302 ff
– – – Ursprung 279
– – posterius 274 f, 277, 283
– – – Gelenkkapselverstärkung 280
– – – Normalbefund, arthroskopischer 282 f, 289
– – – Ursprung 279
– talometatarsale dorsale 279
– talonaviculare 276 f, 279
– tarsometatarsale dorsale 277
– teres femoris s. Ligamentum capitis femoris
– tibiofibulare anterius 274 f, 277, 279, 283
– – – Dicke 278
– – – Gelenkkapselverstärkung 280 f
– – – Normalbefund, arthroskopischer 289
– – posterius 274 f, 277, 279
– – – Dicke 278
– – – Gelenkkapselverstärkung 280
– transversum acetabuli 142 ff
– – Anatomie, spezielle 146
– – Normalbefund, arthroskopischer 150
– – genus 167, 171
– trapeziometacarpale 109
– trapezoideum 77
– ulnolunatum 106, 109 ff, 113
– ulnotriquetrum 106, 109, 111, 113 f
Ligamentum-patellae-Plastik 251 ff
– Bohrkanal, femoraler 254, 269
– – – Aufbohren, konisches 257
– – tibialer 253, 268
– Isometrieprüfung 256
– Kreuzbandruptur, hintere 268 f
– Transplantatentnahme 252

Ligamentum-patellae-Plastik
– Transplantatfixation 256
– – Interferenzschraube 269
– – Verklemmung, proximale, konische 257
– Transplantatimpingement 254, 256
– Zugangsweg 251
Limbus acetabuli 142, 145
– glenoidalis 20
Linea intertrochanterica 142
Lokalanästhesie 5 f
– Nachbeobachtung 5
– Operationsdauer 6
Lumbalkanüle 13
Lunula obliqua 86 f

M

Maki/Morgan-Technik 45 ff
Malleolengabel 275
Malleolus lateralis 274, 279
– – Gelenkfläche 300, 303
– medialis 289, 306
Margo lateralis scapulae 24
– medialis scapulae 19
– posterior ulnae 85
Matratzennaht 68
MCR-Portal 122
MCTH-Portal 122
MCU-Portal 122
Mediokarpalgelenk, radiales 122
Membrana interossea 171, 277
Meniscus, Druckverteilung 170
– Faser, radiäre 170
– Faserzone, kapillarhaltige 171
– Knorpelzone, gefäßlose 170 f
– Längsfaser 170
– laterale 167 f, 170 f
– – Crus anterius 170 f
– – – posterior 170 f
– – – – Verwachsung 172
– – – Einklemmung 168
– – Längsschnitt 165
– – Radiärruptur, intermediäre 196
– – Schädigung 188
– – Teilresektion 196 ff
– medialis 167 f, 171
– – Crus anterius 171
– – – posterius 171
– – Korbhenkelresektion 195 f
– – Rekonstruktion 200
– – Schädigung 188
– – – nach vorderer Kreuzbandrekonstruktion 251
– – Teilresektion, dorsale 190 ff
– – – – bei engem Gelenkspalt 192
– – – – Randleistenbegrenzung 193
– – – – Resektatentnahme 193
– – – – Resektionslinie 191
– – – – Schnittführung 192
– – – – Tasthakendiagnostik 191
– – – – Zugang 190
– – – – ventrale 193 f
– ulnocarpalis 106, 121
– Zone, parameniskeale 171
Meniskofemoralband 168
– Ursprung 171
Meniskofemoralgelenk 164
Meniskotibialgelenk 164
Meniskotom 13
Meniskus, Einklemmung 195
– Normbefund, arthroskopischer 177 f
– Refixation 171
– tibiofibularer 300

Meniskusganglion 196
– Resektion 198 f
Meniskushinterhorn 171, 188
Meniskushinterhornschaden 177, 188
Meniskusluxation 191, 195
Meniskusnaht, Indikation 200
– Inside-Out-Technik 200 f
– Outside-In-Technik 200, 202
– Schlaufennaht, dorsale 202
– – intermediäre 202
– – ventrale 202
– Schlaufenpositionierung 202
– Zugangsweg 200
Meniskusnahtinstrumentarium 265
Meniskusoperation, Anästhesie 190
– Arthrose, posttraumatische 190
– Aufklärungshinweis 189 f
– Baker-Zystensymptomatik, reaktive 189
– Bandverletzung, mediale, iatrogene 189
– Ergußbildung, postoperative 189
– Gefäßverletzung 189
– Gelenkstellung 191
– Indikation 188
– Infektion 189
– Instrumentarium 191
– Knorpelschaden, iatrogener 190
– Komplikation 189 f
– Oberschenkelblutsperre 190
– Re-Arthroskopie 188
– rekonstruktive 200 ff
– – Nachbehandlung 203
– resektive 190 ff
– – Nachbehandlung 203
– – Redon-Drainage 203
– – Vorbereitung 190
Meniskusresektion, komplette 196
– Teilresektion 194
Meniskusruptur, Befund 178
– frische, kapselnahe 188
– horizontale 187, 191
– inkomplette, distale 187
– – proximale 187
– kapselnahe 197
– komplette 187
– Längsruptur, vertikale 195
– traumatische 188
– vertikale 187
Meniskusschaden 186 ff, 251
– alter 186
– degenerativer 190
– Differentialdiagnose 188, 204, 211
– Entstehung 248
– frischer 186
– intermediärer 194
– kapselnaher 186
– Kernspintomogramm 188
– Kombinationsschaden 187
– Oberflächenschaden 187
– Operationsziel 186
– operative Strategie 163
– rekonstruktionsfähiger 186
– resektionspflichtiger 186
– Rezidiv 189
– scheidennaher 186
– Substanzschaden 187, 198
– Symptomatik 188
– Synovitis 214
– Ursache 186
Methylenblau 11
Mikroarthroendoskopie 11 f
Mini-Open-Repair 75 f
Musculus abductor digiti minimi 298
– – hallucis 295
– – pollicis brevis 108

Musculus abductor digiti
– – – longus 108, 121
– adductor magnus 165
– anconaeus 85, 87, 90
– articularis 87
– – genus 165, 169, 171
– biceps brachii 87
– – – Caput breve 19, 22, 25
– – – – longum 21 f, 25
– – – Ursprung 20
– – femoris 165
– – – Ansatz 172
– – – Caput breve 172
– – – – longum 172
– – – Ursprung 172
– – brachialis 87, 89
– – brachioradialis 84, 87
– – Topographie 89
– – coracobrachialis 22, 25, 32
– – Ursprung 19
– – deltoideus 18 f, 22
– – – Ablösung 76 f
– – – Pars acromialis 18
– – – – clavicularis 18
– – – – spinalis 18
– – – Splitting 76
– – – Topographie 25
– – – Transversalschnitt 22
– extensor carpi radialis brevis 84, 87, 121
– – – – Sehne 108
– – – – longus 84, 87, 121
– – – – – Regio cubitalis anterior 89
– – – – – Sehne 108
– – – ulnaris 85, 87, 106, 121
– – – – Sehne 108
– – digiti minimi 108, 121
– – digitorum 87, 108, 121
– – – brevis 297 f
– – – longus 285, 297 f
– – hallucis brevis 297
– – – longus 285, 297
– – indicis 108, 121
– – pollicis longus 108, 121
– fibularis/peroneus 279
– – brevis 285, 287, 298
– – – Tendo 283
– – longus 285, 298
– – – Ansatz 287
– – tertius 297 f
– flexor carpi radialis 84, 87, 121
– – – ulnaris 84 f, 87
– – digitorum longus 285, 287
– – – – Tendo 283, 298
– – – profundus 87, 121
– – – superficialis 84, 87, 121
– – hallucis longus 284 f, 287, 298
– – pollicis longus 121
– gastrocnemius 165
– – Ansatz 172
– – Caput laterale 169 f, 172
– – – mediale 169 f, 172
– – Funktion 172
– – Sehnenkappe 170
– – Sesambein 172
– – Ursprung 172
– glutaeus maximus 173
– gracilis 172
– – Ursprung 172
– infraspinatus 18 f, 22, 24
– – Ansatzsehne 20 f
– – Innervation 24
– – Ursprung 24
– interosseus dorsalis I 121
– latissimus dorsi 18 f, 25
– palmaris longus 84, 87
– – – Querschnitt 121
– pectoralis major 18, 25
– – minor 19, 25
– peronaeus 174

Sachverzeichnis

Musculus
- plantaris 169 f, 172
- popliteus 165, 170
- – Sehne 169
- – Ursprung 172
- pronator teres 84, 87, 89
- quadratus plantae 288
- quadriceps femoris 171
- rectus femoris 165
- – – Ansatzsehne 169
- – – Caput rectum 171
- – – – reflexum 171
- – – Funktion 171
- – – Ursprung 171
- rhomboideus major 19
- sartorius 172
- semimembranosus 174
- – Sehne 168 ff
- semitendinosus 174
- – Ansatz 172
- – Ursprung 172
- serratus anterior 25
- soleus 165
- subclavius 25
- subscapularis 19, 24, 32
- – Innervation 24
- – Sehne 21, 24
- – Topographie 25
- – Transversalschnitt 22
- supinator 87, 89 f
- supraspinatus (s. auch Supraspinatussehne) 20, 24
- – Ansatzsehne 21 f
- – Frontalschnitt 22
- – Innervation 24
- – Ursprung 24
- tensor fasciae latae 153, 173
- teres major 18 f, 25
- – minor 18 f, 22, 24
- – – Ansatzsehne 20 f
- – – Innervation 24
- – – Ursprung 24
- tibialis anterior 285
- – – Tendo 277 f, 297
- – – posterior 285
- – – Tendo 277, 283, 287, 298
- trapezius 19, 22
- – Pars descendens 18
- triceps brachii 19, 87
- – – Ansatz 85
- – – Caput laterale 90
- – – surae 172
- vastus, Funktion 171
- – Hypotonie 227
- – intermedius 165, 171
- – lateralis 169 f, 171
- – medialis 169 f
- – – Ansatzfaser 171
- – – Ursprung 171
Muskulatur, ischiokrurale 172

N

Nadelarthroskop 9, 13, 104
- Einsatz 12
Nahttechnik 36
- nach Caspari 42 ff
- – Komplikation 45
- – Nachbehandlung 45
- – Nervus suprascapularis, Schonung 44
- nach Resch, transossäre 70 ff
- – – Komplikation 74
- – – Nachbehandlung 74
Narbenbildung, intraartikuläre 215
Narbenimpingement 306
Narbenimpingement 306
Nervenblockade 6
Nervus(i) axillaris 24, 32
- – Topographie 25 f

Nervus(i)
- clunium superiores 153
- cutaneus antebrachii lateralis 87
- – – Topographie 89 f, 92
- – – medialis 25, 87
- – – Ellbogenarthroskopie 94
- – – Topographie 89 f
- – – posterior 87, 89 f
- – brachii medialis 25
- – dorsalis intermedius 296, 298
- – – lateralis 296, 298
- – – medialis 298
- – femoralis posterior 173
- – femoris lateralis 153, 173
- – surae lateralis 173 f
- – – medialis 173 f, 298
- – digitalis dorsalis pedis hallucis lateralis 296
- – digiti secundi medialis 296
- – femoralis 153
- – fibularis/peroneus profundus 287, 294, 296 f
- – – superficialis 294, 296, 298
- – – – Neurombildung 302
- – glutaeus superior 153
- – infrapatellaris 189
- – intercostobrachialis 25
- – interosseus posterior 121
- – ischiadicus 153
- – – Ast 174
- – – Fossa poplitea 174
- – medianus 25
- – – Ellbogen 87, 89 f, 94
- – – Handwurzel 121
- – – Hitzeschaden 99
- – – Zugang, transsubskapulärer 32
- – musculocutaneus 32
- – – Endast 90
- – – Topographie 25 f
- – – ronaeus 202
- – – communis 174
- – plantaris lateralis 287, 298
- – – medialis 287, 295, 298
- – radialis 25
- – – Ellbogen 87
- – – Ramus profundus 87, 90
- – – – superficialis 87, 90
- – – Topographie 90, 92 f
- – saphenus 173, 202, 294 ff
- – subscapularis 24
- – suprascapularis 22, 24
- – – Schonung 44
- – – Topographie 25 f
- – suralis 174, 296, 298
- – thoracicus longus 25
- – tibialis 174, 202, 295, 297 f
- – – Ramus calcaneus 295
- – ulnaris 25, 32
- – – Ellbogen 85, 87
- – – Handwurzel 121
- – – Regio cubitalis posterior 90
Notch-Osteophyt 231, 253
Notch-Plastik 223, 256
Nußgelenk 142

O

Oberschenkelblutsperre 162
Oberschenkelrolle, Druckschmerz, medialer 249
- Knorpelglättung 230
- Schraubenfixation 241
Obturator 8, 13
Öffnungswinkel 6 f
Olecranon 84
Operation, arthroskopische 2
- – Indikation 3
- – Qualitätssicherung 3
- nach Bankart, offene 42
Operationszeit 5 f

Optik 7, 9
- Öffnungswinkel 10
Optikwechsel 8
- steriler 12
Os capitatum 108, 111
- – Bandansatz 110
- – Gelenkfläche 116
- hamatum 107 f
- intermedium antebrachii 106
- lunatum 106 ff, 110 f
- – Gelenkfläche 113, 115 f, 118
- – Knorpelaufrauhung 119
- metacarpale 107
- naviculare 288
- – Facies articularis talaris 276
- scaphoideum 106 ff, 110 f
- – Gelenkfläche 111 f, 115 f
- – Zugang 122
- sesamoideum laterale 288
- styloideum 106
- trapezium 107 f, 110
- – Zugang 122
- trapezoideum 107 f
- – Zugang 122
- triangulare 106
- triquetrum 106 ff, 110 f
- – Gelenkfläche 113 f, 118
- – secundarium 106
- – Verschiebung 110
Osteochondrosis dissecans, Behandlung, arthroskopische 100 f
- – Bohrung, subchondrale 157 ff, 234
- – – – Aufklärungsgespräch 158
- – – – Vorbereitung 158
- – – Dissekatentfernung 236
- – – Ellbogengelenk 96, 100 f
- – – Femurkopf 151
- – – Kniegelenk 226
- – – Knochen-Knorpel-Sanierung 233 ff
- – – Schraubenfixation 234
- – – Spongiosaplastik, subchondrale 234
- – – Sprunggelenk, oberes 291 f
- – – Stadieneinteilung 233
- – – tali 312 f
Osteophyt 177, 225
- Abtragung 229, 231 ff
- Notch-Osteophyt 231, 253
- Patella 229, 232
- Tibiakopf 232
Osteosynthese, Kreuzbandhöckerruptur 246 f
- Tibiakopffraktur 243 ff
Outflow-Kanüle 140
Outside-In-Technik 200, 202
Over-the-Top-Punkt 260, 262

P

Parakondylärraum, lateraler 178
- medialer, Knorpelschaden 176
- – Normbefund, arthroskopischer 176
Patella 164, 171
- Facette, laterale 164 f
- – mediale 164 f
- Knorpelschaden 176, 227 ff
- Release, laterales 228
Patellagelenkfläche 183
Patellagleitlager 181, 183
- Adhäsiolyse 220
- Knorpelschaden 204, 230
- Verletzung 238
Patellalateralisation 176, 225, 227
Patellaluxation 238
Patellamedialisierung 238
Patellaosteophyt 229, 232
Patellaquerfraktur 243

Patellarsehnenreflex 173
Patello-Femoralgelenk, Knorpelschaden 176
- Normbefund, arthroskopischer 176
Pes anserinus profundus 170
- – superficialis 168, 172
Pfannenband 276
Pfannenrand, Präparation 37
Pfannenrandfragment, vorderes, Refixation 57 ff
- – Arbeitsschritte 57
- – Instrumentarium 58
- – Komplikation 59
Plexus brachialis 26
- lumbosacralis 157
Plexusblockade, interskalenäre nach Winnie 37
Plica mediopatellaris, hypertrophe 206, 233
- – Knorpelschaden, reaktiver 207
- – Normdarstellung 206
- – Operationsindikation 204
- – Resektion 205 ff
- – verdickte 176
- pectineofovealis 142
- suprapatellaris, hypertrophe 208 f
- – Operationsindikation 204
- – Resektion 208 f
- synovialis anterior 283 f, 287
- – capitulotrochlearis 86, 88
- – dorsomedialis 283
- – infrapatellaris 165, 177
- – posterior 283 f
- – sagittalis 274 f, 283, 285, 287
Plicae alares 165
Poirierscher Raum 109 f, 112
Polyarthritis, chronische 100
Popliteusecke 170, 172
Popliteussehne 170
- Freilegen 197
Popliteussehnenansatz, intakter 178
Posterior oblique ligament 168
Processus axillaris 22
- coracoideus 19 f, 31
- – Transversalschnitt 22
- coronoideus ulnae 84 ff
- lateralis tali 290
- posterior tali 276
- styloideus radii 107 f, 110, 121
- – ulnae 105, 107 f, 121
- – – Abrißfraktur 128 ff
- – – – Komplikation, postoperative 130
- – – Refixation 131
- – – Verletzung 105
Propriozeptorzerstörung 16
Pseudogicht 117
Pulvinar acetabulare 142, 145
- – Venenverbindung 157
- Normalbefund, arthroskopischer 148 ff

Q

Quadrizepsatrophie 251
Quadrizepsreflex 173
Quadrizeps-Streckapparat 165, 171 f
Qualitätskontrolle 3
Qualitätssicherung 3

R

Radialduktion 108
Radioulnargelenk, distales 105, 111
– – Anatomie 106 f, 116
– – Gelenkkapsel 106
– – Instabilität, komplette 128
– – Stabilität 106
– – Zugang, dorsaler 122
Radius 85
– Facies articularis carpi 108
– Gelenkfläche, distale 108
Radiusfirst 111, 115
– malazisch veränderter 119
Radiusfraktur, intraartikuläre, distale 105, 124 ff
– – – AO-Klassifikation 124 f
– – – Aufklärungsgespräch 124
– – – Behandlung, postoperative 127
– – – Operationsindikation 124
– – – Operationskontraindikation 124
– – – Operationsvorbereitung 124
– – – Reposition 126 f
– – – Versorgung 126 f
Radiusgelenkfläche 112 f
Radiuskantenabrißfraktur 125
Radiuskantenfraktur, ulnare 126 f
Radiuskopf 84 f, 87, 89
– Beurteilung 95
Radix lateralis nervi mediani 32
Ramus anterior nervi cutanei antebrachii medialis 87
– communicans peronaeus 174
– cutaneus anterior nervi femoralis 173
– – nervi obturatorii 173
– dorsalis nervi ulnaris 122
– infrapatellaris nervi sapheni 173
– malleolaris lateralis arteriae fibularis 298
– posterior nervi cutanei antebrachii medialis 87, 90
Recessus axillaris 20
– pisiformis 111, 113
– popliteus, Gelenkkörper, freier 178
– praestyloideus ulnae 107, 114
– – – Normvariante 111
– sacciformis superior 85 f
– subpopliteus 165, 172, 186, 196 f, 237
– supraacetabularis (perilimbicus) 142 f, 145
– suprapatellaris 175
– – Synovitis 175
– tibiofibularis 281, 299
– ulnaris 107
Regio axillaris 18
– cubitalis anterior 88 ff
– – inferior 85
– – posterior 90
– deltoidea 18
– genus anterior 173
– – posterior 173 f
– infraclavicularis 18
– interscapularis dextra 18
– malleolaris lateralis 298
– – medialis 295
– – posterior 298
– mammaria 18
– scapularis 18
– suprascapularis 18
Regionalanästhesie, Nachsorge 5
– Operationsdauer 6
Resch-Operation 37 ff
Rete acromiale 23
– articulare cubiti 88
– – genus 173

Rete
– malleolare 294
– olecrani 88
– patellare 173
– scapulare 23
– venosum calcaneare 294
– – malleolare 294
Retinaculum extensorum 109, 121
– flexorum 109
– musculi fibularium/peroneorum 279, 285
– musculorum extensorum 285
– – – inferius 279, 285 f, 297 f
– – – superius 285 f, 297
– – – flexorum 278 f, 286, 298
– – – Stratum superficiale 295
– patellae 171
– – Ansatz 171
– – laterale 169, 171
– – mediale 169, 171
Retinakulumruptur, mediale 241 f
Retinakulumspaltung, laterale 228 f
Rezessus, oberer, Gelenkkörper, freier 237
– – Synovitis 217, 225
– radialer 111 f
Ringerlösung 9
Rollerpumpe, druckgesteuerte 9
Rongeur 13, 309
Rotator-Cuff-Liberator 75
Rotatorenmanschette 24
– Kalkherd 62 f
– Veränderung, entzündliche 60, 64
Rotatorenmanschettennaht, arthroskopische 66 ff
Rotatorenmanschettennahtzange 69
Rotatorenmanschettenoperation, Komplikation 80
– Zugang 31
Rotatorenmanschettenruptur, Débridement, subakromiales 76
– inkomplette 60, 64
– Mini-Open-Repair 64, 75 f
Rückenlage 4

S

Scapula 20
Schambeinhorn 144
Scheibenmeniskus 178, 196
– Teilresektion 197
Schenkelkopf s. Femurkopf
Schienbein s. Tibia
Schlauchsystem 13
Schubladenphänomen 166
– hinteres 166
– vorderes 166
Schulterarthroskopie, Anästhesieverfahren 6
– Blutungsneigung 16
– Extensionsbedingung 4
– Flüssigkeitsdruck 16
– Gelenkspalterweiterung 29 f
– Instrumentarium 16
– Lagerung 29 f
– operative Strategie 17
– Optik 12
– Orientierungshilfe 23
– Rückenlagerung 30
– Seitenlagerung 4, 29 f
– Ziel 17
– Zugang, dorsaler 30
– – korakoidaler, anteriorer 31
– – – anterior-inferiorer 31
– – – anterior-superiorer 31
– – oberer 32
– – transsubskapulärer 31 f, 39

Schulterarthroskopie, Zugang
– – ventraler 31 f
Schulterdach 21
Schultergelenk 15 ff
– Abduktor 24
– Anatomie, spezielle 18 ff
– Außenrotator 24
– Bänder 21
– Bewegungseinschränkung 16
– Bursae 23
– Cavitas articularis 23
– Entzündung 80
– Gelenkfläche 20
– Gelenkkopf 20
– Gelenkpfanne 20
– Innenrotator 24
– Kapsel-Band-Läsion 36 ff
– Kapselraffung 56
– Kapselspanner 24
– Knochenanteile, tastbare 20
– Knorpelverletzung 36
– Luxation 36 ff
– Membrana fibrosa 20
– – synovialis 20
– pathomorphologisches Substrat 27 f
– Plica synovialis 22
– Sehnenkappe 24
– Sehnenruptur 60 ff
– Spül-Saug-Drainage 80
– Stabilisierungsoperation 36
– – Aufklärungshinweis 36
– – Indikation 36
– – Operationsrisiko 36
– – ventrale 31
– – Wiederholungsoperat 36
– Topographie, spezielle 24 f
– Verletzung 36 ff
– – Drei-Punkt-Naht, transglenoidale 45 ff
– Versorgung, arterielle 23
– Weichteilschonung 60
– Zugangsweg 29 ff
Schultersteife 59 f
Sehnenscheide, plantare 285 ff
– tarsale, mediale 285 ff
– – vordere 285 f
Sehnenstripper 258
Sehnenverkalkung 60 ff
Seitenbandverletzung, mediale 249
– Versorgung, offene 250
Seitenlage 4
Semimembranosusecke 170
Semitendinosussehnenplastik 248, 257 ff
– Bohrkanal, femoraler 259
– Sehnenentnahme 258
– Sehnenlänge 258
– Transplantatfixation 260
– Zugangsweg 257
Septum intermusculare cruris posterius 298
Shaver 16, 62
Shuttle-Suture-Relay 67 f
Sinus tarsi 276
Sitzbeinhorn 144
Skaphoidgelenkfläche 111 f
Skapholunärer Spalt 116
– verbreiterter 118
– Übergang, malazisch veränderter 119
Sklerose 225, 234
– Akromion 62
Slalomtechnik 31 f, 39
Slap-Läsion, pathomorphologisches Substrat 28
– Refixation 50 ff
– – dorsale 53
– – Dübellage 53
– – Komplikation 53

Slap-Läsion, Refixation
– – Nachbehandlung 53
– – ventrale 53
– – Zugang, transakromialer 50 f
– – – ventraler 50
– Typeneinteilung 28
Spina scapulae 18 ff
Spongiosaplastik, subchondrale 234
Sprunggelenk 271 ff
– Bandapparat 277 ff
– – Funktion 280
– – lateraler 279
– – medialer 278
– Bewegungsapparat, aktiver 285 ff
– oberes, Abduktion 277
– – Adduktion 277
– – Adhäsiolyse 305 f
– – Anatomie 274 ff
– – – intraartikuläre 281 ff
– – Arthrodese 273, 308 ff
– – Aufklärungsgespräch 307
– – Distraktion, externe 308 f
– – Komplikation 311
– – Kontraindikation 307
– – Nachbehandlung 311
– – Röntgenbild 310 f
– – Arthrose 273, 302
– – Arthroskopie s. Sprunggelenkarthroskopie
– – Bandnaht 302
– – Bewegungseinschränkung 305
– – Distorsionstrauma 302, 305
– – Dorsalflexion 277, 281
– – Gelenkbinnenraum, hinterer 283
– – – medialer 284
– – – vorderer 283
– – Gelenkdébridement 307 f
– – – Indikation 307
– – – Komplikation 307 f
– – – Kontraindikation 307
– – – Nachbehandlung 308
– – Gelenkdestruktion 307 ff
– – Gelenkkapsel 280 f
– – – Anheftung 280 f
– – – Bandverstärkung 280 f
– – – Innenrelief 282 ff
– – Gelenkkörper 274 ff
– – – freier 291 f, 307
– – Gelenkspalt 281 f
– – Hämarthros 302
– – Instabilität 302 f
– – – laterale 303
– – Kapsel-Band-Verletzung 302 ff
– – Knorpelbedeckung 275
– – Kompartiment, laterales 290
– – – mediales 289
– – Membrana fibrosa 280
– – – synovialis 280
– – – hypertrophe 309
– – – Vorwölbung 282
– – Narbenimpingement, mediales 306
– – Normalbefund, arthroskopischer 289 f
– – Operation, rekonstruktive 273
– – – resektive 273, 308
– – Osteochondrosis dissecans 312 ff
– – Plantarflexion 277, 281
– – Recessus 281
– – Stabilität 302
– – Versorgung, arterielle 294 f
– – venöse 294 f
– – Weichteilimpingementsyndrom 291, 305 f
– Sagittalschnitt 288
– unteres 274
– – Anatomie 276 f

Sprunggelenk, unteres
– – Pronation 277
– – Supination 277
– Verbindung, tibiofibulare 277 f
– Verletzungsfolge 305
Sprunggelenkarthroskopie, Anästhesieverfahren 6
– Blutsperre 272
– Distraktion 272, 290, 299 f
– – externe 308
– – interne 308
– Exophyt 291
– Gelenkkörper 291 f
– Instrumentarium 272
– Knorpelfraktur 291
– Lagerung 4, 293
– Optik 12
– pathomorphologisches Substrat 291 f
– Technik 299 f
– Zugang 293 ff
– – lateraler 297 f
– – ventraler 296 f
– – ventromedialer 294 f
Spülflüssigkeit, Abkühlen, präoperatives 16
Stratum fibrosum capsulae articularis 85 f
STT-Gelenk 122
Subakromialraum 23 f
– Arthroskopie 60 f
– Bursektomie 61
– Sekretion, postoperative 80
– Zugang, dorsaler 33
– – lateraler 33, 61
Sulcus(i) bicipitalis lateralis 84
– – medialis 84
– capitulotrochlearis 85 f
– deltoideopectoralis 18, 26
– intertubercularis 20, 24
– nervi ulnaris 90
– olecrani(Lanz) 85
– supraacetabularis 171
– tendinis musculi fibularis longi 285
Supraspinatussehne, Schädigung 24, 27
– Verlagerung 24
Supraspinatussehnenruptur, Ankernahttechnik nach Snyder 66
– Nahttechnik nach Resch 70 ff
Suretac-Driver 41
Sustentaculum tali 278, 285 f
– – Sagittalschnitt 288
Suture Hook 49
Suture-Punch 43
Suture-Relay 67 f
Syndesmose, hintere 274 f, 280
– vordere 274 f, 280 f
– – Normalbefund, arthroskopischer 289 f
Synovektomie, arthroskopische 3

Synovektomie, arthroskopische
– – Ellbogengelenk 100
– – Kniegelenk 214 ff
– – Spülung, postoperative 218
Synovia, Blaufärbung 12
– hyperämische 217
Synovial tuft 111, 113
Synovialisdiagnostik 11 f
Synovialiszotte, schwimmende 9
Synovialitis chondrodetritica 105, 117
– eitrige 117
– hypertrophe 117
– villonodularis pigmentosa 117
Synovialzotte 9
Synovitis 175, 214
– reaktive 188, 217

T

Tabatière 121 f
Talus 274
– Gelenkfläche, proximale 275 f
– Osteochondrosis dissecans 312 ff
Talusecke, laterale 303
– mediale 289
Talushals 289 f
Taluskante, mediale 306
Talusprofilquotient nach Riede 275
Tarsaltunnel 279
Tasthakentest 175, 191
Tendinosis calcarea 62 f
Tendo calcaneus 295, 297 f
– capitis longi musculi bicipitis 21 ff
– musculi bicipitis brachii 85 f
– – subscapularis 21
– – supraspinatus 22
– – tricipitis 87, 90
Testut-Ligament 110 f, 113, 115
TFCC s. Triangular fibrocartilage complex
Tibia 277
– Dorsalverschiebung 166
– Gelenkfläche 164
– Subluxation, vordere 172
– Ventralverschiebung 166
Tibiakopffraktur, mediale 245
Tibiakopfkantenfraktur, laterale 244
Tibiakopfosteophyt 232
Tibiakopfosteosynthese 243 ff
Tibiakopfstückfraktur, laterale 245
Tibiaplateau 172
Tibiaunterfläche 299
– Resektion 310
Tibiavorderkante 289, 303, 306
– Exophytenbildung 291
Tibiavorderkanten-Impingementsyndrom 307

Tibiazielgerät 262
Tibio-Femoralgelenk, laterales 178
– mediales 177
Toomey-Spritze 158
Tractus iliotibialis 166, 171
– – Ansatz 173
– – Funktion, stabilisierende 173
Transillumination 189
Transplantatimpingement 254, 256
Triangular fibrocartilage complex 106, 109, 122
Trigonum clavipectorale 18, 20, 26
– spinae 20
Trochlea humeri 85, 95
– tali 287
– – Knorpelbedeckung 275
Trochoginglymus 165
Truncus peronaeotibialis anterior 174
Tuberculum dorsale radii (Lister) 106, 108 f, 121
– laterale tali 276
– majus humeri 19, 21 f, 24
– mediale tali 276
– minus humeri 24
– ossis scaphoidei 110
– supraglenoidale 20
– tractus iliotibialis 173
Tuberculum-majus-Plastik 76
Tuberositas tibiae 165, 171

U

Übergang, interkarpaler 117
– lunotriquetraler 111
– skapholunärer 111, 113, 115
– – Normvariante, polsterförmige 115
Ulna 85
– Gelenkfläche, distale 108
Ulnakopfgelenkfläche 116
Ulna-Minus-Variante 106 f
Ulna-Null-Variante 106
Ulna-Plus-Variante 106 f
Ulnardeviation 108
Ulnocarpal meniscus homologue 106
Ulnokarpaler Komplex 106, 109
– – Zugang 122
U-Naht, doppelte 47
Unterarmwulst 84 f
Unterschenkelfaszie 172

V

Vagina synovialis intertubercularis 20
– tendinis intertubercularis 21

Vagina tendinis
– musculi extensoris digitorum pedis longi 285 f
– – – hallucis longi 285 f
– – – flexoris digitorum pedis longi 286
– – – hallucis longi 286
– – – tibialis anterioris 285 f, 295
– – – posterioris 285 f
V-Band, distales 109 f
– dorsales 109 f
– proximales 109 f
Vena axillaris 26
– basilica antebrachii 84, 87, 90
– – Handwurzel 121
– – Regio cubitalis anterior 89 f
– brachialis 25
– – Regio cubitalis anterior 87, 89
– – Zugang, transsubskapulärer 32
– cephalica 25, 87
– – antebrachii 84, 89
– – Handwurzel 121
– – Regio cubitalis anterior 89
– – Schulterregion 25 f
– circumflexa humeri posterior 25, 32
– femoralis 153
– mediana antebrachii 84
– – basilica 84, 89
– – cephalica 84, 89
– – cubiti 84, 87, 89
– poplitea 165, 174, 202
– saphena magna 173
– – – Sprunggelenk 294 ff
– – parva 173 f, 298
– – – Sprunggelenk 294, 296
– suprascapularis 22, 25
– thoracoacromialis 25
Verschraubungs-System, perkutanes 58
Vorderhornschädigung, Teilresektion 194

W

Wafer procedure 105
Walch-Läsion 54
– pathomorphologisches Substrat 27
Weichteilimpingementsyndrom 291, 305
Wolf-Technik 48 f
Wurfsport 54

Z

Zugang nach Hempfling 95
– nach Lindenfield 94